普通高等教育医学类系列教材

供临床、预防、基础、口腔、麻醉、影像、药学、
检验、护理、中西医临床医学等专业使用

急诊医学

主　编　曹小平　曹　钰
副主编　简华刚　吕　湛　刘世平
编　委　（按姓氏汉语拼音为序）

曹小平	川北医学院	聂　虎	四川大学华西医院
曹　钰	四川大学华西医院	邱　里	川北医学院
陈绍平	川北医学院	史　忠	第三军医大学新桥医院
冯志松	川北医学院	唐晓平	川北医学院
付茂勇	川北医学院	万　智	四川大学华西医院
胡建萍	川北医学院	蔚　芃	川北医学院
简华刚	重庆医科大学	魏寿江	川北医学院
蒋　智	川北医学院	许树云	四川大学华西医院
李敬东	川北医学院	尹　钰	川北医学院
李孟秦	川北医学院	余巨明	川北医学院
刘凤君	川北医学院	张玉龙	川北医学院
刘世平	川北医学院	钟　武	泸州医学院
刘之川	重庆医科大学	周亚雄	四川大学华西医院
吕　湛	川北医学院	左友波	川北医学院
麦　超	川北医学院		

科学出版社

北京

· 版权所有　侵权必究 ·

举报电话：010-64030229；010-64034315；13501151303（打假办）

内 容 简 介

本书邀请国内5所大学的专家、教授共同编写而成，包括心肺脑复苏、休克、器官功能衰竭、水电解质酸碱失衡、急危重症或危象、急性中毒、理化损害、创伤、外科急腹症、感染急症、灾害救援、介入治疗、常用诊疗技术等内容。基于培养应用型人才的原则，系统地阐述了相关的基本理论、基本知识、基本技能，特别是对常见急症的急诊诊断思路和处理原则进行了详细描述，以期达到学以致用，服务病人的目的。同时，还介绍了中国急诊医学未来的发展趋势和美好前景，激励学生热爱急诊医学。

本书是临床医学本科学生必修教材，也是急诊医学研究生和急诊规培医师、进修医师的重要参考书之一。

图书在版编目（CIP）数据

急诊医学/曹小平，曹钰主编.—北京：科学出版社，2014.1
ISBN 978-7-03-039360-9

Ⅰ.急… Ⅱ.①曹…②曹… Ⅲ.急诊-临床医学-医学院校-教材 Ⅳ.R459.7

中国版本图书馆CIP数据核字(2013)第307502号

责任编辑：邹梦娜／责任校对：张凤琴　钟　洋
责任印制：赵　博／封面设计：范璧合

科 学 出 版 社 出版
北京东黄城根北街16号
邮政编码：100717
http://www.sciencep.com

北京华宇信诺印刷有限公司印刷
科学出版社发行　各地新华书店经销

*

2014年1月第　一　版　　开本：787×1092 1/16
2025年2月第九次印刷　　印张：38
字数：916 000

定价：139.00元
(如有印装质量问题，我社负责调换)

前　言

急诊医学是一门新兴独立的二级学科，与临床医学其他专科一样，除具有各自的特点而外，急诊医学本身在医疗服务模式、诊断的认识规律和治疗原则等方面有其自身的特殊性。由于社会需要和医学进步，急诊医学的重要性逐渐受到社会各界广泛的关注。如何应对当今社会日益增长的急诊急救需求，如何培养一支训练有素、具有急诊"三基"、能够科学救治急危重症患者和应对突发公共卫生事件的急诊医学专业队伍，是新形势下对医学高等教育提出的新挑战，也是医学院校不可或缺的教学任务。但是，至今还没有一本适合我国普通高等医学院校培养应用型医学专门人才的教科书。经过6年的本科教学实践，我们认真总结了开设临床医学急诊医学分流方向的经验，为编写出版该教材奠定了坚实基础。

本书邀请国内5所大学的附属医院急诊医学、临床医学相关知名专家、教授参与编写，在借鉴国外急诊医学教材的基础上，坚持中国特色基本思路和"三基、五性、三特定"的基本编写原则。全书共16章，重点阐述常见急危重症或危象、休克、水电解质酸碱失衡、器官功能衰竭、心肺脑复苏、创伤、理化损害、急性中毒、感染等疾病的急诊诊断思路和处理原则；系统地介绍了灾害救援、急诊常用诊疗技术以及急诊介入治疗。编写要求密切结合临床实际，尽可能减少与内、外、妇、儿等学科教学的内容重复，主要是让学生学会先救命，后治病，边观察，边诊断的急诊思维方式，是急诊医学研究生、临床医学本科学生的必修教材和规培医师、进修医师的参考书之一。

由于我们水平有限，缺乏丰富的编著经验，编写过程中难免存在一些缺点或不足，恳请读者提出宝贵意见。

编　者

2013年10月

目 录

前言
第一章 绪论 1
第二章 危重病临床常用评分系统 10
   第一节 危重病评分系统的临床
          意义 10
   第二节 临床常用的评分系统 11
第三章 心肺脑复苏 20
   第一节 心肺脑复苏发展史 20
   第二节 心脏骤停 26
   第三节 心肺脑复苏 30
   第四节 婴儿和儿童生命支持 52
   第五节 特殊情况下的心肺复苏 56
   第六节 脑死亡 63
   第七节 心肺脑复苏的伦理问题 68
第四章 休克 75
   第一节 概述 75
   第二节 低血容量性休克 87
   第三节 分布性休克 91
   第四节 梗阻性休克 99
   第五节 心源性休克 100
第五章 急性器官功能衰竭 105
   第一节 急性心力衰竭 105
   第二节 急性呼吸衰竭 122
   第三节 急性肝功能衰竭 135
   第四节 急性肾衰竭 142
   第五节 弥散性血管内凝血 147
   第六节 急性消化道出血 152
第六章 水、电解质、酸碱平衡失调 ... 158
   第一节 概述 158
   第二节 水和电解质代谢失调 159
   第三节 酸碱平衡失调 165
第七章 临床常见急危重症 170
   第一节 高血压急症 170
   第二节 急性冠脉综合征 174
   第三节 致死性心律失常 189
   第四节 心包填塞 204
   第五节 主动脉夹层 208
   第六节 脑卒中 213
   第七节 癫痫持续状态 228
   第八节 重症支气管哮喘 233
   第九节 急性肺栓塞 243
   第十节 重症急性胰腺炎 252
   第十一节 糖尿病急性严重代谢
            紊乱 263
第八章 临床常见危象 272
   第一节 甲状腺功能亢进危象 272
   第二节 垂体危象 275
   第三节 肾上腺危象 278
   第四节 溶血危象 280
   第五节 颅内高压危象 283
   第六节 重症肌无力危象 288
第九章 急性中毒 292
   第一节 总论 292
   第二节 急性有机磷杀虫剂中毒 .. 299
   第三节 急性百草枯中毒 308
   第四节 急性杀鼠剂中毒 313
   第五节 急性药物中毒 318
   第六节 常见毒品中毒 323
   第七节 窒息性气体中毒 328
   第八节 有毒动植物中毒 331
   第九节 急性乙醇中毒 335
第十章 环境与理化因素损害 340
   第一节 中暑 340
   第二节 淹溺 344
   第三节 电击伤 348
   第四节 强酸强碱损伤 353

- 第五节 昆虫咬伤 ……………… 357
- 第六节 毒蛇咬伤 ……………… 363

第十一章 创伤 …………………… 369
- 第一节 创伤总论 ……………… 369
- 第二节 颅脑损伤 ……………… 386
- 第三节 胸部创伤 ……………… 398
- 第四节 腹部创伤 ……………… 409
- 第五节 四肢及骨盆骨折 ……… 415
- 第六节 手部创伤与断肢（指）
  再植 ………………………… 428
- 第七节 脊柱脊髓损伤 ………… 437
- 第八节 创伤后应激障碍综合征 … 443

第十二章 急诊介入治疗 ………… 447
- 第一节 介入治疗概况 ………… 447
- 第二节 主动脉夹层腔内修复术 … 448
- 第三节 腹主动脉瘤腔内修复术 … 449
- 第四节 血管创伤的介入治疗 … 452
- 第五节 消化道出血的介入治疗 … 455

第十三章 外科急腹症 …………… 457
- 第一节 概述 …………………… 457
- 第二节 常见外科急腹症的诊断
  及治疗原则 ………………… 463
- 第三节 常见外科急腹症的鉴别
  诊断 ………………………… 482

第十四章 感染急症 ……………… 485
- 第一节 破伤风 ………………… 485
- 第二节 气性坏疽 ……………… 488
- 第三节 狂犬病 ………………… 490
- 第四节 细菌性食物中毒 ……… 495
- 第五节 人感染高致病性禽流感 … 500

第十五章 灾害救援 ……………… 504
- 第一节 灾害急救 ……………… 504
- 第二节 自然灾害 ……………… 507
- 第三节 人为灾害 ……………… 510
- 第四节 急性放射性损伤急救 … 514
- 第五节 突发公共卫生事件 …… 516

第十六章 急诊常用技术 ………… 525
- 第一节 心脏电复律 …………… 525
- 第二节 气道开放技术 ………… 530
- 第三节 机械通气 ……………… 540
- 第四节 血液净化技术 ………… 553
- 第五节 急诊洗胃技术 ………… 569
- 第六节 急诊三腔管压迫止血
  技术 ………………………… 574
- 第七节 高压氧治疗 …………… 580
- 第八节 动静脉穿刺技术 ……… 590
- 第九节 急诊危重症监护 ……… 596

第一章 绪 论

急诊医学（emergency medicine）是一门以综合医学知识为基础，对急危重症、创伤或慢性病急性发作患者的病情给予及时评估和干预治疗，防止其进一步恶化的一门新兴学科。急诊医学是一门崭新的、独立的临床医学二级学科，从诞生到现在，经历了无数的风雨和考验，正一步一步走向成熟。中国非常重视发展医疗紧急救援，除广泛普及急救知识和在大型、重要的公共场所设立急救医疗设施外，还先后建立了急救医疗服务体系（emergency medical service system，EMSS），即院前急救、院内急诊和重症监护治疗体系及各专科的绿色生命通道组成的一体化急救网络。因此，应对突发公共卫生事件和实施灾害救援也是急诊医学的内容之一。目前，随着急诊医学的快速发展，传统的急诊、急救领域受到了极大的冲击，急诊医护模式、急救方法、救护水平得到空前提高，相关技术及理论也得到飞速发展，形成了急危重症患者评估和救治的有机生命链，充分体现了急诊医学作为公共卫生和临床医学间的桥梁地位。急诊医学在一定程度上体现了一个现代化医院的整体医疗技术水平以及发展方向和进步程度，它的兴起既丰富了医学科学，又造福于病人。集中人力、技术和设备的优势资源来发展急诊医学科，对提高社会和医疗机构急诊医疗水平和急救反应能力至关重要。

一、急诊医学的发展史

（一）国外急诊医学的发展

急诊医学最早起源于美国，可以追溯到美国南北战争时期，战争中对伤员有组织的战场救护和转运是急诊医学发展的源头。在朝鲜和越南战争中，战地医师们认识到战场救护的组织和技术也可以用于和平时期的医院，以挽救更多患者的生命。他们认为疾病和创伤的及时分拣以及在最初几分钟时间内的及时处理是非常重要的。20世纪60年代早、中期，美国急诊救护的发展非常不协调。因此，美国在1968年成立了急诊医师学会——一个旨在教育和培训急诊医师为公立医院提供高质量的急诊医疗服务的机构。1970年，制定了一套以实践为基础的急诊住院医师培训课程计划和继续教育计划。1975年，又推行了急诊医生资格认证考试。经过不懈的努力，急诊医学终于在1979年被美国医学会和美国医疗专科协会正式认定为第23门独立的学科。

医学的发展、高级诊疗设备的出现以及公众对急诊急救服务需求的增长是急诊医学进步的原动力。人们越来越多地认识到急诊服务需要与其他学科不同的技能技术。医院开始调集其他各科的医师到"急诊室"（emergency room）工作，以加强急诊服务的力度，并开始提供24小时服务。这是急诊医学历史上的一大进步。但是，从各科调来的医师缺乏专门的培训和继续教育，尤其是没有对热爱急诊医学的年轻医师的培训计划。目前，国际上非常重视住院医师的教育，急诊专科医师在获得执业资格之前，必须经过医学院毕业之后3～5年的住院医师培训。住院医师培训计划提供了正式的培训和直接而广泛的经验传授，它包括内科、外科、创伤、心血管病、骨科学和产科学，以及对药物中毒和家庭暴力的识别和干预技能等。此外，还加强了其他非专业技术的培训，如计算机技术、咨询技巧、医患沟通等。同时，急诊危重病人的逐年增加，对各项危重病抢救技术的掌握必将成为急诊住院医师的特长，加强继续教育，掌握最新的医学进展成为必然。继续教育的项目包括：循证医学、环境急诊医学、心肺复苏、气道管理、高级生命支持、中毒控制和管理、急诊管理、科研等。

随着人口年龄结构发生变化、人群健康意识的提高和一些新的可供选择方法的出现，将大大影响公共健康和急诊医学的相互作用。人口年龄结构变化必将引起急诊疾病谱的改变，无赡养老龄人口增加必将影响社会服务需求。所以，美国急诊医师协会（ACEP）认为将来急诊医学和公共健康的合作既是一个重要的挑战，又是改善人群生活质量的良机，同时还可以降低患病率和死亡率。

在电子技术飞速发展的今天，信息技术和远程医疗已逐步进入急诊科的工作中。与在其他科室的功能相似，信息技术和远程医疗可以帮助制定医疗决策、传输患者相关信息、及时协助管理患者等。在郊区、乡村和边远地区，工作环境相对较差、收入相对较低，急诊医师的数量往往难于满足急诊医疗市场的需求，急诊科尤其是大型附属医院的急诊科可能会处于24小时远程会诊的第一线位置。因此，远程医疗的发展更具有实际意义，预计到2020年时，远程医疗可以得到广泛的应用。

为了确保给公众提供高质量的急诊医疗服务，美国急诊医师学会（ACEP）还规定了急诊医师的权利和义务。急诊医师的义务包括：①必须在任何时候都要以及时和安全的方式接待就诊患者。②对于来自其他科室的患者，急诊医师也必须给予充足的急诊医疗服务。③为了保证24小时及时有效的服务，医院的急诊救护反应计划和反应小组不能依赖于某一位医师或某个个人。④急诊医师在处理患者时必须遵循当时的医疗原则。⑤必须通过自我教育和继续教育不断获得新的知识和技能。⑥急诊医师的言行举止必须符合一定的规范。⑦必须熟知急诊医疗相关的法令和规定等。急诊医师的权利包括：①在处理院内其他专科的患者时应该得到充足的法律保护。②在行使急诊医疗决策权时，不应受到除法律、法规和规章制度之外的其他限制。③急诊医师有权享有足够的人力支持和充足的设备支持，为患者提供高质量的服务。④急诊医师有权根据其职称、承当风险大小、工龄、工作量获得补偿和报酬等。ACEP认为急诊医师应该享有充分的健康权，这是他们能够长期成功担任急诊工作的前提。健康在很大程度上受到轮班制的影响且具有累加效应，是导致急诊医师放弃该职业的最重要原因。因此，建议轮班制度的安排应尽可能符合人的生物节律，避免损害急诊医师的健康。

（二）中国急诊医学的发展

我国的急诊医学与发达国家相比，起步较晚，发展尚不平衡，技术力量和设备还较落后，尤其是基层医疗单位差距更为明显。随着急危重病人的逐年增加，各级部门和医院都重视和加大了急诊医学的研究力度，出台了一些重点建设项目和发展目标。

20世纪70年代以前，国内综合性医院的急诊室均没有专科急诊医师，急诊室是由护士长负责管理，急诊医疗工作由轮转急诊室的各专科高年资住院医师承担。1980年，全国危重病急救医学学术会议在哈尔滨举行，卫生部发布了《关于加强城市急救工作的意见》。1981年，创刊了《中国急救医学》双月刊。1983年，北京协和医院时任院长陈敏章教授批准在医院设立独立的急诊科，我国第一个医院内急诊科宣告成立，标志着中国急诊迄今已走过30年风雨历程。1984年，卫生部颁发了《医院急诊科（室）建设方案（试行）的通知》。

1986年，在上海由急诊医学学会筹备组召开了第一次全国急诊医学学术会议，同年批准成立中华医学会急诊医学学会（Chinese Association of Emergency Medicine，CAEM）。1987年5月，中华医学会急诊医学学会在杭州成立。至此，我国的急诊医学开始作为一门新的独立学科向前迈进。1989年，我国卫生部颁布的医院等级评审标准，也将一所医院是否建立急诊科作为医院等级评审的标准，随后一些大中城市的综合医院相继建立了急诊科。

1990年，学会创办《急诊医学》杂志，2001年更名为《中华急诊医学杂志》。1995年7月，卫生部正式将急诊医学定为二级学科，与内、外、妇、儿、神经、精神、麻醉等学科同级，将急诊科设立为一级科室，直属院长领导，并且要求急诊科至少要建立一个综合抢救室和一个至少有四张床以上的设备配套齐全的EICU以及一个急诊手术室。1997年，中华医学会决定将急诊医学学会更名为中华医学会急诊医学分会，下设复苏学、院前急救、危重病医学、创伤学、急性中毒、儿科急诊、灾难医学、继续教育8个专业学组。2000年，医政司拨款7000万元以加强部属、部管的大型医院的急诊科建设。随着三级医院和大部分二级医院相继建立急诊科和ICU，急诊医学的医疗、教学和科研工作全面展开，急诊医疗服务体系也得到不断完善，部分省市率先建立了急诊ICU质量控制中心。2002年中华医学会急诊医学分会成立了急诊ICU质控专家组，说明全国学术组织也开始重视急诊和ICU的质量建设。2003年，国务院正式颁布了《突发公共卫生事件应急条例》，标志着我国政府对人民健康事业的关心。

近年来，全国各省市急诊、危重病急救医学学术活动活跃，学术组织相继建立，出版发行了多种急诊、急救和危重病医学杂志和专著，这些都为我国急诊急救学术水平的提高创建了良好的交流平台。至此，我国的急诊医学事业进入了一个快速发展阶段。

1. 政府高度重视支持，全面加大医院投入 各大、中医院的急诊科除诊断室以外，逐步设立了抢救室、观察室、监护室和急诊手术室等配套部门，并开始配置手术室全套装置、监护仪、呼吸机、床旁B超、POCT、X线机、CT等先进医疗仪器设备。例如 北京协和医院、中国医科大学附属医院、浙江大学附属第二医院的急诊医学科具有代表性。

2. 积极改进学科设置，EMSS得到快速发展

（1）设立急诊手术室，开展急诊手术治疗，提高创伤患者的救治成功率。据统计，严重多发伤患者50%死于创伤现场，30%死于创伤早期，20%死于创伤后期并发症。因此，积极开展急诊科手术治疗的意义在于：①为病人及时提供"黄金1小时"有效的抢救服务，减少死亡和并发症的发生率，缩短住院时间，减轻社会及患者的经济负担。②有利于急诊科医师队伍的稳定和发展，使之成为切实有效的灾害医学的战略后备力量。③有利于EMSS体系的完善和医疗水平的提高。例如，浙江大学附属第二医院急诊科设立7个标准化手术室，使抢救、复苏、手术、监护均在急诊科进行，整个运转程序环环紧扣，使多发伤的死亡率由传统治疗的14.3%降至8.4%，平均住院日由27.4天降至15.28天。

（2）设立急诊抢救室和EICU，提高生命维护质量。急诊病人中，重症患者占有相当比例，其中有的病情复杂，可有多个器官同时受累，甚至出现多器官功能衰竭；同时，随着急诊科救治手术的开展，围手术期危重病人也会不断增多。设立急诊抢救室，维持病人的基本生命体征，建立各种通道，为使病人进入急诊手术室或EICU做好铺垫；设立EICU，对病人进行各种监护和进一步生命支持。因此，提高患者生命的维护质量，无疑是急诊救治中的重要环节之一。

3. 加强急诊队伍建设,学科水平显著提高 许多医院已经认识到学校的一次性教育完全不能满足急诊工作的需要,已经采取各种继续教育、培训班、学习班、学术交流会等对现有的急诊医学从业人员进行系统的培训提高和知识更新。另外,还加强国内外同行间及与其他相关学科的交流合作,力图改变急诊医师急救知识滞后的现状。部分高等医学院校还开设了急诊医学课程,对医学生进行初步的急诊医学知识教育;同时,各高校附属医院急诊医学科也开始了急诊住院医师规范化培训工作,并逐步开展和扩大研究生教育,大力培养称职的急诊医学硕士和博士以及急诊医学专职护士。

4. 扩展急诊专业范畴,丰富学科实质内涵 与其他专科医师一样,急诊医师专业范畴尤其独特。具体工作范畴包括院前急救、患者的初始评估和稳定、扼要询问病史和查体、诊断性检查、诊断和治疗、留观或住院、急诊会诊等。近年来,随着急诊医学的发展,专业任务扩展到急诊医学教育和预防、科学研究、损伤预防、继续医学教育、灾害医学、群体死亡事件的管理、中毒咨询、突发公共卫生事件的处理等。因此,要求急诊医师在临床资料和时间有限、病因诊断不明的情况下,做出合理正确的处理,时刻准备应对突发事件的发生,急诊医师的临床决策能力和急诊思维尤其显得重要。

总之,随着现代社会的发展,各种意外、创伤、交通伤事故的增多,中毒和自杀等事件亦呈渐增趋势;城市人口密集,人口老龄化,老年危重病增多,急性心脑血管病发病率升高;地震、水灾、火灾、建筑物倒塌、飞机失事等意外灾害事故时有发生。同时,公众对健康服务需求的提高,在急诊窗口出现了一些敏感而尖锐的矛盾,如急症患者因急诊没有对口专业的医师而得不到及时救治(等待会诊)、应该住院的(尤其是急危重症患者)不能及时入院、多科相关的病人在多科会诊后无一致的意见而长时间滞留和等待。现代医学进展使专业分化越来越细,许多专科医师理论知识和临床技能日益专一化,而患者是一个整体,各个系统的疾病相互交叉,决非单一专科医生所能解决。因此,急诊医师必须利用自己掌握的理论与技术来解决这些问题,未来的急诊医学将是一个充满活力与希望的新兴学科。但中国急诊的发展极为不均衡,即使在条件较好的城市医院发展也需要一个相当长的时间。

二、我国急诊医学模式

(一)院前急救

院前急救(prehospital emergency)是指到达医院前急救人员(可以包括经过培训的非专业人员)对急症和(或)创伤患者开展现场急救以及转运途中的医疗救治。我国各地院前急救发展很不平衡,院前急救医疗服务尚无统一的医疗规范和服务行为标准,制约了我国院前急救医疗服务总体水平和质量的提高。

1. 基本模式 目前世界各国院前急救模式可分为两大类,即英美模式和德法模式。英美模式是以现场对症处理为主,主要由急诊医疗技术员(EMT)或辅助医务人员(paramedics)履行现场急救任务,然后将病人运到医院急诊科,由急诊医师提供进一步的医疗急救,例如,澳大利亚、加拿大、中国香港、韩国、英国、美国。德法模式是以执业的急救医师为主,在病人到达医院前抢时间进行高质量的医疗救助,强调救护措施尽早高质量和现场医疗急救的重要性,履行现场急救医疗服务的通常为资深急诊医师(医师和护士),例如,中国大陆、意大利、奥地利、比利时、芬兰、法国、德国、挪威、波兰、葡萄牙、俄罗斯、斯洛文尼亚、瑞典和瑞士。院前急救呼叫模式各异，例如，中国120，英国999，美国911，德国112，西班牙311等。由于院前急救机构的隶属关系不同，中国院前急救模式不统一，其基本构架亦不同（表1-1）。

表1-1 中国院前急救模式

类型	代表城市	特点
独立型	北京、沈阳	急救中心独立地完成院前-急诊科-EICU急救一条龙服务
依托型	重庆、海南、深圳 福建、河南	依托于综合性医院完成以上服务
指挥型	广州、珠海、汕头 成都	统一的城市急救通讯指挥中心，院前急救由各医院分片出诊
院前型	上海、天津、杭州 南京、合肥	以院前急救为主要任务，出诊时随车人员为急救医士
消防型	香港 苏州、镇江、南宁	急救适应性强，除了承担疾病引起的急症救护外，还可承担工伤意外、化学品中毒、自杀、交通意外、淹溺等拯救

2. 功能和任务 院前急救是医学急救的一个前期或特殊阶段，并非是医学急救的全过程，主要是以症状性诊断、对症处理、初或高级生命支持为基本措施，以期提高最终的救治质量。其功能是维持伤病员基本生命，尽早阻止病情发展、稳定伤情及防止再损伤、减轻痛苦、快速安全转送、降低伤残率和死亡率。院前急救的主要任务：①负责日常的区域内呼救和突发性公共卫生事件、灾害事故的紧急医疗救援。②转运途中救护。③出院病人护送。④重大集会、重要会议、赛事、重要人物活动的急救医疗保障。⑤联络急救中心、医院和行政部门的信息枢纽。⑥参与非专业人员急救知识的普及与培训等。

3. 基本要素 院前急救必须具有医疗、交通、通讯三大要素。包括：①医疗要素：医学专业技术（医师、护士、驾驶员、护工等）和急救医疗设备。②交通要素：我国用于院前急救的车辆主要是救护车，一般分为监护型、普通型和运输型三类。目前特大城市已开始配备国外标准的监护型车，可称"流动的重症监护室（MICU）和急诊手术室"。③通讯要素：1986年，卫生部、邮电部发文规定中国院前急救机构统一使用急救电话"120"，各大、中城市的救护车内均装备无线对讲机，其覆盖半径与服务区域相一致，各城市实行统一受理、就近派车、按需送院的原则。不少城市车内还配备卫星定位系统（GPS），其车载台可接收短信息，使急救信息的传递和调度指令更便捷、清晰。

4. 主要特性 由于院前急救与医院内急救在地点、环境、时间以及病人对医疗的要求等方面有许多不同，院前急救具有其本身的特殊性，服务需求也发生了新的变化。主要特性：①社会性更强。②时间性突出，机动性很大。③医学特性强。④客观条件差。⑤人员素质要求特点突出。⑥经济效益低。因此，要控制院前急救的医疗服务质量，必须根据其自身特性来科学制定技术评价指标。

（1）院前急救时间 ①急救反应时间：从接受120调度或求救电话到派出救护车抵达伤病现场的平均时间，国际目标要求为5～10分钟。但受通讯、交通状况、急救人员数量、车辆配置、急救站点分布、急救半径等因素的影响。②现场抢救时间：急救人员在现场救治伤病员的时间，视病情或是否急需送往医院接受关键性治疗而定。③转运时间：从现场到医院的时间，取决于交通状况、有能力接受危重伤病员医院的分布等因素。

（2）院前急救效果 除上述因素外，急救设备、人员素质和急救能力以及管理水平都会影响实际效果。

（3）院前急救需求　随着社会公众对EMSS的了解与认知，院前急救的需求不断增加，目前常难以满足社会需要，政府必须加强急救机构向公众提供急救医疗服务的职能和运作管理。

5. 运作管理　我国各地尽管建立了不同模式的院前急救机构，但行政上基本隶属于当地的卫生行政部门管辖，其任务和功能也大致相同。经济来源主要依靠各级政府的拨款，它直接影响到急救中心的生存情况、正常运作与发展进程，如急救人员队伍的稳定与发展；急救医疗、通讯和车辆设备等配置；急救中心的基本建设和业务等。但是，在目前形势下必须建立城市三级急救医疗网络。

（1）三级急救医疗网　①城市一级综合性医院：乡镇卫生院以及具有相当能力的医疗机构。②二级急救医疗机构：城市二级综合性医院，急救站以及具有相当能力的医疗机构。③三级急救医疗机构：城市三级综合性医院，急救中心或具有相当能力的医疗机构。

（2）灾害事故救治分类　突发事件所致公共卫生事件日益增多，一旦发生损害，医护人员根据伤害人数、致伤病因、伤情可分为一般、轻型、中型、大型、重大型、特大型六种类型。一般、轻型、中型由急救站（中心）或卫生行政部门指挥进行救治。大型（伤害人数12~15人）、重大型（伤害人数50~100人）、特大型（伤害人数>100人）由地区（市）急救医疗指挥部统一指挥、组织、调度。

（3）城市应急联动中心　城市应急联动中心（City Emergency Response center，CERC）采用集成的数字化网络化技术，将120、110、119、122纳入统一指挥平台调度系统，实现跨部门、跨警区以及不同警种之间的统一指挥协调，大大提高了应急救援的水平和效果。

（二）医院急诊

医院急诊（hospital emergency）是EMSS中最重要的中心环节，处于医院的第一线，承担24小时不间断的各类伤病员的急诊和紧急救治，医院的急诊能力是一个现代化先进医院水平的体现。世界各国急诊运行模式差异很大，国际上主要有三种运行模式：急诊医学专业模式、多学科模式、跨专业模式，急诊医学专业模式是当今世界发展最为迅速、影响最深最广的急诊运行模式。目前，中国急诊医学运行模式难以统一，二级以上医院都建立了急诊医学科，主要承担着急诊预检分诊、危重症抢救、留观或急诊病房、急诊监护病房（EICU）的工作。对于急诊患者的处理，急诊医学科医师可以解决大多数急诊的内、外科问题，对急诊危重症、创伤病情进行初步评估和处理，而各专科如妇产科和儿科等科室的急诊患者则由相应专科医师负责。但是，我国高等医学院校附属医院和市（州）三级甲等医院急诊医学科发展迅猛，逐步实现了由依赖型向独立自主型发展，已经在一些医院形成了以EICU为依托的危重症、创伤、中毒、复苏等救治为总体框架的新型现代化急诊医学模式，与国际急诊医学（international emergency medicine，IEM）急诊医学专业模式接轨，急诊医师有了自己的独立专业和专业方向，一批经过严格急诊临床专业训练的急诊医师（EP_s）将为中国人民提供良好的急诊医疗服务。急诊分诊根据病情的轻重缓急分为5类（图1-1）。经过急诊诊治的患者，根据病情决定给予急诊入院、急诊手术、ICU或EICU、急诊留观、离院等处理。

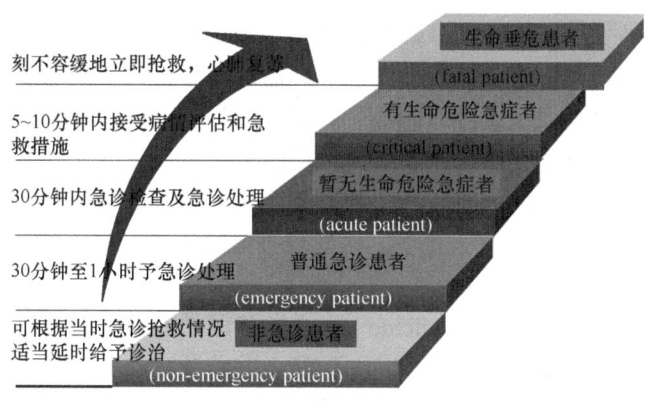

图1-1 患者病情按轻重缓急分为五类

(三) 重症监护病房

重症监护病房 (intensive care unit, ICU) 在我国发展不平衡, 分布不均, 危重症患者入住ICU有其标准, 停留ICU的时间也是一项评价医疗效果的指标。在较大的综合型医院急诊科均设置了急诊危重症监护病房 (emergency intensive care unit, EICU), 从综合救治理念和功能上得到充分肯定。目前主要收治对象为: ①与入住ICU标准一致的病人。②心肺复苏后生命体征不稳定, 需要持续呼吸、循环支持。③病情危重不宜搬动、转运。④只需要短时间监护救治即可治愈, 无需再住院治疗。⑤其他专科难以收住院的危重病患者。EICU的建设应更注重快速有效的抢救, 加强器官功能的监护与支持, 适时收入院优化后续治疗, 以控制危重症患者的救治质量和效果。

目前国内不少二级以上医院都建立了一个与急诊科一体化的ICU, 一般为综合性监护病房或急诊监护病房, 负责从急诊预检、急诊抢救、全院各科危重病患者的抢救、ICU综合救治以及康复治疗等工作, 这是急危重病患者院内连贯性一体化救治的最佳运行体制。

三、急诊医学范畴

(一) 急诊医学、急诊医疗服务体系、重症医学

1. 急诊医学与急诊医疗服务体系 急诊医学主要研究急诊患者的诊断与治疗, 包括院前急救、医院急诊和重症监护 (ICU), 三者有机结合形成完整的"三环理论" (three link theory)。急诊医疗服务体系, 为急危重症患者提供救治生命的绿色通道。EMSS是指从院前急救、院内急诊到ICU等, 包括场地、通讯手段、交通工具、医疗设备、医护人员、诊疗技术等设置完备、运行快捷、救治高效的急救服务系统。EMSS的建立使传统的医疗就诊模式发生了根本性改变, 为急危重病患者得到争分夺秒的救治提供了可行的安全体系。急诊医学的服务对象是急诊患者, 包括内、外、妇、儿、神经、皮肤等各专科的普通急症患者、生命体征不稳定的急救患者和危重病患者。急诊科主要职责是负责急诊医疗的组织管理和协调, 主要业务是承担威胁生命的危重病急救患者的救治与研究。

2. 急救医学 "急诊"与"急救"经常被混用, 含义却有所差别。急救医学是急诊医学和重症医学的重要内容, 是研究抢救患者生命的理论与技能, 是医护人员利用各种手段对生命体征不稳定的患者实行紧急救治, 使患者不稳定的生命体征在较短时间内得以恢复正常, 并对生命给予有效地支持、延续, 为后续治疗提供可能的一门新兴学科。它与临床

各学科知识相互交叉、相互渗透。需要急救的患者散布在院前、急诊和病房,由于各种病因表现为体温、心跳、呼吸、血压、神志等生命体征异常并且生命受到直接威胁,所以对从事急诊急救专业的医护人员要求很高,具有很大的挑战性。该学科就是要进一步探讨如何采用更迅速、更有效、更有组织性的抢救措施和救治手段以降低急危重患者的死亡率和伤残率,并进一步探讨与急救密切相关的基础理论和基础实验研究。由此可见,急诊与急救所涉及的理论和实践相互交叉重叠,医疗任务有所不同,二者均可以融合在EMSS体系之中。

3. 重症医学(critical care medicine) 是急诊医学的核心内容,是指对危重病患者的病情进行及时地、客观地、动态地评价(监测)并给予综合救治所需要的理论与技术,是研究危及生命的疾病状态的发生、发展规律及诊治方法的临床医学学科。危重病患者的救治场所主要是ICU,救治措施包括监测和综合救治。在ICU,危重病患者往往需要及时而准确地做出诊断,并以高度的应变能力采取积极的治疗措施,以提高抢救成功率、降低死亡率及改善患者的生存质量,这需要高质量的医疗服务和高水平技术支持。所以,ICU的建立是现代化医院的标志,也是一个医院综合救治水平的体现。

(二)急诊医学、急救医学与重症医学的关系

急诊医学、急救医学和重症医学三者的主要服务对象在病程的不同阶段各有侧重。从整体上讲,急诊医学、急救医学和重症医学关系密切,不可分割,故也称为危重病急救医学(critical care and emergency medicine)。因此,从事急诊急救工作的医师必须适应临床医学发展的特点,不断提高急诊、救援、危重症的整体救治水平和能力,促进我国急诊急救事业的更快发展。

四、急诊医学专业的特点

急诊医学是对所有急危重症理论和实践进行研究的一门学科,突出急的特性,要求以最快的速度,最有效的手段,运用最先进的设备和技术,尽最大可能挽救患者生命和减轻患者伤残,为患者提供优质快捷的服务。

(一)急诊患者的特点

急诊患者处于疾病的早期阶段,不确定因素多,常以某种症状或体征为主导来医院就诊,病情轻重相差甚大,患者和家属对缓解症状和稳定病情的期望值高,要求急诊医师对危重患者在做出明确诊断前就要给予医疗干预。

(二)急诊医学专业的特点

随着现代医学的发展,医学专业的划分越来越细,相对削弱了患者多系统疾病或病变之间的交叉联系,势必造成专业知识和思维方式的局限性。急诊医学专业可发挥其理论、医疗实践突出的特点,来弥补专科诊治或会诊方式诊治的弊端。

1. 综合判断 专科医师常采用还原论方法从器官、组织、细胞、基因和分子水平认识疾病,但当多个器官功能相继发生病理改变时,机体超出了单一器官对整体影响的原有机制,表现为新的、更复杂的特殊规律。急诊医学是探讨多器官功能共同发生障碍时机体反应的新规律,综合判断疾病的发展趋势与预后。

2. 侧重功能 专科常采用辨认解剖异常来诊断疾病，如肿瘤、溃疡、栓塞等。急诊医学将机体分为若干功能组成部分，可能与器官相关，也可能跨越解剖器官，并将各种功能按其生理的储备进行区分，作为急危重症的临床评分基础。

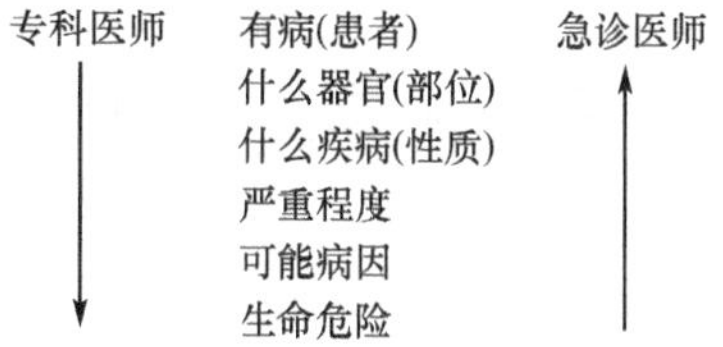

3. 逆向思维 专科医师遇到患者首先考虑疾病部位、性质及严重程度，遵循先诊后治的逻辑顺序。急诊考虑问题顺序则与之相反，采用逆向思维的顺序来处理病人，注重对急症的判断和紧急处理，并非要立即确诊为某种疾病（图1-2）。

```
专科医师    有病(患者)    急诊医师
    ↓    什么器官(部位)    ↑
         什么疾病(性质)
         严重程度
         可能病因
         生命危险
```

图1-2 急诊医师的逆向思维方式

4. 时限紧迫 急危重症患者病情进展快，缺乏代偿，预后差。尽早阻止病情恶化，比延误的积极治疗代价更低，效果更好。急诊医学强调"时间窗"的概念，在时间窗内实行目标治疗，临床预后更好。

（三）急诊"救人治病"原则

"治病救人"是医师的本分和使命，对急诊来说不完全能够反映疾病因果关系。急诊发展的理念是在此基础上更强调"救人治病"，即将抢救生命作为第一目标。急诊患者病情多变且复杂，患者最突出的表现是急性症状，往往一时很难明确临床诊断，重点应放在立即抢救生命，稳定病情。只有生命体征稳定，才能赢得确定诊断和针对病因治疗的时机，不能因为繁杂的检查和诊断过程错过救治病人的"黄金时间"，要在医疗制度和抢救流程上规定救命优先的原则。急诊救治不仅反映一个医院的综合医疗水平，也折射出一个社会对生命尊重的文明程度。

（曹小平）

第二章 危重病临床常用评分系统

危重病评分（critical care score）是根据疾病的某些重要症状、体征和生理参数等进行加权或赋值，从而量化评价危重病严重程度的一种方法。随着重症医学的不断发展，急危重症病情评价日益受到临床工作者的重视。近30年来，各国学者和医生在临床实践的基础上，相继建立了上百种适用于不同场合、不同对象的临床危重病评分方法，用以评估病情、指导治疗、预测预后。对每一个危重病人常规进行病情评价的理念已被国内外临床工作者广泛接受，成为急诊医师日常工作的重要工具。在危重病人的救治中发挥了巨大的指导作用，同时也推动了临床科研工作。

第一节 危重病评分系统的临床意义

临床工作中，经常会面对许多不同的急危重症患者，如何对其病情的严重程度进行全面、系统的描述，以便制定合理的治疗方案，预测预后和进行疗效观察，是一个非常复杂的问题。通过评分可以简单、直观地了解患者病情严重程度，评估其发生死亡或严重并发症的风险以及ICU周转和使用率、医疗费用、治疗措施、资源利用、质量控制、医疗和护理工作质量、医院和科室管理等，为选择正确的治疗方法和判断预后，为医护人员提供了重要的参考指标。目前，已有多种危重症评分方法在临床应用和推广，形成了常用的评分系统。其临床意义主要有以下几方面。

一、评估病情，指导治疗

（一）评价疾病的严重程度，预测预后及预防并发症

在临床工作中，判断病情严重程度和预测死亡的可能性，容易受医源性和患者主观因素的影响，常依赖临床表现和随意性检查结果做出主观评价，缺乏科学性和系统性。危重病评分系统根据评分高低可以判断病情及预后，为系统和科学评估危重病患者的病情提供了依据。研究表明，危重病评分分值与病情严重程度密切相关。分值越高，病情越重，死亡危险性越大，如APACHE分值与死亡率直接相关。另外，疾病的严重程度与并发症关系密切，它可以是疾病本身发展的一个过程或由医护工作者粗疏、失误所致。通过动态地进行疾病评价，能够充分了解疾病的严重程度，可及早发现和预防并发症的发生。

（二）及时发现潜在的危重因素，避免危重病的误诊漏诊

临床上经常遇到一些患者，发病初期病情并不严重，但若不及时进行有效的治疗，患者有可能在数小时或数天后病情急剧迅速发展，成为危重病患者。如何提高对潜在危重病的识别能力，是临床急诊和ICU医师需要掌握的基本技能。目前，多数医师对患者的病情评估和预后判断，大多还停留在凭借临床经验，或患者已有的器官功能衰竭的临床表现或实验室生化检测指标，对一些潜在危险性因素常缺乏科学的认识和评价方法，易造成误诊

或漏诊。对患者采取危重病评分系统进行科学评价，在很大程度上能够避免误诊或漏诊的发生。

（三）协助制定合适方案，评价临床疗效

如何合理、适当地选择治疗措施，制定科学的治疗方案，包括治疗时机、治疗手段与维持时间是临床医师希望明确而又难以解决的问题。以评分系统客观评估疾病严重程度、预测死亡风险为基础，具有重要的参考价值。经验性评价疗效缺乏定量依据，易受主观因素影响，在各医疗机构之间缺乏可比性。评分系统的应用，可对疗效作出客观评价。用危重疾病评分来观察药物疗效和医护措施的效果能够提供明确的量化数据。

二、统一标准，科学救治

近年来，我国城市各大医院急诊科都进行了规范化的建设，实行院前急救—急诊科—EICU三位一体化的医疗模式，综合急救能力得到明显提高。ICU收治患者特点是病种多、病情重、医疗资源消耗大。过去，根据医师的临床经验决定病人是否需要入住ICU并不可靠，几乎所有的ICU均有仅需监测而不需要加强治疗的低危患者，识别此类患者，无疑具有重要意义。急危重症评分系统，如APACHE Ⅱ可以客观地对此做出评价，区分高危和低危患者，简化临床判断过程，被建议用做收入ICU治疗的参考指标。对预测患者预后，评价治疗方法，合理分配医疗资源，提高医疗服务质量有较大帮助。另一方面，应用危重病评分系统可以决定ICU患者是否需要继续进行重症监护和加强治疗，有利于患者安全转出，提高ICU资源的合理利用。

三、促进管理，提高质量

各类评分系统为合理利用有限的医疗资源，决定年度财政预算或为添置、分配设备资源，乃至解决医疗纠纷，提供了客观依据。研究证实，危重病评分可以评价ICU患者需要的护理等级及护士人数。

第二节 临床常用的评分系统

危重病评分系统可分为疾病特异性和非特异性评分系统。疾病特异性评分是指针对某一种疾病的严重程度或预后的评分方法，各种不同疾病的评分系统之间无法相互比较，但与非特异性评分系统相比，更能较好地反映患者的病情严重程度和预后，例如多器官功能障碍综合征（MODS）评分、急性呼吸窘迫综合征（ARDS）评分、弥散性血管内凝血（DIC）评分、格拉斯哥昏迷程度（GCS）评分、中毒严重程度（PSS）评分、创伤指数（TI）等。疾病特异性评分系统仅限于对一种特殊疾病的评估，应用上受到了相当大的限制。疾病非特异性评分系统是指可以对任何原因所致的危重病状态的预后进行综合性评估的评分系统。最常用的为急性生理和慢性健康状态评分系统（APACHE）、简明急性生理评分（SAPS）、病死率预测方法（MPM）、治疗干预评分（TISS）、早期预警评分（EWS）等，能够敏感反映疾病严重程度和预后，既适合内外科患者也适合临床各种危重病患者，特别是APACHE Ⅱ评分系统在危重症救治中已普遍被临床采用。

一、特异性评分系统

(一) 多器官功能障碍综合征评分

多器官功能障碍综合征 (MODS) 的发病机制研究取得一定的进展,但仍是ICU危重病患者发病和死亡的一个主要原因。统计表明,70%~80%的ICU患者死于MODS。目前公认的是Marshall (1995年) 提出的MODS评分标准 (表2-1)。

表2-1 Marshall的MODS评分标准

器官系统	0	1	2	3	4
呼吸: PaO_2/FiO_2	>300	226~300	151~225	76~150	≤75
肾脏: 血清肌酐 (μmol/L)	≤100	101~200	201~350	351~500	>500
肝脏: 总胆红素 (μmol/L)	≤20	21~60	61~120	121~240	>240
心血管: PAR= HR × CVP / MAP	≤10	10.1~15	15.1~20	20.1~30	>30
血小板 ($\times 10^9$/L)	>120	81~120	51~80	21~50	≤20
神经 (GCS评分)	15	13~14	10~12	7~9	≤6

注: 计算PaO_2/FiO_2时不考虑是否使用机械通气及机械通气的方式,也不考虑是否应用呼气末正压 (PEEP) 及其大小; 计算血清肌酐时,不考虑是否接受透析治疗; GCS对于接受镇静剂或肌松剂的患者,可假定其神经功能正常,除非有意识障碍的证据。

MODS评分由6个脏器系统的评分组成,每个脏器系统的分值为0~4分,总分为0~24分。0分代表脏器功能基本正常,ICU内患者死亡率<5%; 4分代表显著的脏器功能失常,ICU内患者死亡率达50%以上。因此,患者得分越高,其受累的脏器数目就越多,预后就越差。

(二) 急性呼吸窘迫综合征评分

为了早期发现急性呼吸窘迫综合征 (ARDS),1988年,Murray等主张对急性肺损伤的范围和严重程度进行分级,提出了肺损伤评分 (lung injury score,LIS) 系统。LIS系统从胸片、低氧血症、PEEP和呼吸系统顺应性4个方面来评分,每项0~4分,各项得分相加之和除以项目数即为肺损伤评分结果 (表2-2)。0分为无肺损伤; 0.1~2.5分为轻度至中度肺损伤; 大于2.5分为重度肺损伤 (ARDS)。

表2-2 LIS评分标准

项目	0	1	2	3	4
氧合指数 (PaO_2/FiO_2)	>300	225~299	175~224	100~174	<100
胸片肺泡浸润象限个数	0	1	2	3	4
PEEP值 (cmH_2O)	≤5	6~8	9~11	12~14	≥15
呼吸系统顺应性 (ml/cmH_2O)	≥80	60~79	40~59	20~39	≤19

该评分可以对肺损伤的严重程度进行比较和半定量,也可对疾病的发展过程进行监测。缺点是除胸部影像学和氧合指数这两条评分指标容易获得以外,顺应性和PEEP值测定均需在机械通气后才能实施,且评分标准不易记忆。

(三) 弥散性血管内凝血评分

2001年,国际止血血栓学会 (ISTH) 提出了弥散性血管内凝血 (DIC) 诊断评分系统,通过对血小板数目、FDP或D-二聚体增加程度、血浆凝血酶原时间（PT）延长程度及纤维蛋白原含量分别计分，最后算出总分，用以帮助诊断DIC（表2-3）。若总分>5分，则表明存在DIC可能性大，需每天进行评分；若2分≤总分<5分，提示DIC的可能性小，隔2~3日重新评分。

表2-3 DIC评分标准

项目	0	1	2
血小板计数（×10^9/L）	≥100	<100	<50
FDP或D-二聚体	正常	中度增加	高度增加
PT延长时间值（s）	<3	3~6	>6
纤维蛋白原（g/L）	≥1.0	<1.0	

（四）急性胰腺炎评分

急性胰腺炎是常见急腹症，其中85%~90%属轻症，经合适的非手术治疗多可逆转；10%~15%是重症胰腺炎，其临床过程十分凶险，可致多器官功能障碍，死亡率可高达10%~30%。为了便于选择治疗方法和判断其预后，国内外学者从不同方面对急性胰腺炎进行分类，如按病理分类、按病因分类和按病情程度分类等。近年来，按病情严重程度分类的方法的临床实用价值较大，有助于判断预后和选择不同治疗方法，如Ranson急性胰腺炎多因素分析法、Hollender急性胰腺炎分度法、Beger急性胰腺炎病理分级法、APACHE评分系统等。

1974年，为了对急性胰腺炎的严重度便于进行比较和描写，提出了Ranson评分系统，包括5项入院时的早期指标和6项入院后48小时内出现的指标，作为判断预后的参考。11项指标最初的建立是针对酒精性胰腺炎的指标，Ranson于1979年针对胆源性胰腺炎作了修改（表2-4）。Ranson评分每项记1分，总分0~11分。分值越高，死亡率越高。0~2分者为轻型胰腺炎，多有自限性，死亡率<1%；3~6分者为重型胰腺炎，死亡率为15%~40%；若>6分者，则表示为极重型胰腺炎，死亡率为100%。该分级标准有利于早期发现高危患者，以保证及时给予适当的治疗，且检测方法及其指标简单易行，在国内大部分医院均可方便地开展，利于推广。

表2-4 Ranson评分标准

参数	酒精性	胆源性
入院时：		
年龄	>55	>70
血白细胞	>16×10^9/L	>18×10^9/L
血糖（mmol/L）	>11.1	>11.1
AST（U/L）	>250	>250
LDH（U/L）	>350	>400
入院48小时：		
HCT（%）	下降>10%	
BUN（mmol/L）	上升>1.8	上升>0.72
血钙（mmoL/L）	<2	<2
PaO_2（mmHg）	<60	<60
BE（mmol/L）	>4	>5
体液隔离或失液量（L）	>6	>4

注：体液隔离或失液量计算公式 = 48小时入水量-（48小时胃肠减压量+48小时尿量+48小时其他引流量）。

（五）格拉斯哥昏迷程度评分

1974年，英国格拉斯哥大学的Teasdale及Jennett提出了格拉斯哥昏迷分级法（Glasgow coma score，GCS）对昏迷分级。GCS计分按睁眼、言语和运动反应三方面共15项进行计分，总分3~15分。总分越低表示颅脑损伤的程度越重。其中13~15分相当于伤后昏迷时间<20分钟，属轻型颅脑损伤；9~12分相当于伤后昏迷时间为20分钟至6小时，属中型颅脑损伤；6~8分相当于伤后昏迷时间>6小时或再次昏迷，属重型颅脑损伤；总分在3~5分，相当于伤后持续昏迷，属特重型颅脑损伤（表2-5）。

表2-5 Glasgow评分标准

运动反应	语言反应	睁眼动作	分值
遵嘱动作			5
刺痛能躲避	回答错误	自主睁眼	4
刺痛时肢体屈曲（去皮质）	能说单个词	呼唤睁眼	3
刺痛时肢体过伸	只能发音	刺痛睁眼	2
不能运动（去脑强直）	不能言语	不能睁眼	1

GCS评分简明科学，易于掌握，便于临床应用，不仅能客观地反映颅脑损伤患者的意识障碍和损伤程度，对预后的判断也具有重要意义，是目前国际上公认的评价急性脑损伤伤情的重要指标。但在具体应用于临床时，也有一定不足之处。GCS以意识障碍为基础，由于观察方法的不同或某些因素（如眶周淤血致睁眼困难，心理因素不配合查体等）的干扰，评分可能出现误差，且该评分方法未能包括脑干反射及瞳孔大小及光反应、眼球位置及活动、颅内压等内容。另外在评分时还应排除醉酒、服大量镇静剂、癫痫持续状态所致的昏迷等对意识观察的影响。

（六）创伤评分

创伤评分是通过定量计分的方法对伤员的损伤严重程度进行评估。创伤评分可以对损伤的严重程度进行标准化评定，有助于对创伤患者进行分类，制定标准化治疗方案及判断预后等。创伤评分还可以用于流行病学分析与研究，确定优化的创伤救治手段，作为判断公共卫生资源分配的合理性工具与手段。

目前临床使用的创伤评分方法种类繁多，每种评分方法都有其适用条件与使用时机，各有其优缺点。按照创伤评分使用的时间阶段和场所不同可分为院前评分与院内评分。按其使用的评分指标内容不同又可分为解剖学评分、生理学评分、生理学与解剖学复合评分。生理学评分比较实用，主要用于院前伤员的分类和重症监护病房，一般用于创伤的损伤程度评估，治疗效果评价，伤员转归预测等。常用的生理学评分方法主要有TS评分、RTS评分、PHI评分等。

TS是根据患者对创伤所产生的一系列病理生理过程改变以数量形式表达的评分方法。总分值14~16分表示生理变化小，存活率高；总分值1~3分表示生理变化极大，死亡率极高（>95%）；总分值介于4~13分者生理变化明显，救治效果良好（表2-6）。由于TS特异性及敏感性差，临床常使用由TS演变而来的修正创伤评分。修正创伤评分分值越低，死亡率越高（表2-7）。

表2-6 TS（trauma score，TS）评分

呼吸频率（次/min）	分值	呼吸方式	分值	收缩压（mmHg）	分值	毛细血管充盈	分值	GCS评分	分值
10~24	4	正常	1	>90	4	正常（<2s）	2	14~15	5
25~35	3	浅，无力	0	70~90	3	迟缓（>2s）	1	11~13	4
>35	2	困难	0	50~69	2	无	0	8~10	3
<10	1			<50	1			5~7	2
0	0			0	0			3~4	1

表2-7 修正创伤（revised trauma score，RTS）评分

GCS评分	收缩压（mmHg）	呼吸频率（次/min）	评分
13~15	>89	10~29	4
9~12	76~89	>29	3
6~8	50~75	6~9	2
4~5	1~49	1~5	1
3	0	0	0

PHI是用收缩压、脉率、呼吸状态、神志四项生理参数指标来评价创伤严重程度，所有参数之和即为PHI分值。对有胸腹部穿通伤者在PHI分值基础上加4分为其最后的PHI分值。0~3分为轻伤，无死亡危险；4~20分为重伤，死亡率和手术率明显增高（表2-8）。

表2-8 PHI（prehospital index，PHI）评分标准

参数		分值	参数		分值
收缩压（mmHg）	>100	0	呼吸	正常	0
	86~100	1		费力或浅呼吸	3
	75~85	2		10次/min或需插管	5
	0~74	5			
脉率（次/min）	>120	3	神志	正常	0
	51~119	0		模糊或烦躁	3
	<50	5		语言不能理解	5

1982年，Gormican用循环（circulation）、呼吸（respiration）、腹部（abdomen，包括胸部）、运动（movement）和语言（speaking）五个参数建立了创伤患者CRAMS评分（表2-9），主要是以生理学与解剖学复合评分的方法进行评估。CRAMS评分≥7分属于轻伤，死亡率极低；若≤6分为重伤，死亡率明显升高，其灵敏度高于TS。

表2-9 创伤患者CRAMS评分法

项目		2	1	0
循环	毛细血管充盈	良好	迟缓	无充盈
	收缩压（mmHg）	≥100	85~99	<85
呼吸		正常	费力，浅或>35次/min	无自主呼吸
胸腹压痛		无	有	板状腹，连枷胸或穿通伤
运动		正常	有疼痛反应	无反应或体位固定
语言		正常	答非所问	无或单音节

（七）危重患者的镇静程度评估

安定镇静和骨骼肌松弛是减轻危重病患者应急，改善机械通气效果的必要手段。但是，如何选择合适地镇静深度，避免呼吸机对抗，减轻肺部并发症，临床常采用Ramsay镇静评分标准给予恰当评价（表2-10）。

表2-10　Ramsay镇静评分标准

状态	分值
患者焦虑、激动、躁动	1
患者合作安静、接受机械通气	2
患者仅对命令有反应、睡眠	3
患者入睡，刺激眉间反应迅速	4
患者入睡，刺激眉间反应迟钝	5
患者入睡，刺激眉间无反应	6

二、非特异性评分系统

为了对ICU危重病患者的病情做出较正确的评价和选择正确的治疗方法，预测其院内死亡概率，需要一种客观的、简便而实用的、能评估病情并对预后做出预测的评分方法。近30年来，国内外学者就急危重症患者病情评价系统进行了深入而广泛的研究，到目前为止，已推出了三代病情评价系统。1981年，Knaus小组提出了急性生理学及慢性健康状况评分（acute physiology and chronic health evaluation scoring system），此评分系统被称为APACHE原型（即APACHE Ⅰ），因其包含较多主观因素，判断病情的准确性较差且不能预计病死概率，现已被淘汰。1985年，Knaus等简化了APACHE Ⅰ评分中不常用或检测不便的参数，将慢性健康状况按不同权重量化，增加了年龄分值，提出了APACHE Ⅱ评分。APACHE Ⅱ简便可靠，设计合理，预测准确，目前使用最为普遍，已被广泛用于危重病患者的病情分类和预后的判断，它可对患者的病情做出定量的评价，分值越高，表示病情越重，预后越差，死亡率越高。第三代病情评价系统均是以logistic回归分析产生，APACHE Ⅲ在APACHE Ⅱ的基础上做了许多改进，设计更为科学。目前大多数研究认为第三代评价系统的预测结果较第二代有所提高，但由于种族、地域、治疗技术、疾病种类等不同，也有部分研究结果有所差异。

（一）APACHE Ⅱ评分系统

APACHE Ⅱ评分由急性生理学评分(APS)、年龄评分和慢性健康状况评分(CHS)共3部分组成。分别称为A项、B项及C项。A项：即急性生理学评分(APS)，包括体温、平均动脉压、心率、呼吸频率、动脉血氧分压、pH、血清中Na^+、K^+浓度、血清肌酐浓度、血细胞比容、白细胞计数及GCS昏迷指数等12项生理参数，每项为0~4分，总分值0~60分。各项参数均为入ICU后第一个24小时内最差值，具体计算方法如表（表2-11）。B项：即年龄评分，从44岁以下到75岁以上共分为5个阶段，分别评为0~6分。年龄评分方法：≤44岁，0分；45~54岁，2分；55~64岁，3分；65~74岁，5分；>75岁，6分。C项：即慢性健康状况评分，提出了在行急诊手术、非手术和选择性手术时，能够给予加分的5个器官的过去慢性病史标准，且器官功能不全或免疫抑制状态必须在此次入院前即有明显表现。即不能承受手术或行急诊手术时加5分，行择期手术时加2分。若不符合慢性器官功能不全或免疫功能抑制的诊断，无论入院情况如何，均没有慢性评分(即慢性健康评分为

0)。五种慢性器官系统功能不全或免疫功能抑制状态的标准如下：①肝脏：活检证实有肝硬化和门静脉高压，既往有门脉高压引起的上消化道出血史，或肝衰/肝性脑病/肝昏迷史。②心血管：符合纽约心脏协会制订的心功能Ⅳ级(即在休息或轻微活动时可引起心绞痛或心力衰竭症状)。③呼吸：慢性限制性阻塞性或血管性疾病引起严重活动受限，即不能上楼或完成日常家务活动，或明显的慢性缺氧，高碳酸血症、继发性红细胞增多症，严重的肺动脉高压(>40mmHg)或使用呼吸器。④肾脏：接受透析者。⑤免疫功能低下：所接受治疗使机体对感染的抵抗力降低，包括免疫抑制剂、化疗、放疗，长期或近期接受大剂量激素；或患有使机体对感染抵抗力降低的疾病，如白血病、淋巴瘤、AIDS 等。APACHE Ⅱ总分=A 项(急性生理学评分)+B 项(年龄评分)+C 项(慢性健康状况评分)，APACHE Ⅱ的总分值为0~71分。

表2-11 APACHE Ⅱ急性生理参数评分（APS）

参数	0	1	2	3	4
直肠温度（℃）	36.0~38.4	34.0~35.9	32.0~33.9	30.0~31.9	≤29.9
		38.5~38.9		39.0~40.9	≥41.0
MAP（mmHg）	70~109		50~69		≤49
			110~129	130~159	≥160
HR（次/min）	70~109		55~69	40~54	≤39
			110~139	140~179	≥180
RR(次/min)	12~24	10~11	6~9		≤5
		25~34		35~49	≥50
PaO_2(mmHg)	>70	61~70		55~60	<55
$(A-a)DO_2$(mmHg)	<200		200~349	350~499	≥500
pH	7.33~7.49	7.50~7.59	7.25~7.32	7.15~7.24	<7.15
				7.60~7.69	≥7.70
HCO_3^- (mmol/L)	22.0~31.9	32.0~40.9	18~21.9	15.0~17.9	<15
				41.0~51.9	≥52.0
Na^+(mmol/L)	130~149		120~129	111~119	≤110
		150~154	155~159	160~179	≥180
K^+(mmol/L)	3.5~5.4	3.0~3.4	2.5~2.9		<2.5
		5.5~5.9		6.0~6.9	7.0
Cr(μmol/L)	53.04~123.76		<53.04	176.80~	≥309.54
			132~167.96	300.56	
Hct(%)	30.0~45.9	46.0~49	20.0~29.9		<20.0
			50.0~59.9		≥60.0
WBC($\times 10^9$/L)	3.0~14.9		1.0~2.9		<1.0
		15.0~19.9	20.0~39.9		≥40.0
GCS 评分	GCS 得分等于 15 减去实际 GCS 分值				

注：$FiO_2 \geq 0.5$时，记录$(A-a)DO_2$，$FiO_2 < 0.5$时只记录PaO_2；如确定为急性肾衰竭时Cr分值加倍。

APACHE Ⅱ使用简便，设计合理，已在ICU中得到广泛的应用。APACHE Ⅱ在客观评价患者的危重程度，协助制订监测、治疗方案，评价治疗效果；预测群体及个体病员死亡率，尤其是群体病员死亡率；准确评估ICU医疗质量等方面有较高的实用价值，是目前国际上应用最广泛、最权威的ICU危重病评分方法。另外，APACHE Ⅱ还常用于评价具体单个病种的危重程度，如急性胰腺炎、急性肾衰竭、急性重症胆管炎、胃/十二指肠溃疡急性穿孔、创伤等。

（二）APACHE Ⅱ的临床应用

1. **评估病情** 危重病患者实际所需的监测、治疗水平与APACHE Ⅱ评分有密切关系，评分越高，所需的监测治疗密度越大，而对于评分较低的所谓"低风险监护收容"（low-risk monitored admission）成员，预测和实际结果均不需要特别的监护。

2. **预测预后** 疾病的严重程度与疾病的预后及发生严重并发症的关系密切。因此，动态地进行疾病评价有助于促进并发症的预防（例如ARDS、DIC、MODS），及早发现并发症的先兆或早期并发症，便于预防并发症的发生发展。

3. **质量控制** 死亡率是衡量医疗水平的最有价值指标。用死亡率作横向比较，可以反映出一个医院当前医疗水平处于何等地位；用死亡率作纵向比较，可以反映出一个医院医疗水平的发展趋势。但是如不分析病情的严重程度，单纯比较死亡率是不足以进行医疗质量评估的。APACHE Ⅱ提供了客观的比较基础，有助于对医疗质量进行合理评价。

4. **与入住ICU时间相关** 危重疾病计分与入住ICU时间及住院时间明显相关。早期确诊，有助于预测疾病的发展趋势，预防和控制疾病向MODS的发展，对于缩短住院时间是非常重要的。对于危重病患者来说，无论是死亡还是存活，一旦MODS的发生则预示着患者入住ICU时间的增加。

（三）APACHE Ⅲ评分系统

为了进一步准确评价急危重症患者病情，提高评估病情和预测死亡率的精度，Knaus等于1991年在更大的病例基数上又提出了APACHE Ⅲ评分系统。APACHE Ⅲ包括两部分：第一部分为APACHE Ⅲ评分，包括APS、CHS和年龄评分三部分。急性生理学评分（APS）0~252分，慢性健康状况7项，0~23分，年龄7个阶段0~24分。总分0~299分，以60分为界限，评分越高，病情越重，死亡率越高。其中APS包括17项生理参数：体温、平均动脉压、心率、呼吸频率、动脉血氧分压、血清中Na^+浓度、血细胞比容、白细胞计数、24小时尿量、尿素氮、白蛋白、总胆红素、血糖、APACHE Ⅲ酸碱失衡评分及APACHE Ⅲ神经学评分。第二部分为APACHE Ⅲ患者死亡危险性R预计公式：$\ln(R/1-R)$=患者入ICU的主要疾病分值+治疗场所分值+APACHE Ⅲ得分×0.0537。APACHE Ⅲ与APACHE Ⅱ的不同之处主要有以下几点：

（1）每项参数的分值及总分值均较APACHE Ⅱ高，且各项参数的最高分值不相等，同一个参数不同变化程度的分值差异大。

（2）扩大了急性生理学评分的项目，增加了尿素氮、总胆红素、血糖、血清白蛋白、动脉二氧化碳分压和尿量五个新变量，去掉了血清钾浓度、血HCO_3^-浓度两个不符合最低限度的统计学标准的变量。

（3）对中枢神经系统功能的评定，未采用传统的GCS法，而是根据患者对疼痛或语言刺激能否睁眼以及其语言和运动功能损害程度进行评分。

（4）酸碱失衡评分中pH和$PaCO_2$两项不能单独计分，而是由两者的组合共同决定分值。

（5）为排除入住ICU后因治疗和人为因素的影响，APS参数不取前24小时内的最差值，而强调使用到达ICU时的最原始数值。

（6）年龄评分和CHS进一步细化，且分值较APACHE Ⅱ有较大提高。

（7）在患者死亡危险性预测公式中，引用了患者治疗场所的权重，将疾病种类及其对应的风险系数由45项增加到75项。

APACHE Ⅲ比APACHE Ⅱ对死亡率的预测准确度大大提高。研究认为，APACHE Ⅲ更适用于内科急危重症患者，尤其是呼吸系统疾病患者，而对于术后危重病患者的死亡风险预测则有较大偏差，甚至不及APACHE Ⅱ。但国内也有研究在肯定了APACHE Ⅱ对术后ICU患者预测价值的同时提出APACHE Ⅲ更优于APACHE Ⅱ。由于APACHE Ⅲ具有采用指标多、资料收集困难、评分方法独特、计算复杂的缺点，目前其应用只能通过与评分中心相连接的电子计算机网络进行，因而影响了其临床推广程度。

（胡建萍　曹小平）

第三章 心肺脑复苏

"死而复生"谓之"苏"。复苏（resuscitation）本义是指人体的细胞、组织、器官等在生理功能极度减低后又恢复正常的生命活动的过程。心肺复苏（cardiopulmonary resuscitation）是指患者发生心脏骤停后，救护人员为恢复其生命活动和智能所采取的一切抢救措施，即用心脏按压或其他方法形成暂时的人工循环并恢复心脏自主搏动和血液循环，用人工呼吸代替自主呼吸并恢复自主呼吸，主要目的是为脑和其他重要脏器提供含氧血流，最终目的是恢复智能即脑复苏。脑复苏（cerebral resuscitation）是指对脑受缺血、缺氧损伤以后所采取的减轻CNS功能障碍的措施。追溯历史，无论成功与失败，人类从未停歇过探索挽救生命措施的脚步，从原始到现代，从无知到有知，每一次变化，每一次革新，都凝结了先辈们的心血与智慧，为肺复苏技术进一步发展铺平了道路。

第一节 心肺脑复苏发展史

一、古代心肺复苏

公元前3000年，玛雅文明和印加文明都推崇用"直肠烟熏法"对患者进行复苏。公元前896年，圣经中首次描述了成功复苏的案例。一对夫妇的儿子因为头痛而死亡，先知以利沙"祈祷后俯身向小孩，嘴巴对着小孩的嘴巴，眼睛看着小孩的眼睛，手放在小孩的手上。小孩的身体随后慢慢暖和起来。先知便在房中来回走动，然后再次俯身向小孩。小孩打了七个喷嚏后睁开了双眼。"这是最早的关于心肺复苏的文字记录，似乎有了口对口人工呼吸的雏形。

公元500~1500年，各种方法（包括鞭打法、体外加温法、马背颠簸法，以及木桶滚体法）在不同的地域应用。鞭打法即是通过鞭打的方式唤醒患者的意识。体外加温法的出现是由于当时人们意识到人死后体温会降低，因此将生命与温度联系在一起，为患者加温成了当时防止患者死亡的重要方法。加温的方法包括热炭灰、燃烧的排泄物或热水体表加温等。马背颠簸法是将患者置于马背上，然后让马在空旷的地方奔跑，以期通过颠簸使气体进出患者肺内。木桶滚体法是让患者俯卧在大木桶（如红酒桶）上，来回滚动木桶，以帮助挤压患者的胸部，使气体呼出，然后去除胸部压力让胸部扩张，使气体吸入。由于这项技术引入了通过胸部压力变化影响肺内气体呼出、吸入的理念，因而成为现代心肺复苏技术的前身技术之一。

实验性气管插管最初于公元1000年左右由穆斯林哲学家和医学家阿维森纳报道："必要时将一根金、银或其他材质的管子插入喉部"。安德雷亚斯·维萨里在其出版的书籍中也提到"向管中吹气使动物复苏"。这是气道管理最早的雏形。

16世纪初，人们开始使用风箱法对患者进行复苏，延续了近300年。由于壁炉风箱携带极不方便，不少制造业人员萌生了球囊面罩复苏器的创意。1829年，研究者发现用风箱使肺部过度膨胀，可能导致动物死亡，故停止使用风箱法。

18世纪初，烟草燃烧的烟雾灌入患者直肠———一种新的复苏方法悄然兴起，在北美印第安人中运用得非常广泛。1767年，被美国殖民者引入英国。1881年，本杰明·布罗迪的研究发现四盎司烟草可能使狗致死，一盎司烟草可能使猫致死，此法不再被使用。

18世纪，溺水者的数量呈上升趋势，溺水逐渐成为当时引起猝死的首要原因。为此，人们开始使用"倒挂法"抢救溺水。倒挂法是捆住溺水者的脚部将溺水者倒挂起来，并对其胸部间断加压以帮助溺水者吸气和呼气。18世纪40年代，法国巴黎科学院正式推荐对溺水的患者进行口对口吹气。1767年，荷兰溺水者复苏协会成立。1774年，英国皇家溺水者营救会成立。该协会推荐的溺水者救治方法包括：①将溺水者移近燃烧的火堆旁、埋在热沙中、浸入热水中或置入有1~2名志愿者供暖的被窝中，为患者保暖。②将溺水者置于头低脚高位，挤压其腹部，并用羽毛挠其咽喉壁催吐，清除患者吞入胃内或吸入肺内的水。③通过直肠内灌入烟草烟雾或其他强刺激性的气体刺激溺水者的双肺、胃和肠。④用风箱帮助患者恢复呼吸。⑤放血。

最早出现的低温治疗始于19世纪初，俄国人将患者的身体埋在雪和冰中，以降低机体的代谢。当时人们尚未认识到最重要的需要降低代谢的器官是大脑，只对身体进行降温。

19世纪50年代，人工通气并未得到足够的重视，人们把注意力主要集中在如何保持体温上。100年前荷兰人提出的保温方法仍在继续沿用，直到马歇尔·霍尔提出长时间转运的患者，如果不进行呼吸支持而仅仅是单纯保暖，对患者有害无益，保暖的方法才受到了挑战。新鲜空气对患者是最重要的，但患者仰卧、舌根后坠可能阻塞气道。由于风箱在当时已经不再使用，马歇尔·霍尔提出将患者从仰卧位到侧卧位来回滚动，每分钟16次，并且当患者处于俯卧位时，在患者的背部加压，以便患者呼气。通过这种方法，患者可以获得300~500ml的潮气量。该法很快被英国皇家溺水者营救会所采纳。后来，随着麻醉药物的使用，医院内发生呼吸骤停的患者数量增加，口对口人工呼吸的技术逐渐成熟。

19世纪后期，西尔维斯特复苏法开始出现。让患者仰卧，将双上肢举向头的两侧，再收回并按压胸部，每分钟重复16次。1892年，法国学者还提出了伸拉舌头复苏法，即打开患者口腔，有节奏的将其舌头向外拉，为开放气道奠定了基础。1932年，霍尔格和尼尔森对西尔维斯特复苏法进行了改进，改进后仍是让患者取仰卧位，其双手置于头后，通过按压胸部让气体呼出，抬高肘部使气体吸入。1954年，詹姆斯·埃兰首次提出了正常人呼出的气体足够维持患者的氧合的理论。1956年，与彼得·沙法共同研发了现代口对口人工呼吸技术。1957年，美国军方开始采用该技术复苏意识丧失的患者。同年，彼得·沙法教授撰写了《心肺复苏的基础》一书，提出口对口人工呼吸，是复苏医学领域里一场革命性的进展。1960年，闭胸心脏按压技术出现，技术的关键在于产生一定的心脏搏出量和血液循环将氧气带到患者的大脑，减轻大脑的缺血缺氧，是复苏医学领域又一个标志性的里程碑。

二、电除颤技术的发展历程

电除颤技术的发展有赖于当代医学对心室纤颤的认识。18世纪末~19世纪初，人们逐渐认识到心脏电活动对心脏正常工作的重要性，电治疗也作为一种重要的治疗手段逐渐兴起。

1879年，一位德国医生研究了感应电和直流电对外科手术中的心脏的影响，提出直接电击心脏或者将直流电施加在胸壁上均可改变心脏的频率和节律。1887年，马克·威廉首次阐释了"心室肌纤维状收缩"的病理生理特点和临床意义，认为心室肌肉不规则、无节律、不协调的颤动时，不能产生前向血流，心室将充血扩大，动脉血压将显著下降。提出不规则的纤维状收缩是由于心室内发生了物质变化所导致的，与心脏结构和心外神经的活动无关。首次描述了室颤阈值的概念，同时发现某些物质（如高浓度的溴化钾）注射入血循环后更容易引起室颤。同年，马克·威廉提出对哺乳动物的心脏给予一系列适当强度的电击，可能重新恢复心脏搏动，并且首次提出将直接心脏按摩和人工通气结合起来对心脏骤停的患者进行复苏。

1889年，马克·威廉将心脏骤停的原因分为心脏停搏和心室纤颤，各种心脏状态下发生的室颤是猝死的重要原因，并提出大部分心源性猝死都是在心肌缺血的基础上发生心室纤颤而引起的。1887年，奥古斯都·沃勒开始用毛细血管静电计记录人的心脏活动。1897年，威廉·埃因托芬开始用线性检流计记录人类心脏电活动，从而成为心电图发展的先驱。1911年，奥古斯都·霍夫曼发表了第一份室颤的心电图。同年，托马斯·刘易斯等人采用该方法记录心电图，发现室颤是氯仿麻醉时发生猝死的常见原因。

随着电力在社会大众中的广泛应用，意外触电身亡的危险明显增加。1882年，发现250伏的交流电可以致命。1899年，日内瓦大学的生理学家普雷沃斯特和巴提丽观察发现室颤时可以通过心脏按摩和人工通气来暂时维持血压，同时让比较强的电流经过颤动的心脏，可以使颤动的心肌恢复规则的节律，有助于成功救治触电身亡的患者。遗憾的是复苏所需的最佳电压和电流强度仍为未知数，且在现场和很短的时间内提供符合要求电压下的电流也实为不易。因此，该理论与技术难为临床所用。

20世纪初，英国、欧洲和美国的解剖学家、病理学家和生理学家开始应用连续的心电监护设备来研究心脏搏动形成和传导的异常。20世纪20年代，贝尔电话试验室开展了对于室颤和除颤非常有价值的研究。1933年，约翰·霍普金斯大学的威廉等报道狗诱发室颤后进行电除颤的研究结果，首次提出了对实验动物进行闭胸电除颤的可能性。但该研究并没有在霍普金斯大学继续进行下去，有幸的是克利夫兰市的Western Reserve大学的研究者们仍继续在进行相关研究，卡尔·维格尔发表了一系列关于采用氯化钾、氯化钙混合溶液血管内注射和心脏按摩结合起来治疗狗室颤的文章，同时提出将人工心脏按压和电除颤相结合，可以增加除颤的成功率。1936年，在美国生理协会年会上，卡尔·维格尔阐释了这种方法可用于增加心脏手术中突发室颤后复苏成功的可能性。1937年，弗雷德里克·莫茨报道了在电除颤前静脉使用局麻药物普鲁卡因可以增加电除颤的成功率，首次对室颤时有效使用抗心律失常药物的报道。尽管如此，大家仍然对室颤患者的心脏复苏持怀疑态度。

1941年，Western Reserve大学的外科医生克劳德·贝克报道了2例术中发生室颤的患者，使用上述药物治疗和电除颤，但未成功。1947年，贝克医生为一位患有严重先天性漏斗胸的14岁小孩进行手术。关胸时，患儿发生心脏骤停，贝克医生再次为他开胸，进行心脏按摩，发现患儿心室肌颤动，立即使用肾上腺素、洋地黄和普鲁卡因等药物。医务人员从贝克医生的实验室推来了一台除颤器，在患儿心脏骤停45分钟时进行了第一次电除颤。几次除颤后，患儿心脏恢复了窦性心律。3小时后患儿神志恢复，能正确回答问题。最后患儿完全康复出院。该病例是人类首次除颤成功的病例，提出除颤器是挽救心脏骤停的有效工具。此后，贝克医生开设了一系列复苏培训课程，指导3000余人参加课程学习和使用除颤器。至此，将人类心室颤动转复为窦性心律的电除颤技术诞生了。但是，贝克医生的除颤器大而笨重，必须使用交流电源和开胸直接电击心脏，极大地降低了临床应用的可行性。

1956年，保罗·卓尔成功进行了闭胸式电除颤。持续心电监护的出现提高了识别致命性心律失常的高危患者的可能性，经过心肺复苏和电除颤技术培训的急救小组的组建提高了心脏骤停的复苏成功率，这两者都对电除颤技术至关重要。1962年，有研究者报道了直流电除颤，并发症更少，更为安全，可以用电池为除颤器供电。1969年，第一台可移动除颤器上市。1979年，第一台自动体外除颤器（automated external defibrillator，AEDs）投入临床使用。随着社会经济的发展和公众自救意识的提高，AEDs将逐渐从临床走向社区，从社区走向家庭，进入个人的生活。

三、现代心肺复苏的发展历程

1960年，口对口人工呼吸和闭胸式心脏按压两种技术结合，开启了心肺复苏的新纪元，标志着现代心肺复苏的诞生以及现代心肺复苏体系和学说的建立。同期，口对口人工呼吸、闭胸式心脏按压和闭胸式电除颤共同成为现代心肺复苏的三大里程碑。

1974年，美国心脏学会（AHA）制定了第一个心肺复苏指南（Standards for Cardiopulmonary Resuscitation (CPR) and Emergency Cardiac Care (ECC)）。1980年，AHA对指南进行了第一次更新。1985年，第四届全美复苏会议对CPR标准进行了评价和修改，强调复苏的成功并非仅仅指心脏泵功能和呼吸功能的恢复，还包括神经系统功能的恢复，提出心肺脑复苏的概念。1986年和1992年，AHA又分别对指南进行了两次更新。1992年的指南中首次提出"生命链"的概念，指在心脏骤停患者抢救的过程中"早期识别"、"早期心肺复苏"、"早期电除颤"、"早期高级支持"是至关重要的四个环节，环环相扣，紧密相连成为延续生命的链条，每一个环节的成功实施，有助于降低心脏骤停患者的死亡率。"生命链"的概念很快得到了推广和普及，成为众多急救医疗服务（emergency medical service，EMS）体系抢救院外心脏骤停患者的基石。

2000年，AHA和国际复苏联合会（ILCOR）联合推出《2000心肺复苏和心血管急救指南》，首次采用循证医学方法对世界范围内的复苏医学证据进行系统评价和分级，形成了基于证据的推荐指南。该指南很快成为全球复苏医学的纲领性文件。中国将心肺复苏技术总结成为A-I法：A（airway，开放气道）、B（breathing，人工呼吸）、C（circulation，胸部按压）、D（drug，药物治疗）、E（ECG，心电监护）、F（fibrillation，电击除颤/复律）、G（gauge，病情评估）、H（hypothermia，低温保护脑）、I（intensive care unit，重症监护）。此后，AHA和ILCOR采用同样的评价方法每五年对指南进行一次更新。《2005心肺复苏和心血管急救指南》重在简化心肺复苏的程序，增加每分钟按压次数和减少CPR期间对按压的中断。目前，最新的《2010心肺复苏和心血管急救指南》则在既往四环生命链的基础上增加了"心脏骤停后综合治疗"的环节，将生命链拓展为五环，通过各种技术进一步强调了帮助脑功能恢复在复苏中的重要性。该版指南还对心肺脑复苏的技术细节进行了简化和修订。

四、2000~2010心肺复苏和心血管急救指南的主要变化

心肺复苏技术从古至今、从原始到现代、从蒙昧到科学，其发展、变迁和革新都与人类的文明和进步密不可分。同时，心肺复苏技术有医学家、生物医学家和生理学家的通力合作，更有电力业、电器业和电话业的技术支撑，才让这项拯救成千上万的生命的实践性技术日臻完善。然而，心肺复苏技术还远未达到完美的境地，它并不像其在电视或电影中被神化的那样，有那么高的抢救成功率。时至今日，院外发生的、无目击者的心脏骤停的存活入院率不过6%，而存活出院率则更低。另一方面，即使现在指南中推荐的意见和建议，也有很多是源自专家共识、动物实验或临床观察性实验，并非大规模临床随机对照试验。因此，心肺复苏的未来还有很长的路要走，每一次指南的更新，其实都是人类集跬步至千里的一次实践。也许我们可以从历史的回顾中学习一些经验，加强多学科的合作、交叉和融合，让心肺复苏技术进步的每一步都迈得坚实而有力，让心肺复苏技术的每一个小小进步都转化为千千万万的生命和尊严。

（一）心肺复苏程序的变化

在现代心肺复苏学诞生之初，经典的心肺复苏一直以开放气道为起点，即通常说的"A-B-C"，也是2000指南和2005指南推荐的心肺复苏程序。近年来，越来越多的研究证实延误或中断胸外按压会降低存活率。因此，2010年指南将心肺复苏程序从"A-B-C"改为了"C-A-B"（胸部按压-开放气道-人工呼吸），即先开始胸部按压，再开放患者气道和实施人工呼吸。

（二）成人胸部按压推荐意见的主要变化

按压产生的血流灌注能为大脑和心脏等重要脏器输送氧和养供。因此，心脏骤停后胸部按压尤为重要。指南在不断地更新中，对按压的要求越来越高（表3-1）。

表3-1 2000~2010心肺复苏和心血管急救指南关于成人胸部按压推荐意见的主要变化

指南	按压深度（cm）	按压频率（次/min）	按压通气比	仅胸部按压的CPR
2000指南	4~5	100	15:2	未做推荐
2005指南	4~5	100	30:2	施救者不愿或无法提供通气，则应进行单纯胸外按压
2010指南	至少5	至少100	30:2	未经CPR培训的非专业人员，应进行单纯胸外按压的CPR

（三）成人人工呼吸推荐意见的主要变化（表3-2）

表3-2 2000~2010心肺复苏和心血管急救指南关于成人人工呼吸推荐意见的主要变化

指南	检查呼吸方法	吹气时间	吹气前准备	环状软骨加压
2000指南	看、听、感觉检查呼吸	2秒左右	深吸气	2~3名施救人员时可采用
2005指南	看、听、感觉检查呼吸	大于1秒	平静呼吸	2~3名施救人员时可采用
2010指南	扫视患者呼吸状态，取消看听感觉检查方法	大于1秒	平静呼吸	不建议常规采用

（四）电除颤推荐意见的主要变化（表3-3）

表3-3　2000~2010心肺复苏和心血管急救指南关于成人电除颤推荐意见的主要变化

指南	儿童使用AED	连续除颤方法	除颤能量
2000指南	仅推荐8岁以上患儿使用	3次（首次除颤后，检查心律，若不成功，立即进行第二次除颤，再检查心律，若仍不成功，进行第三次电除颤）	单相波： 首次：200J 再次：200~300J 第三次：360J 双相波： 未做推荐
2005指南	1至8岁的儿童，应使用儿科型剂量衰减AED。如果无此机型，可使用普通AED。是否为1岁以下的婴儿使用AED，尚无足够证据。	1次（除颤后立即恢复胸外按压与人工通气，2分钟后检查心律，若仍为需颤心律，进行再次除颤）	单相波： 每次除颤均推荐360J 双相波： 首次：120~200J 再次：相同或更高的能量
2010指南	1至8岁儿童应使用儿科型剂量衰减AED。如果没有，应使用普通AED。对于1岁以下婴儿，建议使用手动除颤器。如果没有，需使用儿科型剂量衰减AED。如果也没有，可以使用普通AED。	1次（除颤后立即恢复胸外按压与人工通气，2分钟后检查心律，若仍为需颤心律，进行再次除颤）	单相波： 每次除颤均推荐360J 双相波： 首次：制造商为其对应波形建议的能量剂量（120J至200J） 再次：相同或更高的能量

（五）成人高级生命支持推荐意见的主要变化（表3-4）

表3-4　2000~2010心肺复苏和心血管急救指南关于成人高级生命支持推荐意见的主要变化

指南	二氧化碳波形图	用药方案		
		阿托品	腺苷	有症状的心动过缓用药
2000指南	建议使用呼出二氧化碳检测器确认气管插管位置。监测呼气末二氧化碳（PETCO$_2$）可以用于了解心肺复苏过程中产生的心输出量	PEA或心脏停搏时建议常规使用	用于稳定的、规则的、窄QRS心动过速	在阿托品或起搏无效时，可使用多巴胺和肾上腺素
2005指南	建议使用呼出二氧化碳检测器确认气管插管位置。监测PETCO$_2$可以用于了解心肺复苏过程中产生的心输出量	PEA或心脏停搏时建议常规使用	用于稳定的、规则的、窄QRS心动过速	在阿托品或起搏无效时，可使用多巴胺和肾上腺素
2010指南	使用二氧化碳波形图确认气管插管位置，根据PETCO$_2$值监测心肺复苏质量和检测自主循环是否恢复	不推荐PEA或心脏停搏时常规使用	用于稳定的、规则的、窄QRS心动过速。用于稳定型、规则的、单型性、宽QRS心动过速	在阿托品无效或不适合使用阿托品时，可使用多巴胺、肾上腺素和异丙肾上腺素代替经皮起搏

（六）成人复苏后治疗推荐意见的主要变化（表3-5）

表3-5　2000~2010心肺复苏和心血管急救指南关于成人复苏后治疗推荐意见的主要变化

指南	重要性	亚低温治疗	经皮冠脉介入治疗	脑电监测
2000指南	心脏骤停后治疗涵盖在高级生命支持中	心脏骤停后自助循环恢复，血流动力学稳定者，自发产生的轻度低温（>33℃）无需积极复温	对于复苏后的患者未做推荐	对于复苏后的患者未做推荐
2005指南	心脏骤停后治疗涵盖在高级生命支持中	院外发生的室颤所致心脏骤停，复苏后仍昏迷但血流动力学稳定者，推荐诱导亚低温治疗	对于复苏后的患者未做推荐	对于复苏后的患者未做推荐

续表

指南	重要性	亚低温治疗	经皮冠脉介入治疗	脑电监测
2010指南	形成综合的、多学科的心脏骤停后治疗体系	院外发生的室颤所致的心脏骤停，自主循环恢复后仍昏迷，但血流动力学稳定者，推荐诱导亚低温治疗	对于STEMI致心脏骤停的患者，无论复苏后意识如何，都推荐急诊冠脉造影和血管再通治疗	对于ROSC后仍昏迷的患者，应频繁或持续监测脑电情况，以诊断癫痫并及时处理

第二节 心脏骤停

心脏骤停（cardiac arrest，CA）是指各种原因（心脏和非心脏原因）引起的心脏有效泵血功能突然丧失，导致血液循环停止，全身重要脏器严重缺血、缺氧的临床急症状态。发生CA的患者不一定有心脏基础疾病或全身其他的基础疾病，可能发生于任何人、任何时间、任何场合。发病后若不立即进行积极心肺复苏，患者可能在极短的时间内死亡。

心脏骤停与心脏性猝死（sudden cardiac death，SCD）的概念不尽相同。SCD是指由于各种心脏原因引起的短时间内发生的（一般在症状出现后1小时内）突然死亡。SCD的患者绝大多数有心脏结构异常，主要包括冠心病、肥厚型心肌病、心脏瓣膜病、心肌炎、非粥样硬化性冠状动脉异常和结构性心电异常等。另外，尚有一些暂时的功能性因素（如心电活动不稳定、冠状动脉痉挛、心肌缺血及缺血后再灌注等），也可能使心脏发生不稳定的情况。其他如自主神经系统不稳定、电解质紊乱、过度劳累、情绪压抑及使用导致室性心律失常的药物等心外因素也可能诱发SCD。

一、心脏骤停的常见原因

AHA和ILCOR认为诱发心脏骤停最常见的原因归结为5"H"和5"T"。5"H"是指低血容量（hypovolemia）、低氧血症（hypoxia）、氢离子（酸中毒）[hydrogen ion（acidosis）]、高/低钾血症（hyper-/hypokalemia）、低体温（hypothermia）。5"T"是指中毒（toxins）、填塞（心包）[tamponade（pericardiac）]、张力性气胸（tension pneumothorax）、心肌梗死（thrombosis of the coronary artery）、肺血管栓塞（thrombosis of the pulmonary vasculature）。

（一）低血容量

低血容量是指体内或血管内的体液、血液或血浆大量丢失，引起的有效血容量急剧减少。引起低血容量的常见原因包括：严重腹泻、剧烈呕吐、大量排尿或大面积烧伤时可导致体液、血浆的大量丢失；食管胃底静脉曲张破裂出血、胃肠道溃疡侵蚀血管出血时可导致血液的大量丢失；肌肉挫伤、骨折、肝脾破裂等创伤出血时也可导致血液的大量丢失。

（二）低氧血症

低氧血症是指血液中氧含量过低，主要表现为动脉血氧分压与血氧饱和度下降，是呼吸衰竭的重要临床表现之一。若未及时进行氧疗或呼吸支持，患者可因心、脑等全身重要脏器严重缺氧而发生心脏骤停。引起低氧血症的常见原因：①呼吸系统疾病：严重感染、呼吸道阻塞性病变的急性发作或急性加重、重症哮喘、各种原因引起的急性肺水肿、肺血管疾病和胸部创伤等引起通气和（或）换气功能障碍可导致缺氧的发生。②中枢神经系统疾病：脑卒中、颅内感染、颅内占位、颅脑外伤、高位脊髓病变或创伤、重症肌无力等呼吸中枢抑制或神经—肌肉传导系统障碍也可导致缺氧的发生。

（三）酸中毒

酸中毒是指体内血液和组织中的酸性物质堆积，表现为血液中氢离子浓度上升、pH下降。引起酸中毒的常见原因：

1. 代谢性酸中毒 各种原因引起的休克导致的酸中毒、酮症酸中毒、乳酸酸中毒、肾小管酸中毒、尿毒症性酸中毒、药物或毒物引起的酸中毒。

2. 呼吸性酸中毒 ①颅内病变或外伤引起的呼吸中枢活动抑制，使通气减少而CO_2蓄积。②催眠镇静药物（如吗啡、巴比妥钠等）引起的呼吸抑制所致通气不足。③各种原因导致的呼吸肌麻痹（如脊髓灰质炎、吉兰-巴雷综合征、重症肌无力等）引起的通气不足。④胸廓畸形（如脊柱侧弯、强直性脊柱炎等）引起的通气不足。⑤气道异物、喉头水肿和呕吐物误吸等引起的气道阻塞所致通气不足。⑥严重妨碍肺泡通气的肺部疾病，如阻塞性肺病、支气管哮喘、严重肺间质性病变等。⑦环境气体中CO_2浓度过高致过多CO_2吸入等。

（四）高/低钾血症

高钾血症可通过影响自律细胞的自律性、心肌细胞静息电位、复极过程，以及通过间接影响动作电位的形成和传导速度，引发包括室速、室颤在内的各种心律失常，也可通过抑制心肌，使心肌收缩力减弱、心脏扩大并于舒张期发生停搏。引起高钾血症的主要原因有：①钾的入量过多。②排除减少。③组织破坏：主要见于严重组织损伤，如各种急性溶血反应、大量肌肉损伤等。

低钾血症可导致心肌细胞及其传导组织的功能障碍，引起心脏自律性细胞兴奋性下降，房室交界区的传导减慢，异位节律细胞的兴奋性增强，引发多种心动过缓或心动过速性心律失常，甚至室性心动过速和心室纤颤。严重的低钾血症还可导致心肌功能和结构改变，直接诱发或加重心功能不全，特别是基础心功能较差的患者。低钾血症时，患者发生洋地黄中毒的可能性更高。引起低钾血症的常见原因：①摄入不足。②丢失增多。③药物使用不当 大量使用排钾利尿药物（如袢利尿剂和噻嗪类利尿剂以及甘露醇、高渗葡萄糖等渗透性利尿剂）而补钾不足、使用泻药不当造成患者严重腹泻等。

（五）低体温

低体温是指核心体温降至新陈代谢和生理功能所需温度以下的状态。严重低体温可能导致细胞新陈代谢显著减慢，甚至停止，患者可能出现呼吸显著减慢和致命性快速或缓慢心律失常。引起低体温的常见原因：①环境温度过低。②影响体温调节功能的躯体疾病：甲状腺功能减退、肾上腺功能低下、低血糖等。③药物使用不当：巴比妥类药物和吩噻嗪类药物可能影响患者下丘脑的体温调节功能，乙醇可以使血管扩张和中枢神经系统调节功能抑制，胰岛素、甲状腺药物或类固醇药物的使用也可能导致低体温。

（六）中毒

中毒是指毒物进入体内，发生毒性作用，使组织细胞破坏、生理功能障碍、甚至引起死亡的现象。中毒后由于毒物种类的不同，可能导致损伤的重点脏器也不同，但最终都可能多器官功能障碍而引发心脏骤停。

(七)心包填塞

心包填塞是指外伤后心脏破裂或心包内血管损伤造成心包腔内的血液积存或者心包因炎症或肿瘤导致大量液体渗出造成心包腔内的液体积存。由于心包的弹力有限，急性心包大量积血或积液可限制心脏舒张功能，使回心血量急剧降低，心输出量也显著降低，引起急性循环衰竭，进而导致心脏骤停。

(八)张力性气胸

张力性气胸可能造成：①患侧肺脏被完全压缩萎陷，丧失通气和换气功能。②纵隔被压力推向健侧，使与心脏连接的大血管发生扭曲和受压，影响回心血量进而影响心输出量。③健侧肺脏部分被压迫，影响健侧肺的通气和换气功能。若未立即进行排气减压，可造成严重气体交换障碍，静脉回流受阻，心输出量下降，严重者最终导致心脏骤停。

引起张力性气胸的常见原因：①胸部创伤导致的肺大泡破裂，或较大较深的肺裂伤或支气管破裂。②自发性气胸的胸膜破口形成上述单向活瓣。

(九)急性心肌梗死

急性心肌梗死患者未及时进行再灌注治疗，坏死的心肌将会导致心肌收缩力减弱、顺应性减低、心肌收缩不协调，或严重心律失常，结果导致射血分数降低，心输出量减少、心源性休克，甚至心脏骤停。

(十)肺栓塞

肺栓塞是指各种栓子阻塞肺动脉系统，阻断血液供应所导致的严重临床状态。肺栓塞的直接机械阻塞作用和栓塞后化学性与反射性机制引起肺动脉收缩，肺动脉压开始升高，右心后负荷增高，进而引起右心功能不全。随着右心压力的增高，室间隔可能左移，使左心功能受损，心输出量降低，低血压休克，冠脉缺血，甚至心脏骤停。

引起肺血管栓塞的常见原因包括：①血栓栓塞。②脂肪栓塞。③羊水栓塞。④空气栓塞。

二、病 理 生 理

(一)缺血缺氧

心脏骤停后短时间内即可出现动脉血氧分压降低，同时由于酸中毒的存在，血红蛋白氧离曲线右移，导致氧饱和度下降。即使立即给予有效的心肺复苏，患者在自主循环恢复（return of spontaneous circulation，ROSC）前仍然存在动脉血氧合不足和毛细血管内血流速度缓慢的状态，组织器官可发生严重缺氧。

不同器官对缺血缺氧的敏感性和耐受性不同，同一器官的不同部位也不一样。脑是人体中缺血缺氧最敏感的重要器官，特别是大脑皮质、海马和小脑的神经元细胞最易在缺血缺氧状态下发生损伤（表3-6）。此外，脑组织对缺血缺氧的耐受性还受到环境温度、患者身体基础状态和原发疾病等的影响。如果体温正常，心脏骤停约4分钟后，大脑细胞就开始发生不可逆的缺血缺氧损害。如果心脏骤停10分钟内未积极复苏，神经功能可能严重受损，很难恢复到发病前的水平。其次，心脏也是易受缺血缺氧损伤的器官，可能发生起搏、传导、收缩、舒张等多方面的功能障碍。骨骼、肌肉、胃肠道、肾脏等组织器官对缺血缺氧的耐受能力可能比脑和心脏稍强一些。

表3-6 神经组织对缺血缺氧的耐受时长

神经组织	对缺血缺氧的耐受时长
大脑	4~6min
小脑	10~15min
延髓	20~25min
交感神经节	60min

（二）酸中毒

循环停止后，组织器官血流灌注受损，氧和养供显著减少，机体很快从有氧代谢向无氧代谢转变。无氧代谢产物——乳酸的堆积和二氧化碳的潴留会导致机体发生酸中毒。有研究检测患者外周静脉血标本发现，室颤发生后10分钟内，血液pH可以从正常迅速降低至6.8。而组织细胞酸中毒的发展可能更快，影响可能也更严重。循环停止4分钟后，脑组织的pH会显著降低，直接导致组织细胞不可逆损伤。心肌组织也会在循环停止早期发生酸中毒，引起心肌收缩力减退、窦房结自律性降低、心肌室颤阈值降低，以及对儿茶酚胺产生抵抗。

（三）神经内分泌及代谢改变

心脏骤停后，内源性儿茶酚胺、血管紧张素、精氨酸加压素、内皮素、心房利钠肽等血管活性物质的水平可发生显著的反应性变化。一方面是机体对血流动力学恶化和组织低灌注状态所产生的保护性反射，另一方面高浓度的这些物质也可能带来心肌、血管等器官内的细胞损害，造成组织器官功能的进一步恶化。

由于心脏骤停死亡率高，抢救机会稍纵即逝，抢救时间窗短暂，对施救者的抢救技能熟练程度和快速反应能力提出了极高的要求。因此，认识并掌握心脏骤停发病的病因和病理生理，有助于快速评估患者状况和推进心肺复苏的进程，提高心肺复苏的成功率。

三、引发心脏骤停的常见心律失常

（一）心室纤颤

心室纤颤，又称室颤（ventricular fibrillation，VF），是指心脏电活动的紊乱引起心室肌纤维不规则、不同步的收缩，导致心脏不能正常地将血液泵出的一种致命性临床状态。心肌纤维有机械活动，但不能协调一致的收缩，故不能产生前向血流。临床上，无法扪及患者的颈动脉或者股动脉搏动。根据室颤波幅的大小，可分为粗颤和细颤两种类型。心室纤颤常常发生于有基础性心脏疾病的患者，最多见于缺血性心脏病，也可见于心肌病、心肌炎和其他心脏病理情况以及电解质紊乱和心脏毒性药物过量。VF也可能发生于无确切心脏病理改变或其他明确原因的情况下，即"原发性室颤"，院外心脏骤停患者中约1%为原发性室颤。

心室纤颤时心电图表现为心电波形、振幅与频率均极不规则，无法辨认P波、QRS波群、ST段与T波，频率达150~300次/min（图3-1）。

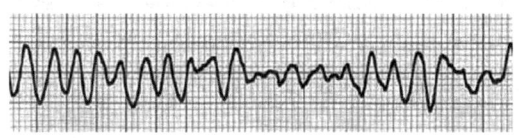

图3-1 心室纤颤

（二）无脉性室性心动过速

无脉性室性心动过速（pulseless ventricular tachycardia，PVT）是指心室极快速的电活

动，心脏不能正常的机械收缩和舒张，心脏充盈极端不良，心输出量为零或接近零的一种致命性临床状态。心脏有活动，但不能有效泵血。临床上，无法扪及患者的颈动脉或者股动脉搏动，血压测不出，故称之为"无脉性室性心动过速"。若不及时救治，患者可在极短的时间内进展为心室纤颤。

心电图表现为连续、宽大畸形的QRS波群，节律较规则，频率150~250次/min（图3-2）。因此，当临床上发现心电图显示为宽QRS波心动过速时，首先应摸脉搏并监测患者的血流动力学，以便明确患者的心律类型，尽早开始适当的抢救处理。

（三）无脉电活动

无脉电活动（pulseless electric activity，PEA）是指心脏有心电活动，能去极化，但不能同步产生有泵血功能的机械活动。临床上无法扪及颈动脉或股动脉搏动，是一种终末心律表现，死亡率极高。PEA分为两种类型：①心脏的电活动完全不能引起机械活动，即"电机械分离"。②心脏的电活动可以引起非常微弱的心肌收缩，但无法产生足够的前向血流来形成脉搏和血压，只能在超声下看到心脏的微弱活动。

心电图表现为缓慢性心律（图3-3），如各类房室传导阻滞、室性自主心律、室性逸搏等。因此，当临床上发现心电图显示为缓慢性心律失常同时患者出现意识障碍时，应首先摸脉搏并监测患者的血流动力学，以明确患者是否为PEA，以便尽早开始适当的抢救处理。

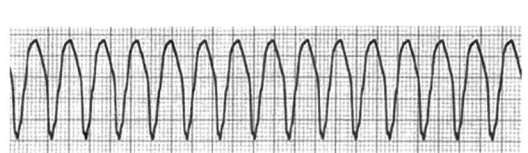

图3-2 室性心动过速

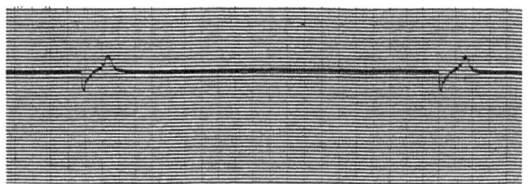

图3-3 无脉电活动

（四）心脏停搏

心脏停搏（asystole）是指心脏完全无电活动和机械活动的致命性心律，是一种严重的终末心律，复苏成功的可能性极低。心脏停搏在心电图上表现为一条直线（图3-4）。

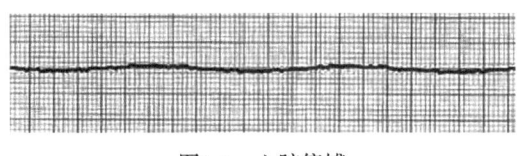

图3-4 心脏停搏

四、临床表现

心脏骤停是临床常见的急危重症，救护人员必须掌握心脏骤停的临床表现，以便快速而准确的对其进行识别，并尽早开始抢救。临床表现：①突然意识丧失或抽搐。②大动脉（股动脉、颈动脉）搏动消失。③突发面色苍白或发绀。④叹气样呼吸，继之呼吸停止。⑤不能闻及心音。⑥不能测出血压。⑦瞳孔散大、固定。⑧肛门括约肌松弛。

第三节 心肺脑复苏

心脏骤停发生后，尽早开始积极心肺复苏，建立人工循环、气道和人工通气，有利于终止心脏骤停后病理生理上的恶性循环，减轻缺血缺氧、酸中毒及内源性血管活性物质等对重要脏器的损害,真正实现心肺脑的复苏。

一、生命链

"生命链"(chain of survival)是心肺复苏中贯穿始终的重要概念。AHA和ILCOR设计了紧密相扣的五连环来表示针对心脏骤停患者的急救理念。成人"生命链"(图3-5)的五环包括:立即识别心脏骤停并启动急救系统(immediate recognition of cardiac arrest and activation of the emergency response system),尽早心肺复苏,着重胸部按压(early CPR that emphasizes chest compressions),快速电除颤(rapid defibrillation),有效的高级生命支持(effective advanced life support),心脏骤停后综合治疗(integrated post-cardiac arrest care)。五个环节相互独立而又紧密关联,仅注重某一个环节或未注意实施某一个环节,都可能导致心肺复苏的存活率降低。因此,心脏骤停后有效的复苏取决于生命链中五个环节紧密地配合。

图3-5 成人生命链

二、成人基本生命支持

基本生命支持(basic life support,BLS)是心脏骤停后挽救生命的基本措施。成人BLS的基本内容包括:立即识别心脏骤停并启动急救系统、尽早心肺复苏,快速电除颤,即成人生命链的前三环。

有效的基本生命支持能够产生25%~33%的心输出量和60~80mmHg的收缩压,对于心脏和大脑的供血和供氧非常重要。它能延缓室颤转变为PEA或心脏停搏的时间,增加电击除颤终止室颤的成功率,使心脏恢复有效节律,产生有效灌注的全身循环。尽早识别和开始CPR是提供有效心肺复苏的前提,即刻的CPR能够使室颤所致心脏骤停患者的生存几率提高2~3倍,开始CPR的时间越晚,心脏的顺应性就越差,复苏成功的可能性就越小,预后也就越差。

(一)立即识别心脏骤停并启动急救系统

当发现成人无反应(无身体活动或对刺激无反应)时,或者目击成人突然倒下时,首先需要确认环境安全,然后开始评估患者的情况。

1. 复苏体位 开始基本生命支持之前,尽量将患者置于复苏体位。理想的体位是让患者仰卧在坚硬的平面上(如地面、木板等)。如果患者躺在柔软的平面上(如弹簧床),应将木板或其他面积较大的坚硬平面且厚度较薄的物体放在患者和床之间或将患者小心地移到地面上。如果患者躺在充气床垫上,应该在复苏前将床垫放气。

确定或怀疑患者有头颈部创伤时,只有在环境不安全或患者处于俯卧位时才能移动患者,不恰当的移动可能会加重患者颈部的损伤。需要移动患者时,应采用"滚动"的方式来调整患者的体位。如果现场只有一名救护人员,术者应跪在患者一侧,一手固定患者的头颈部,另一只手固定患者的前胸部,两手协同将患者翻转过来(图3-6)。若现场有两名以上救护人员,可以一人固定患者的头颈部,另一人转动患者躯干,两人密切配合,使头、颈和躯干作为整体翻转,而避免相对转动带来的损伤。

2. 检查意识　检查意识实际上就是检查患者有无反应。检查时应拍患者肩部,并在患者双耳旁大声呼叫:"××,你怎么了?"(图3-7)。应注意避免拍打患者头部、面部或颈部,尤其是对于怀疑或确定有颈椎损伤的患者更是如此,以免造成头、颈和躯干的相对移动,加重颈椎的损伤。

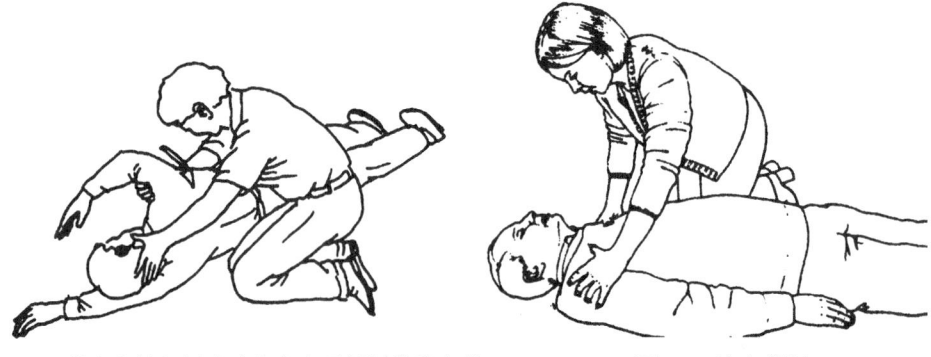

图3-6　单人翻转怀疑或确定有头颈部创伤的患者　　　　图3-7　检查意识

3. 呼救　对于非专业的救护人员,当发现患者无反应时,应立即拨打急救电话,启动当地的急救系统。拨打电话时应向派遣人员告知患者的地点、发生的事件、患者的数量和情况,以及已经采取的措施,同时还要做好准备回答派遣人员提出的问题,并接受派遣人员的指示。只有当派遣人员建议挂断电话时才能结束通话。

4. 检查呼吸　非专业的救护人员可以在派遣人员的指导下通过扫视患者检查患者有无呼吸。如果患者无呼吸,或者呼吸不正常(如只有叹气样呼吸),就应该考虑患者发生了心脏骤停,需要立即行心肺复苏。专业的救护人员可在检查意识后立即扫视患者检查呼吸,确认患者无反应、无呼吸或呼吸不正常时再拨打急救电话,启动急救系统。

5. 检查脉搏　非专业人员只要发现患者无反应、无呼吸或呼吸不正常就可以考虑患者发生了心脏骤停,无需检查脉搏。专业人员发现患者无反应、无呼吸或呼吸不正常后可以检查颈动脉搏动。检查脉搏的方法是:救护人员位于患者一侧,将食指和中指放于甲状软骨处,并轻轻向同侧移动至气管与胸锁乳突肌之间的纵沟内,感觉颈动脉搏动。需要注意的是,检查的时间应控制在10秒以内,若仍不能扪及患者的脉搏,则应立即开始胸部按压。

(二)尽早心肺复苏

1. 胸部按压(circulation)　胸部按压是指有节律的按压胸部(胸骨的上2/3与下1/3的交接处为按压点)以形成暂时的人工循环的方法。按压产生的血流可为脑和心肌提供至关重要的氧和营养物质,对室颤患者可以增加电击除颤成功的可能性。

(1)胸部按压的机制　目前尚不清楚,主要有"心泵机制"学说和"胸泵机制"学说。"心泵"机制学说认为心脏在胸骨和胸椎之间受到挤压,形成心室和大动脉之间的压力梯度,这种压力梯度驱使血液从心脏流向体循环和肺循环。放松胸部时,胸廓回弹恢复原形，心脏不再受到挤压，左、右心室的压力下降，血液从静脉回流到心脏，左右心室重新充盈。由于主动脉瓣防止血液倒流的作用，主动脉内血液不能逆流，形成一定的主动脉舒张压和冠脉灌注压。近年来，临床观察发现胸部按压建立的人工循环不并单是"心泵机制"发挥作用，还可能与胸腔内压力变化有关，即"胸泵机制"。该学说认为胸部按压时胸腔内压力增高，以致形成胸内压-颈动脉压-颅内动脉压-颈静脉压从高到低的压力梯度。血液会顺着压力梯度从胸内血管流向胸外血管。由于颈静脉瓣具有防止血液逆流的功能，胸部按压时血液难以逆流到脑静脉系统。同时，右心室和肺动脉均在胸腔内，两者间没有压力梯度，按压过程中仅作为血流的通道。

目前认为，胸部按压可能两种机制都在发挥作用。对于不同人群，两种机制发挥作用的比例不同。如儿童、体格瘦小和胸壁塌陷的患者，由于胸壁弹性差，按压时可能以"心泵机制"为主；成人和肥胖患者因为胸壁弹性较好，按压时则可能以"胸泵机制"为主。

（2）胸部按压方法　①救护人员的位置：进行按压的救护人员应位于患者一侧，并根据患者位置的高低分别可采取跪、站、垫踩脚凳等方式来调整救护人员的手臂与患者胸部的位置关系，以保证按压时救护人员的手臂能保持垂直于患者胸部。②按压的技术要点（A~I）：A.按压部位——成人基本生命支持时，按压位置以胸骨的上2/3与下1/3的交接处为按压点，寻找的方法为剑突上4~5cm或双乳头连线与胸骨相交的中点。B.按压手法——按压时将一手掌根部置于胸骨上选定的按压部位，另一手重叠其上，两手十指相扣，指尖向上翘，手指不要触及胸壁和肋骨。按压时，救护人员的两臂必须伸直，且与胸壁垂直，让肩关节始终位于患者胸骨的正上方。按压过程中，应避免肘关节屈曲（图3-8）。C.按压深度——为了保证按压的有效性，按压胸骨的深度应为至少5厘米。足够的按压深度是有效的CPR的关键因素之一。按压的深度与救护人员的按压力量和疲劳程度有关。D.按压频率——胸部按压的频率至少应达到100次/min。E.按压与放松的时间比例——目前推荐的胸部按压与放松的时间比例为1∶1。F.放松的要求——放松时要让胸廓充分回弹。胸廓回弹不充分可能引起胸内压明显增高，导致冠脉压降低、心脏指数降低、心肌和脑血流灌注降低。G.中断的要求——心肺复苏时，救护人员常常因为检查脉搏、分析心律、开放气道、人工呼吸等活动而中断胸部按压。中断胸部按压可能减少重要脏器的灌注，减少中断胸部按压的频次和时长可能改善心脏骤停患者的临床预后。因此，非专业人员和专业人员（<10秒）均应应尽量减少为判断自主循环是否恢复而中断胸部按压。H.按压人员的更换——救护人员的疲劳可能导致按压频率不够或按压深度不足。心肺复苏1分钟之后，救护人员就可能出现疲劳，导致按压深度变浅。因此，现场有2名或2名以上的救护人员时，应该每2分钟更换按压人员，以保证按压的质量。更换按压人员可以在使用自动体外除颤仪（AED）除颤等操作的同时进行，以减少对按压的中断。每次更换人员都应该在5秒内完成。I.按压过程中的转运——由于在移动患者时很难进行有效的胸部按压，推荐发现患者心脏骤停后，在原地进行心肺复苏。只有在环境不安全时，才考虑转移患者后再行心肺复苏。

（3）胸部按压有效的标志　①按压时可扪及颈动脉或股动脉搏动，可测得血压（收缩压>60mmHg）。②患者皮肤、黏膜、甲床等色泽由发绀转红润。③散大的瞳孔变小。④$ETCO_2$升高，是判断复苏效果的可靠指标。⑤可出现自主呼吸。⑥神志逐渐恢复，可有眼球活动，睫毛反射与对光反射出现，甚至手足抽动，肌张力增加。

（4）并发症　胸部按压较常见的并发症是肋骨骨折。按压位置不正确或手指接触胸廓都可能导致胸骨、剑突以及肋骨骨折，损伤心脏和（或）腹部脏器，导致内脏穿孔、破裂及出血。尤其是老年人骨质较脆而胸廓有缺乏弹性，更易发生肋骨骨折。

2. 开放气道（airway）　心肺复苏以胸部按压开始，按压30次后开放气道。当患者出现神志障碍时，咽部肌肉群松弛可能导致舌根部后坠阻塞气道（图3-9）。舌及会厌均与下颚相连，将下颚向上推可以使舌与会厌抬起而远离咽后壁，从而使气道恢复通畅。

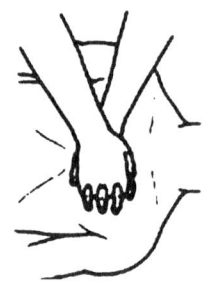
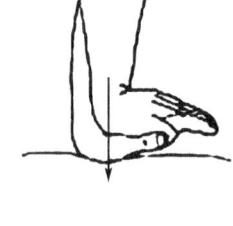
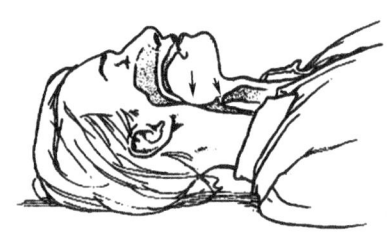

图3-8　胸部按压的手法　　　　　　　图3-9　舌根后坠引起气道梗阻

（1）仰头抬颏法　仰头抬颏法是最常用的开放气道的手法。"仰头"是指救护人员位于患者一侧，一手放于患者的前额，用手掌把额头用力向下压，使患者头后仰。"抬颏"是指救护人员另一只手的食指和中指放在下颌骨的一旁，将下颌向上抬，避免舌根后坠阻塞气道（图3-10）。

（2）托下颌法　如果怀疑患者有颈椎损伤，开放气道时为尽量避免头颈部的相对移动，以免加重颈椎损伤，可以使用托下颌法。救护人员位于患者头侧，双手分别托住患者的双侧下颌角，用力向上推下颌（图3-11）。

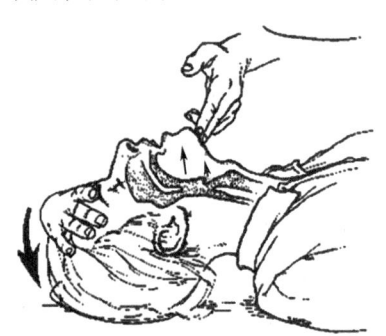
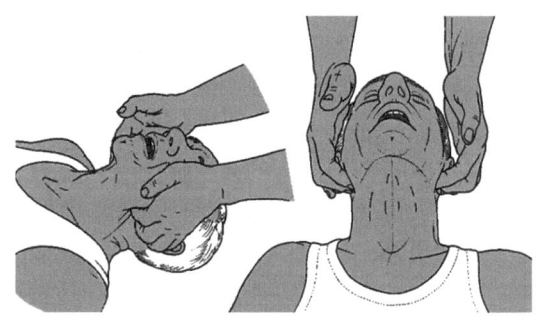

图3-10　仰头抬颏法　　　　　　　　图3-11　托下颌法

开放气道后应检查患者口腔内有无异物或呕吐物等，可用食指屈曲掏出法取出固体异物或用布包裹手指清除液体或半液体异物。如果患者有义齿或牙齿松动，应取出义齿或松动牙齿，以免脱落掉入气道内而阻塞气道。

3. 人工通气（breathing）　人工通气方法包括口对口人工呼吸、口对鼻人工呼吸、口对通气防护装置呼吸以及球囊面罩通气。开放气道后应立即给予2次人工通气，但无论哪种人工通气方式，每次通气时间都应超过1秒钟，通气量以能引起患者胸廓起伏为准。

（1）口对口人工呼吸　在开放气道的前提下，救护人员用放在患者前额的手的拇指和食指捏闭患者鼻孔，然后平静吸一口气，再用嘴唇密闭患者的口周，避免漏气，接着向患者吹气。吹气时间在1秒钟以上，吹气时应注意患者胸部有无起伏。吹气完毕后，应放松患者口鼻，让患者被动呼气。不推荐在每次吹气前深呼吸，因为深呼吸可能导致救护人员因过度换气而出现头晕症状，也可导致吹出的气量过大，以致患者过度通气（图3-12）。

（2）口对鼻人工呼吸　适应证：①无法进行口对口人工通气（如严重口部外伤）或无法打开患者口腔的患者。②患者在水中或救护人员难以用口封闭患者口腔（如救护人员的口小于患者的口）。口对鼻人工呼吸与口对口人工呼吸相似，只是救护人员应以托下颌的手使患者口腔封闭，同时救护人员以口完全封闭患者的鼻孔，然后吹气。每次吹气后应放松患者口鼻以便气体呼出（图3-13）。

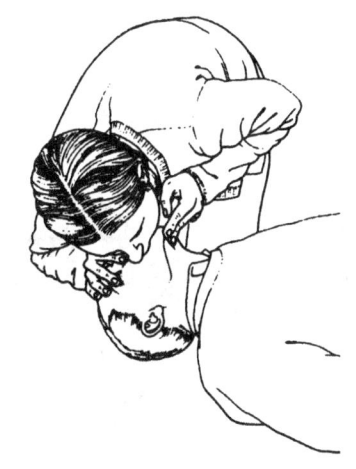 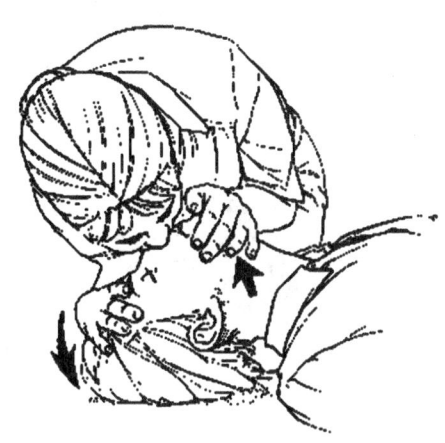

图3-12　口对口人工呼吸　　　　图3-13　口对鼻人工呼吸

（3）口对防护装置人工通气　在心肺复苏过程中，术者被传染疾病的可能性很低，但基于救护人员可能与患者血液或体液（如唾液）接触，都应当采用标准防护措施，包括使用防护装置，如面罩等。口对面罩通气时，救护人员应选择适当大小的面罩，位于患者一侧，以仰头抬颏法开放气道，然后用面罩密闭患者口鼻，分别用两手的食指和拇指压紧面罩。救护人员也可位于患者头侧，以托下颌法开放气道，用双手拇指和食指按住面罩边缘，其余手指托起下颌（图3-14）。平静吸气后向面罩吹气，吹气时间应大于1秒，吹气量以能引起胸廓起伏为宜。

（4）球囊面罩人工通气　球囊面罩人工通气（图3-15）可由单人操作或两人共同实施，通气量大小以胸廓起伏为宜。如果有条件使用氧源，应使氧流量达到10~12L/min，保证氧浓度大于40%。

1）单人使用球囊面罩通气的方法：救护人员位于患者头侧，选择适当大小的面罩，采用E-C手法（图3-16）开放气道和固定面罩，即用一只手的拇指和食指形成"C"形放在面罩上，将面罩压紧到患者面部，使面罩密闭患者的口鼻，其余3个手指形成"E"形提起下颌，开放气道。挤压气囊给予人工通气（每次挤压时间1秒以上），通气时注意观察胸廓是否有起伏（图3-17）。

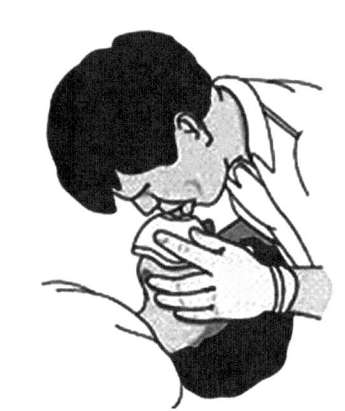
图3-14 口对面罩人工通气

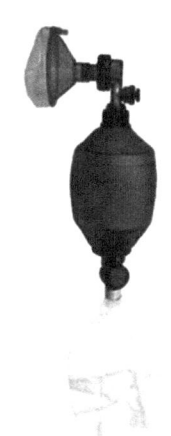
图3-15 球囊面罩装置

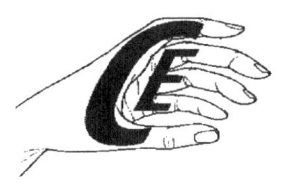
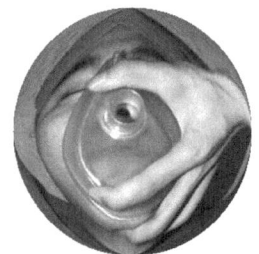
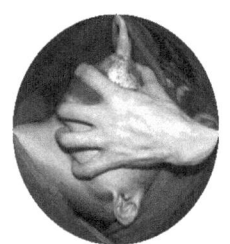

图3-16 E-C手法

2）双人使用球囊面罩通气的方法：双人球囊面罩通气能提供比单人通气更好的通气效果。双人使用球囊面罩时，一名救护人员位于患者头侧，双手采用"E-C"手法开放气道和固定面罩；第二名救护人员位于患者左侧或右侧，缓慢挤压气囊（持续1秒以上）直到胸廓起伏（图3-18）。通气时，两名救护人员均应观察胸廓起伏情况。

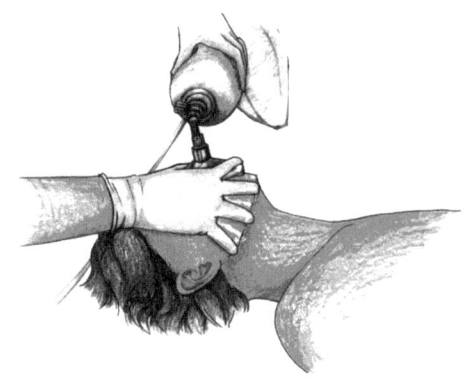
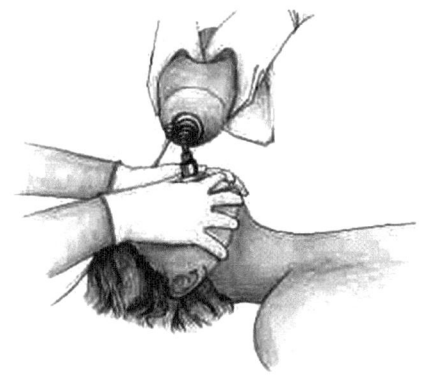

图3-17 单人球囊面罩通气　　　　图3-18 双人球囊面罩人工通气

成人心肺复苏过程中，心输出量只有心功能正常时的25%~33%。因此，需要从肺部摄取的氧和输送到肺泡的二氧化碳都大幅减少，较低的分钟通气量（低潮气量和低呼吸频率）也能维持有效的V/Q比值。潮气量大约为6~7ml/kg足以引起患者胸廓起伏，即可满足患者通气需要。

过度通气有害无益。在未建立气管插管等人工气道的时候，过度通气可能导致胃胀气、胃内容物反流和误吸等并发症。同时，胃胀气可使膈肌抬高，降低呼吸顺应性。过度通气可增加胸内压，减少静脉回心血量，降低心输出量进而降低存活率。故心肺复苏时救护人员应该避免过度通气，每次人工通气的吹气均应超过1秒钟，避免短时间内给予过大的潮气量和压力。

4. 按压与通气的比例 无论是单人心肺复苏或双人心肺复苏，按压与通气的比例为30∶2。如果现场有2名救护人员，建立高级气道后，救护人员不必中断按压来进行人工通气，按压人员可以持续按照至少100次/分的频率来进行按压。通气人员可每6~8秒提供一次通气，每分钟通气8~10次。

5. 仅做胸部按压的心肺复苏（Hands-only CPR） 目前，仅20%~30%成人院外心脏骤停患者获得了旁观者的心肺复苏，主要原因是非专业人员在事件现场的恐慌和部分人员不愿意为心脏骤停患者提供口对口人工呼吸。因此，将心肺复苏简化为仅做胸部按压可能有助于非专业人员克服惊慌和犹豫。2010年心肺复苏指南推荐鼓励非专业人员对怀疑心脏骤停的患者进行心肺复苏，无论是仅做胸部按压的心肺复苏还是传统的按压与通气配合的心肺复苏都是可行的方法。

对于非心脏原因（窒息）导致心脏骤停的儿童患者，传统心肺复苏的存活率优于仅做胸部按压的心肺复苏，因而抢救呼吸是复苏的重要环节。对于窒息所致心脏骤停的成人患者（如溺水、药物过量等）、长时间的心脏骤停患者也是如此。因此，目前推荐所有专业人员对于院内和院外发生的心脏骤停均采用胸部按压和人工通气配合的心肺复苏方法。

（三）快速电除颤

大部分成人心脏骤停患者存在冠状动脉病变和心肌缺血等基础疾病，可能因突然发生的室颤或无脉性室速而导致心脏骤停。电除颤是治疗室颤和无脉性室速的有效方法，尽早除颤可能为患者带来更高的存活率。

对于院外发生室颤所致心脏骤停的患者，如果旁观者能在第一时间提供心肺复苏，并在3~5分钟内除颤，患者的生存率可能非常高。对于院内监护状态下的患者，一旦发生室颤，快速电除颤也将最大限度的增加患者生存的希望。另一方面，未转复的室颤可能在数分钟内转变为PEA或心脏停搏，PEA或心脏停搏属不可除颤心律。研究发现，除颤每延迟一分钟，患者的存活率可降低10%。

1. 除颤和心肺复苏的顺序 当救护人员在院外目击患者心脏骤停，且智能化的计算机控制除颤装置（AED）就在附近时，应尽快开始心肺复苏及使用AED。如果医务人员在可立即取到AED的医疗机构内发现患者心脏骤停，应立即开始心肺复苏，一旦AED或除颤器准备就绪，应立即除颤。

对于院外心脏骤停患者，如果救护人员没有目击其心脏骤停的发生，应立即开始心肺复苏，并且同时检查心电图及准备除颤。若现场有两名或两名以上的救护人员，一人开始心肺复苏，其余的人启动急救系统并准备除颤。对于院内发生心脏骤停者，立即开始心肺复苏并争取3分钟内除颤。

2. 电击除颤与心肺复苏的衔接 电击除颤后，救护人员应继续进行胸部按压，而不是立即检测心律或脉搏。除颤后心脏需要一定时间恢复规则节律，胸部按压有助于保证重要脏器的灌注。心肺复苏5个循环（约2分钟）后，可再次使用AED分析心律，若仍为室颤或无脉性室速，应再次除颤。若为PEA或心脏停搏，AED将提示应该继续以胸部按压开始心肺复苏。

（四）恢复体位

对于意识障碍但有正常呼吸和有效循环的成人或者经积极心肺复苏后自主循环和呼吸恢复的成人患者，应将其置于恢复体位。目前，国际上尚无统一的恢复体位摆放方法。但理想的恢复体位应该是稳定的侧卧位，头部有支撑，且胸部不受压，不影响呼吸，有利于保持患者气道通畅，减少气道梗阻和误吸。

（五）成人基本生命支持流程图

根据2010年AHA & ECC心肺复苏指南，将成人基本生命支持的方法总结为如下流程图（图3-19）。

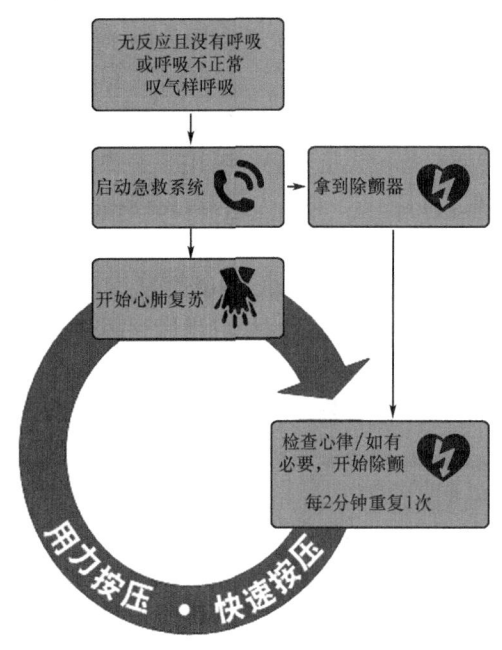

图3-19 成人基本生命支持流程图

三、成人高级生命支持

高级生命支持贯穿生命链的多个环节，包括心脏骤停的预防、治疗和对自主循环恢复者预后的改善等，主要包括气道管理、通气支持、心脏骤停诱因的干预、快速心律失常和缓慢心律失常的药物治疗和其他治疗手段以及各项生理学指标监测。

（一）气道管理与通气

在室颤导致心脏骤停的最初几分钟，人工呼吸不如胸部按压重要。因此，现场只有一名救护人员的情况下，应该进行有力、快速的胸部按压，不应因为人工通气、建立高级气道而中断按压或延迟胸部按压和除颤。但是，几分钟后，血液中的氧耗竭，人工通气和氧疗的重要性随之上升。高级气道建立后，按压者以至少100次/min的频率进行胸部按压，每分钟通气8~10次，无需因为通气而中断按压。

1. 氧疗 心肺复苏期间的最佳吸入氧浓度尚无定论。长时间吸入100%纯氧可能产生毒性，但在心肺复苏期间可短时间经验性使用纯氧。为保障动脉血液氧合及组织氧供需要，应根据动脉血气分析随时调整FiO_2，维持$SaO_2 \geq 94\%$。

2. 球囊面罩通气 球囊面罩通气可以在心肺复苏期间为患者提供通气和供氧。如果现场只有一名救护人员，应注重胸部按压，不建议使用球囊面罩通气。如果有两名或两名以上的救护人员，可以使用球囊面罩进行通气。

3. 通气辅助措施

（1）口咽通气道　使用口咽通气道可以防止舌后坠阻塞气道，与球囊面罩通气配合使用时，有助于改善通气效果。口咽通气道适用于意识障碍、无咳嗽、无咽反射的患者。

（2）鼻咽通气道　鼻咽通气道适用于有气道阻塞风险的患者，尤其适用于牙关紧闭无法安置口咽通气道的患者。也可用于昏迷程度较浅或清醒的患者。对严重头面部外伤、颅底骨折、凝血功能障碍的患者，慎用鼻咽通气管。

4. 高级气道

（1）食管气管联合导管（图3-20）　与球囊面罩相比，食管气管联合导管通气更有效，且可保护气道，降低误吸的风险。使用食管气管联合导管最关键的是正确识别导管远端的位置，一旦判断错误就可能导致气道阻塞、胃胀气等并发症。

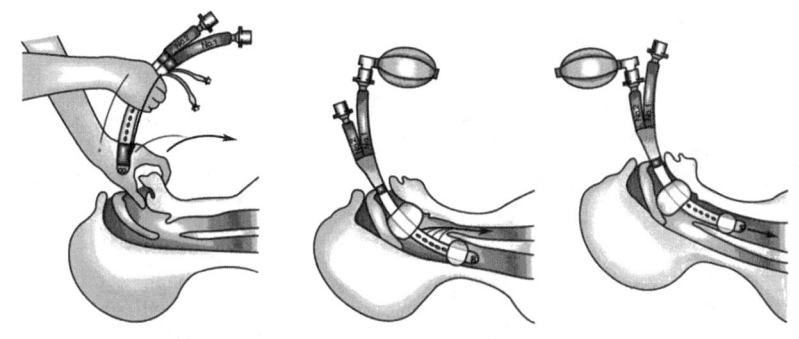

图3-20　食管气管联合导管

（2）喉罩（图3-21）　与球囊面罩相比，使用喉罩通气更安全有效。安置喉罩无需使用喉镜和窥视声带，操作简单。患者合并不稳定颈椎损伤，使用喉罩比气管插管更具安全优势。

（3）气管插管（图3-22）　紧急气管插管的适应证：①昏迷患者，使用球囊面罩无法充分通气时。②患者缺乏保护性反射。气管插管可以保证气道通畅，提供正压通气和高浓度的氧，有利于吸痰和防止误吸，也可作为复苏患者的给药通道。术者实施气管插管操作，一旦导管通过声门，立即继续开始胸部按压。

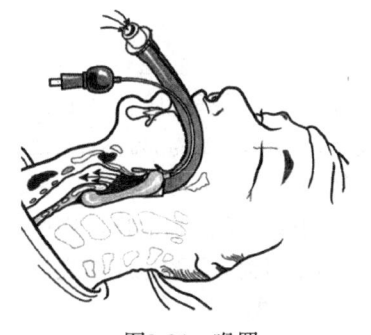
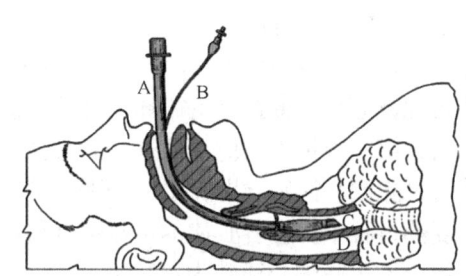

图3-21　喉罩　　　　　　图3-22　气管插管

（二）心脏骤停的处理

救治心脏骤停患者有赖于基本生命支持、高级生命支持以及心脏骤停后治疗。成功的高级生命支持的基础是高质量的心肺复苏和对VF和无脉性室速者的尽早电除颤。持续高质量的心肺复苏是处理心脏骤停的关键,减少对心肺复苏的中断对于保证心肺复苏的质量非常重要。推荐通过评估机械指标(按压频率、深度、胸廓回弹情况和中断按压的时间)或生理指标(呼气末二氧化碳、动脉压、中心静脉氧饱和度)来帮助提高心肺复苏的质量(图3-23)。其他高级生命支持的措施如药物治疗、高级气道等可以提高自主循环恢复率,但未被证实能提高出院生存率。因此,患者自主循环恢复后应迅速开始心脏骤停后治疗,改善患者预后。

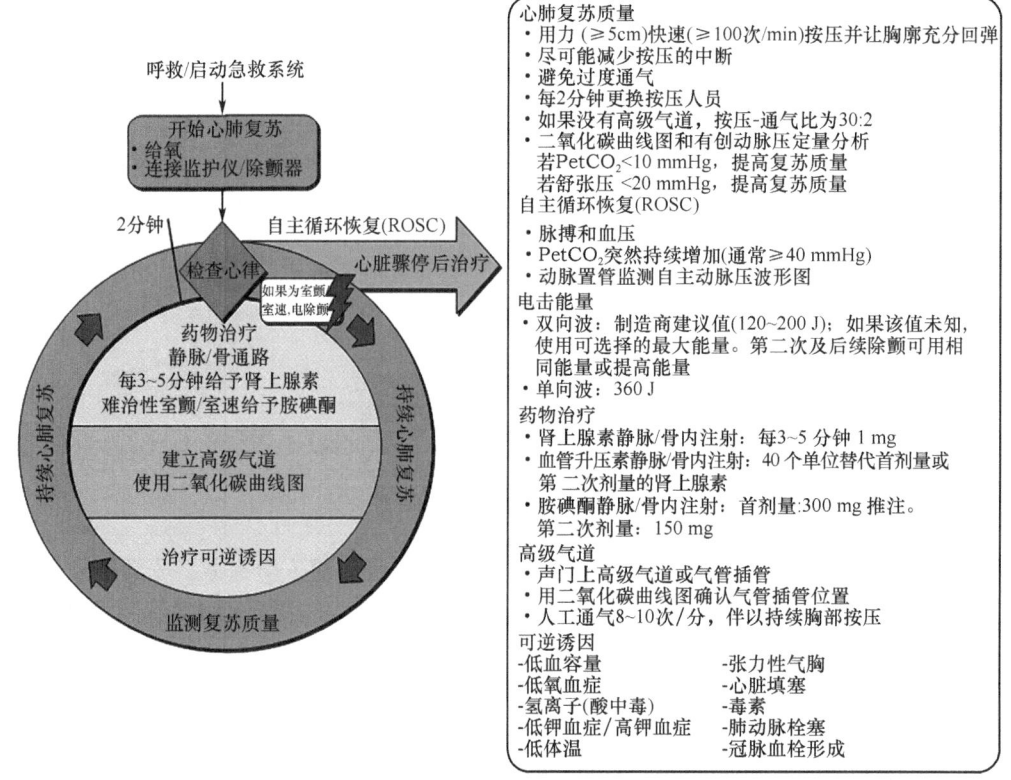

图3-23 环形成人高级生命支持流程图

1. 室颤/无脉性室速

(1)电除颤 除外高质量的心肺复苏,电除颤是能够改善出院生存率唯一的心律特异性治疗方法。VF和无脉性室速是可除颤心律,治疗后存活出院率可达50%;PEA和心脏停搏属不可除颤心律,患者自主循环恢复的可能性较小,存活率仅为3%左右。因此,心脏骤停发生后,第一救护人员应尽快开始胸部按压,其他救护人员应尽快取得除颤器,检查节律,若为可除颤心律则立即除颤,否则应持续高质量的胸部按压和治疗可逆性病因和伴发因素。复苏过程中,患者心律的可除颤性可能发生变化,治疗方案也应随之而改变,尤其是当心律由不可除颤心律转为可除颤心律时,应及时电除颤。

(2)药物治疗 电除颤和心肺复苏2分钟后,如果室颤/无脉性室速仍无改善,应在不中断胸部按压的情况下使用血管加压药物(肾上腺素或血管加压素),增加心肺复苏期间的心肌血流灌注,为下次除颤做好准备。

胺碘酮是心脏骤停期间抗心律失常的一线药物,可以增加患者自主循环恢复率和院外或急诊科难治性室颤/无脉性室速患者的存活入院率。当室颤/室速对心肺复苏、电除颤和血管加压药物治疗等无反应时，应考虑使用胺碘酮或二线药物利多卡因。对于QT间期延长的尖端扭转室速患者，应使用硫酸镁。

（3）可逆诱因的治疗　诊断和治疗室颤/无脉性室速的可逆诱因对于心脏骤停的复苏非常重要。对于难治性室颤/无脉性室速，急性冠脉缺血或心肌梗死是常见的病因，一旦怀疑心脏骤停由以上病因引起时，应及时行冠脉造影，一旦诊断明确应立即进行介入治疗。

2. PEA/心脏停搏　PEA/心脏停搏为不可除颤心律，无需除颤，应进行心肺复苏，每2分钟检查节律。如果除颤器或监护仪显示患者为规则的心律，应检查脉搏。若患者有脉搏，立即开始复苏后治疗；若患者无脉搏，即患者心律为PEA，应继续心肺复苏，2分钟后再检查。如果心律转为VF或无脉性室速，应及时电除颤。

（1）药物治疗　使用血管加压药物（肾上腺素或血管加压素）有助于增加心肌和大脑血流。

（2）可逆诱因的治疗　PEA往往是由可逆性诱因引起，如果能尽快确认诱因，并及时处理，有可能使心脏恢复灌注节律。低氧血症引起的PEA，应充分供氧和人工通气，及早建立高级气道。严重容量丢失或脓毒症导致的PEA应经验性使用晶体液扩容。对于失血导致的PEA，应考虑输血治疗。若为肺栓塞，则应经验性溶栓治疗。若考虑张力性气胸，应尽快胸腔穿刺减压。心脏停搏往往是VF或PEA后的终末期心律，预后极差。

（三）CPR期间的监测

心电图和脉搏是指导心肺复苏的常用监测指标。目前发现呼气末二氧化碳浓度（EtCO$_2$）、冠脉灌注压（coronary perfusion pressure，CPP）和中心静脉氧饱和度（ScvO$_2$）能较好反映患者的情况和治疗的效果。EtCO$_2$、CPP、ScvO$_2$与复苏期间患者的心输出量和心肌血流灌注有明显相关性，如果指标低于阈值，自主循环恢复的可能性极低，如果指标显著增加则提示自主循环恢复的可能性大。

1. 脉搏　救护人员常在胸部按压期间扪诊颈动脉搏动以评估按压的有效性。检查脉搏的时间不应超过10秒，如果10秒之内不能肯定有脉搏，则应继续胸部按压。

2. 呼气末CO$_2$浓度　呼气末CO$_2$浓度是指呼气末呼出气体中的CO$_2$浓度，通常用CO$_2$分压（PetCO$_2$）表示，正常范围为35~40mmHg，临床常用PetCO$_2$来判断心肺复苏的质量。对于气管插管患者，心肺复苏期间持续低PetCO$_2$（<10mmHg）提示自主循环恢复的可能性小，应考虑通过调整按压参数来提高心肺复苏的质量。如果PetCO$_2$突然增加到正常水平（35~40mmHg），提示自主循环恢复。因此，监测PetCO$_2$有助于优化心肺复苏的按压深度、频率和了解按压人员的疲劳。

3. 冠脉灌注压（CPP）和动脉舒张压　在心肺复苏期间，CPP与心肌血流和自主循环恢复可能性有明显关系，CPP≥15mmHg，患者有恢复自主循环的可能性，增加CPP可能提高24小时生存率。但是，获得CPP需要主动脉穿刺和放置中心静脉导管，在心肺复苏期间临床上监测CPP比较困难，可以考虑使用动脉舒张压来代替CPP。动脉舒张压小于17mmHg时，患者自主循环恢复的可能性很低。因此，可以使用动脉舒张压来监测心肺复苏的质量，调整按压参数，指导血管加压药物的使用，也可用于判断自主循环是否恢复。

4. 中心静脉氧饱和度（ScvO$_2$）　ScvO$_2$可以通过中心静脉导管尖端的血氧检测仪持续监测，ScvO$_2$的正常范围为60%~80%。监测ScvO$_2$可了解心肺复苏质量，调整胸部按压参数和判断自主循环是否恢复。心脏骤停和心肺复苏期间$ScvO_2$为25%~35%，提示血流量不足，甚至有研究报道$ScvO_2$若低于30%，自主循环恢复的可能性极低。

5. 脉搏氧饱和度和血气分析 心脏骤停期间，脉搏氧饱和度往往不能可靠反映患者情况，但脉搏氧合波形图对于判断自主循环恢复有一定价值。CPR期间，血气分析不能准确反映组织缺血、高碳酸血症或组织酸中毒的严重性，但复苏后的动态监测有助于评估患者的治疗效果和预后。

6. 超声心动图 复苏期间经胸和经食管超声心动图可用于寻找心脏骤停的诱因，例如心包填塞、肺栓塞和主动脉夹层。

（四）肠外用药的通道

1. 静脉通道 在心脏复苏中，最重要的是高质量的心肺复苏和快速除颤，药物的重要性次之。心肺复苏及确认室颤/无脉性室速并电除颤后，可以建立静脉通道，给予药物治疗，但不能中断胸部按压。外周静脉用药时应进行弹丸式注射，继以20ml液体推注或抬高肢体，促进药物从肢体静脉进入中心循环。

中心静脉与外周静脉通道相比，最大的优势是药物峰浓度更高、药物循环时间更短。此外，中心静脉通道直接进入患者的上腔静脉，可用于监测CVP、$ScvO_2$，估算CPP，预测自主循环恢复的可能性。但是，进行中心静脉置管操作时，可能中断胸部按压，故主张若患者在复苏前已建立中心静脉通道则可通过中心静脉用药；否则，不能为了建立中心静脉通道而中断胸部按压。

2. 骨通道 骨通道是不塌陷的静脉丛，用药后的药效与外周静脉用药相同。在外周静脉塌陷，难以建立外周静脉通道的时候可以建立骨通道，有助于安全有效的进行液体复苏、使用药物、采血样等。

3. 气管内用药 某些药物，如肾上腺素、血管加压素、利多卡因、阿托品和纳洛酮都能经过气管黏膜吸收，进入血液循环。与静脉用药相比，同等剂量药物在气管内使用时血药浓度更低，故应按静脉用药剂量的2~2.5倍给药。

（五）药物治疗

心脏骤停期间，药物治疗的主要目的是帮助恢复和维持自主灌注节律。药物治疗可能增加自主循环恢复率和入院率，但不能改善神经系统的预后和长期生存率。

1. 血管加压药物

（1）肾上腺素 盐酸肾上腺素在复苏时的使用有利有弊。其α受体兴奋作用，可以收缩血管，增加血压，增加CPP和大脑灌注压。但其β受体兴奋作用可能增加心脏做功，增加心肌氧耗，减少心内膜下心肌的灌注。使用方法：盐酸肾上腺素1mg 静脉推注/骨通道推注，每3~5分钟一次。若未能建立静脉通道/骨通道，可采用2~2.5mg气管内注射。

（2）血管加压素 血管加压素是非肾上腺素能外周缩血管药物，可能引起冠脉和肾动脉收缩而影响心、肾灌注。使用方法：血管加压素40U 静脉推注/骨通道推注，代替第一次或第二次肾上腺素。

2. 抗心律失常药物

（1）胺碘酮 胺碘酮通过影响钠、钾、钙离子通道和阻断α受体和β受体而发挥作用。

可用于治疗对除颤和血管加压药物无反应的室颤/无脉性室速。其主要副作用是导致低血压。使用方法：胺碘酮首次剂量300mg IV/IO，第二次剂量150mg IV/IO。

（2）利多卡因　利多卡因的副作用较小，但有效性不确切，在无法取得胺碘酮时可考虑使用。首次剂量为1~1.5mg/kg IV，如果室颤/室速持续存在，可使用0.5~0.75mg/kg IV，每5~10分钟重复一次，总量不超过3mg/kg。

（3）硫酸镁　硫酸镁可终止尖端扭转型室速，但对于正常QT间期的室速效果不佳。使用方法为1~2gMgSO$_4$加入5%葡萄糖注射液10ml后静脉缓慢推注。

3. 复苏过程中不推荐常规使用的药物

（1）阿托品　阿托品可对抗胆碱能介导的心律降低和房室结传导降低，但尚无前瞻性对照研究显示阿托品对心脏停搏和PEA有效。目前认为在心脏停搏和PEA时，常规使用阿托品无显著治疗作用，不推荐常规使用。

（2）碳酸氢钠　心脏骤停和心肺复苏期间的组织酸中毒和酸血症是无血流和低血流所致，受心脏骤停时间长短、血流量和动脉血氧含量影响。适当的机械通气、提高心肺复苏质量、增加组织灌注和心输出量、尽快恢复自主循环是恢复酸碱平衡的首要措施。碳酸氢钠可降低全身血管阻力导致CPP降低，还可引起细胞外碱中毒，致使氧离曲线左移，抑制氧的释放。同时，碳酸氢钠与血中的酸作用产生较多的CO_2，CO_2弥散入心肌细胞和脑细胞引起细胞内酸中毒。因此，只有在某些特殊的情况下，如心脏骤停前即存在代谢性酸中毒、高钾血症或三环类抗抑郁药物过量等，才考虑使用碳酸氢钠。

（3）钙剂　不推荐在心脏骤停过程中常规使用钙剂。

4. 静脉补液　由于血容量的大量丢失引起心脏骤停，往往在心脏骤停（通常为PEA）前即可出现循环休克的征象，需要积极的抗休克治疗。

（六）缓慢心律失常和快速心律失常的处理

在判读心电图和心脏节律时应与患者的全身情况结合起来评估。如果救护人员进行高级生命支持时仅以节律判读为依据，而忽略患者的临床状况（包括通气、氧合、心率、血压、意识状态和器官灌注不足等），往往可能导致诊断和治疗错误。

1. 心动过缓　若患者不稳定（可表现为急性意识状态改变、缺血性胸痛、急性心衰、低血压等），可使用阿托品。如果阿托品效果不佳，可静脉使用β受体兴奋剂，如多巴胺、肾上腺素等加快心率。若需要安置临时起搏器，在等待过程中可使用经皮起搏（图3-24）。

2. 心动过速　若患者不稳定（可表现为急性意识状态改变、缺血性胸痛、急性心衰、低血压以及其他休克征象等），评估后怀疑是由于快速性心律失常所致，应立即进行电复律。若患者情况稳定，应仔细判读心电图，明确心动过速的类型，判读步骤如下：①QRS波的宽窄，即患者是窄QRS心动过速还是宽QRS心动过速。②QRS波的节律是否整齐。③若为宽QRS心动过速，应明确QRS波是单形性还是多形性。判读后，根据结果进行处理（图3-25）。

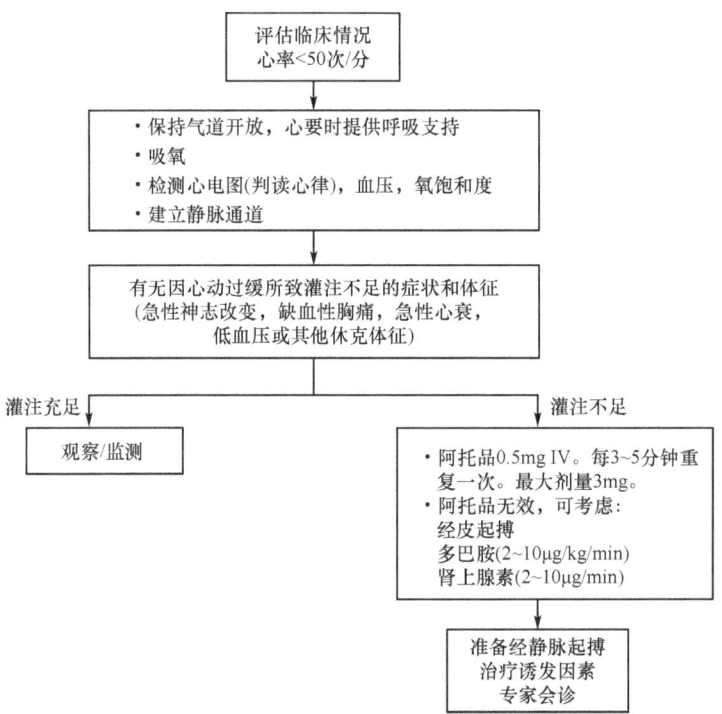

图3-24 成人有症状的心动过缓抢救流程图

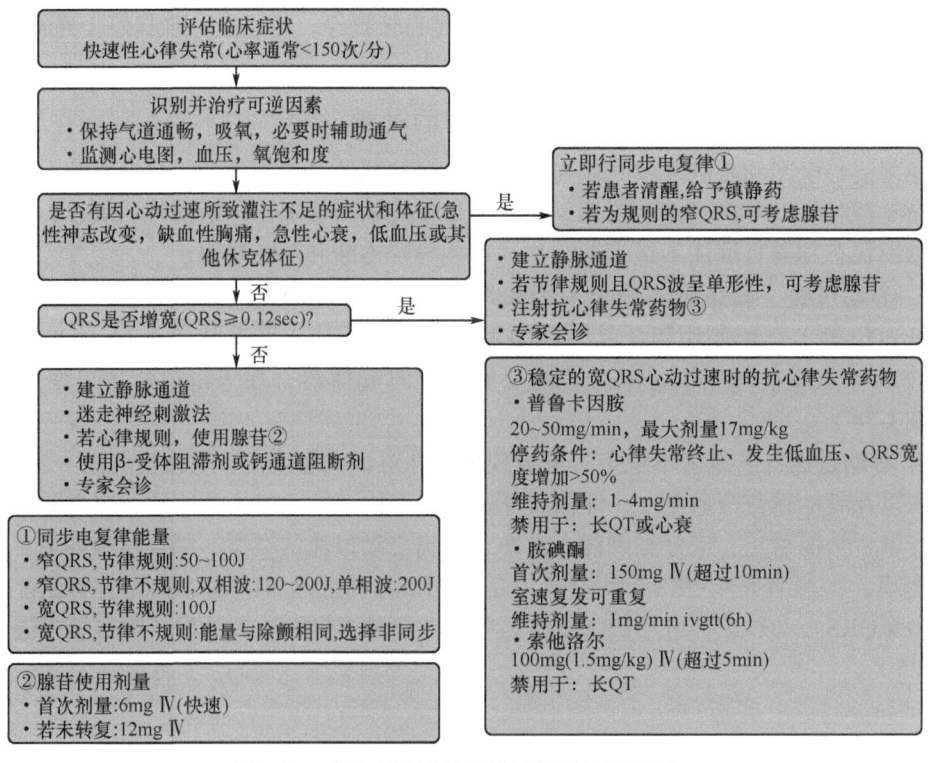

图3-25 成人有脉搏的心动过速抢救流程图

四、心脏骤停后综合治疗

随着现代心肺复苏技术和急诊医务人员技术水平的不断提高，呼吸心脏骤停患者若能得到及时有效的救治，自主循环恢复（ROSC）的成功率可达40%~60%。但ROSC并非治疗的终点，而是复杂的心肺复苏后（postresuscitation）阶段的开始。ROSC后患者常出现神经系统损害和其他器官功能衰竭，导致相当高的死亡率，只有极少数复苏成功患者存活并重返社会。对心肺复苏后病理生理过程的进一步了解，对心肺、大脑与其他器官的监测和功能维护，有助于降低MOF和脑损害导致的死亡。

（一）ROSC后的病理生理变化

在心肺复苏过程中，机体缺血和再灌注均可引起组织细胞不同程度的功能损害。心脏骤停期间，全身组织发生严重缺血缺氧，并持续存在于整个复苏过程中，直至自主循环恢复才有可能逆转。低氧血症是造成组织损伤的主要原因，无氧酵解途径成为三磷酸腺苷（ATP）的唯一来源，造成细胞内ATP含量下降，全身所有脏器均受到损害。脑组织对缺氧的耐受最差，复苏后患者的神经系统功能是否恢复成为心肺脑复苏中的关键。

心肺复苏患者ROSC后，组织器官产生再灌流，导致再灌注损伤。各组织器官发生代谢紊乱，功能障碍及结构损伤，严重者可造成多器官功能衰竭。目前认为，再灌注损伤主要与自由基的作用、细胞内钙超载和白细胞的激活三方面因素有关。大量的自由基引起细胞膜脂质过氧化、蛋白功能抑制、核酸及染色体破坏，进而细胞死亡。再灌注期钙离子内流增加，促进氧自由基生成，加重酸中毒，破坏细胞膜，干扰线粒体功能，激活其他酶的活性，加重组织的损伤。缺血-再灌注时白细胞尤其是中性粒细胞聚集、激活，中性粒细胞与血管内皮细胞相互作用，造成微血管损伤，同时释放大量炎性物质，造成周围组织细胞损伤。

国际心肺复苏指南指出，ROSC后可能出现复苏后的不同变化：①大约50%的复苏后患者于发病后24小时内死亡。主要是因为ROSC后，心血管功能处于不稳定状态，12~24小时后才可逐渐趋向稳定。同时，由于多部位缺氧造成的微循环功能障碍，使有害的酶和自由基快速释放至脑脊液和血液中，导致脑和其他重要脏器功能障碍。②1~3天后，心功能和全身情况有所改善，但由于胃肠道的渗透性增加，全身炎症反应的出现，导致多个器官进行性功能不全，特别是肝脏、胰腺和肾脏的损害，可能产生多器官功能障碍综合征（multiorgan dysfunction syndrome，MODS）。③心脏骤停数日后，严重的感染使患者发展为多器官衰竭（multiorgan failure，MOF）。

（二）复苏后管理

复苏后的治疗是高级生命支持的重要组成部分，对减少由血流动力学不稳定、多脏器衰竭引起的早期死亡以及由脑损伤引起的晚期死亡具有重要意义。主要治疗目标是重建有效的器官和组织灌注，以期患者存活且神经功能完整。治疗原则：①积极寻找和治疗导致呼吸心脏骤停的可逆性原因。②加强重要脏器功能的监测和维护。③亚低温治疗。

1. 寻找和治疗心脏骤停的可逆性原因 无论在高级生命支持还是在复苏后治疗，5"H"和5"T"的搜索和处理必须贯穿复苏始终。急性冠脉血栓事件是非创伤性突发心脏骤停的重要诱发因素，而再灌注治疗对这类心脏骤停患者的预后有重要影响，直接PCI治疗对ST段抬高性心肌梗死（STEMI）致院外心脏骤停患者的短期和长期生存率均有提高。对

STEMI致心脏骤停的患者,无论自主循环恢复后意识如何,都应考虑急诊冠脉造影和血管再通治疗,特别是紧急冠脉造影和PCI治疗联合亚低温治疗更有助于神经系统功能恢复。

高度怀疑肺栓塞引起的心脏骤停时,可考虑使用溶栓治疗,如组织型纤溶酶原复合物、链激酶或尿激酶等。对心包填塞、张力性气胸的患者应及早明确诊断,积极行穿刺或置管引流。对中毒的患者应尽早明确具体的中毒毒物,有针对性地进行解毒或血液净化治疗。积极发现和纠正各种原因引起的血糖、电解质和酸碱的异常。明确创伤患者的受伤部位和严重程度,必要时尽早安排手术治疗。

2. 加强重要脏器功能的监测和维护

(1)呼吸系统　自主循环恢复后,患者可能仍存在不同程度的呼吸功能障碍,如肺水肿、肺炎或胸廓创伤所致的呼吸功增加等,部分患者尚需要机械通气或高浓度吸氧来维持机体氧合。临床医师应:①在全面体格检查的同时,安排胸部影像学检查确认气管插管的位置和深度,了解有无复苏并发症(如气胸、肋骨骨折等)发生。②检查呼吸频率、呼吸动度、血气分析,进行综合评估,并以此调节呼吸机的通气参数。

调节通气量时,除了要考虑呼吸功能,满足全身组织器官供氧、二氧化碳排出的需要,还要考虑通气对脑部血供的影响。既往有研究者提出高通气可以增加氧供,降低二氧化碳。但目前研究证实高通气不但不能保护脑组织和其他重要组织器官免受缺血的损害,反而还会恶化神经系统功能的预后。一方面,高通气可能使气道压力增加,呼气末胸内压增加,导致脑静脉压增加从而使颅内压增高,脑灌注压降低,脑血流量减少,加重脑缺血。另一方面,持续性低碳酸血症将引起脑血管收缩,减少脑血流量。因此,目前认为自主循环恢复后,机械通气应避免通气量过高,宜将患者的$PaCO_2$维持于正常水平,以免加重脑损伤。一旦患者的自主呼吸增强,就应逐渐降低机械通气辅助程度,直到自主呼吸完全恢复而停机。

对于无肺部原发或继发病变的患者,吸氧浓度宜控制在60%以下。如果患者需要持续吸入较高浓度的氧,应判断低氧血症是肺功能障碍或心功能障碍所致。对于既往有呼吸功能受损的患者,复苏成功后可能需要采取增加呼气末正压或提高吸呼比等措施来提高氧合功能。但过高的呼气末正压可能导致心输出量降低和低血压,因此增加呼气末正压时应注意监测患者的心输出量和动脉血压等血流动力学参数。如果合并心功能不全,应同时进行心脏支持治疗。

(2)心血管系统　心脏骤停后的冠脉缺血、心肺复苏过程中电除颤和肾上腺素的使用,以及自主循环恢复后的缺血-再灌注损伤可导致心肌顿抑和复苏后心功能不全,甚至引起致命性的急性血流动力学紊乱(继发性心脏骤停)或者心源性休克,进一步加重脑和其他器官的缺血性损伤。复苏后最初24小时的持续低心输出量与多器官功能衰竭所致的早期死亡相关,故自主循环恢复后应尽力支持衰竭的心肌直到心脏恢复有效的泵功能。

1)心功能评估:复苏后对患者心功能的评估应包括重要的病史、体格检查、心电图、血电解质、心肌标志物和超声心动图等。①重要的病史:包括典型和不典型的症状,既往病史和药物使用情况。②体格检查:需要搜寻有无肺血管充血、体循环淤血和心输出量减少的体征。③动态12导联心电图检查:应将心电图与心脏骤停前的心电图进行对比,及时发现心电图的变化和心律失常,有助于判断血流动力学不稳定是否与冠脉缺血和心律失常有关。④血清电解质:包括钾离子、钙离子和镁离子等。心脏病患者的血钾水平在一个很窄的范围,因为低钾血症与室颤的发生关系密切,而高钾血症(血钾高于5.5~6.0mmol/L)

也可增加室颤的发生率，可导致缓慢性心律失常、无脉性电活动或心脏停搏。只有维持血钾浓度在4.5~5.5mmol/L之间时，可降低室颤的发生率。此外，钙镁离子的紊乱对心脏传导系统的影响与钾离子类似，彼此之间还可能存在协同效应。⑤心肌标志物：心肌标志物增高，可能是由于心脏骤停和CPR期间的冠状动脉血流减少或停止，导致全心普遍性缺血缺氧、心肌细胞破坏所致，同时也提示心脏骤停可能是急性心肌梗死所致。⑥超声心动图：能评价心脏形态、室壁活动情况、心脏收缩和舒张功能，诊断心功能不全并量化其严重程度，以及识别心包填塞、乳头肌断裂、室壁瘤、胸主动脉破裂和夹层动脉瘤等情况。⑦有创性血流动力学监测：可以帮助制定最合理的补液和药物联合治疗方案，使组织灌注达到最佳状态。

2）液体治疗和正性肌力药物的使用：如果心输出量和肺动脉楔压低，需加强补液。如果充盈压正常，但低血压和低血流灌注持续存在，需给予正性肌力药物，改善心脏泵功能。常用药物：①多巴胺：具有α受体、β受体以及多巴胺受体激动作用。复苏过程中，心动过缓和恢复自主循环后造成的低血压状态，常常选用多巴胺治疗。多巴胺的推荐剂量为5~20μg/（kg·min）。②去甲肾上腺素：是一种强效的α肾上腺素能激动剂，同时激动$α_1$和$α_2$受体，对$β_1$受体有一定激动作用。适用于严重低血压（收缩压<70mmHg）和周围血管阻力低的患者。去甲肾上腺素的起始剂量为0.5~1.0μg/min，逐渐调节至有效剂量。由于去甲肾上腺素可引起心肌耗氧量增加，在缺血性心脏病患者中使用应慎重。③多巴酚丁胺：主要作用于$β_1$受体、$β_2$受体和α受体，可以增强心肌收缩力，增加心输出量和心脏指数，降低体循环和肺循环阻力。常用剂量下周围动脉收缩作用较微弱，不显著增加心肌耗氧量。使用多巴酚丁胺可以有效地纠正复苏后心脏收缩和舒张功能不全。④磷酸二酯酶抑制剂（如米力农、氨力农）：选择性抑制心肌磷酸二酯酶而增加心肌细胞内环磷酸腺苷（cAMP）浓度，促使Ca^{2+}调节蛋白磷酸化，从而增加细胞内Ca^{2+}循环，具有正性肌力和血管扩张的作用，可以改善复苏后心功能不全。⑤新型的正性肌力药物：左西孟旦是一种Ca^{2+}增敏剂，以Ca^{2+}依赖性的模式结合到TnC的N末端的结构域起作用，增强心肌细胞内收缩结构对Ca^{2+}的敏感性，在不增加cAMP和细胞内Ca^{2+}浓度的前提下达到正性变力作用。具有增加心肌收缩力而不增加心率和心肌耗氧量等优点，被认为是很有临床应用前景的新药。

3）抗心律失常药物和其他治疗：对于各种原因引起的心脏骤停存活者是否预防性使用抗心律失常药物目前尚无定论。对于室颤的患者除颤成功后，可短期给予抗心律失常治疗，如注射胺碘酮、利多卡因或其他抗心律失常药物。β受体阻滞剂对缺血性心脏病有保护作用，在复苏后阶段，如无禁忌证，可谨慎使用。对复苏后存活且左室射血分数低于0.35、有室性心律失常病史的患者应考虑使用植入式心脏除颤器（ICD）。

（3）中枢神经系统　大脑的氧合和灌注对于中枢神经系统功能的恢复非常重要。血液循环停止10秒便可因大脑缺氧而出现意识障碍，2~4分钟后大脑储备的葡萄糖和糖原耗尽，4~5分钟后ATP耗竭，10~15分钟后脑组织乳酸含量持续升高。随着低氧血症和（或）高碳酸血症的发展，大脑血流的自动调节能力明显下降。通常情况下，脑血流量由脑灌注压决定。脑灌注压等于平均动脉压与颅内压之差。但在复苏的状态下，情况却有所不同。随着自主循环的恢复，脑组织会出现一过性充血，随后由于微血管功能不良，将出现脑血流的减少。此时，即使脑灌注压正常，脑血流也可能减少。

为维持一定的脑灌注压，复苏后应当将平均动脉压维持在80~100mmHg，必要时可应用正性肌力药物或血管活性药物。另一方面，控制脑水肿、降低颅内压也是保证脑灌注压的重要措施，方法包括：①避免头颈部过度扭曲，排除低血容量的情况下抬高床头30°。②适当使用脱水药物，目前最常用的是20%甘露醇，静脉快速滴注。合并有心、肾功能不全的患者，可考虑使用呋塞米。③有条件情况下给予亚低温治疗。④防治引起颅内压增高的其他因素，如情绪激动、用力、发热、癫痫、呼吸道不通畅、咳嗽等。出现高热的患者予以积极降温的同时，还需搜寻发热原因，进行病因治疗。对于并发抽搐的患者，应立即控制抽搐，适当使用镇静及抗惊厥药物，如地西泮、苯巴比妥等。

除维持脑灌注压以外，保证大脑的氧合非常关键。在高压氧的条件下，血氧含量明显增加，脑和脑脊液氧含量也相应增加，在复苏早期，脑组织仍处于低灌注状态，高压氧治疗效果明显，可收缩脑血管，阻断脑缺氧、脑水肿恶性循环，改善全身缺氧状态，促使脑细胞功能恢复。但高压氧治疗可能引起氧中毒和肺部感染。总之，密切注意复苏后大脑血液灌注和氧合，可以极大地减少继发性脑损伤的发生，最大限度地增加神经系统康复的几率。治疗过程中还应动态观察患者的格拉斯哥评分，瞳孔对光反射、角膜反射、对外界刺激的运动反应等，评估患者的神经功能损伤程度及预后。

（4）肾脏功能　心脏骤停以及心肺复苏过程中肾脏的有效灌注不足，甚至在自主循环恢复后，肾脏仍然处于低灌注状态。由于肾脏有良好的自我保护机制，可以耐受短时间的缺血缺氧，多数复苏成功的患者并不出现肾功能受损。但存在高龄、使用肾毒性药物、长时间的心肺复苏、肾上腺素用量过大、既往有肾功能不全、慢性心功能不全、高血压等高危因素时，患者可能出现双肾排泄功能减低，肾小球滤过功能下降，血尿素氮和肌酐升高，伴有水、电解质和酸碱平衡失调及急性肾功能衰竭症状。一般复苏后血肌酐超过123.7μmol/L或肌酐清除率小于70ml/min，称为复苏后急性肾功能衰竭。

1）监测：对于自主循环恢复的患者，应精确计算出入量。出量包括胃液引流液、腹泻、呕吐物、出汗、呼吸道水分丢失和尿量；入量包括胃肠道及静脉输注液体量。对于复苏后肾功能衰竭的高危患者还应监测中心静脉压、肺动脉楔压、血压、血尿素氮、肌酐、电解质、动脉血气、尿常规等指标。

2）治疗：①尽量避免使用具有明确肾毒性的药物，如氨基苷类抗生素、造影剂、二性霉素B等。②积极控制容量负荷，防治电解质紊乱和酸碱失衡。③积极扩容，纠正休克后，若出现尿量减少，及时使用呋塞米等袢利尿剂以增加尿量，减少肾小管阻塞，增加肾小球滤过率。④小剂量多巴胺并不能降低急性肾功能衰竭的患病率和整体死亡率，不推荐在复苏后肾功能衰竭时常规使用。⑤如果患者出现下列情况，可考虑进行肾脏替代治疗：A.对药物治疗无反应的严重高钾血症。B.容量过多，肺水肿。C.严重的代谢性酸中毒（pH<7.1）。D.严重氮质血症，并发脑部及心脏等损害。

（5）胃肠道消化功能　对肠鸣音消失和行机械通气并伴有意识障碍的患者，应该留置胃管，有腹胀表现者可考虑行胃肠减压。心肺复苏后机体发生应激反应，易产生应激性溃疡，导致消化道出血。应密切观察患者大便及胃管引流液的颜色和量，适当使用质子泵抑制剂、H_2受体阻滞剂或铝剂。同时考虑尽早开始胃肠内营养，促进肠道功能恢复，避免肠道菌群移位。

（6）凝血功能　心脏骤停后凝血功能可能发生显著变化，凝血机制异常的严重程度与死亡率相关。对于自主循环恢复的患者，应加强凝血功能的监测，密切观察患者有无栓塞或出血倾向，定期复查PLT、PT、APTT、FIB、D-二聚体等指标，发现异常，及时纠正。心脏骤停后几分钟即可发生超过纤溶系统代偿范围的血液凝固反应激活过程，纤维蛋白、凝血酶/抗凝血酶复合物生成增加，血液处于高凝状态。高凝状态常常导致广泛的微血管内血栓形成，从而引起多器官功能衰竭和继发的出血，凝血变化过程类似于弥散性血管内凝血（DIC）。

（7）内分泌及代谢紊乱　心肺复苏后可并发下丘脑-垂体-肾上腺轴的损伤，导致肾上腺组织广泛受损出现肾上腺皮质功能不全，凝血功能异常的患者更为显著。大量的炎性介质可直接抑制肾上腺皮质激素的分泌。肾上腺素和生理应激反应均会导致血糖浓度升高。复苏后高血糖与不良的神经功能预后有密切相关性。用胰岛素严格控制血糖、防止高血糖发生，可降低需要通气支持的危重患者的病死率和感染的发生率。因此，应密切注意监测血糖，根据患者的血糖水平，调整胰岛素剂量，避免高血糖和低血糖的发生。

心脏骤停后常存在酸碱失衡尤其是酸中毒。复苏后机体可能出现严重的酸中毒，乳酸的产生在其中发挥最主要的作用。乳酸的升高间接反映了休克低灌注状态对机体的损伤，往往提示预后不良。足量的肺泡通气和组织血流的恢复是纠正酸中毒的关键，补碱治疗并不能有效改善预后。只有在心脏骤停前即有代谢性酸中毒、高钾血症、三环类或苯巴比妥类药物过量的情况下，应用碳酸氢钠才有效。心脏骤停后也常常存在电解质紊乱，应严密监测复苏后血电解质的动态变化并及时加以纠正。

（8）全身炎性反应综合征（systemic inflammatory response syndrome，SIRS）和脓毒性休克　SIRS是一个复杂的疾病发展过程，可以启动自身持久的免疫反应，造成局部组织损伤和多脏器功能衰竭。如果SIRS为感染所诱发，患者可表现为脓毒血症。脓毒性休克患者发生的多器官功能障碍综合征（MODS）常伴有血管扩张，导致相对的和绝对的血容量不足。

复苏后的最初12小时，有近40%的患者出现菌血症。复苏后48小时内患者常常会出现发热，可能与抢救过程中各项操作的污染（如动、静脉置管），气道管理中出现误吸、肠系膜缺血后肠道菌群移位以及复苏后血清中内毒素和各种细胞因子升高等因素有关。复苏后的感染以肺部感染最为常见，其次是菌血症。严重感染的发生和发展与死亡有直接关系。

临床上怀疑脓毒性休克时，应尽早获取相关标本进行病原学检查，并静脉使用抗生素。最初进行经验性抗感染治疗可选用对抗所有可疑病原微生物（细菌和/或真菌）的强有力的一种或多种药物。在抗生素使用48~72h后，应结合临床与病原学检查结果调整抗感染药物，原则是尽量使用非广谱的抗生素，以期达到减少耐药菌产生、降低药物毒性和降低费用的目的。

早期的液体复苏可使用晶体或胶体液补充循环容量。液体复苏的初始治疗目标是使中心静脉压（CVP）至少达到8mmHg（机械通气患者要求达到12mmHg），之后通常还需要进一步的液体治疗。补液过程中应密切观察血压、尿量及各器官的容量负荷情况。心脏充盈压（CVP或肺动脉楔压）增加而血流动力学无改善时，应降低补液速度。纠正低血容量的同时，可考虑使用血管活性药物（去甲肾上腺素或多巴胺）来维持平均动脉压。对大量补液后心输出量仍低的患者，可使用正性肌力药物（如多巴酚丁胺）来增加心输出量，或联合应用正性肌力药物和血管活性药物。充分补液后仍需要血管活性药物来维持血压时可考虑给予糖皮质激素，每日糖皮质激素用量应小于300mg氢化可的松。当患者不再需要血管活性药物时，可停用糖皮质激素治疗。

总之，复苏后的监测和处理涉及各个器官系统，复苏后的检查、监测与治疗见表3-7，表3-8。

表3-7 复苏后的检查

检查类型	具体检查项目
血液检查	血气分析、血生化检查(肝肾功、电解质、血糖)、血常规、凝血功能(PT、APTT、FIB)、心肌标志物、血清NSE/S-100*
影像学检查	胸部X线/CT、超声心动图、头颅CT*、脑电图及体感诱发电位*
血流动力学检查	中心静脉压、肺动脉楔压*
其他	心电图、尿常规

*为选择性检查项目。

表3-8 复苏后重症监护与处理

器官系统	监护与处理
呼吸系统	呼吸功能评估(胸部X线/CT、动脉血气,呼吸频率及动度) 调节呼吸机通气参数及吸入氧浓度,以保证正常$PaCO_2$和氧供 防治肺部感染和肺水肿 肺栓塞的治疗:溶栓
心血管系统	心功能评估(重要病史、体格检查、心电图、心肌标志物和超声心动图) 必要时监测有创血压和肺动脉楔压) 维持平均动脉压,必要时应用正性肌力药物和血管活性药物 抗心律失常治疗(药物治疗、ICD) 急性冠脉综合征的诊治:紧急冠状动脉造影和PCI
中枢神经系统	动态评估神经功能、判断预后(GCS评分、体征、EEG等) 头颅影像学检查明确颅内原发或继发性病变 亚低温治疗 维持较高的平均动脉压 控制脑水肿,降低颅内压
肾脏	监测尿量、肾功、血气、电解质等 避免使用肾毒性药物 维持充足的肾脏灌注 肾脏替代治疗
胃肠道	防治消化道出血 尽早开始胃肠道营养
血液系统	密切观察患者有无栓塞或出血倾向 定期复查凝血功能 发现异常,及时纠正
内分泌、代谢	慎用皮质激素 控制血糖于正常范围 纠正酸中毒及电解质紊乱
脓毒症	监测体温 病原学检查 强有力的抗感染治疗 液体复苏

3. 亚低温治疗 低温治疗对大脑具有多重保护效应,可以同时作用于脑缺血级联损伤反应的多个靶点,其主要保护机制包括保持脂质膜流动性、抑制破坏性酶反应、降低再灌注期间脑低灌注区的氧需、抑制脂质过氧化、减轻脑水肿和细胞内酸中毒,减少脑缺血后神经元细胞凋亡和脑白质损伤,抑制星形胶质细胞增殖等。

对于心脏骤停复苏后自主循环恢复的患者,如血流动力学稳定,自发产生的轻度低体温(>33℃)无需积极复温治疗。因为轻度低体温对患者的神经功能恢复有益,易于耐受,且无严重的并发症。

对于无自发低温而需要主动诱导低温的患者，需要关注的问题包括开始低温治疗的时间、诱导低温的方法、最佳的温度范围、低温维持的时间和复温的方法。

（1）降温时机　对院外发生的室颤所致的心脏骤停，自主循环恢复后仍昏迷的患者，如果血流动力学稳定，主动诱导亚低温将改善患者的生存率和神经系统功能。对院外、院内非室颤引起的心脏骤停患者，自主循环恢复后开始诱导低温，也可能对患者有益。开始亚低温治疗的时间越早越好，但究竟早到何时能使患者受益最大还有待进一步研究。

（2）降温方法　包括使用冰袋、装有循环冷却剂的冰毯、颈动脉冷却液体灌注、一侧颈动脉体外冷却血液灌注、具有化学冷却作用的头盔、含-30℃溶液的冰帽以及冰水鼻腔灌洗等。研究发现，静脉快速输注2L左右4℃生理盐水或乳酸林格氏液能有效降低体温，且不会对生命体征、电解质、凝血功能、呼吸功能等产生显著影响。此法简便、有效、安全，有可能成为院前心脏骤停复苏成功后仍昏迷患者"冷链"治疗的非常重要的第一环。但需要注意的是该技术要求大量快速补液，对于患有肾功能不全或严重肺水肿的患者中使用应慎重。

目前推荐的降温方法为首先使用体表降温和静脉输注低温液体（肾功能不全及肺水肿患者除外）以快速诱导亚低温，随后继续使用体表降温来进一步维持亚低温状态，若患者出现寒战可适当使用镇静剂和肌松剂。

（3）降温范围　亚低温（32~34℃）最为简单有效，推荐低温治疗的降温范围控制在32~34℃。深度低温（28~32℃）可导致包括室颤等的各种心律失常，增加凝血功能障碍和感染的发生率。为避免过度降温导致的严重并发症，降温过程中，医务人员应连续监测体温。

（4）低温维持时间和复温方法　推荐复苏后亚低温治疗12~24小时，持续低温24小时后，考虑开始复温。复温方法：①自然复温：对热调节机制和内分泌功能已恢复正常的亚低温患者可仅使用自然复温的方法，即停止降温措施，将患者放置在25~26℃房间内，湿化空气，可用毛毯保温，并保护头部和颈部，减少热量的散失。其缺点在于内部温度回升较慢。②主动复温：主动复温包括体外复温和体内复温。体外复温是指直接温暖皮肤，通过已恢复正常的循环系统将体表温暖的血液转运至内部。主要通过加盖被子、温水袋、暖风系统等实现，加温过程中应注意皮肤的保护，小心烫伤。体内复温由于其有创性和潜在的并发症，一般在自然复温和体外复温失败后才使用，可采用40℃的湿暖氧气进行呼吸道升温，静脉快速输注40℃葡萄糖/0.9%氯化钠注射液，或将血液体外复温后回输。不管采用何种方式，均要求缓慢复温，温度上升速率不应超过0.25~0.5℃/h。体温高于35℃时，可停用镇静剂及肌松剂。复温后应努力维持患者体温<37.5℃，同时严密监测有无并发症的发生。

（5）低温治疗的并发症　①容量变化：人工降温可引起外周血管收缩，外周血容量明显减少，此时中心静脉压升高，继而多尿；复温时与之相反，外周血管扩张，中心静脉压下降，出现相对低血容量。②电解质异常：降温初期的利尿作用以及伴随的细胞内外体液转移，可能导致低钾血症、低磷血症和低镁血症。反之，在随后的复温过程中会出现高钾血症。③凝血功能障碍：低温时血小板黏附聚集，同时外周血小板进入肝、脾增多，导致血小板数量减少，而且低温时血小板的功能减弱，凝血酶活性受抑制，可能出现凝血功能障碍，PT、APTT延长，纤维蛋白原减少，严重时可出现DIC。④心律失常：心律失常的发生多与体温过低（32℃以下），降温速度过快有关。心电图常常表现为P—R间期延长、QRS波增宽、Q—T间期延长，S—T段抬高和QRS波后出现圆顶状或驼峰状波型，即所谓Osborn波或驼峰波。随着体温的降低，还可能出现窦性心动过缓、房颤、房扑、房室传导阻滞等，严重者可致心室异位心律和室颤。⑤血糖变化：低温时胰岛素分泌减少，组织对胰岛素的敏感性降低，容易发生高血糖。⑥感染：低温期间免疫功能受抑制，容易发生全身感染，尤其是呼吸道感染，严重者可致脓毒症。⑦压疮和冻伤：亚低温治疗时局部抵抗力减弱，压疮和冻伤发生的危险性增加。

（三）预后的判断

循环停止超过2~3分钟的患者在自主循环和呼吸恢复后可能仍表现为昏迷状态。其中部分患者可逐渐康复，神志恢复。但也有相当多的患者最终不能完全清醒，持续处于植物状态，甚至逐渐发展至死亡。对复苏后患者最终预后的判断已成为目前医护人员和患者家属最关心的问题，相关的研究层出不穷。下列指标可能有助于复苏后最终预后的判断：①如果心脏骤停患者的瞳孔对光反射、角膜反射、对疼痛刺激的回缩反射和伸肌运动反射消失超过24小时，往往提示预后差。若运动反射消失超过72小时，则高度提示预后极差，死亡可能性大。②如果患者在心脏骤停后24小时内出现癫痫持续状态，也往往提示预后不良。③自主循环恢复后每日检查血清神经元特异性烯醇化酶（neuron-specific enolase，NSE）水平，若有1~3次检测结果超过33μg/L，可提示预后不良，动态观察血NSE浓度更具有临床意义。④神经胶质标志蛋白S-100与NSE相似，脑损伤后高水平的S-100也同样提示预后不良。⑤诱发电位可监测脑皮质功能和脑干功能，且不受睡眠、意识和镇静药物的影响。监测复苏后患者的躯体感觉诱发电位有助于对神经功能预后的判断。复苏后1~3天内双侧皮质躯体感觉诱发电位缺失提示预后不良。⑥脑电图检查有助于对原发病损部位、复苏后脑损伤严重程度的判断，以协助预测预后。脑电图全面抑制或癫痫样活动可提示预后不良。⑦脑部影像学检查（如CT、MRI、PET等）有助于明确患者发生意外时是否存在因跌倒引起的颅脑损伤，或者心脏骤停本身是否就是由颅内病变所引起。部分拟行抗凝或溶栓治疗的昏迷患者在治疗前也必须行头颅CT排除脑出血。但是脑部影像学检查对复苏后神经功能预后的判定无太大价值。⑧与CPR相关的影响因素，如缺氧时间、CPR持续时间、心脏骤停原因（心源性或非心源性）、心律失常类型等对预测预后有帮助。但治疗过程中使用镇静剂、神经肌肉阻滞剂、低温治疗等因素可能影响上述临床检查与辅助检查的可靠性，判断复苏后预后时应综合考虑各相关因素。

复苏后阶段以血流动力学不稳定、神经系统功能损害和实验室检查异常为突出表现，患者可能发生多器官功能衰竭。复苏后治疗的目的是进一步稳定生命体征，纠正实验室检查指标的异常，支持器官功能，增加神经系统完全恢复的可能性。对于提高患者的远期生存率、改善患者的神经系统功能、提高患者的生活质量非常关键。由于治疗可能涉及全身各个器官系统，需要从整体着眼来实现患者内环境的平稳与稳定。亚低温治疗、冠脉介入治疗等手段可能改善患者的预后，但还有许多细节问题需要进一步研究。

第四节 婴儿和儿童生命支持

婴儿的主要死因为先天性畸形、早产并发症和婴儿猝死综合征。一岁以上儿童的主要死因是创伤（如车祸伤），创伤后心脏骤停的存活率低。因此，儿童心肺复苏更强调围骤停期的预防，减少创伤导致的心脏骤停。儿童生命链与成人生命链略有不同（图3-26），儿童生命链的五环分别为预防（Prevention），早期心肺复苏（early CPR），快速启动急救系统（prompt access to the emergency response system），尽快高级生命支持（rapid pediatric advanced life support，PALS），心脏骤停后综合治疗（integrated post-cardiac arrest care）。

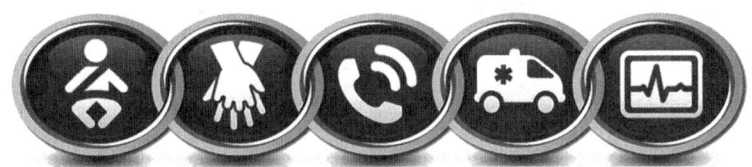

图3-26　儿童生命链

（一）婴儿和儿童基本生命支持

与成人基本生命支持相似，儿童基本生命支持也需要判断患儿的反应和呼吸。如果患儿无反应、无呼吸或仅有叹气样呼吸，提示患儿发生心脏骤停。

1. 检查反应和呼吸　救护人员在确认环境安全后，应轻拍患儿并在患儿双侧耳边大声呼叫患儿的名字。患儿如果有回答，或有肢体活动，或发出声音都提示患儿有反应。如果患儿无反应，应检查患儿呼吸。对于非专业人员而言，如果患儿无呼吸或只有叹气样呼吸，应该立即开始心肺复苏。

2. 检查脉搏　如果专业人员在现场，发现患儿无反应、无呼吸或只有叹气样呼吸时，应检查脉搏。对于一岁以下的婴儿，推荐检查肱动脉搏动，一岁以上的儿童则可以检查颈动脉或股动脉搏动。如果10秒钟内不能确认患儿有脉搏，应该立即开始心肺复苏。

检查发现患儿有脉搏，且>60次/分，但有明显呼吸障碍，应立即以12~20次/min的频率进行人工通气，直到自主呼吸恢复。在这一过程中，应每2分钟检查一次患儿的脉搏，每次检查时间不超过10秒钟。如果患儿有脉搏，但脉搏<60次/min，且在吸氧和辅助通气的条件下仍有灌注不良的征象（如苍白、皮肤花斑、发绀等），也应立即开始胸部按压。由于婴儿和儿童的心输出量在很大程度有赖于心率，显著的心动过缓伴灌注不良提示患儿心输出量极低，即将发生心脏骤停，此时开始心脏按压比等到完全心脏骤停再开始按压患儿的生存率更高。

3. 胸部按压　与成人基本生命支持相同，儿童和婴儿的基本生命支持仍以胸部按压开始。按压要求快速而有力，按压频率至少100次/min，按压深度至少为患儿胸廓前后径的1/3或1岁以下的婴儿按压深度4cm，1岁以上的儿童按压深度5cm。放松时应让患儿胸廓完全回弹。尽量减少对胸部按压的中断。对于婴儿，如果现场只有一名救护人员（无论是专业人员还是非专业人员），应采用两指按压法进行胸部按压（图3-27）。按压的位置在两乳头连线的下方。不要按压剑突或是肋骨。如果现场有两名或以上救护人员，其中一人可以采用两拇指环绕法进行胸部按压（图3-28）。使用该法时，救护人员两手环抱患儿胸廓，并将两手的大拇指放在胸骨的三分之一，按压时两拇指将胸骨压下。

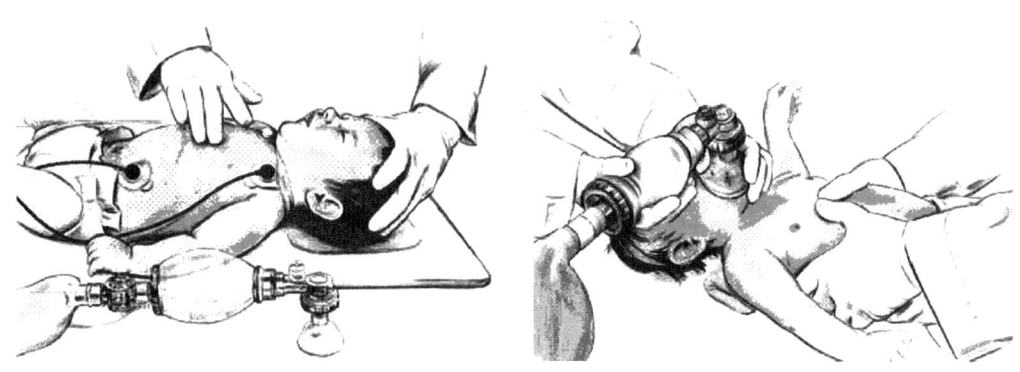

图3-27 两指按压法　　　　　　　图3-28 两拇指环绕法

对于儿童，非专业人员和专业人员应该根据患儿体型采用单手或者双手的掌根按压在胸骨下半段。无论采用哪种方法，都应该保证足够的按压深度和放松时的胸廓完全回弹。如果现场有2名或以上的救护人员，应该每2分钟更换一次按压者。

4. **开放气道和人工通气**　如果现场只有一名救护人员，推荐按照30∶2的比例进行按压和通气，按压30次之后，以仰头抬颏法开放气道，然后做2次人工通气。如果现场有2名或以上的救护人员，可以由一名救护人员进行胸部按压，另一名救护人员开放气道并进行人工通气，按压和通气的比例为15∶2。对于一岁以下的婴儿，可以进行口对口鼻人工呼吸。对于一岁以上的儿童，可以采用口对口人工呼吸。每次吹气时间约为1秒钟，吹气量以能引起胸廓起伏为宜。

5. **电除颤**　儿童被目击心脏骤停时（例如在运动过程中发生心脏骤停），很可能是发生室颤或无脉性室性心动过速，需要立即心肺复苏和电除颤。很多AED对于识别儿童的可除颤心律具有较高的特异性，部分AED还配备了递减型能量的功能，以便适合婴儿和8岁以下的儿童使用。对于婴儿，推荐在专业人员确认可除颤心律后使用手动除颤器除颤。除颤能量推荐位2J/kg。如果首次除颤不成功，可以将能量增加至4J/kg。如果没有手动除颤器，也可以使用带有儿童衰减能量的AED除颤。如果既没有手动除颤器，也没有带有儿童衰减能量的AED，可以选用普通AED除颤。无论选用哪种除颤器，除颤之后都应该立即恢复胸部按压和人工通气，2分钟后再重新评估心律。

6. **单纯胸部按压的心肺复苏**　对于婴儿和儿童，最佳的心肺复苏方法应该把胸部按压和人工通气结合起来。在婴儿和儿童中，窒息导致的心脏骤停比心源性原因（如室颤或无脉性室速）所致的心脏骤停更为常见，通气对于窒息所致心脏骤停尤为重要。即使是窒息性心脏骤停，也应注意避免过度通气。总的来说，联合按压和通气的心肺复苏对于婴儿和儿童是最佳的复苏方法，但是在无法完成通气的情况下，仅做胸部按压也比不复苏的结果好。

（二）婴儿和儿童高级生命支持

窒息性心脏骤停是婴儿和儿童发生心脏骤停的常见原因，往往以全身低氧血症、高碳酸血症、酸中毒开始，逐渐进展到严重心动过缓和低血压，最终发展为心脏骤停。室颤和无脉性室速在院内外儿童心脏骤停中仅占5%~15%，随着年龄的增长，室颤和无脉性室速的发生比例逐渐增加。

婴儿和儿童的高级生命支持往往是在医疗机构内完成，故推荐成立复苏小组，多人协作，共同完成包括侵入性监测在内的高级生命支持措施。高级生命支持过程中应注意：①一名救护人员立即开始胸部按压，另一名人员尽快开始球囊面罩通气。②有效的儿童高级生命支持有赖于高质量的基本生命支持，在高级生命支持的同时一定要注意基本生命支持的所有细节。③在两名救护人员进行按压和通气的同时，其他救护人员应该完成心电监护、获得除颤器、建立静脉通道、计算好用药量并准备好药物。

1. 呼吸衰竭的识别　呼吸衰竭表现为通气不足和（或）氧合障碍。出现下列征象时应考虑呼吸衰竭：①呼吸频率增加，出现呼吸窘迫的征象，如鼻翼煽动、反常腹式呼吸等。②呼吸频率过慢，呼吸音减弱，或出现叹气样呼吸，尤其是伴有意识障碍时。③充分给氧后仍发绀。

2. 休克的识别　儿童常见的休克类型是低血容量休克。分布性休克、心源性休克和梗阻性休克都较少见。休克代偿期的典型征象包括：①心动过速。②肢端冰凉、苍白。③环境温暖时，毛细血管充盈时间大于2秒。④外周动脉搏动弱。⑤收缩压正常。如果进入失代偿期，除了上述征象外，还会出现：①意识障碍。②小便量减少。③代谢性酸中毒。④呼吸急促。⑤中心动脉搏动弱。⑥皮肤出现花斑样改变。

3. 气道管理　口咽通气道和鼻咽通气道也可用于儿童，但应注意根据儿童的年龄和体型选择合适的型号。如果球囊面罩通气效果不佳，且无法进行气管插管，儿童也可以使用喉罩来开放气道并支持通气。一旦气管插管或其他高级气道建立，按压人员持续以至少100次/min的频率进行按压，通气人员以8~10次/min的频率进行人工通气，注意避免过度通气。

4. 氧疗　儿童心肺复苏期间，可使用100%纯氧进行通气。一旦循环恢复，应监测氧饱和度，并将吸入氧浓度调至能使氧饱和度维持在94%以上的最低值。值得注意的是，要维持足够的氧输送，不单需要足够的氧饱和度，还需要足够的血红蛋白浓度和心输出量。

5. 监测

（1）心电监护　持续心电监护有助于评估心律变化，明确治疗的效果。

（2）超声心动图　超声心动图有助于了解心脏骤停的原因，帮助发现心包填塞、心室充盈不良等。但需注意，应尽量减少因为做超声心动图而中断胸部按压。

（3）呼气末二氧化碳（$PetCO_2$）　$PetCO_2$的监测有助于判断心肺复苏的质量和了解自主循环是否恢复。

6. 用药途径

（1）外周静脉通道（IV）　年龄和体型越小的患儿，外周静脉通道的建立就越具有挑战性。对于危重症患者，不要为建立外周静脉通道而耽误太多时间。

（2）骨通道（IO）　对于心脏骤停的患儿，用药途径可以首选骨通道。因为骨通道的建立快速、安全、有效，所有静脉使用药物都可以通过骨通道使用，也可以通过骨通道采血标本。

（3）中心静脉通道　中心静脉通道的建立比较耗时，不推荐作为急救时建立的首选通道。但如果心脏骤停前中心静脉通道和外周静脉通道均已建立，复苏时应优先选择中心静脉通道用药。

（4）气管内给药（ET）　如果复苏时血管通道和骨通道难以建立，脂溶性的复苏药物可以通过气管导管内给药，如利多卡因、肾上腺素、阿托品和纳洛酮等。利多卡因、阿托品、纳洛酮的气管内使用剂量为静脉剂量的2~3倍，而肾上腺素的气管内使用剂量则为静脉剂量的10倍。碳酸氢钠、钙剂等非脂溶性药物会损伤气道，不推荐气道内使用。

7. 药物使用 婴儿和儿童高级生命支持中的常用药物及剂量见表3-9。

表3-9 婴儿和儿童高级生命支持中的常用药物及剂量

药物	剂量	备注
腺苷	首剂：0.1mg/kg（最大剂量6mg） 第二剂：0.2mg/kg（最大剂量12mg）	监测心电图 IV/IO快速推注
胺碘酮	5mg/kg；重复使用时剂量可增加至15mg/kg，最大单剂量300mg	监测心电图和血压，根据心律调节给药速度。使用时应结合专科医师意见。
阿托品	0.02mg/kg IV/IO 0.04~0.06 mg/kg ET 可重复使用 最小剂量：0.1mg 最大单剂量：0.5mg	有机磷中毒时可提高使用剂量
肾上腺素	0.01mg/kg IV/IO 0.1mg/kg ET 最大剂量1mg IV/IO或2.5mg ET	每3~5分钟重复一次
葡萄糖注射液	0.5g/kg IV/IO	新生儿：5~10ml/kg（10%GS） 婴儿和儿童：2~4ml/kg（25%GS） 青少年：1~2ml/kg（50%GS）
利多卡因	1 mg/kg IV/IO 20~50μg/kg/min	
硫酸镁	25~50mg/kg IV/IO（推注10~20分钟，尖端扭转室速时可加快速度） 最大剂量2g	
纳洛酮	年龄<5岁或体重≤20kg：0.1mg/kg IV/IO/ET 年龄≥5岁或体重>20kg：2 mg/kg IV/IO/ET	对抗阿片类药引起的呼吸抑制时可减小剂量（1~5μg/kg 逐渐加量）

第五节　特殊情况下的心肺复苏

在某些特殊的情况下，如过敏、妊娠、中毒、创伤、溺水、电击、自缢等，围心脏骤停期的病理生理可能与常规情况下不同。因此，围骤停期的处理和/或基本生命支持、高级生命支持的方法也随之而有所调整，需要特别关注。

一、过　　敏

过敏是涉及皮肤、呼吸、消化、循环等多系统的高免疫应答反应，严重过敏可导致气道完全梗阻，并因血管源性休克而引发循环衰竭。如果未及时处理，过敏导致的血管扩张和毛细血管通透性增加可能引起显著的前负荷降低和相对的循环血量不足，进而导致心脏骤停。过敏性休克时出现的心肌缺血、急性心肌梗死、恶性心律失常和心血管抑制也是导致血流动力学恶化和心脏骤停的原因。

过敏患者发生心脏骤停后应按照标准基本生命支持和高级生命支持流程进行心肺复苏。过敏患者重在防止心脏骤停发生，在发现过敏征象时及时进行干预，快速进行气道、呼吸和循环支持是至关重要的。

（一）气道管理

发现患者出现过敏征象时，应尽早评估患者的气道通畅情况，及时进行干预。一旦发现患者有口咽部或喉部水肿的风险，应早期快速建立高级气道。严重过敏时，患者可出现声嘶、舌水肿、喉喘鸣、口咽部水肿等困难气道的表现，此时应立即通过环甲膜切开、气管切开等方法建立高级气道。

（二）循环管理

1. 早期循环支持 一旦发现患者有全身性过敏反应的征象，尤其是低血压、气道水肿或呼吸困难，应尽快肌内注射肾上腺素。肌内注射肾上腺素的推荐剂量为每次0.2~0.5mg，肌内注射的最佳部位为大腿中段前外侧。

2. 液体复苏 过敏所致的血管源性休克往往需要积极的液体复苏，如果血管活性药物不能快速改善患者低血压休克状态，应快速静脉输注1000ml等张晶体液（如生理盐水）。

3. 血管活性药物 过敏性休克时应建立静脉通道，静脉注射肾上腺素缓解休克状态。对于未发生心脏骤停的过敏性休克患者，可静脉推注肾上腺素0.05~0.1mg，也可考虑在输注晶体液的同时静脉输注肾上腺素5~15μg/min。由于肾上腺素过量可能致命，在未发生心脏骤停患者静脉使用肾上腺素时，应严密监测患者的生命体征，尤其是血流动力学指标。其他血管活性药物包括血管加压素、去甲肾上腺素、甲氧胺和间羟胺，主要用于对肾上腺素治疗无反应的过敏所致心脏骤停患者。

4. 其他 对于过敏所致心脏骤停患者，还可以考虑使用体外循环等高级技术进行循环支持。抗组胺药（H_1和H_2受体拮抗剂）、吸入性β激动剂、激素也可考虑用于过敏所致的心脏骤停。

二、妊 娠

妊娠状态下心脏骤停的发生率为1∶20000。尽管发生心脏骤停的孕妇往往比其他心脏骤停患者更年轻，但存活率却更低。

对孕妇进行心肺复苏时，救护人员会同时面对两个患者即母亲和胎儿。只有母亲存活时，胎儿存活的可能性才较大。

（一）孕妇心脏骤停的预防

对于高危孕妇应使用以下措施预防心脏骤停的发生：

（1）让患者完全左侧卧位以减轻子宫对下腔静脉的压迫，避免因下腔静脉回流减少而导致的低血压。

（2）吸入纯氧。

（3）建立能回流至上腔静脉的静脉通道。

（4）如果孕妇的收缩压低于100mmHg或低于未发病水平的80%就应该进行治疗。可以静脉输注晶体液和胶体液以增加前负荷，避免胎盘灌注不足的发生。

（5）积极寻找和处理原发病。

（二）孕妇心脏骤停后的心肺复苏

1. 患者心肺复苏时的体位 由于妊娠子宫可能压迫下腔静脉，导致静脉回流受阻，引起每搏量和心输出量的减少。左侧倾斜位时可减轻下腔静脉的压迫，进而改善血压、心输出量和搏出量等血流动力学指标，也可改善胎儿氧合、心率等参数。

临产孕妇发生心脏骤停时，可首先在患者仰卧位下将子宫推向左侧。如果不能改善心肺复苏的质量,可以将患者的右侧垫高27°~30°,使患者保持左侧卧位。如果将子宫推向左侧或左侧卧位均不能获得好的胸部按压效果,应考虑进行紧急剖宫产。

2. **气道**　妊娠时,气道黏膜会发生一系列变化,包括水肿、脆性增加、分泌物增加、充血等。孕晚期时,上气道的直径可能比未妊娠时或产后的上气道直径更小。因此,妊娠状态下的气道管理比非妊娠状态更困难。左侧卧位时气道管理的难度进一步增加。对于心脏骤停的孕妇,球囊面罩通气应使用100%的纯氧,及时吸痰,同时做好建立高级气道的准备。

3. **呼吸**　由于孕妇的膈肌上抬,通气量减少、功能残气量减少,且肺内分流量增加,氧需明显增加,可能在短时间内发生低氧血症。救护人员应积极进行氧疗和通气支持,并严密监测氧饱和度。

4. **循环**　由于孕妇的膈肌升高,发生心脏骤停后,胸部按压的部位应略高于常规推荐部位。孕妇的肾小球滤过率和血容量都增加,但心脏骤停后复苏时的药物和使用剂量均与前述成人心肺复苏的药物使用相同。

5. **除颤**　孕妇心脏骤停时,可以使用AED进行除颤。使用手动除颤仪除颤时,除颤能量与成人心肺复苏时的除颤能量相同。

（三）可逆性诱因的治疗

除5"H"与5"T"因素外,孕妇还有一些特殊的妊娠相关的疾病或操作并发症可能引起心脏骤停。

1. **心脏疾病**　引起孕妇死亡的最常见心脏疾病是心肌梗死,其次是主动脉夹层、先天性心脏病和肺动脉高压。随着妇女妊娠年龄的增大,动脉粥样硬化性心脏疾病的发生率增加。妊娠妇女发生心肌梗死的风险是非妊娠妇女的3~4倍,且发病率有逐年增加的趋势。妊娠是使用溶栓剂的相对禁忌证,故ST段抬高性心肌梗死应选择PCI进行再灌注治疗。

2. **硫酸镁中毒**　轻者表现为心电图PR间期延长、QRS波宽度增加、QT间期延长,严重者表现为房室结传导阻滞、心动过缓、低血压和心脏骤停。神经系统表现为腱反射消失、肌力显著下降、呼吸抑制等。其他的表现包括恶心呕吐、皮肤潮红、水电解质失衡等。肾功能衰竭和代谢紊乱的患者可能在较低剂量时即发生硫酸镁中毒。医源性的药物过量也是引起硫酸镁中毒的原因。临床上,经验性使用钙剂可能挽救硫酸镁中毒患者的生命。

3. **子痫和先兆子痫**　子痫和先兆子痫往往发生在孕20周以后,可能引起严重高血压和广泛的器官、系统功能衰竭,如果不及时处理,可能导致孕妇和胎儿的死亡。

4. **致命性肺栓塞**　尽管妊娠是使用溶栓剂的相对禁忌证,但文献报道对于怀疑由致命性大面积肺栓塞引起心脏骤停的孕妇,心肺复苏期间使用溶栓治疗可能提高患者的出院生存率和远期神经系统预后。有条件时,也可以考虑进行经皮机械血栓切除术和外科栓子切除术。

5. **羊水栓塞**　对于分娩时发生致命性羊水栓塞的患者,可以在有条件的情况下使用体外循环抢救心脏骤停。围骤停期剖宫产也有助于这类孕妇和胎儿的存活。

（四）紧急剖宫产

对于子宫明显增大的孕妇,发生心脏骤停时,如果认为心脏骤停与子宫对主动脉和下腔静脉的压迫造成的血流动力学改变有关,无论胎儿是否成熟,都应考虑紧急行剖宫产术。一旦救护人员做好接生婴儿的准备,就应该启动高级生命支持流程,并积极寻找和治疗可逆性诱因。

三、中　毒

中毒是指各种类型毒物进入人体,对机体的组织器官生理功能及结构等产生损伤的过程。其损伤的靶位往往在细胞水平,严重时可以造成细胞受体、离子通道、细胞器和化学途径的功能损伤,最终导致重要脏器衰竭。损伤的程度受毒物的理化性质、接触量、接触时间、毒物进入机体的途径、个体敏感性等多方面因素的综合影响。针对中毒所致心脏骤停或严重心血管功能不稳定(包括呼吸抑制、低血压、致命性心脏传导功能异常等)的患者,围心脏骤停期如何处理值得高度重视。

(一)严重中毒患者的早期处理

严重中毒患者的早期处理往往始于气道保护、呼吸和循环支持,再进行快速评估。患者有可能无法提供毒物暴露的准确病史,救护人员采集病史时应注意询问患者的陪伴人员,关注可能存放毒物的容器,了解患者的用药史以及既往的医疗情况。

胃肠道脱毒(洗胃、全肠道灌洗和使用吐根糖浆等)是口服中毒治疗的主要方法之一。对于无特效解毒剂的致命毒物中毒,推荐在中毒1小时内口服活性炭吸附消化道摄入的毒物。活性炭的使用必须在气道受到保护的前提下进行,避免误吸风险。

(二)中毒综合征

中毒综合征是指由一系列症状、体征和实验室检查结果组成的、能提示特异性毒物中毒的临床综合征。通过临床表现的识别,救护人员可能做出诊断并开始初步治疗。需要注意的是,中毒引起的各种症状和体征并不具有特异性,其他疾病也可能出现同样的表现,在毒物暴露史不明确的情况下应仔细鉴别诊断。

(三)中毒所致心脏骤停的心肺复苏

对于严重中毒患者,保护好气道、进行呼吸和循环支持非常重要。一旦患者发生心脏骤停,基本生命支持和高级生命支持的方法与标准成人心肺复苏一致。

四、创　伤

创伤所致心脏骤停患者的基本生命支持和高级生命支持与非创伤心脏骤停患者基本一致,仍然强调气道、呼吸和循环的支持。创伤导致心脏骤停的复苏效果并不好,如果能及时发现可逆性诱因并积极处理和纠正,仍有可能挽救患者生命的可能。常见的诱因包括低氧血症、低血容量、气胸或心包填塞导致的心输出量降低以及低体温。

(一)创伤患者围心脏骤停期的处理

对于多发伤或头颈外伤者,应进行颈椎固定。手法开放气道时,首选方法为托下颌法。患者呼吸状态不佳或面部出血多,在保证颈椎稳定性的前提下使用面罩通气,如果球囊面罩通气不能提供有效的呼吸支持,应积极建立高级气道。如果无法建立高级气道,可考虑进行环甲膜切开。正压通气时单侧呼吸音降低，应考虑气胸、血胸或膈肌破裂的可能性并进行积极处理。

充分保护气道、充分氧合和通气后，应进行循环的评估和支持。对外出血进行积极止血，显著容量不足时应进行液体复苏。心包填塞是创伤后心脏骤停的重要原因之一，快速诊断和超声引导下的心包穿刺引流是缓解心包填塞安全而有效的方法。在现场紧急情况下，即使无法进行超声引导，如考虑心包填塞也应该进行急诊心包穿刺。对创伤引起的心包填塞尤其是心包内大量血凝块形成的患者，开胸手术治疗可能比穿刺引流效果更好。部分创伤患者，尤其是胸部开放性损伤患者可能需要开胸心肺复苏。

创伤时最容易发生的骤停心律是无脉电活动，往往发生于严重低血容量、低体温、心包填塞或张力性气胸等情况。此外，缓慢性心律失常也是创伤时常见的心律失常，主要见于严重低血容量、低氧血症或呼吸循环衰竭。

（二）心脏震荡伤

心脏震荡伤是在心脏复极期对前胸部的钝性打击导致钝性心脏损伤而触发的室颤或猝死事件。心脏震荡伤主要发生于儿童和18岁以下的青少年，多是在娱乐性或竞技性运动过程中发生，发病过程短暂，病死率高。钝性心脏损伤可能导致心肌挫伤，发生心电图改变和心律失常。在心脏复极期，即使是小范围的击打，也可能引发室颤，快速电除颤、及时的基本生命支持和高级生命支持能有效挽救患者生命。

五、溺　　水

溺水是指人淹没入水中或其他液体中，呼吸道堵塞或喉、气管发生反射性痉挛，引起窒息和缺氧，肺泡失去通气、换气功能，从而导致一系列病理生理改变（缺氧和二氧化碳潴留）。患者溺水后被救而致溺水过程中断，称为"非致命性溺水"，如果患者因于溺水而死，则为"致命性溺水"。

溺水后若能及时救治，极有可能挽救生命。尽管长时间淹溺的患者在长时间心肺复苏后存活率并不高，但仍有长时间淹溺后复苏成功，且无神经系统损伤的成功案例。因此，对所有溺水者除非出现尸僵、尸斑、尸体腐烂、头颅离断伤、躯体横断伤等明确的死亡征象，否则都应进行积极现场复苏，并在适当的时候转运回医院。

（一）心肺复苏的顺序

溺水致死的主要原因低氧血症。在溺水致心脏骤停时，与常规心肺复苏的C-A-B顺序不同，心肺复苏应采用A-B-C的顺序，就是以开放气道为心肺复苏的开始，接着进行两次人工呼吸，然后再进行胸部按压。

（二）水中救援

溺水患者颈椎损伤的发生率极小，且水中固定颈椎时可能阻碍开放气道和人工呼吸，只有高度怀疑头部和颈椎损伤时才需要在水中固定颈椎。不推荐水中检查脉搏和胸部按压。抢救溺水者最重要的措施就是快速进行人工通气，对于意识丧失的患者，在浅水区或浮出水面时即可开始通气支持。由于救护人员难于在水中同时完成捏闭鼻孔、支撑头部和开放气道等动作，可采用口对鼻人工呼吸代替口对口人工呼吸。

（三）岸上救援

一旦溺水者被救上岸，如果仍无意识和呼吸，就应该进行人工呼吸和胸部按压，并尽快使用AED或除颤器，确认可除颤心律后立即除颤。

溺水时，部分患者由于喉痉挛或屏气并没有将水误吸入肺内。另一部分有误吸的患者，吸入的水也会很快在肺泡内被吸收进入循环，无需考虑清除气道内的水。任何清除气道内的水的措施（如腹部冲击法或倒水）都有可能因为延误人工通气的时机和增加呕吐的风险而显著增加死亡率，不推荐使用。

在岸上进行人工呼吸或胸部按压时，患者有可能呕吐。此时应让患者侧卧，用手指、布类或负压吸引将呕吐物清除。如果怀疑有颈椎损伤，翻转患者时应注意将患者的头、颈、躯干作为一个整体来转动，以保护颈椎。

六、电　击　伤

电击伤分为普通电击伤和闪电击伤，均可通过电流直接作用于心、脑、细胞膜和血管平滑肌而引起致命性后果。电击伤也可以导致多发伤，包括脊柱损伤、肌肉拉伤、电击后坠落所致的内脏损伤、骨骼肌痉挛导致的骨折等。电流经过身体时电能转化为热能还可以导致身体的热烧伤。

（一）普通电击伤

高压电击伤容易产生致命后果。交流电击伤可能导致骨骼肌痉挛性收缩使患者难以与电源分离，导致电流长时间作用于身体。交流电击伤时，电流在心脏的相对不应期经过心脏的可能性更大，电流作用容易诱发室颤，类似于在非同步电复律时产生的 R-on-T 现象。

（二）闪电击伤

闪电击伤致命的首要原因是室颤或心脏停搏所致的心脏骤停。闪电击伤时，强大的直流电瞬间通过心脏，使整个心脏同时除极。大部分情况下，心脏固有的自律性能自发恢复规则的心脏灌注节律。但是，闪电击伤后的呼吸中枢抑制和胸廓肌肉痉挛所致的呼吸骤停可能不会因为自主循环的恢复而恢复呼吸，若不及时进行有效的呼吸支持，恢复自主心脏节律的患者可能由于低氧血症而再次发生心脏骤停。

闪电可能引起大量儿茶酚胺释放或自律性改变，导致患者出现高血压、心动过速，QT间期延长和一过性T波倒置等非特异性心电图改变，以及心肌坏死等。闪电也可能导致脑出血、水肿、小血管损伤和神经元损伤等对外周神经系统和中枢神经系统损伤，由此诱发心脏骤停。

（三）心肺复苏时的注意要点

救护人员在现场急救时应注意保护自己免遭电击。急救前应确认现场环境安全，电源已关闭或电源已与患者分离。电击伤致心脏骤停患者的心肺复苏，按照前述标准进行基本生命支持和高级生命支持。

（1）因为闪电击伤后未发生呼吸心脏骤停的患者和发生骤停后得到及时救治的患者存活率较高，即使心脏骤停至开始心肺复苏的时间较长，复苏仍可能有效。所以，如果闪电同时击伤多人，救护人员应首先救治发生心跳呼吸骤停的患者。对于仅发生呼吸骤停的患者，只需进行通气支持和氧疗即可避免继发性低氧性心脏骤停的发生。

（2）无论哪种电击伤，患者均存在头颈部创伤的可能性，抢救时应注意保护脊柱的稳定性。

（3）急救时应去除高温的衣物、鞋袜和皮带等，防止进一步热烧伤。

（4）对于面部、口部、颈前部电烧伤的患者，建立气道可能比较困难。进行性加重的广泛软组织水肿可能进一步加大气道管理的难度。因此，大面积电烧伤的患者，即使其存在自主呼吸，应尽早气管插管。

（5）对于组织破坏严重的电击伤致心脏骤停患者，自主循环恢复后应快速静脉补液，以对抗分布性/低血容量性休克，纠正第三间隙的持续液体丢失，保证患者的尿量，促进肌红蛋白、钾离子和其他组织破坏产物的排出。

七、自　缢

自缢是指喉、气管及颈部大血管被绳索等压闭，空气不能入肺，脑供血丧失，引起脑及重要生命脏器急性缺血、缺氧的一系列病理改变，严重者可直接致死。扼死、绞死致死原因与之相似。

（一）自缢致心脏骤停的原因

（1）颈部气管和大血管被压闭，导致机械性窒息和脑及重要生命脏器缺血、缺氧，最后出现呼吸、心跳停止。

（2）绳索压迫颈动脉窦压力感受器，导致反射性心脏骤停。

（3）自缢的着力点急骤作用于颈部，导致颈椎（尤其是寰、枢椎）脱位、骨折、高位脊髓损伤，进而引起呼吸麻痹而致瞬间死亡。

（二）自缢的急救处理

1. **院前急救**　立即抱住患者，剪断绳索。可以立即解除绳索对颈部的压迫，又能避免剪断绳索时患者坠地摔伤或加重原有的颈椎和脊髓损伤。救下患者后，将其平卧，检查意识、呼吸、脉搏。如果呼吸、心跳停止应立即开始心肺复苏，复苏的方法与标准基本生命支持和高级生命支持方法相同。由于自缢可能伴有颈椎和颈髓的损伤，在开放气道时要注意保护颈椎的稳定性，必要时进行气管插管或环甲膜切开。转运过程中更应注意对颈部的保护，可使用颈托固定。

2. **院内急救**　患者进入急诊科后，首要的处理仍是气道、呼吸和循环的评估和稳定。保持患者颈部稳定，开放气道和控制呼吸循环后应进行如下检查，以便发现问题尽快处理，避免心脏骤停的再次发生。

（1）动脉血气分析，了解呼吸情况。

（2）颈部影像学检查，以了解颈椎、舌骨、喉软骨、颈部软组织的损伤情况。

（3）胸部影像学检查特别是进行气管插管的病人还可以了解插管位置是否正确。

（4）头部CT扫描和（或）血管造影，以发现脑组织改变和深部血管血栓形成。

第六节 脑 死 亡

一、概 述

传统的死亡概念是以呼吸心跳同时不可逆地停止为金标准。随着医学科学的发展，先进医疗技术、设备的不断推陈出新，如呼吸机、心脏起搏器、器官移植、心肺复苏术等的应用和发展，呼吸心跳停止的病人经抢救可以恢复自主循环，甚至治愈出院。有一部分患者虽然恢复自主循环，但是患者意识、感知、思维、自主活动甚至呼吸均丧失，即脑功能完全丧失，这种情况的出现无疑对传统的死亡概念提出了挑战。

以脑为中心的中枢神经系统是整个机体生命维系的基础，脑神经细胞属于不可再生细胞，坏死后恢复的可能性极小。当脑神经细胞坏死的数量达到或超过一定程度时，人的意识、感知、思维、自主活动和基本生命中枢的功能将永久丧失，全部机体功能的丧失也仅仅是时间问题。1959年，法国学者P.Mollaret和M.Goulon在第23届国际神经学大会上首次提出了"过度昏迷"（Le Coma Dépassé）的概念，报道了23例存在这种病理状态的患者，并首先开始使用"脑死亡"一词。1966年之后，国际上多个国家确定以"脑死亡"作为死亡标志，并根据各国情况提出了"脑死亡"的定义和判断标准。

我国原卫生部脑死亡判定标准起草小组提出的脑死亡（brain death）定义为包括脑干在内的不可逆的全脑功能丧失。昏迷、脑干反射消失和无自主呼吸是脑死亡的三大要素。

二、脑死亡的判定标准和方法

各国诊断脑死亡的标准不尽相同。1968年，第22届世界医学大会上美国哈佛医学院脑死亡定义审查特别委员会提出将"脑功能不可逆丧失"作为新的死亡标准，并制定了世界上第一个脑死亡诊断标准：①不可逆的深度昏迷。②自主呼吸停止。③脑干反射消失。④脑电波消失（平直）。凡符合以上标准，并在24小时或72小时内反复测试，多次检查，结果无变化，即可宣告死亡。但需排除体温过低（<32.2℃）或刚服用过巴比妥类及其他中枢神经系统抑制剂两种情况。之后，世界上许多国家医学界相继支持并以此标准为基础制定了相应的脑死亡判定标准及相关法律法规。

20世纪80年代，中国开始了脑死亡判定的理论研讨与临床实践。2009年，在《中国脑血管病杂志》刊登了原卫生部脑死亡判定标准起草小组起草制定的《脑死亡判定标准（成人）（修订稿）》和《脑死亡判定技术规范（成人）（修订稿）》。

（一）脑死亡的判定标准

1. 判定的先决条件 ①昏迷原因明确；②排除了各种原因的可逆性昏迷。

2. 临床判定 ①深昏迷；②脑干反射消失；③无自主呼吸（靠呼吸机维持呼吸，且自主呼吸激发试验证实无自主呼吸）。以上三项必须全部具备。

3. 确认试验 ①正中神经短潜伏期体感诱发电位（median nerve short latency somatosensory evoked potential，SLSEP）：显示N_9和（或）N_{13}存在，P_{14}、N_{18}和N_{20}消失。②脑电图显示电静息。③经颅多普勒超声（transcranial doppler，TCD）显示颅内前循环和后循环呈振荡波、尖小收缩波或血流信号消失。以上三项中至少应有两项阳性。

4. 判定时间 临床判定和确认试验结果均符合脑死亡判定标准者可首次判定为脑死亡。首次判定12小时后再次复查，结果仍符合上述脑死亡判定标准的患者，方可最终确认为脑死亡。

（二）脑死亡的判定方法

1. 先决条件的判定 判定脑死亡前必须确认脑损伤的直接原因以及昏迷的不可逆性。造成不可逆性脑功能丧失的原因包括原发性脑损伤和继发性脑损伤。前者主要包括重型颅脑外伤、脑血管疾病等，后者包括心脏骤停、溺水、窒息等原因导致的缺血缺氧性脑病。脑损伤原因不明者不能实施脑死亡判定。

患者的昏迷具有一定程度的可逆性，常见原因如急性中毒（如镇静催眠药中毒、麻醉药物中毒、抗精神病药物中毒、肌肉松弛剂中毒、一氧化碳中毒和酒精中毒等）、低体温（肛温≤32℃）、严重代谢及内分泌紊乱（如肝性脑病、尿毒症性脑病、低血糖或高血糖性脑病等）以及严重电解质及酸碱平衡紊乱等，也不能做出脑死亡的判定。

2. 临床判定

（1）深昏迷的判断

1）患者往往表现为自发性动作完全消失，对任何外界刺激无反应，瞳孔对光反射、咳嗽吞咽反射、腱反射等生理反射消失，生命体征不稳定。

2）检查方法及结果判定：用拇指分别强力按压患者两侧眶上切迹或针刺面部，患者无任何面部肌肉活动，格拉斯哥评分为3分。

3）注意事项：①任何刺激必须局限于头面部，颈部以下刺激时可引起脊髓反射。脑死亡时枕骨大孔以下的脊髓可能存活，脊髓反射和脊髓自动反射仍然存在。脊髓反射包括各种深反射和病理反射。脊髓自动反射多与刺激部位有关，如刺激颈部可引起头部转动，刺激上肢可引起上肢屈曲、伸直和旋转，刺激腹部可引起腹壁肌肉收缩，刺激下肢可引起下肢屈曲和伸直。②脊髓自动反射与肢体自发运动是不同的，应注意鉴别。自发运动通常发生在无刺激时，多为一侧性，而脊髓自动反射固定出现于特定刺激相关部位时。脑死亡时延髓自动反射可能存在，但不应出现肢体自发运动。③三叉神经或面神经病变时，压眶或面部刺激可能无法诱发面部肌肉活动，此时不应轻率做出深昏迷的判定。④脑死亡时不应有去皮质强直状态、去大脑强直状态或痉挛。去皮质强直状态（decorticate state）系大脑皮质神经元广泛受损所致。患者能无意识地睁眼和闭眼，对光反射、角膜反射存在，喂食可引起无意识的吞咽，对外界刺激无任何反应，无自发活动。大小便失禁，存在觉醒与睡眠周期，四肢肌张力增高，身体呈上肢屈曲、下肢伸直性强直，亦称去皮质综合征（Decorticate syndrome）。去大脑强直状态（decerebrate state）系脑干严重损害但尚未死亡，患者可出现深昏迷伴肢体强直性发作，肌张力增高，上肢、下肢伸直，严重时甚至出现角弓反张。可同时伴有大脑皮质损害。⑤进行自主呼吸激发试验时偶可出现肢体不自主运动，也应与肢体自发运动相鉴别。

（2）脑干反射消失的判断

1）瞳孔对光反射：在普通光线下正常人瞳孔直径3~4mm，呈圆形，双侧对称，位置居中，直径<2mm为瞳孔缩小，>5mm为瞳孔扩大。强烈光线刺激瞳孔后可引起瞳孔缩小。光线刺激一侧瞳孔后引起该侧瞳孔收缩称为直接光反射，而光刺激后对侧瞳孔收缩称为间接光反射。检查时先观察双侧瞳孔大小、形状、位置及对称性，再使用手电筒照射一侧瞳孔，先后观察同侧及对侧瞳孔是否收缩，收缩是否灵敏，检查一侧后再检查另一侧。双侧瞳孔的直接和间接对光反射均消失才可判定为瞳孔对光反射消失。应当注意脑死亡患者常常伴有双侧瞳孔扩大，但少数情况下存在瞳孔缩小或双侧不等大。因此，不能将瞳孔大小作为脑死亡判定的必要条件。如果患者有眼部疾患或者眼外伤，可能影响对瞳孔对光反射的判定，此时应谨慎对待检查结果。

2）角膜反射：检查时将细棉签的棉絮捻成细束，轻触患者角膜外缘，观察双侧眼睑活动。正常情况下患者双侧眼睑迅速闭合。受试侧眼睑闭合称为直接角膜反射，受试对侧眼睑闭合称为间接角膜反射。双眼均无眼睑闭合动作才可判定为角膜反射消失。应当注意只要刺激角膜后上下眼睑和眼周肌肉有收缩运动，即使没有引起明显的闭眼动作，也不能判定为角膜反射消失。如果患者有眼部疾患、眼外伤、三叉神经或面神经病变，均可能影响角膜反射的判定，因此在判定检查结果时应谨慎。

3）头眼反射：头眼反射又称玩偶头试验，检查时检查者轻扶患者头部向左右、上下转动，观察患者眼球运动。该反射存在时，眼球会向头部运动的相反方向移动，然后眼球逐渐回到中线位置。正常情况下，只有婴儿会出现此反射。随着年龄的增长和大脑的发育，该反射逐渐受到抑制，因此只有在大脑半球弥漫性病变时该反射又会出现并加强，而脑干出现弥漫性病变时该反射消失。脑死亡时头眼反射也应消失，也就是说转动头部时眼球不转动。应当注意患者合并眼外肌瘫痪，头眼反射的检查可能受到影响，应谨慎判定检查结果。颈椎外伤时禁用该检查，以免带来或加重脊髓损伤。

4）眼前庭反射：进行该检查时，检查者将患者头部抬起30°，用弯盘贴近外耳道，以50ml或20ml注射器抽吸冰生理盐水或冰水注入患者一侧外耳道，冲洗鼓膜。同时撑开患者两侧眼睑，观察有无眼球震颤，观察时间为1~3分钟。每侧耳检查之后应等待5分钟再做另一侧的检查。正常情况下，外耳道注水后应出现快相向对侧的双眼震颤。脑死亡时该反应消失，耳部受到刺激后无眼球震颤。应当注意该检查前必须用检耳镜检查两侧鼓膜有无损伤，有损伤者禁做该项检查。当外耳道被血块或堵塞物阻塞时应先进行外耳道清理然后再检查。注水的温度以0~4℃为宜，不宜使用耳鼻喉科做温度试验时采用20℃的冷水。注水时间以20~30秒钟为宜。检查眼球时，只要可见眼球运动，即使非常微弱没有引起明显的眼球震颤，也不能判定为眼前庭反射消失。有些药物（如镇静剂、氨基糖苷类药物、三环类抗抑郁药、抗胆碱能药和抗癫痫药）可减弱眼前庭反射，检查前应注意了解患者有无使用这些药物。累及外耳道和岩骨的面部创伤以及眼部的出血、水肿也可影响眼前庭反射的判定，若存在这些情况需谨慎对待检查结果。

5）咳嗽反射：咳嗽反射是常见的重要的防御性反射。检查时可使用长度超过人工气道的吸引管刺激患者的气道黏膜，引起咳嗽反射。若刺激气道黏膜后患者无咳嗽动作，则判定为咳嗽反射消失。刺激气道黏膜时，只要有胸腹部运动，即使没有咳嗽也应认为咳嗽反射是存在的。

上述五项脑干反射检查后，如五项结果均提示反射消失，则可判定为脑干反射消失。若五项脑干反射中有的项目不能判定，需增加确认试验项目来帮助判断。

（3）无自主呼吸的判断 脑死亡患者均无自主呼吸，需要依靠呼吸机维持呼吸。自主呼吸停止的判定包括两个方面：①肉眼判定胸壁腹壁有无起伏运动。②通过自主呼吸激发试验判定。

自主呼吸激发试验的具体操作应严格按照以下步骤和方法进行：

1）进行自主呼吸激发试验前，应确认患者肛温≥36.5℃（若存在低体温应予以适当升温），收缩压≥90mmHg或平均动脉压≥60mmHg（血压过低时，可使用升压药物），PaO_2≥200mmHg（若PaO_2过低，予以吸入100%纯氧10~15min），动脉血二氧化碳分压$PaCO_2$维持在35~45mmHg（如$PaCO_2$不在该范围内，可考虑通过改变分钟通气量来进行调节）。慢性二氧化碳潴留患者可能$PaCO_2$≥40mmHg。

2）保持气道通畅，断开呼吸机，将吸氧导管通过气管导管插入气管内至气管隆突水平，以6L/min的流量供应100%纯氧，同时密切观察胸、腹壁有无起伏，8~10分钟后检测$PaCO_2$。如果$PaCO_2$≥60mmHg或慢性二氧化碳潴留患者$PaCO_2$升高≥20mmHg，但患者仍无胸腹壁起伏运动，则可判定无自主呼吸。

3）重新连接呼吸机。

4）注意事项：①进行自主呼吸激发试验的过程中，若患者出现明显的血氧饱和度下降、血压下降、心率加快或减慢、心律失常等情况，应认为本次试验失败，并立即终止试验。②为避免自主呼吸激发试验对可能需要进行的确认试验造成影响，应将该试验放在脑死亡判定的最后一步进行。③自主呼吸激发试验至少需要两名医师和一名护士共同完成。一名医师负责监测心率、心律、血压、呼吸和血氧饱和度，另一名医师负责管理呼吸机，护士负责管理输氧导管和抽取动脉血进行血气分析。

3. 确认试验

（1）正中神经短潜伏期体感诱发电位（SLSEP）　正中神经短潜伏期体感诱发电位属于皮质下电位，神经发生源位于脑干。检查前应将环境温度控制在20~25℃，确保使用独立电源，必要时使用稳压器，暂停使用可能干扰诱发电位记录的其他医疗仪器设备。准备好诱发电位仪后开机输入患者一般资料，进入记录状态。选择腕横纹中点上方2cm正中神经走行部位为刺激部位。刺激电流一般控制在5~15mA，对于合并肢端水肿或周围神经疾病的患者，电流强度可适当增大。刺激强度以能引起拇指屈曲约1cm为宜。每次检测过程中强度指标保持一致。刺激频率为1~5Hz。左右两侧均需进行测试，每侧至少重复测试2次。若结果显示N_9和/或N_{13}存在，P_{14}、N_{18}和N_{20}消失，则符合SLSEP脑死亡判定标准。

注意：低体温可使诱发电位潜伏期延长，检查过程中应保持被检侧肢体皮肤温度正常，必要时应进行升温处理。锁骨下静脉置管、正中神经病变、安放电极部位外伤或水肿、周围环境电磁场干扰等因素均可影响结果判定。若存在上述情况，脑死亡判定应以其他确认试验为准。

（2）脑电图（electroencephalogram，EEG）　脑电图是一种脑生物电活动检测技术，通过测定自发的有节律的生物电活动以了解脑功能状态。检查患者前应检查脑电图仪是否工作正常，使用独立电源，必要时使用稳压器，暂停使用可能干扰脑电图记录的其他医疗仪器设备。消毒皮肤后按国际10-20系统安放8个记录电极（额极Fp1、Fp2、中央C3、C4、枕O1、O2、中颞T3、T4）。参考电极通常置于双耳垂或双乳突。接地电极位于额极中点（FPz）。公共参考电极位于中央中线点（Cz）。描记参考导联30min，描记过程中应进行脑电图反应性检查，即分别予以双上肢疼痛刺激、耳旁声音呼唤和亮光照射双侧瞳孔的刺激，观察脑电图变化。实时记录描记过程中任何来自外界、仪器和患者的干扰或变化。同时记录心电图。记录时间持续30分钟，记录的资料必须完整保存。若结果显示脑电图呈电静息，即未出现>2μV的脑电波活动，则符合脑电图脑死亡判定标准。值得注意的是，应用镇静麻醉药物或安放电极部位外伤等因素可能影响EEG的判定，此时的EEG结果仅供参考，脑死亡判定应以其他确认试验为准。

（3）经颅超声多普勒（transcranial Doppler，TCD）　经颅超声多普勒主要借助脉冲多普勒技术，使超声声束能够穿透颅骨较薄的部位，直接描记脑底动脉血流的多普勒信号，以获取颅内动脉的血流动力学参数，从而反映脑血管功能及血流状态。TCD最常用的检查部位是颞、枕和眼三个窗口。通过位于颧弓上方眼眶外缘和耳屏之间的颞窗可以检测双侧大脑中动脉、颈内动脉终末端、大脑前动脉、大脑后动脉及前交通动脉。通过位于枕骨粗隆下方枕骨大孔或枕骨大孔旁的枕窗可检测椎动脉颅内段、小脑后下动脉和基底动脉。通过闭合的上眼睑（眼窗）可以检测大脑中动脉和大脑前动脉，以及眼动脉和颈内动脉虹吸段。前循环以双侧大脑中动脉为主要判定血管，后循环以基底动脉为主要判定血管。

若颅内前循环和后循环均出现下列血流频谱之一，即认定为符合TCD脑死亡判定标准：①振荡波：在一个心动周期内出现收缩期正向（F）和舒张期反向（R）血流信号，脑死亡血流方向指数DFI（反向与正向血流速度比值 1-R/F）<0.8。②尖小收缩波（钉子波）：收缩早期单向性正向血流信号，持续时间小于200ms，流速低于50cm/s。③血流信号消失：检查时需要同时完成颞窗和枕窗检测，并根据患者双顶径大小适当调整颞窗血管检测深度。若颞窗图像效果不佳，可选择眼窗检测同侧颈内动脉虹吸部以及对侧大脑中动脉和大脑前动脉。首次经颞窗未检测到清晰的血流信号或完全检测不到血流信号时，必须排除因颞窗穿透性不佳或操作技术造成的假象。脑室引流、开颅减压术或外周动脉收缩压<90mmHg等因素可能对结果的判定有影响，此时的TCD结果仅供参考，应根据其他确认试验判定脑死亡。

判定脑死亡时，以上三种确认试验宜首选SLSEP，其次为EEG，最后为TCD。确认试验中应至少2项符合脑死亡判定标准才能做出脑死亡的判定。

（三）脑死亡的判定流程

脑死亡判定及宣告前应与患者家属充分沟通，获取知情同意，具体分以下步骤进行。

第一步：根据病史体征及相关辅助检查结果确定脑损伤的原因且昏迷为不可逆性。

第二步：进行脑死亡临床判定。①通过呼唤、压眶、肌张力、生理病理反射等检查确认患者是否处于深昏迷状态。②检查脑干反射（瞳孔对光反射、角膜反射、头眼反射、眼前庭反射和咳嗽反射）是否消失。③观察患者胸腹壁有无起伏运动，初步判患者有无自主呼吸。若患者符合深昏迷、脑干反射消失和无自主呼吸的判定标准，进入下一步。不符合则不能判定脑死亡。

第三步：进行脑死亡确认试验。①安排SLSEP检查。②安排EEG检查。③安排TCD检查。若患者符合上述两项或两项以上试验的脑死亡判定标准，进入下一步。不符合则不能判定脑死亡。

第四步：进行自主呼吸激发试验，确认患者自主呼吸消失。

第五步：再次核查脑死亡判定标准，宣告脑死亡。

脑死亡概念的确立及立法是人类文明进步的一个重要标志，反映了医学科学对生命现象认识的深化，也是生命伦理学上的一个突破，可以适时地终止无效的医疗救治，减少无意义的社会医疗资源消耗，让患者的死亡过程更有尊严。另一方面，对于那些生前有意愿捐献器官的患者，其他器官可以捐献出来拯救更多的生命。目前，联合国189个成员国中已有近90个承认了脑死亡的标准。但是，脑死亡标准同样存在弊端，如操作不当将大幅度增加判定死亡的成本；所需依循的操作程序复杂，易于出错；有可能被心怀叵测者做不良利用等。而中国大陆由于社会、经济、文化等诸多原因仍未通过脑死亡的立法，仍以传统的死亡概念来判定死亡。

第七节　心肺脑复苏的伦理问题

心肺脑复苏的目的是为了挽救生命、恢复健康、减轻痛苦、减少伤残，并尊重个人的决定、权利和隐私。是否进行心肺复苏的决定通常由不认识心脏骤停患者的救护人员做出。但事实上，患者个人也许并不愿意接受心肺复苏，或者心肺复苏并不能使患者获得最大的利益。因此，救护人员有时候在抉择是否进行心血管急救时可能非常艰难。在《2010AHA心肺复苏与心血管急救指南》中就心肺复苏前后的伦理问题进行了如下说明。

一、伦 理 原 则

救护人员在救治心脏骤停患者时，需要考虑伦理、法律和文化等诸多因素。虽然救护人员在复苏决策中会起到重要作用，但也应该考虑科学性、患者及其代理人意愿、当地的政策和法律法规要求等。一般来说，对患者自主权的尊重原则和无效原则是在决策过程中需要考虑的基本原则。

（一）对患者自主权的尊重原则

尊重患者的自主权在医学伦理学和法律中都非常重要，这体现了社会对具有认知能力的个人对其健康进行决策的尊重。除了在法律上被确认为无行为能力的成人，其他所有成人都应该有作出决策的能力。真正的"知情同意"和"知情决策"首先要求个人知晓并准确理解关于自身的状况、预后、风险、利益和其他可能的诊疗选择，然后个人经过慎重思考后根据其价值观选择诊疗方案。因此，真正的知情决策需要医护人员和患者进行深入的沟通，并按以下三步进行：①患者知晓并准确理解自身的状况、预后，以及所有诊疗方案的方法、风险和益处。②要求患者解释其所获得的信息，以便医护人员评估患者是否正确理解了所有信息，并及时对不正确的理解进行纠正。③患者做出治疗方案的选择决策。

如果决策能力暂时受到疾病的影响，医护人员应通过治疗帮助其恢复该能力。如果不知道患者的个人意愿，应该治疗患者的紧急情况，直到有进一步的信息帮助更改决策。

1. 预设医疗指示（advance directives）、生前预嘱（living will）和患者自决权　研究发现，超过1/4的老年患者在生命终末期需要有人进行代理决策。预设医疗指示、生前预嘱和医疗授权委托书确保了在患者不能自行做决定时，他/她先前提出的意愿可以指导治疗。这些决定可能有助于降低濒死患者治疗的侵入性，有助于让患者早期进入临终关怀病房以减轻痛苦、提高生活质量，还有助于患者家属或家庭护理人员在患者去世后进行自我调节。

预设医疗指示是在患者无能力进行医疗决策时传达患者想法、愿望或意愿的文件。如果患者愿意，医疗服务机构应该帮助患者完成预设医疗指示的建立。预先医疗指示可以是口头的，也可以是书面的，可以根据患者的谈话、书面指示、生前预嘱或医疗授权委托书产生。各种预设医疗指示文件的法律效力在不同的司法地域各有不同。但总的来说，书面的预设医疗指示比仅仅收集患者的谈话更为可靠。

生前预嘱也被称为"医疗指示"或"医疗声明"，是患者对医护人员的书面指示，提出其本人在疾病终末期且无法自行决策时同意接受怎样的诊疗。生前预嘱是患者愿望的证据，在世界上很多地区，其执行都受法律保护。

医疗授权委托书是指定被授权者代替患者进行诊疗决策（并不一定局限于终止生命的决定）的法律文书。医疗授权委托书主要在发生了无法预见的情况时使用。此委托书授权的代理人的决策可能与生前预嘱或预设医疗指示相矛盾，但在无法预见的情况发生时，这些决定被认为是最符合患者利益的决定。

由于患者的医疗状况和对不同类型治疗的意愿可能随着时间而变化，所有的预设医疗指示都应该定期修订。最重要的是预设医疗指示、生前预嘱或医疗授权委托书都应该确保患者的意愿与当时实际的治疗相吻合。

不复苏（do not attempt resuscitation，DNAR）指令是由执业医师或其他当地规定的代理机构作出的，只有在签署姓名和日期后才生效。通常，人们更愿意用"接受自然死亡（allow nature death，AND）"来代替DNAR，这是为了强调患者接受疾病或创伤的自然过程，强调终末期救护的进行。DNAR指令应该明确的表述在危及生命的紧急事件中可以进行的复苏干预措施。大多数情况下，在做出DNAR指令前应该先与患者、家属或代理人讨论患者对于复苏干预措施的意愿。有的司法管辖区甚至要求该指令要有目击者或另一名执业医师的确认。

2. 决策代理人 成人丧失决策能力后，可能需要决策代理人代其进行医疗决策。如果患者有医疗授权委托书，该委托书中指定的人则成为指定适用范围下医疗决策的制定人。如果患者有法院指定的监护人，该监护人则成为患者的授权代理人。如果没有法院指定的代理机构或其他代理机构，近亲或朋友也可以成为决策代理人。大部分司法管辖区都有法律为没有通过医疗授权委托书确认决策代理人的无行为能力的患者指派合法的决策代理人。决策代理人进行决策时应以患者先前表达的意愿为基础，如果患者之前没有这方面意愿的表达，则应以患者个人当时的最佳利益为基础。

3. 儿童医疗决策 一般来讲，未成年人无法为其医疗保健提供有法律效力的"同意"。父母或监护人有权代表未成年人完成医疗决策。大多数情况下，父母在为其子女进行医疗决策时有很宽的自由度。但是，父母的权威并不是绝对的，如果父母或监护人的决策可能对儿童造成严重伤害，救护人员可以寻求国家机构（如儿童保护组织或法院）的帮助，以选择对儿童更合适的治疗。

不同年龄的儿童可以不同程度的参与决策。根据当地的政策和法律，加拿大14岁以下、美国18岁以下的儿童通常不具有法定权利进行医疗决策，只有少数特殊的法定情况下才有可能进行决策，如脱离父母而独立生活的未成年人、成熟的未成年人，或某些特殊情况如性传播疾病和妊娠相关救护等。在这些情况下，未经年龄较大的未成年人同意，救护人员应谨慎考虑治疗决策。

（二）无效原则

患者或家庭可能会要求医护人员给予极有可能对预后无改善的治疗。在这种情况下，如果科学共识和社会共识一致认为这种治疗无效，医护人员没有义务提供这种类型的治疗。如果采取某项治疗后，希望达到的治疗目的无法实现，该治疗就被认为是无效的治疗。

在美国，治疗无效的客观标准是指某项干预措施或药物治疗后患者的生存率小于1%。虽然这个标准还有争议，但仍是目前"无效"研究的基础。为已经发生不可逆死亡（如断头、尸僵或腐烂）的患者进行心肺复苏就是无效干预的一个经典例子。但如果没有上述不可逆死亡的客观体征且没有预设医疗指示拒绝复苏干预时，就应该向患者全力提供复苏干预措施。发生心脏骤停时很难准确的评估患者是否存在不可逆脑损伤或脑死亡。如果预后不确定，在复苏过程中终止复苏措施或在复苏后停止生命支持的治疗在伦理上是等同的。在这种情况下，应该进行治疗，直到获取了新的信息帮助判断生存可能性、患者意愿和可能的临床过程。

二、院外心脏骤停时不进行或终止心肺复苏

（一）院外心脏骤停患者不启动心肺复苏的标准

基本生命支持的训练要求所有救护人员发现患者心脏骤停后立即开始心肺复苏，无须征得他人同意，因为任何延迟都可能显著降低生存可能性。但也可能有如下例外：①环境不安全，可能导致救护人员严重伤害，甚至致命。②不可逆性死亡的明显征象，如尸僵、尸斑、断头、躯干横断、尸体腐烂等。③有法律效力的预设医疗指示提出不希望进行复苏，或有法律效力的DNAR指令。

（二）院外心脏骤停的DNAR指令

院外心脏骤停的DNAR指令必须清楚明确，很容易被执行。DNAR文件可以有多种形式，如书面的床旁指示，钱包内的标识卡片，标识手镯或者被当地EMS机构认证的纸质文件等。延迟复苏或象征性复苏（即故意未尽全力复苏）都是不合适的，不符合救护人员的伦理正直性，使用欺诈手段产生复苏的假象，可能破坏救护人员与患者的关系。

国际上有的EMS体系将DNAR方案扩大到可以从家属处采纳口头DNAR要求作为不复苏的依据。如果患有终末期疾病的患者发生了心脏骤停，或在患者心脏骤停时家属提出了不复苏的要求，救护人员可以不进行心肺复苏。这是将何时开始院外心脏骤停患者心肺复苏的临床决策原则扩大化的重要的第一步，但是，目前还没有足够的证据支持这一做法。

（三）院外心脏骤停的预设指示

预设指示无须包括DNAR指令，DNAR指令的有效性也无须预设指示来确认。在患有终末期疾病的患者中，很多人都有书面的预设指示。总的来说，如果对DNAR指令的有效性存在合理化怀疑，或者考虑到患者可能改变主意，或者对患者是否愿意在当时的状况下使用预设指示存在疑问，EMS救护人员都应该开始心肺复苏和高级生命支持。

DNAR指令应该在EMS救护人员达到现场时即出示。如果当时不能获得关于患者意愿的明确信息，EMS人员应该毫不犹豫的开始心肺复苏。有的时候，心肺复苏开始几分钟后，家属或其他医护人员到达现场，确认了患者明确的表达过不复苏的意愿，那么救护人员可以在符合当地法律法规的前提下终止心肺复苏和高级生命支持。

（四）院外心脏骤停时心肺复苏的终止

1. 新生儿或儿童院外心脏骤停时心肺复苏的终止 新生儿或儿童院外复苏成功或失败的预测因素目前还不清楚。因此目前尚无关于这一人群的临床决策原则。这方面尚需进一步研究。由于缺乏新生儿或儿童院外心脏骤停的临床决策原则，因此院前救护人员应该遵循儿童基本生命支持和高级生命支持的方案执行，并进行实时医疗指导咨询或将患儿转

送入各司法管辖区内最合适的医疗机构。

2. 成人院外心脏骤停时心肺复苏的终止

（1）院外基本生命支持的终止　救护人员应进行持续基本生命支持，直到发生下列情况才终止基本生命支持：①患者恢复了有效的自主循环。②患者由可以提供高级生命支持的救护队接管。③救护人员由于疲劳或环境危险无法继续心肺复苏，或持续心肺复苏可能将救护人员或他人置于危险中。④有可靠而有效的标准证实患者发生了不可逆死亡，或患者达到了终止复苏的标准。

可靠而有效的终止复苏的标准如下：①救护人员或第一反应人员未目击心脏骤停的发生。②经过完整的3个周期，而且每个周期完成5个心肺复苏循环和AED分析，患者仍未恢复自主循环。③转运前，未进行AED除颤。将患者送入救护车转运前，只有这些标准全部符合时，才考虑终止基本生命支持。

因为基本生命支持的终止原则可以将心脏骤停且无法存活者转送至医院的比例降低至37%。区域或地方EMS机构可以此原则为基础，用于转运前。在无法进行高级生命支持或高级生命支持无法快速就位的地区，以当地的法律法规为准绳，并且考虑当地的社会文化因素，制定成人基本生命支持救护人员终止心肺复苏的方案。

因为此方案有助于为救护人员提供心理安慰和为悲伤的家属提供精神支持，所以，EMS救护人员需要接受与患者家庭感性沟通复苏预后的技巧训练后，方可实施该原则。而且，该院前原则的实施还需要多方的支持，如医院急诊科、验尸官、医学顾问和警察等，实施此原则时，需要实时联系医疗控制机构。

（2）院外高级生命支持的终止　院前救护时，如果进行高级生命支持后诊断出新的问题，并可能有新的治疗措施需求时，可能会适用与先前不同的伦理原则。美国院前急救医师协会建议如果患者在进行了20分钟高级生命支持后仍无反应可终止高级生命支持。高级生命支持终止的原则推荐在转运患者前满足以下所有标准则可考虑终止高级生命支持：①无人目击患者发生心脏骤停。②无人进行旁观者心肺复苏。③现场积极进行高级生命支持后自主循环未恢复。④未进行AED除颤。

3. 终止心肺复苏和转运　因为转运过程中心肺复苏的质量难以得到保证，所以，对心脏骤停的患者实施高质量的现场复苏比将其快速转运回医院所带来的患者存活率更高，所以，对院外心脏骤停的患者首先应该进行高质量的现场心肺复苏。但如果患者符合上述基本生命支持终止原则和（或）高级生命支持终止原则，现场终止心肺复苏可以减少不必要的转运，并降低转运相关的道路风险，还可以减少院前救护人员生物危害暴露的潜在危险，以及到急诊科后再宣布死亡的高额花费。

三、院内心脏骤停时不做或终止心肺复苏

（一）新生儿院内心脏骤停时不复苏的标准

目前已有比较成熟的建议指导如何开始对新生儿的复苏。当孕周、出生体重或先天性疾病的存在可能明确导致早期死亡时，或者患儿即使存活，死亡率也极高时，可以不进行心肺复苏，例如：孕周<23周，体重<400g的早产儿，先天无脑畸形儿和某些重要染色体异常患儿（如13-三体综合征）。

如果预后不确切，生存率处于临界值，死亡率相对较高或对小孩的负担较重，应尊重

家长的关于复苏的意愿。

（二）儿童和成人院内心脏骤停时不复苏的标准

目前还没有标准能够准确的预测院内持续复苏有效性或无效性，因此所有儿童和成人在院内发生心脏骤停都应该接受心肺复苏，除非患者有具有法律效力的DNAR指令或者有客观的不可逆死亡的征象（如尸斑等）。

（三）院内心脏骤停的DNAR指令

与其他医疗干预不同，基于紧急治疗的默示同意原则，心肺复苏可以在没有医嘱的情况下开始。另一方面，取得资质的医师的医嘱也可以在院内不启动心肺复苏。医师应该在所有内科或外科患者入院时即与他们或其代理人讨论是否进行心肺复苏的问题。终末期疾病患者不一定害怕死亡，但往往更害怕被遗弃或疼痛，因此医师应向患者和家属确保即使不进行复苏，也会对其疼痛进行处理，并进行其他方面的支持。

主治医师应该根据当地的法律法规在患者的病历上记下DNAR指令，并对其伦理进行注释，说明治疗的局限性，记录与患者、代理人和家属的讨论和谈话。此时口头的DNAR指令不能被采纳。DNAR指令的范围应该特异性指明不使用哪种干预措施，如血管活性药物、机械通气、血液制品或抗生素等。

在做出DNAR指令时，有些患者可能选择接受除颤和胸部按压，但不接受气管插管和机械通气。需要强调的是，如果DNAR指令中没有明确指出，不能自动排除其他的所有治疗，如静脉输液、营养、氧疗、镇痛药物、镇静药物、抗心律失常药物或血管活性药物等。这些治疗措施都应该毫无延迟的提供给患者。除了上述治疗外，DNAR指令不包括对其他治疗方式的意见，因此对于其他治疗方案的意见应另行与患者、家属或代理人沟通，并单独记录。医护人员应该定期对DNAR指令进行回顾，尤其是当患者的状况发生改变时更是如此。外科手术前，麻醉师、外科医师也应对DNAR指令进行回顾，患者或代理人应该决定该指令能否在手术间内或术后恢复期内使用。

（四）院内心脏骤停后心肺复苏的终止

1. 新生儿院内心脏骤停后心肺复苏的终止 在美国，如果新生儿持续10分钟没有心率，可以考虑终止复苏。但在不同的国家，这个时间范围可能会有不同。如果没有心率持续的时间超过这个时间范围，做出继续复苏的决策时需考虑如下方面：心脏骤停可能的原因、孕周、是否有并发症，以及患儿家属先前对死亡风险所表达的情感等。

由于没有临床决策原则来指导新生儿复苏的终止，临床医师在高度确信新生儿不会对进一步的高级生命支持产生反应时，应终止心肺复苏。

2. 儿童院内心脏骤停后心肺复苏的终止 目前尚无确切的儿童复苏成功或失败的预测因素，也没有有效的临床决策原则来指导儿童心肺复苏的终止，因此不同医护人员和不同医疗机构对儿童心肺复苏的终止有着较大的差异。

由于缺乏临床决策原则，临床医师在高度确信患儿不会对进一步的高级生命支持产生反应时，应终止心肺复苏。帮助医师判断预后的患儿特征包括心肺复苏的时长，心脏骤停是否被目击、肾上腺素的使用剂量、心脏骤停的原因、初始心律和后续心律，以及年龄等。延长复苏时间往往见于反复或难治性的室颤或室速、自主循环有一定恢复、药物中毒、以及心脏骤停后发生了自发性低体温等情况。

3. 成人院内心脏骤停后心肺复苏的终止 医院内,终止成人心肺复苏的决策取决于临床医师,跟很多方面的因素有关,如心脏骤停是否被目击、心肺复苏的时长、初始骤停心律、心脏骤停至除颤的时间,基础疾病,心脏骤停前的状态,以及复苏过程中是否有自主循环恢复等。

四、为患者家庭提供情感支持

（一）在心肺复苏期间为患者家庭提供情感支持

一直以来,都是要求患者家属离开心肺复苏现场。救护人员与家属对患者家属是否在复苏现场持不同意见。医务人员对家属在场最大的担心是家属可能具有破坏性,干扰复苏过程,或者发生晕厥,也有人认为家属在场可能会增加追究法律责任的可能性。而大部分家属希望复苏时能在现场,因为大部分没有医学背景的家属认为如果能在患者生命的最后时刻与患者说再见是令人欣慰的,也有助于他们适应患者死亡这一现实,此外,大部分患儿家长希望在患儿复苏期间向他们提供能否进入复苏现场的选择。复苏期间,救护人员应安排专人回答家属提出的问题,说明情况并安慰家属。

（二）心肺复苏后为患者家庭提供情感支持

向患者家属告知患者死亡是复苏的一个重要方面,告知时需要极富同情心,顾及患者家庭的文化、宗教信仰和对死亡的认识,以及对该事件的情感等。

五、治疗的限制和生命支持治疗的终止

限制治疗或终止生命支持性治疗对于患者家庭来说是一个相当复杂的情感过程。不采用生命支持措施和终止生命支持措施在伦理上是等同的。当患者发生脑死亡时,或医师和患者或代理人都清楚治疗目标已不可能实现时,或继续治疗对患者的负担超过其受益时,可以考虑限制治疗或终止生命支持措施。

患有绝症的患者在疾病终末期接受的治疗应保证其自主权、舒适性和尊严。医护人员应该向患者提供所有可能的减轻痛苦、疼痛、呼吸困难、谵妄、抽搐和其他终末期并发症的干预措施。对于这样的患者,可在法律法规允许的范围内适当考虑逐渐增加麻醉剂和镇静剂的剂量。同时还应提供诸如口腔护理、皮肤护理、体位摆放、减轻疼痛等护理措施。

如果没有终末期疾病的确切证据,复苏后要做出终止治疗或限制治疗的决策是很困难的,因为很难准确判断预后,尤其是在目前这个有治疗性低体温等高科技技术的时代更是如此。

在成人心脏骤停的预后判断方面,决定何时终止生命支持治疗仍无明确的指导原则。目前临床上尚无任何神经系统体征、电生理实验、生化标志物或影像学检查可以在心脏骤停24小时内准确的预测死亡或不良神经系统预后。但如果将某些预后试验的结果综合起来,可能对预后的判断有帮助。

（一）未接受亚低温治疗的成人心脏骤停患者的预后试验

对于未接受亚低温治疗的成人心脏骤停患者,如果复苏后仍昏迷,推荐自主循环恢复72小时后每天记录患者的瞳孔光反射、角膜反射、眼前庭反射和格拉斯哥评分（GCS）中

的运动评分。如果可能,在自主循环恢复后24~72小时记录脑电图结果有助于在患者未使用镇静剂、无低血压、无意外低温或低氧血症的情况下预测不良预后,尤其是出现脑电波广泛抑制($<20\mu V$)、全身痫性发作时的爆发抑制,或在等电位脑电图背景下的弥漫性周期性复合波时更有助于对不良预后的预测。

(二)接受亚低温治疗的成人心脏骤停患者的预后试验

目前可能预测接受亚低温治疗的成人心脏骤停患者不良预后的因素包括:①心脏骤停24小时后双侧正中神经体感诱发电位的N_{20}峰值缺失。②心脏骤停后双侧角膜反射和瞳孔光反射消失3天以上。也有研究提出:①自主循环恢复3天时GCS运动评分≤2分。②癫痫持续状态的出现,可能是这类患者不太可靠的不良预后预测因素。当然,某些接受亚低温治疗的心脏骤停患者即使双侧正中神经躯体诱发电位的N_{20}峰值缺失,仍有可能恢复意识和认知能力,这提示这一指标也不一定可靠。血清生化标志物,如NSE等,对判断接受亚低温治疗的心脏骤停患者的预后可能有一定帮助,但其可靠性也不高。

对于接受亚低温治疗的成人心脏骤停患者,如果复苏后仍昏迷,推荐自主循环恢复后3天进行神经系统体征检查、电生理实验、生化标志物和影像学检查。目前没有足够的证据来指导生命支持治疗的终止,因此临床医师应在接受亚低温治疗的患者心脏骤停72小时后记录所有预测性试验的结果,并以这些结果为基础进行临床判断,在法律法规允许的前提下做出终止生命支持治疗的决策。

总之,心肺复苏中的伦理问题现在已越来越多地受到社会关注,它既要充分体现对患者自主权的尊重和对生命的尊重,也要充分考虑医学本身的科学性,同时在执行时还必须符合所在国家和地区的法律法规,以及当时当地的社会文化要求。因此,目前还有很多问题仍在争议中,并值得进一步深入探讨。在我国临床实际工作中,医护人员主要依据对病情的判断、患者家属的意见和现有的相关法律法规来进行相关问题的处理。

(万 智 曹 钰)

第四章 休　　克

休克（Shock）一词原意为"打击"、"震荡"的意思，用以表示人体受创伤后的一种危重状态。希腊医生Hippocrates和Galan很早就认识到这种状态，但一直无正式命名。1737年，法国外科医生Henri Francois Le Dran在其文章中创造了法语"choc"一词，即"严重打击"。1743年，英国内科医生Clarke将其翻译为"shock"，从此"休克"一词正式进入医学典籍。1867年，Edwin A. Moses通过其论文广泛传播"休克"这一术语，并将休克定义为"各种严重创伤或精神打击给机体带来的一种特殊影响"。

每年全世界超过100万人发生休克需要急救，几乎所有疾病发展到危重阶段都要经历休克的过程。休克是急诊科和重症监护病房（ICU）常见的临床急危重症。休克死亡率较高，不同类型休克死亡率存在差异，心源性休克死亡率可高达90%。因此，早期识别和积极的病因干预与循环支持可以有效避免休克发展成为多器官功能障碍综合征（multiple organ dysfunction syndrome，MODS），从而降低死亡率。

第一节　概　　述

休克（shock）是各种致病因素（如失血失液、创伤、烧伤、感染、过敏、强烈的神经刺激及心肌收缩力下降等）作用于机体导致有效循环血容量急剧减少，组织血流灌注不足而出现的细胞代谢障碍和细胞损伤的全身性病理过程。休克不是一种疾病，而是临床上常见的一种急危重综合征，其核心问题是微循环障碍和组织缺氧。休克的重要特征是低血压、收缩压<90mmHg或较基础收缩压降低超过30%，或脉压<20mmHg。

一、发病机制与病理生理

在各种病因的作用下，机体即开始休克的发生发展过程。临床上将休克分为代偿期、失代偿期和不可逆期。但休克的发生发展其实是一个渐进的、连续的、无法绝对分割的过程。

（一）微循环变化

1. 休克代偿期（微循环缺血性缺氧期）　循环系统变化较早，可表现为心输出量减少或外周血管阻力下降，随即机体启动代偿机制来维护重要器官的灌注，以血液重新分布为特征，多数表现为血压正常或仅有轻度下降。代偿机制包括：①交感-肾上腺髓质系统兴奋，释放大量儿茶酚胺，引起小血管收缩甚至痉挛。②肾素-血管紧张素-醛固酮系统的激活，导致血管收缩和水钠潴留。③左心房容量感受器对下丘脑的反射性抑制作用减弱，神经垂体加压素分泌释放增加，导致外周及内脏血管收缩。④血小板产生大量的血栓素A_2。

在微循环中，由于微动脉和毛细血管前括约肌比微静脉对儿茶酚胺更为敏感，微动脉和毛细血管前括约肌的收缩比微静脉的收缩更加强烈，导致毛细血管前阻力增加，微循环血液灌注减少，真毛细血管的开放数量也急剧减少。同时，微循环中的动-静脉短路开放，致使组织的缺氧更加严重。此外，不同脏器对血管收缩物质的反应不同：内脏和皮肤小血管收缩强烈，脑血管和冠状动脉的收缩并不明显，因此，在休克代偿期，机体尚可以保证心、脑等重要脏器的灌注，临床表现为血压在正常范围内波动或略有下降，心率轻度增加，伴有皮肤发冷、苍白等早期周围血管收缩的特征。

2. 休克失代偿期（微循环淤血性缺氧期） 若未及时发现患者处于休克代偿期并给予及时治疗，休克的程度会持续加重，组织器官的灌注最终将不能维持，细胞的缺血缺氧进一步恶化。组织缺氧产生的大量酸性代谢产物使微动脉和毛细血管前括约肌对儿茶酚胺的反应减弱甚至消失，引起血管扩张。但由于微静脉和小静脉对酸的耐受性较强，微静脉和小静脉仍保持持续收缩状态。由此，毛细血管网的灌大于流，导致大量的血液淤积，引起毛细血管内压力升高。同时，在酸性代谢产物、毒素及细胞因子作用下，毛细血管的通透性增加，液体从血管内大量渗入组织间隙，导致循环血容量的进一步下降。因此，患者出现血压下降、心率和呼吸加快、皮肤黏膜湿冷、苍白、发绀甚至皮肤花斑等休克的典型临床表现，同时也可出现意识障碍、尿量减少、心功能不全等器官功能受损的临床表现。

3. 休克不可逆期（微循环衰竭期） 若病情持续恶化，微循环功能未得到改善，休克进一步加重导致不可逆转。微循环出现所谓"不灌不流"的淤滞状态，淤滞在微循环中的血液出现浓缩，流动更加缓慢甚至停止，血小板、红细胞聚积，出现弥散性血管内凝血（DIC）。血管内皮与组织细胞的损伤进一步加重，释放出大量细胞因子，细胞膜功能受损，组织细胞变性坏死。临床上表现为多器官功能障碍综合征（MODS），出现严重的代谢紊乱及血流动力学异常，其结果导致组织器官功能及结构的进一步损害，形成休克的恶性循环而出现不可逆转休克。

（二）细胞代谢变化

由于微循环障碍导致组织细胞缺血缺氧，使组织细胞代谢和机体代谢水平及状态发生改变，严重时可以直接造成细胞损伤。

1. 能量代谢障碍 休克时组织灌注减少，细胞的有氧代谢过程受阻，能量合成减少，为暂时满足能量供给，无氧糖酵解过程加强，但随之而来的是乳酸堆积。当乳酸大量产生，出现严重酸中毒时，糖酵解酶的活性被抑制，糖酵解由加强转为抑制，细胞能量供给发生严重不足。同时，休克时的低灌注和再灌注损伤也能损害线粒体的结构和功能，导致氧化磷酸化障碍，出现ATP生成减少，能量供应不足，最终导致细胞损害和死亡。

2. 物质代谢障碍 缺氧和酸中毒使脂肪酰辅酶A合成酶受抑制，导致脂肪代谢障碍，造成脂肪酸或脂肪酰辅酶A在细胞内蓄积，加重细胞损害。休克时由于代偿性高代谢状态造成蛋白质大量消耗，组织器官和多种生命活动必需的酶结构和功能全面受损。

3. 水电解质、酸碱平衡紊乱 休克早期，由于呼吸代偿性加快，可出现呼吸性碱中毒。但随着休克加重，组织缺氧产生大量酸性代谢产物，出现代谢性酸中毒。当出现微循环衰竭时，细胞破坏和内容物的释放可导致高钾血症，而酸中毒及肾功能不全可进一步加重高钾血症。

4. 内脏器官功能障碍 休克时机体有效循环血量显著减少、组织器官灌流严重不足，多种因素交互作用，从而影响心、肺、肝、肾、脑等重要脏器的功能，严重者可发生MODS而发展为不可逆性休克导致患者死亡。

二、分　　类

20世纪60年代，人们认识到不同病因在休克的发生发展中的重要作用，将休克按病因分为低容量性、心源性、感染性、过敏性、神经源性、梗阻性和内分泌性休克七大类。此后，又可分为创伤性、失血性、失液性、中毒性休克等。随着对休克认识的不断深入，人们发现单纯纠正病因并不能完全逆转休克的病理生理过程。同时，当血流动力学理论被应用于临床后，人们发现不同病因导致的休克可以表现为相同或相近的血流动力学改变。循环系统中主要影响血流动力学的因素可分为五个部分：①阻力血管包括动脉和外周小动脉。②毛细血管。③容量血管。④血容量。⑤心脏功能。几乎所有类型的休克都是通过影响上述五个因素而导致循环功能紊乱。动脉系统的阻力改变，血液的重新分布，毛细血管的开放充盈程度，动静脉分流，静脉容量血管的扩张，血容量的变化和心功能的改变决定了休克的不同表现，而且在很大程度上影响了治疗方案的实施。1975年，Weil MH等基于上述血流动力学特点对休克进行重新分类，该分类方法已被广泛接受，成为目前休克最科学和主流的分类方法。按照这种方法，休克可分为低容量性休克（hypovolemic shock）、心源性休克（cardiogenic shock）、分布性休克（distributive shock）和梗阻性休克（obstructive shock）四大类。

（一）低血容量性休克

低血容量性休克的基本机制为循环容量大量丢失导致心脏前负荷减少，进而引起血压下降，如出血、烧伤、呕吐、腹泻、脱水、利尿等。少部分是由感染、药物或分泌功能紊乱引起的液体渗出到组织间隙或体腔（即第三间隙液体），最终导致心脏前负荷减少，血压下降。

（二）分布性休克

分布性休克的基本机制为血管收缩舒张调节功能异常，导致容量血管扩张或血液重新发布，引起循环血容量相对不足。常见的类型为脓毒症休克（septic shock）、过敏性休克、神经源性休克。

（三）梗阻性休克

梗阻性休克的基本机制为血流主要通道的阻塞，如肺动脉栓塞、心包填塞或心包缩窄、心瓣膜狭窄、腔静脉梗阻及主动脉夹层或动脉瘤等。该类休克的血流动力学因梗阻部位不同而有不同特点，但共同点是血流的通道受阻导致心输出量减少，氧输送率下降，导致循环灌注不良，组织缺血缺氧。根据梗阻的部位又将梗阻性休克分为心内梗阻性休克和心外梗阻性休克。

（四）心源性休克

心源性休克的基本机制为心脏泵功能衰竭，主要包括急性心肌梗死、重症心肌炎、严重心律失常和心力衰竭等。由于心脏泵功能衰竭导致心输出量下降，引起循环灌注不良，组织细胞缺血缺氧。所以，心输出量下降是造成氧输送减少的基本原因。血流动力学监测时还可发现中心静脉压升高，肺动脉楔压（PAWP）升高，心输出量下降，体循环阻力升高等参数的改变。

三、临床表现

（一）症状

1. 一般情况　休克早期，患者交感神经兴奋，主要表现为精神紧张或烦躁、焦虑、大汗、过度换气等。全身皮肤呈苍白或灰白色，皮肤湿冷，严重休克时皮肤出现网状青斑或花斑样改变。

2. 精神状态改变 休克早期意识清醒。若平均动脉压降到70mmHg以下，脑灌注压不足，可引起精神状态改变，最常见的是烦躁不安、谵妄、易激惹，进而出现意识淡漠、嗜睡、昏迷等。

3. 少尿 尿量是判断肾脏灌注的重要指标，正常值为0.5~1.0ml/（kg·h）或成人每小时尿量不少于30ml，24小时不少于700ml。休克时，肾脏灌流量降低，肾小球滤过率下降，最终导致尿量减少。休克发生早期，尿量减少先于血压的下降。因此，尿量是判断休克早期较为敏感的指标，也是休克治疗有效的重要指标之一。对于怀疑休克的患者应严密监测每小时尿量，连续2小时尿量少于0.5ml/kg应考虑休克。

4. 脏器功能不全 若早期休克未得到及时有效的治疗，持续发展可出现全身多脏器血流灌注下降，导致各脏器序贯性损害并出现相应临床表现（表4-1）。

表4-1 休克时各脏器功能不全的表现与临床综合征

器官系统	脏器功能不全的表现	休克合并症
肺	低氧血症、弥漫性肺浸润	ARDS
肾	Cr>152.6μmol/L或较入院时增加2倍；尿量<500mL/24h	急性肾功能衰竭
肝	总胆红素>34.21μmol/L，SGOT、LDH较入院时增加2倍；顽固性高血糖/低血糖	胆汁淤积
胃肠道	上消化道出血	应激性溃疡
凝血系统	血小板减少、PT、APTT延长，FDP增多	DIC 低纤维蛋白原血症
心脏	低血压，CI<1.5L/（min·m^2）（无心肌梗死）	心力衰竭
中枢神经系统	只对疼痛刺激有反应	反应迟钝
周围神经系统	周围神经病变	肌无力

（二）体征

仔细全面的查体有助于明确是否存在休克，并可了解各组织灌注情况，寻找休克的可能病因。

1. 基本生命体征

（1）血压 若成人收缩压小于90mmHg或儿童收缩压低于80+（2×年龄）mmHg的标准则提示低血压。休克的特点是血压下降，但在休克早、中期，患者不一定会出现血压下降。如血压处于临界状态时可检查直立状态时的血压和心率改变。怀疑主动脉夹层时应测量四肢血压，左右或双下肢收缩压相差15mmHg提示大动脉病变可能。

（2）脉搏、心率 休克时心率、脉搏代偿性增快至120~140次/min 或更快，脉搏细弱。但由于机体的代偿作用，心率并非休克的敏感和特异性指标。部分患者在失血30%时仍不会出现心率的明显加快，而严重心动过缓导致心源性休克时心率反而会低于正常。

（3）休克指数（shock index，SI） 休克指数是指心率/收缩压的比值，与单独的血压和心率相比，它更能反映休克的存在及严重程度。SI与急性循环衰竭时左心室每搏做功相关，SI升高提示左心室功能受损。SI 0.5为正常；SI 1.0为休克，SI值越大，休克越严重。可见SI能较好地反映休克的发生及严重程度，尤其适合于急诊预检分诊处对潜在危重患者的筛选。

(4）呼吸频率 休克时呼吸频率的增快比血压下降出现的更早，但影响呼吸频率因素较多，如疼痛、紧张、发热等均可导致呼吸频率增加。若能排除上述因素，患者出现不明原因的呼吸频率增快时应考虑到休克的可能。

2. **一般状况** 休克患者精神状态可表现为焦虑不安乃至昏迷。常发生代偿性心动过速、呼吸急促。体温升高提示脓毒性休克的可能。然而，单一的生命体征改变不足以诊断休克，且生命体征对于组织灌注不足的判断和严重性评估也不敏感。

3. **皮肤黏膜** 休克时，可表现为皮肤湿冷、苍白，在脓毒性休克或出现中枢性高热时皮肤可温暖。检查皮肤毛细血管的充盈情况，有无发绀、皮疹、瘀点和瘀斑，有无风团、皮疹和神经血管水肿等过敏的表现。休克时，皮肤毛细血管充盈时间与甲下循环恢复时间延长。

4. **头颈部** 梗阻性休克时，颈静脉充盈甚至怒张。过敏性休克时，口唇、舌和咽喉部水肿。对创伤患者应检查有无出血或脑脊液漏的征象。检查瞳孔大小及对光反射。了解眼底有无视盘水肿、视网膜出血。

5. **胸腹部** 视诊胸腹部有无创口、出血、肿胀或畸形。注意不要遗漏腋下、腰背部与肛周的外伤。听诊呼吸音是否一致，检查有无啰音、哮鸣音。检查心率的快慢与节律是否整齐，听诊心脏有无杂音、心包摩擦音。检查胸腹部压痛，反跳痛，腹部的柔软程度，是否呈板状腹，有无肌紧张、肿块、脏器肿大、肠鸣音是否亢进等。直肠指检了解有无指套染血、肛门括约肌张力情况。妇科检查有无阴道流血和附件肿块等。

6. **四肢及神经系统** 检查脉搏强弱、有无水肿和毛细血管再充盈时间延长。记录运动、感觉或反应异常。

（三）实验室及辅助检查

1. **血常规** 血常规变化的特点有助于休克病因及病情严重程度的判断。低血容量性休克红细胞计数和血红蛋白可降低，但烧伤、失液性休克时血液浓缩时，红细胞计数和血红蛋白升高。应激患者白细胞计数可能升高，感染性休克患者白细胞计数可升高或降低。DIC或出血倾向者，血小板计数减少。

2. **尿常规** 休克时患者尿量减少或无尿、尿液呈酸性，血容量不足时尿渗透压与比重升高。肾功能不全时，可出现尿蛋白、红细胞和管型，尿比重降低。

3. **血液生化** 血液生化指标可以反映机体代谢、脏器功能及凝血功能的改变。休克时血K^+、血糖、乳酸升高；肝功能受损时，ALT、AST、LDH、胆红素可升高；肾功能不全时BUN、Cr升高；心肌损伤可出现心肌酶学指标（肌钙蛋白、CK、CK-MB）的升高。发生DIC时，血小板计数降低、PT及APPT延长、纤维蛋白原减少。

4. **心电图** 对于休克患者尤其是怀疑心源性休克的患者应常规做12导联心电图检查，必要时加做右心和后壁导联。心电图可出现急性冠脉综合征，急性肺栓塞、心肌炎和各种严重心律失常的典型心电图改变，为心源性休克的诊断提供证据。

5. **影像学检查** 影像学检查有助于明确休克病因。急诊床旁超声快捷、无创，在急诊危重症领域日益受到重视，被誉为急诊医生"看得见的听诊器"。可随时反复进行，避免搬动患者，对血流动力学状态不稳定的患者尤为实用。急诊床旁超声可以检查有无心包填塞、气胸、异位妊娠、主动脉瘤或夹层等，明确休克的病因。也可以对急性肺栓塞、急性心梗进行辅助诊断。创伤重点超声评估（focused assessment with sonography for trauma examination, FAST）能迅速明确胸腹腔重点部位的出血，已成为目前急诊科评估创伤后休克的主要手段。

此外，急诊床旁超声还可以评估休克患者的血流动力学状态，指导液体复苏。

床旁X线检查可以明确有无肺炎、气胸、心影增大和膈下游离气体，有利于揭示休克原因，常用来评估病情不稳定患者，避免在复苏过程中移送病人。CT平扫可提供比X线更多的信息，但应注意搬动有可能加重休克患者的病情，检查应安排在休克患者经初步复苏、生命体征相对稳定后再进行。若怀疑休克与血管病变有关，如主动脉瘤或夹层、肺栓塞，应行CT血管成像（CTA）检查。

6. 其他 病原学、毒理学、脑脊液检查和妊娠试验有利于休克的病因诊断和鉴别。怀疑感染性休克时应做血液或分泌物细菌学检查（如涂片、培养）。怀疑合并中毒者应完善毒理学检查。颅内感染者可行腰椎穿刺检查脑脊液。

（四）组织灌注与血流动力学指标

随着人们对休克本质认识的深入和监测技术的发展，目前已能够对组织灌注与氧合、微循环和血流动力学状态进行评估，这对于进一步确诊或排除休克，尤其是对于早期识别隐匿性休克、降低休克病死率起到积极的作用。

1. 组织灌注与氧合的指标

（1）全身灌注和氧合的指标 ①血浆乳酸：血浆乳酸正常值<2mmol/L。乳酸超过正常称为乳酸酸中毒，可分为A、B两型。A型为继发性乳酸酸中毒，见于休克伴缺氧状态。B型为自发性乳酸酸中毒，见于多种非休克状态，包括肝肾功能衰竭、恶性肿瘤、糖尿病、多种药物（双胍类、醇类、硝普盐、罂粟碱、扑热息痛、乳糖等）、肌肉剧烈活动或持续抽搐等。如能排除B型乳酸酸中毒，患者的血浆乳酸水平是反映组织低灌注的良好指标，且与休克的复苏效果和预后密切相关。血乳酸值在1.4~4.4 mmol/L时病死率20%，血乳酸值在4.5~8.9mmol/L时病死率为74%，血乳酸值达到9.0~13mmol/L时病死率达90%，血乳酸>13mmol/L时病死率高达98%。如果血浆乳酸浓度在6~12小时内降到正常水平，常提示休克复苏理想、组织灌流与氧合在短时间内得到改善。因此，血浆乳酸水平作为休克复苏终点指标已越来越被广为接受。②混合静脉氧饱和度（SvO_2）：正常范围为60%~80%，SvO_2可反映全身氧输送（DO_2）与氧消耗（VO_2）之间的平衡。SvO_2是休克时心排量降低的可靠指标，其变化早于血压、心率、中心静脉压等血流动力学指标。用于隐匿性休克的识别以及休克复苏终点的评估，其临床意义优于平均动脉压和心率。最新的脓毒症指南推荐将$SvO_2 \geq 65\%$作为脓毒性休克复苏之终点。③碱缺失（Base Deficit）：碱缺失正常范围为-3~+3，值越低表明组织缺氧越严重。碱缺失反映组织低灌注时无氧代谢产物的水平，能快捷敏感地了解组织低灌注与酸中毒的程度和持续时间。在休克代偿期，碱缺失比其他生理指标更敏感地反应容量的不足。碱缺失还能准确地反映休克严重程度与复苏效果，与ARDS、MODS及死亡的发生密切相关。采用碱缺失值可将休克分为三度：-2~-5为轻度，-6~-14为中度，≤-15重度。

（2）局部灌注与氧合的指标 休克时各组织器官的缺血缺氧程度并不一致，机体总是牺牲皮肤、内脏的灌注来优先保证心、肾、脑等重要器官的血供。皮肤和胃肠道黏膜在休克时最先出现组织灌注降低，经有效治疗后恢复血流最晚。因此，皮肤黏膜可以作为观察早期组织灌注降低的窗口。①经皮氧分压：经皮氧分压反映动脉氧合。休克早期，皮肤血管代偿性收缩，血流减少，经皮氧分压降低，常先于血压下降而出现。②胃黏膜内二氧化碳分压和pH（pHi）：休克早期，机体代偿机制使血液重新分布，多个组织器官灌注显著减少，胃肠道是发生最早、变化最明显的器官，胃黏膜细胞缺血缺氧，酸性代谢产物增加，pHi下降，二氧化碳分压升高，胃黏膜-动脉$PaCO_2$差值增大。

胃黏膜pH（pHi）正常值为7.32~7.44，pHi<7.32提示胃黏膜因低灌注而产生酸血症。pHi与全身器官氧消耗、器官衰竭、危重症患者预后密切相关，纠正pHi可改善生存率。同时，pHi作为休克时组织缺氧的指标非常敏感，即使在其他指标（如心输出量、乳酸、碱缺失）都未出现异常时，pHi即已降低。胃黏膜内二氧化碳分压（$PgCO_2$）正常范围<48.75mmHg，胃黏膜-动脉二氧化碳分压差值（$Pg-aCO_2$）正常范围<11.25mmHg。二者在休克监测中的临床意义和价值同pHi，可用光纤传感探头直接测量。

（3）血流动力学监测 ①血压：血压的监测是休克最重要、最基本的监测手段。②心输出量：心输出量监测有助于诊断休克的种类、时期和判断疗效及预后。③中心静脉压（CVP）：反映右心前负荷和右心功能，也间接反映血容量和回心血量。值得注意的是单独应用CVP的价值有限，应结合其他血流动力学指标综合地应用和动态地评估（表4-2）。④体循环阻力（SVR）和肺循环阻力（PVR）：临床上通常以SVR作为监测左心室后负荷的指标，PVR作为监测右心室后负荷的指标。分布性休克患者虽然心输出量正常或略高，但SVR明显降低。

表4-2 中心静脉压与血压监测的综合价值

中心静脉压	血压	原因	治疗原则
低	低	容量严重不足	充分补液
低	正常	容量不足	适当补液
高	低	心功能不全或容量相对过多	强心、扩血管、纠正酸中毒
高	正常	容量血管过度收缩	扩张血管
正常	低	心功能不全或容量不足	补液试验

四、诊断与鉴别诊断

（一）诊断依据

诊断休克的主要依据：①有诱发休克的病因或诱因。②精神状态发生改变。③脉搏细速，超过100次/min或不能触及。④四肢湿冷，胸骨部位皮肤指压痕阳性（指压后再充盈时间>2s），皮肤花纹、黏膜苍白或发绀，尿量<30ml/h或无尿。⑤血压下降，收缩压<80mmHg。⑥脉压差<20mmHg。⑦原有高血压者收缩压较原收缩压下降超过30%。

（二）寻找病因的思路

休克早期，明确休克的病因，对因治疗，可以明显改善预后，降低休克病死率。因此，临床医师必须通过多种途径收集临床资料，理清休克的临床诊断思路，明确导致休克的最可能病因（图4-1）。

（三）鉴别诊断

休克以低血压为基本特征，但低血压不一定就是休克，只有同时存在微循环障碍和组织灌注不足时，结合其他症状体征和病因，方可考虑为休克。不同类型休克的诊断必需依据其特殊的病因和临床特点综合判断。

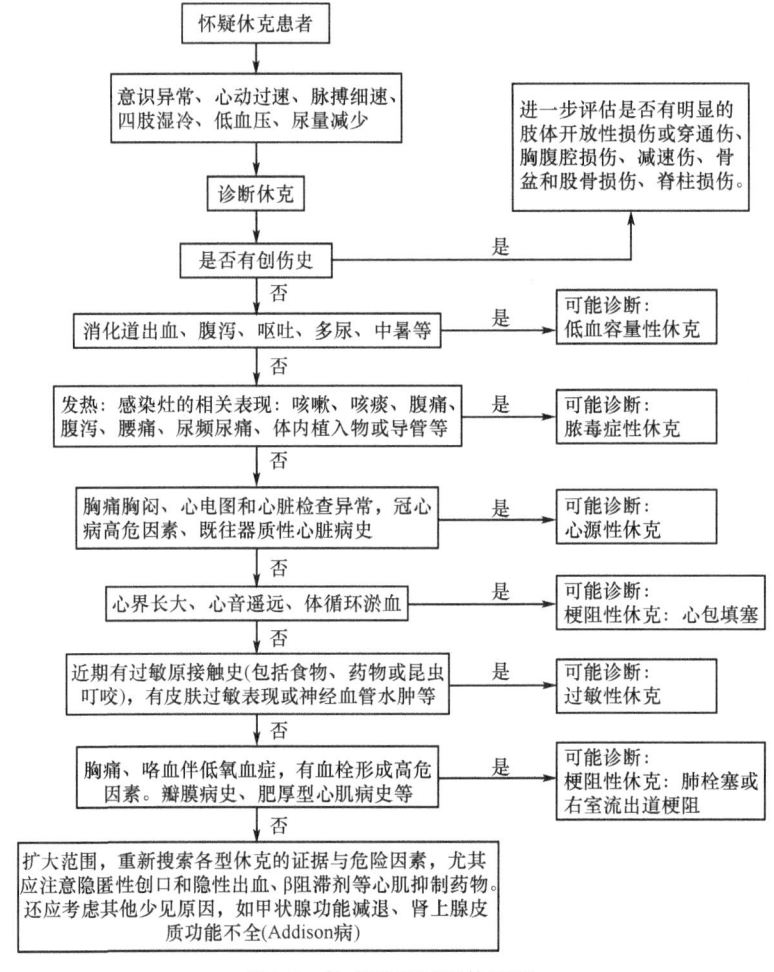

图4-1 休克的病因评估流程

五、休克的急诊治疗

休克一旦确诊应争分夺秒地采取系列复苏措施。急诊救治的思维是"先救命，后治病"，为使休克不至于发展到不可逆转阶段，应尽量早期处理和稳定患者。各型休克的急诊处理均有明确的时效性要求，创伤失血性休克应抓紧"黄金1小时"的抢救机会；脓毒性休克有"金时银天（golden hour and silver day）"，其中前6小时内的"早期目标导向性治疗"尤为重要；急性心梗导致的心源性休克强调到院后30分钟内溶栓，90分钟内经皮冠状动脉介入治疗（percutancous transluminal coronary intervention，PCI）；过敏性休克随时可发生呼吸心脏骤停，更应争分夺秒地抢救。

（一）最初的紧急处理

1. **气道的评估与处理** 呕吐和意识状态改变患者有误吸或窒息的风险，应首先评估并开放气道，必要时建立高级人工气道（喉罩或气管内插管）来保护气道。

2. **供氧与呼吸支持** 在保持呼吸道通畅的前提下，为保证充分氧合，所有休克患者均应给予5L/min的较高流量氧气吸入，对未插管的患者推荐使用Venturi面罩或非重复呼吸式储氧面罩以保证氧流量的有效性。评估患者的呼吸和氧合,必要时给予无创或有创辅助通气。辅助通气不仅可直接改善患者氧合,还能减少呼吸做功,降低氧耗,改善组织的氧供需平衡,一旦有指征应积极实施。休克患者机械通气时应实施低潮气量(6~8ml/kg)和限制平台压(30~35cmH$_2$O)的肺保护性通气策略,同时合理使用镇痛镇静药物。

3. 体位 休克患者应采取仰卧体位,腿抬高10°~30°左右,有利于增加心脑等重要器官血流量。伴有呼吸困难时,将头、胸部抬高30°。

4. 建立静脉通道 无论何种类型的休克,都必须通过外周静脉或中心静脉建立至少2~3条大口径静脉通道。若为腹部外伤休克时不宜做下肢静脉穿刺或置管。近年来,随着骨髓腔输液快捷、安全、有效等特点被逐渐发现,在外周静脉穿刺或中心静脉置管失败的紧急情况下,骨通道输液成为不错的选择(图4-2)。休克患者中心静脉置管有利于进行CVP和ScvO$_2$的监测,指导休克的液体复苏,因此抢救严重休克患者时应放置中心静脉导管。

5. 临床监测与评估 任何休克患者,均应收入抢救室或急诊监护室(EICU)进行持续心电、血压、指脉搏氧饱和度监测,完善心电图、血浆乳酸、动脉血气、血常规、电解质、肝肾功、凝血、心肌酶谱和D-二聚体等相关检查。有条件时应放置中心静脉导管,便于扩容补液、安全用药和监测CVP、SvO$_2$,同时常规放置尿管监测尿量。

6. 镇痛镇静 休克患者常因疼痛而焦虑、躁动不安,休克本身也可导致谵妄,少部分患者伴发抽搐惊厥,应积极给予镇痛镇静和控制抽搐治疗。可使用非苯二氮䓬类镇静药物如异丙酚或右美托咪定以改善临床预后,同时调整镇静药物剂量维持轻度镇静水平,以减少镇静药物的用量。

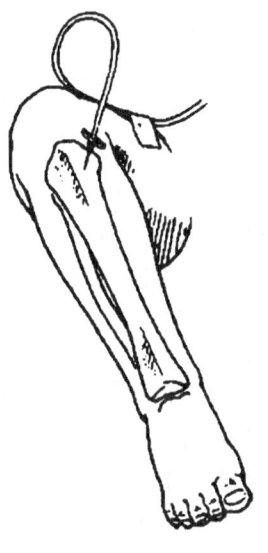

图 4-2 骨通道输液示意

(二)容量复苏

低血容量性休克和其他原因导致的休克均存在有效血容量不足以及微循环灌注不足的问题。容量是休克治疗首要解决的问题,容量复苏也是各型休克治疗的基础。一般应首先恢复有效循环血容量,即经充分液体复苏,循环未改善时再使用升压药物、强心药物或采取其他治疗措施。严重危及生命的低血压时,其他措施可以同容量复苏同时进行。

1. 液体的种类 临床上最常见的复苏液体种类包括:晶体液,胶体液和血液成分。晶体液包括葡萄糖液和电解质液。葡萄糖液(5%GS或10%GS)由于输注后很快分解成自由水,几乎无扩容能力,且大量输注会导致脑水肿、肺水肿,除非合并明确低血糖症,葡萄糖液一般不作为抗休克的复苏液体。常用的电解质液包括生理盐水、各种浓度的高渗盐水和平衡液(乳酸林格液、醋酸林格液)等。胶体液包括天然胶体(即人血白蛋白)和人工胶体(明胶类、低分子右旋糖酐和淀粉类)。血液成分包括全血、红细胞和血浆等。

(1)晶体液 ①生理盐水(0.9%NS):目前生理盐水已不是液体复苏的首选晶体液。生理盐水没有酸碱缓冲系统,缺少钾、钙、镁等人体重要电解质,其氯离子浓度明显高于血浆,大量输注生理盐水会导致高氯血症代酸(HCMA),高氯血症可导致抑制心肌,增加肺动脉高压,减少肾小球滤过率,导致凝血紊乱。2008年欧洲成人外科液体治疗指南明确指出：由于生理盐水在临床使用中会导致高氯性代谢性酸中毒的风险，如果选择晶体液复苏或补充生理需要，应首选平衡晶体液取代生理盐水。②平衡晶体液：包括乳酸林格液和醋酸林格液。乳酸林格液的优点是含有钾和钙，其中乳酸盐具有缓冲能力。但是，休克患者本身就因微循环缺氧导致乳酸升高，输入大量含乳酸的平衡液会加重乳酸堆积，增加肝脏负担。此外，乳酸林格液的渗透压偏低，大量输注可能加重脑水肿或肺水肿，不适合于休克合并颅内病变的患者（例如颅脑损伤合并出血性休克）。醋酸林格液是新一代平衡晶体液，其电解质配比更接近人体的正常细胞外液，其缓冲对为醋酸氢根，代谢速度为300mmol/L，远高于乳酸（50mmol/L），不易在体内蓄积。醋酸主要经肾脏、肌肉代谢，不增加肝脏负担，避免了乳酸酸中毒，用于肝功能不全，婴幼儿和乳酸代谢障碍（严重休克）的病人有明显优势。③高渗氯化钠溶液：3%或7.5%高渗氯化钠溶液作为复苏液体能快速而显著提升血浆渗透压，可改善微循环和脏器灌流，增强心功能。高渗盐水使细胞脱水，有降低颅内压（ICP）的作用，对脑外伤患者有利。对于合并颅脑外伤（TBI）的钝伤者和血流动力学不稳定的躯干创伤患者，在抢救早期，可以考虑使用7.5%的高渗氯化钠溶液进行液体复苏，总量不超过4ml/kg。

（2）胶体液 胶体液的显著优点是扩容效力强大，对组织灌注和微循环的改善优于晶体液，用量少于晶体液，不易导致组织水肿。胶体液的缺点为价格昂贵、肾损伤风险、干扰凝血及过敏反应。①白蛋白：白蛋白作为复苏的液体，其扩容效力并不优于其他人工胶体，但较为安全，无肾损害。②人工胶体：人工胶体是伴随战争的需求而不断发展。第一次世界大战时期，第一代人工胶体明胶面世；第二次世界大战时期，以第二代人工胶体右旋糖苷应用为主；1960年，在越南战争期间出现了第三代人工胶体液——羟乙基淀粉（hydroxyethylstarch，HES），之后随着分子量和取代结构的优化，现今以第三代羟乙基淀粉HES 6% 130/0.4为常用。人工胶体在血管内保留更持久，能以较少的量维持血流动力稳定，扩容能力比白蛋白和晶体液更强，复苏时间更短，尤其适合于血流动力学不稳定的低血容量休克患者的早期复苏。但人工胶体可能引起肾损伤，且人工胶体的肾损伤与休克类型有一定关系，脓毒症休克者肾损伤的风险比低血容量性休克更大。此外，人工胶体还有干扰凝血的副作用和导致严重过敏反应的风险。

2. 复苏液体的选择原则 选择复苏液体时应考虑休克类型、休克严重程度、病因、合并症或基础疾病。①体内液体丢失性质是选择复苏液的根本依据，若为血管内的循环血容量的丢失，可以选择胶体；若为组织间隙的液体丢失则以晶体液为主；若同时伴有细胞内脱水，则可以适当使用葡萄糖液。若上述3种情况混合存在，则应根据病情需要，调节胶晶比例和使用次序（表4-3）。②各种类型休克的最初液体复苏，平衡晶体液是首选。③严重的低血容量性休克尤其是大出血所致严重低血压可选人工胶体液进行最初的液体复苏，胶体的用量应限定在其处方剂量范围内。④严重的出血性休克在液体复苏时应尽快输注红细胞。

表4-3 液体丢失的性质与复苏液体的类型选择（"↑"表示用量的多少）

液体丢失的部位	5% GS	晶体液	胶体液
血管内	↑	↑	↑↑↑
组织间间隙	↑↑	↑↑	-
细胞内	↑↑↑	-	-

3. 容量复苏的目标与监测 休克的核心问题是组织灌注不足和缺氧。因此，休克治疗的最终目标不是中心静脉压、血压、心输出量等血流动力学指标的正常，而是与组织灌注相关指标的达标。尽管如此，容量复苏作为休克治疗的重要基础组成部分，容量治疗后的中心静脉压、血压、心输出量达到一定水平仍可以作为休克治疗的阶段性目标。休克早期容量复苏的目标包括：①CVP达8~12mmHg。②SBP≥90mmHg或 MAP≥65mmHg。③尿量>0.5ml/（kg.min）。

容量复苏时早期的补液量非常大，成人输注晶体液可达1000~2000ml/小时。大量输液可能会导致肺水肿和组织水肿，影响氧合，加重微循环障碍，还可能导致心衰。所以，容量复苏时的监测非常重要，对于老年患者或有心肺基础疾病的患者更应严密监测。除常规的心率、呼吸频率、肺部啰音等监测方法外，还可以根据中心静脉压的动态变化来监测补液。如果病情复杂，对循环状态的判断仍有困难，可应用肺动脉漂浮导管、PiCCO等方法，进行更为精确的血流动力学监测。

（三）血管活性药物

休克复苏首先应快速恢复平均动脉压和全身血流，避免组织低灌注和缺氧。容量复苏是恢复平均动脉压的第一步，但当出现危及生命的低血压时，即便此时低血容量状态尚未纠正，容量复苏尚未达标，仍应使用血管升压药提升血压以维持重要脏器的灌注。迅速恢复MAP≥60mmHg或收缩压≥90mmHg，能避免血流减少引起的冠状动脉和脑部并发症，特别是对于伴有冠状动脉和脑血管疾病的老年患者尤为重要。血管活性药物一般应在充分补液基础上使用，以升压药维持平均动脉压大于90 mmHg或收缩压110~130mmHg、舒张压60~70mmHg为宜。

1. 血管升压药

（1）多巴胺 多巴胺推荐剂量为5~20μg/（kg·min），用注射泵持续泵入。不同剂量的多巴胺可以兴奋不同的受体，但其升压的作用主要是通过兴奋心脏$β_1$受体，使心肌收缩力增强，心输出量增加而发挥作用。使用多巴胺的剂量大于20μg/（kg·min）时还可兴奋动静脉血管α受体，产生收缩血管的作用，增加心脏后负荷，且心率明显增快，心律失常风险增加，心肌做功增强，氧耗也随之增加。

（2）去甲肾上腺素 去甲肾上腺素是强烈的α受体激动剂，对$β_1$受体作用较弱，对$β_2$受体几乎无作用。主要通过兴奋小动脉$α_1$受体引起血管收缩而提高血压。去甲肾上腺素的血管收缩的范围很广，以皮肤、黏膜和肾小球最为明显，其次为脑、肝、肠系膜、骨骼肌等。对心脏作用较弱，无明显强心和增快心率的作用。不易导致心律失常和不加重心肌氧耗。同时，去甲肾上腺素还能兴奋内脏静脉的α受体，使静脉收缩，促使静脉内积聚的血液进入全身循环而升高血压。近年来，多个共识均推荐去甲肾上腺素作为休克的首选升压药。成人常用剂量为2~12μg/（kg·min），儿童0.02~0.1μg/（kg·min）。逾量或持久使用，可使毛细血管过度收缩或体液外漏致局部组织缺血坏死，以通过中心静脉持续泵入为宜。

（3）肾上腺素 肾上腺素主要激动心脏$β_1$受体而增加心率、心肌收缩力和心输出量。大剂量时可兴奋$α_1$受体致外周血管收缩。激动β受体，使外周血管舒张，心肌收缩力增强。随着用量的加大，缩血管效应逐渐明显。此外，肾上腺素还可以激动$β_2$受体，松弛支气管平滑肌和抑制肥大细胞脱颗粒，减少过敏介质的释放。肾上腺素主要用于过敏性休克的抢救和其他升压药无效的顽固性、危及生命的心动过缓与低血压，尤其是心脏骤停后的首选药物。治疗休克的常用剂量为0.5~1mg经稀释后静脉注射，或4~8mg溶于500~1000ml生理盐水中持续静脉滴注。

2. 血管扩张药 在充分容量复苏、补充红细胞、平均动脉压稳定的基础上适当使用血管扩张药物以扩张毛细血管前括约肌从而增加微循环血流，使外周组织得到充分的灌流。长期以来，血管扩张剂在休克中的应用争议较大，血管扩张剂可导致血压下降，影响重要脏器灌流。因此，使用血管扩张剂的基本前提是充分容量复苏、血压正常或合并心衰时。常用的血管扩张药物有抗胆碱药物（阿托品、山莨菪碱、东莨菪碱）、肾上腺素α受体阻滞剂（酚苄明、苄胺唑啉、妥拉唑啉）和扩血管药物（硝普钠、硝酸甘油）等。

3. 正性肌力药物 经容量复苏和升压药的使用后，仍不能将心输出量维持在足够水平，则提示存在心脏功能障碍，有指征使用正性肌力药物。在休克缺氧和酸中毒的环境下，患者对洋地黄类正性肌力药物的耐受性显著降低，应当首选非洋地黄类正性肌力药物，最常用的是多巴酚丁胺。

（四）红细胞与成分血

血红蛋白是氧的载体，是保证氧输送的重要因素之一。在容量复苏、血管活性药物使用的同时，应注意休克患者血液中血红蛋白的含量。必要时输注红细胞保持血红蛋白≥70g/L或红细胞压积≥30%。各种原因导致的出血性休克，尤其是创伤出血性休克，早期应尽快合血，经液体复苏循环仍不稳定时应尽快输注红细胞，不能按常规以血色素水平作为输血的指征。出血性休克常并发凝血功能障碍和血小板减少，应按相应的指征进行补充。

（五）病因治疗

病因治疗是治疗休克的根本。休克早期，循环支持无疑对解除危及生命的状况是重要的，但如果不及时去除导致休克的病因，单纯的循环支持性治疗难以收到良好效果。因此，应重视各型休克的病因治疗。出血性休克应彻底的止血。心源性休克应治疗心肌梗死、心肌炎，纠正心律失常。脓毒症休克时，寻找病原学证据，早期使用抗生素，手术去除感染灶（如化脓性阑尾炎）或充分引流病灶。过敏性休克时，积极寻找并去除过敏原因，控制炎症反应。梗阻性休克时，及时疏通循环血流通路，如肺栓塞的溶栓治疗、狭窄瓣膜的扩张、心包填塞的紧急穿刺减压等。值得注意的是，休克的病因治疗往往需要一定的时间过程（如控制出血、感染等）或在另一方面对机体造成新的损伤（如手术打击），这是导致休克高死亡率的主要原因。所以，在治疗休克时，病因治疗一定要与循环支持性治疗有机地结合起来，才能提高休克的治愈率。

（六）其他

1. 碳酸氢盐 休克时组织灌流不足，无氧代谢增强，乳酸产生增多，且细胞内失钾，常出现代谢性酸中毒和高钾血症。酸中毒和高血钾抑制心肌收缩，降低血管对儿茶酚胺的敏感性，进一步加重休克。可用碳酸氢钠纠正酸中毒，但并非所有休克或代谢性酸中毒都是碳酸氢钠的使用指征。过量的碳酸氢钠可使氧-血红蛋白解离曲线左移，影响血红蛋白结合氧的组织释放，并可能加重细胞内酸中毒。本着"宁酸勿碱"的原则，应严格限定休克时碳酸氢钠的使用指征。其实，酸中毒只在有效的循环支持和去除病因、组织灌注好转后才有望得到根本的纠正。酸中毒是组织缺氧的信号，在组织缺氧未纠正之前大量使用碳酸氢钠无异于"掩耳盗铃"。一般认为代谢性酸中毒时，pH≤7.10是碳酸氢钠的使用指征，在输注过程中严密监测动脉血气分析,当pH达7.25时立即停止输注。也可用公式计算所需碳酸氢钠的量:5%碳酸氢钠注射液(mL)=[(24−实际HCO_3^-(mmol/L)]×0.833×体重(kg)。开始可输注需要量的1/2,之后6~8小时内输注剩余部分,当动脉血pH=7.25时,停止碳酸氢钠输注。

2. 改善微循环 微循环障碍是休克发生发展的核心,微循环被称为脓毒症休克的"发动机"。改善微循环的主要措施包括:①应用血管扩张剂:如山莨菪碱、硝普钠、硝酸甘油。②低分子右旋糖酐:可稀释血液、抗红细胞凝集及抗凝血作用,改善微循环中的血流。③抗凝治疗:尤其有DIC倾向者应及早使用肝素。④抗感染治疗:如乌司他丁。

3. 改善细胞代谢 三磷酸腺苷(ATP)、1,6-二磷酸果糖(FDP)和极化液(即葡萄糖、胰岛素、氯化钾联合疗法)可改善细胞的能量代谢。

（七）休克复苏的终点

休克的复苏应以组织灌注和缺氧的改善,器官功能的恢复为最终目的,休克治疗的终点是组织灌注和氧合的参数达标。休克复苏的终点:①尿量>0.5ml/(kg·h)。②CVP 8~12mmHg(机械通气时为12~15mmHg)。③MAP 65~90mmHg。④$ScvO_2$>70%。⑤血乳酸水平降至正常。

第二节 低血容量性休克

低血容量性休克是指各种原因所致的容量丢失而导致有效循环血容量减少,引起心输出量降低、组织灌注不足、细胞代谢紊乱和功能受损的病理生理过程。低血容量性休克是常见的急危重症,是急诊休克的最主要类型,其中以失血性休克为最常见。无论何种原因导致的低血容量休克,早期的循环支持和积极的病因治疗二者缺一不可,是降低病死率的关键。

一、病因及病理生理

（一）病因

低血容量性休克的循环容量丢失又分为外源性丢失和内源性丢失两类

1. 外源性丢失 循环容量直接丢失到体外,如创伤、烧伤、外科大手术的失血,消化道溃疡、食管静脉曲张破裂及宫外孕破裂等,也可以由呕吐、腹泻、脱水、多尿等原因所致。

2. 内源性容量丢失 循环容量丢失到循环系统之外,其主要原因是过敏、低蛋白血症和内分泌功能紊乱等引起血管通透性增高,导致循环容量外渗到组织间隙或胸腹腔内形成"第三间隙液体"。

（二）病理生理

低血容量性休克时的氧输送减低,其根本原因是循环容量不足,心脏前负荷降低,导致心输出量下降,组织灌注减少和缺血缺氧。肺循环灌注减少使肺气体交换发生障碍,氧合受阻,导致氧输送的进一步降低。在低血容量性休克的早期,机体可通过代偿性心率加快和体循环阻力增高来维持心输出量和循环灌注压。低血容量性休克时进行血流动力学监测可发现中心静脉压下降、肺动脉嵌顿压下降、每搏输出量减少、心率加快和体循环阻力增高等改变。如果及时去除容量丢失的原因，容量得以及时补充，低血容量性休克可以很快得到纠正。如果休克持续存在，组织缺氧不能缓解，加之再灌注损伤和内毒素的移位，最终导致MODS。

二、临床表现

（一）症状

低血容量休克患者可出现心悸、头昏、乏力、出汗、晕厥、尿少、精神状态改变（淡漠嗜睡或躁动）等临床症状。应特别警惕出汗、心悸、乏力、头重脚轻感等内出血的早期症状。患者也可出现病因相关症状，表现为黑便、便血、尿血、腹泻、呕吐、多尿、皮肤黏膜出血等血容量丢失的症状。创伤患者应询问有无胸痛、腹痛、腰背与肢体疼痛，询问受伤机制（如高坠伤、交通伤被抛出车外、被碾压等）。

（二）体征

1. **生命体征**　严密监测患者的心率、血压、呼吸频率、体温等基本生命体征。生命体征对于识别早期休克不敏感，仅将血压作为判断休克的指标可能延误诊断时机。但血压的动态变化意义较大。

2. **头面部**　头面部的出血一般都很明显。头皮血供丰富，外伤可造成严重的出血，尤其是儿童和婴儿。成人颅内出血不会发生休克，但婴儿颅内出血可能发展为休克。

3. **胸腹部和骨盆**　检查有无胸腹部的外伤、压痛、出血、畸形，或特殊伤痕，有无腹部膨隆、移动性浊音。检查骨盆有无畸形、挤压痛或分离痛。女性患者应注重检查下腹部是否有压痛或反跳痛，不要遗漏生殖器及肛门的查体。胸腹腔或腹膜后的出血可能较隐蔽且量较大，易被忽视，需仔细排查。高度怀疑腹腔内出血时可行诊断性腹腔穿刺、诊断性腹腔灌洗。

4. **四肢**　检查四肢是否有触痛、出血、畸形或瘀点瘀斑。肢体的开放性创伤外出血常较显著，长骨闭合性骨折（如股骨干闭合性骨折）也可导致组织间隙和肌间隙内大出血而出现休克。

创伤所致出血量因部位不同各异。根据损伤的部位可大致判断可能造成的失血量，有利于对休克的严重程度进行评估（表4-4）。

表4-4　常见部位闭合性创伤后的出血量估计

创伤出血部位	估计失血量（mL）	说明
股骨干	1000~1500	若为双侧则加倍
胫腓骨	500~750	若为双侧则加倍
肱骨干	500~750	若为双侧则加倍
尺桡骨	250~500	若为双侧则加倍
骨盆	>1500	可多达3~4L
腹腔内	任何量	包括腹膜后
胸腔内	任何量	

三、诊断与鉴别诊断

（一）诊断

诊断要点：①有创伤、烧伤、消化道出血、腹泻、肠瘘等导致血容量降低的病因。②持续性低血压，收缩压<90mmHg，经最初的液体复苏仍无法纠正。③患者有精神状态改变（神志淡漠或躁动）、皮肤湿冷、尿量减少、心率增快等低灌注的临床表现。④血浆乳酸浓度升高、血色素或红细胞压积降低、尿比重或尿渗透压升高。⑤CVP、PCWP降低，心输出量降低。

随着对休克本质认识的不断深入，人们已经充分认识到血压、心率、中心静脉压等传统指标在诊断早期休克方面的局限性，而代谢与组织灌注指标对低血容量性休克的早期诊断价值更大，特别是对早期识别隐匿性低血容量性休克具有较大意义。低血容量性休克的发生及严重程度，取决于机体血容量丢失的量和速度。因此，快速准确评估失液量是低血容量性休克复苏的基础。

对于由失血导致的低血容量性休克，及早评估失血量有助于确定患者的最佳治疗措施，以减少出血量及维持循环稳定。通常可将失血分成4级，Ⅰ级是非休克状态，Ⅳ级是需立即治疗的严重阶段（表4-5）。

表4-5 失血的分级（以70kg为例）

参数	Ⅰ级	Ⅱ级	Ⅲ级	Ⅳ级
失血量（mL）	<750	750~1500	1500-2000	>2000
失血量（%）	<15	15~30	30~40	>40
心率（次/min）	<100	>100	>120	>140
血压	正常	正常/下降	下降	下降
呼吸频率（次/min）	14~20	20~30	30~40	>40
尿量（mL/h）	>30	20~30	5~15	无尿
神经系统	轻度焦虑	中度焦虑/烦躁	萎靡	昏睡
最初复苏液体	晶体液	晶体液	胶体液和红细胞	胶体液和红细胞

在评估失液量时还应考虑不同年龄患者本身血容量的差异和对缺血的耐受性。高龄者的血容量相对较少，约占体重的6%，在血容量丢失后易发生休克。儿童和新生儿相对血容量较多，约占体重的9%，但由于体重轻，绝对血容量远少于成年人，对出血的耐受性明显较低，在血容量丢失后易导致休克。

（二）鉴别诊断

低血容量性休克可以和其他类型休克合并存在，如多发伤导致胸腹腔出血的同时又有心脏挫伤，此时低血容量性休克与心源性休克可同时存在。因此，对于休克患者，应按休克病因鉴别思路和先后顺序逐一排查，必要时行各种辅助检查，避免遗漏其他原因所致休克。

四、治　疗

低血容量性休克救治的关键是保证有效循环血容量。治疗核心包括病因治疗和抗休克治疗。急性失血性休克是一种危及生命的临床常见急危重症，我国每年创伤患者约350万，创伤所致死亡中1/3是由急性失血性休克引起。创伤后大出血，尤其是难以控制的大出血患者，多在伤后1~2小时内死亡。因此，伤后的"黄金1小时"内应以挽救生命为主。而"黄金1小时"的前10分钟，患者多因血容量急剧减少而诱发心脏骤停，被称为"白金10分钟"。因此，急性失血性休克的急诊的处理原则是尽快控制出血，恢复有效循环血容量。

（一）病因治疗

各种原因所致呕吐、腹泻、多尿等，早期可予对症处理，并应积极治疗原发病。对于失血性休克，尽早控制出血是挽救生命的关键。对消化道出血的患者，早期予以药物抑酸、降门脉压等治疗，必要时可在内镜下止血，也可行血管造影和栓塞。产科或创伤出血的患者需要紧急手术止血，应尽可能缩短患者在急诊科停留时间。开放性四肢损伤尤其是离断伤，在手术止血前可以使用止血带来辅助止血。采取填塞、直接外科止血和局部止血等措施，以尽早控制腹腔内出血。对出血不止、有凝血病、低体温、酸中毒等表现的严重创伤性休克的患者，宜尽早施行损伤控制性手术（damage control surgery，DCS）。有骨盆骨折尤其是骨盆环断裂的出血性休克患者，应在急诊科立即采取简单有效的骨盆环固定措施，如用被单或多头腹带进行骨盆的固定。骨盆环固定而血流动力学仍然不稳定的患者，应尽早进行腹膜外填塞、血管造影栓塞和（或）外科手术止血。

（二）抗休克治疗

1. 容量复苏

（1）液体的选择　对于低血容量性休克尤其是合并严重低血压与低组织灌注的休克患者，为尽快恢复有效循环血容量，在早期尽量选择胶体液进行液体复苏。严重低血压经过最初胶体液的复苏，循环趋于稳定后可选择平衡晶体液继续复苏，直到液体复苏达标。合并脑外伤的钝器伤患者以及躯干外伤患者，在复苏早期可使用高渗盐水补液。合并严重颅脑损伤（GCS≤8）的患者应避免使用低渗溶液（如乳酸林格液）进行复苏。

（2）输血（红细胞和血小板）　经过早期积极的液体复苏，低血压休克仍持续存在时，应尽快输注红细胞。严重的创伤性出血性休克（如终末期休克）可直接输注Rh（-）O型红细胞悬液进行抢救。输血的目标是将血红蛋白维持在70~90g/L。输注血小板，以维持血小板计数>50×10^9/L。对于有持续性出血和（或）颅脑外伤的患者，对血小板水平的要求更高，甚至达100×10^9/L以上。

（3）限制性液体复苏　对于急性失血性休克，传统的液体复苏观点是尽早、尽快地予以充分液体复苏，使血压恢复至正常水平（MAP 65mmHg或SBP 90mmHg），以保证脏器和组织的血流灌注，阻止休克的进一步发展，通常称为积极（正压）液体复苏。在活动性出血未控制前，对创伤失血性休克患者进行充分液体复苏，可能导致血凝块的崩解，加重出血，同时还可能导致血液稀释、携氧能力下降、凝血因子减少、血浆缓冲能力降低及炎症介质系统被激活等，最终导致病死率增加。因此，对于创伤后活动性出血未控制的患者，宜采取限制性（低压）液体复苏的策略，即通过一定量的液体复苏，将收缩压维持在80~90 mmHg或以能扪及桡动脉搏动为度，以保证重要脏器的基本灌注，并尽快止血。对于合并严重颅脑损伤的失血性休克患者，不宜采用限制性液体复苏的策略，应通过液体复苏将平均动脉压维持在80 mmHg或收缩压100~110 mmHg。

2. 合理使用血管升压药和正性肌力药物　若经前期的液体复苏、输血等措施治疗后，低血容量性休克仍未被纠正，或出现危及生命的低血压时，可以使用血管升压药，以维持目标动脉压。升压药首选去甲肾上腺素。若患者存在心肌功能障碍，可给予正性肌力药如多巴酚丁胺。

3. 纠正水电解质、酸碱失衡 严重酸中毒pH<7.10时可给予碳酸氢钠输注，动态监测动脉血气，当动脉血pH=7.25时，停止输注。低血容量性休克时，低钙血症较常见，应适时补充葡萄糖酸钙，使血清钙离子维持在0.9mmol/L以上，以保证凝血和血小板功能。低血容量性休克时，常发生高钾血症，这是组织缺氧的结果，与血液浓缩、酸中毒、细胞坏死等多种因素有关。充分扩容以纠正组织低灌注和保证氧供是防治高钾血症的关键。严重的高钾（如血钾>6.5mmol/L），经初步扩容和药物降钾等治疗无缓解时可考虑行床旁血透或CRRT。

4. 纠正凝血异常

（1）抗纤溶药物 严重出血无疑会导致凝血功能的异常，创伤后使用抗纤溶药物可有效减少出血并改善预后。对各种原因所致的严重出血，在伤后3小时内尽早使用氨甲环酸负荷量1g静脉注射，10分钟注射完毕，后再予氨甲环酸1g持续静滴8小时。

（2）血浆 新鲜冰冻血浆含有纤维蛋白原与其他凝血因子，输注新鲜冰冻血浆（FFP）可补充凝血因子的不足。对于大量失血的患者，早期输注FFP、病原体灭活血浆，或输注红细胞的同时补充血浆以防止凝血功能障碍。

（3）纤维蛋白原浓缩物或冷沉淀 如果出血明显且血栓弹力图表现为功能性纤维蛋白原缺乏或血浆纤维蛋白原水平低于1.5g/L，应输注纤维蛋白原浓缩物或冷沉淀。纤维蛋白原浓缩物起始剂量为3~4g，冷沉淀物的起始剂量为50mg/kg，根据血栓弹力图结果和纤维蛋白原水平决定是否继续输注。

5. 体温控制 低体温是导致创伤出血性休克的三大死亡因素（酸中毒、凝血异常、低体温）之一。血容量的丧失、创伤的环境、大量输注常温液体是导致低体温的主要原因。创伤失血性休克患者早期应注意保暖以减少热量的丧失。对低体温（Tc≤34℃）的患者，应采取措施进行复温。复苏液体可用专门的加温设备加温到38℃左右再通过静脉输注入患者体内。应注意的是对于合并严重颅脑外伤的患者，在其他部位的出血得以控制的前提下，要进行亚低温治疗，以保护脑神经功能。

6. 防治器官功能衰竭 早期积极的循环支持和纠正低血容量的病因是防治器官功能不全的根本。在抗休克治疗过程中，应严密监护各重要器官功能，一旦发现功能不全的表现，应积极进行脏器功能的支持和维护，防止病情恶化，脏器功能由不全进展到衰竭。早期大量补液时应严密监测心肺功能，发现心衰、肺水肿表现时，应及时调整补液量，阻止心衰和肺水肿的进展；机械通气者应执行"肺保护性通气策略"，防止肺损伤；严密监测尿量、尿比重和肾功能。出现急性肾损伤（acute kidney injury，AKI）后经早期扩容等治疗后无明显好转，应及时给予床旁连续性肾脏替代治疗（continuous renal replacement therapy，CRRT）；出现肝功能损害时应积极给予保肝、降酶、调整肝损伤药物等治疗；合并严重颅脑外伤（GCS≤8）的出血性休克患者，一旦其他部位的出血得到控制，应积极给予亚低温脑保护，建议维持低温33~35℃，持续至少48h后自然复温。

第三节 分布性休克

分布性休克是各种原因导致血管收缩舒张调节功能异常而引起的一种休克类型，包括脓毒症休克、神经源性休克、过敏性休克、内分泌性休克等。其中,脓毒症休克(septic shock)是最常见的类型,每年影响全球数百万人,病死率大于25%,且发病率呈逐年增多的趋势。脓毒症休克与多发伤、急性心梗或脑卒中类似,最初几个小时内急诊科治疗的及时有效性很大程度上决定患者的预后。本节以脓毒症休克和过敏性休克为代表来阐述分布性休克的病理生理特征和临床诊治。

一、病因与发病机制

分布性休克的病因:①各种严重感染导致的脓毒症。②脑干、延髓损伤、颅内高压、严重脊髓损伤、神经节阻断药物或麻醉药。③药物过敏和昆虫叮咬。④肾上腺皮质功能障碍。

在各种感染病原体作用下,机体免疫炎症系统被激活,导致全身炎症反应。病原体或毒素激活巨噬细胞等炎症细胞,释放大量炎症介质,如白细胞介素(IL-1)和肿瘤坏死因子(TNF-α),进一步激活炎症细胞,形成瀑布级联反应,引起全身代谢和生理功能改变。包括发热和白细胞动员、肝脏合成功能改变、能量代谢障碍与血管通透性增加。炎症细胞因子引起的广泛血管舒张和毛细血管通透性增高,使有效循环血容量明显减少,从而导致脓毒症休克的发生。

二、病 理 生 理

脓毒症休克的主要血流动力学改变是体循环阻力降低。一氧化氮或炎症介质释放导致血管扩张与毛细血管通透性增加是导致体循环阻力降低的病理生理基础。随着体循环阻力的降低,机体为维持血压以保证重要器官血流,在脓毒症休克早期,前负荷无明显降低的前提下,心输出量往往代偿性增加。当心输出量的增加不足以代偿体循环阻力的降低时,血压会明显下降,经扩容治疗,心输出量可进一步增加。少部分患者早期因心肌顺应性下降,对体循环阻力下降的代偿不足,结果心输出量明显降低,这类患者病死率极高。即便心输出量和氧输送明显增加,但由于血流分布异常、毛细血管分流和微循环障碍等,引起能量代谢和氧利用障碍,最终导致组织器官低灌注和缺血缺氧,严重者会发展成MODS。因此,脓毒症是MODS的"发动机"。

三、脓毒症和脓毒症休克

全身炎症反应综合征(SIRS)指任何致病因素作用于机体所引起的全身性炎症反应,且具备以下2项或2项以上症状/体征:①体温>38℃或<36℃。②心率>90次/min。③呼吸频率>20次/min或过度换气$PaCO_2$<32mmHg。④外周血白细胞>12×10^9/L和<4×10^9/L或未成熟粒细胞>10%。SIRS是感染或非感染病因作用于机体而引起的失控的、自我持续放大和自我破坏的全身性炎症反应,它是机体修复过程中的一种过度的应激反应。

当全身炎症反应综合征是继发于感染原因时,称之为脓毒症(sepsis)。脓毒症导致器官功能不全或组织低灌注时称之为"严重脓毒症(severe sepsis)"。脓毒症休克是严重脓毒症中的特殊类型,即在脓毒症基础上伴有低血压(收缩压<90mmHg或较基础血压下降超过40mmHg)和组织灌注不良,且经充分液体复苏后低血压和组织灌注不良状态仍持续存在,或必须用血管活性药物才能维持血压。

严重脓毒症或脓毒症休克若未得到及时诊治，最终发展成为MODS。事实上，SIRS、脓毒症、脓毒症休克和MODS是同一病理过程的不同阶段（图4-3）。

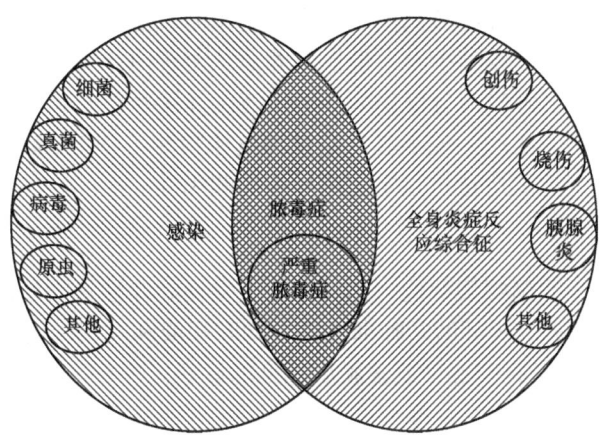

图4-3 感染、SIRS、脓毒症与严重脓毒症的范畴

四、脓毒症休克的临床表现

（一）症状

1. 休克的症状 70%的脓毒症休克患者早期表现为意识状态改变，躁动、嗜睡、淡漠甚至昏迷。部分患者可出现心动过速和呼吸困难的症状。

2. 脓毒症的症状 常见的症状有寒战、高热。特殊感染如伤寒或新生儿、老年人使用免疫抑制剂者也可出现体温不升甚至低体温。严重低体温，核心体温<36℃时也要考虑有脓毒症存在。此外，患者还可出现感染部位的相应临床症状，如咳嗽、咳痰、胸痛、气紧、头痛、意识状态改变、腹痛、腹泻、尿频、尿痛、腰痛、皮疹、皮肤关节疼痛等。部分脓毒症患者缺乏感染部位的典型临床症状，需进一步搜寻证据或考虑血液感染，而不能轻易排除。

（二）体征

脓毒症休克患者可出现低血压、组织灌注不良的系列休克体征。同时也伴有感染部位的体征，如：五官脓性分泌物、副鼻窦压痛；肺部啰音，胸膜摩擦音；近期出现的心脏杂音；腹部压痛、反跳痛与肌紧张；脑膜刺激征；肾区叩痛；直肠肛周红肿触痛；附件包块或宫颈举痛；皮肤软组织红肿热痛等。

（三）实验室检查

1. 血常规 血常规检查可出现白细胞增多或减少，白细胞计数$>12 \times 10^9$/L或$<4 \times 10^9$/L，或白细胞计数正常，但不成熟白细胞>10%。血小板减少，血小板计数$<100 \times 10^9$/L。

2. 凝血功能 国际标准化比值INR>1.5 或活化部分凝血活酶时间APTT>60s。

3. 标志物与血生化 炎症反应标志物如血浆C反应蛋白、降钙素原升高。血浆胆红素、肝酶、肌酐、心肌酶学、血糖等升高。当感染伴血浆乳酸超过4mmol/L时，无论血压如何，均应高度警惕脓毒症休克的可能。

4. 血气分析 早期可因发热导致过度换气而出现低碳酸血症，$PaCO_2$<30mmHg，后期则会出现明显代谢性酸中毒。氧合指数（PaO_2/FiO_2）<300提示急性肺损伤，<200提示已

发展为ARDS。

5. 病原学检查　在使用抗生素前，进行病原学标本的采集，并尽可能早期完成采样，以免影响抗生素的使用。为提高致病菌检出率，应作需氧及厌氧菌血培养。若有超过48小时以上的血管内导管留置，则至少有一份血培养是从血管内导管抽取。其他感染灶的标本包括尿、脑脊液、伤口、呼吸道分泌物或其他体液。怀疑存在侵袭性真菌感染时，推荐使用1,3-β-D葡聚糖检测（G实验）或半乳甘露聚糖抗原检测（GM实验）进行诊断，比常规培养能更早获得结果，但要注意排除定殖菌导致的假阳性。

（四）影像学检查

影像学检查有助于明确感染部位，尤其有助于发现隐源性感染灶，诊断并发症，对指导治疗有较大意义。常规X线可诊断肺部感染、胸腔积液和软组织内气肿，超声可用于怀疑胆道感染者，CT可用于腹腔感染或腹膜后感染的诊断。

（五）特殊检查

怀疑颅内感染者应行腰穿，查脑脊液常规、生化、细菌涂片或培养。体腔内的深部感染灶必要时，可在超声检查后行穿刺取样，进行病原学检查。

五、诊断与鉴别诊断

（一）脓毒症休克的诊断

脓毒症休克的诊断要点：①临床上明确的感染灶。②有全身性炎症反应综合征（满足下列两项或两项以上条件者：a.体温>38℃或<36℃；b.心率>90次/min；c.呼吸频率>20次/min，或过度换气$PaCO_2$<32mmHg；d.外周血白细胞计数>12×10^9/L或<4×10^9/L或未成熟粒细胞>10%）。③收缩压低于90mmHg或较基础血压下降超过40mmHg，或血压依赖补液或升压药来维持。④有组织灌注不良的表现，如少尿超过1小时，急性意识障碍等。⑤可能在血培养中发现有致病微生物生长。

（二）鉴别诊断

脓毒症休克在发热等全身炎症反应不典型时，需要同其他原因导致的休克进行鉴别。通过病史、体征与危险因素评估，结合实验室检查和辅助检查结果不难进行鉴别。发热时主要与导致发热的其他疾病相鉴别，如自身免疫性疾病（急性关节炎、系统性红斑狼疮、血清病及免疫性溶血性贫血等）和肿瘤。急性血栓栓塞性疾病和组织梗死也可引起发热，如下肢深静脉血栓、脾梗死、肺栓塞、急性心肌梗死等。其中肺栓塞和急性心肌梗死可出现发热伴低血压，应与脓毒症休克相鉴别。

六、脓毒症休克的急诊治疗

脓毒症治疗花费高，医疗资源消耗大，严重影响人类的生活质量，已对人类健康造成巨大威胁。2001年欧洲重症学会、美国重症学会和国际脓毒症论坛发起"拯救脓毒症战役"（Surviving Sepsis Campaign，SSC），2002年欧美国家多个组织共同发起并签署"巴塞罗那宣言"，制定了基于脓毒症研究循证医学证据的脓毒症治疗指南，并不断更新，以促进脓毒症治疗的持续改进，降低脓毒症的死亡率。

(一)最初的复苏和抗感染治疗

1. 最初的复苏与目标导向性治疗 对脓毒症休克患者,一旦发现组织低灌注的表现时,应尽早开始程序化、定量的复苏措施,不应延迟到入住ICU后才启动。脓毒症休克最初6小时内的复苏目标为:①MAP≥65 mmHg。②CVP达8~12mmHg(机械通气者12~15mmHg)。③尿量≥0.5mL/(kg·h)。④中心静脉氧饱和度(ScvO$_2$)≥70%或混合静脉氧饱和度(SvO$_2$)≥65%。

依次给予液体复苏保证足够前负荷,血管升压药以维持灌注压,输注红细胞悬液使红细胞压积(Hct)达到30%以上以及(或)给予正性肌力药物多巴酚丁胺,以达到最终复苏目标,称之为"早期目标导向性治疗"(early goal-directed therapy,EGDT)。严重脓毒症或脓毒症休克的早期目标导向性治疗流程(图4-4)。

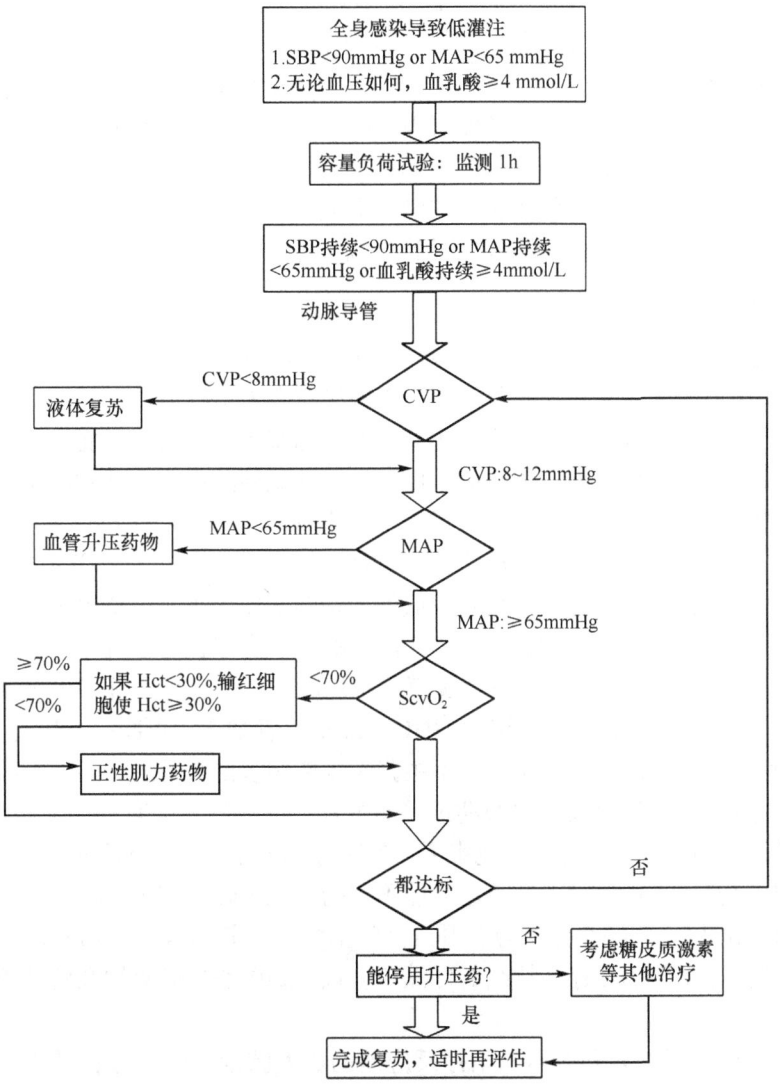

图4-4 脓毒症休克的早期目标导向性治疗

2. 脓毒症休克的集束化治疗 拯救脓毒症运动（SSC）制定了在早期应集中采取的系列核心治疗措施，该系列措施称为集束化治疗。集束化治疗包括3小时内集束化治疗与6小时集束化治疗两部分。在3小时内应完成：①血浆乳酸的测定。②在抗生素使用前抽取血培养。③经验性使用广谱抗生素。④存在低血压或血浆乳酸≥4mmol/L时，予30ml/kg晶体液进行液体复苏。在6小时内应完成。⑤对最初液体复苏没有反应的低血压患者使用血管升压药，维持平均动脉压（MAP）≥65mmHg。⑥经过液体复苏而低血压持续或首次血浆乳酸≥4mmol/L时，建议进行中心静脉压（CVP）和中心静脉氧饱和度（ScvO$_2$）监测。⑦如果首次乳酸升高则动态监测乳酸。

3. 抗生素治疗 一旦确诊脓毒症休克，无论患者在急诊、病房或ICU，均应在一小时内静脉注射抗生素进行抗感染治疗，抗生素的使用每延迟1小时，脓毒症休克的病死率增加7.6%。对于怀疑为严重脓毒症或低脓毒症休克的患者，应尽快建立2条以上静脉通路，以便同时进行早期的液体复苏和及时的抗生素治疗。

4. 感染源的控制 为及时控制感染源，应尽快明确感染的特定解剖学部位，如坏死性软组织感染、腹腔感染、胆管炎、肠梗阻等。应在明确感染部位后的12小时内进行感染源的控制。胰腺周围坏死组织最好延时到坏死界线清楚时方进行决定性清除。清除病灶应采用对患者影响最小的方式，如腹腔脓液的经皮引流，而非开腹引流。当怀疑深静脉置管等血管通路是感染源时，应尽快去除并做导管尖端培养。

（二）血流动力学支持和辅助治疗

1. 液体治疗 脓毒症休克最初的液体复苏应首选晶体液。当大量晶体液不能维持血压时可考虑使用天然胶体白蛋白。避免使用羟乙基淀粉类人工胶体进行脓毒症休克的液体复苏，尤其是分子量>200kD和（或）取代基>0.4的羟乙基淀粉，因其可能增加脓毒症患者肾损伤机会。晶体液应选择平衡、优化的晶体，如醋酸或碳酸作为缓冲对的平衡液，避免使用大量生理盐水复苏，以免导致高氯性代谢性酸中毒。

2. 血管升压药物 血管升压药是维持重要脏器灌注，挽救生命的必要措施。个体化地考虑血管升压药的治疗目标，维持相对较低的平均动脉压水平，保持组织的基本灌注而不增加心脏负荷。血管升压药物首选去甲肾上腺素，治疗目标：平均动脉压（MAP）≥65mmHg。若去甲肾上腺素不能维持满意的平均动脉压，也可选择肾上腺素或去甲肾上腺素加用血管加压素（最大剂量可用到0.03U/min)，血管加压素可减少去甲肾上腺素用量，降低其副作用。对脓毒症休克的患者，不主张常规使用多巴胺升压，因多巴胺仅用于快速性心律失常风险极低、绝对或相对心动过缓的患者。

3. 正性肌力药 对于脓毒症休克患者，在下列情况可持续静脉注射多巴酚丁胺：①存在心脏充盈压升高、心输出量减低等心功能不全的表现（临床表现、心脏超声或其他血流动力学检测的结果）。②经充分扩容和升压药物治疗，血管内容量（通常以CVP代表）和平均动脉压已达标，但仍然存在持续的低灌注表现，如中心静脉氧饱和度低于目标值，或乳酸持续升高。

4. 皮质激素 对扩容和升压药治疗反应差的成人脓毒症休克患者可使用皮质激素治疗。经充分液体复苏和升压药物治疗仍不能恢复血流动力学稳定，如低血压持续超过1小时或血压需要升压药长时间维持，则给予氢化可的松200mg/日，给药方法以持续小剂量静脉注射为宜，可避免分次注射引起的血糖波动。一旦复苏达标、血管活性药物撤离，则停用皮质激素。脓毒症休克患者多数存在相对或绝对肾上腺皮质功能不全,加之一些药物(如依托咪酯)对肾上腺-垂体轴的影响,患者的皮质醇水平往往不真实。因此,不能以皮质功能(如ACTH刺激试验)来作为是否需使用氢化可的松的指征。对既往长期使用皮质醇激素的脓毒症休克患者,应继续原先的激素治疗或替代。

(三)其他支持治疗

1. **血液制品** 对有明显贫血的脓毒症休克患者,输注红细胞,使血红蛋白≥70g/L。脓毒症休克患者,凝血功能异常伴出血或计划进行侵入性操作时,可输注新鲜冰冻血浆。血小板计数≤20×10^9/L,且有明显出血倾向者,可考虑输注血小板。血小板计数≤10×10^9/L,即使无出血表现时,也可预防性输注血小板。若存在持续活动性出血、外科手术或侵入性操作等情形,血小板应维持在50×10^9/L以上。

2. **机械通气** 脓毒症休克合并ARDS,应采用肺保护性通气策略,设定潮气量6mL/kg,平台压≤30cmH_2O。对中、重度ARDS,应使用相对较高的PEEP水平(表4-6)。对于顽固性低氧血症,可采用肺复张技术。肺复张后PaO_2/FiO_2≤200的ARDS患者,可进行俯卧位通气。有条件者,可尝试高频振荡通气、气道压力释放通气或体外膜肺氧合(ECMO)。轻度ARDS患者,可采用无创面罩进行机械通气。无创机械通气的指征:①患者仅需要相对较低的压力支持和较低的PEEP就能改善氧合并且能维持血流动力学稳定;②病人依从性好且易于唤醒;③患者具有自我保护气道的能力,自己咳出气道分泌物;④预计病情会很快得到控制。

表4-6 ARDS呼吸机的管理

辅助控制模式——容量控制														
潮气量减至6mL/kg(PBW)														
保持平台压<30cmH_2O														
——可将潮气量减低至4mL/kg(PBW),以维持平台压<30cmH_2O														
维持SaO_2/SpO_2在88%~95%														
根据FiO_2来设定合适的PEEP														
FiO_2	0.3	0.4	0.4	0.5	0.5	0.6	0.7	0.7	0.7	0.8	0.9	0.9	0.9	1.0
PEEP	5	5	8	8	10	10	10	12	14	14	14	16	18	20~24

3. **镇痛镇静和肌松药** 接受机械通气的脓毒症休克患者,应尽可能减少镇静药物的使用,可以缩短机械通气时间和ICU住院日。

4. **血糖的管理** 对于脓毒症休克患者,应制定规范化的血糖管理方案。当连续两次测量血糖水平均>10mmol/L时,即开始使用胰岛素。无需强化胰岛素治疗将血糖降至正常的6.1mmol/L以下,血糖控制目标为6.1~10mmol/L,以减少致死性低血糖发生。

5. **肾脏替代治疗** 对于合并急性肾功能衰竭的脓毒症休克患者,采用持续肾脏替代治疗以便减少对血流动力学的影响和进行更好的液体管理。

6. **应激性溃疡的预防** 存在胃肠道出血危险因素(如凝血功能障碍、机械通气至少48小时、持续低血压等)的脓毒症休克患者,可给予抑酸剂预防应激性溃疡,如质子泵抑制剂、H_2受体阻滞剂。

七、过敏性休克的急诊评估与处置

过敏性休克(anaphylactic shock)是由于致敏的机体对抗原性物质发生的强烈全身性

变态反应综合征，抗体与抗原结合使机体释放组胺、缓激肽、5-羟色胺和血小板激活因子等，导致全身毛细血管扩张和通透性增加，血容量相对不足，甚至急剧下降而引起血压降低，严重者可发生心脏骤停。

（一）临床表现

1. **病史** 过敏性休克一般起病急，发展迅速。发病前多数有已知致敏物或高致敏性物质（如海鲜、花生、头孢类药物、造影剂、异种血清、昆虫等）接触史。注意部分患者可无明确致敏物接触，迟发型过敏也可在接触后3~4天发病。

2. **症状** 过敏性休克时会有心慌、胸闷、头昏、全身大汗。严重者出现呼吸困难、晕厥和意识障碍。全身皮疹伴瘙痒多见。患者还可有胃肠道症状如恶心、呕吐、腹泻和泌尿生殖系症状如子宫收缩、尿急感。

3. **体征** 低血压、心动过速、呼吸频率增快。患者迅速出现面色苍白或发绀、四肢厥冷、脉搏细速。部分患者可有全身皮肤潮红、荨麻疹。伴发血管性水肿时可在唇周、口腔、手掌、外生殖器等部位查见非凹陷性水肿，水肿可累及喉头引起上呼吸道梗阻，重者可出现声嘶、喉鸣和吸气性三凹征，引起支气管痉挛时可闻及哮鸣音。

4. **实验室检查和辅助检查** 过敏性休克一般无需依靠实验室或辅助检查来诊断。血常规检查嗜酸粒细胞百分比增多有助于过敏性疾病的诊断。过敏原检查对预防下次发病有一定价值。

（二）诊断和鉴别诊断

根据患者过敏原接触史、休克的相关临床表现以及可能伴随的皮疹、瘙痒、血管性水肿等过敏表现即可诊断。任何有皮疹、瘙痒、血管性水肿等过敏表现的患者均应警惕发生过敏性休克的潜在可能，应询问过敏性疾病患者有无心慌、胸闷、气紧、头昏、晕厥等症状，并动态监测血压。当患者的低血压无法用其他原因解释时，应想到过敏性休克可能，此时要重点询问过敏史并详细检查伴随的过敏表现。药物使用后出现心慌、气紧或晕厥时应和药物本身的不良反应相鉴别，还要注意排除迷走神经血管性晕厥，后者多于注射后即刻发生，俗称"晕针"。有明显意识障碍的患者还应和其他原因导致的意识障碍相鉴别，如中枢神经疾病、脓毒症、低血糖、用药过量等。

（三）急诊处理

过敏性休克或过敏导致的喉头水肿发展迅速，可很快导致心脏呼吸骤停，一旦诊断过敏性休克应立即争分夺秒地抢救。下述过程几乎应同时进行。

1. **紧急处理** 立即停用任何可能导致过敏的药物或拔除昆虫叮咬后留下的毒刺。开放气道、高流量给氧、心电监护、指脉氧饱和度监测和建立大口径静脉通道补液。喉头水肿引起呼吸窘迫时应尽早行气管插管，必要时行辅助机械通气。严重喉梗阻伴明显低氧血症时可行紧急行环甲膜穿刺。

2. **肾上腺素** 肾上腺素是抢救过敏性休克的一线药物。肾上腺素不仅通过激动α_1受体引起血管收缩、降低小血管通透性，对抗过敏介质的扩血管效应，还能激动心脏β_1受体，增强心肌收缩力和心输出量。此外肾上腺素还能激动支气管平滑肌β_2受体，缓解支气管痉挛。一旦确诊过敏性休克，应尽快肌内注射肾上腺素0.3~0.5mg（儿童为0.01 mg/kg），或静脉注射肾上腺素0.05~0.1 mg，每5~10分钟可重复一次，直至血压回升，休克症状缓解。

肾上腺素肌内注射比皮下注射药物浓度达峰更快、血药浓度更高、更持久，因此应选择肌内注射而非皮下注射。高过敏体质、尤其曾发生过敏性休克或喉头水肿的患者，推荐随时携带便携式肾上腺素自动注射器，供发病时尽早注射（图4-5）。绝大多数患者仅1次肾上腺素即可达到治疗效果。若低血压持续不缓解，在静脉通道建立后可予肾上腺素5~15μg/min持续静脉注射，同时应积极搜寻导致低血压的其他可能病因。

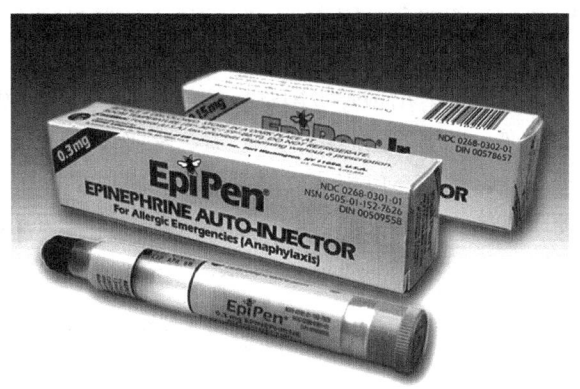

图4-5 便携式肾上腺素自动注射器

3. 液体复苏 过敏性休克应积极给予容量扩充。液体复苏首选平衡晶体液（如乳酸林格液或醋酸林格液）。过敏性休克时成人最初输液量在1000~2000mL，儿童为 20mg/kg，或更多。进一步的补液治疗取决于患者的反应。

4. 其他治疗 其他抗过敏治疗包括糖皮质激素、H_1组胺受体拮抗剂、葡萄糖酸钙，均为过敏性休克的二线药物。在抢救过敏性休克时，无法取代肾上腺素的作用。糖皮质激素可予甲泼尼龙40~80mg静脉注射，或氢化可的松100~200mg静脉注射。H_1组胺受体拮抗剂包括苯海拉明、异丙嗪、氯雷他定等。支气管痉挛时可吸入$β_2$受体激动剂。

第四节 梗阻性休克

一、病因与病理生理

梗阻性休克的基本机制为血流的主要通道受阻（如腔静脉梗阻、心包缩窄或填塞、心瓣膜狭窄、肺动脉栓塞、主动脉夹层、主动脉瘤等），导致心输出量减少，氧输送下降，引起组织灌注不良，引发组织缺血缺氧。梗阻性休克是休克中的少见类型，但其血流动力学变化急剧、发展迅速，若不及时识别并解除梗阻，患者可能会发生呼吸心脏骤停。

梗阻性休克根据梗阻部位不同分为心内梗阻性休克和心外梗阻性休克。心内梗阻性休克常见于瓣膜和心脏内结构的异常、左心房黏液瘤或血栓、乳头肌功能不全或断裂等。心外梗阻性休克包括肺动脉栓塞、心包缩窄或填塞、腔静脉阻塞、气胸（尤其张力性气胸）、血胸和各种原因导致的心室后负荷明显增加等，其中，以肺栓塞、心包填塞、张力性气胸最为常见。

二、临床表现

除低血压外，心外梗阻性休克常见的临床症状包括胸痛、呼吸困难、晕厥，伴有梗阻性休克原发病的特征性临床表现，如奇脉、心音遥远、一侧呼吸音减低或消失、咯血、低氧血症等，可出现颈静脉扩张等静脉回流受阻的体征。患者出现低血容量、感染、过敏等原因无法解释的低血压、休克时，应考虑梗阻性休克的可能性，进一步结合患者临床表现、既往史与相关危险因素对梗阻性休克的常见病因进行筛查。同时完善超声、血清标志物或影像学检查来确诊。

休克患者出现呼吸困难、心动过速、咯血、低氧血症、胸痛、晕厥等表现时应考虑到肺栓塞。不明原因的休克伴心累、呼吸困难、端坐呼吸、颈静脉怒张、心音遥远等临床表现时，应考虑心包积液或填塞可能，应尽快行超声检查以确诊。张力性气胸也是导致胸外梗阻性休克的常见原因，一旦形成张力性气胸，患者可出现低氧血症和低血压休克，若不及时行胸腔穿刺减压可很快发生呼吸心脏骤停。

三、梗阻性休克的急诊处理

梗阻性休克的治疗原则是解除梗阻和提高氧输送。快速查明梗阻病因，才能针对病因采取积极的救治措施，解除致使血流通道受阻的病因。所以，梗阻性休克的病因诊断与治疗比其他类型休克更为迫切。

（一）呼吸循环支持

对有低氧血症的患者，采用鼻导管或面罩吸氧。合并呼吸衰竭时，可使用无创性机械通气或经气管插管后行有创通气。机械通气时应尽量减少正压通气对循环系统的不良影响。若确诊为肺栓塞，应尽可能避免其他有创检查手段，以免在抗凝或溶栓治疗过程中出现局部大出血。

患者若出现心功能不全、心输出量降低，但血压尚正常，可给予具有一定血管扩张作用和正性肌力作用的药物，如多巴酚丁胺。若出现血压下降，可增大剂量或使用其他血管升压药物，如去甲肾上腺素等。若有明显右心功能不全，液体负荷疗法需谨慎，过多的液体负荷可能会加重右心室扩张进而影响心输出量。

（二）解除梗阻

心包填塞应尽快在超声引导下行心包穿刺抽液或局限性心包探查术。若为心脏破裂等活动性出血导致的心包填塞，应尽快剖胸探查。张力性气胸应尽快进行胸腔穿刺减压，紧急穿刺减压后可放置胸腔闭式引流管持续引流气体液体。穿刺部位为患侧锁骨中线第二肋间隙，穿刺点应紧挨下肋上缘，以免损伤肋间神经和血管。

药物溶栓或手术取栓是解除肺栓塞的根本手段。临床上常用的溶栓药物有尿激酶和rt-PA，rt-PA的用法：50~100 mg持续静脉滴注2小时。若存在药物溶栓禁忌或溶栓失败，可以手术取栓或介入取栓。

第五节 心源性休克

一、病因与病理生理

（一）病因

心源性休克是由于心脏泵血功能发生障碍，导致心输出量降低，引起组织灌注不足、缺血缺氧的临床综合征。心源性休克仍然是目前急性心肌梗死院内死亡的首要原因。近30年来，心源性休克的发病率6%~8%，死亡率高达50%，其中50%在来院的48小时内死亡。

导致心脏泵血功能障碍的原因：

1. 急性心肌梗死 ①泵衰竭。②机械性并发症：乳头肌断裂导致急性二尖瓣反流、急性室间隔穿孔、左心室游离壁破裂。

2. 右心室心肌梗死。

3. 心肌收缩力严重下降 重症心肌炎、心肌挫伤、原发性心肌病晚期、围产期心肌病、脓毒症、恶性心律失常。

4. 前向血流的机械性梗阻 主动脉狭窄、肥厚梗阻性心肌病、二尖瓣狭窄、左房黏液瘤、肺栓塞。

5. 左心室输出后的反流 腱索断裂、急性主动脉瓣关闭不全。

（二）病理生理

1. 心脏泵功能衰竭 心脏泵功能衰竭是心源性休克的最主要原因。大面积心肌梗死、心肌炎等导致心肌收缩力降低，泵血功能发生障碍，导致心输出量降低、血压下降，进而引发冠状动脉灌注减少，后者又导致心肌收缩力和心输出量的进一步下降，如此恶性循环推动心源性休克不断发展。

2. 心脏结构异常 急性乳头肌功能不良、腱索断裂、急性室间隔穿孔、心室游离壁破裂等导致心腔内血流受阻或反流，引起心输出量急剧下降，从而导致休克。约25%的急性心梗后心源性休克是由上述梗死后的急性机械性并发症所致。

3. 异常的全身炎症反应 急性心梗后，机体释放全身性炎症介质而导致SIRS，包括多种细胞因子与诱生型一氧化氮合酶。一氧化氮合酶引起大量一氧化氮及其衍生物生成，一氧化氮及其衍生物可直接抑制心肌收缩力，降低心血管对儿茶酚胺的敏感性，从而引起全身血管扩张，加重低血压。目前，一氧化氮合酶抑制剂L-NMMA（tilarginine acetate）治疗心源性休克已进入二期临床试验，也许会成为心源性休克治疗上的一个新的方向。

二、临 床 表 现

（一）症状

患者大多有心累气紧的心脏症状。大部分心源性休克为急性心肌梗死所致，患者可有胸痛、胸闷，且持续时间长，休息或含化硝酸甘油不能缓解疼痛。同时可伴有大汗、恶心、呕吐等症状。严重者可表现为呼吸困难、端坐呼吸、咳粉红色泡沫痰、晕厥、意识淡漠、濒死感等。重症心肌炎可有发热、咳嗽等上感症状。

询问病史可发现既往有冠心病或其他危险因素（肥胖、高血压、高脂血症或糖尿病等），有原发性心肌病、瓣膜病、长期药物滥用等病史。女性患者应注意是否处于围产期。

（二）体征

1. 低血压和低灌注 一般情况下收缩压<90mmHg。由于代偿性全身血管阻力（SVR）增加，血压可能正常或升高，但血压正常不能排除心源性休克的存在。低灌注可导致精神状态改变、尿量减少。交感神经亢奋可表现为出汗伴皮肤湿冷，重者出现皮肤苍白或发绀、肢端花斑。

2. 基础疾病的体征 检查心尖搏动点位置是否正常、心界有无扩大，若搏动点位置正常、心界无扩大，提示急性病因导致心源性休克，否则提示患者存在长期慢性器质性心脏病。大面积心梗可导致心音减弱或低钝。腱索断裂可出现从心尖到腋部低钝的全收缩期杂音。急性乳头肌功能障碍时，杂音会从第一心音开始，在第二心音前终止。急性室间隔穿孔会在胸骨旁左侧闻及新出现的、响亮的全收缩期杂音，常可扪及震颤。心功能不全合并肺水肿时肺部可闻及啰音，但右心室梗死即便有颈静脉怒张和低血压，肺部也不会出现啰音。

（三）实验室检查

应常规完善血常规、肝肾功、电解质、血清乳酸、动脉血气分析等检查。急性心肌梗死导致的心源性休克可出现肌钙蛋白、CK、CK-MB升高。BNP升高提示充血性心力衰竭和预后不良，BNP正常（<100pg/mL）可基本排除心源性休克。

（四）心电图

不明原因低血压应常规行心电图检查。心电图可发现心肌缺血、心肌梗死，并能揭示缺血或梗死的部位与范围，对判断急性心梗的严重程度有重要价值。心电图可作为心包炎、各种心律失常、电解质紊乱（如低钾血症）和药物中毒（如洋地黄类）等疾病的辅助诊断。

（五）影像学检查

1. X线胸片 X线胸片检查可发现肺淤血或肺水肿、血管影增多、肺泡渗出或胸腔积液。胸片还有助于鉴别肺炎、气胸、心包积液等。

2. 超声 急性心梗时，超声可提示心脏局部室壁运动幅度减弱或无运动，未受累的部分可出现代偿性的运动增强。多普勒血流显像可以鉴别心源性休克的机械性原因，如急性二尖瓣反流或室间隔穿孔；可发现其他原因导致的心输出量降低，如急性右心室扩张、三尖瓣关闭不全、肺动脉或右室高压；右心室收缩力丧失伴右室扩张而肺动脉压正常，提示右心室心梗。经胸壁超声还可发现主动脉根部的夹层，可直接测量射血分数（EF），量化评估心功能。

3. 血流动力学检查 心源性休克患者心输出量降低和左心室压升高，心脏指数<2.2 L/(min·m^2)和左心室舒张末期压力升高（PCWP>18mmHg）。室间隔穿孔的患者，肺动脉导管检查可发现右室氧饱和度高于右心房。无创或微创的血流动力学监测方便、快捷，在急诊科有较好应用前景。根据血流动力学监测指标，结合临床表现可以对心源性休克的严重程度进行更精确评估（表4-7）。

表4-7 急性心梗的血流动力学分级

分级	临床表现	心脏指数 （L/min·m^2）	肺动脉嵌压 （mmHg）	平均病死率（%）	补充说明
I	无充血性心衰或外周灌注不足	2.7（正常）	12（正常）	2	预后良好
II	仅有充血性心衰	2.3（降低或正常）	23（升高）	10	血管扩张剂和利尿剂治疗
III	仅有外周灌注不足	1.9（降低）	12（正常）	22	存在相对或绝对容量不足；补液可提高心输出量
IV	同时有充血性心衰和外周灌注不足	1.7（降低）	27（升高）	55	临床有典型的休克表现

三、诊断与鉴别诊断

（一）诊断

心源性休克的诊断依据：①持续的低血压，收缩压<90mmHg，持续至少30分钟。②心脏指数降低［<2.2L/（min·m^2）］伴或不伴肺动脉嵌压升高（>18mmHg）。③精神状态改变、皮肤湿冷、少尿等组织低灌注的表现。结合心源性休克的危险因素：高龄（>70岁）、女性、大面积的梗死、近端冠状动脉左前降支闭塞、前壁心肌梗死、多支血管病变、左心室功能降低（左室射血分数<30%）、既往有心梗、充血性心衰、糖尿病的病史等，更有利于心源性休克的诊断。

（二）鉴别诊断

心源性休克应和其他原因导致的休克相鉴别。应首先排除低血容量性休克，再依次排除脓毒症、梗阻、过敏或神经原因所致休克。值得注意的是心源性休克可能和其他休克合并存在，如急性大面积心肌梗死并发心室游离壁破裂导致心包填塞，心源性和梗阻性休克并存。另外，应对心源性休克的病因进行鉴别可通过病史、症状、体征，结合辅助检查不难找到心源性休克的病因。

四、急诊治疗

心源性休克的治疗主要是针对可逆性病因的治疗，如冠脉血管重建或外科修复受损的心脏结构。急诊科的循环支持能为病因治疗赢得机会，院前急救人员应将心源性休克患者转送到有条件24小时进行冠脉介入或心脏外科手术的医院。急诊科最初的处理包括气道、呼吸的管理与改善心脏泵功能。由于心源性休克病情进展快，急诊的评估、循环的支持与针对病因的决定性手术应同时进行。

（一）早期常规支持

休克患者应给予高流量吸氧、常规心电监护、建立静脉通道、常规安置导尿管，有条件时置入动脉导管，以便连续精确地监测血压。呼吸衰竭给予机械通气，无创持续气道正压通气（CPAP）或双水平气道正压通气（BiPAP）可提供暂时的气道支持，适合于血流动力学稳定且配合的患者。必要时进行气管内插管和有创通气。尽快处理缺氧、低血容量、心律失常和电解质紊乱。

急性心肌梗死患者应给予抗血小板治疗，阿司匹林300mg嚼服，氯吡格雷300mg口服，必要时给予肝素抗凝。收缩压>90 mmHg时可予硝酸甘油持续滴注或硝酸甘油片舌下含化，同时给予吗啡3mg静脉注射以控制心绞痛。急性心梗伴发心源性休克或有心源性休克高危因素的患者禁用β受体阻滞剂。

（二）循环支持

1. 容量复苏　右心室梗死导致低血压时应充分扩容。心源性休克患者无心衰症状和肺水肿表现时，可行小剂量液体负荷试验，快速给予生理盐水100~250mL后观察反应。若患者出现肺水肿表现，应限制液体。若通过液体治疗低灌注未获明显改善或出现肺水肿，则考虑使用血管升压药或正性肌力药物。

2. 血管活性药 正性肌力药虽不能改善心源性休克预后,但可在重建冠脉血流和恢复左心室功能前起到暂时的稳定作用。同时使用血管升压药与正性肌力药,效果更好。升压药首选去甲肾上腺,多巴胺可增加心源性休克的病死率,应慎用多巴胺。正性肌力药物首选多巴酚丁胺,由于其有扩血管的效应,患者收缩压过低时应慎用。米力农可增加心肌收缩力,同时有扩张血管作用,严重低血压时也应慎用。当药物仍无法纠正休克时,应考虑采用主动脉内球囊反搏术(IABP)进行机械性支持。

3. 主动脉内球囊反搏术 主动脉内球囊反搏术(Intra-Aortic Balloon Pump,IABP)主要用于急性心肌梗死、重症心肌炎合并心的源性休克的循环支持(图4-6)。

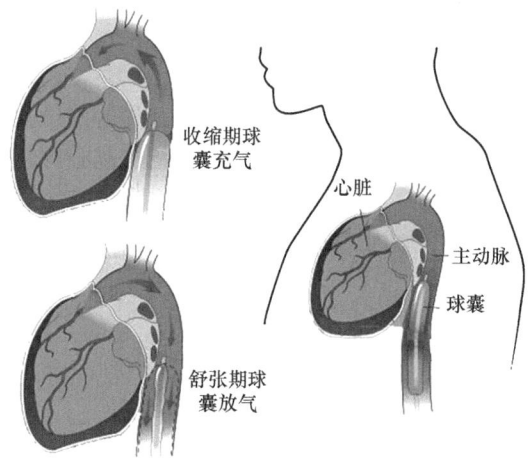

图4-6 主动脉内球囊反搏术原理

4. 经皮左心室辅助装置 心源性休克经过血管重建、药物治疗和IABP支持仍无法改善时,可考虑使用经皮左心室辅助装置,作为心脏移植前的过度支持手段。

(三)病因治疗

1. 早期血管重建 对于并发心源性休克的急性心梗患者,早期血管重建包括经皮冠状动脉介入疗法(PCI)或冠脉搭桥术是治疗的首选方法。

2. 溶栓治疗 溶栓治疗对于并发心源性休克的急性心梗在重建和再灌注上的疗效不如对单纯急性心梗好。急诊心导管介入或急诊冠脉搭桥手术是并发心源性休克的急性心梗再灌注治疗的首选方法。急诊冠脉介入治疗后心源性休克的生存率最高,其次是溶栓联合IABP,单纯溶栓治疗生存率最低。如果无条件进行冠脉介入或搭桥手术或患者需要较长时间的转运才能到达有条件的医院,可给予溶栓治疗。

(周亚雄 曹 钰)

第五章 急性器官功能衰竭

第一节 急性心力衰竭

急性心力衰竭（acute heart failure，AHF）是急诊医学科最常见的急危重症，病情来势凶猛，是院内心血管疾病死亡的主要原因。由于多数AHF患者首诊在急诊，急诊医生掌握AHF的早期识别和规范化救治至关重要，是降低AHF病死率的关键。为提高对AHF的临床处理水平，中华心血管学会（CMA）于2010年制定了我国急性心力衰竭诊断和治疗指南。欧洲心脏病学会（ESC）在2008指南基础上，2012年5月又公布了最新的2012 ESC急性和慢性心力衰竭诊断与治疗指南，美国心脏病学会基金会（ACCF）和美国心脏协会（AHA）也于2013年联合制订了最新版心力衰竭治疗指南。规范的治疗指南为AHF患者带来了救治希望，不再将AHF作为死亡的判决，可以通过恰当的治疗使部分患者增加数年高质量的生活。

心力衰竭（heart failure，HF）是一种高患病率的疾病，目前全球心衰患者的数量已高达2250万，并且仍以每年200万的速度递增，且年存活率与恶性肿瘤相仿。在美国，2009年心衰患者约580万人，患病率占美国总人口的2.0%，新增患者约55万人，每年需要29亿~56亿美元用于心力衰竭的治疗。欧洲心衰患病率为2%~3%。我国对35~74岁城乡居民随机抽样调查显示，心衰患病率为0.9%，心衰患者约400万人。HF可发生在任何年龄组的患者中，其发病率随年龄增加而升高。HF发病在种族、性别和区域上存在一定差异，黑人有最高的HF风险，女性发病率高于男性。在我国的HF患者中，男性为0.7%，女性为1.0%，女性患病率高于男性；北方地区心衰患病率为1.4%，南方地区心衰患病率为0.5%，北方HF发病明显高于南方；城市人群心衰患病率为1.1%，农村人群心衰患病率为0.8%，城市人群心衰患病率高于农村。

一、定　义

不同国家对急性心力衰竭赋予的定义大同小异。在我国2010年急性心力衰竭诊断和治疗指南中对急性心力衰竭赋予的定义为：急性左心衰竭指急性发作或加重的左心功能异常所致的心肌收缩力明显降低、心脏负荷加重，造成急性心排血量骤降、肺循环压力突然升高、周围循环阻力增加，引起肺循环充血而出现急性肺淤血、肺水肿并可伴组织器官灌注不足和心源性休克的临床综合征。急性右心衰竭是指某些原因使右心室心肌收缩力急剧下降或右心室的前后负荷突然加重，从而引起右心排血量急剧减低的临床综合征。

急性心衰可以突然起病或在原有慢性心衰基础上急性加重，大多数表现为收缩性心衰，也可以表现为舒张性心衰。发病前患者多数合并有器质性心血管疾病，也称之为急性心力衰竭综合征（acute heart failure syndrome，AHFS）。对于在慢性心衰基础上发生的急性心衰，经治疗后病情稳定，不应再称为急性心衰。

二、病因和病理生理

AHF的病因分为三类：①基础病因：先天性或获得性外周血管病，冠状动脉、心包、心肌或心脏瓣膜病，因发生血液动力学负荷过重或心肌功能不全，引起AHF。②基本病因：由于血液动力学负荷增加或心肌缺血、缺氧的等病理生理变化，使心肌收缩力受损。③诱发因素：各种心血管事件或其他因素诱发心力衰竭的发生或急性失代偿。

（一）急性左心衰竭的常见病因

1. 慢性心衰急性加重 见于引起慢性心力衰竭的基础心脏疾病加重或缺血、感染等诱发因素促发下发生的急性失代偿性心力衰竭。

2. 各种导致急性心肌坏死和（或）损伤的因素

（1）缺血性心脏病、急性冠状动脉综合征（ACS） 常见于范围较大的急性心肌梗死，急性心肌梗死伴机械并发症（如乳头肌断裂、室间隔穿孔等）；不稳定型心绞痛，缺血面积大或缺血严重，尤其见于老年患者；原有慢性缺血性心脏病心功能不全者，在缺血发作或其他诱因下出现的急性心力衰竭。

（2）急性重症心肌炎 因心肌坏死，心肌收缩单位减少，发生急性心力衰竭。

（3）扩张型心肌病、围生期心肌病。

（4）严重心律失常 如室上性、室性快速性心动过速，心室颤动，快速心室率的心房颤动、心房扑动及严重的心动过缓等。

（5）药物毒性 某些药物过量如抗肿瘤药物、蒽环类抗生素、吩噻嗪系、毒物（如可卡因、乌头碱）等，可致心肌损伤与坏死。

3. 各种引起急性血流动力学障碍的因素

（1）心脏瓣膜病 见于多种病因所致严重主动脉瓣和（或）二尖瓣狭窄、关闭不全，导致严重的射血障碍或急性大量反流或原有反流加重。如风湿性的老年退行性心脏瓣膜病；感染性心内膜炎所致瓣膜损坏、穿孔、腱索断裂、心肌脓肿；各种病因所致二尖瓣腱索、乳头肌断裂，外伤性瓣膜撕裂；换瓣术后人工瓣膜损害，瓣周漏。

（2）高血压危象 血压急剧升高，心脏负荷增加，急性血流动力学障碍，促发急性心力衰竭，多与交感神经张力增加等因素有关。

（3）主动脉夹层。

（4）快速心包积液致急性心包压塞。

（5）急性舒张性左心衰竭，多见于老年控制不良的高血压患者。

（二）急性左心衰竭的病理生理

1. 急性心肌损伤 急性心肌缺血缺氧可产生心肌损伤。心肌损伤使部分心肌处于心肌顿抑或心肌冬眠状态，心肌能量代谢及心肌收缩偶联障碍，导致心肌收缩无力，发生急性心功能不全。当冠状动脉血流及氧合恢复后，冬眠心肌功能可迅速改善，而顿抑心肌功能不全仍将继续维持一段时间，但对正性肌力药物有反应。严重和长时间的心肌缺血缺氧必将造成心肌不可逆的损害。

2. 急性心肌坏死 急性心肌梗死或急性重症心肌炎等可造成心肌凋亡和坏死，使心脏的收缩单位减少，心肌收缩和舒张功能障碍，导致急性心排出量降低。一般而言，当梗死面积达左室面积的23%时便可发生急性心力衰竭，严重者可发生心源性休克、晕厥、心脏骤停等。

3. 急性左室前后负荷增加 高血压急症、急性容量负荷增加、主动脉瓣或二尖瓣严重狭窄、严重心律失常等均可使心脏负荷增加，心肌结构改变，导致血流动力学严重紊乱，表现为：①心排血量（CO）下降，血压绝对或相对下降以及外周组织器官灌注不足，引起脏器功能障碍和末梢循环障碍，发生心源性休克。②左心室舒张末压和肺毛细血管楔压（PCWP）升高，可发生低氧血症、代谢性酸中毒和急性肺水肿。③右心室充盈压升高，使体循环静脉压升高、体循环和主要脏器淤血、水钠滞留和水肿等。

4. 神经内分泌激活 心力衰竭时机体启动了一系列代偿机制来维持心脏泵血功能，以保证心脑重要器官的血液供应。神经内分泌的激活是其主要机制，主要表现为：①交感神经兴奋性增高，内皮素、血管加压素分泌增高，肾素-血管紧张素-醛固酮系统（RAAS）激活，引起血管收缩、水钠潴留，并加重心脏前后负荷及容量负荷。急性效应表现为心率加快、心肌收缩力增强，虽可部分代偿心输出量的下降，但增加了心肌耗氧量。长期效应表现为心脏重构，心肌增生肥厚和纤维化。②缓激肽、一氧化氮、心钠肽、脑钠肽等利钠肽系统因子分泌增加，引起血管扩张、利尿排钠，对抗RAAS的有害作用。但在HF进程中，利钠肽系统对心脏保护的作用不足以对抗前者。这些神经内分泌系统长期的过度兴奋所产生的不良影响，可加重心肌损伤、心脏结构功能改变和血流动力学紊乱，反过来又可刺激交感神经系统、RAAS及内皮系统的兴奋，形成恶性循环，促进心衰患者病情加剧和恶化。

5. 心肾综合征 心衰和肾功能衰竭常并存，并互为因果，临床上将此种状态称之为心肾综合征。心肾综合征有五种类型：①1型：恶化的心功能导致急性肾功能损伤。②2型：慢性心衰引起的进展性慢性肾病。③3型：原发、急速的肾功能恶化导致急性心功能不全。④4型：慢性肾病导致心功能下降和（或）心血管不良事件危险增加。⑤5型：急性或慢性全身性疾病导致心肾功能同时出现衰竭。

6. 慢性心衰的急性失代偿 稳定的慢性心衰可以在短时间内急剧恶化，心功能失代偿而表现为急性心衰。其促发因素中较多见为药物治疗缺乏依从性、严重心肌缺血、重症感染、严重影响血流动力学的各种心律失常、肺栓塞及肾功能损伤等。

（三）急性右心衰竭的病因和病理生理

1. 右心室梗死 常合并左心室下壁心肌梗死，单独的右心室梗死很少见。患者往往有不同程度的右心室功能障碍，其中约10%~15%出现明显的血流动力学障碍。此类患者血管闭塞部位多在右冠状动脉开口或近段右心室侧支发出之前。右心室梗死所致的右心室舒缩活动障碍使右心室充盈压和右心房压升高；右心室排血量减少导致左心室舒张末容量下降、PCWP降低。

2. 急性肺动脉栓塞 急性肺动脉栓塞尤其是大块肺栓塞使肺血流受阻，出现持续性严重肺动脉高压，使右心室后负荷增加和扩张，导致右心衰竭；右心排血量降低导致体循环和心功能改变，出现血压下降、心动过速、冠状动脉灌注不足；对呼吸系统的影响主要是气体交换障碍；各种血管活性药物的释出，使广泛的肺小动脉收缩，增加了缺氧程度，又反射性促进肺动脉压升高，形成恶性循环。

3. 右侧心脏瓣膜病 右侧心瓣膜病所致急性右心衰竭不常见，且多为慢性右心衰竭，只有急性加重时才表现为急性右心衰竭。

4. 急性肺部疾病　重症社区获得性肺炎、ARDS等可因缺氧、细菌毒素使心肌收缩功能受损导致急性右心衰。

5. 特发性肺动脉高压　特发性肺动脉高压使右心室后负荷增加，右室肥厚和扩张，当心室代偿功能低下时，右室舒张末压和右房压明显升高，心排血量下降，出现急性右心衰竭。

（四）急性心力衰竭的诱发因素

除上述各种基础心血管疾病的病因外，AHF常有多种诱发因素促使心衰的发作（表5-1）。这些诱因使原来心功能处于代偿状态的患者骤发心衰，或者使已有心衰的患者病情加重。因此，在关注AHF常见基础病因同时，必须重视诱发因素，才能有效地进行防治。

三、临床分类

国际上尚无统一的急性心力衰竭的临床分类。欧洲心脏病学会（ESC）、美国心脏病学会基金会（ACCF）及美国心脏协会（AHA）的分类繁杂，各具不同缺点，并不实用。2010年，我国急性心衰指南根据急性心衰的病因、诱因、血流动力学与临床特征分为急性左心衰、急性右心衰及非心源性急性心衰，该分类方法便于理解，也更实用于临床诊断与治疗。

1. 急性左心衰竭　常见于：①慢性心衰急性失代偿。②急性冠状动脉综合征。③高血压急症。④急性心瓣膜功能障碍。⑤急性重症心肌炎和围生期心肌病。⑥严重心律失常。

2. 急性右心衰竭　常见于：①右心室梗死。②大面积肺梗死。③右心瓣膜病。

3. 非心源性急性心衰　常见于：①高心排血量综合征。②严重肾脏疾病（心肾综合征）。③严重肺动脉高压。④大块肺栓塞等。

表 5-1　急性心力衰竭常见诱发因素

诱发因素	常见原因
慢性心衰患者对心衰治疗药物依从性差	如不按医嘱要求服药
心脏容量超负荷	大量的输血、输液，外周血液的快速回流，各种原因引起的钠水潴留增加等
严重感染	尤其重症肺炎和脓毒症，大量的细胞因子和毒素进一步损伤心肌
严重颅脑损伤或剧烈精神心理紧张与波动	大量应激激素释放，加重心肌损害
大手术后	手术、麻醉及术中多种因素影响，心肌代偿能力降低，尤其在老年术后患者更容易发生
肾功能减退	严重肾脏疾病、各种原因引起的急性肾功能不全
急性心律失常	室性心动过速、心室纤颤、心房纤颤或心房扑动伴快速心室率、室上性心动过速及严重心动过缓等
支气管哮喘发作	缺氧，加重心肌缺氧损害
肺栓塞	急性肺动脉高压及气体交换障碍
高心排血量综合征	甲状腺功能亢进危象、严重贫血等
应用负性肌力药物	维拉帕米、地尔硫䓬、β受体阻滞剂等
应用非甾体类抗炎药	
心肌缺血、老年急性舒张功能减退	
吸毒、酗酒	
嗜铬细胞瘤	

四、诊　　断

急性心力衰竭是临床常见的急症，病情重，发展快，死亡率高，快速准确的临床诊断是有效救治心衰的前提和关键。心力衰竭患者的诊断主要依靠病史、症状和体征，尽管心电图、心肺X线检查对诊断也有帮助，但由于心衰患者的症状和体征较多且缺乏特异性，不同患者的临床表现也存在个体差异，并与年龄、心功能受损程度、病因、病程密切相关，因此以往在临床上难以早期快速确诊。随着生物医学和检验医学的发展，特别是快速床旁检测（point-Of-care testing，POCT）方法的产生，给心衰的早期诊断、预后判断、指导治疗提供了"新的武器"，使急性心力衰竭在急诊科早期就能明确诊断成为可能。2011年，在美国心脏协会急性心力衰竭处理科学声明中特别强调了急性心力衰竭防治应与急诊科联手规范诊疗的重要性，对急诊医师而言，掌握急性心力衰竭的诊断流程和标准的意义并不亚于心血管专科医生。

急性心力衰竭诊断的基本流程主要包括询问病史，寻找与心衰相关的病因及诱因，发现有特征性的临床表现，有针对性地进行实验室检查。

（一）急性左心衰竭的诊断

1. 基础心血管疾病的病史和表现　因基础心血管疾病不同，可表现为不同心血管疾病的临床症状，如冠心病患者可有心绞痛，风湿性心瓣膜病、扩张型心肌病患者可有活动后心悸、气短等。老年患者引起急性心衰的主要病因为冠心病、高血压和老年性退行性心瓣膜病，而在年轻人中多由风湿性心瓣膜病、扩张型心肌病、急性重症心肌炎、心律失常等所致。对于表现为HF的患者，应仔细进行病史询问和体格检查，以发现可能引起或加重HF的各种心脏和非心脏病变与行为；对于特发性扩张型心肌病患者，应了解至少3代家族史，有助于明确家族性扩张型心肌病的诊断；在患者每次就诊时应当评估容量负荷状态和生命指征，包括评估体重的变化、观察颈静脉压力、有无外周水肿或端坐呼吸等。

2. 早期表现　原来心功能正常的患者突然出现原因不明的疲乏或运动耐力明显减低以及静息心率增加15~20次/分，是左心功能降低的最早期征兆。患者出现劳力性呼吸困难、夜间阵发性呼吸困难、不能平卧时，检查发现左心室增大、闻及舒张早期或中期奔马律、P_2亢进、两肺尤其肺底部有湿啰音或干湿啰音（和）哮鸣音，提示有左心功能障碍。

3. 急性肺水肿　急性肺水肿是急性左心衰的危重状态，有一定诱因，起病急骤，病情发展迅速，常表现为突发的严重呼吸困难、端坐呼吸、喘息不止、烦躁不安并有恐惧感，呼吸频率可达30~50次/分；频繁咳嗽并咯出大量粉红色泡沫样血痰；听诊心率快，心尖部常可闻及奔马律；两肺满布湿啰音和哮鸣音。

4. 心源性休克　是急性左心衰最严重的状态，主要表现为：①持续低血压：收缩压＜90mmHg或原有高血压的患者收缩压降低≥60mmHg，且持续30分钟以上。②组织低灌注状态：皮肤湿冷、苍白和发绀，出现紫色条纹；心率＞110次/分；尿量显著减少（＜20ml/h），甚至无尿；意识障碍，常有烦躁不安、激动焦虑、恐惧和濒死感；当收缩压＜70mmHg，可表现为意识抑制症状如神志恍惚、表情淡漠、反应迟钝，逐渐发展至意识模糊甚至昏迷。③血流动力学障碍：PCWP≥18mmHg，心脏排血指数（CI）≤2.2 L/(min·m^2)。④低氧血症和代谢性酸中毒。

5. 辅助及实验室检查

（1）心电图　ECG能提供心率、心脏节律、传导等许多重要信息，了解某些病因依据。对所有可疑的AHF患者均应在急诊科行床旁12导联心电图检查。

（2）胸部X线检查　可显示肺淤血的程度和肺水肿，如出现肺门血管影模糊、蝶形肺门，甚至弥漫性肺内大片阴影等。还可根据心影增大及其形态改变，评估基础的或伴发的心脏和（或）肺部疾病以及气胸等。病情危重应行床旁胸片检查。肺部CT（平扫或增强）和同位素检查，对明确病变性质和鉴别诊断大面积肺栓塞有临床价值。

（3）超声心动图　急诊最好采用便携式床旁心脏超声，可用以了解心脏的结构和功能、心瓣膜状况、是否存在心包病变、急性心肌梗死的机械并发症以及室壁运动失调；可测定左室射血分数（LVEF），监测急性心衰时心脏收缩/舒张功能的相关数据，判断为急性收缩性左心衰竭（LVEF≤40%）或急性舒张性左心衰竭（LVEF≥50%）。超声多普勒成像可间接测量肺动脉压、左右心室充盈压等。超声心动图有助于快速诊断和评价急性心衰，还可用来监测患者病情的动态变化，对于急性心衰是不可或缺的检查方法。

（4）动脉血气分析　急性左心衰竭肺淤血明显者可影响肺泡氧气交换，常伴低氧血症。动脉血气分析可监测包括PaO_2、$PaCO_2$、SaO_2、血乳酸、酸碱平衡状态、电解质等指标，对评价氧含量（氧合）和肺通气功能，判断酸碱电解质平衡状况及组织灌注水平有很大价值，对急性心衰的预后判断和指导治疗十分重要。

（5）常规实验室检查　包括血常规、尿常规、肾脏功能、电解质（钠、钾、氯等）、血糖、凝血功能等，部分患者需筛查肝脏和甲状腺功能。原无肾脏疾病的AHF患者如发生血清肌酐（Scr）和血浆尿素氮（BUN）含量升高，是心肾综合征的表现，也预示患者预后不佳。血钠、血钾对判断病情严重程度及预后也有较大价值。严重高血糖也是病情严重的因素之一。

（6）心衰标志物　心衰标志物以B型利钠肽又称脑钠肽（brain natriuretic peptide，BNP）和氨基末端脑钠肽前体（N-terminal-pro brain natriuretic peptide，NT-proBNP）为代表，是目前公认的诊断心衰的重要客观指标。由于能在急诊床旁开展，已成为POCT的主要检测项目，也是急性心衰临床早期诊断的一个重要进展，可缩短急诊治疗时间窗，对于门诊、急诊怀疑心衰的病人，首先应该进行BNP检测。其临床意义为：①心衰的诊断和鉴别诊断：BNP能准确判断74%的AHF，BNP的最大价值在于除外诊断。如BNP＜100ng/L或NT-proBNP＜400ng/L，心衰可能性很小，其阴性预测值为90%；如BNP＞400ng/L或NT-proBNP＞1500ng/L，心衰可能性很大，其阳性预测值为90%。BNP在100~400ng/L时可能由肺部疾病、右心衰、肺栓塞等情况引起。急诊就医伴明显气急患者，如BNP/NT-proBNP水平正常或偏低，几乎可以除外急性心衰的可能性。②心衰的危险分层：有心衰临床表现、BNP/NT-proBNP水平又显著增高者属高危人群。③评估心衰的预后：临床过程中心衰标志物持续升高，提示预后不良。

（7）心肌坏死标志物　主要用于鉴别是否由急性心肌梗死引起的急性心衰，应结合心电图等其他指标综合评判。

1）心肌肌钙蛋白T或I（CTnT或CTnI）：是心肌受损的特异性和敏感性指标。急性心肌梗死时可升高3~5倍以上，不稳定心绞痛和急性心肌梗死时显著升高；慢性心衰可出现低水平升高；重度心衰患者常存在心肌细胞坏死和肌原纤维的不断崩解，血清中CTn水平可持续升高。

2）肌酸磷酸激酶同工酶（CK-MB）：一般在发病后3~8h升高，9~30h达高峰，48~72h

恢复正常。CK-MB动态升高可列为急性心肌梗死的确诊指标之一，且能较准确地反映梗死的范围。高峰出现时间与预后有关，出现早者预后较好，高峰出现时间提前有助于判断溶栓治疗是否成功。

3）肌红蛋白（MYO）：在急性心肌梗死后0.5~2h明显升高，5~12h达高峰，18~30h恢复，作为早期诊断的指标优于CK-MB，但特异性较差。伴急性或慢性肾功能损伤者肌红蛋白可持续升高，此时血肌酐水平也会明显增高。

4）心脏型脂肪酸结合蛋白（hFABP）：是一种新的心肌损伤早期诊断生物标志物，具有高度心脏特异性。心肌缺血性损伤出现后，hFABP可以在胸痛发作后1~3小时在血液中被发现，6~8小时达到峰值，24~30小时内恢复正常。特别适合院前急救和转运中是否存在心肌损伤的筛选。

（8）新的诊断技术与指标 心音图可以判断第三心音，是心脏听诊的补充和诊断急性左心衰的重要辅助检查。无创血流动力学监测适合于急诊科或无有创监测条件的科室对心衰的快速鉴别诊断，可以指导医生对心衰患者的液体管理与药物治疗。主要功能参数包括：心排血量（CO）、心脏指数（CI）、心率（HR）、每搏输出量（SV）、每搏指数（SVI）、每搏量变异（SVV）、无创血压（NIBP）、平均动脉压（MAP）、总外周阻力（TPR）、总外周阻力指数（TPRI）、心功率（CP）、心功率指数（CPI）、胸腔液体含量（TFC）、胸腔液体趋势（TFCd）等。连续心排量监测技术（PiCCO）是一种新型的有创血液动力学监测技术，具有微创、简便、快速、参数明确及高效比等特点，比肺动脉阻塞压（PAOP）、右心室舒张末期压（RVEDV）、中心静压（CVP）更能准确反映心脏前负荷的指标。肺动脉导管可确诊AHF，但急诊应用风险高，获益小，不适合常规应用。

（二）急性左心衰竭的鉴别诊断

对有呼吸困难怀疑为AHF的患者，应注意与可引起明显呼吸困难的疾病相鉴别，如支气管哮喘、急性大块肺栓塞、严重慢性阻塞性肺病（COPD）并发感染、重症肺炎等。此外，还应与其他原因所致的非心源性肺水肿（如急性呼吸窘迫综合征）以及非心源性休克等疾病相鉴别。

（三）急性右心衰竭的诊断

急性右心衰竭主要根据病因结合相关辅助检查诊断，临床上应注意与急性心肌梗死、肺不张、急性呼吸窘迫综合征、主动脉夹层、心包压塞、心包缩窄等疾病相鉴别。

1. 右心室梗死伴急性右心衰竭 主要由右冠状动脉闭塞（占85%）和左冠状动脉优势型的回旋支闭塞（约10%）所致。单纯右室急性心肌梗死很少见（≤3%），常伴左室下后壁心肌梗死。大面积右心室梗死伴左室下后壁心肌梗死，可导致急性右心衰竭，如不及时干预，将出现低灌注和心源性休克，死亡率显著增加。如心肌梗死时出现V_1、V_2导联ST段压低，应考虑右心室梗死，当然也有可能为后壁梗死，而非室间隔和心内膜下心肌缺血。下壁ST段抬高心肌梗死伴血流动力学障碍应观察心电图V_4R导联，并作经胸壁超声心动图检查，后者发现右心室扩大伴活动减弱可以确诊右心室梗死。右心室梗死伴急性右心衰竭典型者可出现低血压、颈静脉显著充盈和肺部呼吸音清晰的三联症。

2. 急性大块肺栓塞伴急性右心衰竭 急性肺栓塞的病情严重程度不同，临床表现各异。轻者可无症状，重者典型表现为突发呼吸困难、剧烈胸痛、晕厥、咳嗽、咯血等，可发生急性右心室扩张，右心衰竭，甚至猝死，即"急性肺源性心脏病"。急性肺栓塞可导致肺动脉压明显升高，肺动脉压持续增高患者多伴有急性右心衰竭。由于心排量的急剧下降，患者可出现心悸、气短、烦躁不安、发绀、皮肤湿冷等休克症状，可表现有颈静脉怒张、肝肿大、肺梗死区呼吸音减弱、肺动脉瓣区杂音体征。如有导致本病的基础病因及诱因，出现不明原因的发作性呼吸困难、发绀、休克，无心肺疾病史而突发的明显右心负荷过重和心衰，都应考虑肺栓塞，肺部螺旋CT、D-二聚体、血气分析检查等均有助于诊断。

3. 右侧心瓣膜病伴急性右心衰竭 右心瓣膜病引起的急性右心衰竭并不常见，主要以慢性心衰为主。常见引起右心衰的右心瓣膜病为三尖瓣关闭不全、肺动脉瓣关闭不全和肺动脉瓣狭窄。三尖瓣关闭不全的患者，发生右心衰竭的临床表现为颈静脉充盈及异常搏动、下肢水肿、肝脏淤血等，颈静脉压力升高和外周水肿及心脏超声心动图有助于右心衰的诊断。三尖瓣狭窄不会引起右心室衰竭，但可使右心房压明显增高，并导致一系列类似右心室衰竭的体循环淤血表现。

（四）急性心力衰竭严重程度分级

在明确AHF诊断后，应对病情的严重程度（危险分层）进行评估，目的在于评价患者目前的危险程度并判断预后。急诊AHF患者危险分层的实施可在急诊科进行，有利于急诊科医生及时判断病情、与家属沟通和制定进一步的治疗措施，但因AHF患者病因各异、伴发疾病多，也使急诊准确的危险分层有一定困难。急性心衰主要有三种分级，包括Killip分级、Forrester分级和临床严重程度分级。

1. Killip分级 适用于急性心肌梗死所致的AHF患者。主要根据临床表现和胸片改变分级，对判断心肌受累的面积和病人的预后有帮助，同时对是否选择积极再通治疗有指导价值。心衰分级越严重，再通治疗效果越明显。此分级方法简便易行，临床使用较普遍（表5-2）。

表5-2 Killip分级

分级	临床症状与体征	病死率（%）
Ⅰ级	无心衰征象，测定PCWP可升高	0~5
Ⅱ级	轻、中度心衰，两侧中下肺湿啰音，范围小于两肺野的50%，可闻及奔马律，有心律失常，静脉压升高，胸部X线有肺淤血表现	10~20
Ⅲ级	严重心衰，急性肺水肿表现，双肺满布湿啰音，范围大于两肺的50%	35~40
Ⅳ级	心源性休克，收缩压<90mmHg，脉率>100次/分，少尿，面色苍白，皮肤湿冷，发绀，呼吸急速，大汗	85~95

2. Forrester分级 用于急性心肌梗死或其他原因所致的急性心衰。分级的依据主要为血流动力学指标如心脏指数（CI）、肺毛细血管楔压（PCWP）、周围组织低灌注状态和肺淤血的程度（表5-3，图5-1）。对预后判断和指导治疗有重要价值，适用于CCU、ICU和有血流动力学监测条件的病房及手术室。

表5-3 Forrester分级

分级	肺淤血	组织低灌注	CI [L/(min·m^2)]	PCWP（mmHg）	病死率（%）
Ⅰ型	无	无	>2.2	≤18	2.2
Ⅱ型	有	无	>2.2	>18	10.1
Ⅲ型	无	有	≤2.2	≤18	22.4
Ⅳ型	有	有	≤2.2	>18	55.5

3. 临床严重程度分级 临床严重程度分级的根据是周围组织灌注和肺部听诊情况（图5-2），无须特殊的检测条件。主要用于心肌病的预后判断及所有慢性心衰严重程度的分类，适用于一般门诊和住院患者。Ⅰ级：肢体皮肤温暖，肺部无啰音；Ⅱ级：肢体皮肤温暖，肺部有湿啰音；Ⅲ级：肢体皮肤干冷，肺部无啰音；Ⅳ级：肢体皮肤湿冷，肺部有啰音。

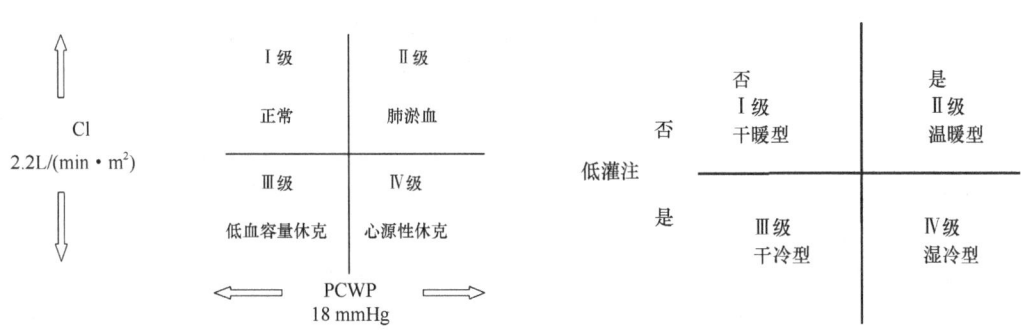

图5-1 Forrester分级

图5-2 临床程度分级

淤血：端坐呼吸、阵发性呼吸困难、颈静脉怒张、水肿、湿啰音等；低灌注：低血压、脉压减小、肢短发凉、反应迟钝、尿少

五、急性心力衰竭的诊断思路

由于急性心衰的许多临床表现并无特异性，急诊首诊医生必须掌握急性心衰的诊断思路，制定相应的临床诊疗策略。

1. 是否为急性心力衰竭 通过常规询问有无心脏病史，了解本次发病的临床症状及诱因，体格检查有无心衰相关的临床体征，结合12导联心电图异常情况可初步诊断AHF，若BNP > 400ng/L或NT-proBNP > 1500ng/L，可明确诊断AHF，并进行早期急救处理。否则，应考虑肺部疾病或其他疾病。

2. 明确急性心衰的病因 常规心电图、血压和脉搏氧饱和度监测，查血气分析、心肌标志物、血常规、血电解质、肝肾功能等，床旁胸部X片、床旁超声心动图检查，有条件者行无创血液动力学监测或PiCCO监测。

3. 评估病情的严重程度，作出急性心衰分级 根据临床表现、血液动力学监测及影像学、血生化检查结果，评定病情的严重程度及分级。

4. 根据患者的高低危情况决定AHF的进一步治疗 部分低危患者可急诊留观处理，高危患者应住院治疗，特别是进入重症监护室治疗。

六、急性心力衰竭的治疗

所有急性心力衰竭患者均须进入急诊抢救室、心脏重症监护单元（CCU）或重症监护病房（ICU）进行及时的抢救性治疗，根据病情进入相应的救治流程。

（一）救治流程

1. 初始治疗 针对AHF患者的主要症状为呼吸困难，病理生理变化是心输出量下降，前向性心排血量减少，左室舒张末压升高，肺淤血和（或）肺水肿等情况，实施一般性处理和药物治疗，如取半卧位或坐位、吸氧、利尿、强心等。

2. 进一步处理 初始治疗后症状未获明显改善或病情严重者应作进一步治疗。如存在严重呼吸困难，胸痛以及窘迫感者，及早应用吗啡；存在肺淤血者使用利尿剂及血管扩张剂治疗，效果不好可选用血液净化治疗；因心肌收缩力减退引起心排量降低者可选用正性肌力药物；血氧饱和度低于95%，予高浓度吸氧；严重肺淤血，吸氧不能纠正的低氧血症患者，应及时使用无创呼吸机正压通气治疗；根据心律失常情况选择起搏、抗心律失常药物及电复律治疗。抗心律失常的药物应用必须在有效治疗心力衰竭基础上才能达到良好的治疗效果，否则会导致病情加重，甚至很危险。若平均动脉压低于70mmHg，应在有创血液动力学监测条件下明确前后负荷状态，指导补液及应用血管活性药物，必要时进行左心功能支持治疗，如主动脉球囊反搏。

3. 制订个体化治疗策略 AHF病因复杂，病理生理机制多样，应针对患者危险因素、心衰病因和诱因等客观指标，制定个体化治疗方案，实现不同阶段的治疗目标。治疗过程中，应反复多次和动态评估心衰程度及治疗效果，以调整治疗方案。

（二）治疗目标

对急性心衰患者，急诊科主要进行初始治疗，其治疗目标是缓解肺淤血，增加心输出量，稳定血流动力学状态，维持体液适当负平衡，避免继发心肌和肾损害，稳定病情，降低心衰早期死亡率。因此，应制定不同时期心衰的治疗目标，使AHF患者得到有效的治疗和系统的管理，从而达到改善心衰症状，延缓病情进展，降低死亡率的目的。

1. 即刻治疗目标

（1）通过体位、氧疗、药物等措施，改善或缓解急性心衰症状，如低氧血症和呼吸困难、胸痛和焦虑、呼吸道痉挛、淤血症状等，恢复氧供需及酸碱、水电解质平衡。

（2）通过药物治疗控制基础病因和诱因，如高血压、感染、心律失常、心肌缺血、高血糖、贫血等。

（3）利用正性肌力药物和血管活性药物，纠正血流动力学障碍，改善器官低灌注状态，维持收缩压≥90mmHg。

（4）及时应用起搏器或心脏辅助支持措施，减少心脏、肾脏功能的进一步损害，缩短监护治疗时间。

2. 近期治疗目标 维持患者基本血流动力学状态，稳定病情，选择合适的后续治疗策略，改善预后，缩短住院时间。

3. 远期治疗目标 制定远期治疗计划，提供完善的二级预防措施，减少再住院率。稳定病情后，以改善生活、生存质量为目的，将静脉用药逐渐替代为口服药物，可早期选用ACEI制剂、β-受体阻滞剂等，并逐渐调整使用剂量和方法。

（三）急性左心衰竭的一般处理

由于急性左心衰竭病情凶险、变化快、病死率高，应力争在发病30分钟内使病情得到有效控制，以降低病死率。急性左心衰竭发病后1h内为抢救的黄金时间，发病6h以上若未能有效治疗其病死率显著增加。

1. 体位 静息时有明显呼吸困难者应半卧位或端坐位，双腿下垂以减少回心血量，降低心脏前负荷。

2. 吸氧 适用于低氧血症和呼吸困难明显（尤其指端血氧饱和度<90%）的患者。应尽早采用，使患者$SaO_2 \geqslant 95\%$（伴COPD者$SaO_2 > 90\%$）。吸氧可采用：①鼻导管吸氧：从低氧流量（1~2/min）开始，如仅为低氧血症，动脉血气分析无CO_2潴留，可采用高流量给氧6~8L/min。②面罩吸氧：适用于伴呼吸性碱中毒患者。必要时还可采用无创性或气管插管呼吸机辅助通气治疗。

3. 四肢交换加压 四肢轮流绑扎止血带或血压计袖带，可降低前负荷，减轻肺淤血和肺水肿。通常同一时间只绑扎三个肢体，每隔15~20min轮流放松一个肢体。

4. 迅速建立静脉通道 AHF急救用药的主要途径是通过大静脉给药。为保证给予有效药物治疗，至少应开放2条静脉通道，并保持静脉通畅。必要时可采用深静脉穿刺置管，既可满足用药的需要，又能监测静脉压力。血管活性药物一般应用微量泵泵入，以维持稳定的速度和血药浓度。

5. 加强监护 常规实施心电监护、无创血压及脉氧饱和度监测，病情严重者应留置导尿管。固定和维护好各种导管如深静脉导管、导尿管、气管导管以及心电监护电极片和导联线、鼻导管或面罩、指端脉搏血氧饱和度测定电极等。保持室内适宜的温度、湿度，灯光柔和，环境幽静。

6. 饮食 AHF患者发病初期不建议进食。病情稳定后可进易消化食物，避免一次大量进食和饱餐。在总量控制下，可少量多餐（6~8次/d）。应用襻利尿剂情况下可不过分限制钠盐摄入量，以避免低钠血症引起的低血压。利尿剂应用时间较长的患者应补充多种维生素和微量元素和钾等。

7. 出入量管理 肺淤血、体循环淤血及水肿明显者应严格限制饮水量和静脉输液速度，对无明显低血容量因素（大出血、严重脱水、大汗淋漓等）者的每天摄入液体量一般宜在1500ml以内，不要超过2000ml。保持水出入量负平衡约500ml/d，以减少水钠潴留，缓解症状。3~5d后，如淤血、水肿明显减轻，应减少水负平衡量，逐渐过渡到出入水量平衡。在水负平衡时应注意防止发生低血容量、低血钾和低血钠等。

（四）急性左心衰的药物治疗

急性心衰抢救成功的关键是迅速按照治疗流程对患者做出正确的诊断和病情评估，并及时给予规范的药物治疗。传统治疗心衰的药物包括正性肌力药、利尿剂、血管扩张药、β受体阻滞剂和血管紧张素转换酶抑制剂等，近年来研制的一些治疗心衰的新药已逐步投入临床使用，初步显示出良好的疗效。

1. 镇静镇痛剂 以吗啡为代表，具有镇静、镇痛和扩张血管、降低肺毛细血管楔压的作用。适用于严重心衰早期、急性肺水肿患者的治疗，特别是伴有疼痛、烦躁不安及呼吸困难者。早期使用吗啡对抢救严重肺淤血的AHF患者有重要意义，可减轻患者呼吸困难的症状，若合并使用无创通气可加强通气治疗的效果。但仅用吗啡治疗心衰作用有限，必须同时联合其他药物治疗。用法：2.5~5.0mg静脉缓慢注射，亦可皮下或肌内注射，视病情可重复用药。用药时应掌握适应证，用后应密切观察疗效和可能产生的低血压、心动过缓、呼吸抑制等不良反应。对伴明显和持续低血压、休克、意识障碍、慢性肺部疾病有CO_2潴留者则不宜应用，老年患者慎用或减量。其他镇静镇痛药物，可酌情使用咪唑达仑5~10mg肌内注射或3~5mg静脉缓慢注射，哌替啶50~100mg肌内注射。

2. 支气管解痉剂 氨茶碱具有扩张支气管和一定的强心作用。用法：氨茶碱 0.125~0.25g以葡萄糖注射液稀释后缓慢静脉推注（约10min），4~6h后可重复一次；或以 0.25~0.5mg/（kg·h）静脉滴注。亦可应用二羟丙茶碱0.25~0.5g静脉滴注，速度为25~50mg/h。此类药物不宜用于冠心病如急性心肌梗死或不稳定性心绞痛所致的急性心衰患者，不可用于伴心动过速或心律失常的患者。

3. 利尿剂

（1）应用指征 适用于急性心衰伴肺循环和（或）体循环明显淤血以及容量负荷过重的患者。作用于肾小管亨利氏袢的利尿剂如呋塞米、托塞米、布美他尼静脉应用可以在短时间里迅速降低容量负荷，应列为首选。噻嗪类利尿剂、保钾利尿剂（阿米洛利、螺内酯）等仅作为袢利尿剂的辅助或替代药物，或在需要时作为联合用药。

（2）药物种类和用法 AHF治疗宜选静脉制剂。首选呋塞米（速尿），先静脉注射20~40mg，继以静脉滴注5~40mg/h，通常总剂量在起初6h不超过80mg，24h内不超过200mg。但也可根据个体差异以产生充分的利尿效应达到最佳的容量状态为目标，以缓解淤血的症状和体征为最佳剂量。对应用利尿剂效果不佳、加大剂量仍未见良好反应以及容量负荷过重的急性心衰患者，应加用噻嗪类和/或醛固酮受体拮抗剂，如氢氯噻嗪25~50mg，每日2次，或螺内酯20~40mg/d。ESC推荐噻嗪类利尿剂和袢利尿剂合用，或者袢利尿剂与硝酸盐、多巴酚丁胺、多巴胺合用，效果要比单用袢利尿剂好。噻嗪类利尿剂或螺内酯与袢利尿剂的联用，小剂量的联合优于单药大剂量，且不良反应少。

血管加压素受体拮抗剂托伐普坦（tolvaptan）是一种新型利尿剂，可选择性阻断肾小管上的精氨酸血管加压素V受体，具有排水不排钠的特点。临床研究证明托伐普坦特别适用于心衰合并严重淤血和低钠血症的患者，能够减轻体重和水肿，显著降低心脏前负荷。托伐普坦治疗心衰患者短期疗效显著，可明显改善呼吸困难、水肿，降低体重，安全性良好，除口渴外，不影响血压、心率和电解质，不损害肾功能。对AHF合并低钠血症的患者在缺乏有效治疗措施的情况下，托伐普坦具有重要的治疗作用。

（3）注意事项 ①伴低血压（收缩压＜90mmHg）、严重低钾血症或酸中毒患者不宜应用，且对利尿剂反应甚差。②大剂量和较长时间的应用可发生低血容量和低钾血症、低钠血症，且增加其他药物如血管紧张素转化酶抑制剂（ACEI）、血管紧张素Ⅱ受体拮抗剂（ARB）或血管扩张剂引起低血压的可能性。③无论间断静脉推注还是持续静脉注射给药，广泛应用利尿剂未能证实可降低死亡率或增加死亡风险，与肾功能恶化也存在潜在联系，尤其是大剂量持续使用，在住院期间部分患者可能出现急性肾功能损伤，使患者死亡风险明显升高。④应用过程中应监测尿量，并根据尿量和症状的改善状况调整用药剂量。

4. 血管扩张药物

（1）应用指征 主要适用于急性心衰早期有肺淤血表现或血压较高患者。收缩压水平是评估此类药是否适宜的重要指标。收缩压＞110mmHg的急性心衰患者通常可以安全使用；收缩压在90~110mmHg的患者应谨慎使用；而收缩压＜90mmHg的患者则禁忌使用。建议早期应用于左室收缩功能不全，如冠心病，高血压性心脏病所致的急性左心衰竭，如果血压正常但存在低灌注状态或有淤血体征且尿量减少，血管扩张剂应作为一线用药，目的在于开放外周循环并降低心脏前后负荷。

（2）药物种类和用法 主要包括硝酸酯类、硝普钠、重组人BNP（奈西立肽）、乌拉地尔、酚妥拉明等。

1）硝酸酯类药物：急诊主要使用硝酸酯类静脉制剂。静脉使用时应采取滴定剂量或通过注射泵应用，使用中应监测血压，防止血压过度下降。硝酸甘油静脉滴注起始剂量为5~10μg/min，每5~10min递增5~10μg/min，最大剂量100~200μg/min。症状相对较轻的患者亦可使用硝酸甘油喷雾剂每10~15min喷雾一次（400μg），或舌下含服硝酸甘油0.3~0.6mg/次。硝酸异山梨酯静脉滴注剂量5~10mg/h，亦可舌下含服2.5mg/次。

2）硝普钠：适用于严重心衰、原有后负荷增加以及伴有心源性休克患者，如高血压性心衰和二尖瓣反流。临时应用宜从小剂量10μg/min开始，可酌情逐渐增加剂量至50μg/min，静脉滴注。由于有快速耐受和代谢产物蓄积毒副作用的原因，疗程一般不要超过72h。该药起效快，降压作用强，应用过程中应密切监测血压，根据血压调整合适的维持剂量。停药应逐渐减量，并加用口服血管扩张剂，以避免反跳现象。

3）重组人BNP（rhBNP）：该药属内源性激素物质，与人体内产生的BNP完全相同。其主要药理作用是扩张静脉和动脉（包括冠状动脉），从而减低前、后负荷，无直接正性肌力作用，是一种新型血管扩张剂。方法：先给予负荷剂量1.5μg/kg，静脉缓慢推注，继续0.0075~0.015μg/（kg·min）静脉泵入，疗程3d，一般不超过7d。

4）重组人心钠肽（rhANP）：属多肽类激素，具有扩血管、利尿、利钠和拮抗神经内分泌激素的作用，为新一代治疗AHF的药物。目前该药国内应用经验尚少。

5）乌拉地尔：该药具有外周和中枢双重扩血管作用，可有效降低血管阻力，降低后负荷，增加心输出量，但不影响心率，从而减少心肌耗氧量。适用于高血压性心脏病、缺血性心肌病（包括急性心肌梗死）和扩张型心肌病引起的急性左心衰。通常静脉滴注100~400μg/min，可逐渐增加剂量，并根据血压和临床状况予以调整。伴严重高血压者可缓慢静脉注射12.5~25mg。

6）血管紧张素转换酶抑制剂（ACEI）：ACEI能阻断肾素-血管紧张素转换酶系统，降低前、后负荷，增加心排血量，不影响心率，治疗AHF能改善血流动力学。急性心衰症状缓解后，可开始小剂量应用，并逐渐调整用药剂量。急性期病情稳定48h后逐渐加量。如卡托普利初始剂量6.25mg，每日3次，最大剂量50mg，每日3次；或依那普利2.5 mg，每日2次，最大剂量10~20mg，每日2次。一般疗程至少6周。

不能耐受ACEI者可以应用血管紧张素Ⅱ受体拮抗剂ARB，如氯沙坦（初始剂量25~50mg，每日1次，最大剂量50~150mg，每日1次）、缬沙坦（初始剂量20~40mg，每日1次，最大剂量160mg，每日1次）等。对伴有肾功能不全、糖尿病或代谢综合征的心衰患者，ACEI与ARB可联用，但不适用于高血压患者。

（3）注意事项　下列情况下禁用血管扩张药物：①收缩压＜90mmHg，或持续低血压并伴症状尤其有肾功能不全的患者，以避免重要脏器灌注减少。②严重阻塞性心瓣膜疾病患者，例如主动脉瓣狭窄，有可能出现显著的低血压；二尖瓣狭窄患者也不宜应用，有可能造成CO明显降低。③梗阻性肥厚型心肌病。

5. 正性肌力药物

（1）应用指征　主要用于严重收缩功能减低而导致低心排血量伴低血压和末梢灌注不良表现的AHF患者。作用机制主要是通过增加心肌收缩力，改善或缓解患者的血流动力学和组织低灌注所致的症状，如四肢冰冷、皮肤潮湿、肝肾功能异常或神志异常等，以保证重要脏器的血流供应。不论有无肺淤血或肺水肿，对血压较低和对血管扩张药物及利尿剂不能耐受或反应不佳的患者尤其有效。2010新指南明确指出，长期静脉输注正性肌力药物可能有害，不推荐用于现有或曾有心衰症状且LVEF降低的患者，除非将其作为一种姑息疗法用于标准药物治疗情况下病情仍不稳定的终末期心衰患者，如心脏移植术前的短期支持治疗。

（2）药物种类和用法　主要包括洋地黄类、儿茶酚胺类（多巴胺、多巴酚丁胺）、磷酸二酯酶抑制剂、钙增敏剂等。

1）洋地黄类：能轻度增加心输出量和降低左心室充盈压，降低交感神经活性、负性传导和频率的作用。迄今仍是增强心肌收缩力最有效的药物，对急性左心衰竭患者的治疗有一定帮助。

对冠心病、高血压性心脏病所致者急性心衰者，选用毒毛旋花子甙K较好，剂量为0.25~0.5mg加入5%葡萄糖液20ml内，缓慢静脉注射，必要时46h后可再给予0.125 mg，亦可选用毒毛旋花子苷C，剂量与用法同上；对风湿性心脏病合并快速心室率的心房颤动者，选用西地兰或地高辛较好，西地兰 0.4~0.8mg加入 5%葡萄糖液 20ml内，缓慢静脉注射，必要时 24 h后可再给予 0.2~0.4mg，病情缓解后，可口服地高辛维持，剂量为 0.25mg，每日 1 次；对二尖瓣狭窄而不伴心房颤动者，一般不宜使用强心剂，以免加重肺淤血。

2）多巴胺：通过刺激肾上腺素能受体来增加心肌收缩力和心输出量。一般静脉滴注中等剂量 3~5μg/（kg·min）即为正性肌力作用。心率>100 次/min的心力衰竭患者应慎用。此药应用个体差异较大，一般从小剂量多巴胺和较高剂量多巴酚丁胺联合，逐渐增加剂量，短期应用。

3）多巴酚丁胺：多巴酚丁胺通过兴奋β₁受体提高细胞内cAMP浓度而增强心肌收缩力。用法为 100~250μg/min静脉滴注。正在应用β受体阻滞剂的患者不推荐应用多巴酚丁胺。

4）磷酸二酯酶抑制剂：通过抑制环磷酸腺苷（cAMP）降解而发挥正性肌力和周围血管扩张作用，同时增加心输出量和每搏输出量，而肺动脉压力、肺毛细血管压、总外周及肺血管阻力下降。由于常见不良反应有低血压和心律失常，宜短期使用，疗程不超过 2 周。应用期间不增加洋地黄的毒性，不增加心肌耗氧量，未见对缺血性心脏病增加心肌缺血的征象，故不必停用洋地黄、利尿剂及血管扩张剂。米力农首剂 25~50μg/kg，5~10 分钟静脉缓慢注射，继以 0.25~0.50μg/（kg·min）静脉滴注维持，尤其适用于扩张性心肌病急性心衰的患者。氨力农首剂 0.5~0.75mg/kg，5~10 分钟静脉缓慢注射，继以 5~10μg/（kg·min）静脉滴注，单次剂量最大不超过 2.5mg/kg，每日最大剂量<10mg/kg。冠心病患者应慎用，因其可增加中期病死率。

5）左西孟旦：是一种钙增敏剂，通过结合于心肌细胞上的肌钙蛋白C促进心肌收缩，还通过介导ATP敏感的钾通道而发挥血管舒张作用和轻度抑制磷酸二酯酶的效应。其正性肌力作用独立于β肾上腺素能刺激，可用于缺血性心脏病和正在使用β受体阻滞剂治疗的心衰患者。用法：首剂12~24μg/kg静脉缓慢注射（>10分钟），继以0.1μg/（kg·min）静脉滴注，可酌情减半或加倍。对于收缩压<100mmHg的患者，不需要负荷剂量，可直接用维持剂量，以防止发生低血压。

6）Istaroxime：是一种新型的、具有抑制Na^+-K^+-ATP酶和激动肌浆网钙泵双重作用的正性肌力药。以Istaroxime1.5μg/（kg·min）静脉推注，能显著降低肺毛细血管楔压，降低心率，改善LVEF。由于Istaroxime促进心肌收缩的剂量与导致心律失常的剂量之间有较大的距离，药效的产生和消退均十分迅速，用药的安全性较高。

（3）注意事项　急性心衰患者应用正性肌力药物需全面权衡：①是否用药不能仅依赖1、2次血压测量的数值，必须综合评价临床状况，如是否伴组织低灌注的表现。②血压降低伴低CO或低灌注时应尽早使用，而当器官灌注恢复和（或）循环淤血减轻时则应尽快停用。③药物的剂量和静脉滴注速度应根据患者的临床反应作调整，强调个体化的治疗。④此类药可即刻改善急性心衰患者的血流动力学和临床状态，但也有可能促进和诱发一些不良的病理生理反应，如心律失常，甚至导致心肌损伤和靶器官损害，必须提高警惕。⑤血压正常而无器官和组织灌注不足的急性心衰患者不宜使用。

（五）急性右心衰竭的治疗

治疗原则：积极治疗原发疾病，减轻右心前、后负荷，增强心肌收缩力，维持窦性节律、房室正常顺序和间期以及左右室收缩同步。

1. 右心室梗死伴急性右心衰竭

（1）除非合并急性左心衰，慎用或避免使用利尿剂、硝酸甘油等血管扩张剂及吗啡等，以避免进一步降低右心室充盈压。

（2）优化右室前、后负荷，右心功能对前负荷有明显的依赖性，如存在心源性休克，无左心衰和肺水肿征象情况下，首要治疗是大量补液。补液可以应用代血浆、低分子右旋糖酐或平衡盐液按20ml/min静脉滴注，以增加右室前负荷，提高心排血量。对于充分扩容而血压仍低者，建议使用正性肌力药物多巴酚丁胺、多巴胺、米力农和左西孟旦。如在补液过程中出现左心衰竭，应立即停止补液。

（3）如右心室梗死同时合并广泛左心室梗死，则不宜盲目扩容，防止造成急性肺水肿。如存在严重左心室功能障碍和PCWP升高，不宜使用硝普钠，应考虑主动脉内球囊反搏（IABP）治疗，以增加右冠状动脉灌注和改善右室收缩功能。

2. 急性大块肺栓塞所致急性右心衰竭　急性肺栓塞可导致肺动脉压明显升高，肺动脉压持续增高者多伴有急性右心衰竭。高危肺栓塞所致急性右心衰竭和低心排血量是死亡的主要原因。

（1）镇痛　给予吗啡5~10mg皮下注射或哌替啶50~100mg肌内注射。

（2）氧疗　出现低氧血症，尤其是心排出量降低的患者，应立即吸氧，采用鼻导管3~5L/min或面罩6~8L/min给氧，必要时采用无创或有创机械辅助通气，直至氧分压或氧饱和度恢复正常或接近正常。

（3）循环支持　对伴心源性休克患者可使用肾上腺素，起始剂量为1μg/min，根据血压调整剂量；伴低心排量而血压正常患者，可使用多巴酚丁胺或多巴胺2~5μg/(kg·min)。

（4）溶栓治疗　伴心源性休克或持续低血压的急性肺栓塞高危患者，如无绝对禁忌证，应首选溶栓治疗，常用尿激酶或人重组组织型纤溶酶原激活剂（rt-PA）。

（5）介入治疗　经内科治疗无效的危重患者（如休克），若经肺动脉造影证实为肺总动脉或其较大分支内栓塞，可作介入治疗，必要时可在体外循环下紧急早期切开肺动脉摘除栓子。高危患者存在溶栓禁忌，可采取导管碎栓和手术取栓。对伴有急性右心衰的中危患者，不推荐常规溶栓治疗。

3. 右侧心瓣膜病所致急性右心衰竭

（1）基础疾病的治疗　如肺动脉高压、肺动脉狭窄以及合并肺动脉瓣或三尖瓣关闭不全、感染性心内膜炎等，按相应的原则予以治疗。对肺动脉高压引起的急性右心衰，可选用肺动脉靶向治疗药物包括内皮素受体拮抗剂波生坦、安立生坦、依洛前列腺素及西地那非等。

（2）应用利尿剂，以减轻水肿。但要防止过度利尿造成心排血量减少。

（3）器质性瓣膜病变应遵循相关原则，给予外科或介入治疗。

4. 肺部疾病所致的急性右心衰

（1）肺源性心脏病合并右心衰竭　其急性加重可视为一种特殊类型的急性右心衰竭，主要是针对降低肺动脉高压治疗。

（2）重症肺部感染　①对原有慢性肺部疾病急性加重者，应积极治疗原发病，吸氧、解痉、平喘、祛痰、抗感染。②改善右心功能，有肝大、下肢水肿、尿少的患者适当使用利尿剂，使用原则为缓慢、间歇、小量、联合、交替。③酌情使用正性肌力药和扩血管药，必要时进行合理抗凝。

（3）ARDS　ARDS导致急性右心衰的治疗：①合理采取机械通气策略，同时积极抗感染、氧疗，减少毒素和缺氧对心肌的损伤。②严格控制液体出入量，既保证适当的灌注，又可防止肺水肿的发生。③合理使用正性肌力药、扩血管药及抗凝治疗，改善血流动力学。④必要时可采用主动脉内球囊反搏或体外膜肺氧合（ECMO）治疗，改善右心功能。

（六）非药物治疗

1. 主动脉内球囊反搏（IABP）

（1）适应证　①急性心肌梗死或并发心源性休克，且药物治疗不能纠正。②伴血流动力学障碍的严重冠心病（如急性心肌梗死伴机械并发症）。③心肌缺血伴顽固性肺水肿。

（2）禁忌证　①存在严重的外周血管疾病。②主动脉瘤。③主动脉瓣关闭不全。④活动性出血或其他抗凝禁忌证。⑤严重血小板缺乏。

（3）IABP的撤除　急性心衰患者的血流动力学稳定后可撤除IABP，撤除的参考指征为：①CI>2.5L/（min·m^2）。②尿量>1ml/（kg·min）。③血管活性药物用量逐渐减少，而同时血压恢复较好。④呼吸稳定，动脉血气分析各项指标正常。⑤降低反搏频率时血流动力学参数仍然稳定。

2. 机械通气　急性心力衰竭患者因急性肺水肿，导致肺的通气和换气功能障碍，同时合并有急性呼吸衰竭，具备机械通气的基本适应证。当急性心力衰竭患者接受常规药物治疗和鼻导管吸氧或高浓度面罩吸氧后症状仍不缓解，动脉血气分析达呼吸衰竭标准，出现明显酸碱失衡时，应在积极治疗原发病的同时，尽早机械通气。

3. 血液净化

（1）适应证　①急性心衰伴高容量负荷如肺水肿或严重的外周组织水肿，且对袢利尿剂和噻嗪类利尿剂抵抗。②低钠血症（血钠<110mmol/L且有相应的临床症状如意识障碍、肌张力减退、腱反射减弱或消失、呕吐以及肺水肿等，在上述两种情况应用单纯血液滤过即可。③肾功能进行性减退，血肌酐>500μmol/L或血钾≥6.5mmol/L及符合急性血液透析指征的其他情况。

（2）不良反应　不良反应包括生物不相容、出血、凝血血管通路相关并发症、感染、低温、机器相关并发症等。

4. 心室机械辅助装置　急性心衰经常规药物治疗无明显改善时,有条件的可应用体外模式人工肺氧合器（ECMO）、心室辅助泵（如可置入式电动左心辅助泵、全人工心脏）。

在积极纠治基础心脏病的前提下，选择应用心室辅助装置可短期辅助心脏功能，作为心脏移植或心肺移植的过渡。

5. 外科手术

（1）冠心病 ①不稳定性心绞痛或心肌梗死并发心源性休克：经冠状动脉造影证实为严重左主干或多支血管病变，并在确认冠状动脉支架术和溶栓治疗无效的情况下，可进行冠状动脉旁路移植术。②心肌梗死后机械合并症：亚急性心室游离壁破裂并发心源性休克，确诊后经心包穿刺减压、补液和应用药物维持下，宜立即手术；室间隔穿孔，确诊后若经药物可使病情稳定，尽量争取4周后手术治疗，若药物治疗不能使病情稳定，应早期手术修补。③重度二尖瓣关闭不全：应在IABP支持下行冠状动脉造影，出现肺水肿者应立即作瓣膜修补术或瓣膜置换术，并同期行冠状动脉旁路移植术。

（2）心瓣膜疾病 除缺血性乳头肌功能不全外，因黏液性腱索断裂、心内膜炎、创伤等所致的急性二尖瓣关闭不全以及因感染性心内膜炎、主动脉夹层、胸部闭合伤等所致的急性主动脉瓣关闭不全均应尽早手术干预。此外，主动脉瓣或二尖瓣的严重狭窄以及联合心瓣膜病的心功能失代偿期也需要尽早手术。人工瓣膜血栓形成或瓣膜失功能所致的急性心衰病死率极高，超声心动图可明确诊断，均应手术，尤其左心系统的血栓应立即手术。

（3）急性主动脉夹层 主动脉夹层尤其Ⅰ型因高血压危象和主动脉瓣反流可出现急性心衰。超声心动图一旦明确主动脉瓣反流，应立即手术。

（4）其他疾病 主动脉窦瘤破裂、心脏内肿瘤（如左心房黏液瘤）以及心脏内巨大血栓形成（左心房或肺动脉）等均会造成瓣膜反流或流出道梗阻，可引起急性心衰，需要立即手术。

（七）急性心衰合并症的处理

1. 肾功能衰竭 急性心力衰竭合并肾功能衰竭必须予以高度重视，即便轻至中度血清肌酐（Scr）水平增高和肾小球滤过率估测值（eGFR）降低，患者的病死率会明显增加。

（1）早期识别 ①血肌酐（Scr）增高：男性≥115~133μmol/L、女性≥107~124μmol/L即为轻度升高，中、重度肾衰患者>190~226μmol/L。②肌酐清除率：在肾功能减退早期，肌酐清除率下降而Scr正常。因此，Scr明显增高于正常时往往肾功能已严重损害。③肾小球滤过率估测值（eGFR）：根据Scr计算出eGFR，其敏感性高于Scr，当eGFR降至正常的50%以上时，Scr才开始迅速增高。④血清半胱氨酸蛋白酶抑制剂C（Cys-C）：特异性优于血清尿素氮和肌酐，可作为早期肾功能损害的辅助诊断指标之一。

（2）及时处理 如低钾或高钾血症、低镁或高镁血症、低钠血症以及代谢性酸中毒，均可能诱发心律失常，应尽快纠正。

（3）中至重度肾衰对利尿剂反应降低，可出现难治性水肿；在应用多种及大剂量利尿剂并加多巴胺以增加肾血流仍无效时，宜作血液滤过。

（4）严重的肾衰应作血液透析，尤其对伴低钠血症、酸中毒和难治性水肿者。

（5）注意药物不良反应 常用的抗心衰药物此时易出现副作用。ACEI会加重肾衰和高钾血症，应用后较基线水平Scr增加25%~30%以上和（或）其水平>266μmol/L，应减量或停用。ARB和螺内酯也可引起高钾血症，地高辛因排除减少可以蓄积中毒。

2. 肺部疾病 合并存在的各种肺部疾病均可加重急性心衰或使之难治，可根据临床经验选择有效抗生素。如为COPD伴呼吸功能不全，在急性加重期首选无创机械通气，安全有效；用于急性心源性肺水肿也很有效。

3. 心律失常　急性心衰中常见的心律失常有新发房颤伴快速心室率或慢性房颤的急性心率加快，或单纯窦性心动过速；室性心律失常常见有频发室性早搏、持续和非持续性室速；非阵发性心动过速和房性心动过速伴AVB也可见到。无论原发心律失常诱发急性心衰，还是急性心衰引起快速性心律失常，其后果都是加重血流动力学障碍和心律失常进一步恶化，成为急性心衰的重要死亡原因之一。因此，急性心衰中快速心律失常应及时纠正。

4. 终末期心衰的非药物治疗　对于等待心脏移植的难治性心衰患者，应考虑接受机械辅助装置治疗。针对我国的临床实际，不能接受心脏移植治疗的严重难治性心衰患者，尤其对已接受正规治疗但仍无法脱离静脉正性肌力药物的患者，应考虑采用植入式辅助装置作为永久性的机械辅助治疗措施。

心衰患者在接受了最佳药物治疗（OPT）后症状仍未改善的情况下可以考虑采用血液滤过或血液滤过+血液透析，能全面改善患者的症状和实验室指标，提高生活质量，降低住院率、心衰病死率及总病死率，患者可以从中获得血流动力学改善和预后改善的最大效应。

（史　忠）

第二节　急性呼吸衰竭

急性呼吸衰竭（acute respiratory failure，ARF）是指原呼吸功能正常情况下，由于肺内外各种原因在短期内引起的肺通气和（或）换气功能的严重障碍，以致在静息状态下不能进行有效的气体交换，导致低氧血症伴（或不伴）有二氧化碳潴留，并由此引起一系列生理功能和代谢紊乱的临床综合征。在海平面，静息状态下呼吸空气，$PaO_2 < 60mmHg$和（或）$PaCO_2 > 50mmHg$，排除心内解剖分流和原发于心排出量降低等导致的低氧因素，应考虑为呼吸衰竭。在吸入气氧浓度（FiO_2）不足21%时，可采用氧合指数（Oxygenation index）判断，氧合指数≤300应考虑为呼吸衰竭。ARF是急诊和重症监护室（ICU）常见的危重症，可由多种原因引起，发病急，可在数秒或数小时内迅速发生，病情发展迅速，死亡率高。因此，及早发现、合理处理急性呼吸衰竭具有重要的临床意义。

一、病因及发病机制

（一）病因

人体完整呼吸过程由呼吸中枢、外呼吸、气体运输和内呼吸等环节的相互衔接并同时进行来完成。任何一个环节发生急性障碍或病变，均可导致急性呼吸衰竭。

1. 气道阻塞

（1）急性上呼吸道阻塞　急性咽喉炎、喉头水肿、喉痉挛、异物、分泌物、肿瘤或外力压迫等，均可引起上呼吸道阻塞，导致肺通气不足或通气/血流比例（V/Q）失调，发生缺氧或CO_2潴留，甚至呼吸衰竭。

（2）急性下呼吸道阻塞　重症哮喘或过敏反应引起的严重支气管痉挛、大量的血液、痰液及误吸物等可引起急性下呼吸道阻塞，V/Q比例失调，导致缺氧和二氧化碳潴留，发生急性呼吸衰竭。

2. 肺实质浸润性疾患 各种累及肺泡、肺间质的急性病变,如重症感染性肺炎、淹溺、吸入性肺炎、慢性阻塞性肺疾病急性加重期（AECOPD）、各种原因引起的急性肺损伤、肺水肿（心源性、非心源性、复张性、急性高原性肺水肿）等,均可引起有效通气的肺泡减少,肺顺应性降低,通气/血流比例下降,导致缺氧或二氧化碳潴留。急性呼吸窘迫综合征（ARDS）是肺实质广泛损伤浸润的代表,机制复杂,与常见的急性呼吸衰竭比较有其特殊性。

3. 肺血管病变 肺栓塞、肺梗死、肺血管炎等,肺毛细血管灌注减少,使部分静脉血流未经过氧合直接入肺静脉,V/Q比例增大,产生低氧血症。

4. 胸廓病变 胸廓外伤、手术创伤、自发性或外伤性气胸、大量胸腔积液等,均可影响胸廓活动,胸腔内负压降低使肺脏扩张受限,造成通气不足和吸入气体分布不均,导致肺通气和换气功能障碍引起呼吸衰竭。

5. 神经肌肉病变 脑血管意外、重度颅脑损伤、颅内感染、颅内占位病变、电击、药物中毒、一氧化碳中毒、狂犬病等可直接或间接抑制呼吸中枢。脊髓灰质炎、多发性神经炎等周围神经性病变以及重症肌无力、多发性肌炎、破伤风、低钾血症、周期性瘫痪等可影响神经肌肉接头传导功能,使呼吸肌受累,造成肺泡通气不足。

（二）发病机制

缺氧和二氧化碳潴留是呼吸衰竭的基本病理生理变化。缺氧与低氧血症是两个相关但不完全等同的概念。缺氧一般指组织细胞因得不到充足的氧或不能充分利用氧,而导致代谢、功能、细胞形态发生异常的病理过程。低氧血症主要指PaO_2低于同龄人的正常值下限,可伴或不伴相应的病理变化,但持续严重的低氧血症可以出现缺氧的一系列病理变化和临床表现。

1. 缺氧

（1）肺泡通气不足 肺通气功能取决于推动肺通气的动力和肺通气阻力的大小。肺通气的原动力是呼吸肌的舒缩,肺通气的阻力包括弹性阻力（肺和胸廓的顺应性）及非弹性阻力（主要为气道阻力）。正常健康人呼吸空气时,约需4L/min的肺泡通气量,才能保证有效的气体交换,维持正常的肺泡氧分压和二氧化碳分压。肺泡通气量严重不足,即可导致缺氧和二氧化碳潴留。任何影响肺通气动力和阻力的因素,均可引起肺通气的改变,导致缺氧的发生。主要有：①阻塞性通气障碍。②限制性通气障碍。③呼吸动力性通气障碍。

（2）换气障碍 肺换气功能取决于肺的弥散功能、通气/血流比例及是否有肺内分流的因素,当上述因素出现障碍时,可导致换气功能障碍而发生缺氧。肺弥散功能障碍指氧和二氧化碳等气体通过肺泡膜进行交换的物理弥散过程发生障碍。常见原因包括：①肺弥散面积减少：由于肺储备量较大,只有肺泡膜面积减少1/2以上时,才会发生换气功能障碍,最常见于大面积肺实变和肺不张等。②肺泡膜厚度增加：使弥散距离加大,气体交换速度减慢,见于肺水肿、肺纤维化等。③弥散时间缩短：由于肺血流过快,使血液和肺泡接触时间过于缩短,导致气体交换障碍。由于氧的弥散能力仅为二氧化碳的1/20,故弥散功能障碍时只有PaO_2下降,无$PaCO_2$增高,产生单纯缺氧。

（3）V/Q比例失调 是肺部疾病导致缺氧最常见和最重要的机制。正常成人静息状态下,V/Q比例为0.8。在疾病影响下,肺内各处的V/Q比例可发生不同变化：①V/Q＞0.8：

见于部分肺泡血流不足，如肺血管病变。②V/Q < 0.8：见于部分肺泡通气不足，如肺炎、肺水肿等。V/Q比例失调通常只发生PaO_2下降，无$PaCO_2$增高，但严重的V/Q比例失调也可导致二氧化碳增高或潴留。

（4）肺内分流　当肺病变使肺毛细血管血氧合不足时，可引起不同程度的动静脉血混合，即肺内分流样改变。若病变部位通气完全停止而血流继续，则形成真正的肺内病理性分流。肺内分流是严重的换气障碍，提高吸氧浓度不能提高分流静脉血的氧分压。

（5）氧耗量增加　氧耗量增加是加重缺氧的原因之一，如发热、寒战、呼吸困难及抽搐等均可增加氧耗量。正常健康人氧耗量为250ml/min，在寒战时氧耗量可达500ml/min；严重哮喘时，氧耗量则增加数倍。氧耗量增加需借助肺泡通气量的增加才能代偿缺氧；否则，可发生低氧血症。

2. 二氧化碳潴留　二氧化碳的水平取决于二氧化碳的生成量与排出量，二氧化碳潴留的根本原因是通气不足。$PaCO_2$和呼吸末二氧化碳浓度（$ETCO_2$）是反映肺泡通气量的最佳指标，其升高常提示存在肺泡通气不足。

3. 缺氧及二氧化碳潴留对机体影响　低氧血症和二氧化碳潴留对全身各器官系统均有严重影响，对机体的危害程度不仅与PaO_2和$PaCO_2$的绝对值有关，而且与PaO_2下降与$PaCO_2$上升速度的关系更密切。PaO_2下降与$PaCO_2$升高，往往同时存在，互相影响，形成恶性循环，对机体产生极为严重的后果。

（1）中枢神经系统　对缺氧很敏感，尤其是大脑皮质神经元。缺氧时脑细胞膜通透性改变，可引起脑水肿、颅内压升高等。缺氧程度和发生速度不同，其影响也各异。通常完全性缺氧超过4~5分钟，将引起大脑皮质不可逆损害。当PaO_2降至60mmHg时，可出现注意力不集中，智力和视力轻度减退；PaO_2低于50mmHg时，出现烦躁不安，定向与记忆力障碍，谵妄；PaO_2低于30mmHg时，意识丧失，昏迷；PaO_2低于20mmHg时，几分钟内可造成神经细胞不可逆损害。二氧化碳潴留，开始时抑制大脑皮层，使脑细胞兴奋性降低，随着二氧化碳进一步蓄积，对皮层下刺激加强，间接引起皮质兴奋，晚期皮层下亦受到抑制。缺氧和二氧化碳潴留均可引起脑血管扩张，并引起脑组织内细胞代谢障碍和酸中毒，产生脑水肿。当$PaCO_2$在100mmHg内，$PaCO_2$每增加10mmHg，脑血流量增加50%；$PaCO_2$ > 80mmHg时，可出现头痛、烦躁不安、扑翼样震颤；$PaCO_2$ > 90mmHg时，可出现昏迷，即所谓"二氧化碳麻醉"，也称肺性脑病，是缺氧、二氧化碳潴留及酸中毒共同损伤脑血管及脑细胞的结果。

（2）呼吸　缺氧对呼吸中枢的直接作用是抑制，但可刺激外周化学感受器，反射性引起呼吸加深加快。当PaO_2低于30mmHg时，其抑制作用大于反射性兴奋作用出现呼吸抑制。CO_2对呼吸中枢有兴奋作用，可刺激呼吸中枢及外周化学感受器，反射性引起通气量增加，可比正常通气量增高数倍，但$PaCO_2$ > 80mmHg时，可对中枢产生抑制作用，通气量反而下降，预示病情极为严重。

（3）心血管　缺氧和二氧化碳潴留均可兴奋心血管中枢，早期可反射性引起心率、心排出量增加，血压升高；晚期则可导致心率变慢，心排出量下降，血压降低，并可引起心力衰竭和各种心律失常。缺氧引起的肺小动脉收缩，肺血流阻力增大，肺动脉压力增高，使右心负荷加重，是右心衰竭的重要原因。二氧化碳潴留也可引起外周血管扩张，以静脉及毛细血管最为显著。

（4）肾脏　缺氧时肾血管收缩，可引起肾组织缺血、缺氧，严重时导致肾小管损伤、肾功能障碍。新生儿、婴儿肾脏对缺氧尤为敏感。

（5）胃肠道及肝脏　可引起胃肠道出血及肝功能异常，严重时出现肝细胞坏死。

（6）对酸碱电解质的影响　严重缺氧，氧化还原酶系统活性降低，三羧酸循环受阻，氧化过程受抑，酵解增强，乳酸及酮体增多，引起代谢性酸中毒。由于H^+和Na^+进入细胞内，而K^+向细胞外移动，可使血K^+升高，进一步加重电解质紊乱。二氧化碳升高使HCO_3^-/H_2CO_3比值下降，血pH降低，产生呼吸性酸中毒。

二、分　类

分类方法主要包括：动脉血气、病变部位和发病机制三种分类。在临床实践中，使用最多的是血气分析分类，其余的分类方法主要用于病因分析使用。

（一）按动脉血气分析分类

1. Ⅰ型呼吸衰竭　血气分析特点是$PaO_2 < 60mmHg$，$PaCO_2$正常或低于正常。主要见于换气功能障碍（通气/血流比例失调、弥散功能损害和肺内血分流）的疾病，如严重肺部感染、急性肺栓塞等。

2. Ⅱ型呼吸衰竭　血气分析特点是$PaO_2 < 60mmHg$，$PaCO_2 > 50mmHg$，即缺氧同时伴二氧化碳潴留。系肺泡通气不足所致，单纯通气不足，缺氧和二氧化碳潴留的程度是平行的，若伴换气功能损害，则缺氧更为严重 如AECOPD，需通过增加肺泡通气量才能改善。

（二）按病变部位分类

1. 中枢性呼吸衰竭　中枢性呼吸衰竭是因呼吸中枢病变导致呼吸运动障碍和呼吸节律改变，致通气功能障碍出现急性呼吸衰竭，如严重颅脑损伤、急性颅内高压、颅内占位、急性镇静药物中毒等。

2. 周围性呼吸衰竭　周围性呼吸衰竭是因呼吸器官的严重病变或呼吸肌麻痹，导致通气和换气功能均出现障碍引起的急性呼吸衰竭，如严重肺部疾患或损伤等。

两种呼吸衰竭可以同时存在，最终均可导致低氧血症、二氧化碳潴留和酸中毒，影响人体的正常代谢。

（三）按发病机制分类

1. 通气性呼吸衰竭　主要因呼吸驱动力不足或呼吸运动受限引起。呼吸功能障碍主要为通气量下降导致通气功能障碍，表现为缺氧和二氧化碳潴留并存，即Ⅱ型呼吸衰竭。

2. 换气性呼吸衰竭　主要因气道、肺实质、肺血管疾患引起换气功能障碍，缺氧是肺衰竭的共同表现，即Ⅰ型呼吸衰竭。

三、诊　断

主要依据：①有突发性引起急性呼吸衰竭的病因和（或）诱因。②典型的症状与体征。③动脉血气分析及相关实验室检查结果。动脉血气分析结果能客观反映急性呼吸衰竭的性质与程度，是诊断呼吸衰竭的主要手段。

（一）临床表现

急性呼吸衰竭起病急骤，急诊多以重度颅脑伤、胸部及肺损伤、高位脊髓损伤、溺水、电击、急性中毒、严重肺部疾病和神经肌肉接头病变等常见，病情发展迅速，很快出现呼吸减慢、呼吸幅度降低或呼吸停止，常伴呼吸困难、发绀、抽搐、昏迷等表现。

1. 呼吸困难 患者主观感到空气不足，客观表现为呼吸费力，伴有呼吸频率、深度与节律的改变。有时可见鼻翼扇动、端坐呼吸。上呼吸道梗阻疾患常表现为吸气性呼吸困难，可有三凹征；呼气性呼吸困难多见于下呼吸道不完全阻塞如支气管哮喘等；胸廓疾患、重症肺炎等表现为混合性呼吸困难；中枢性呼吸衰竭多表现为呼吸节律不规则，如潮式呼吸等；张力性气胸患者表现为反常呼吸；呼吸肌疲劳者，表现为呼吸浅快、腹式反常呼吸；一氧化碳中毒，当血液中碳氧血红蛋白（HbCO）达到50%时，可出现呼吸困难。一些急性呼吸衰竭并不一定表现有呼吸困难，如镇静药中毒，可表现呼吸匀缓、表情淡漠或昏睡。

2. 发绀 是缺氧的典型体征，表现为耳垂、口唇、口腔黏膜、指甲呈现青紫色的现象，也称为紫绀。发绀与缺氧程度有密切关系，更与动脉血还原血红蛋白含量相关。当动脉血还原血红蛋白含量增加≥50g/L（正常约26 g/L），氧饱和度低于85%时，可出现发绀。亚硝酸盐中毒患者，当高铁血红蛋白达到15g/L可发生紫绀。

3. 神经精神症状 神经精神症状较慢性呼吸衰竭明显而多见，可很快出现烦躁不安、谵妄、抽搐、昏迷等。在肺性脑病患者，可出现不自主肌肉抽动或扑翼样震颤。

4. 循环系统症状 缺氧和二氧化碳潴留早期可出现心率增快、血压升高，严重缺氧及酸中毒可出现各种类型的心律失常，血压下降，心率减慢，甚至心脏停搏。二氧化碳潴留可引起表浅毛细血管和静脉扩张，表现为多汗、球结膜充血水肿、颈静脉充盈等。

5. 其他 由于严重缺氧和二氧化碳潴留本身及机体产生强烈应激反应的影响，可表现为多脏器功能的损害。肝脏缺氧引起肝功能障碍，出现黄疸、转氨酶增高；肾功能受损，血尿素氮、肌酐增高，尿中出现蛋白尿及管型尿；消化系统可出现急性胃肠黏膜损害，甚至上消化道出血等。

6. 酸碱失衡和电解质紊乱 酸碱平衡紊乱表现呈多样性，既可因严重缺氧发生代谢性酸中毒，或因过度代偿通气发生代谢性酸中毒合并呼吸性碱中毒，二氧化碳潴留则表现为呼吸性酸中毒，也可多重酸碱失衡同时存在。因酸碱失衡可导致电解质的紊乱。

（二）血气分析

动脉血气能反映缺氧和二氧化碳潴留以及酸碱平衡性质及代偿情况，为临床诊断提供依据。血气分析结果提示：$PaO_2 < 60mmHg$，$PaCO_2$ 正常或低于正常，可诊断为 Ⅰ 型呼吸衰竭；$PaO_2 < 60mmHg$，$PaCO_2 > 50mmHg$，可诊断为 Ⅱ 型呼吸衰竭。

（三）测定呼出气二氧化碳

根据呼气末二氧化碳的浓度，可测算出相应的二氧化碳分压，与 $PaCO_2$ 密切相关。对儿童及已行气管插管的患者，可连续监测呼出气二氧化碳，及时发现体内二氧化碳潴留情况。

（四）胸部影像学检查

胸部X片、CT及放射性核素肺通气/灌注扫描等检查有助于判断急性呼吸衰竭的原因。

除床旁胸片外，急诊影像学检查应根据病情决定检查的时机。

（五）肺功能检测

有助于判断呼吸衰竭原发病的种类和严重程度，但在急性呼吸衰竭的重症患者，可待病情稳定后进行。

（六）急性呼吸衰竭的诊断思路

由于病情起病急，发展快，快速的诊断必须建立在良好的临床诊断思维基础之上。对有突发呼吸困难、发绀的患者，其快速临床诊断思维的要点是：

（1）是否急性呼吸衰竭？凡病史、症状、体征支持呼吸衰竭者，均应立即行动脉血气分析检查；原有心脏病者，同时行心衰标志物检测，以便明确诊断。

（2）引起急性呼吸衰竭的病因是什么？引起急性呼吸衰竭的病因或基础疾病很多，应根据病史、体格检查及相关辅助检查做出诊断。

（3）急性呼吸衰竭的诱发因素是什么？不同基础疾病往往有不同的诱发因素，相同基础疾病者诱因也有不同。如COPD急性发作的诱因有呼吸道感染、分泌物潴留、胃食管反流、气胸、不合理氧疗、不合理应用利尿剂或镇静剂、氧耗量增加及手术等；重症哮喘的诱因有过敏原或致喘因素持续存在，应用某些药物如β受体阻滞剂、阿司匹林、脱水、酸中毒、感染未控制、糖皮质激素剂量骤减、情绪紧张及严重并发症如气胸等。

（4）急性呼吸衰竭属哪种分型？根据血气分析结果判断为Ⅰ型呼吸衰竭或Ⅱ型呼吸衰竭；根据病变部位判断为中枢性或周围性呼吸衰竭；根据病理生理变化判断为通气性、换气性或混合性呼吸衰竭；对通气性呼吸衰竭者应进一步鉴别通气动力不足还是通气阻力增大，通气动力不足是由于呼吸中枢抑制还是呼吸肌无力引起等。

（5）有无并发症？呼吸衰竭可出现各种并发症，如肺性脑病、肾功能衰竭、肝功能损害、上消化道出血、休克、心律失常、酸碱失衡、电解质紊乱、心力衰竭等。其中酸碱平衡失调与呼吸衰竭关系最为密切，常见的有呼吸和代谢性的酸碱平衡紊乱。需根据病史、动脉血气和血电解质等判断是否存在酸碱平衡失调？哪种类型？是单纯、混合还是多重酸碱失衡？是代偿性还是失代偿性？明确并发症，不但可判断病情轻重，还有助于制订治疗方案。

（6）有无伴发症？呼吸衰竭患者如同时伴有高血压、冠心病、糖尿病、艾滋病、肿瘤、贫血、慢性肝病、慢性肾功能不全、营养不良及免疫系统疾病等，将直接影响预后，而且伴发症也是制定治疗方案时需要考虑的因素。

（7）病情轻重和预后如何？急性呼吸衰竭患者病情的轻重及预后主要取决于以下因素：

1）病情的可逆性：包括基础疾病是否可逆以及诱因能否去除。如急性上呼吸道梗阻、镇静等药物中毒引起的急性呼吸衰竭可通过迅速开放气道、血液净化或特异性拮抗剂治疗得到迅速控制和逆转，可逆性及预后好；严重颅脑外伤、大面积脑出血压迫脑干抑制呼吸中枢者，则可逆性及预后差；广泛肺实质损害等往往不可逆；有明显的肺部感染，通过有效控制感染，肺功能可明显改善；肺部感染、气胸、水潴留、电解质紊乱等诱因比较容易纠正，可逆性也较好。

2）血气分析：血气分析是呼吸衰竭病情轻重的重要指标。病情轻重不但取决于低氧血症和高碳酸血症的程度，还与氧分压下降和二氧化碳上升的速度、持续的时间以及机体的代偿能力有关。对病情的判断pH、PaO_2比$PaCO_2$值更重要。

3）并发症和伴发症：急性呼吸衰竭合并多个重要脏器功能损害者，病情重、预后差。低氧血症者若合并贫血、休克、心衰等情况，则比单纯低氧血症者更为严重。

4）治疗反应：患者经治疗后病情迅速缓解，则预后较好。如经鼻面罩BiPAP机械通气短时间内神志转清，则抢救成功的机会较大。

5）一般情况：高龄、长期卧床、营养不良、低蛋白血症的患者预后较差。

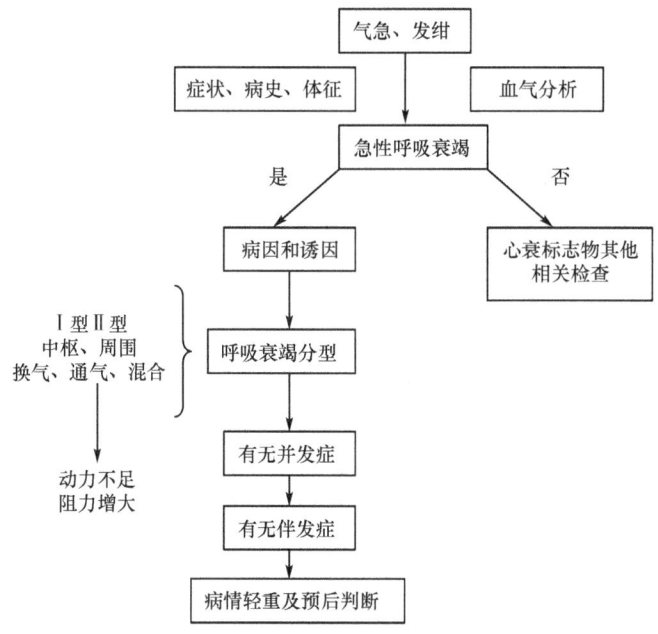

图5-3 急性呼衰诊断的临床思维

四、治 疗

临床一旦诊断急性呼吸衰竭，均应立即进行抢救治疗。救治原则：①保持呼吸道通畅。②迅速纠正缺氧和二氧化碳潴留。③明确病因，治疗原发病。④加强一般支持治疗。⑤加强重要脏器功能的监护与支持。

（一）保持呼吸道通畅

保持呼吸道通畅是治疗急性呼吸衰竭最基本和最重要的急救措施。气道不畅使呼吸阻力增加，呼吸做功加大，增加耗氧量，加重呼吸肌疲劳，影响气体的排出，同时可能发生肺不张，使气体交换面积进一步减少，气道完全阻塞，可在短时间内导致死亡。呼吸道梗阻最常见由黏膜肿胀、分泌物或异物阻塞及支气管痉挛等因素所致，应根据不同因素采取相应的保持呼吸道通畅的措施。

（二）氧疗

氧疗是改善缺氧的主要措施，是通过提高吸入氧浓度来纠正患者缺氧状态的治疗方法。所有急性呼吸衰竭患者若可能均应在第一时间积极给予氧疗。其机制是通过吸氧提高肺泡内氧分压（PaO_2）增加肺泡膜两侧氧分压差，增加氧的弥散能力，以提高动脉氧分压和氧饱和度，改善组织缺氧。吸氧还可以降低肺动脉高压，减轻右心负担，解除低氧血症的异常代谢状态。

1. 氧疗的方法 包括鼻导管或鼻塞吸氧、口罩吸氧、鼻罩吸氧、面罩吸氧及头罩吸氧、机械通气正压给氧和高压氧等方法，可根据患者的实际情况及救治条件选用（图5-4）。

（1）鼻导管或鼻塞吸氧 为最常用的吸氧方法。简单、方便，但氧浓度不恒定，易受患者呼吸影响，对鼻黏膜有一定刺激。

（2）口鼻面罩吸氧 吸氧浓度稳定，适用于PaO_2明显降低，对氧流量需求较大的患者。

（3）正压给氧 主要通过机械间歇性正压通气（IPPV）、呼吸末正压通气（PEEP）、或持续气道内正压通气（CPAP）给氧。此法不仅能提高吸入氧浓度，而且有维持一定的肺泡通气量和改善换气功能的作用，适用于因肺内分流量增加引起的缺氧患者。

（4）高压氧 适用于Ⅰ型呼吸衰竭的治疗，对一氧化碳中毒有较好的疗效。

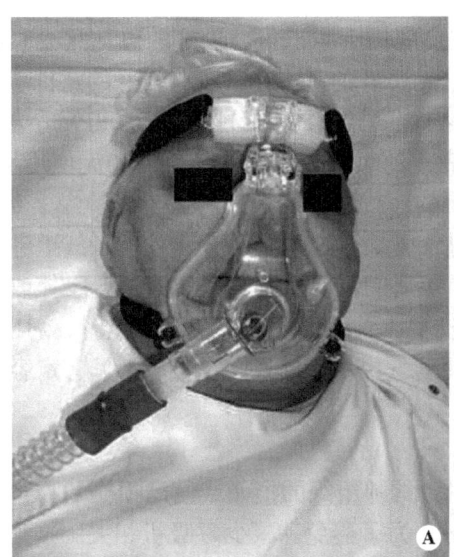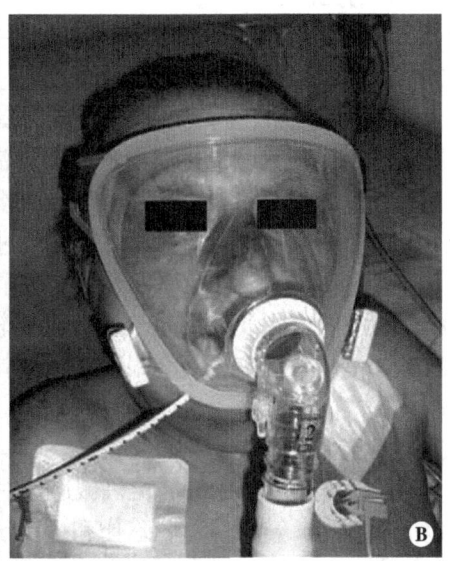

图5-4 A.面罩吸氧；B.头罩吸氧

2. 吸入氧浓度（FiO_2） 吸入氧浓度选择的原则是以保证PaO_2迅速提高到60mmHg或$SaO_2>90\%$的前提下，应尽量降低吸入氧浓度。Ⅰ型呼吸衰竭因换气功能障碍应吸入较高浓度（>35%）的氧，Ⅱ型呼吸衰竭因通气功能障碍应持续吸入低浓度（<30%）的氧。有较大（>30%）肺内分流的患者，即使吸入100%的纯氧，也难以迅速纠正缺氧。吸入氧浓度计算的经验公式为：$FiO_2(\%) = 21 + 4 \times$ 氧流量（L/min）。由于此公式未考虑吸呼时间比和分钟通气量的因素，故在长吸呼比和低分钟通气量时，其实际FiO_2低于计算值。

3. 氧疗的并发症

（1）氧中毒 长时间吸入高浓度的氧对呼吸系统、中枢神经系统、视网膜可产生毒性作用。

（2）二氧化碳潴留 常见于AECOPD合并Ⅱ型呼吸衰竭患者，可能原因为原先存在的缺氧性通气驱动机制受到抑制。

（3）吸入性肺不张 高浓度吸氧时，肺泡中的氮逐渐被氧所取代，氧易被血液吸收而发生肺泡萎陷。存在气道阻塞时，更易发生吸收性肺不张。

(三) 机械通气

增加肺泡通气量，改善肺换气功能是治疗急性呼吸衰竭的根本，机械通气是目前实现该目标最主要的策略之一。根据病因和病理生理变化，选择不同的通气方式和模式，合理的调节各种通气参数和吸入氧浓度，达到既能改善通气和换气功能，又能减少或避免机械通气的不良反应的目的。

1. 应用指征 机械通气只是一种肺功能的支持手段，其临床价值在于为诊治呼吸衰竭的原发病争取时间，对原发病本身并无治疗作用。应用指征：①经积极治疗后病情恶化。②意识障碍。③呼吸形式严重异常，如呼吸频率 > 35 次/分或 < 6~8 次/分，或呼吸节律异常，或自主呼吸微弱或消失。④血气分析提示严重通气和(或)氧合障碍，PaO_2 < 50mmHg，尤其是充分氧疗后仍 < 50mmHg。⑤$PaCO_2$ 进行性升高，pH 动态下降。

2. 通气方式

（1）无创正压通气（NPPV） 临床主要应用于意识状态较好的急性呼吸衰竭，或作为从IPPV撤离的呼吸衰竭患者的序贯治疗。①患者的基本条件：有较好的意识状态、咳痰能力、自主呼吸能力、血流动力学状况和良好的配合NPPV的能力。②NPPV适应证：出现较为严重的呼吸困难，常规氧疗不能维持满意的氧合或有恶化趋势时，无使用NPPV的禁忌证。可以作为AECOPD合并急性呼吸衰竭的一线选择。

（2）有创正压机械通气（IPPV） 通过气管插管或气管切开建立人工气道进行机械通气的方法，是临床抢救急性呼吸衰竭等危重疾病的重要手段。①IPPV适合于伴或不伴意识障碍的急性呼吸衰竭，特别是气道分泌物较多、血液动力学不稳定的患者，对NPPV治疗无效的患者也应采用IPPV。②根据病情选择通气类型、模式和参数，常见有定容通气和定压型通气模式。

3. 并发症

（1）呼吸机相关肺损伤 指机械通气对正常肺组织的损伤或使已损伤的肺组织损伤加重，包括气压伤、容积伤、萎陷伤和生物伤。为了避免和减少呼吸机相关肺损伤的发生，机械通气应避免高潮气量和高平台压，吸气末平台压不超过 30~35cmH_2O，以避免气压伤、容积伤。同时，设定合适呼气末正压，以预防萎陷伤。

（2）呼吸机相关肺炎 指机械通气 48h 后发生的院内获得性肺炎，发生率约 28%。气管内插管或气管切开导致声门的关闭功能丧失，机械通气患者胃肠内容物反流误吸是发生院内获得性肺炎的主要原因。

（3）呼吸机相关的膈肌功能不全 特指在长时间机械通气过程中膈肌收缩能力下降。大约 1%~5% 的机械通气患者存在脱机困难，呼吸肌无力和疲劳是重要原因之一。研究表明，实施控制通气时，膈肌肌电图显示肌肉活动减少，并且具有时间依赖性，保留自主呼吸可以减轻呼吸机相关的膈肌功能不全。机械通气患者使用肌松剂和大剂量糖皮质激素可以导致肌病的发生，患者肌肉活检显示肌纤维萎缩、坏死和结构破坏以及肌纤维空泡形成。因此，机械通气患者应尽量避免长时间使用肌松剂和大剂量糖皮质激素，以免加重膈肌功能不全。

(四) 病因治疗

病因治疗是治疗急性呼衰的根本所在。由于引起急性呼吸衰竭的病因及基础疾病各异，应针对不同病理生理进行及时合理的治疗，才能提高救治的成功率，降低病死率。

(五)一般处理

应注意补充水分和电解质,补充的量及性质应根据不同病因决定。急性呼吸衰竭患者酸碱失衡以呼吸性酸中毒最为常见,并多伴不同程度的代谢性酸中毒。除积极改善通气外,应根据血气分析结果,酌情应用5%碳酸氢钠。患者由于摄入不足或代谢失衡,往往存在营养不良,需保证充足的营养和热量的供给。

(六)加强脏器功能监护与支持

急性呼衰患者经急诊抢救处理后应转入ICU或EICU,加强重要脏器的功能监护与支持,预防和治疗肺动脉高压、肺源性心脏病、肺性脑病、肾功能不全、消化道功能障碍、DIC等,特别注意预防MODS的发生。

五、急性呼吸窘迫综合征

急性呼吸窘迫综合征(acute respiratory distress syndrome,ARDS)是在多种原发病和诱因作用下发生的严重急性呼吸衰竭,以广泛肺实质细胞损伤为特点,以非心源性肺水肿和顽固性低氧血症为特征的临床综合征,是急性呼吸衰竭的一种特殊类型。自ARDS概念提出以来,经过近半个世纪的发展,ARDS的确切发病机制仍未明确阐明,其定义与诊断标准仍不断受到质疑和挑战。尽管已出现了多种治疗策略,但其发病率及病死率仍未见显著降低。美国ARDS发病率约20万人/年,其总死亡率仍在40%以上。国内流行病学资料显示其病死率高达50%~68.7%,尤其是近年来新型呼吸道传染病的暴发流行,如重症新型甲型流感(H_1N_1)而导致的严重低氧性呼吸衰竭的病死率更是居高不下,对急诊、重症及相关学科仍是重大的挑战。

(一)病因

可由心源性因素以外的各种肺内外致病因素引起。随着对ARDS认识的不断提高,发现引起ARDS的损伤因素多,涉及面广,既可由直接损伤引起,如吸入胃内容物、淹溺、吸入有毒气体、各种病原体引起的弥漫性肺部感染、肺挫伤等,又可由间接损伤所致,如休克、SIRS、代谢紊乱、药物过量、大量输血输液等,其中严重感染、创伤和休克是导致ARDS最主要的病因。

(二)病理及病理生理

1. 病理特征 通过炎症细胞、炎性介质介导肺局部炎症反应和全身炎症反应,导致弥漫性肺泡上皮细胞和肺毛细血管内皮细胞损伤。双侧肺微血管通透性增高,肺间质及肺泡水肿,肺泡弥漫性萎陷和肺毛细血管充血,透明膜形成,血小板及多形核白细胞在毛细血管内聚集和微血栓形成,可伴有肺间质纤维化。

2. 病理生理 肺容积减少,肺内分流增加,肺顺应性降低,严重V/Q比值失调,导致氧分压明显降低。

(三)临床特点

(1) 起病急剧而隐袭,多在原发病后2~3天内发生,常被原发病症状所掩盖或混淆,极易误诊,失去早期诊治机会。

（2）呼吸困难、窘迫症状明显，呼吸频率大多超过28次/分，吸气时锁骨上窝和胸骨上窝下陷。但小儿、年老体弱及女性患者的呼吸次数和窘迫症状较轻，当呼吸频率超过25次/分时，应高度警惕。

（3）咳嗽和咳血痰或血水样痰。

（4）烦躁，神志恍惚或淡漠；脓毒症及脂肪栓塞引起的ARDS患者常有发热。

（5）发绀，且不因吸氧而改善，是ARDS重要的特征之一。

（6）中晚期可闻及啰音，心率明显增快。

（7）血气分析　$PaO_2 < 60mmHg$，即使$F_iO_2 > 50\%$，PaO_2亦呈进行性下降；$PaCO_2$早期降低或正常，晚期增高为病情加重的表现。

（8）根据ARDS分期的不同，胸部影像学具有不同的表现特点。

1）X线胸片：①一期或早期：发病24h内，胸片可无异常，或肺血管纹理呈网状增多，边缘模糊，重者可见小片状模糊阴影。②二期或中期：发病1~5天，胸片显示以肺实变为主要特征，两肺散在大小不等、边缘模糊、浓密的斑片状阴影，常融合成大片，呈现均匀致密磨玻璃样影，有时可见支气管充气相，心脏边缘清楚，实变影常呈区域性、重力性分布，以中下肺和肺外带为主，区别于心源性肺水肿。③三期或晚期：发病多在5天以上，胸片显示两肺野或大部分呈均匀的密度增加，磨玻璃样改变，支气管充气相明显，心影边缘不清或消失，呈"白肺"样改变。并发肺部感染时，可显示肺纹呈网状或多发性肺脓肿、空洞形成及纵膈气肿、气胸等。

2）胸部CT：ARDS可表现为磨玻璃样改变、实变、网状改变、线状影及肺纹扭曲等。

（四）诊断标准

1967年，首次提出ARDS概念。对ARDS的诊断提出过许多标准，包括Murray肺损伤评分标准（1988年）、欧美联席会议（AECC）诊断标准（1994年）以及Delphi标准（2005年）等，其中AECC标准是目前沿用最广泛的ARDS诊断标准。1999和2006年，中华医学会呼吸病学分会和中华医学会重症医学分会亦分别在AECC标准基础上制定了各自的ARDS诊断标准。2011年10月，在第23届欧洲重症医学会柏林年会上颁布了ARDS诊断新标准，即"柏林标准"，提升了对ARDS的认知和诊断水平，更具可操作性和统一性，目前正被推广使用。

1. Murray肺损伤评分　急性肺损伤（acute lung injury，ALI）具有和ARDS性质相同的病理生理改变，严重的ALI或ALI的最终阶段被定义为ARDS。Murray肺损伤评分标准需满足三个条件：①急性起病。②致病因素明确。③根据氧合指数、PEEP水平、胸片受累象限数及肺顺应性变化定义不同程度的肺损伤。

2. AECC诊断标准

（1）ALI诊断标准　①急性起病。②氧合指数（PaO_2/FiO_2）≤300mmHg（不管PEEP水平）。③胸片显示双肺斑片状阴影。④肺动脉楔压（PAWP）≤18mmHg，无左心房压力增高的临床证据。

（2）ARDS诊断标准　①ALI标准。②PaO_2/FiO_2≤200mmHg。

3. Delphi诊断标准　该标准强调了危险因素，界定了急性起病的时间，考虑了PEEP的影响，以及排除了心源性低氧的可能，较之前具有一定的进步。但其仅针对氧合指数低于200mmHgARDS患者，不利于早期发现ARDS。

4. 国内ARDS诊断标准 ARDS诊断标准为：①有发病的高危因素。②急性起病，呼吸频数或呼吸窘迫。③低氧血症：ALI时$PaO_2/FiO_2 \leq 300mmHg$，ARDS时$PaO_2/FiO_2 \leq 200mmHg$。④胸部X线检查示两肺浸润阴影。⑤$PAWP \leq 18mmHg$或临床上能除外心源性肺水肿。

5. ARDS"柏林标准" 该标准从起病时间、氧合指数、肺水肿的来源和胸片的表现四个方面对ARDS进行诊断，是原有各标准的总结及延伸，与AECC诊断标准相比，在临床上更具可操作性和可靠性。

（1）在明确诱因下，一周内急性起病或者加重的呼吸系统症状。

（2）根据PaO_2/FiO_2确立ARDS诊断，并将其分为轻度、中度、重度三种。氧合指数中的PaO_2是在机械通气参数PEEP或$CPAP \geq 5 cmH_2O$的条件下测得，如海拔高于1000米，氧合指数需校正，即校正氧合指数 = 氧合指数×(760/大气压)。①轻度：$200mmHg < PaO_2/FiO_2 \leq 300mmHg$。②中度：$100mmHg < PaO_2/FiO_2 \leq 200mmHg$。③重度：$PaO_2/FiO_2 \leq 100mmHg$。

（3）呼吸衰竭不能用心功能不全或液体负荷过重解释；如果无危险因素，需要客观指标（如超声心动图）来排除高静水压性肺水肿。

（4）X线胸片或CT显示双侧浸润影，不能由胸腔积液、结节、肿块、肺叶塌陷所完全解释。

（五）鉴别诊断

1. 心源性肺水肿 常见于各种原因引起的急性左心功能不全，多有心脏病史，肺水肿的毛细血管膜通透性正常，为压力性肺水肿，肺泡腔水肿液蛋白含量不高，有大量粉红色泡沫痰，对强心、利尿、扩血管药物反应好。

2. 非心源性肺水肿 除ARDS外，肝肾疾患或营养不良等引起的低蛋白血症，可致血浆胶体渗透压降低，当伴有毛细血管静水压增高时，易出现肺水肿；胸腔抽气抽液过多过快可诱发复张性肺水肿；快速大量输血及输入晶体液也可引起肺水肿。

3. 急性肺栓塞 常有血栓性静脉炎、心脏病、肿瘤等病史，伴有胸痛、咯血、晕厥等临床表现，肺部阴影多在下叶，呈楔形改变，心电图提示右心受累，肺动脉造影可发现血管腔内充盈及肺动脉截断现象。

（六）ARDS的治疗

至今尚无特效治疗方法。目前主要根据其病理生理变化和临床表现进行对症和支持治疗。治疗原则：积极治疗原发病，氧疗，机械通气，调节体液平衡。随着治疗方法的不断创新，将其治疗分为机械通气治疗和非机械通气治疗，前者主要包括肺保护通气策略、体外膜肺氧合（ECMO）和高频振荡通气（HFOV）等，后者主要包括限制性液体管理、神经肌肉阻滞剂、糖皮质激素、一氧化氮、活化蛋白C（APC）、β_2受体激动剂、营养添加剂、他汀类药物等。

1. 机械通气治疗策略 机械通气是治疗ARDS的主要手段，目的在于保证全身氧输送，改善组织细胞缺氧，维护器官功能。

（1）肺保护通气策略 ARDS的病理改变存在明显的不均一性和重力依赖性，造成ARDS"小肺"或"婴儿肺"的特点，是产生和应用小潮气量通气和"允许性高碳酸血症"等肺保护通气策略的基础。主要措施：①低潮气量：通常建议6ml/kg作为机械通气的理想潮气量。②加用适当PEEP：能够扩张陷闭的肺泡，消除间质分流，改善肺泡和肺间质水肿，减少肺血流总量，改善通气/血流比例和弥散功能，更能提供良好的氧合又不加重肺损伤。根据病情可设置PEEP为5~12cmH$_2$O。③限制吸气压力：通常吸气压设置在30~35cmH$_2$O以下，以减少肺泡损伤。④允许性高碳酸血症（PHC）：通过应用小潮气量和限制压力可使每分钟肺泡通气量降低，并致使PaCO$_2$随之升高，肾脏可进行代偿并维持pH7.2~7.25。PHC能降低ARDS患者吸气末平台压，避免肺泡过度膨胀。主要适用于病变严重或晚期ARDS，对轻、中度ARDS患者并非需要严格实施。⑤反比通气：机械通气I/E > 1∶1，延长正压吸气时间，有利于气体进入阻塞肺泡并使之复张。应用反比通气的患者常感到不适难受，常需应用大量镇静剂和神经肌肉阻断剂。

（2）高频振动通气（HFOV） 是一种采用高通气振动频率（3~5Hz，180~900次/min）、低潮气量的通气方式，克服了呼气末肺泡萎缩和吸气末肺泡过度膨胀等问题，既保证了肺弥散和氧交换，又不至于引起肺损伤，且使肺有足够的CO$_2$排出，避免了PEEP加小潮气量通气所致的PHC。HFOV可有效改善气体交换，保护肺表面张力，维持足够的肺容量，促进损伤区肺组织功能的恢复，有效降低患者可需氧浓度，减少氧中毒的发生率。

（3）体外膜肺氧合（ECMO） 是通过建立体外循环，经膜肺（氧合器）和血泵代替心肺功能来维持人体组织器官的氧合。主要用于治疗肺功能严重受损的重度ARDS患者的支持治疗，与呼吸衰竭时常用的呼吸机治疗相比，ECMO有其独到之处。膜肺在治疗新生儿和儿童ARDS方面已取得了长足的进展，总存活率20%~82%。

（4）与机械通气有关的其他辅助方法 ①液体通气：以氟碳溶液作为通气介质的一种通气方式，可分为全部液体通气和部分液体通气。氟碳溶液有高度化学稳定性，对氧气和二氧化碳的溶解度分别为水的16倍和3倍。液体通气的主要作用机制是降低肺泡表面张力，促进萎陷肺泡重新膨胀；改善通气，排出二氧化碳；改善换气，促进肺的氧合功能。临床较多使用的是部分液体通气，由于液体通气疗法尚不成熟，未能在临床广泛使用。②气管内吹气（TGT）：通过TGT导管（在隆突上1~2cm处）连续或定时定向地向气管内吹入新鲜气体，以稀释解剖死腔近端的二氧化碳，以便在低潮气量的情况下增加二氧化碳的排出，主要用于PHC的配合治疗。③俯卧位通气：在机械通气治疗下，此种体位一方面有利背侧肺泡复张，同时减少心脏及纵隔对肺脏的压迫，从而改善通气血流比例和低氧血症。一般认为，PaO$_2$/FiO$_2$ < 60mmHg时应开始俯卧位通气，持续8h以上。④支气管肺泡灌洗：在机械通气48~72h后，经纤维支气管镜直视下，注入生理盐水（37~38℃）、抗生素、糖皮质激素行支气管肺泡灌洗，可有效清除ARDS患者呼吸道内血痂、痰栓及分泌物，促进肺泡复张，改善肺功能。

2. 非机械通气治疗

（1）液体管理 ARDS特征性表现是肺毛细血管通透性增高所引发的肺水肿，通过限制液体输入以降低肺毛细血管压力，有助于减轻肺水肿的严重程度并促进水肿液的引流。但大部分ARDS患者由全身性感染引起，在早期均存在低血容量的状态，对这类患者早期应进行积极的液体复苏才能够改善患者的预后，而不恰当限制液体输入会恶化血流动力学指标及器官功能障碍，增加病死率。因此，对于ARDS患者的液体治疗，究竟选择开放性策略或限制性策略，应根据病情及相关监测指标来决定，对不伴有休克的ARDS患者采用限制性策略为宜。

（2）药物治疗 ①糖皮质激素：糖皮质激素具有强效的抗炎症反应、抗纤维化、免疫调节作用及降低肺毛细血管通透性的作用，早期应用能降低ARDS患者疾病严重程度评分、改善氧合指数、延长无机械通气时间、缩短住ICU时间，但对ARDS晚期患者的结局无明显改善作用。②肺泡表面活性物质：由于ARDS患者肺泡表面活性物质生成减少，外源性给予肺泡表面活性物质能迅速改善患者的氧合功能，尤其在早产新生儿呼吸窘迫综合征（NRDS）中的疗效较好。目前，对成人尚不推荐常规应用肺泡表面活性物质治疗ARDS。③一氧化氮（NO）：吸入NO能够扩张通气区域的肺血管，使得血流从非通气区域再分布，改善氧合状态，对全身血流动力学不产生影响。吸入低剂量NO能够短时间改善非全身性感染引起的ARDS患者的氧合状态，但对机械通气时间及病死率无明显影响。同时，有增加患者发生肾功能障碍风险的可能，故不推荐常规用于ARDS患者的治疗。④活化蛋白C（APC）：具有抗凝、促进纤溶、抗炎以及对肺血管的调节作用，在严重感染患者中已显示了优越的治疗作用，对ARDS也能发挥有益的作用。⑤β$_2$受体激动剂：可抑制中性粒细胞活化及促炎因子的释放，降低内皮细胞通透性，促进肺泡内液体的清除，调控炎症与凝血的级联反应，对ARDS患者可能有治疗作用。⑥他汀类药物：对于改善全身性感染患者的预后有一定的作用，能够抑制脂多糖诱导的肺毛细血管渗漏及炎症反应，对ARDS可能具有保护作用。

3. 病因治疗 针对肺部病理生理变化采取的机械通气和非通气治疗是稳定ARDS患者病情的基础，而积极治疗原发病，尽早祛除诱因，是治疗ARDS和改善预后的根本。

4. 营养支持 ARDS患者处于高代谢状态，能量消耗大，可迅速出现严重营养不良，除对患者基本生理机能造成影响外，还会导致呼吸功能进一步受损和脱机困难，已成为独立因素影响ARDS患者的预后。应及时、合理的给予营养治疗，有助于降低营养不良的发生率及改善预后。营养治疗应在早期有效复苏与血流动力学基本稳定后及早开始，营养方式优先选择肠内营养。ARDS患者营养治疗中需要强调早期应激阶段的"允许性低热卡"和双能源供能方式，适当增加非蛋白质热量中的脂肪比例，根据情况酌情选用特殊营养素、抗氧化剂和脂肪乳剂。

（史 忠）

第三节 急性肝功能衰竭

肝功能衰竭（liver failure，LF）是多种因素引起的严重肝脏损害，导致其合成、解毒、排泄和生物转化等功能发生严重障碍或失代偿，出现以凝血功能障碍、黄疸、肝性脑病、腹水等为主要表现的一组临床症候群。常可发生多器官功能衰竭、脑水肿、继发感染、出血以及各种代谢紊乱等并发症，病死率极高（可达 50%~90%），严重威胁人类生命和健康。根据病理组织学特征和病情发展速度，最新指南（2012版）将肝衰竭分为四类（表5-4）：急性肝功能衰竭（acute liver failure，ALF）、亚急性肝功能衰竭（subacute liver failure，SALF）、慢加急性（亚急性）肝功能衰竭（acute-on-chronic liver failure，ACLF）和慢性肝功能衰竭（chronic liver failure，CLF），其中ALF病情进展迅猛，本节将重点讨论。

表 5-4 肝衰竭的分类及定义

肝衰竭的分类	定义
急性肝衰竭	急性起病，无基础肝病史，2周以内出现以Ⅱ度以上肝性脑病为特征的肝衰竭临床表现。
亚急性肝衰竭	起病较急，无基础肝病史，2~26周出现肝功能衰竭的临床表现。
慢加急性（亚急性）肝衰竭	在慢性肝病基础上，出现急性（通常在4周内）肝功能失代偿的临床表现
慢性肝衰竭	在肝硬化基础上，出现肝功能进行性减退引起的以腹水或肝性脑病等为主要表现的慢性肝功能失代偿的临床表现。

一、病因及发病机制

（一）病因

1. 病毒感染　在我国引起肝衰竭的首要病因是肝炎病毒（主要是乙型肝炎病毒），重叠感染两种不同肝炎病毒更易发生。其他病毒如巨细胞病毒、EB病毒等也可引起。

2. 药物及肝毒性物质　药物以对氨基酚、异烟肼、利福平、四环素等常见。毒蕈、鱼胆等肝毒物质也可导致ALF

3. 其他　各种原因导致肝脏缺血缺氧，代谢紊乱如肝豆状核变性、妊娠急性脂肪肝等。

（二）发病机制

肝细胞急剧广泛的坏死，同时肝细胞再生能力不足是ALF发生的基础，不同病因所致ALF的机制不同。

1. 病毒感染　主要是乙型肝炎病毒感染。病毒固然可以直接引起肝细胞损伤，但免疫机制中细胞免疫的参与可能更加重要。细胞免疫主要是细胞毒性T淋巴细胞（CTL）为主的免疫损伤，随着细胞因子（cytokine）对血管内皮细胞作用研究的深入和对肝微循环功能障碍在发病中作用的研究，认为肿瘤坏死因子（TNF）、白细胞介素-1（IL-1）及淋巴毒素（LT）等在肝损伤中也发挥重要作用，其中TNF-α在抑制病毒复制同时，可通过快速溶解病毒感染的肝细胞，导致ALF。

2. 药物和肝毒素　药物对肝细胞的损害机制很复杂，主要由药物直接或其代谢产物间接损伤肝细胞。药物及其代谢产物也可与肝细胞的蛋白质结合，形成新抗原，诱导免疫损伤，如T杀伤细胞或抗体依赖K细胞（ADCC反应）攻击所致。毒蕈含有蕈毒素和α-蕈配糖体两种肝毒素，前者对肝细胞骨架（如微管和微丝）和细胞膜有毒性作用；后者可通过抑制肝细胞RNA聚合酶，抑制肝细胞蛋白质合成，从而导致肝细胞损伤。

3. 缺氧和内毒素血症　严重缺血缺氧可引起肝细胞的广泛坏死。氧自由基引起的脂质过氧化反应在肝细胞的损伤中亦起着重要的作用。此外，ALF常合并内毒素血症，可通过激活单核巨噬细胞系统，产生大量炎性细胞因子，加重肝细胞损伤，并可导致其他脏器损伤（如肾衰竭）。

4. 肝性脑病的发病机制　ALF最主要的并发症是肝性脑病（hepatic encephalopathy，HE），其发生机制尚未完全阐明，提出了各种假说，但均不能全面解释临床和实验研究中的问题。

（1）氨中毒学说　认为氨主要来源于肠道，严重肝实质损害导致氨不能充分通过鸟氨酸循环转化为尿素被清除，是导致血氨升高的主要原因，对血氨不增高的肝性脑病患者，经研究证实多数有红细胞内氨量增高，氨主要通过干扰脑细胞能量代谢和神经电生理活动引起脑病。

（2）GABA/BZ受体学说　研究发现部分HE患者血和脑组织中γ氨基丁酸（GABA）和内源性苯二氮䓬类（BZ）物质增多，GABA/BZ受体表面有三个结合位点，分别可结合GABA、BZ和巴比妥类，并可引起患者神经传导抑制导致脑病。

（3）假性神经递质学说　认为源于肠道的胺类（苯乙胺和酪胺）在肝脏清除发生障碍，血液中这些"胺类"通过血-脑屏障进入脑内，进一步转化为与正常神经递质（去甲肾上腺素和多巴胺）结构非常接近的假性神经递质（苯乙醇胺和羟胺），而后者也能被肾上腺素能神经元摄取、储存和释放，但不能发挥正常的神经生理效应，从而导致脑病的发生。

（4）血氨基酸代谢失衡学说　当支链氨基酸/芳香氨基酸比值由正常的3~3.5下降至1.0以下时，芳香族氨基酸可大量通过血-脑屏障，使脑组织5-羟色胺等抑制性神经递质合成增加并致去甲肾上腺素和多巴胺减少，而抑制大脑，出现意识障碍。总之，肝性脑病的发生，是由多种毒性物质联合协同作用及多因素综合作用的结果。

二、病理改变

由肝炎病毒、药物中毒、毒蕈中毒所致ALF，其肝病理特点为肝脏体积缩小，广泛肝细胞变性坏死，一般无肝细胞再生，多有网状支架塌陷，残留肝细胞肿胀、气球样变性、胞质嗜酸性小体形成，汇管区炎性细胞浸润。如残存肝细胞＞45%有生存可能；残存肝细胞＜12%几乎死于肝衰竭。

妊娠急性脂肪肝、四环素、Reye综合征等引起ALF，肝病理特点为肝细胞内微泡状脂肪浸润，线粒体严重损害，而致代谢功能失常，肝小叶至中带细胞增大，胞质中充满脂肪空泡，呈蜂窝状，无大块肝细胞坏死。肝缩小不如急性重型肝炎显著。

三、临床表现

急性肝功能衰竭可累及多个系统，临床表现多样复杂，但以神经精神症状最为突出。

（一）肝性脑病

肝性脑病是由各种严重肝病（包括ALF）所致，以代谢紊乱为基础，以中枢神经系统功能失调为主要表现的临床综合征。肝性脑病是ALF最突出并具有诊断意义的早期临床表现，以起病10天内迅速出现进行性精神神经变化为特点。最早的表现多为性格改变，如情绪激动、精神错乱、嗜睡等，以后可有扑翼样震颤、阵发性抽搐、癫痫发作，最后逐渐进入昏迷，各种反射消失。临床上可根据意识障碍程度、神经系统体征以及脑电图（EEG）的改变，将肝性脑病的临床过程分为四期：Ⅰ期（前驱期）：轻度性格改变和行为失常，扑翼样震颤，EEG多数正常。Ⅱ期（昏迷前期）：以意识错乱、睡眠障碍、行为失常为主，定向力和理解力均减退，对时间、地点、人物的概念混乱，不能完成简单的计算和智力构图，言语不清，书写障碍，多有睡眠倒错及精神症状。此期有明显的神经体征，腱反射亢进、肌张力增高、锥体束征阳性，扑翼样震颤，EEG

有特征性改变。Ⅲ期（昏睡期）：昏睡和精神错乱为主，大部分时间呈昏睡状态，但可唤醒。体征有肌张力增高、四肢被动运动常有抵抗力，锥体束征阳性，扑翼样震颤，EEG异常。Ⅳ期（昏迷期）：神志完全丧失，不能唤醒，扑翼样震颤无法引出，EEG明显异常。

（二）黄疸

绝大多数患者有黄疸，并呈进行性加重，极少数患者黄疸较轻甚至完全缺如，后者多见于妊娠急性脂肪肝、四环素、Reye综合征等所致的ALF。黄疸具有如下特点：①发病后短期（数小时）内出现，并迅速加深：总胆红素＞171μmol/L，同时具有肝功能严重损害的其他表现，如出血倾向、凝血酶原时间延长、ALT升高等。若只有较深黄疸，无其他严重肝功能异常，提示为肝内淤胆。②持续时间长：一般黄疸消长规律为加深、持续、消退3个阶段，若经2~3周黄疸仍不退，提示病情严重。③黄疸出现后病情无好转：一般急性黄疸型肝炎，黄疸出现后，食欲逐渐好转，恶心呕吐减轻。相反如黄疸出现后1周症状无好转，需警惕为ALF。

（三）凝血功能障碍和出血

ALF易发生出血，出血部位以皮肤、齿龈、鼻黏膜、球结膜及胃黏膜等常见，颅内出血发生相对较少，但后果严重。引起出血的原因主要有：①凝血因子合成障碍：血浆内所有凝血因子均降低，而Ⅷ因子在肝外合成，反而增高，凝血酶原时间明显延长。②血小板减少及功能异常。③DIC伴继发性纤溶亢进。④应激导致胃肠道黏膜糜烂可加重出血。

（四）肾功能不全

肾功能异常是急性肝功能衰竭常见的并发症，主要表现为自发性少尿或无尿，稀释性低钠血症，低尿钠，氮质血症和血肌酐升高。值得注意的是暴发性肝功能衰竭因尿素氮合成降低，血尿素氮常不高。因此，血清肌酐水平是反映ALF时肾衰竭严重程度的唯一指标。ALF并发肾功能异常可能与下列因素有关：①ALF可导致全身广泛内脏血管扩张，有效血循环量锐减，肾素-血管紧张素-醛固酮系统以及交感系统被激活，肾皮质血管强烈收缩导致肾灌注不足。②内毒素血症以及利尿剂使用不当。

（五）感染

ALF常并发各种感染，常见为呼吸道、泌尿道、胆道、腹腔感染及败血症，是患者病情加重和死亡的重要原因。主要是由于ALF患者常有细胞免疫及体液免疫功能下降，也与侵入性操作（如气管插管）及肠道屏障功能下降有关。感染病原体有超过50%为革兰阳性菌，病程后期可并发真菌感染，发生率超过30%。值得注意的是部分患者并无发热、白细胞增加等感染常见的表现。

（六）其他

急性肝功能衰竭的患者易发生电解质及酸碱平衡紊乱，以呼吸性酸中毒和低钾血症最常见。另外，低血压、低血糖、心肺并发症等也较为常见。

四、实验室检查

1. **血清胆红素测定** 常呈进行性增高，多超过 171μmol/L。
2. **血清转氨酶** 谷丙转氨酶和谷草转氨酶常明显升高，尤以后者升高明显。谷草转氨酶/谷丙转氨酶比值对估计预后有意义，存活者比值位于 0.31~0.63，平均为 0.48。当血清胆红素明显上升而转氨酶下降，称为"胆酶分离"现象，对ALF的诊断及预后有重要意义。
3. **血清胆固醇与胆固醇脂** 胆固醇与胆固醇脂主要在肝细胞内合成，合成过程需多步酶促反应。正常血清胆固醇浓度为 2.83~6.00mmol/L，ALF时血清胆固醇可明显降低，如低于 2.6mmol/L则提示预后不良。ALF尤其是暴发性肝功能衰竭时胆固醇脂也常明显下降。
4. **血清胆碱酯酶活力** 胆碱酯酶有两种：乙酰胆碱酯酶和丁酰胆碱酯酶。后者在肝细胞内合成，ALF时此酶活力常明显下降。
5. **血清白蛋白** 血清白蛋白半衰期长（约20天），发病早期可无变化，如白蛋白逐渐下降则预后不良。前白蛋白半衰期短（约2天），能更早期反映肝细胞损害。
6. **凝血酶原时间（PT）** 主要凝血因子在肝脏合成，ALF发病数天内即可有PT延长。凝血酶原时间测定是目前最常用的评价肝细胞功能指标之一，PT的表示方式有3种：①PT延长的秒数，比正常对照延长3秒为异常。②国际标准化比值（INR），INR是通过一定的矫正系数计算患者PT与正常对照者PT的比值，大于1.2为异常。③凝血酶原活动度（PTA），ALF时PTA可明显降低，如PTA≤40%有诊断意义。但需排除因维生素K缺乏所致的凝血酶原时间延长。
7. **其他检查** 凝血因子Ⅱ、Ⅴ、Ⅶ、Ⅸ、Ⅹ等因子的测定；肝炎病毒标志物（包括甲、乙、丙、丁、戊及其他病毒）抗体的检查有助于病因的诊断；血氨、血浆氨基酸测定有助于肝性脑病的诊断及处理；细菌学检查及鲎试验有利于确定感染的存在；电解质检查对监测患者病情也极为重要。

五、诊断及鉴别诊断

根据中华医学会肝病学分会及感染病学分会（2012年）制订的《肝衰竭诊疗指南》，急性肝功能衰竭的临床诊断依据如下：急性起病，2周内出现Ⅱ度及以上肝性脑病（按Ⅳ度分类法划分）并有以下表现者要考虑ALF：①极度乏力，有明显厌食、腹胀、恶心、呕吐等严重消化道症状。②短期内黄疸进行性加深。③出血倾向明显，血浆凝血酶原活动度（PTA）≤40%（或INR≥1.5），且排除其他原因。④肝脏进行性缩小。

急性肝功能衰竭不是一个独立的疾病，而是一种功能性诊断，完整的诊断应包括病因诊断，如药物性肝炎，急性肝衰竭。

ALF应与胆道阻塞性疾病、严重胆道感染、高黄疸病毒性肝炎、淤胆性肝炎以及其他各种原因引起的昏迷鉴别。

六、治　疗

（一）综合治疗

目前肝功能衰竭的内科治疗尚缺乏特效药物和手段。原则上强调早期诊断、早期治疗，针对不同病因采取相应的综合治疗措施，并积极防治各种并发症。应进行病情评估和重症监护治疗，有条件者早期进行人工肝治疗，视病情进展情况进行肝移植前准备。

1. 一般治疗

①安静休息，减少体力消耗，减轻肝脏负担。②高碳水化合物、低脂、适量蛋白质饮食；进食不足者，每日静脉补给足够的液体和维生素，保证每日1500kcal以上总热量。③积极纠正低蛋白血症，补充白蛋白或新鲜血浆，并酌情补充凝血因子。④注意纠正水电解质及酸碱平衡紊乱，特别要注意纠正低钠、低氯、低钾血症和碱中毒。⑤注意消毒隔离，加强口腔护理，预防医院内感染发生。

2. 病因治疗

（1）病毒性肝炎　甲型、戊型肝炎病毒引起的急性肝衰竭，目前尚未证明病毒特异性治疗有效，不推荐抗病毒治疗。对于HBV-DNA阳性肝功能衰竭患者，不论其检测出的HBV-DNA滴度高低，应立即使用核苷（酸）类药物抗病毒治疗，但晚期肝衰竭患者因残存肝细胞过少，再生能力严重受损，抗病毒治疗也难以改善肝衰竭的结局。抗病毒药物包括拉米夫定、恩替卡韦、替比夫定和阿德福韦等核苷类似物，均可有效降低HBV-DNA水平，降低肝衰竭患者的病死率。其中前三种更加强效快速，而阿德福韦酯则较为慢速，但对于高病毒载量且过去有过核苷（酸）类药耐药者，阿德福韦酯则为不可或缺的药物。对确定或疑似疱疹病毒或水痘-带状疱疹病毒感染引发的急性肝衰竭患者，可使用阿昔洛韦治疗。

（2）药物性肝功能衰竭　首先停用可能导致肝损害的药物。对乙酰氨基酚中毒所致者，给予N-乙酰半胱氨酸（NAC）治疗，最好在肝功能衰竭出现前即用口服活性炭加NAC静脉滴注。

（3）毒蕈中毒　可应用水飞蓟素或青霉素G，水飞蓟素 30~40mg/（kg·d），可口服或静滴，青霉素G30万~100万U/（kg·d），维持3~4天。

（4）妊娠急性脂肪肝导致ALF　建议立即终止妊娠，如果终止妊娠后病情仍继续进展，须考虑人工肝和肝移植治疗。

3. 其他治疗

（1）免疫调节治疗　目前对于肾上腺皮质激素在肝功能衰竭治疗中的应用尚存在不同意见。非病毒感染性肝功能衰竭，如自身免疫性肝病及急性乙醇中毒（严重乙醇性肝炎）等是其适应证，其他原因所致的肝功能衰竭早期，若病情发展迅速且无严重感染、出血等并发症者，可酌情使用。静脉用免疫球蛋白，具有免疫替代和免疫调节的双重治疗作用，对于预防和控制肝功能衰竭患者发生各类感染及减少炎症反应具有重要作用。

（2）促肝细胞生长治疗　酌情使用促肝细胞生长素和前列腺素E1脂质体等药物，可减少肝细胞坏死，促进肝细胞再生。

（3）微生态调节治疗　可应用肠道微生态调节剂、乳果糖或拉克替醇，以减少肠道细菌易位或内毒素血症，可改善肝衰竭患者预后。

（二）防治并发症

1. 肝性脑病

（1）去除诱因，如防治严重感染、出血、电解质及酸碱平衡紊乱等。

（2）限制蛋白质饮食，一般Ⅰ、Ⅱ级肝性脑病20g/天以内，神志清楚后可逐步增加至1g/（kg·d），以选择含支链丰富的植物蛋白为佳。

（3）减少肠内毒素的生成和吸收，口服抗生素，如新霉素、甲硝唑、利福昔明等，可抑制肠道细菌生长，减少毒素生成。乳果糖或拉克替醇口服或高位灌肠，可酸化肠道，促进氨的排出，减少肠源性毒素吸收。

（4）视患者的电解质和酸碱平衡情况，酌情选择精氨酸、鸟氨酸-门冬氨酸等降氨药物。

（5）酌情使用支链氨基酸或支链氨基酸-精氨酸混合制剂以纠正血液氨基酸失衡。

（6）对Ⅲ度以上的肝性脑病应气管插管。

（7）烦躁、抽搐患者可酌情使用异丙嗪等抗组胺药，Ⅲ度以上患者可应用苯二氮䓬受体拮抗剂氟马西尼（flumazenil），对部分患者有促醒作用。

（8）人工肝支持治疗。

2. 脑水肿 75%~80%Ⅳ期肝性脑病的ALF患者发生脑水肿及颅内高压，是ALF的主要死因。临床上提示颅内压增高的临床征兆有：①收缩期高血压（持续性或阵发性）。②心动过缓。③肌张力增高，角弓反张。④瞳孔异常（对光反射迟钝或消失）。⑤脑干型呼吸或呼吸暂停。

针对颅内压增高的措施：①20%甘露醇250ml快速静脉注射，每天3~4次，是治疗脑水肿的主要方法，但肝肾综合征患者慎用。②袢利尿剂，一般选用呋塞米，可与渗透性脱水剂交替使用。

3. 肝肾综合征

（1）肝肾综合征重在预防，避免强烈利尿，防治感染等。

（2）当发生少尿或无尿时，应限制液体入量。药物治疗主要是在扩容（如大剂量输注白蛋白）基础上，应用内脏血管收缩药，如垂体后叶素类似物（鸟氨酸加压素、特利加压素）或生长抑素类似物（奥曲肽）或α-肾上腺素受体激动药物（米多君），可增加部分患者的肾小球滤过率和肌酐清除率。对伴有颅内高压的严重脑病患者中应谨慎使用，以免因脑血流量增加而加重脑水肿。

4. 感染 肝功能衰竭患者容易合并感染，一旦出现感染，患者病情可迅速恶化。因此，对ALF患者一旦临床高度怀疑合并感染，无须等到病原学检查结果，应立即经验性抗生素治疗，选用强效抗生素或联合应用抗生素，如三代头孢菌素等，同时可加服微生态调节剂。应尽可能在应用抗生素前进行病原体分离，并根据日后药敏实验结果调整用药，同时注意防治二重感染。

5. 出血 常规给予维生素K，还应根据出血的原因做相应的治疗：①凝血酶原时间显著延长者，补充新鲜血浆或凝血酶原复合物。②血小板明显降低者，补充血小板悬液。③消化道出血者，可用制酸剂（PPI）和胃黏膜保护剂。④一旦出现DIC，应按DIC处理。

(三) 人工肝支持治疗

人工肝是指通过体外的机械、物理、化学或生物装置，清除各种有害物质，补充必需物质，改善内环境，暂时替代衰竭肝脏部分功能的治疗方法，能为肝细胞再生及肝功能恢复创造条件或等待机会进行肝移植。人工肝支持系统分为非生物型、生物型和组合型三种。非生物型人工肝已在临床广泛应用并被证明确有一定疗效。生物型及组合生物型人工肝不仅具有解毒功能，而且还具备部分合成和代谢功能，是人工肝发展的方向。

(四) 肝移植

肝移植是目前已成为治疗肝功能衰竭切实有效的手段。主要适用于各种原因所致的中晚期肝功能衰竭，经积极内科和人工肝治疗疗效欠佳的患者。

七、预 后

ALF如迅速发展为昏迷，则预后差，有报道平均存活率约10%~40%；反之，长期预后较好，存活者多能在2~3个月恢复到原有健康状态。

（冯志松）

第四节 急性肾衰竭

急性肾衰竭（acute renal failure，ARF）是指肾小球滤过功能在数小时至数周内迅速降低而引起的以水、电解质和酸碱平衡失调及含氮废物蓄积为主要特征的一组临床综合征。近年，又提出急性肾损伤（acute kidney injury，AKI）的概念，AKI是指血浆肌酐浓度升高超过正常基线值26.5 μ mol/L或需要进行血透等肾脏替代治疗的状态。由于对急性肾损伤的概念缺乏共识，为保证临床医师在评估和治疗急性肾衰竭患者时的一致性，急性透析质量倡议工作组（acute dialysis quality initiative，ADQI）于2002年提出了RIFLE分级法。根据病情的严重度，RIFLE分级法将AKI分为肾损伤风险（risk）、急性损伤（injury）、急性肾衰竭（failure）、肾功能缺失（loss）和终末期肾病（end-stage renal disease）五个阶段（表5-5）。急性肾衰竭的发生会极大程度上影响到危重病人的预后，患者肌酐水平出现轻微的升高都应该引起重视，需要对患者进行及时的评估和处理。

表5-5 急性肾衰竭的RIFLE分级法

RIFLE分级	肾小球滤过率标准	尿量标准
风险	血浆肌酐增加1.5倍	<0.5ml/(kg·d)达6小时
损伤	血浆肌酐增加2倍	<0.5ml/(kg·d)达12小时
衰竭	血浆肌酐增加3倍或肌酐>353.6μmol/L且急性增加>44.2μmol/L	<0.3ml/(kg·d)达24小时，或无尿超过12小时
缺失	完全丧失肾脏功能>4周	
终末期肾病	需要肾脏替代治疗>3个月	

一、病因及发病机制

急性肾衰竭的病因复杂,首先应该考虑肾损害的原因是肾前性、肾实质性还是肾后性。肾前性是指肾脏灌注不足所致肾损害,肾实质性则是由肾脏本身的疾病所致,而肾后性则是由于尿路梗阻所致。急诊的目标是发现引起肾功能损害的潜在原因,减少进一步的损害,纠正肾衰竭引起的代谢性影响。常见增加肾脏低灌注易感性的因素和急性肾功能衰竭常见原因归纳如下(表5-6,表5-7)。

(一)社区获得性

社区获得性急性肾衰竭最常见的原因为肾前性,由于大多数社区获得性急性肾衰竭病例都存在液体容量不足,因此超过90%的急诊就诊病例其急性肾衰竭有可能都是可逆性的。每年社区获得性急性肾衰竭发病率约为100人/100万人,而仅有1%的病人在住院时被诊断。据一项研究显示,在应用RIFLE分级法后,入院病人中肾损伤风险约占9%,肾损伤约5%,肾衰竭约4%,而在重症监护病房中,这三类病人的比例则分别占到17%、12%和7%。

(二)医源性

医源性急性肾衰竭的原因是多方面的,最常见的原因大多为肾实质性,如肾小管坏死、住院病人老龄化、可能导致肾损害的医疗治疗措施和疾病本身严重度的影响等。医源性急性肾衰竭大多发生在重症病人,与病人其他脏器功能不全有密切关系,这也正是医源性急性肾衰竭高死亡率、高透析率和高终末期肾衰竭发生率的原因。患者的死亡率与肾损伤程

表5-6 增加肾脏低灌注易感性的因素

降低小动脉阻力功能失常
肾脏微动脉和小动脉结构性异常
高龄
动脉粥样硬化
慢性高血压
慢性肾脏疾病
恶性或急进性高血压
前列腺素舒张血管功能降低
使用NSAIDS
使用环氧酶抑制剂
入肾小球动脉收缩
脓毒症
高钙血症
肝肾综合征
环孢菌素或他克莫司
造影剂
增加出肾小球动脉阻力功能失常
血管紧张素转换酶抑制剂
血管紧张素受体阻滞剂
肾动脉狭窄

表 5-7 急性肾衰竭常见原因

1. 肾前性肾衰竭

1.1 低血容量

消化系统：摄入减少、呕吐、腹泻；药物：利尿剂

第三间隙分布经皮肤丢失：发热、烧伤；其他：醛固酮减少症、失盐性肾病、去梗阻后利尿

1.2 低血压

脓毒症血管扩张；失血；心输出量下降：心肌梗死、瓣膜病、心肌病、心包填塞

药物：β 受体阻滞剂、钙通道阻滞剂、降压药

高输出衰竭：甲亢、脚气病、Paget 病、动静脉瘘

1.3 肾动脉小血管疾病

栓塞：血栓、脓毒症、胆固醇、动脉夹层；药物：NSAIDs、ACEI、ARB；高钙血症

环孢霉素、他克莫司；微血管栓塞：子痫、溶血尿毒素综合征、DIC、血管炎、镰状细胞病

2. 肾后梗阻性肾衰竭

2.1 婴儿与儿童

尿道、膀胱结构异常

2.2 所有年龄段人群

尿道创伤、血凝块；包皮过长、尿道狭窄；结石

神经源性膀胱：糖尿病、脊髓病变、帕金森氏病、多发硬化、药物（抗胆碱能药物、α 肾上腺能拮抗剂、阿片类）

2.3 成人

尿道膀胱流出道：前列腺肥大、肿瘤（前列腺、膀胱、子宫颈、直肠）、导尿管阻塞

输尿管：结石、肿瘤、肾乳头坏死、腹膜后纤维化、狭窄（结核、放射、血吸虫病、NSAIDs）、其他（主动脉瘤、妊娠、血块、炎性肠病、创伤、手术意外结扎）

3. 肾实质性肾衰竭

3.1 肾小管疾病

肾小管缺血坏死

肾毒性：氨基糖苷类、造影剂、两性霉素 B、顺铂、亚铁血红素（横纹肌溶解、溶血）

梗阻：尿酸、草酸钙、骨髓瘤轻链、淀粉样蛋白、药物（磺胺、氨苯蝶啶、阿昔洛韦、英地卡韦）

3.2 肾间质疾病

急性间质性肾炎：多为药物反应（NSAIDs、抗生素、利尿剂、苯妥英、别嘌呤醇、利福平）

感染：肾盂肾炎、汉坦病毒感染；浸润：肉状瘤病、淋巴瘤

自身免疫性疾病：系统性红斑狼疮；中毒：马兜铃酸

3.3 肾小球疾病

急进型肾小球肾炎：Goodpasture 综合征、韦格纳肉芽肿病、过敏性紫癜、SLE、膜增殖性肾小球肾炎

感染后肾小球肾炎

3.4 小血管疾病

微血管栓塞：子痫、溶血尿毒素综合征、DIC、血栓性血小板减少性紫癜、血管炎（多发性结节性动脉炎、镰状细胞病、动脉粥样硬化栓塞）

恶性高血压

硬皮病

肾静脉血栓

度密切相关。有研究显示，肾衰竭患者死亡风险可能比无肾损伤病例高近 10 倍。肾衰竭基础上合并有脓毒症者，死亡风险会增加至少 30%。急诊就诊的肾前性肾衰竭死亡率则相对较低，约为 7%。而对于急性透析的肾衰竭病例，与死亡相关的两个最主要的原因分别

为脓毒症和心肺功能衰竭。

二、病理、病理生理

肾脏的功能包括肾小球滤过、肾小管重吸收和分泌功能。肾小球滤过的驱动力来源于肾小球毛细血管与近端小管Bowman腔之间的压力差。肾小球毛细血管压力取决于肾脏灌注压，同时受肾小球输入小动脉和球后输出小动脉的自主调节影响。大多数情况下，全身性和局部的肾脏血流灌注减少是导致急性肾衰竭的共同路径。在肾前性肾衰竭病例，肾小管和肾小球功能尚维持正常。在肾实质性肾衰竭病例，则可能伴随有肾小球、小血管、间隔膜、肾小管病变以及肾脏血管紧张素的释放。最常见的肾实质性肾衰竭为缺血性急性肾衰竭，既往被称为急性肾小管坏死，现在统称为急性肾损伤。肾后梗阻性肾衰竭在起始阶段可有小管压的增加，导致肾小球滤过的驱动力下降。

在缺血损伤发生后，整个肾脏血液灌注可恢复正常，但外层髓质却因为局部持续低灌注而受到影响。缺血引起细胞因子介导的一氧化氮生成的改变、全身性血管活性物质（儿茶酚胺、血管紧张素Ⅱ、内皮素）增加，共同引起球旁血管收缩而进一步导致肾脏血流灌注的降低。水肿导致的微血管充血、红细胞聚集、凝血系统的瀑布效应的激活以及白细胞粘附等，进一步加重缺血损伤。此外，对缺血损伤的生理反应还包括肾小球前毛细血管持续的收缩导致肾小球滤过率的进一步下降。

急性肾衰竭的恢复取决于肾脏血流灌注。恢复有效循环血容量、快速解除尿路梗阻、清除肾小管毒性物质和启动肾小球疾病的治疗，有助于恢复肾脏血流灌注。一旦去除损伤因素，残存的肾单元将增强其滤过功能并出现肥大。肾小球滤过率恢复的比例将取决于剩余肾单元的数量，如果剩余肾单元数量低于临界值，持续过度的滤过将导致肾小球硬化并最终导致该肾单元的丧失，其恶性循环将最终导致整个肾脏功能的衰竭。

三、临床表现

由于肾脏功能的急性降低在早期可能并无症状，早期诊断急性肾衰竭往往比较困难。除非出现尿毒症，急性肾衰竭本身大多无临床症状，患者可以出现恶心、呕吐、嗜睡、疲倦、意识障碍甚至昏迷。

（一）肾前性急性肾衰竭

患者常伴随有口干、直立位轻度头痛、尿量减少等症状。呕吐、腹泻、出汗、排尿、出血、发热会导致循环血容量下降而诱发急性肾衰竭。脓毒症、胰腺炎、烧伤和肝衰竭则会引起体液渗漏至第三间隙而导致肾前性肾衰竭。任何原因引起的心衰加重或代偿性充血性心衰的过度利尿也会导致急性肾衰竭。生理或认知能力下降而引起的液体摄入不足和低血容量也易引起急性肾衰竭，可以表现为精神状态的改变。

（二）肾实质性肾衰竭

心脏骤停、严重脓毒症以及任何其他原因引起的低血压和微循环缺血都可能出现缺血性急性肾损伤。结晶性肾病、肾结石、肾乳头坏死可以表现为腰痛和血尿。有横纹肌溶解以及溶血可能性者，也可能发生急性肾衰竭。尿色变深、水肿、伴或不伴有发热、不适、皮疹等全身症状，尤其是曾经有咽炎或皮肤感染者，应考虑急性肾小球肾炎的可能。发热、关节痛、皮疹常见于急性间质性肾炎。急性肾动脉闭塞通常会有典型的腰部疼痛，而逐渐出现的肾动脉狭窄则大多无症状。咳嗽、呼吸困难、咯血症状很有可能是肺肾综合征（Goodpasture综合征或韦格纳肉芽肿病）。

（三）肾后性肾衰竭

对于有明显的危险因素者，如膀胱颈阻塞（前列腺疾病、神经源性膀胱等）、输尿管梗阻（结石、血块、肿瘤或输尿管外压迫等），应高度怀疑肾后性肾衰竭。无尿往往提示有尿路梗阻可能，交替性少尿和多尿是梗阻的特征性表现。

四、诊断与鉴别诊断

急性肾衰竭常导致持续性血浆肌酐增高，常伴有少尿或无尿。RIFLE标准（表5-5）是急性肾衰竭最常用的分类诊断方法。临床上，由于直接测量肌酐清除率（GFR）并不实际，因而血浆肌酐水平的检测成为最常用的评估指标。

在对急性肾衰竭患者进行诊断和鉴别诊断时，应进行全面的病史回顾。由于急性肾衰竭涉及多种病理过程，临床表现各异。肾前性肾衰竭多伴有脱水、直立性低血压、少尿和无尿等低血容量表现。肾炎综合征多伴有急性高血压、血尿、异型红细胞尿、广泛水肿。急性尿毒症的临床表现为面色萎黄、扑翼样震颤、心包摩擦音、肺水肿、胸腔积液、神智改变、昏迷、抽搐等。

对于急性肾衰竭患者应立即建立静脉通道并进行心电监护，检查血常规、肾功能、肝功能、血糖、肌酸激酶、血钙和尿酸、动脉血气以及床旁膀胱超声检查等。导尿并留取尿液进行尿渗透压、电解质检查有助于鉴别肾前性和肾实质性肾衰竭。心电图检查有助于发现高钾血症和房颤等心律失常，后者可能与肾脏栓塞性疾病有关。胸片检查可帮助发现容量负荷过重、转移性癌和肺肾综合征。急诊超声检查不仅可了解肾脏大小，而且可发现泌尿系统梗阻的证据，对诊断肾后性ARF具有重要价值。

五、治　疗

早期诊断、及时干预能最大限度地减轻肾损伤，促进肾功能恢复。ARF治疗主要包括治疗病因、维持内环境稳定、营养支持、防治并发症及肾脏替代治疗等。

（一）病因治疗

对于ARF患者首先是治疗病因。对于严重外伤、急性失血等均应积极治疗，如止血、补液或输血、抗休克等。停用肾毒性药物或影响肾灌注的药物。如有尿路梗阻因素，应及时采取措施解除梗阻。

（二）高钾血症

高钾血症会影响心脏传导组织的正常功能，引起T波高尖、QRS波增宽、P波变平。如果血钾升高，应及时复查血钾水平，同时进行相应处理。

1. 10%葡萄糖酸钙　钙剂不会降低血钾水平，但可降低心肌兴奋性。给予10%葡萄糖酸钙10ml静脉注射，可10~20分钟后重复（最大剂量50ml）。

2. 葡萄糖和胰岛素溶液　50%葡萄糖50ml加入胰岛素10U静脉注射15~30分钟，使用时应监测血糖，根据血钾水平可持续静脉使用。

3.5%碳酸氢钠 100~200ml，30分钟内静滴。

（三）液体复苏与液体平衡

低血容量会加重任何原因引起的急性肾衰竭，快速的液体输入逆转低容量状态通常可以治疗或改善任何形式的急性肾衰竭，但是也可能引起致命性的液体负荷过重。因此，需要利用中心静脉置管监测中心静脉压以及其他有创血流动力学监测方法准确评估患者的容量状态，尤其是在心脏功能不全的患者。晶体液是最为常用的复苏液体，有研究认为胶体液可能加重肾功能损伤。

（四）其他药物治疗

小剂量多巴胺并不能有助于肾功能恢复，也不能降低死亡率。芬那多潘是一种强有力的多巴胺A_1受体激动剂，可以增加肾脏皮质和外层髓质的血流，对于合并肾衰竭或有肾衰竭风险的危重症患者，可降低死亡率并起到保护肾脏的作用。静脉滴定芬那多潘能可靠地控制高血压，因而成为合并肾衰竭的高血压急诊病例的可选药物。

硝酸盐和透析最适于治疗容量负荷过重，利尿剂对于容量负荷过重也有帮助，但大量的速尿可能有耳毒性。甘露醇是引起急性肾衰竭的原因之一，对于急性肾衰竭患者应警惕液体负荷过重和高钾血症的风险。大量的晶体液输入是治疗横纹肌溶解症和血红蛋白尿的关键措施。

（五）肾替代治疗

基本的肾替代治疗方法包括间断性血液透析、持续性静脉-静脉血液滤过和腹膜透析。间断性血透操作简便，价格便宜，对于快速去除过多液体负荷和第三间隙溶质最为有效。持续性静脉-静脉血液滤过技术难度稍大，费用偏贵，有出血风险，优势在于可以维持血流动力学不稳定患者的液体灌注。腹膜透析价格便宜，操作简单，易于实施，但对于去除液体负荷和溶质效果不佳，主要用于儿童。

表 5-8 急诊透析指征

难以控制的高钾血症（>6.5mmol/L）或血钾持续增高
对保守治疗无效的难以处理的液体负荷过重，伴有低氧血症
尿毒症性心包炎
进展性的尿毒症/代谢性脑病、扑翼样震颤、抽搐
血钠<115mmol/L 或>165mmol/L
严重代谢性酸中毒，对碳酸氢钠无效或对重复使用碳酸氢钠有禁忌
危及生命的可透析药物中毒，如锂盐、茶碱、甲醇、乙二醇、阿司匹林
继发于尿毒症的凝血异常
尿素氮或肌酐水平过高，根据个体而定，通常建议 BUN>18mmol/L

（聂　虎）

第五节　弥散性血管内凝血

弥散性血管内凝血（disseminated intravascular coagulation，DIC）是一种常见的获得性凝血病，可由感染、创伤、肿瘤等多种原因引起，表现为不恰当的广泛的凝血系统激活导致血管内纤维蛋白形成，随之以纤溶系统激活引起纤维蛋白凝块的崩解、凝血因子消耗和出血，是一种获得性全身性血栓-出血临床综合征。DIC在危重症患者中比较常见，有研究统计，约1%的住院患者中会合并DIC的发生。急性DIC死亡率高，对伴发于严重脓毒症、创伤或烧伤的患者，死亡率可高达40%~80%。死亡的危险因素包括年龄、器官功能不全的严重程度和凝血异常。

一、病因及发病机制

（一）病因

DIC本身并不是一个独立的疾病，只是众多疾病复杂病理过程中的中间环节，往往继发于严重感染、恶性肿瘤、外伤、心血管疾病、肝脏疾病、产科并发症、严重输血反应和中毒等。上述致病因素激活机体凝血系统，引发凝血因子的消耗以及纤溶系统活化，最终表现为出血、栓塞、微循环障碍、微血管病性溶血及多脏器功能衰竭。DIC既可以表现为急性危及生命的情况，也可表现为慢性代偿性症状，由于其病因不同可能存在一定差异（表5-9）。

表5-9 伴有DIC的临床常见情况

临床情况	说明
感染	可能是DIC最常见的原因，10%~20%的革兰阴性脓毒症患者有DIC。内毒素刺激单核细胞和内皮细胞表达组织因子，落基山斑疹热可直接引起内皮损伤。DIC更常见于无脾或肝硬化病例，脓毒症患者更易表现为出血而非栓塞。
细菌	
病毒	
真菌	
肿瘤	肿瘤细胞可引起内皮细胞损伤，表达组织因子和其他促凝物质。
腺癌	除了前列腺癌易引起出血以外，大多数腺癌趋向于引起栓塞。
淋巴瘤	此类DIC多为慢性和代偿性表现。
急性白血病	DIC多伴于早幼粒细胞白血病，原始细胞释放促凝酶，在细胞溶解时（化疗）出现过度释放，多倾向于出血而非栓塞。
创伤	DIC常见于脑外伤、烧伤、挤压伤、低体温、高热、横纹肌溶解、脂肪栓塞和低氧血症
器官损伤	可为慢性代偿性表现。急性DIC常见于急性肝衰竭，受损的肝细胞会释放组织因子。
肝病	胰腺炎可激活凝血瀑布反应。
胰腺炎	
妊娠	胎盘早剥、羊水栓塞、脓毒性流产、宫内死胎（可为慢性DIC），表现为溶血、肝酶升高、血小板减少（HELLP）综合征。
血管疾病	巨大主动脉瘤（慢性DIC可在手术时急性变）、巨大血管瘤、血管炎、多发性毛细血管扩张
毒液中毒	蛇咬伤常见，毒液可损伤内皮细胞，出血症状不如实验室检查值严重
急性肺损伤或ARDS	肺内小血管微血栓形成，肺毛细血管内皮受损，20%DIC伴随有ARDS，而20%ARDS伴有DIC
输血反应/急性溶血反应	DIC伴随严重的出血、休克和急性肾功衰

（二）发病机制

由炎症等导致的单核细胞、血管内皮TF过度表达及释放，某些病态细胞（如恶性肿瘤细胞）及受损伤组织TF的异常表达及释放，是DIC最重要的始动机制。尽管触发DIC的疾病多种多样，但共同途径都存在作为凝血瀑布外源途径底物的细胞因子表达和组织因子激活。组织因子的表达引起凝血酶产生、微循环内小的纤维蛋白块形成和储存，导致血栓形成、血管栓塞和靶器官功能障碍（图5-5）。广泛的凝血系统激活导致血小板和凝血因子的消耗。凝血酶和纤维蛋白的产生，间接激活了组织纤维蛋白酶原激活物，反向调节纤溶系统。由纤溶酶原产生的纤溶酶可降解纤维蛋白原和纤维蛋白。通常情况下，纤溶系统与凝血系统保持相对平衡，扮演着自我平衡的角色，但在DIC时，纤溶系统激活过度，可引起病理性的出血。因而，凝血酶与纤溶酶的形成是DIC发生过程中导致血管内微血栓、凝血因子减少及纤溶亢进的两个关键机制。炎症和凝血系统相互作用，炎症因子加重凝血异常，而凝血异常又可加剧炎症反应，形成恶性循环。

下列因素则可进一步促进DIC的发生：①单核-巨噬系统功能受抑，见于重症肝炎、糖皮质激素等免疫抑制剂的大剂量使用等。②纤溶系统活性降低。③妊娠等高凝状态。④其他因素　如缺氧、酸中毒、脱水、休克等。

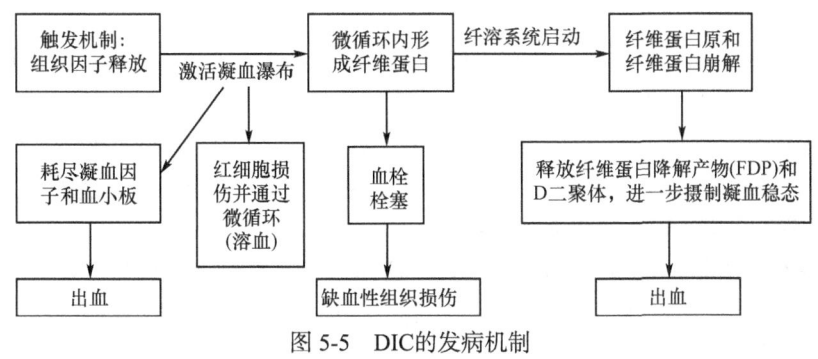

图 5-5　DIC的发病机制

二、病理及病理生理

（一）微血栓形成

DIC基本和特异性的病理变化为微血栓形成，其主要成分为纤维蛋白血栓及纤维蛋白-血小板血栓，全身各脏器均可能发生，多见于肺、肾、脑、肝、心、肾上腺、胃肠道及皮肤、黏膜等部位。

（二）凝血功能异常

按照DIC发生发展的进程分为三个时期：高凝期、消耗性低凝期和继发性纤溶亢进期。①高凝期为DIC的早期改变。②消耗性低凝期主要表现为出血倾向，PT显著延长，血小板及多种凝血因子过度消耗出现的水平低下。此期也是DIC的主要临床和及实验检测异常发生时期。③继发性纤溶亢进期多出现在DIC后期，但亦可在凝血激活的同时，甚至成为某些DIC的主要病理过程。

（三）微循环障碍

毛细血管微血栓形成、血容量减少、血管舒缩功能失调、心功能受损等因素造成微循环障碍。

三、临　床　表　现

（一）症状

症状因涉及的疾病不同而表现各异，临床并发症包括出血、血栓形成、暴发性紫癜和多器官功能衰竭。尽管出血和血栓形成可同时发生，但大多数情况下是以出血为主。轻者出现皮肤瘀点瘀斑，重者可出现消化道、泌尿生殖道、手术伤口、穿刺点、皮肤黏膜的广泛出血。血管内凝血、纤维素沉积可导致多脏器功能衰竭。

（二）体征

主要包括精神状态改变、局部缺血或坏疽、少尿、肾皮质坏死、急性肺损伤（ARDS）。当有广泛动静脉血栓形成时可出现暴发性紫癜，最常见于严重菌血症。

（三）实验室检查

DIC典型的实验室检查结果包括PT延长、血小板计数降低和（或）纤维蛋白原水平降低（表5-10）。

1. 血小板计数 最常见的是血小板减少，尽管特异性不高，但血小板计数的进行性降低对于诊断DIC的敏感性较高。

2. 凝血酶原时间（PT） 凝血时间的延长反映了凝血因子的缺乏。

3. 纤维蛋白原水平 由于纤维蛋白原是一种快速相反应剂，可能保持正常水平。纤维蛋白原水平＜1g/L可能增加出血的情况。

4. 纤维蛋白降解产物（FDPs）和D二聚体水平 纤维蛋白降解产物（FDPs）和D二聚体水平的异常，有助于区别其他原因引起的凝血时间延长和血小板降低。D二聚体代表过度的交联纤维蛋白崩解，比纤维蛋白降解产物更具有特异性。

5. 其他 包括溶血的证据、乳酸脱氢酶增高、结合珠蛋白降低和外周血裂体红细胞。慢性DIC的实验室检查异常比较轻微，提示由于肝脏的合成作用，只存在程度有限的凝血因子消耗。

表 5-10 DIC 特征性的实验室异常

检查项目	结果
最为有用的项目	
凝血酶原时间（PT）	延长
血小板计数	通常降低
纤维蛋白原水平	通常降低，纤维蛋白原水平＜100mg/dl 代表重症 DIC
有用的项目	
部分活化的凝血酶原时间（APTT）	通常延长
凝血酶凝固时间	延长（不敏感）
破碎的红细胞	可出现（不敏感）
FDPs 和 D-dimer*	升高
特殊检查项目	外源途径因子多受影响（Ⅱ、Ⅴ、Ⅶ、Ⅹ）
因子Ⅱ、Ⅴ、Ⅶ#、Ⅹ	低
因子Ⅷ	低、正常或高
因子Ⅸ	低（迟于其他因子降低）

*有肝肾疾病者升高缓慢；#因子Ⅶ半衰期短，因而较早出现降低。

四、诊断与鉴别诊断

（一）诊断

DIC的诊断不能依靠单一的实验室检测指标，需密切结合临床表现及实验室检测结果加以综合判断。DIC是一个动态的过程，检测结果只反映该过程的某一瞬间的情况。因此，密切结合临床及检测指标动态观察有助于DIC的诊断。DIC的诊断标准：①存在可能引起DIC的基础疾病。②有出血、微循环衰竭、休克、多发微循环栓塞等临床表现。③实验室检查指标异常，可借助一些评分系统来诊断DIC（表5-11）。

(二) 鉴别诊断

1. 原发性纤维蛋白溶解症 是一种罕见的综合征，其纤溶酶和纤维蛋白溶解并不依赖于凝血酶的生成而产生，D二聚体水平通常正常或轻度升高，通过病史和实验室检查与DIC进行鉴别。

2. 严重的肝脏疾病 严重的肝脏疾病同样会表现为凝血异常和血小板减少，但病史和实验室检查有助于与DIC进行鉴别。与急性DIC相比，肝脏疾病的凝血异常相对稳定。此外，D二聚体水平在肝脏疾病时通常正常或轻度升高，而DIC患者常常明显增高。

表5-11 DIC诊断流程

凝血检查结果	评分	分值计算
1.血小板计数		①分值≥5，可考虑诊断明确的DIC；
>100 000/mm^3	0	②分值≤4，提示非明显的DIC，需要1~2天后复查再次评估
50 000~100 000/mm^3	1	
<50 000/mm^3	2	
2.FDPs或D-dimer升高		
无升高	0	
轻度升高	1	
明显升高	2	
3.PT延长		
延长<3s	0	
延长3~6s	1	
延长>6s	2	
4.纤维蛋白原水平		
>1g/L	0	
<1g/L	1	

五、治 疗

(一) 治疗原发病

积极治疗引起DIC的基础疾病。进行液体复苏，输注红细胞，必要时可使用血管活性药物，稳定循环功能。必要时应进行替代性治疗，包括输注血小板、纤维蛋白原和凝血因子等。如果无明显出血和血栓形成的证据，实验室检查结果也无恶化表现，多数患者可以不需要特殊治疗。

(二) 支持性治疗

替代性治疗适用于有明显出血证据或者需要进行有创操作的DIC患者。对于有低纤维蛋白原血症或有明显出血的患者需要补充纤维蛋白原。治疗的目标是使用冷沉淀或新鲜冰冻血浆，将血浆纤维蛋白原提高到1~1.5g/L水平。当血小板计数<50×10^9/L且伴有出血，

或者即使不伴有出血，但血小板计数 $< 10 \times 10^9 \sim 20 \times 10^9/L$，都应考虑补充血小板。新鲜冰冻血浆用于DIC伴出血时补充凝血因子。DIC患者还应同时给予维生素K和叶酸。

（三）肝素

肝素在DIC治疗中的作用尚不十分清楚。通常认为，肝素可用于明确的DIC伴有明显优势表现的血栓形成（如暴发性紫癜），或者慢性DIC和血栓症患者。使用肝素时应避免常规静脉注射5000~10000U，而是应起始以500U/h静脉注射，直到APTT达到45s为止。

（四）抗纤溶药物

应用抗纤溶药物需谨慎。尽管可减轻出血，但有增加严重或致命性血栓栓塞症的风险。抗纤溶药物仅用于有明确的低纤维蛋白原血症和纤维蛋白溶解情况的患者，且应与肝素合并使用，或在使用肝素后再使用，以减少血栓栓塞的风险。

（聂 虎）

第六节 急性消化道出血

消化道出血（gastrointestinal bleeding）是指从食管到肛门之间消化道的出血，其中以来源于Treitz韧带以上部位的上消化道出血（upper gastrointestinal bleeding, UGIB）最为常见，而来源于Treitz韧带以远部位的出血被称为下消化道出血（lower gastrointestinal bleeding, LGIB），发病率远低于UGIB，但诊断和治疗也更为复杂。

临床根据失血量和速度将消化道出血分为慢性隐形出血、慢性显性出血和急性出血。急性消化道出血临床表现为呕血、黑粪、便血等，并伴有血容量减少引起的周围循环障碍，是可危及生命的常见临床急症。

一、病　因

（一）上消化道出血

引起上消化道出血的病因众多，可由上消化道本身的炎症、肿瘤、血管病变、机械损伤等因素引起，也可因邻近器官（如胆道或胰管出血）或全身出血性疾病累及消化道所致。众多原因中，最为常见的病因依次为：消化性溃疡、门脉高压所致食管胃底静脉曲张破裂、应激性胃黏膜病变（如糜烂性出血性胃炎）和胃肿瘤（癌），其中，消化性溃疡大约占50%。

（二）下消化道出血

在急性下消化道出血的病因中，结肠疾病相对多见，国内以恶性肿瘤、结肠息肉、炎症性肠病为主，其次为痔疮、肛裂、血管畸形、缺血性肠炎、血管栓塞、憩室、肠套叠、肠白塞病和某些全身出血性疾病的肠道表现等；国外则以结肠憩室和血管畸形最为多见，其次为痔疮和恶性肿瘤。小肠出血的发生率相对较低，其中包括小肠的血管病变（占大多数）、肿瘤，其他原因包括克罗恩病、小肠的异位静脉曲张、憩室（梅克尔憩室是儿童和少年LGIB的最常见病因）和药物引起的局部溃疡（如非甾体抗炎药）。

二、临床表现

消化道出血的临床表现取决于失血量及速度、出血部位及性质，与患者的年龄、心、肾功能等全身情况也有关。

（一）呕血、黑粪和便血

呕血、黑粪或血便是消化道出血的特征性临床表现。如急性上消化道出血，出血量大且速度快，可呕鲜红色血；如出血后血液在胃内潴留时间较长，与胃酸作用生成酸化血红蛋白，呕血常呈咖啡色。黑粪是血红蛋白经肠内硫化物作用形成硫化铁所致，典型者呈柏油样，主要见于上消化道、小肠或少量右半结肠出血也可出现黑粪。鲜红色或暗红色血便多来自急性下消化道出血，急性上消化道出血，由于患者出血量过大或出血速度快，血液刺激肠蠕动加速，有时也可出现鲜红色或暗红色血便。

（二）贫血和体循环失代偿

急性大量出血初期，由于循环量不足，交感神经兴奋，患者可表现为面色苍白、乏力、活动后心悸、出冷汗、口渴等。随着失血量继续增加，器官灌注进一步减少，可出现头晕、脉搏细弱、便后站立性黑矇或晕厥、意识模糊、体表静脉瘪陷、甚至休克。体循环失代偿的发生个体差异较大，老年、体弱患者发生较早，有些甚至可先于呕血、血便等症状。

（三）氮质血症

消化道出血时血红蛋白的分解产物在肠道被吸收，致血中尿素氮（BUN）升高，形成肠源性氮质血症，但一般BUN不超过14.3mmol/L，血肌酐一般正常，持续3~4天可恢复正常。如果升高的BUN持续不降，提示活动性出血。

三、诊断方法及流程

（一）诊断方法

1. 病史和体格检查 急性消化道出血属危重症，患者就诊时病史和体格检查应高度简化。重点了解患者呕血及便血量，有无体循环失代偿（如乏力、心悸、头晕、黑矇或晕厥等）。体格检查重点是血压、脉搏、呼吸、皮肤、表浅静脉及意识状态等。直肠指检和放置鼻胃管对部分循环失代偿先于呕血和（或）黑便发生的患者有重要价值。为了赢得抢救时间，必要时询问病史和体格检查可同时进行。但一旦患者血流动力学恢复稳定，还是应该尽快进行完整的病史询问和体格检查。

2. 血象变化和大便检查 急性消化道大量出血后均有失血性贫血，但出血早期，血液尚未被组织液稀释，一般出血后3~4小时后贫血才出现。大便隐血应阳性，阴性可排除消化道出血，大便中大量红细胞一般提示出血部位离肛门较近。

3. 内镜检查 随着内镜技术的不断发展，目前已成为发现出血原因和止血治疗的重要手段。对急性消化道出血患者，内镜检查的时机非常重要。一方面，内镜检查必须在患者生命体征平稳、血流动力学稳定的条件下进行，同时需配备急救设备及人员；另一方面，内镜检查拖延时间过久，可能会降低病因诊断的准确率。对UGIB，应尽可能在出血后48小时内行胃镜检查（急诊胃镜）。检查时间超过48小时，病因发现率将明显降低，特别是糜烂性出血性胃炎。大部分LGIB患者经治疗后便血可自行停止，传统观点认为LGIB患者应在出血基本停止后再行结肠镜检查。然而，近年来认为清洁肠道后的急诊结肠镜检查对急性LGIB病因诊断的阳性率可达到72%~86%，显著高于血管造影等放射学检查方法，并发症也比血管造影更低（仅为 0.1%~0.3%），而且对其中很多患者可以同时进行结肠镜下止血治疗，但出血量过大患者肠腔内的血迹可能会影响结肠镜的观察。

如果胃镜和结肠镜都未能发现出血病灶，出血可能源于小肠，则可以进行小肠出血的相关特殊检查，包括双气囊小肠镜和胶囊内镜检查。目前研究报道双气囊小肠镜对小肠出血的诊断率能够达到70%以上，在发现出血病灶的同时还可以取活检。胶囊内镜对隐源性消化道出血的诊断率高达92%，诊断小肠病变方面优于CT和小肠造影。

4. 选择性血管造影（DSA） 选择性插管血管造影操作迅速、简便、定位准确，对消化道大出血有一定的诊断价值，部分患者还可能通过介入治疗止血，有一定治疗意义。对于急性UGIB，胃镜检查能够直接观察食管、胃和部分十二指肠，发现并处理绝大部分病变，相对而言，血管造影在急性LGIB诊断中的应用更加广泛，尤其是小肠出血。需要注意的是，血管造影一般只能发现出血速度在0.5ml/min以上的活动性出血，因而血管造影之前约半小时，如情况允许，应尽可能补足血容量，停止垂体后叶素和生长抑素缩血管药物，以提高检查的阳性率。

（二）诊断流程

1. 确立是否有消化道出血 根据上述临床表现，对大多数患者确立是否有消化道出血并不困难。值得注意的是，呕血应与口腔、鼻、咽喉出血以及咯血鉴别。对于黑便：①应注意患者描述是否正确，必要时医师亲自观察。②注意有无进食可能导致黑便的食物或药物，如动物血、铁剂或铋剂等。当患者以体循环失代偿为突出表现时，应注意与内出血或其他原因引起的休克鉴别。

2. 评估失血量及严重程度 当失血量<400ml时，由于轻度的血容量减少可很快被组织间液和脾脏贮血所补充，一般无症状。失血量>500ml、失血速度快时，患者可有直立性低血压。当患者由卧位转为直立位后收缩压下降15~20mmHg，或心率增加超过20次/分，提示失血量超过血容量的20%。如收缩压低于90mmHg，心率大于120次/分，伴面色苍白、四肢湿冷、烦躁不安或神志不清则已进入休克状态，属严重大量出血，需积极抢救。

3. 判断出血是否停止 肠道积血一般需经3日才能排尽，故不能以黑便作为活动性出血的指标。下列表现应考虑活动性出血：①仍反复呕血、甚至呕吐物颜色转为鲜红；黑便次数不断增加，便质稀薄，尤其是颜色转为暗红色伴肠鸣音活跃。②经大量输血补液，周围循环仍不稳定，或虽一度好转又恶化。③红细胞计数、血红蛋白测定持续下降，网织红细胞计数持续升高。④补液与尿量足够的情况下，血尿素氮持续或再次升高。

4. 判断出血部位及病因 根据病史和体格检查获得的诊断信息，疑为上消化道或结肠出血，借助胃镜或结肠镜等各种检查方法获得客观证据，大多数患者容易获得出血部位及病因的诊断。对于临床怀疑小肠出血，过去诊断手段有限，近年来通过小肠镜或胶囊内镜检查，多能获得明确诊断。

四、急诊处理

（一）监护

急性消化道出血患者应暂禁食，平卧，保持呼吸道通畅，防止误吸。监测生命体征和活动性出血情况。

（二）循环复苏

急性消化道出血治疗成功的关键在于保证重要脏器的血流灌注和氧供需求。对血流动力学不稳定的患者,其循环复苏步骤应从接诊即开始,尽快建立至少两条大静脉的通路(必要进行深静脉插管),在患者心功能允许的条件下,快速补充晶体溶液(生理盐水和林格液)、胶体溶液(羟乙基淀粉等)和血液制品。一般先采用晶体液,如低血压改善不满意或患者存在低蛋白血症可补充胶体溶液。输血是急性消化道大出血循环复苏的重要措施,下列情况应考虑紧急输血:①改变体位出现晕厥、血压下降和心率加快。②失血性休克。③血红蛋白低于 70/L 或血细胞比容低于 25%。由于全血制品的输入会增加免疫反应的发生率,目前更倾向于成分输血。一般每输注 1 个单位的浓缩红细胞可使血红蛋白平均提高 10g/L,对无活动性出血的年轻患者,维持血红蛋白在 70~80g/L 就能保证重要脏器的血供和氧供需求,而老年、有明确心脑血管疾病或再出血危险性很大的患者,则需将血红蛋白提高至 100g/L 左右。同时鼻导管或面罩给氧。既往心肺功能不全的患者可通过监测中央静脉压或肺毛细血管楔压,以避免过度、过快补液或补液不足。由于血压降低的原因主要是外周血容量不足,出血早期不需使用血管活性药物维持血压,但对补充血容量后治疗反应不好的休克患者,可选择性地使用升压药物。需要指出的是:肝硬化曲张静脉出血患者,由于存在全身高动力循环和慢性贫血,基础动脉血压较低,应慎重选择胶体溶液和血液制品扩容,一般维持血细胞比容在 25%~30% 之间即可,不必强求完全恢复正常。

(三)上消化道出血的治疗

1. 曲张静脉破裂出血　消化道出血是门脉高压症的主要并发症,导致出血的原因包括:曲张静脉破裂(可以发生在食管、胃底、小肠或者大肠)、消化性溃疡、门脉高压性胃黏膜病变和门脉高压性肠病。其中食管曲张静脉破裂出血最为常见,急性期死亡率高达 15%~40%,占肝硬化所有死亡原因的 1/3,是门脉高压症最危重的并发症。

(1)药物治疗　①垂体后叶素和硝酸甘油　垂体后叶素直接作用于血管平滑肌受体,导致全身和内脏血管的收缩,从而减少门静脉血流、降低门脉和曲张静脉的压力;另外,它还可以促进食管平滑肌的收缩,减少食管血管的血流,并压迫黏膜下血管,有助于止血。然而,由于它非选择性地作用于全身和内脏的血管,会引起一系列与缺血相关的并发症,如心脏缺血引起心绞痛、心律失常和心功能不全,肠系膜血管收缩导致腹痛、肠缺血,还有脑缺血、高血压和血管炎等,有高血压、冠心病者忌用,垂体后叶素与硝酸甘油合用可以增加其降低门脉压力的作用,并减少由于全身血管收缩产生的不良反应。垂体后叶素需要通过中心静脉或外周静脉持续泵入,初始剂量为 0.2~0.4U/min,止血效果不佳者可以逐渐加大剂量,但最大剂量不能超过 0.6U/min。待血压平稳后可以加用硝酸甘油,剂量由 40μg/min 开始,逐渐加量,最大量为 400μg/min,也可舌下含化 0.6mg/30min。保证患者收缩压在 100mmHg 左右。判断消化道出血停止后即可停止垂体后叶素的使用,一般不需要逐渐减量。②三甘氨酰赖氨酸加压素(又名特列加压素,terlipressin):为垂体后叶素类似物,与垂体后叶素比较,止血效果好,副作用少,用量为 2mg/次,每 4~6 小时 1 次,静脉推注。③生长抑素及其类似物:14 肽的天然生长抑素(somatostatin,ST)和人工合成的 8 肽生长抑素类似物奥曲肽(octreotide,OT)都可以持续有效地减少门静脉及其侧支循环血管内的血流,达到止血目的。此外,它还能够抑制胃酸分泌,有利于血小板和凝血因子发挥止血作用。两者都需要在静脉给予负荷剂量后持续静脉泵入,ST 的用法是首先给予 250μg 的负荷剂量后,继之以 250μg/h 维持,但本品半衰期极短,若中断 5 分钟,要重新给予负荷剂量,OT 的半衰期长,负荷用量为 100μg,继之以 25~50μg/h 泵入。如果出血迅猛或控制不满意，可以在开始治疗后的第 1 小时和第 2 小时各追加一次负荷剂量。出血停止后维持用药时间为 48 小时至 5 天，停药时不需要逐渐减量。与垂体后叶素相比，生长抑素对全身血流动力学影响小，不会引起严重的并发症。

（2）三腔二囊管（balloon tamponade，BT）压迫止血　近年来，药物和内镜治疗多能有效地控制静脉曲张破裂出血，加之三腔二囊管压迫止血有一定的痛苦和并发症，目前应用越来越少。然而，在出血迅猛，药物和内镜治疗失败的情况下，BT却可以迅速控制出血，为进一步的处理赢得宝贵的时间。放置BT管的绝对禁忌证包括出血停止和近期胃食管连接部手术史；相对禁忌证有：充血性心力衰竭、心律失常、呼吸衰竭、不能肯定曲张静脉出血的部位（肝硬化患者上消化道大出血例外）。BT管应由有经验的医师放置，严格遵守操作常规，防止食管和胃黏膜坏死乃至溃疡，甚至由于胃囊移位导致的呼吸窘迫和食管破裂等严重并发症。

（3）内镜治疗　目前常用于曲张静脉出血的内镜止血方法包括曲张静脉的硬化剂注射、结扎和组织胶注射闭塞血管。单纯食管静脉曲张可选择硬化剂注射或曲张静脉结扎，如合并胃底静脉曲张宜先进行胃底曲张静脉组织胶注射，再行食管曲张静脉硬化剂注射或曲张静脉结扎。

（4）经颈静脉肝内门腔分流术（transjugular intrahepatic portosystemic shunt，TIPS）　经颈静脉介入，在肝内门静脉属支与肝静脉之间植入金属支架，建立肝内门静脉和腔静脉分流，对控制急性曲张静脉破裂出血疗效好，有效率达 88%~100%。但可出现包括肝功能恶化、肝性脑病（25%）、支架堵塞、充血性心衰或肺水肿、肾衰竭、弥散性血管内凝血、溶血性贫血（10%）、感染、胆道出血、腹腔积血和心脏刺伤等并发症。因此，TIPS不能作为曲张静脉出血治疗的首选措施，但对于药物和内镜治疗失败的患者，TIPS可以有效止血并挽救患者生命，为进一步治疗争取时间。

（5）外科治疗　曲张静脉出血的手术包括门腔分流术和食管横断加血管断流术。分流术在 20 世纪 70 年代以前被广泛用于曲张静脉出血的治疗，可以有效地控制急性出血和预防再出血，根据术式不同又分为非选择性、选择性和部分分流术，适用于肝功能相对较好的患者（Child A级和B级），术后主要的并发症包括分流导致的肝缺血损害和肝性脑病，手术的效果和死亡率与患者的肝功能有一定关系。而断流术的优点在于保存了门静脉血流，不会导致肝缺血，肝性脑病的发生率相对较低，控制急性出血的效果很好，但手术并发症和再出血率较高。

2. 非曲张静脉上消化道出血的治疗　临床上习惯将除食管胃底静脉曲张破裂出血之外其他原因所导致的上消化道出血统称为非曲张静脉上消化道出血，其中以消化性溃疡并发出血最常见。

（1）抑酸药物　酸性环境可延缓凝血过程并促进凝血块被蛋白溶解酶溶解，不利于止血，一般认为pH＞6.0 才能发挥有效的止血作用，是止血的基本措施。抑酸药中首选质子泵抑制剂，近来的研究发现，给予负荷剂量后持续静脉泵入大剂量质子泵抑制剂（奥美拉唑 80mg负荷剂量后继续 8mg/h静脉持续泵入）可以将胃内pH提高到 6 以上，促进止血，降低再出血的风险，联合内镜治疗效果更加显著。

（2）减少内脏血流药物　包括垂体后叶素和生长抑素及其类似物，可收缩内脏血管，减少内脏血流量，后者还有抑制胃酸的作用。在曲张静脉破裂出血治疗中有一定地位，对非曲张静脉上消化道出血的作用目前尚不能肯定。因此，对出血量大的非曲张静脉上消化道出血可试用。

（3）局部止血药　口服铝碳酸镁或硫糖铝凝胶，有保护溃疡创面的作用，必要时加入凝血酶 3000~4000U 一并口服。口服 8%去甲肾上腺素冰生理盐水也有一定的疗效。

（4）内镜治疗　从 20 世纪中期开始，内镜下热凝、喷洒和注射止血药物以及机械止血（包括金属止血夹或橡皮圈套扎出血血管）等治疗手段逐渐被用于消化道出血的紧急止血治疗。荟萃分析结果表明内镜治疗能够显著降低非曲张静脉出血的再出血率、手术率和死亡率，溃疡底部有活动性出血或可见血管的患者接受内镜治疗后获益最为明显。

（5）介入治疗　介入治疗方法包括经导管灌注血管收缩药物（垂体后叶素等）和选择性动脉栓塞两种。经导管局部持续灌注血管收缩药物可以刺激收缩小动脉和毛细血管，对于黏膜糜烂、小血管渗血都有很好的疗效，可用于多种上消化道出血，包括应激性胃黏膜损伤、消化性溃疡等的止血治疗，止血成功率可达 40%~80%。选择性动脉栓塞主要用于导管局部持续灌注血管收缩药物无效或明确为小动脉出血的患者，止血成功率可以达到 80%~90%。除溃疡出血之外，还可以用于整个消化道范围内由于肿瘤、动脉瘤、动静脉瘘等各种原因所致的血管出血。

（6）外科治疗　上消化道出血经过上述处理，多能有效止血。但仍有少数患者无效或反复再出血。因此，外科手术在其治疗中仍有一定的地位，手术适应证包括：药物和内镜治疗失败的活动性出血，药物治疗无效且内镜不能明确出血部位，再次出血内镜止血失败等。

（四）下消化道出血的治疗

下消化道出血涉及部位广，病因复杂，我国常见的出血原因有肿瘤、炎症性肠病、痔疮、血管畸形以及肠憩室等。不同的出血病因治疗有其特殊的治疗措施，以下概述一般急诊止血措施：

1. **血管活性药物**　垂体后叶素和生长抑素及其类似物，尤其是垂体后叶素对下消化道出血有一定的疗效。用法和剂量同上消化道出血，要注意垂体后叶素的副作用（如前述）。如患者做动脉造影，可在造影完成后动脉输注垂体后叶素 0.2~0.4U/min，对右半结肠和小肠出血疗效优于静脉给药。

2. **收缩毛细血管药物**　卡络黄钠能促进毛细血管断端收缩，有助于止血，一般卡络黄钠 40mg 加入生理盐水 250ml，静脉滴注，每日 2 次。对左半结肠和直肠出血，可将 8mg 去甲肾上腺素加入 200 ml 生理盐水中保留灌肠，必要时可合用凝血酶 3000~4000U。

3. **内镜治疗**　目前较常用的内镜下止血方法有内镜下肾上腺素生理盐水注射、电凝止血、氩气凝固止血、内镜下套扎术、硬化剂注射术、金属夹治疗等。对药物治疗效果差的患者，应积极创造条件，尽早内镜下止血。

4. **血管介入治疗**　由于选择性动脉插管的导管可以直达出血病灶的肠管边缘血管，局部用药及栓塞的安全性大为提高，且疗效确切，是治疗下消化道出血的有效措施之一。

5. **手术治疗**　大部分下消化道出血患者经过药物保守治疗、内镜治疗或血管介入治疗后可成功止血，复发率也较低。但仍有部分患者需手术治疗，包括上述方法治疗失败的患者，下消化道大出血危及生命虽经积极输血和补液治疗生命体征仍不稳定的患者，以及使用各种检查手段仍不能明确诊断的下消化道出血患者。对手术过程中寻找出血部位和病因困难的患者，可结合术中肠镜检查，对发现出血原因有帮助。

（冯志松）

第六章 水、电解质、酸碱平衡失调

水、电解质、酸碱平衡失调常常是某一原发病的伴发现象或结果，是临床很常见的病理生理改变。无论是哪一种平衡失调，都会造成机体代谢的失调，进一步恶化则可导致器官功能衰竭，甚至死亡。因此，如何维持病人水、电解质及酸碱平衡，如何及时纠正已经发生的平衡失调，成为临床工作的重要任务。

第一节 概 述

一、体液的组成和分布

水是人体内含量最多的成分，体内的水和溶解在其中的物质构成了体液。体液的容量、分布、渗透压、pH 及电解质含量必须维持正常，才能保证生命活动的正常进行。

正常成年男性的体液含量约占体重的 60%，其中 40% 为细胞内液。20% 为细胞外液。细胞外液中，血浆约占 5%，组织间液占 15%。女性的肌肉不如男性发达，故其细胞内液占体重的 35%。细胞外液约占体重的 20%，体液含量占体重的 55%。细胞外液的含义甚广，除血浆、间质液和淋巴液外，还包括一切细胞分泌液，如胃肠道液、脑脊液、汗液、尿以及关节腔、胸腹腔存在的液体，在病理情况下，这部分液体总量及成分可发生较大变化。

电解质在细胞内外分布和含量有明显差别。细胞外液中阳离子以 Na^+ 为主，其次为 Ca^{2+}。阴离子以 Cl^- 最多，HCO_3^- 次之。细胞内液阳离子主要是 K^+，阴离子主要是 HPO_4^{2-} 和蛋白质离子。

二、体液平衡及渗透压的调节

正常人每日水的摄入量和排出量处于动态平衡。水的来源有饮水、食物含水。代谢水，又称内生水，是体内物质氧化生成的水。机体排水的途径包括：皮肤不感性蒸发，呼吸道蒸发，粪便排水及肾脏排水。一般情况食物含水、代谢水、皮肤、呼吸道及粪便排水相对恒定，随着饮水量的增减、肾脏排水相应变化但总的摄入与排出大致相等（表6-1）。

当细胞外液容量减少或渗透压升高时，抗利尿激素（ADH）分泌增加，使肾脏远曲小管和集合管重吸收水增多，细胞外液渗透压下降，容量增加。并且机体产生口渴，主动增加饮水。反之当渗透压下降，血容量增多时，可出现上述相反机制，使 ADH 分泌减少，口渴反应被抑制。

表6-1 正常成年人每日水的出入量

水的入量（ml）		水的出量（ml）	
饮水	1000~1300	皮肤不感蒸发	500
食物含水	700~900	经呼吸道排出	350
内生水	300	经粪便排出	150
总量	2000~2500	尿液	1000~1500

醛固酮也参与体液平衡的调节。当细胞外液容量下降时，刺激肾小球旁细胞分泌肾素，激活肾素-血管紧张素-醛固酮系统，醛固酮分泌增加，使肾脏重吸收钠增加，进而引起水重吸收增加，细胞外液容量增多；相反细胞外液容量增多时，通过上述相反的机制，使醛固酮分泌减少，肾重吸收钠水减少，细胞外液容量下降。血钠降低，血钾升高同样刺激肾上腺皮质，使醛固酮分泌增加。

三、酸碱平衡的维持

正常情况下动脉血浆 pH 为 7.35~7.45。人体在代谢过程中会不断产生酸性和碱性物质，这会使 H^+ 发生变化，为了使 H^+ 浓度仅在很小范围变动，人体通过体液的缓冲系统、肺的呼吸和肾的排泄完成对酸碱的调节作用。

血液中缓冲系统以 HCO_3^-/H_2CO_3 最为重要。只要 HCO_3^-/H_2CO_3 比值保持在 20：1，血浆的 pH 就能维持在正常范围。肺的呼吸对酸碱平衡的调节作用主要是通过 CO_2 经肺排出，使 $PaCO_2$ 下降，如果呼吸功能失常可导致酸碱平衡失调，也会影响其对酸碱平衡失调的代偿能力。肾在酸碱平衡调节系统中最重要。肾脏通过改变排出固定酸及保留碱性物质的量来维持正常的血浆 HCO_3^- 浓度，使 pH 维持在正常范围。如果肾功能异常会导致酸碱平衡失调。

第二节 水和电解质代谢失调

一、水钠代谢失调

水和钠的关系非常密切，缺水和缺钠常同时存在。临床上所见水钠代谢失调多属混合型，且常造成体液渗透压的失衡。通常包括：等渗性、高渗性、低渗性脱水。

（一）等渗性脱水

等渗性脱水指体液中水和钠按正常比例丢失，血清钠含量和细胞外液渗透压维持在正常范围。

1. **病因** 是外科常见的缺水类型，其病因有：胃肠液急性丧失，如大量呕吐、急性肠梗阻、弥漫性腹膜炎等。

2. **临床表现** 缺水症状为皮肤干燥，缺乏弹性以及尿少，缺钠症状为厌食、恶心、软弱无力。当体液大量丢失达体重 5%（相当于 25% 的细胞外液），可出现血容量不足的表现。一旦失液量超过体重 6% 时，即出现周围循环衰竭。

3. **诊断** 除上述临床表现外，实验室检查显示：①血液浓缩，红细胞、血红蛋白和红细胞比容增高。②血清 Na^+、Cl^- 降低不明显。

4. **治疗** 处理原发病因，并按下列原则补充水分：

（1）等渗性缺水应以等渗盐水或平衡盐溶液补充。缺水量可按临床症状来估计，或按下列公式算出：

$$所需等渗盐水量（L）= 体重（kg）\times 0.2 \times \frac{红细胞比容测得值-正常值}{红细胞比容正常值}$$

（2）等渗盐水中 Cl^- 含量为 155mmol/L，比血清中 103mmol/L 多 50%，大量补充时应以平衡液来替代等渗盐水,以免发生血 Cl⁻ 过高的危险。目前常用的平衡盐溶液有乳酸钠和复方氯化钠溶液（1.86%乳酸钠溶液和复方氯化钠溶液之比为 1:2）及碳酸氢钠和等渗盐水（1.25%碳酸氢钠溶液和等渗盐水之比为 1:2）两种。

对已经有脉搏和血压下降等症状者应快速静脉滴注上述液体约 3000ml（按体重 60kg 估算），补液时应监测心脏功能,包括心率、中心静脉压或肺动脉楔压。对血容量不足表现不明显这可给予上述用量的 1/2~1/3。此外还应补给日需要水量 2000ml 和氯化钠 4.5g。

（3）缺水缺钠时常伴有缺钾,故应在尿量达 40ml/h 时补充氯化钾。

（二）高渗性脱水

高渗性脱水因失水多于失钠,血清钠高于正常,细胞外液渗透压升高。严重缺水可使细胞内液向细胞外液转移,结果导致细胞内、外液量均减少。

1. **病因**　①水分摄入不足　如禁食、神志不清不能进食、因口腔、咽喉或食管疾患所致的进食障碍。②水分丧失过多　如在"溶质性"利尿、尿崩症时；大面积烧伤、广泛创伤、大手术或高热；高温环境中排出大量低渗汗液等引起的水分丧失增多。

2. **临床表现**　口渴是缺水的最早表现,按缺水的多少可分成轻、中、重三度。

（1）轻度缺水缺水为体重的 2%~4%时,可出现口渴、眼窝凹陷、尿少和尿比重偏高。

（2）中度缺水缺水为体重的 4%~6%时,出现极度口渴、乏力、皮肤弹性减低、唇舌干燥、烦躁、尿显著减少等。

（3）重度缺水超过体重的 6%时,可出现狂躁、幻觉、谵妄,甚或昏迷,血压下降甚至休克。

3. **诊断**　除上述表现外,血清钠增高到 150mmol/L 以上；尿量少,比重高；血液浓缩现象。

4. **治疗**　可给予 5%葡萄糖溶液或 0.45%氯化钠溶液补液。先根据临床表现估计失水量,然后按每丧失体重的 1%补液 400~500ml 计算,将计算量的一半+日常需水量（2000ml）作为当然补给量,余下可在第二天补给。补液过程中应监测血钠浓度。同时病因治疗。在尿量超过 40ml/h 后开始补钾。

（三）低渗性脱水

水和钠同时丢失,失钠多于失水,血清钠低于正常,细胞外液呈低渗状态。细胞外液渗透压降低使 ADH 分泌减少,尿液排出增多,因此细胞外液量更为减少,于是细胞内液进入血液循环。但为保持循环血量,此代偿方式作用有限。同时肾素-醛固酮系统兴奋,减少排钠,增加水的重吸收。

1. **病因**　①呕吐、腹泻、胃肠和胆胰瘘或长期胃肠吸引后丢失大量消化液。②大创面慢性渗液,如大面积烧伤后渗出而发生的低钠。③使用大量利尿剂而未注意补充钠盐。④肾上腺皮质功能不全时,尿钠排出增多。⑤等渗性缺水时补充水分过多。

2. **临床表现**　口渴症状不明显,主要表现为疲乏、表情淡漠、食欲不振、恶心呕吐等。根据缺钠程度又可分成：

（1）轻度缺钠　血清 Na^+ 为 130~135mmol/L,除上述表现外,还有头晕、手足麻木和血液浓缩等现象。尿中 Na^+、Cl^- 减少。

（2）中度缺钠　血清 Na^+ 为 120~130mmol/L。除前述症状外,还有脉搏细弱、血压下降、脉压变小、视力模糊和尿少等。尿中几乎不含 Na^+、Cl^-。

（3）重度缺钠　血清 Na^+ 在 120mmol/L 以下。病人神志不清。肌肉抽搐或呈木僵，并有明显的周围循环衰竭表现。

3. 诊断　除上述临床表现外，实验室检查显示：①血清钠低于 135mmol/L。②尿 Na^+、Cl^- 含量低下。③血非蛋白氮、尿素氮增高。④红细胞计数、红细胞比容和血红蛋白均增高。

4. 治疗　病因治疗的同时给予静脉输注盐溶液或高渗盐水，遵循先快后慢的原则，根据患者情况随时作出相应调整。补钠量可参照以下公式：

补钠量（mmol）=（142-血清钠值）mmol/L × 体重（kg）× 0.6（女性为 0.5）

17mmol Na^+ 相当于 1g 氯化钠。当天先补计算量的一半加上生理需要量 4.5g，此外还应补给日需体液量 2000ml，其余一半钠在第二天补给。如为重度缺钠，应快速输给晶体液和胶体液，补充血容量。提高血浆渗透压，改善微循环，及时纠正周围循环衰竭。一般先给 3%~5% 高渗盐水 200~300ml 输入，但输注高渗盐水应严格控制速度，每小时不应超过 100~150ml。

在尿量超过 40ml/h 后开始补钾。

（四）水中毒

水中毒又称稀释性低钠血症。

1. 病因　主要包括饮水或液体输入过多；肾脏排水能力减弱；内分泌疾病或其他原因引起的抗利尿激素分泌过多。

2. 临床表现　如水分的增加比较缓慢，水分有足够的时间达到细胞内，细胞内、外液体仍然保持平衡而尚不引起肢体凹陷性水肿和肺水肿，机体细胞内外液体的溶质浓度都因水分的增加而降低。这是区分低钠血症和水中毒的重要标准。在严重的水中毒病人可因脑细胞内的水分增加而导致脑水肿，从而导致颅内压升高、昏迷、精神错乱及癫痫发作等。另外，还可以出现体液分泌过多的现象，如唾液和泪液分泌增加。短时间内的体重增加是水中毒的另一个有利证据。

3. 诊断　除上述表现外，实验室检查出现：红细胞计数、血红蛋白含量、血细胞比容、血浆蛋白含量降低；血浆渗透压降低。

4. 治疗　停止水分摄入，使用甘露醇或袢利尿剂如呋塞米促进水分排出。

二、钾代谢异常

钾是细胞内最主要的电解质，正常血钾浓度为 3.5~5.5mmol/L。钾有非常重要的生理功能。钾的代谢异常有低钾血症和高钾血症，其中前者更常见。由于血浆中钾的含量仅占体内总量的 0.4%，血液中钾的浓度不需大量外源性钾补充即能维持，当体内钾的总含量大为减少而形成严重的负钾平衡时，血钾浓度与体内钾总含量或可不一致，前者仅代表某一时期血液中钾的浓度，并不反映体内平衡情况。

食物是钾的主要来源，过剩的钾自尿中排出。钾先在近球小管全量回收，再自远球小管细胞的分泌过程中，Na^+-K^+ 交换和 Na^+-H^+ 交换处于对立状态，彼此竞争。在钾入量减少或完全缺乏时，Na^+-H^+ 交换占优势，此时尿失 H^+ 过多，形成酸尿症，机体失 H^+ 过多，则易发生碱中毒。在钾入量大增时，Na^+-K^+ 交换占优势，使 H^+ 不能排出，形成酸中毒，可见钾的浓度与酸碱平衡密切相关。当钾摄入不足时，肾排钾量不见明显减少。当完全不摄钾，肾脏仍每日排钾 30~40mmol，故易引起缺钾。正常尿液含钾量为 50mmol/L。肾功能正常时，其排钾功能可按需要增加近百倍；而在肾功能减退时，排钾量减少，易发生高钾血症。

醛固酮和远球小管的 Cl^- 浓度可影响肾脏排钾。醛固酮作用于远球小管，促进 Na^+ 的回收，促进 Na^+-K^+ 交换和 Na^+-H^+ 交换，有引起 Na^+ 潴留和 K^+、H^+ 缺乏的可能。

Cl^- 浓度降低时，Na^+-K^+ 交换和 Na^+-H^+ 交换增加，故在代谢性碱中毒伴有低氯血症时，必须同时纠正缺氯，才可减少 Na^+-K^+ 和 Na^+-H^+ 的交换，避免 K^+、H^+ 的继续丢失。

每日也有大量等渗或高渗浓度的钾随消化液分泌到胃肠道中，在回肠末段中被重吸收。此外，结肠尚能分泌一定量的钾，每日由粪排钾 5~10mmol。

（一）低钾血症

正常血清钾浓度为 3.5~5.5mmol/L，血钾低于 3.5mmol/L，临床上就可以出现症状，称为低钾血症。

1. 病因

（1）钾摄入不足　因疾病或治疗需要不能进食或禁食者，一周左右可发生低血钾。

（2）钾排出过多　①经消化道失钾，消化液中的钾浓度和血清钾相近，甚至明显高于血清钾，因此频繁呕吐、严重腹泻、胃肠减压、肠瘘、胆瘘等患者，钾随消化液大量丢失。②经肾失钾，凡是能增强远曲小管排泌钾的因素均导致经肾失钾。如应用噻嗪类利尿剂；醛固酮分泌增多，如原发肾上腺皮质肿瘤或应激所致继发性醛固酮增多均促进尿钾排出。

（3）钾离子进入细胞内增多　常见于应用胰岛素时，既促进糖原合成，又促进细胞摄钾。家族性周期性麻痹发作或急性碱中毒，均因钾离子急剧转入细胞内而致血钾浓度降低。

2. 临床表现

（1）神经系统　嗜睡、抑郁、易激惹和精神混乱。外周表现为：感觉异常、深反射机制失常、肌束颤动、肌痛和肌无力。

（2）心血管系统　传导阻滞、心律失常。低钾的心电图特征是 T 波低平、ST 段压低和出现明显的 U 波。但并非每个低钾患者都有此改变。

（3）消化系统　低钾可累及胃肠道平滑肌而引起恶心、呕吐和腹胀。严重低钾可以引起麻痹性肠梗阻。

（4）酸碱平衡　低钾可致代谢性碱中毒。

值得注意的是低钾血症的症状可以很不明显，特别是患者伴有细胞外液减少时，当缺水被纠正后会使钾浓度进一步降低。

3. 诊断　根据患者临床表现，结合病史。血钾浓度低于 3.5mmol/L 有诊断意义。

4. 治疗　积极治疗原发病，并补充钾盐。根据血钾测定结果计算补钾量的临床价值有限，通常采用分次补钾，一般治疗一般观察的方法。能口服者给予氯化钾口服。血钾水平较低可静脉补钾，生理盐水 500ml 中加入 10%氯化钾 10~15ml，滴注速度不宜过快，应 <20mmol/h（1g 氯化钾相当于 13mmol），切忌直接推注。浓度太高可引起疼痛、静脉痉挛和血栓形成。补钾时应注意尿量，尿少时慎用或不用，注意改善肾功能，避免血清钾过高。补钾量应根据血清钾监测进行调整，由于补充的钾需经细胞外液转入细胞内，故补钾应连续 2~3 天。

（二）高钾血症

血清钾高于 5.5mmol/L，称为高钾血症。

1. 病因

（1）肾脏排钾障碍，如急性、慢性肾功能衰竭；使用保钾利尿剂等。

（2）钾入量过多如静脉补钾过多过快，误输钾盐或输入库存较久的血。

（3）细胞内钾释出至细胞外液如酸中毒、溶血反应、严重广泛的软组织损伤等。

2. 临床表现

（1）对神经肌肉的影响　主要表现为感觉异常、肌肉痛疼、肌束震颤等症状。

（2）对心脏的影响　心肌自律性降低，可出现窦性心动过缓，窦性停搏；传导性降低，出现各种类型的传导阻滞以及因传导性、兴奋性降低出现心脏停搏。心电图显示：P波压低、R波低、QRS综合波增宽、T波狭窄、高耸、Q—T间期缩短等（图6-1）。

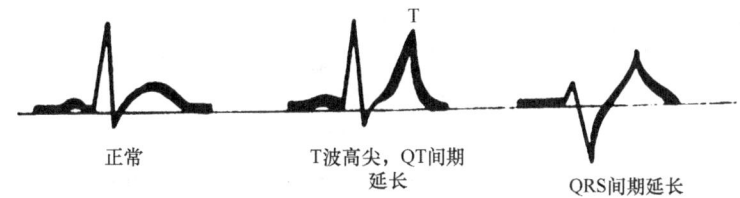

图 6-1　高钾血症心电图

（3）对酸碱平衡的影响高钾血症时，细胞外K^+进入细胞内，细胞内的H^+移至细胞外，导致代谢性酸中毒。由于细胞内的H^+降低，肾脏远曲小管上皮排泌H^+减少，使细胞外液的H^+进一步增高。须注意的是由于高钾血症常继发于急性肾功能衰竭和酸中毒，故其临床表现易被原发病的征象所掩盖。

3. 诊断　结合患者病史，有可能引起高钾的病因，出现原发病无法解释的临床表现应考虑高钾的可能。钾浓度超过5.5mmol/L可确诊，心电图检查有辅助诊断价值。

4. 治疗

（1）病因治疗，停用一切含钾药物。

（2）钙剂对高钾血症的治疗。拮抗钾离子对心肌细胞膜作用的最快方法是静脉注射氯化钙或葡萄糖酸钙。10%葡萄糖酸钙20ml静推，必要时可重复。

（3）降低血清钾浓度

1）促使钾向细胞内转移：使用25%葡萄糖液100~200ml，并按每4~5g糖加入1IU胰岛素静脉滴注。静脉注入5%碳酸氢钠60~100ml，然后静滴碳酸氢钠溶液100~200ml不仅可使K^+移入细胞内，同时高渗碱溶液可增加血容量，使血清K^+稀释。

2）促进钾的排出：用阳离子交换树脂口服或灌肠，使钾从肠道排出。上述治疗方法无效时可用透折疗法。

三、镁代谢失调

（一）镁缺乏

1. 病因　食物中含镁丰富，故缺镁罕见，仅见于危重病人，多数由于大量镁丧失，少数是因摄入不足所致。

（1）消化系统疾病广泛肠切除、肠瘘或胆瘘、腹泻和长期胃肠减压，均可引起低镁血症。下消化道液镁含量（5~7mmol/L）比上消化道液中丰富。因此，大量下消化道液丢失比胃液丢失更易发生镁缺乏。

（2）内分泌疾病导致低镁血症可见于甲状旁腺功能亢进、甲状腺功能亢进、醛固酮增多症及糖尿病酸中毒等。

（3）医源性长期应用胃肠外营养时未补充镁，血液透析时使用无镁透析液可发生镁缺乏。

镁、钙和钠都经肾脏再吸收。任何使尿钙、钠排出增多的措施，也可促使镁经肾脏排出增多，导致低镁血症。

2. 临床表现 由于 Mg^{2+} 对心血管和神经肌肉有抑制作用，镁缺乏则出现上述两系统的应激性增强现象。血清镁<0.4mmoL/L 时才出现症状。

（1）神经肌肉方面以肌肉震颤、手足搐搦和反射亢进最为常见，尤以上肢更为明显。严重时出现谵妄、精神错乱、定向力失常、幻觉、惊厥、甚至昏迷等。

（2）心血管方面多表现为心律失常。缺血性心脏病、充血性心衰和酒精性心肌病病人的猝死可能与缺镁有关。血清镁降低时，容易发生洋地黄中毒。

低镁、低钙和低钾三者关系密切。严重低镁血症时可产生低血钙，这是因为镁缺乏时甲状旁腺激素（PTH）分泌减少，钙由细胞内转移入骨，和靶器官对 PTH 耐受性增加的缘故，故低镁血症的某些症状与低钙血症颇为相似。严重低镁血症可导致低钾血症，这是因为 Mg^{2+} 影响 Na^+-K^+-ATP 酶的功能以及肾脏保钾功能受到损害的缘故。此时如单纯补钾，难以奏效，必须同时补镁。

3. 诊断 存在诱因有以上表现，常规补钾无效时应考虑镁缺乏。血镁浓度与缺镁程度可能不平行，对镁缺乏有诊断价值的是镁负荷实验。

4. 治疗 静脉输注硫酸镁或氯化镁，一般可按 0.25mmol/（kg·d）计算。注意补镁时不能过多过快，特别是在肾功能不全时。完全纠正镁缺乏需要较长时间，故在症状解除后可持续补镁 1~3 周。

（二）镁过多

1. 病因 由于肠道、肾脏和甲状旁腺等对镁代谢的调节，一般不易发生镁过多症。高镁血症常发生在肾功能不全时进行镁剂治疗，或在严重失水和尿少病人给予过多的镁剂补充。

2. 临床表现 高镁浓度抑制中枢及周围神经系统，最早表现为嗜睡、肌力减退，继之出现软瘫，腱反射消失，甚至昏迷。心血管方面表现传导功能障碍，心电图表现与高钾相似。如无高血钾症而心电图显示 P—R 间期延长、T 波高耸、QRS 增宽者，应考虑高血镁症。血清镁超过 6mmol/L 时，可出现心脏停搏。

3. 治疗 停止给镁，存在细胞外液减少患者给予补液，使用葡萄糖酸钙或氯化钙静推对抗镁对心脏的毒性作用，用量同高钾血症。

四、钙磷代谢失调

（一）低钙血症

血清钙低于 2.2mmol/L 为低钙血症，可见于维生素 D 缺乏、甲状旁腺功能减退、慢性肾功能衰竭、慢性腹泻和小肠吸收不良综合征。在急性出血性坏死性胰腺炎时，血清钙低下是一预后不良的指标。可出现出血、局部水肿、软弱无力和四肢抽搐。在外科临床工作中，低钙血症是甲状腺手术时损伤或切除甲状旁腺的一个严重并发症，诊断不难。出现抽搐时，静脉注射葡萄糖酸钙 1~2g，如仍不能控制，可肌内注射硫酸镁 1~2g，或加入 5%葡萄糖溶液内作静脉滴注。如由其他病因引起的，尚需针对病因处理。

（二）高钙血症

血清钙超过 2.6mmol/L 为高钙血症，其病因有恶性肿瘤（尤其是乳腺癌）、甲状旁腺功能亢进、维生素 D 和 A 过多、转移性骨癌和多发性骨髓瘤等。偶有性激素和噻嗪类利尿剂引起的。出现食欲不振、恶心、口渴、倦息、便秘和尿频等。长时间高血钙可产生血管钙化、肾钙化、肾结石以及肾功能不全等。

治疗主要是去除病因，具体措施有：①增加尿钙排泄或透析以降低血钙。可给盐水静脉输入和呋塞米。②减少钙自骨向细胞外液转移。最常用肾上腺皮质类固醇，如泼尼松每日 80mg，或氢化可的松每日 300~400mg。③增加钙自细胞外液向骨转移。磷酸盐可降低血钙，主要将血钙向骨转移。静脉用量为 50mmol（1.5g），于 6~8 小时内滴完，1 天 1 次。肾功能不佳者，磷酸盐每日用量不宜超过 1.0g。

（三）低磷血症

血清磷低于 0.96mmol/L 为低磷血症。多见于胃肠外营养时未补磷，其他还见于：①甲状旁腺功能亢进症、严重烧伤或感染。②磷酸盐离子移入细胞内，如在碱中毒或大量葡萄糖注射后。

低磷血症的临床表现缺乏特异性因此常被忽略。可出现神经肌肉症状如头晕、厌食等，重者可有抽搐、精神错乱、昏迷。

要预防低磷的发生，长期静脉输液者可每日补充甘油磷酸钠 10mmol，有严重低磷者可增加用量。

（四）高磷血症

血清磷超过 1.60mmol/L 为高磷血症。多见于慢性肾功能衰竭、甲状旁腺功能低下、维生素 D 过多或转移性骨癌等。在高磷血症时，尿毒症病人出现肌肉痉挛和惊厥等，部分是由于伴随的低钙血症所致。在高磷血症时须谨慎应用乳酸钠、碳酸氢钠等碱性药物，因碱中毒有增加惊厥的趋势，必须使用时应与 Ca^{2+} 同时补充。治疗以处理原发病为主，可针对低钙对症治疗。

第三节 酸碱平衡失调

体液 pH 的改变取决于 HCO_3^-，和（或）$PaCO_2$ 的变化，前者由代谢过程来控制，后者则由呼吸机制来调节。任何情况使 HCO_3^- 浓度降低，称为代谢性酸中毒；反之，使 HCO_3^- 浓度升高，称为代谢性碱中毒。临床常用的代谢指标为 SB（标准碳酸氢）、BB（缓冲碱）和 BE（碱过剩）。任何情况使呼吸系统不能有效排出 CO_2，发生呼吸性酸中毒；反之，如换气过多，则发生呼吸性碱中毒。临床常用的呼吸性指标为 $PaCO_2$。

从表 6-2 中可以看出四种基本的酸碱失调的血气分析指标有一个规律，即：代谢性酸碱失调时 pH 与 HCO_3^-、$PaCO_2$ 呈同向性改变，亦即 pH 升高（碱中毒）HCO_3^-、$PaCO_2$ 也升高；

pH 下降（酸中毒）HCO_3^-、$PaCO_2$ 也下降。而在呼吸性酸碱失调时，pH 与 HCO_3^-、$PaCO_2$ 呈反向性改变，亦即呼吸性酸中毒时 pH 下降，HCO_3^-、$PaCO_2$ 反呈上升趋势。呼吸性碱中毒时 pH 升高，HCO_3^-、$PaCO_2$ 反而下降。记住这一规律，在临床判断酸碱失调类型时很有用处。

表 6-2 四种基本酸碱失调代偿结果

类型	pH	HCO_3^-	$PaCO_2$
代谢性酸中毒	↓	↓①	↓②
呼吸性酸中毒	↓	↑②	↑①
代谢性碱中毒	↑	↑①	↑②
呼吸性碱中毒	↑	↓②	↓①

注：↑增高 ↓降低 ①原发性变化 ②继发性变化。

一、代谢性酸中毒

（一）病因和发病机制

所有改变 H^+ 浓度的因素，可以是 CO_2 的变化或是代谢性的。但在代谢性酸中毒，它主要由下列两种方式任何之一所产生：

（1）碳酸氢盐浓度下降而使 H^+ 增加

$$\uparrow H^+ + HCO_3^- \downarrow \rightleftarrows H_2CO_3 \rightleftarrows H_2O + CO_2$$

如肠瘘造成大量碳酸氢盐的丧失，可成为代谢性酸中毒的一个原因。

（2）内源性氢离子的加入而使 H^+ 增高

$$\uparrow H^+ + HCO_3^- \downarrow \rightleftarrows H_2CO_3 \rightleftarrows H_2O + CO_2$$

这是发生代谢性酸中毒最常见的机制。这些 H^+ 可来自很多方面，但是最重要的是葡萄糖无氧代谢和细胞缺氧的结果。葡萄糖无氧代谢为丙酮酸，在尚存在充分氧的情况下，大部分丙酮酸经过三羧酸循环转化为 CO_2 和 H_2O。如在休克或严重感染，细胞缺氧，三羧酸循环受阻，丙酮酸转化为乳酸，后者弥散在细胞外间隙，最后进入血液。在处理每一例代谢性酸中毒病人时，要考虑细胞缺氧的存在。细胞缺氧可由于低心输出量、周围血管阻力增加、动静脉分流以及呼吸功能不全所致。

内源性 H^+ 的增加还可由于酸性代谢产物产生过多，急性肾功能衰竭时排 H^+ 受阻而致血中 H^+ 积聚等等。

少数代谢性酸中毒可由于外源性 H^+ 增加所致，如见于过多酸性药物的摄入（氯化铵、葡萄糖、水杨酸类药物等）。

根据氯离子的多少，代谢性酸中毒还可分成正常氯离子和高氯性两种。

（二）临床表现

其临床表现随不同的病因而异。轻症易被原发病的征象所掩盖。呼吸快而深是代谢性酸中毒的突出表现，有时呼气中带有酮味。病人面唇潮红，倦怠，软弱无力，腱反射减弱或消失，主诉头痛、恶心、呕吐，有烦躁不安或嗜睡甚至昏迷。心率快速，血压偏低，可出现心律不齐，急性肾功能不全和休克。

（三）诊断

根据患者病史，有深快呼吸表现应怀疑代谢性酸中毒可能。血气分析可明确诊断以及了解酸中毒的严重程度和代偿情况。pH 正常或降低，HCO_3^-、BE（碱剩余）、$PaCO_2$。

（四）治疗

应将病因治疗放在首位。较轻的代谢性酸中毒（血浆 HCO_3^- 为 16~18mmol/L）常在补充体液，纠正缺水后机体通过加快肺通气和加强肾排 H^+ 自行纠正。

血浆 HCO_3^- 低于 10mmol/L 时，应给予碱剂治疗。常用药物是碳酸氢钠溶液。补碱量可参照以下公式：

所需的 5%$NaHCO_3$ 量（ml）=（27-HCO_3^- 测得值）mmol/L × 体重（kg）× 0.2 × 1.66

补碱是应遵循宁酸勿碱的原则，可先补充公式计算值的一半，然后根据血气分析变化决定剩余碱剂的补充量和时间。纠正酸中毒的过程中可能出现低钙血症和低钾血症，应注意防治。

二、代谢性碱中毒

体内 H^- 丢失或 HCO_3^- 增多可导致代谢性碱中毒。

（一）病因及发病机制

1. H^-、Cl^- 大量丧失 最常见的原因是丧失大量胃液，如由于呕吐或长期胃液引流导致 HCO_3^- 不能被足够的 H^+ 中和而吸收入血。Cl^- 丢失使肾近曲小管的 Cl^- 减少，为维持离子平衡，代偿性增加 HCO_3^- 的吸收。

2. 输入大量碳酸氢钠、血液或复方氯化钠溶液 可造成医源性代谢性碱中毒，血液中的枸橼酸和复方氯化钠中的乳酸盐均可代谢成碳酸氢盐。

3. 缺钾 低钾血症导致 K^+ 自细胞内移出，每 3 个 K^+ 移出细胞便有 2 个 Na^+ 和 1 K^+ 个进入细胞，因此导致细胞内酸中毒，细胞外碱中毒。

4. 利尿剂的作用 呋塞米等能抑制近曲小管对 Na^+ 和 Cl^- 的重吸收而不影响远曲小管的 Na^+、H^+ 交换，因此随尿丢失的 Cl^- 多于 Na^+ 发生低氯性碱中毒。

代谢性碱中毒时氧不易从氧合血红蛋白中释出，此时患者的血氧含量和饱和度都正常仍可能存在组织缺氧。

（二）临床表现和诊断

呼吸慢而浅，神经肌肉应激性增加，如腱反射亢进、四肢麻木、震颤以及抽搐，严重时面色发绀、嗜睡、谵妄等。

实验室检查：血 pH 和 HCO_3^- 增高，BE 呈正值，$PaCO_2$ 在代偿时增高，但在失代偿时正常。血中 Na^+ 增高，K^+、Cl^- 减少。尿 Cl^- 减少，呈碱性；但也可出现反常酸性尿。

（三）治疗

轻症只需补充盐水，每升溶液中加入氯化钾 1~2g。重症如 pH>7.6 时，可口服氯化铵 1~2g，每日 3~4 次，也可用 2%NH_4Cl 作静脉注射。肝功能不佳时禁用，可用精氨酸替代。

严重低氯性代谢性碱中毒可补 0.1mol/L 盐酸,盐酸溶液可用等渗盐水或 5%葡萄糖液制备成 0.1mol/L 浓度,并在电解质和酸碱度的监测下由中心静脉输入。

三、呼吸性酸中毒

(一)病因和发病机制

换气不足是呼吸性酸中毒的最常见病因,可见于:①呼吸中枢抑制,如颅脑外伤、麻醉过深、吗啡类药物中毒。②呼吸道阻塞。③胸部疾患,如反常呼吸、血气胸、肺炎、肺气肿、肺水肿。④呼吸肌麻痹,如高位脊髓压迫、外伤等情况,由于 CO_2 量增加或积聚,下列反应向右移,由此增加了 H^+。

$$H_2O+CO_2\uparrow \to H_2CO_3 \to H^+\uparrow + HCO_3^-;$$

(二)临床表现

急性呼吸性酸中毒时,可并发肺水肿、脑水肿和高血钾症。换气不足可引起 $PaCO_2$ 增加,常发生缺氧。呼吸性酸中毒的症状是非特异性的,常为缺氧、高 $PaCO_2$ 和酸中毒三者合并的结果。实验室检查:急性呼吸性酸中毒时,血 pH 明显下降,$PaCO_2$ 增高,血 HCO_3^- 浓度正常;慢性呼吸性酸中毒时,血 pH 下降不明显,但 $PaCO_2$ 和血 HCO_3^- 浓度增高。代谢性碱中毒时虽也有 $PaCO_2$ 升高,但其 pH 高于正常,可资鉴别。

(三)治疗

首先去除病因,主要问题是换气不足,消除病因后换气常能改善,否则需作气管内插管和机械通气辅助呼吸。

四、呼吸性碱中毒

(一)病因和发病机制

主要由于肺泡通气过度,体内生成的 CO_2 排出过多,以致发生血 $PaCO_2$ 降低的低碳酸血症,多见于高温环境下劳动、癔病、颅脑损伤、高热或手术后过度呼吸换气、水杨酸制剂中毒,或人工辅助呼吸持续时间过长致使呼吸过频、过深。

(二)临床表现和诊断

呼吸快而深,后转浅而短促,出现手足、面唇麻木,继而出现肌肉震颤和手足抽搐,并有眩晕、胸闷,以至意识障碍和昏厥。

实验室检查:血 pH 增高,血 $PaCO_2$ 和 HCO_3^- 浓度下降,CO_2CP 减低。高氯性代谢性酸中毒虽有血 HCO_3^- 浓度降低和高氯血症,但其血 pH 低于 7.4。

(三)治疗

轻度呼吸性碱中毒常见于手术后病人,一般不需要治疗。严重者需处理原发病因,用纸袋罩住口鼻进行呼吸,以增加呼吸道死腔,提高 $PaCO_2$。或可吸入含 5%CO_2 的氧气。有手足抽搐者,可给葡萄糖酸钙静脉注射。对 pH 超过 7.65 的重症病人,可行气管内插管和控制呼吸,使 pH 迅速下降。

五、混合型酸碱失调

(一) 混合型酸碱失调的类型

临床上常见两种或两种以上单纯性酸碱失调同时混合存在,其中一种是主要的失衡,另一些则是过度代偿或代偿不全的结果。呼吸性酸中毒不能与呼吸性碱中毒混合存在,但代谢性酸中毒与代谢性碱中毒可合并存在,如肾功能衰竭少尿患者同时输注大量碳酸氢钠可导致细胞外液碱中毒和细胞内液酸中毒。混合型酸碱失调特点表见 6-3。

表 6-3 混合型酸碱失调特点

类型	原发性紊乱		pH
	HCO_3^-	$PaCO_2$	
相加型			
呼酸+代酸	↓	↑	↓↓
呼碱+代碱	↑	↓	↑↑
相消型			
呼酸+代碱	↑	↑	不定
代碱+呼酸	↓	↓	不定
代酸+代碱	不定	不定	不定
三重型			
呼酸+代酸+代碱	不定	不定	不定
呼碱+代酸+代碱	不定	不定	不定

注:(不定) 取决于酸化和碱化的相对优势

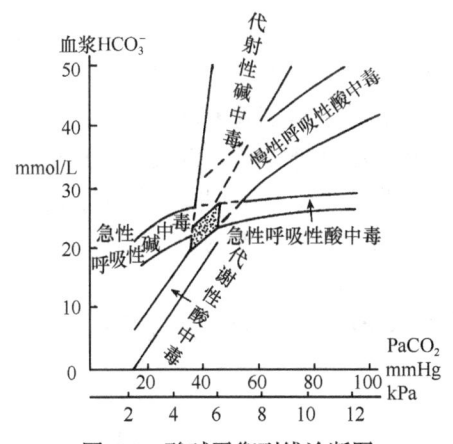

图 6-2 酸碱平衡列线诊断图

1.图中央小点区为正常范围。2.根据血浆 HCO_3^- 和 $PaCO_2$ 值在图中作一点,此点落在某区带内则为某种单纯型酸碱失调,落在两区带之间为此两区带的混合型酸碱失调

(二) 诊断

混合型酸碱失调主要依靠临床病史和血气分析判断。一般而言,用 $PaCO_2$ 判断呼吸性成分,HCO_3^- 判断代谢性成分,pH 判断何种紊乱起主导作用。酸碱失衡列线诊断图(图 6-2)有助于判断酸碱失调的类型。若为单纯性酸碱失调,$PaCO_2$、HCO_3^- 测得值应落在相应失调的界限内;反之,如果落在单纯型失调界限外,则为混合型酸碱失调。

(三) 治疗

混合型酸碱失调的治疗与单纯型失调相似,只要治疗其中一种主要紊乱即可改善血 pH。要根据血气分析不断调整治疗方案。此外还要积极治疗原发病。

(李孟秦)

第七章 临床常见急危重症

第一节 高血压急症

高血压急症（hypertensive emergency）是指原发性或继发性高血压患者，在某些诱因作用下，收缩压和/或舒张压在短时间内突然且显著升高（一般超过180/120mmHg），同时伴有进行性心、脑、肾等重要靶器官功能不全的一组临床症候群。高血压急症包括高血压脑病、颅内出血（脑出血和蛛网膜下腔出血）、脑梗死、急性心力衰竭、肺水肿、急性冠状动脉综合征（不稳定型心绞痛、急性非ST段抬高和ST段抬高心肌梗死）、主动脉夹层、子痫等。中国高血压患者人群中，高血压急症的发生率约为5%。高血压急症常见的靶器官损害发生率如下：急性心力衰竭及肺水肿36.2%，脑梗死24.5%，高血压脑病16.3%，心肌梗死/心绞痛12%，颅内或蛛网膜下腔出血4.5%，子痫4.5%，主动脉夹层2%。因此，心力衰竭、脑梗塞、高血压脑病是高血压急症最容易发生的临床情况，处理过程中需要高度重视，如不及时将血压控制在安全范围内会对脏器功能产生严重影响，甚至危及生命。

《中国高血压防治指南2010》特别指出，高血压急症如发生于妊娠期或某些急性肾小球肾炎，或并发急性肺水肿、主动脉夹层、心肌梗死者，即使血压仅为中度升高，也应视为高血压急症。

一、病因和发病机制

（一）病因及诱发因素

1. 疾病及药物因素 高血压急症的最常见的原因是原发性高血压；部分继发性高血压亦可导致高血压急症，其原因包括肾动脉急性炎症性狭窄或栓塞性阻塞、妊娠子痫、嗜铬细胞瘤、醛固酮增多症、皮质醇增多症、中枢神经系统疾病、分泌肾素肿瘤、肾实质性疾病等；突然停用降压药物如大剂量β受体阻滞剂、某些中枢性降压药，以及服用拟交感神经类毒品（可卡因、甲基苯丙胺）、拟交感神经药物（肾上腺素、去甲肾上腺素、麻黄碱等）、非甾体类抗炎药、皮质固醇类、麦角碱类等药物均可诱发短期内血压显著升高，引起高血压急症。

2. 其他因素 极度疲劳、精神创伤、精神过度紧张或激动、吸烟、寒冷刺激、更年期内分泌改变等，这些因素都可诱使血压异常升高。

（二）发病机制

发病机制尚不明确，可能与下列因素有关：①交感神经活性异常增高，儿茶酚胺类交感神经递质释放增加，引起心率增快，心输出量增加以及外周阻力血管收缩，血压短期内迅速升高。②肾素-血管紧张素-醛固酮系统活性增高，血管收缩，水钠潴留，导致血压升高，如同时伴有交感神经活性增高，则可能加速此过程。③全身重要脏器血管自主调节功能异常，导致心、脑、肾等器官组织灌流量减少，加重器官功能障碍。④长期高血压导致动脉血管硬化，血管内皮功能障碍，NO等舒血管物质释放减少、内皮素等缩血管物质释放增多,以及动脉血管对舒血管物质反应性降低等,导致机体对突发的血压升高反应低下,从而加重靶器官结构和功能损害。

二、临床表现

高血压急症是严重血压升高导致的心、脑、肾、动脉血管等靶器官严重损害的一组临床综合征,其临床表现复杂多样,靶器官损害的临床表现差异很大,视不同的脏器及损害严重程度而异。严重血压升高常见的症状包括头痛、眩晕、烦躁、恶心、呕吐、心悸、气短、视力模糊等。

(一)恶性高血压

恶性高血压病(malignant hypertension)也称急进型高血压,1%~5%的原发性高血压可发展为急进性(恶性)高血压,多见于青壮年;部分患者继发于严重肾动脉狭窄、嗜铬细胞瘤等。临床上起病急,进展快,血压升高明显,舒张压持续≥130mmHg。恶性高血压特征性病理改变为小动脉纤维素样坏死和坏死性小动脉炎,病变主要累及肾小叶间动脉、弓形动脉和脑血管,常致肾、脑发生缺血性坏死和出血等。患者可出现头痛、意识模糊、嗜睡、失明、癫痫发作和昏迷,肾脏损害常较突出,可出现持续蛋白尿,血尿,管型,严重者血尿素氮、肌酐升高。眼底检查可见视乳头渗出、水肿、出血,为恶性高血压的典型表现。患者大多死于严重肾脏损害、尿毒症、脑出血、心力衰竭。

(二)高血压脑病

高血压脑病是由于血压突然急剧升高,发生急性脑血流循环障碍,引起脑水肿和颅内压增高而产生的系列临床表现。在正常情况下,脑循环具有自身调节功能,通过脑动脉壁直接对血压做出舒张和收缩反应调节脑血流量,不受植物神经的调节。当血压突然升高突破脑小动脉的自身调节范围上限时(平均动脉压>140mmHg),脑组织出现"突破性"灌注过多,因毛细血管内压力过高,大量血浆渗出导致脑水肿,出现高血压脑病的临床综合症。

临床表现除血压严重升高外,常常因为脑水肿、高颅压和脑实质性损害而出现一系列中枢神经系统表现。初始表现为严重的弥漫性头痛,继而烦躁不安,精神萎靡、嗜睡,数小时后出现意识不清,甚至昏迷,视乳头水肿;可伴有喷射性呕吐,颈强直和视力障碍;严重者出现脑实质损害,如暂时性偏瘫、抽搐、失语等;也可出现心动过缓,呼吸衰竭和循环衰竭的表现。若未及时治疗可发展为脑溢血或猝死。高血压脑病的上述症状持续几分钟至1~2天,随着血压的下降,脑部症状可得到改善,中枢神经系统功能也有所恢复。病情随血压下降而迅速改善,是高血压脑病确诊重要标准,也是和高血压其他神经系统并发症(如脑梗死、颅内出血或蛛网膜下腔出血)的鉴别要点。

(三)急性心力衰竭/肺水肿

高血压急症可并发急性左心衰竭,常见于老年患者、女性、长期高血压病史而治疗又不充分的患者。当血压急剧增高,心脏后负荷突然显著增加,导致心输出量明显降低,肺静脉压力及肺毛细血管楔压显著增高,从血管内滤过液体的速率超过淋巴管引流的能力,先后使肺组织间隙和肺泡内积存过多的滤过液,形成间质性肺水肿和肺泡性肺水肿,严重影响气体的交换，患者可出现低氧血症，严重者出现心源性休克，如不及时抢救，死亡率极高。

急性肺水肿常因急性左心衰导致，临床表现为突发严重呼吸困难，呼吸频率可达30~40次/分，呈端坐呼吸，可出现面色苍白，发绀，烦躁、大汗，患者可出现严重的呼吸困难，频繁咳嗽，口涌大量的粉红色泡沫痰，甚至出现神志模糊、心律失常及休克。听诊可闻双肺满布湿啰音和哮鸣音，心尖区第一心音减弱，心率快，可闻及舒张早期第三心音奔马律，肺动脉瓣区第二心音亢进。胸部X线检查在早期间质性肺水肿时，可见上肺静脉充盈，肺门血管影模糊，小叶间隔增厚；明显肺水肿时可出现蝶形肺门影；严重肺水肿时可见双肺弥漫性片状影。实验室检查患者血BNP/NT-proBNP水平升高，阴性则可排除急性心力衰竭/肺水肿，可据此与肺源性呼吸困难相鉴别。

（四）主动脉夹层

见本章第五节。

三、诊　　断

根据《中国高血压防治指南2010》意见，原发性或继发性高血压患者，在某些诱因作用下，血压在短时间内突然大幅度升高（收缩压和舒张压分别超过180mmHg/120mmHg），同时伴脑、心脏、肾脏等靶器官进行性功能损害表现，即可诊断高血压急症。

四、治　　疗

（一）降压治疗

1. 治疗原则

（1）给药途径　高血压急症患者宜首选静脉滴注给药，因起效迅速，便于根据血压水平随时调整给药剂量和速度。同时监测血压，并在病情稳定后，及早开始口服降压药治疗。

（2）迅速降压及控制性降压　高血压急症患者应迅速将血压降至目标水平，但降压速度过快，可致重要脏器血流灌注明显减少，因此须采取控制性降压。《中国高血压防治指南2010》建议：1h内使平均动脉血压迅速下降但不超过25%；在以后的2~6h内将血压降至约160/（100~110）mmHg，根据患者具体病情适当调整；如果这种水平的血压患者能够耐受且临床情况稳定，可在随后的24~48h内逐步将血压至正常水平。

（3）合理选择降压药　高血压急症处理对降压药的选择，要求起效迅速，能在短时间内达到最大作用；作用持续时间短，停药后作用消失较快；不良反应较小，最好在降压过程中不明显影响心率、心输出量和脑血流量。过去常用于高血压急症治疗的药物利血平因降压作用起效慢，短时间内反复注射易致蓄积效应，发生严重低血压，以及引起明显嗜睡反应，干扰对神志状态的判断，应避免使用。除非有心力衰竭或明显的容量负荷过度，否则治疗初始阶段不宜使用强力的利尿药。老年患者、肾功能不全患者慎用硝普钠。

2. 常用降压药物

（1）硝普钠　系血管扩张剂，硝普钠中的亚硝基是它的扩血管基团，可分解为NO引起血管扩张；但NO极不稳定，停止滴注1~2分钟血压即可回升。其优点为起效快、作用时间短，降压作用强，降压反应率可高达95%~100%。肝肾功能不全的患者慎用，并需注意氰化物中毒。不良反应为恶心、呕吐、肌颤、出汗。需从极小剂量开始使用。

（2）硝酸甘油　主要扩张周围静脉，同时具有扩张周围小动脉及冠状动脉的作用。静脉滴注即刻起效，停药后数分钟作用消失。开始以5~10μg/min速度静脉滴注，可用至100~200μg/min。主要用于合并急性肺水肿及急性冠脉综合征的高血压急症。有颅内高压、青光眼、肥厚性梗阻性心肌病、脑出血或头颅外伤等患者禁用。常见不良反应包括头痛、眩晕、皮肤潮红等。

（3）尼卡地平　系双氢吡啶类钙通道阻断剂，通过抑制血管平滑肌的收缩而扩张外周血管、冠状动脉、肾小动脉及脑血管。其降压作用快速、明显，起效时间5~10分钟，持续时间1~4小时，用量5~15mg/h。它可引起反射性心率增快，急性心肌炎、心肌梗死、左心室流出道狭窄、右心功能不全者禁用，心功能不全、颅内高压或脑水肿者也需慎用。不良反应有心动过速、头痛和潮红。

（4）乌拉地尔　对外周血管的作用是选择性阻断突触后$α_1$受体而扩张血管，对中枢作用是兴奋延髓的5-羟色胺1A受体，抑制延髓中枢的反馈调节而降低外周血管阻力。本药以扩张动脉血管为主，并能降低交感活性、降低肺动脉楔压，改善心功能。起效时间15分钟，持续2~8小时，治疗高血压急症时可12.5mg稀释后静注，15分钟后效果不明显可重复应用，必要时还可加大剂量25mg静注，待血压降低后以100~400μg/min的速度静脉滴注。不良反应有恶心、头晕和疲倦。

（5）拉贝洛尔　兼有α受体阻滞作用的β受体阻滞剂，起效较迅速（5~10分钟），但持续时间较长（3~6小时）。开始时缓慢静注50mg，以后可以每隔15分钟重复注射，总剂量不超过300mg，亦可以每分钟以0.5mg~2mg速率静脉滴注。主要用于妊娠或肾衰竭时高血压急症。不良反应有直立性低血压、心脏传导阻滞、头晕等。

（6）地尔硫䓬　是非二氢吡啶类钙通道阻滞剂，能扩张外周血管，降低全身血管阻力而降低血压。用法是5~15μg/（kg·min）静脉滴注。不良反应有心功能抑制，可能出现房室传导阻滞、低血压、心动过缓等。

（二）常见高血压急症的处理

1. 高血压脑病　治疗原则是降血压、脱水降颅压、解痉止抽搐。治疗上需降低过高的血压，恢复脑血流的自动调节，但血压不能骤降以免引起脑缺血。高血压脑病的降压时间为2~4小时，将舒张压降至100~110mmHg，或降低10~15mmHg；以后再进一步下降至正常范围。也有主张在2~3小时内降幅25%，24小时达160/100mmHg。所选的药物可用乌拉地尔、尼卡地平、硝普钠。舒张压降至95~110mmHg后可以改为口服药物。高血压脑病经合适的治疗是可以得到恢复的。

2. 高血压急症合并急性心力衰竭、肺水肿　急性肺水肿治疗的目标是减轻左心室前、后负荷，改善心肌缺血，维持足够通气，消除肺水肿。肺水肿高血压急症需立即降压，数分钟内使血压降低30mmHg，或收缩压下降10%~15%，再进一步降压治疗。可选用硝普钠、乌拉地尔、硝酸甘油等静脉用药。注意药物不能增加心肌耗氧量。

急性心力衰竭肺水肿治疗　①氧气和通气治疗，使氧饱和度维持在95%~98%，这对血氧能充分弥散到组织及组织氧合、细胞水平有足够的氧浓度十分重要。可高流量吸氧，无创通气治疗，用持续气道正压通气（CPAP）或双水平正压通气（BiPAP）的通气方式；必要时气管内插管机械通气。②静脉应用吗啡，特别是烦躁不安，重症患者有镇静、扩张血管的作用。③静脉利尿剂的应用，优先使用强效、快速的袢利尿剂。④血管扩张剂，可选用硝酸甘油或二硝酸异山梨醇酯静脉滴注，也可用硝普钠、乌拉地尔及奈西利肽。后者是人工合成的重组脑钠肽（rh-BNP），能扩张动脉、静脉、冠状动脉，降低前、后负荷，降低肺楔压，并有利钠、利尿作用，改善临床症状。⑤静脉洋地黄类药物，适用于心房纤颤伴快速心室率患者。⑥超滤治疗：经内科积极药物治疗效果不满意，可行超滤治疗、清除体内多余的水分，减轻心脏的前、后负荷，改善血液动力学及症状。

3. 高血压急症合并肾功能不全　合并急性肾功能衰竭患者，应在12小时内，将平均动脉压降低25%。选择降压药物时应考虑是否影响肾血流量，避免应用对肾有毒性的药物。可选乌拉地尔、钙通道阻滞剂，需慎用硝普钠。必要时可进行血滤治疗。

（张　俊　吕　湛）

第二节　急性冠脉综合征

急性冠脉综合征（acute coronary syndrome，ACS）是冠状动脉内存在不稳定的斑块，继而发生斑块破裂和血栓形成，或发生斑块内出血、血管痉挛等，导致完全或不完全性冠状动脉闭塞，以引起心肌缺血、坏死为主要表现的一组临床综合征。ACS是临床常见的致死性心血管疾病之一。按心电图ST段抬高与否，分为ST段抬高及非ST段抬高的ACS。ST段抬高的ACS主要演变为Q波型急性心肌梗死（AMI），非ST段抬高的ACS包括非ST段抬高型心肌梗死和不稳定型心绞痛。

一、病因和发病机制

（一）病因

急性冠脉综合征的基本病因是动脉粥样硬化，其共同病理基础是在冠状动脉内有不稳定动脉粥样硬化斑块的存在，偶为炎症、先天畸形、痉挛或其他原因，导致冠状动脉狭窄、不完全性或完全性冠状动脉闭塞，从而造成不同程度的心肌缺血，根据缺血的严重程度和持续时间不同而出现相应的临床表现。

（二）发病机制

1. 易损斑块破裂、糜烂和钙化　美国心脏病学会根据动脉粥样硬化斑块进展过程将其分为6型，早期的粥样硬化病变，即所谓的脂肪条纹或Ⅲ型病变，在脂蛋白摄入和排出失衡时，演变为不稳定的Ⅳ型病变和容易破裂的Ⅴa型病变，主要是由富含脂质的柔软粥状物质与覆盖其上的纤维帽组成。由于斑块内脂类物质含量高，病变部位比较软，容易破裂，导致血栓形成或成为Ⅵ型。ACS便是Ⅳ和Ⅴ型斑块病变进展的结果，而斑块破裂、斑块糜烂和斑块钙化则是引起冠状动脉管腔闭塞的重要前提。

稳定斑块的纤维帽较厚，无脂质坏死核心或较小，平滑肌细胞多而炎症细胞少，胶原含量占70%以上，不易破裂。不稳定斑块发生破裂是多种因素相互作用的结果：①泡沫细胞凋亡后，在金属蛋白酶的作用下胶原降解产生脂质核心。②在蛋白水解酶的作用下，巨噬细胞削弱纤维帽，斑块破裂的进程被激活。③在血压波动、血流冲击、血管收缩等物理因素作用下，易损斑块即在其纤维帽最薄弱点发生破裂。除斑块破裂之外，斑块糜烂也是ACS发病的重要原因之一，在心肌梗死病例中有25%存在斑块糜烂，而在冠心病猝死的患者中，斑块糜烂的检出率更高，且女性患者检出率高于男性，斑块糜烂发生后，在局部的炎症和血栓等因素作用下，粥样斑块发生迅速迁移和体积增大，最终导致急性冠脉综合征的发生。在血栓相关的猝死病例中，斑块钙化结节占冠脉病理类型的2%~7%，虽然远低于斑块破裂、斑块糜烂的比例（分别为60%、30%~35%），但仍被认为是冠脉闭塞形成的重要机制，动脉粥样硬化斑块钙化早在亚临床的早期就可以产生，并能检测到骨相关蛋白的表达，而当脂纹形成时，组织学上就已可以检测到钙化的存在。

2. 急性血栓形成 ACS急性血栓形成是在一定的病理基础上继发形成的，血栓形成的速度和血栓体积大小主要取决于斑块破裂的严重程度和机体的凝血纤溶状况。当斑块破裂时，大量暴露的脂质、胶原除可通过细胞因子介导促进大量血栓的形成外，还能激活血浆组织因子，启动外源性凝血系统而导致血栓形成；加之动脉粥样硬化导致的内皮功能障碍，使内皮细胞的抗血栓作用也减弱；此外，高胆固醇血症、吸烟、纤维蛋白原增加、纤溶能力减退、感染、外科手术，高交感活性等局部或全身因素均可能触发高凝状态，促进血栓形成。

通常情况下，血栓在斑块破裂处或糜烂处形成，引起血管狭窄程度加重，或导致血管完全或不完全性闭塞。在斑块破裂处形成的白色血栓在血流的冲击下可分裂成极小碎片，随血流漂移而造成下游小动脉及毛细血管的堵塞，引起小面积心肌坏死（极小的心肌梗死、微梗死），临床变现为不稳定性心绞痛或非ST段抬高型心肌梗死。如果斑块破裂范围大，机体处于高凝状态，血栓形成速度快，形成巨大红色血栓或混合性血栓，冠状动脉完全闭塞，则导致较大面积的心肌梗死，临床常表现为ST段抬高型心肌梗死。

3. 血管收缩 冠脉血管收缩在急性冠脉综合征的发生中具有重要作用。严重的动脉粥样硬化导致血管内皮功能发生障碍，生理性缩血管物质释放增多，舒血管物质和（或）抗凝及纤溶物质的释放减少，容易导致血管收缩，甚至血栓形成；引起缺血发作的血管收缩或痉挛，可能是病变血管对内皮功能低下和较重动脉损伤或斑块破裂的一种反应。在ACS患者，病变血管对缩血管物质的反应性增强，血管壁张力增高，特别是在动脉粥样硬化病变严重的部位，其周围正常的动脉壁中平滑肌细胞可发生机械收缩，引起血管收缩甚至痉挛，使血管腔明显变窄，血流通过受阻。

（三）诱因

促使斑块破裂出血和血栓形成的常见诱因包括：

（1）晨起6时至12时交感神经活性增高，机体应激反应性增强，心肌收缩力、心率、血压增高，冠状动脉张力亦增高。

（2）饱餐后特别是进食大量高脂饮食后，血脂增高，血黏度增高。

（3）重体力活动、情绪激动、血压大幅波动或用力大便时，致左心室负荷明显加重。

（4）脱水、休克、出血、外科手术或严重心律失常，导致心输出量下降，冠脉灌注锐减。

二、病理生理

急性冠脉综合征的共同病理基础是冠状动脉内的易损斑块发生斑块内出血、斑块破裂和血栓形成，导致冠脉管腔狭窄或阻塞，引起不同程度的心肌缺血；此外，由于斑块多为偏心性，因此病变血管只要轻度收缩，即可致血管中度以上狭窄，冠脉血流受阻。心肌缺血一方面导致左室扩张，左室充盈压与室壁张力增加；另一方面机体儿茶酚胺释放增加，血压上升与心率加快；二者均使心肌需氧量增加。心率增加时，心室舒张期缩短，冠脉灌注进一步减少，形成恶性循环。

斑块破裂后早期形成的血小板血栓在血流冲击下，可栓塞下游小动脉，引起局部心肌暂时性缺血、室性心律失常及CK或CK-MB的轻度升高；在不稳定心绞痛患者，即使脂质斑块有极小裂隙或纤维斑块偶有溃烂，也可导致斑块结构急剧变化，冠脉血流减少，使心绞痛加重。同时血小板释放的血管活性物质（5-羟色胺、血栓素A_2）、凝血酶等的缩血管作用及血管内皮舒张功能障碍，可进一步减少冠状动脉血流。在非ST段抬高心肌梗死患者，斑块破坏更严重，血栓阻塞更持久，可达半小时以上，如发生血栓自溶，血管舒张及侧支循环的建立可限制心肌缺血时间的延长。在急性ST段抬高心肌梗死患者，比较大的斑块破裂导致巨大的红色血栓形成，至使冠状动脉血流灌注完全而持久的中断，从而出现心肌透壁性缺血坏死；一旦发生心肌透壁性缺血坏死，将出现心肌收缩力减弱、顺应性降低、心肌收缩不协调，左心室压力曲线最大上升速度（dp/dt）减低，左心室舒张末压升高，射血分数降低，心输出量降低，血压下降，或伴有心律失常；严重者动脉血氧含量降低；大面积心肌梗死者，可发生泵衰竭出现急性肺水肿甚至心源性休克；右室心梗患者可出现右心衰，右房压升高，心输出量下降，血压降低；心肌梗死后出现的心室重塑，包括心腔增大、形状改变、梗死节段心肌变薄、非梗死节段心肌增厚等，将对心室的收缩功能和电活动产生持续影响，在心肌梗死急性期后的治疗中应注重对心室重塑的干预。

三、临床表现

（一）不稳定型心绞痛和非ST段抬高型心肌梗死（UA/NSTEMI）

不稳定型心绞痛和非ST段抬高型心肌梗死临床表现相似但程度不同，主要的不同表现在缺血的严重程度以及是否导致心肌损害。

1. 症状 不稳定型心绞痛胸部不适的性质与典型的劳力型心绞痛相似，而且通常程度更重，持续时间更长，可持续长达30min，可休息时发生。不稳定型心绞痛临床有三种表现形式，即①静息型心绞痛（rest angina pectoris），休息时发作，持续时间通常大于20min；②初发型心绞痛（new onset angina pectoris），新近发生（1~2个月内）的心绞痛，通常很轻的体力活动即可诱发；③恶化型心绞痛（accelerated angina pectoris），原有稳定型心绞痛近期内发生变化，如发作更频繁、程度更严重、时间延长，轻微活动甚至休息时发作。变异型心绞痛（variant angina pectoris）是心绞痛的特殊类型，常静息时发作，伴有心电图一过性ST段抬高，其机制多为冠脉痉挛。

患者的症状如出现下述特点，均提示发生了不稳定型心绞痛：诱发心绞痛的体力活动阈值突然和持久的降低；心绞痛发生频率、严重程度和持续时间增加；出现静息型或夜间型心绞痛；胸痛放射至附近或新的部位；发作时伴有新的相关特征如出汗、恶心、呕吐、心悸或呼吸困难。常用的静息方法和舌下含服硝酸甘油的治疗方法能控制慢性稳定型心绞痛，而对于不稳定型心绞痛通常只能起暂时或不完全性的缓解作用。

2. 体征 体格检查一般无特异体征。体检的主要目的是寻找诱发不稳定心绞痛的原因，如未控制的高血压、低血压、心律失常、肥厚型心肌病、贫血、发热、甲亢、肺部疾病等，并确定心绞痛对患者血流动力学的影响，如生命体征、心功能、乳头肌功能或二尖瓣功能等，以提示患者预后。心前区反常搏动、短暂的舒张期附加音（S3和S4）常提示左心功能障碍。缺血发生期间或其后，也可有急性乳头肌功能不全的表现，如一过性心尖部收缩期杂音、喀喇音等。这些体征均为非特异性，因为它们也可出现于慢性稳定型心绞痛或急性心肌梗死患者。如疼痛发作时伴有急性充血性心力衰竭或体循环血压过低的体征，则提示预后不良。体格检查对胸痛患者的鉴别诊断至关重要，如背痛、胸痛、脉搏不整、心脏听诊主动脉瓣关闭不全的杂音，提示主动脉夹层；心包摩擦音提示急性心包炎；奇脉提示心包填塞；气胸表现有气管移位、急性呼吸困难、胸痛和呼吸音改变等。

3. 危险度分层 UA/NSTEMI二者由于冠脉病变的严重程度和范围不同，同时形成急性血栓（进展为STEMI）的危险性不同，因此进行危险分层评估，有助于尽早确定个体化的治疗方案（表7-1）。

表7-1 不稳定型心绞痛的临床危险度分层

心绞痛类型		发作时ST段下降幅度（mm）	持续时间（min）	TnI或TnT
低危组	初发、恶化劳累型，无静息时发作	≤1	<20	正常
中危组	A：1个月内出现的静息心绞痛，但48小时内无发作	>1	<20	正常或轻度升高
	B：心梗后心绞痛			
高危组	A：48小时内心绞痛反复发作	>1	>20	升高
	B：心梗后心绞痛			

注：1）陈旧性心肌梗死患者其危险度上调一级，若心绞痛由非梗死区缺血所致，视为高危；2）LVEF<40%，视为高危组；3）若心绞痛发作时并发左心功能不全、二尖瓣反流、严重心律失常或低血压，视为高危组；4）若横向指标不一致时，按危险度高的指标分类，如心绞痛类型为低危组，但心绞痛发作时间大于20min，应归为高危组。

（二）急性ST段抬高型心肌梗死

1. 先兆症状 急性心肌梗死约2/3病人发病前数天有先兆症状，最常见为心绞痛，其次是上腹疼痛、胸闷憋气、上肢麻木、头晕、心慌、气急、烦躁等。其中心绞痛50%为初发型心绞痛，另一半原有心绞痛，突然发作频繁或疼痛程度加重、持续时间延长，诱因不明显，硝酸甘油疗效差，心绞痛发作时伴有恶心、呕吐、大汗、心动过速、急性心功能不全、严重心律失常或血压有较大波动，同时心电图示ST段一过性抬高或压低，T波倒置或增高，应警惕近期内发生心肌梗死的可能。发现先兆，及时积极治疗，有可能使部分病人避免发生心肌梗死。

2. 急性心肌梗死临床症状

（1）疼痛 是急性心肌梗死中最先出现和最突出的症状，典型的部位为胸骨后直到咽部或在心前区，向左肩、左臂放射。疼痛有时在上腹部或剑突处，同时胸骨下段后部常憋闷不适，或伴有恶心、呕吐，常见于下壁心肌梗死。不典型部位有右胸、下颌、颈部、牙齿、罕见头部、下肢大腿甚至脚趾疼痛。疼痛性质为绞榨样或压迫性疼痛，或为紧缩感、烧灼样疼痛，常伴有烦躁不安、出汗、恐惧，或有濒死感。持续时间常大于30min，甚至长达数小时或更长，休息和含服硝酸甘油一般不能缓解。少数急性心肌梗死病人无疼痛，而是以心功能不全、休克、猝死及心律失常等为首发症状。无疼痛症状也可见于以下情况：①伴有糖尿病的病人。②老年人。③手术麻醉恢复后发作急性心肌梗死者。④伴有脑血管病的病人。⑤脱水、酸中毒的病人。

（2）全身症状　主要是发热，伴有心动过速、白细胞增高和红细胞沉降率增快等，由于坏死物质吸收所引起。一般在疼痛发生后24~48h出现，程度与梗死范围常呈正相关，体温一般在38℃左右，很少超过39℃，可持续1周左右。

（3）胃肠道症状　疼痛剧烈时常伴有频繁的恶心、呕吐和上腹胀痛，与迷走神经受坏死心肌刺激和心输出量降低，组织灌注不足等有关。肠胀气亦不少见。重症者可发生呃逆。

（4）心律失常　见于75%~95%的病人，多发生在起病1~2周内，而以72小时尤其24小时内最多见，可伴乏力、头晕、昏厥等症状。室性心律失常最多见，尤其是室性过早搏动，若室性过早搏动频发（5次/min以上），成对出现或呈短阵室性心动过速，多源性或落在前一心搏的易损期（RonT）时，常预示即将发生室性心动过速或心室纤颤。

（5）低血压和休克　疼痛期中常见血压下降，若无微循环衰竭的表现则称之为低血压状态。如疼痛缓解而收缩压仍低于80mmHg，病人烦躁不安、面色苍白、皮肤湿冷、脉细而快、大汗淋漓、尿量减少（＜20ml/h）、神志淡漠、甚至昏厥者则为休克的表现。休克多在起病后数小时至1周内发生，见于20%的病人，主要是心源性，为心肌广泛（40%以上）坏死，心输出量急剧下降所致，神经反射引起的周围血管扩张为次要因素，有些病人尚有血容量不足的因素参与。严重的休克可在数小时内死亡，一般持续数小时至数天，可反复出现。

（6）心力衰竭　发生率30%~40%，此时一般左心室梗死范围已＞20%，为梗死后心肌收缩力明显减弱，心室顺应性降低和心肌收缩不协调所致。主要是急性左心衰竭，可在发病最初数天内发生或在疼痛、休克好转阶段出现，也可突然发生肺水肿。病人出现胸闷、窒息性呼吸困难、端坐呼吸、咳嗽、咳白色或粉红色泡沫痰、出汗、发绀、烦躁等，严重者可引起颈静脉怒张、肝大、水肿，浆膜腔积液等右心衰竭的表现。右心室心肌梗死者可一开始即出现右心衰竭表现，伴血压下降。临床常采用Killip分级法评估心功能：Ⅰ级，无明显的心力衰竭；Ⅱ级，有左心衰竭，肺部啰音范围＜50%肺野，奔马律，窦性心动过速或其他心律失常，肺静脉压升高，肺淤血的X线表现；Ⅲ级，肺部啰音范围＞50%肺野，可出现急性肺水肿；Ⅳ级，心源性休克，有不同阶段和程度的血流动力学障碍。

3. 急性心肌梗死的体征　根据梗死大小和有无并发症而差异很大。梗死范围不大无并发症者常无异常体征，而左室心肌细胞不可逆性损伤＞40%的病人常发生严重左心衰竭、急性肺水肿和心源性休克。

（1）生命体征　①神志：小范围心肌梗死病人，或无痛型心肌梗死，神志可清晰；剧痛者有烦躁不安，恐惧等；并发休克的病人神志可迟钝，甚至昏厥；并发肺梗死者可出现意识模糊、嗜睡、谵妄；并发脑血管意外或心脏骤停者，可出现昏迷。②血压：发病后半小时内，病人呈现自主神经失调，前壁梗死多表现为交感神经亢进，心率增快至100次/min，血压可升高到160/100mmHg；心输出量明显降低者，则血压明显降低。下壁梗死多为副交感神经亢进，可出现心率减慢（＜60次/min），血压降低（收缩压＜100mmHg）。以后随着心肌广泛坏死和（或）血管扩张剂的应用，几乎所有病人均有血压降低。伴有心动过缓、心动过速、心源性休克或右室梗死及同时合并脑血管意外者，血压会降得更低。这种血压降低以后多不能再恢复到梗死前水平。③体温：梗死后多数病人出现低热（38℃左右）。此为心肌坏死物质吸收所致的全身反应，多持续3~4天，一般在1周内自行消退。如1周后体温仍高则可能再梗死或并发感染。④呼吸：急性心肌梗死病人多数呼吸较快，主要是由于疼痛、焦虑和紧张刺激交感神经活动亢进所致。有急性左心衰竭伴肺水肿时，或心肌梗死并发急性肺栓塞、休克时，呼吸可达40~50次/min；并发脑血管意外可见潮式呼吸、陈施呼吸或Biot呼吸。应用吗啡、哌替啶时可有呼吸抑制。⑤脉搏：心肌梗死病人脉搏可正常、增快或减慢，节律多整齐，严重左心衰竭时可出现交替脉，期前收缩时可有间歇脉，休克时脉搏细速触不到，出现心室扑动、心室纤颤或电机械分离时，脉搏消失。

（2）心脏体征　主要取决于心肌梗死范围以及有无并发症。梗死范围不大，无并发症时可无阳性体征；望诊见心前区饱满时，提示有大量的心包积液；颈静脉间歇性巨大搏动波提示一度或三度房室传导阻滞；如梗死范围大，有心力衰竭、既往高血压心脏病者，心界可向左扩大，心尖搏动弥散，常可触到收缩期前充盈波（A波），与听诊第4心音（S_4）时间一致，早期左室舒张期快速充盈波，与第3心音（S_3）时间一致，常不能触到；范围较大的前壁透壁性梗死常在心尖搏动最明显的上内侧触到早期、中期或晚期收缩期搏动，此动力异常区域如持续至梗死发病后8周，表明可能存在心尖前部室壁瘤；若触及胸骨左缘新近出现的收缩期震颤，提示室间隔破裂穿孔，触及心前区摩擦感，提示心包炎。叩诊心界可正常或轻到中度扩大。

（3）肺部体征　最初观察时即应注意两肺有无湿性啰音。有些老年人或有慢性支气管炎的病人平时即有湿性啰音，在病程中密切观察对比，以便及时发现病情的变化。心功能不全时，肺部出现湿性啰音，继发于肺静脉压增高，漏出液进入肺间质或肺泡内，随体位而改变，侧卧时肺底侧啰音增多，向上的一侧肺啰音减少或消失。若单侧肺部局限性湿性啰音或双肺湿性啰音不对称，且不随体位的改变而变化，但因咳嗽而改变，则提示可能是由于感染原因引起。

4. 并发症

（1）乳头肌功能失调或断裂　总发生率可高达50%。造成不同程度的二尖瓣脱垂并关闭不全，引起心力衰竭。重症者可在数日内死亡。

（2）心脏破裂　少见，常在起病1周内出现，多为心室游离壁破裂，造成猝死。偶为心室间隔破裂造成穿孔，可引起心力衰竭和休克而在数日内死亡。心脏破裂也可为亚急性，患者能存活数月。

（3）栓塞　发生率1%~6%，见于起病后1~2周，可为左心室附壁血栓脱落所致，引起脑、肾、脾或四肢等动脉栓塞。也可因下肢静脉血栓形成部分脱落所致，则产生肺动脉栓塞。

（4）心室壁瘤　主要见于左心室，发生率5%~20%。瘤内可发生附壁血栓而导致栓塞。

（5）心肌梗死后综合征　发生率约10%。于AMI后数周至数月内出现，可反复发生，表现为心包炎、胸膜炎或肺炎，有发热、胸痛等症状，为机体对坏死物质的过敏反应。

四、实验室和辅助检查

（一）实验室检查

1. 血常规　不稳定型心绞痛和非ST段抬高型心肌梗死血常规检查可无变化，急性ST段抬高型心肌梗死起病24~48小时后白细胞可增至10×10^9~20×10^9/L，中性粒细胞增多，嗜酸粒细胞减少，红细胞沉降率增快，C反应蛋白（CRP）增高，可持续1~3周，起病数小时至2日内血中游离脂肪酸水平增高。

2. 血清心肌生物学指标 中高危组不稳定型心绞痛血浆肌钙蛋白cTnI水平可升高，但不超过正常值上限2倍；AMI心肌损伤标志物均会出现明显的升高，且其增高水平与心肌梗死范围及预后明显相关，①在心肌梗死后1.5~2h即可增高，12小时达高峰，24~48小时内恢复正常。②肌钙蛋白I（cTnI）或T（cTnT），起病3~4小时后升高，cTnI于11~24小时达高峰，7~10天降至正常，cTnT于24~48小时达高峰，10~14天降至正常。肌钙蛋白增高是诊断心肌梗死的敏感指标。③磷酸肌酸激酶同工酶CK-MB，起病后4小时内增高，16~24小时达高峰，3~4天恢复正常。

对心肌坏死标志物测定结果应进行综合评价，如肌红蛋白在AMI后出现最早，敏感性高，但特异性低；cTnI和cTnT出现稍延迟，但特异性很高，在胸痛症状出现6小时以内测定为阴性者，6小时后应再次测定，其缺点是持续时间长达10~14天，对在此期间出现胸痛，判断是否有新的梗死不太有利。CK-MB虽不如TnT、TnI敏感，但对早期（小于4小时）AMI的诊断有重要价值。

既往沿用多年的心肌酶谱测定，包括肌酸激酶CK、天冬酸氨基转移酶ALT、乳酸脱氢酶LDH等，因其特异性及敏感性均不如上述心肌损伤标志物，目前已不作为用于诊断急性心肌梗死的常规检测项目，但在特定情况下仍有一定参考价值。

（二）辅助检查

1. 心电图 UAP患者中，常有伴随症状而出现的短暂ST段改变伴或不伴有T波改变，若变化持续超过12小时可能提示非ST段抬高型心肌梗死。另外，冠状T高度提示急性心肌缺血，可能为前降支狭窄所致。需警惕心电图"假性正常化"。

非ST段抬高型心肌梗死是指心电图上无病理性Q波，仅有ST—T演变的急性心肌梗死，根据急性期心电图特征可分为2种类型：①ST段压低型：无病理性Q波，发作时ST段呈水平型或下斜型压低≥1mm，但aVR导联（偶见于V1导联）ST段抬高，可伴有对称性T波倒置，ST段和T波常在数日至数周后恢复。②T波倒置型：发作时T波对称性深倒置，无病理性Q波，也无明显ST段移位，T波改变1~6个月内恢复。

急性ST段抬高型心肌梗死心电图ST段弓背向上呈墓碑状，在面向坏死区周围心肌损伤区的导联上出现ST段抬高（肢体导联抬高≥2mm，V1~V4抬高≥3mm）；在面向透壁心肌坏死区的导联上出现宽而深的Q波（病理性Q波）；在面向损伤区周围心肌缺血区的导联上出现T波倒置。在背向心肌梗死区的导联则出现相反的改变，即R波增高、ST段压低和T波直立并增高。ST段抬高型心肌梗死心电图常出现动态性改变，在起病数小时内，心电图可无异常或出现巨大高耸的T波或斜升ST段；数小时后，ST段明显抬高，呈弓背向上，与T波前支相连形成单向曲线，数小时至48小时内出现病理性Q波，R波振幅降低，是为急性期改变，Q波在3~4天内稳定不变，70%~80%的病理性Q波在心梗恢复后永久存在。心梗早期如不进行治疗干预，ST段抬高持续数日至两周左右，逐渐回到基线，T波变为平坦或倒置，是为亚急性期改变；数周至数月后，T波对称性倒置，波谷尖锐，可永久存在，亦可在数月至数年内逐渐恢复，是为慢性期改变。

2. 放射性核素检查

（1）^{201}Ti心肌显像及负荷试验 ^{201}Ti随冠状动脉血流很快被正常心肌细胞摄取，静息状态下的灌注缺损区主要见于心肌梗死后的瘢痕区，可用于诊断慢性期或陈旧性心梗，冠状动脉供血不足部位的心肌,则明显的灌注缺损仅见于运动后缺血区,不能运动的患者,可用腺苷或多巴酚丁胺做负荷试验,变异型心绞痛发作时缺血区常显示明显的灌注缺损。利用坏死心肌细胞中的钙离子能结合放射性锝焦磷酸盐或坏死心肌细胞中的肌凝蛋白可与其特异性抗体结合的特点,静脉注射^{99m}Tc-焦磷酸盐或^{111}In-抗肌凝蛋白单克隆抗体,进行心肌热点扫描或照相,可显示心肌梗死的范围,急性心肌梗死后12小时,坏死心肌开始摄取并持续7天左右,故一般用于诊断急性心肌梗死。

(2)**心血池显像** 是利用核素标记的蛋白或红细胞等从静脉注入,因其短期内不透过血管壁,均匀地分布在心腔与大血管内,通过闪烁照相可显示心脏房室腔的形态、大小、心室壁与室间隔的厚度、大血管形态及其功能状态、左心室射血分数以及显示室壁局部运动障碍等。常用的有二种方法:①门电路血池扫描:利用电脑装置的心电图门电路技术,将R-R(心电图R波)间期分为若干部分,获得心动周期各个阶段的心室容积,可以计算出心脏射血分数(代表心脏收缩功能)和观察区域性室壁运动,并可以作运动试验,观察运动前后的变化。在心脏正常时,运动后射血分数增加,心肌同步收缩,不产生室壁运动异常。冠心病患者运动后射血分数下降,多数可见区域性室壁运动障碍。②首次通过技术:放射性核素首次通过心脏时,用高敏的多晶体γ照相可获得清晰的血池显像。心血池显像目前主要用来测定心脏功能。

(3)**正电子发射心肌断层现象(PET)** 利用发射正电子的核素示踪剂^{18}F、^{11}C、^{13}N等进行心肌显像,通过对心肌灌注、代谢显像匹配分析可准确评估心肌细胞的活力。

3. 超声心动图 切面和M型超声心动图也有助于了解心室壁的运动和左心室功能,诊断室壁瘤和乳头及功能失调等。

4. 冠状动脉造影 冠状动脉造影的主要目的是评价冠状动脉血管的解剖、数量和畸形,冠状动脉病变的有无、严重程度和病变范围,评价冠状动脉功能性的改变,包括冠状动脉的痉挛和侧支循环的有无,同时可以兼顾左心功能评价。在此基础上,可以根据冠状动脉病变程度和范围进行介入治疗,评价冠状动脉搭桥术和介入治疗后的效果,并可以进行长期随访和预后评价。UAP有以下情况时为冠脉造影的适应证:①近期心绞痛反复发作,持续时间较长,药物治疗效果不满意。②原有劳力性心绞痛近期内突然出现休息时频繁发作者。③近期活动耐量明显减低。④梗死后心绞痛。⑤原有陈旧性心肌梗死,近期出现由非梗死区缺血所致的劳力性心绞痛。⑥严重心律失常、LVEF<40%或充血性心力衰竭。急性心肌梗死拟行冠脉介入治疗或冠脉搭桥手术者需行冠状动脉造影。冠状动脉造影一度被视为冠心病诊断的"金标准",冠脉造影血管腔狭窄程度50%以上冠心病即可确诊,75%以上的狭窄即可出现症状。

5. 螺旋CT血管造影(CTA) CTA对冠状动脉狭窄病变、桥血管、开口畸形、支架管腔、斑块形态均显影良好,对钙化病变诊断率优于冠脉造影,但阴性者不能排除冠心病,阳性者应进一步行冠脉造影检查。CTA可作为冠心病高危人群无创性筛查及冠脉支架术后随访手段。

6. 血管内超声(intravenous ultrasound,IVUS) IVUS可以准确掌握血管的管壁形态及狭窄程度,尤其是在冠心病的介入性诊疗中有很高的指导价值。血管内超声是利用导管将一高频微型超声探头导入血管腔内进行探测,再经电子成像系统来显示心血管组织结构和几何形态的微细解剖信息。因此,血管内超声不仅可准确测量管腔及粥样斑块或纤维斑块的大小，更重要的是它可提供粥样斑块的大体组织信息，在显示因介入治疗所致的复杂的病变形态时明显优于造影（图7-1）。

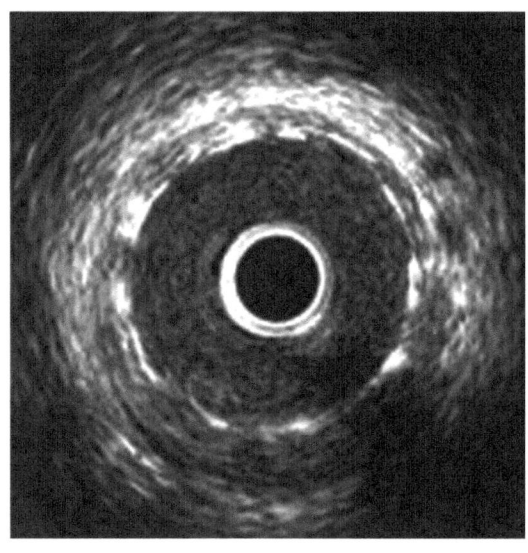

图7-1 冠状动脉血管内超声（IVUS）影像图

在冠心病介入性治疗中，IVUS可用于指导确立最合适的治疗方案，正确选择器具的大小，确定介入性治疗的终点，确定网状支架的位置及扩张效果，预测术后再狭窄的发生等。

7. 光学相干断层显像术（optical coherence tomography，OCT） 光学相干断层显像术（OCT）是血管内超声（IVUS）的光学同类技术，但与IVUS相比，高分辨率的OCT可在近似于组织学水平上，诊断和评价冠状动脉斑块，从而更好地了解冠状动脉疾病的病理学特点，并针对不同患者的自身特点进行个体化治疗。OCT采用近红外光进行成像，其优势在于具有非常高的分辨率。OCT的轴向和横向分辨率分别为10μm和20μm，是IVUS的10倍。与IVUS相比，OCT可提供有关冠状动脉管壁更加细微和清晰的信息。在评价斑块纤维厚度、脂核大小、钙化存在及其面积，以及确定血栓的存在和性质等方面，OCT相对于IVUS具有非常明显的优势。临床可用于分析斑块特性、识别易损斑块，指导介入治疗。随着OCT的成像技术的进一步完善，OCT将对心血管疾病的诊断和治疗起到重要作用（图7-2）。

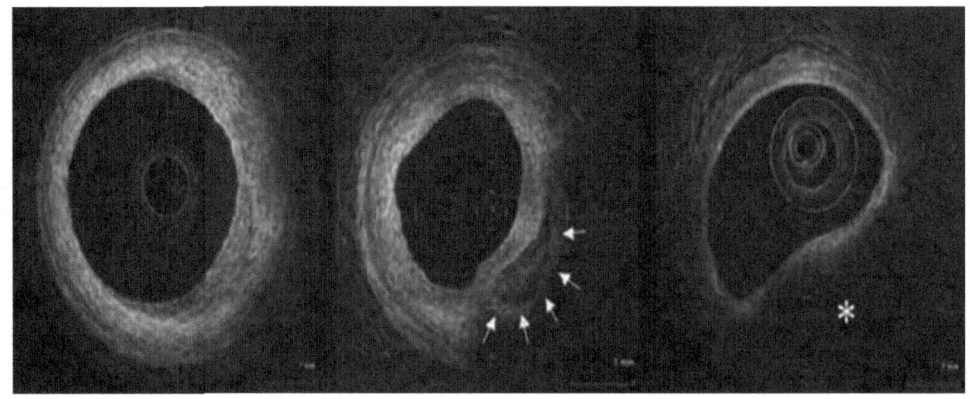

图7-2 OCT呈现的动脉粥样硬化斑块

左图为纤维性斑块，中图为纤维钙化（箭头所示）斑块，右图为脂质（*所示）斑块

五、诊断和鉴别诊断

结合患者既往合并的冠心病危险因素、典型的临床表现、心电图检查、血清心肌生物学指标的检测,绝大多数急性冠脉综合征的诊断并不困难,部分患者发病年龄小、临床心绞痛症状不典型、或发作时很短心电图难以捕捉有意义的变化,则需进行动态心电图、运动心电图、核素显像、甚至冠状动脉造影方能确诊。

(一)不稳定心绞痛及非ST段抬高的心肌梗死的诊断

UA/NSTEMI是病因和临床表现相似但严重程度不同的密切相关的临床情况,其主要不同表现在缺血是否严重到有足够量的心肌损害,以至于能够检测到心肌损害的标志物-肌钙蛋白I(TnI)、肌钙蛋白T(TnT)或CK-MB。一旦确定没有心肌坏死的标志物释放(至少间隔6小时以上采集2次以上血标本),就可以将ACS患者诊断为UA。而标志物浓度超过正常值上限2倍以上则诊断非ST段抬高的心肌梗死。缺血性胸痛症状发作后数小时,可以在血液中检测到心肌损伤的标志物,借此可以鉴别UA与NSTEMI。

(二)急性ST段抬高性心肌梗死的诊断

(1)持续时间至少半小时以上的胸痛,疼痛符合冠心病心绞痛特点;

(2)心电图相邻的两个或两个以上导联ST段抬高呈弓背向上,继之出现病理性Q波,T波倒置,心电图呈典型的动态演变且持续时间较长往往超过24h(一过性心肌缺血发作的ST—T改变常在数小时恢复);

(3)血清心肌生物学指标的改变符合心梗的变化规律和(或)血清肌钙蛋白T或I升高≥正常值的2倍以上。

如有以上(1)或(2)、和(3)两条即可诊断为ST段抬高的心梗;仅有胸痛发作而无(2)、(3)改变者不能确立心梗的诊断,高度怀疑者应在6小时后复查血清心肌生物学指标;具有典型的急性ST段抬高型心肌梗死的心电图改变及其演变规律者可直接确诊;既无胸痛发作,又无典型的心电图改变者,如血清心肌生物学指标的改变达标,仍应诊断急性心肌梗死。

对于胸痛合并的血流动力学不稳定,一过性晕厥、一过性心电图房室传导阻滞、一过性束支特别是左束支阻滞,要高度怀疑ACS的可能,应多次复查心电图并行血清心肌生物学指标检测,必要时行冠状动脉造影确诊。

(三)鉴别诊断

1. 稳定型劳累性心绞痛 其病理基础是冠状动脉血管内斑块稳定,管腔呈固定狭窄,心绞痛程度较轻,持续时间较短,舌下含服硝酸甘油有效,心绞痛发作的频度和诱发心绞痛的体力活动和情绪激动的程度长期保持稳定,血压多无升高,全身症状少,发作时ST段一过性压低,血清心肌生物学指标检测无异常。

2. 急性心包炎 疼痛与发热同时出现,呼吸、咳嗽时加重,早期即有心包摩擦音,心电图除aVR外,其余导联均为ST段弓背向下的抬高,无异常Q波。

3. 急性肺动脉栓塞 常表现为突发呼吸困难,可伴胸痛、咯血、严重低氧血症,以右心衰为主,心电图呈Ⅰ导S波深,Ⅲ导Q波显著,胸导联过渡区左移,右胸导联T波倒置等可资鉴别,D-二聚体监测和胸部CT检查帮助进一步明确诊断。

4. 急腹症 急性胰腺炎、消化性溃疡及穿孔、急性胆囊炎、胆石症等，亦可出现上腹部疼痛，并伴有休克，通过详细询问病史，体格检查，心电图、肌钙蛋白和心肌酶检测可鉴别。

5. 主动脉夹层 胸痛一开始即达高峰，为严重撕裂样疼痛伴有呼吸困难或晕厥，常放射到背、肋、腹、腰及下肢，两上肢的血压和脉搏可有明显差别。可有下肢一过性瘫痪、偏瘫、主动脉瓣关闭不全表现等有助于鉴别，急性起病的升主动脉夹层撕裂可累及左右冠状动脉近段及大分支，导致冠状动脉急性严重缺血，可出现类似急性心肌梗死的心电图改变，血清心肌生物学指标检测亦可明显升高，部分患者还可出现心包积液，需仔细鉴别诊断，必要时行二维超声心动图、CT、MRI甚至主动脉血管造影等有助于明确诊断。

六、治 疗

（一）非ST段抬高型急性冠脉综合征的治疗

1. 治疗原则 UA/NSTEMI是具有潜在危险的严重疾病，治疗原则包括：①改善心肌缺血。②防止心肌梗死、再梗死以及死亡等不良后果的发生。③根据患者的具体临床情况，结合危险度分层进行血运重建治疗。

2. 一般治疗

（1）休息 患者应卧床休息1~3天，并进行24小时心电监护。

（2）吸氧 有呼吸困难、发绀者应给以氧气吸入，维持血氧饱和度90%以上。

（3）镇静止痛 烦躁不安、疼痛剧烈者可给予吗啡5~10mg皮下注射。

（4）积极处理合并症 肺部感染、发热、低血压或高血压、心衰、心律失常、贫血等均可能导致心肌耗氧量增加，需给以相应的处理。

（5）进行心肌损伤标志物检测，以帮助判断病情进展和临床预后。

3. 药物治疗

（1）抗缺血治疗

1）硝酸酯类药物：通过扩张静脉血管，减少回心血量，降低左心室舒张末压、降低前负荷，降低心肌氧耗，并改善左室功能，硝酸酯类药物还能通过扩张冠状动脉改善心肌血供。心绞痛发作时可舌下含服硝酸甘油0.5mg，必要时可3~5分钟重复一次，连续3次无效者可静脉给予硝酸甘油或硝酸异山梨酯，症状消失后改口服制剂，常用的口服药物包括硝酸异山梨酯和5-单硝酸异山梨酯。用药过程中应注意硝酸酯类药物的耐药性和不良反应。

2）β受体阻滞剂：通过作用于心脏β$_1$受体，减慢心率、降低心肌收缩力、降低心室壁张力，缓解心肌缺血，对改善冠心病患者的近、远期预后均有重要作用。无禁忌证的ACS患者应尽早应用β受体阻滞剂，目前常用选择性β$_1$受体阻滞剂美托洛尔、比索洛尔，治疗剂量应个体化，以将患者静息心率控制在55~60次/分为宜。对于已经使用硝酸酯类药物和钙通道阻滞剂疗效不佳的患者，可联合应用β受体阻滞剂。

3）钙通道阻滞剂：钙通道阻滞剂用于左心功能尚好UA/NSTEMI的患者，从发病24~72小时开始应用，可显著降低再发心梗和心梗后心绞痛的发生率。钙通道阻滞剂对血管痉挛性心绞痛有特效，长效硝酸盐制剂和钙通道阻滞剂合用缓解症状的效果和单一药物治疗一样，且不能降低死亡率。双氢吡啶类钙通道阻滞剂不宜联合应用，以免对心肌收缩功能和传导功能产生严重的抑制作用而导致不良后果的发生。

（2）抗血小板治疗　冠状动脉斑块破裂后血栓形成和血栓栓塞是导致ACS的主要病理生理学机制，而血小板活化是血栓形成和血栓栓塞过程中起决定性作用的关键环节，抗血小板治疗可降低ACS患者血栓事件的发生率，改善预后。目前临床上将阿司匹林、氯吡格雷双联抗血小板治疗方案作为ACS抗血小板治疗的基础，阿司匹林是目前临床应用最广泛的抗血小板药物，是冠心病抗血小板治疗的基石，长期应用可降低冠心病缺血事件的发生率，目前多数指南推荐阿司匹林负荷剂量160~325mg（水溶剂），维持剂量100mg/d，所有ACS患者均应在使用阿司匹林的基础上加用氯吡格雷，急性期患者或拟接受PCI的患者，应给与300~600mg的负荷量，继以75mg/d维持，目前推荐PCI术后双联抗血小板治疗至少维持12个月，12个月后如患者情况稳定，可考虑停用氯吡格雷。

在中、高危的ACS患者，尤其存在肌钙蛋白升高或糖尿病患者，可在双联抗血小板治疗的的基础上加用血小板膜糖蛋白受体拮抗剂（GPⅡb/Ⅲa受体拮抗剂），GPⅡb/Ⅲa受体拮抗剂还能使接受PCI的患者缺血、死亡事件的发生降低，且该类患者获益最大。临床常用的GPⅡb/Ⅲa受体拮抗剂包括阿昔单抗、依替巴肽、替罗非班等，前者为ACS接受PCI患者的首选。

此外，选择性磷酸二酯酶抑制剂西洛他唑具有抗血小板聚集、扩血管、抗平滑肌细胞增生、改善内皮功能的作用，在阿司匹林或氯吡格雷存在禁忌的患者可考虑用于替代治疗，常用剂量50~100mg，每日2次。

近年新研制的ADP、P2Y12抑制剂类抗血小板药物还包括普拉格雷、替格雷洛，坎格雷洛等，也被逐渐用于临床。其中普拉格雷为新型噻吩吡啶类药物，抗血小板作用强于氯吡格雷，常用负荷剂量为60mg，维持量10mg/d。

（3）抗凝治疗　目前临床常用的抗凝药有两大类，一类为间接凝血酶抑制剂，包括肝素、低分子肝素，黄达肝葵钠为人工合成的选择性Ⅹa因子抑制剂；另一类为直接凝血酶抑制剂，包括水蛭素、比伐卢定、来匹卢定、阿加曲班等，对凝血酶激活因子Ⅴ、Ⅷ、Ⅻ及凝血酶诱导的血小板聚集均有抑制作用。无论患者是否接受PCI和支架植入治疗，所有的非ST段抬高型ACS（UAP/NSTEMI）患者的急性期，在抗血小板治疗的同时，应尽快启动抗凝治疗，低分子肝素、黄达肝葵钠的抗凝治疗效果优于普通肝素，二者均不宜与普通肝素交叉应用。黄达肝葵钠被推荐为在抗凝治疗方面具有最好的疗效与安全性，常用剂量2.5mg/d，皮下注射，也可用低分子肝素5000U，每日2次皮下注射，连用8天后停药。

（4）调脂治疗　在冠心病的现代防治策略中，调脂治疗已成为不可或缺的重要策略之一，调脂治疗既是一种治疗选择，又是二级预防的重要干预措施。目前国内外血脂异常管理指南均明确指出低密度脂蛋白胆固醇（LDL-C）是调脂治疗干预的首要目标，主张将冠心病患者LDL-C降至2.6mmol/L作为调脂治疗的目标值。常用药物包括辛伐他汀、洛伐他汀、普伐他汀、阿托伐他汀、瑞舒伐他汀等。在应用调脂药物方面有三点是必须要明确的，一是要正确选择调脂药物，凡以胆固醇和LDL-C为主的血脂异常，首选他汀类调脂药；以甘油三脂为主的血脂异常，首选贝特类调脂药；混合型血脂异常根据血脂增高的具体情况选择调脂药，必要时可二者联合应用；二是要做到个体化和长期用药，依据血脂水平和心血管病状况决定药物选择和起始剂量，首次用药1~2个月后复查安全性指标和血脂水平，适当进行调整，以后每3~6个月复查一次。只要没有严重不良反应，调脂药物就要坚持服用，不要随意停药；三是要将药物治疗与生活方式调理密切结合起来，在冠心病九大危险因素中，可控制的因素占一半多，这些可控因素大都与生活方式有关，如吸烟、酗酒、肥胖、过多脂肪和缺乏蔬菜，以及缺乏运动等，纠正这些不良生活方式，并与药物治疗相结合，方能取得理想效果。

（5）冠状动脉血运重建

1）介入治疗：急性期选择保守治疗的患者，在病情稳定后根据病人的临床情况及危险度分层进行综合分析，在合理应用抗血小板药物、抗凝药、β受体阻滞剂、硝酸酯类药物、非二氢吡啶类钙拮抗剂的基础之上，根据患者临床情况决定是否选择介入治疗。尽早介入治疗的指征包括：①在药物治疗的情况下，出现反复发作的静息性心绞痛或低活动量下的心绞痛。②CK－MB和（或）TnT升高。③新出现的ST段压低。④复发性心绞痛伴心功能不全（射血分数＜40%）或低血压（＜90/60mmHg）。⑤低运动量下的运动试验阳性。⑥持续性室速。⑦6个月前接受过PCI或CABG治疗。

2）冠状动脉旁路移植术：顽固性心绞痛，冠状动脉造影为左主干病变、多支血管病变，合并糖尿病、心功能不全，不宜行PCI或PCI治疗不成功的患者，可考虑行冠状动脉旁路移植术，可使患者获益。

（二）急性ST段抬高型心肌梗死的治疗

1. 治疗原则 ①改善心肌缺血，挽救濒死心肌。②缩小梗塞范围，维持心脏功能。③防治并发症，挽救患者生命。④尽早进行冠状动脉血运重建。⑤控制危险因素，提高生活质量。

2. 院前急救 随120出诊的急诊科医师应充分熟悉急性冠脉综合征的院前急救流程，包括①吸氧、建立静脉通道、心电监护。②生命体征血压、心率、心律、呼吸的监测。③测定氧分压。④18导联心电图的动态观察。⑤询问病史、体格检查。⑥急诊医师应树立时间就是生命，时间就是心肌的观念，一旦急性ST段抬高型心肌梗死诊断确立，应充分做好转运前准备，并通知有介入治疗资质的心血管中心，及时开通急性心肌梗死急救绿色通道，命导管室做好手术准备，同时给予患者阿司匹林0.3，氯吡格雷300mg口服，如预计转运过程超过2小时，应于30分钟内给予尿激酶或rtPA静脉溶栓治疗一次；疼痛剧烈者可予吗啡5~10mg静脉注射或哌替啶50~100mg肌注；如患者于院前出现恶性致命性室性心律失常应立即给予电除颤，同时经静脉给予利多卡因、胺碘酮等抗心律失常药物；出现严重缓慢性心律失常者应给以阿托品1~2mg静脉注射，有条件者可于当地医院植入临时心脏起搏器，以保证转运安全，并为下一步介入治疗拯救患者生命赢得机会。

3. 急诊科处理措施 患者到达急诊科处理措施：①吸氧、建立静脉通道、心电监护。②生命体征血压、心率、心律、呼吸的监测。③测定氧分压。④18导联心电图的动态观察。⑤询问病史、体格检查。⑥血液生化检查包括心肌酶谱、肌钙蛋白、电解质、凝血系列、血常规、血糖及肝肾功能等。⑦对于急性ST段抬高型心肌梗死患者，在有条件行急诊冠脉介入治疗的医疗单位，应立即经急性心肌梗死急救绿色通道，由急诊科直接进入导管室行介入治疗；急诊科处理应快速、高效，尽量节省时间，缩短就诊—球囊开通冠脉时间，以达到最大限度挽救患者心肌的目的。

4. 急诊治疗

（1）一般治疗 ①卧床休息，有利于减轻心脏负荷，减轻心肌的缺氧。②给氧，通过吸氧改善症状。③口含硝酸甘油，随后则静脉点滴硝酸甘油。④充分的止痛治疗，可应用吗啡皮下或静脉注射3~5mg或杜冷丁（哌替啶）50~100mg肌内注射，并同时选用硝酸甘油和β受体阻滞剂。⑤嚼服阿司匹林，常规应用300mg。同时口服他汀类药物及氯吡格雷。

⑥抗凝治疗，应用低分子肝素皮下注射或静脉应用肝素。⑦防治心律失常，由于可出现各种心律失常，可根据患者的临床特点，进行评估并采取相应治疗措施；通过积极的紧急救治，可达到最大限度挽救濒死心肌、防治并发症、提高生存率、改善患者的预后的目的。

（2）再灌注治疗 再灌注治疗是急性ST段抬高型心肌梗死早期最重要的治疗措施，起病3~6小时使闭塞的冠状动脉再通，心肌得到再灌注，可挽救濒死心肌，缩小梗死范围，有利于心室重塑，能明显改善患者预后。

1）介入治疗（PCI）：①能在患者住院90分钟内施行PCI。②心导管室每年施行PCI手术100例以上并有心外科待命。③术者每年独立施行PCI超过30例。④急性心肌梗死直接PTCA成功率超过90%。⑤在所有送到导管室的患者中，能完成PCI者达85%以上。在患者到达急诊科明确诊断后，在进行常规治疗的同时，做好术前准备，直接将患者送导管室。起病超过6小时，甚至72小时以内，如患者经治疗仍有反复发作的明显胸痛，仍可以考虑行介入治疗。非ST段抬高的急性冠脉综合征，可根据患者的具体情况择期行介入治疗。

2）溶栓治疗：对于急性ST段抬高型心肌梗死急性心梗发作6小时以内的患者，如无条件行介入治疗，应予尿激酶、链激酶或rtPA溶栓治疗，常用尿激酶150万~200万U30分钟内静脉滴注；链激酶150万U，60分钟内静脉滴注，由于链激酶有过敏反应发生，目前临床已基本不用；rtPA 100mg 90分钟内静脉给予：先静脉注入15mg，随后30分钟内静脉滴注50mg，其后60分钟内再静滴35mg，用rtPA前需先用肝素5000单位静脉注射，用药后继续以每小时肝素700~1000单位持续静脉滴注48小时。使用尿激酶或链激酶溶栓治疗的患者，在用药6小时后开始监测APTT或ACT，在其下降到正常对照值2倍以内时开始给予肝素治疗。溶栓治疗前应仔细权衡治疗效果与潜在的危险性，以下患者禁用：①活动性内出血。②出血性脑卒中病史及6个月内的缺血性脑卒中。③新近（2个月内）颅脑或脊柱的手术及外伤史。④颅内肿瘤、动静脉畸型或动脉瘤。⑤已知的出血体质。⑥严重的未控制的高血压。

判断溶栓治疗成功与否，对于决定下一步的治疗策略有重要的意义，溶栓治疗成功的标准包括：①2小时内胸痛症状消失或明显缓解。②2小时内每半小时前后对照，心电图ST段下降超过50%。③再灌注心律失常，常见室性早搏、短阵室速、室颤、一过性房室传导阻滞或束支阻滞。④CK-MB峰值前移（14小时内）。⑤冠脉造影达TIMI血流3级。

3）急诊冠脉搭桥手术：介入治疗失败或溶栓治疗无效有手术指征者，应争取在6~8小时内施行主动脉—冠状动脉旁路移植术。

5. 急性期的治疗

（1）消除心律失常 急性冠脉综合征特别是急性心肌梗死的患者，可出现各种类型的心律失常，快速性室性心律失常常发生于前壁心肌梗死的患者，下壁心肌梗死常出现心动过缓、房室传导阻滞等缓慢性心律失常，及时消除心律失常，可避免演变为严重心律失常甚至猝死。①发生心室纤颤或持续性多形性室速，应尽快采用非同步直流电除颤，室性心动过速药物治疗效果不佳时也应尽早同步直流电复律。②对于室性早搏或室性心动过速，立即用利多卡因50~100mg静脉注射，5~10分钟重复一次，直至心律失常消失或总量已达300mg，继以1~3mg/min的速度维持；经治疗室性心律失常仍反复发作可用胺碘酮。③缓慢性心律失常可用阿托品0.5~1mg肌内或静脉注射。④并发第二度2型或第三度房室传导阻滞，且血流动力学不稳定或患者出现晕厥，阿-斯综合征发作，宜尽快经静脉植入临时心脏起搏器，待传导阻滞恢复后撤出。⑤室上性快速性心律失常发作，可用美托洛尔、洋地黄、胺碘酮、普罗帕酮、如无心功能不全亦可用维拉帕米、地尔硫䓬等，药物治疗无效，可行同步直流电转复。

（2）纠正心衰　缺血或濒死心肌得到及时再灌注，是改善心功能最有效的措施，缺血或梗死面积过大，未能及时再灌注或再灌注失败，常导致心衰的发生。纠正心衰主要是治疗急性左心衰竭，以应用吗啡（哌替啶）和利尿剂为主，亦可使用血管扩张剂扩张冠状动脉，减轻心肌负荷，必要时可考虑使用多巴酚丁胺10μg/（kg·min）静脉滴注或使用小剂量ACEI，洋地黄类药物在急性心肌梗死早期（24小时内）疗效欠佳，且容易诱发室性心律失常，应尽量避免使用。药物治疗无效的急性左心衰，在有条件的医院应行主动脉内球囊反搏治疗，以帮助患者度过危险期。有右室心梗的患者，应慎用利尿剂。

（3）控制休克　①补充血容量：对血容量不足，中心静脉压或肺动脉楔压低者，用低分子右旋糖酐或5%~10%葡萄糖液静脉滴注，维持中心静脉压>18cmH$_2$O，肺小动脉楔压>15mmHg；右室心梗时，中心静脉压升高并非是补充血容量的禁忌，此时应适当增加补液量，以维持右心室足够的前负荷，提高心输出量。②应用升压药：补充血容量后血压不升，而肺小动脉楔压（PCWP）和心输出量正常时，提示周围动脉张力不足，可给予升压药物，常用多巴胺，起始剂量3~5μg/（kg·min）或去甲肾上腺素2~8μg/（kg·min）；亦可用多巴酚丁胺，起始剂量3~10μg/（kg·min）静脉滴注。③应用血管扩张药：经上述处理血压仍不升，而肺动脉楔压增高，心输出量低或周围血管收缩、四肢厥冷、发绀，用硝普钠15μg/min开始静脉滴注，每5分钟增加剂量直至PCWP降至15~18mmHg；亦可用硝酸甘油10~20μg/min开始静脉滴注，每5~10分钟增加剂量5~10μg/min直至左心室充盈压下降。④维持水、电解质、酸碱平衡，保护重要脏器功能；有条件的医院可行主动脉内球囊反搏进行循环支持，同时进行冠状动脉造影及介入治疗，可能挽救部分危重患者的生命。

6. 常规药物治疗

（1）抗血小板治疗　抗血小板治疗方案同UA/NSTENI患者，见本节UA/NSTENI的治疗。

（2）调脂治疗　调脂治疗方案同UA/NSTENI患者，见本节UA/NSTENI的治疗。

（3）其他治疗　①β受体阻滞剂和钙通道阻滞剂：急性ST段抬高型心肌梗死早期，如无禁忌证，均应尽早使用β受体阻滞剂，尤其前壁心肌梗死伴交感神经活性亢进或快速性心律失常者，可防止梗死范围扩大，减少恶性心律失常的发生，改善近、远期预后。β受体阻滞剂如有禁忌而无明显心功能不全者，可考虑使用地尔硫䓬等钙通道阻滞剂，可能达到类似效果。②ACEI/ARB治疗：ACEI能够逆转急性心肌梗死患者心室重塑，降低心衰的发生率，改善血管内皮功能，特别适用于ACS合并高血压的患者；除非有禁忌，所有患者均应使用。一般从小剂量开始，如能耐受，24~48小时逐渐增加到目标剂量。ACEI不能耐受者可用ARB替代。③抗凝治疗：急性ST段抬高型心肌梗死的患者，如接受溶栓治疗，其肝素的使用见前述，肝素治疗48小时后改用低分子肝素或黄达肝葵钠，连用8天后停药；对于接受PCI治疗的患者，如术前12小时以内已使用低分子肝素皮下注射，则PCI手术过程中不需要再交叉使用普通肝素，而用黄达肝葵钠抗凝治疗的患者，PCI手术过程中需要使用普通肝素85U/kg，或60U/kg联合GPⅡb/Ⅲa受体拮抗剂；直接凝血酶抑制剂与凝血酶发生不可逆结合而将凝血酶灭活，对凝血酶诱导的血小板聚集有抑制作用，但不影响血小板功能，不引起外周血中血小板减少，可用于血小板减少又需要抗凝治疗的患者。急性心肌梗死的后期，下列情况需口服抗凝剂治疗：超声心动图提示心腔内活动性血栓，口服华法林2~6个月，合并心房纤颤者，长期口服华法林，维持INR2~3，并在早期重叠使用肝素或低分子肝素，直到华法林充分显效。④极化液治疗：氯化钾1.5g，胰岛素10U加入10%葡萄糖液500ml中，静脉滴注，每日1~2次，疗程7~14天。可促进心肌摄取和代谢葡萄糖，使钾离子进入细胞内，恢复细胞极化状态，以利减少心律失常，保证心脏正常收缩，并使心电图上抬高的ST段回到等电位线。

7. 右心室心肌梗死的治疗 右心室心肌梗死常引起右心衰伴低血压，可无明显左心功能不全，此时宜扩张血容量。在血流动力学监测下静脉输液，直到低血压纠正或PCWP达15~18mmHg。如输液1~2L低血压仍未纠正者可用正性肌力药物，首选多巴酚丁胺。不宜使用利尿剂。伴有严重心动过缓或房室传导阻滞者可予临时心脏起搏。

七、预　防

正常人群预防动脉粥样硬化和冠心病，属一级预防，一级预防的主要措施在于控制危险因素。包括：①戒烟。②控制体重至理想体重。③坚持有计划的适量运动。④进食低盐、低脂、低糖饮食。⑤控制血压。⑥治疗糖尿病。⑦控制血脂水平，使LDL达标（<2.6mmol/L）。

已有冠心病患者预防再梗死和其他心血管事件的发生，属二级预防。为便于记忆，可归纳为ABCDE五个方面：

（A）Aspirin抗血小板治疗（或氯吡格雷）
ACEI/ARB
Anti-anginal therapy抗心绞痛治疗，硝酸酯类药物
（B）β-blocker控制血压
Blood pressure control控制血压
BMI control控制体重
（C）Cigarette quitting戒烟
Cholesterol-lowering控制血脂水平
（D）Diet控制合理饮食
Diabetes treatment控制糖尿病
（E）Exercise运动：有计划的适量运动
Education教育：患者及家属冠心病知识教育

（吕　湛）

第三节　致死性心律失常

致死性心律失常是指可能导致死亡的严重心律失常，包括伴有严重血流动力学障碍的恶性室性心律失常如频率在230次/min以上的单形性室性心动过速、心室扑动和心室纤颤，窦性停搏、完全性房室传导阻滞、室内阻滞以及各种原因导致的心室停搏，又称致命性心律失常。此外，临床上还有一种在大多数情况下相对稳定，但在特定条件下会危及患者生命的潜在致死性心律失常，如甲状腺功能亢进合并快速性心房扑动或心房纤颤，预激综合征合并心房扑动或心房纤颤。致死性心律失常是心脏性猝死的重要原因，临床医生应当高度重视，一经诊断必须立即采取可能的一切有效手段，积极治疗，力求使患者转危为安。

致死性心律失常中最常见的是室性心律失常，包括室性心动过速、心室扑动、心室纤颤，约占致死性心律失常总数的90%，致死性缓慢性心律失常如窦性停搏、严重的房室传

导阻滞、严重的室内传导阻滞约占10%。

一、室性心动过速

室性心动过速指起源于希氏束分叉以下的心动过速，心电图上表现为连续3个或3个以上的室性早搏；室性心动过速常见于器质性心脏病患者，偶可发生于正常人，常伴有血流动力学紊乱，并有可能转变成心室扑动、心室纤颤，导致心脏骤停，是临床上常见的心血管急症之一。

（一）分类

1. 按室性心动过速发作时临床表现分类

（1）学流动力学稳定　无症状或轻微症状，仅出现心悸、或自觉心跳过快、停顿等。

（2）血流动力学不稳定　出现先兆晕厥（乏力、头晕、黑矇等）、晕厥、心脏骤停、心脏性猝死。

2. 根据心电图QRS波的特征分类

（1）非持续性室性心动过速　室性心动过速每次发作持续时间小于30秒，频率大于100次/分，包括非持续性单形性室性心动过速和非持续性多形性室性心动过速。

（2）持续性室性心动过速　室性心动过速持续时间 > 30s，频率大于100次/分，且多数不能自行终止；或虽未达30秒但伴严重血流动力学不稳定者。包括持续性单形性室性心动过速和持续性多形性室性心动过速。

（3）束支折返性室性心动过速　室性心动过速涉及希普系统，心电图常表现为左束支阻滞，常见于心肌病患者。

（4）双向性室性心动过速　室性心动过速发作时，体表心电图同一导联上QRS波额面电轴呈现左偏、右偏的交替变化，常见于洋地黄中毒患者。

（5）紊乱性室性心动过速　紊乱性室性心动过速也称作多源性室性心动过速，心电图特征是除了心电图同一导联上有多种形态的QRS波外，RR间期也极不均匀。

（6）并行性室性心动过速　是具有并行特征的短阵加速性心室自主心律。多发生在器质性心脏病患者。

3. 根据室性心律失常造成的后果分类（Bigger分类法）

（1）良性心动过速　室速多为单形性，常不伴血流动力学紊乱，多为特发性室性心动过速或短阵室性心动过速，多见于无器质性心脏病患者。发生心脏猝死的危险性低。

（2）潜在恶性室性心动过速　非持续性，但频繁发作的室速或室性早搏多达3000次/24h，不常导致血流动力学紊乱，但常发生猝死。多见于器质性心脏病患者。

（3）恶性室性心动过速　表现为反复发作持续性室速，能造成明显血流动力学紊乱，常伴发猝死、晕厥、先兆晕厥、充血性心衰恶化、心绞痛发作，常发生于EF小于30%的器质性心脏病患者。

此外，尚有根据基础心脏情况分为器质性室性心动过速、特发性室性心动过速以及按心动过速源起部位分为左室心动过速、右室心动过速、束支折返性心动过速等分类方法。

（二）病因和发病机制

室性心动过速常见于各种器质性心脏病，特别是既往有心肌梗死的患者。其次可见于各种原因的心脏损伤、心力衰竭、电解质紊乱和药物中毒等,极少数患者可无器质性心脏病。

1. 病因

(1)器质性心脏病 室性心动过速最常见的病因是冠心病,各种类型的冠心病如急性心肌梗死、陈旧性心肌梗死、心绞痛、缺血性心肌病、甚至无症状型冠心病均可发生室性心动过速。其他常见的病因有原发性心肌病(扩张型心肌病、肥厚型心肌病、限制性心肌病和致心律失常性右室发育不良)、心肌炎、先天性心脏病、二尖瓣脱垂综合征、瓣膜性心脏病、代谢性心脏病和原发性或转移性心脏肿瘤等。

(2)原发性心电异常或离子通道疾病 例如先天性长QT综合征、短QT综合征及Brugada综合征。

(3)心力衰竭 心力衰竭是各种心血管疾病的终末期临床表现,常常会出现心律失常等并发症。室性心律失常尤其是室性心动过速是慢性心力衰竭患者最常合并的心律失常。其中有的无明显临床症状,对血流动力学也无任何影响,有的则引起严重的症状及血流动力学障碍,甚至可直接导致猝死。

(4)外界因素 ①药物和毒物作用,如洋地黄药物、抗心律失常药物、拟交感神经药物、抗抑郁药物、罂粟碱、锑剂等均可发生室性心动过速。②电解质紊乱和酸碱平衡失调,如低钾血症、高钾血症、低镁血症和酸中毒等。③先天性心脏病外科修补术后、心导管刺激或造影等。

2. 发病机制

(1)冲动形成异常 ①自律性异常:不具有自律性的心肌细胞由于病变或内环境改变出现自律性或具有自律性的浦肯野纤维细胞自律性异常增高可引发室性心律失常。肾上腺素性单形性室速又称为心得安敏感性室速,为特发性室速的一种,该室速往往与运动和儿茶酚胺有关,对β受体阻滞剂敏感,不能被程序刺激诱发和终止,维拉帕米对该室速无效,腺苷和超速抑制仅能起到一过性抑制作用。肾上腺素性单形性室速可起源于左心室,也可起源于右心室,因此心电图上表现为右束支或左束支阻滞的图形,也可呈多形性室速。②触发活动(triggered activity):指心肌细胞在动作电位除极完成后(复极期)产生的电活动,又称后除极,多由局部儿茶酚胺浓度增高、缺血-再灌注、低钾血症、高钙血症、洋地黄中毒等导致的心肌细胞内钙离子浓度异常增高引起。触发活动又可按照后除极电活动发生的早晚分为早期后除极和延迟后除极。触发活动诱发的室性心律失常能被腺苷抑制,故该类机制引发的室速又称为腺苷敏感性室速。

早期后除极指在心室复极早期(动作电位的2相和3相)出现的振荡电位,该振荡电位可能为外向钾离子流减弱或内向钠离子流、钙离子流增强所引起,心动过缓时该振荡电位振幅增大,当其振幅足够大时可达到阈电位水平而引起心肌细胞提早除极,从而诱发室速甚至心室纤颤。先天性长QT综合征患者的室性心律失常的机制就是早期后除极。

延迟后除极指在心室复极晚期(动作电位3相末期)出现的振荡电位,常与心肌细胞内钙离子浓度异常增高有关,心动过速时振荡电位的振幅增大,达到阈电位水平即可引起心肌细胞提早除极从而引发室性心律失常。儿茶酚胺敏感性多形性室速和部分右室流出道起源的特发性室速的机制就是延迟后除极。

(2)冲动传导异常 与传导异常相关的室性心律失常的机制多为折返机制,包括束支折返性室性心动过速,瘢痕相关性室性心动过速,2相折返以及微折返。心肌梗死、心肌病、致心律失常右室心肌病以及心脏手术后形成的瘢痕,可成为缓慢传导区,为折返性心律失常的病理基础并为折返性心律失常的发生提供基质。瘢痕内残存心肌形成的缓慢传导区，参与构成基质更为复杂的8字折返或多环路折返的室性心动过速。

（三）临床表现

室性心动过速的临床表现轻重程度取决于诸多因素：室性心动过速发生的频率和持续的时间，是否引起血流动力学的改变是最重要和最主要的因素；患者是否存在器质性心脏病和心功能不全；室性心动过速起源部位以及心动过速发作时患者的内环境状况、体位也将影响患者的临床表现。

1. 临床症状 非器质性心脏病患者发作室性心动过速，临床上可无症状，部分患者出现心悸，多为一过性，很少出现晕厥或意识丧失，发作时间大多短暂，可自行恢复，虽然反复发作但一般预后较好。器质性心脏病并发室性心动过速，特别伴发频率较快者常症状严重，可见心悸、低血压、全身乏力、眩晕、精神改变、视觉障碍、昏厥和休克，也可出现急性肺水肿、呼吸困难、心绞痛，心肌梗死以及脑和其他全身重要脏器供血不足的症状，严重者发展为室扑、室颤而导致心脏性猝死。

不同类型的室性心动过速可有不同的临床特征，如特发性室性心动过速多见于青年人，发作前可有明显诱因，如剧烈运动、情绪激动等，发作时可出现心悸、胸闷、出汗，甚至晕厥、休克等，此类心动过速的预后较好，绝大多数患者可经导管消融根治。扭转性室性心动过速患者临床上可出现面色苍白、四肢厥冷，还可伴有不同程度的神经、精神症状，体征表现为心律绝对不规律、脉搏细速，常可闻及宽分裂的心音和奔马律，该类型心动过速易转化为室扑、室颤。

2. 体征 室速发作时查体可见颈静脉搏动强弱不等，有时可见较强的颈静脉搏动（大炮波），第一心音强度和收缩期血压可随心搏变化。听诊心率波动在70~300次/min，一般150~200次/min左右，心律可整齐也可轻微不齐或绝对不规律，尖端扭转性室速可绝对不规律、脉搏细弱、可出现奔马律和第一、第二心音分裂。

（四）辅助检查

1. 心电图 体表12导联心电图是诊断室性心动过速可靠而且有效的方法，常见室性心动过速的心电图特点主要有：

（1）连续出现3次或3次以上的室性期前收缩，伴有宽大畸形QRS波（QRS＞0.12s，大多数＞0.14s），平均心电轴在+180°~-30°之间，可因室性心动过速类型不同而速率不一，常伴ST—T改变。

（2）房室分离，表现为P波与QRS波的节律无关，QRS波频率＞P波频率，P波常因埋藏于宽大畸形的QRS—T波群中而难以分辨，部分患者需要结合食管心电图检查、心腔内电生理检查或使用药物来协助诊断（图7-3）。室性心动过速发作时记录的体表心电图显示

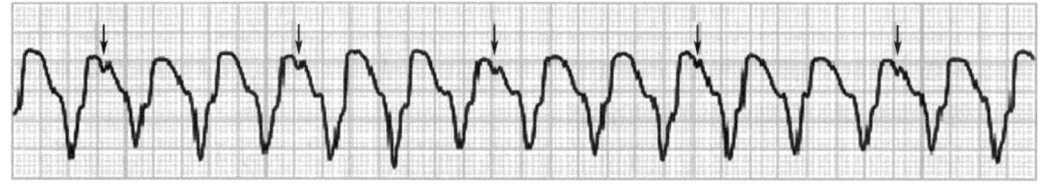

图7-3 室性心动过速的房室分离

心室率为133次/min，房室分离。

（3）心室夺获，QRS为室上性、其前面有P波且P—R间期＞0.12s，为室性心动过速发作过程中偶尔下传的窦性激动，一般心室率＜150次/分易出现。

（4）室性融合波，为偶尔下传的窦性激动与室性异位激动波融合而形成，QRS波形介于窦性与室性之间。

（5）室性心动过速发作前后也可见部分病人出现与室性心动过速类似的室性期前收缩。

（6）可出现逆行性P波且与QRS有固定关系，常为室性异位激动经房室交界区逆传激动心房所致，一般R—P'间期0.12~2.0s，若伴有逆传延迟可＞2.0s。

（7）除了上述特点外必须排除宽QRS室上性心动过速，如伴有束支传导阻滞或室内差异性传导，旁路前传型预激综合征并发室上性心动过速等。

2. 动态心电图　对于常规心电图难于发现的室性心动过速如无症状性室性心动过速，应进行动态心电图检查。尤其是对器质性心脏病伴有晕厥反复发作的患者，动态心电图检查更有意义。

3. 远程心电监测　又称遥测心电图，对于发作持续时间短，医院内难以诊断的心律失常患者，可通过随身携带的遥测心电记录仪记录下发作时的心电图，通过无线传输技术将心电图发送至诊断中心的计算机终端，经专业人员会诊作出诊断。

4. X线检查　包括冠状动脉和左心室造影，对室速本身缺乏特异性，可帮助原发心脏疾病的诊断。

5. 超声心动图　超声心动图对室性心动过速本身没有诊断价值，但对心脏基础疾病的诊断有帮助，能检出心脏形态、结构异常，判断收缩、舒张功能，协助临床医生全面了解心脏综合情况。

6. 电生理检查　心内电生理检查对确立室性心动过速的诊断有重要价值。

（五）诊断与鉴别诊断

由于室性心动过速的QRS综合波多宽大畸形，因此在诊断室性心动过速时首先要进行宽QRS综合波诊断和鉴别诊断。宽QRS波心动过速可以是室性心动过速，也可以是预激综合征引起的旁路前传的房室折返性心动过速，室上性心动过速伴室内差异性传导、束支传导阻滞等。

1. 下列心电图表现支持室上速伴室内差异性传导的诊断　①每次心动过速均由期前发生的P波开始。②R—P间期≤0.10s。③心动过速的QRS波形态，与心率大致相等的室上性冲动的QRS形态相同，P波与QRS波群相关，常呈1∶1的房室比例传导，亦可呈2∶1或文氏房室传导。④刺激迷走神经可减慢或终止心动过速。⑤多为右束支传导阻滞图形。⑥预激综合征伴房颤者，QRS波时限超过0.20s，心率超过200次/min。

2. 下列心电图表现提示为室性心动过速　①室性融合波。②心室夺获。③房室分离，偶可见室房逆传，甚至室房1∶1逆传。④QRS波电轴左偏，时限超过0.14s。⑤全部心前区导联QRS波群主波方向呈同向性，即QRS波群主波方向全部为正向或负向。⑥QRS波群形态，当表现为RBBB时呈以下特征：V_1导联呈单相或双相波（R＞R'），V_6导联呈rS或QS；当呈LBBB时电轴右偏，V_1导联负向波比V_6深，RV_1＞0.04s，V_6导联呈qR或QS。

3. 心腔内电生理检查可确立室性心动过速的诊断　①室上速的HV间期等于或大于窦性心律的HV间期。②室性心动过速的HV间期小于窦性HV间期或为负值。③心动过速发作期间，行心房超速起搏，若随刺激频率的增加，QRS波群的频率相应增加，且形态变为正常，则原心动过速为室性心动过速。④程序电刺激可诱发约95%的持续性单形性室性心动过速，可终止75%的持续性单形性室性心动过速发作。

虽然有上述鉴别方法，但临床上仍有约10%的宽QRS波心动过速不能明确诊断。鉴于室性心动过速的预后一般比其他类别宽QRS波心动过速的差，2006年ACC/AHA/ESC室性心律失常处理和心脏性猝死预防指南指出，如果宽QRS波心动过速的诊断不能明确，则按室性心动过速诊断和处理。

（六）治疗

室性心动过速约90%的患者合并器质性心脏病，约10%发生于正常心脏。室性心动过速的处理首先要明确患者血流动力学是否稳定，是否合并器质性心脏病及其心功能状态，室速发作时的心电图特征及QT间期，以及有无可能存在的诱因等。恶性室性心动过速的特点包括：①心室率大于230次/min的单形性室速。②心室率逐渐加快的室速并有可能进一步发展为室扑室颤者。③室速伴有血流动力学不稳定者。④多形性室速，包括尖端扭转性室速。

室性心动过速治疗原则：①积极治疗原发病，如纠正心衰，治疗心肌缺血，心梗后室壁瘤的治疗等。②消除诱因，注意低血钾，洋地黄药物的使用。③恶性室性心动过速一旦发生，应及时终止发作。④预防复发，在室性心动过速终止后，应使用药物或射频消融等非药物治疗措施，防止其复发。⑤防治心脏性猝死。

1. 终止发作　有血液动力学障碍者立即行同步直流电复律，情况紧急（如发生晕厥、多形性室性心动过速或恶化为室颤）也可非同步电转复。血流动力学稳定者，可首先药物复律，药物复律均需静脉给药。药物无效应予电复律，若心率在200次/min以下血流动力学稳定的单形性室性心动过速可以植入心脏临时起搏电极，通过超速起搏终止心动过速。常用药物包括：

（1）利多卡因　急性心肌梗死或心肌缺血所引起的室性心动过速，常常将利多卡因作为首选药物，成人剂量50mg（1mg/kg）静脉注射，有效后再以1~4mg/min维持。

（2）胺碘酮　胺碘酮不仅安全有效，而且致心律失常的发生率较低，适用于临床上各种室性心律失常，合并器质性心脏疾病或心衰者亦无禁忌。临床上通常采用静脉负荷剂量+静脉滴注维持方法：静脉负荷：150mg稀释后静注，可重复2~3次，静脉维持：1~2mg/min维持6小时，0.5~1mg/min维持18小时，第一天总量一般为1200mg，最多不超过2000mg。

（3）普罗帕酮　被广泛应用于治疗室性心动过速，1~1.5mg/kg静注，20分钟后可重复，必要时可以0.5~1.0mg/min静滴维持，总量不超过280mg。普罗帕酮在心功能正常时选用，普罗帕酮对心脏各部位均有较明显的抑制作用，基础心脏情况不明确者应谨慎小心。

（4）维拉帕米　对于某些特殊类型的室性心动过速，如分支型室性心动过速、配对间期较短的室性早搏引起的室性心动过速有特殊的疗效。5mg稀释后静脉注射，可10分钟后再追加5mg。总量不超过0.5mg/kg。

2. 预防复发　应积极寻找和治疗诱发和使室速持续的可逆性疾病，如缺血、低血压、电解质紊乱、充血性心衰、严重心动过缓等。同时，应根据患者室性心动过速发作时的特点及其合并的基础心脏疾病，心功能状态等情况选择药物及非药物治疗方案，在药物治疗效果大致相同的情况下，应选择其潜在的毒副反应较少者。

冠心病是室性心动过速最常合并的基础心脏疾病，β受体阻滞剂能降低交感神经张力，改善心肌缺血，并能降低心梗后猝死的发生，对没有禁忌证的患者，应作为冠心病患者室性心律失常的首选药物。胺碘酮能显著减少心肌梗死后或充血性心衰患者心律失常或猝死的发生率，对这类患者的室性心律失常有效。对单用β受体阻滞剂或胺碘酮效果不佳者，可考虑将二者联合应用。

心功能正常者也可选用普罗帕酮或索他洛尔。普罗帕酮可引起心功能不全，应予注意；索他洛尔有引起扭转性室性心动过速的可能，应在住院条件下开始用药，如用药前用过胺碘酮，需待QT间期恢复正常后再使用；索他洛尔的β受体阻滞作用明显，需时刻警惕其减慢心率和负性肌力作用。

心功能不全者发生室性心动过速，应首选胺碘酮，IB、IC类抗心律失常药物如利多卡因、普罗帕酮、普鲁卡因酰胺、美西律等，由于其潜在的负性肌力作用及致心律失常作用常不考虑首先使用。

QT间期延长的患者优先选用IB类药物如美西律，β受体阻滞剂也可考虑。

对右室流出道室性心动过速可选用β受体阻滞剂、维拉帕米和地尔硫䓬，β受体阻滞剂和钙拮抗剂合用可增加疗效，如果无效，可换用Ic类（普罗帕酮）或Ia类（如普鲁卡因胺）药物、胺碘酮和索他洛尔。

维拉帕米对大多数室速的预防无效，但可用于"维拉帕米敏感性室速"患者，此类患者通常无器质性心脏疾病，心电图上QRS波群呈右束支传导阻滞并伴有电轴左偏。

冠心病、心功能不全、其他器质性心脏疾病、长QT间期综合征、Brugada综合征等患者，如出现药物不能有效控制的恶性室性心律失常，患者有发生猝死的风险，可考虑植入式心脏复律除颤器。植入除颤起搏器的患者，仍可考虑联合应用抗心律失常药物。

目前经导管消融已经成为特发性室性心动过速的一线治疗，在有经验的治疗中心，特发性室性心动过速的消融成功率为95%以上。

（七）特殊类型的室性心动过速

1. 尖端扭转型室性心动过速 为一种特殊的多形性室性心动过速，它与先天性或获得性QT延长有关。获得性者常见于电解质紊乱如低钾血症、低镁血症、心动过缓，服用影响心室复极的药物如奎尼丁、胺碘酮、索他洛尔和中枢神经系统病变等。此类室性心动过速的发作前常有长间隙，长间隙后的QT进一步延长，T或U波增宽，当室性早搏落在其前延长的T波终末部，即可引起室性心动过速的发作，临床上以反复发作性晕厥为特征，可进展为心室纤颤而猝死是一种较为严重的室性心律失常，发作时呈室性心动过速特征，QRS波的尖端围绕基线扭转，典型者多伴有QT间期延长（图7-4）。可见室性期前收缩诱发尖端

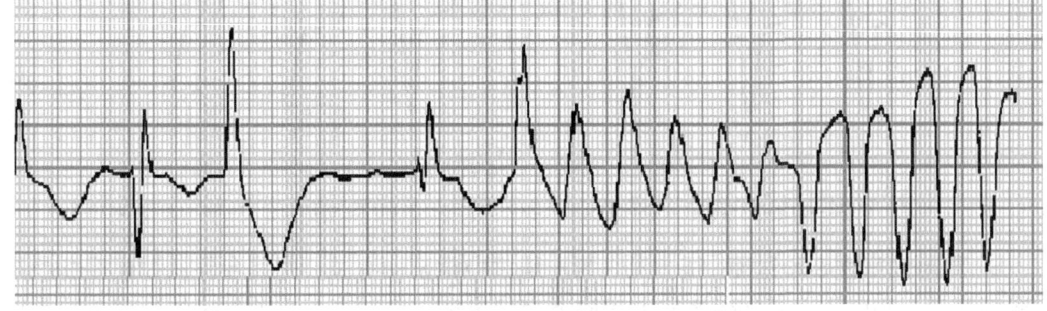

图7-4 尖端扭转型室性心动过速

扭转性室性心动过速，QRS波群的波峰连续在等电线的一侧出现，然后在另一侧，呈典型的扭转状。治疗措施包括：①寻找并处理病因，纠正代谢紊乱，停用致QT延长的药物。②可行心脏起搏治疗，以缩短心室复极时间，消除心动过缓。③治疗以β受体阻滞剂为首选。对急性心肌梗死伴发的TDP，可首先考虑应用硫酸镁（$MgSO_4$），部分病人有效。用法：硫酸镁2g于5~10min内静注，如无效，可于10min后重复一次，如TDP消失，仍有室早可静滴硫酸镁，2~10mg/min，24~48h。④无效时可试用利多卡因、美西律或苯妥因钠静注。⑤异丙肾上腺素能增快心率，缩短QT间期，有助于控制扭转性室性心动过速，但可能使部分室性心动过速恶化为室颤，使用时应谨慎。

2. 加速性心室自主心律 也称缓慢型室性心动过速，其发生机制与自律性增加有关，心电图通常表现为连续发生3~10个起源于心室的QRS波群，心率常为60~110次/min（图7-5）。心动过速的开始与终止呈渐进性，它可发生在早搏后，或当心室起搏点加速超过窦性频率时出现。由于窦房结和心室异位起搏点两者均控制心室节律的可能，因此常会发生融合波或心室夺获。该心动过速多见于器质性心脏病病人，如急性心肌梗死再灌注期间、心肌病、心肌炎、心脏手术以及洋地黄中毒等，发作多为间歇性，少数可为持续性。心室率低于110次/min以下者可无症状，超过130次/min以上者可有心悸、胸闷等症状，极少数可发生血流动力学障碍。对于心动过速时心室率较快引起明显症状甚至血流动力学障碍者，或同时存在另一种形态的室性心动过速者，应给予抗心律失常药物治疗或采取其他措施。慢室率室性心动过速可用阿托品或心房起搏以消除加速性室性心动过速。见于冠心病、心肌病、心脏瓣膜病、心肌炎、洋地黄中毒等。也可发生在正常成人和儿童。在急性心肌梗死，特别是再灌注治疗时，其发生率可达80%以上。除治疗基础疾病外，对心律失常本身一般不需处理。

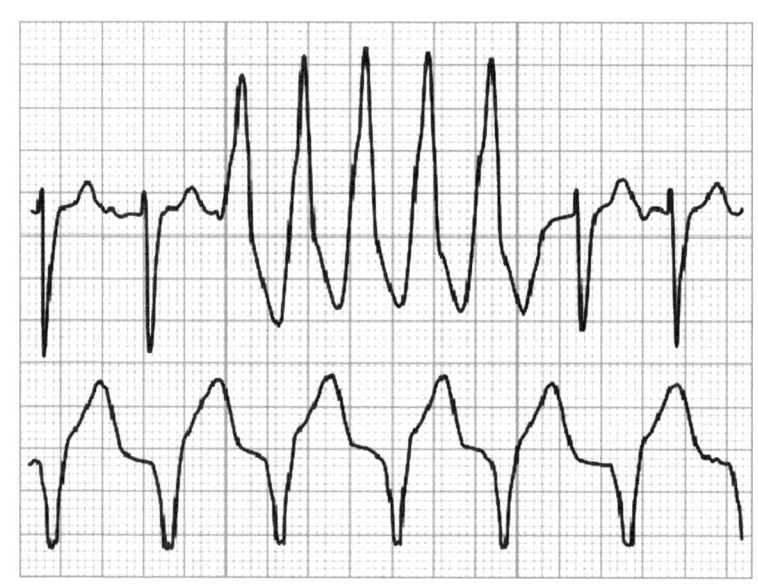

图7-5 加速性室性自主心律
上图为阵发性室性心动过速；下图为加速性室性心动过速，QRS波宽大畸形，节律规则，频率为115次/分

3. 双向性室性心动过速 很少见，与洋地黄中毒密切有关，尤其合并低钾血症和严重心肌病变者。心电图上其QRS波向上或向下交替出现。这类室性心动过速的处理主要是针对病因治疗，如停用洋地黄，积极补钾，同时给予利多卡因治疗。

二、心室扑动与心室纤颤

(一) 定义

心室扑动 (ventricular flutter, 室扑) 和心室纤颤 (ventricular fibrillation, VF简称室颤) 分别为心室肌极快而微弱的收缩和心室发生快速、无序的激动,均可引起心脏机械收缩停止,临床表现为心音和脉搏消失,心、脑等器官和周围组织血液灌注停止,出现阿-斯综合征甚至猝死。室颤是最严重的心律失常,是心脏性猝死首要原因,而室扑则常为室颤的前奏。

(二) 病因和发病机制

1. 病因 器质性心脏病是心室扑动与纤颤最常见的原因,包括冠心病,原发性扩张型心肌病和肥厚型心肌病,瓣膜性心脏病,尤其是合并严重心肌缺血、心功能不全或交感神经张力异常增高患者;先天性或获得性长QT综合征、Brugada综合征等离子通道异常亦可导致心室扑动与纤颤的发生;病窦综合征或完全性房室传导阻滞所致严重心动过缓,全身性疾病,尤其是酸碱失衡及电解质紊乱,药物,如抗心律失常药物、洋地黄类、肾上腺素类药物等,预激综合征合并心房纤颤等均可能导致严重恶性室性心律失常的发生。

2. 发病机制 室扑发病机制可能是由于异位节律点的自律性异常迅速增高,使心室肌产生折返激动。室颤发病机制可能是心室各部分心肌传导速度和复极不均匀,故其不应期长短不一致,因而激动可从不应期较短的心肌折返到不应期较长的心肌,在心室肌内出现快速而零乱的多发性局部折返激动。

室扑、室颤的发病机制可以被认为是心脏结构异常和一过性功能障碍两者共同作用的结果,心脏结构异常为室扑和室颤的形成奠定了基础,而室扑、室颤是一组异源形电紊乱的最终结果,不能单纯以一种机制解释。

(三) 临床表现

患者发生室扑或室颤后可立刻出现意识丧失,抽搐,呼吸停止。室扑或室颤可突然发生,无胸痛、呼吸困难、心悸、乏力等先兆症状,查体不能闻及患者心音,不能扪及大动脉搏动,血压测不出,并出现发绀及瞳孔散大等。如未能及时有效的抢救,患者多于数分钟内死亡。

(四) 诊断与鉴别诊断

1. 诊断 根据患者的临床表现、心电图或心电监护,并结合患者有器质性心脏病史、心血管危险因素等情况,可明确诊断。室扑、室颤是心脏骤停的最常见原因,对于心脏骤停应首选考虑室扑、室颤。对于住院的高危患者进行心电监护,是诊断室扑、室颤的重要手段,未行心电监护者,应在不影响抢救的前提下作心电图检查以了解心律失常的类型,以便采用相应的治疗措施。①室扑心电图特征:表现为规则、较为宽大畸形的波幅相当的正弦波,频率250~300次/min。QRS波形态单一,连续的QRS波之间无等电位线。室扑一般持续时间较短,除少数转为其他室性心动过速或恢复窦性心律外,绝大多数迅速转为室颤。②室颤心电图特征:P、QRS、T波群消失,代之以振幅大小不一且极不规则的颤动波,频率为150~500次/min。

2. 鉴别诊断 室扑、室颤需与无脉搏性室性心动过速、心室停搏、心脏电一收缩失偶联等其他导致心脏骤停的原因相鉴别。

（五）治疗

1. **急诊处理** 心室扑动或心室纤颤发生后，如不能立即转复窦律，将直接导致患者死亡，1分钟内转复窦律的室颤的患者，90%以上能存活，室颤超过10分钟，死亡率90%~100%。院外发生的心室纤颤，如不能自动转复，将直接导致患者死亡；住院患者通过心电监护或心电图及时发现心室纤颤，使室颤患者获得救治机会，是患者存活的前提条件。住院的心脏病患者，一旦确立心室纤颤的诊断，应立即给予200~300J非同步直流电复律，并根据患者基础心脏病情况，给予相应的药物治疗，并给予抗心律失常药物防止室颤复发并维持窦性心律。常用药物包括β受体阻滞剂、利多卡因、胺碘酮等。对于非同步直流电复律无效者，立即启动基础心肺复苏（CPR），包括建立呼吸通道、人工辅助呼吸和持续胸外心脏按压，并在静脉推注肾上腺素后重复电复律，常规给药方法是静推1mg，每3~5分钟重复1次，可逐渐增加剂量至5mg。给予2~3次电复律加CPR及肾上腺素后仍是室颤/无脉性室性心动过速，可考虑给予抗心律失常药物，常用药物胺碘酮、利多卡因。室颤/无脉性室性心动过速处理流程（图7-6）。

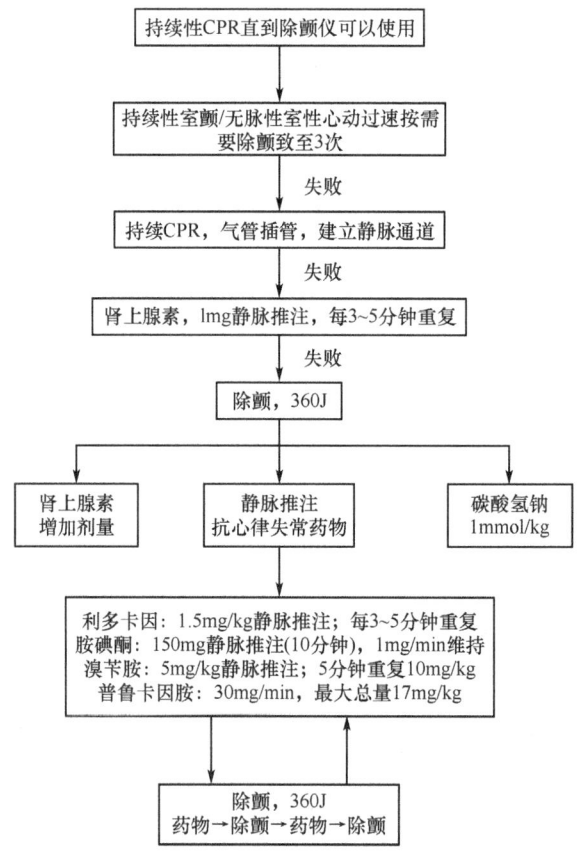

图7-6 室颤/无脉性室性心动过速处理流程

2. **长期治疗**

（1）非抗心律失常药物治疗 对于经上述治疗存活的患者，应根据其合并的基础心脏疾病，给予相应的药物治疗。冠心病、心肌病、心力衰竭患者是心脏性猝死的高危人群，这类患者长期应用β受体阻滞剂、ACEI、醛固酮受体拮抗剂以及抗凝和抗栓治疗可降低心脏猝死的风险。β受体阻滞剂、ACEI通过拮抗交感神经和肾素-血管紧张素-醛固酮系统活性、改善心室重构和改善心力衰竭预后，可降低器质性心脏病尤其是伴有心力衰竭患者的心脏性猝死率和总死亡率。缺血是心脏性猝死的促发因素，再血管化治疗可降低冠心病患者恶性室性心律失常和心脏性猝死的发生。

（2）抗心律失常药物治疗

Ⅰ类抗心律失常药物由于其明显的致心律失常作用，在心脏性猝死高危患者中长期应用，并不能降低心脏性猝死的发生率，其恶性心率失常和心脏猝死的发生率反而增加，故临床已不作为常规使用。

β受体阻滞剂能降低交感神经张力、逆转心室重构、改善心肌缺血、改善心衰患者的长期预后，对于没有禁忌证的患者，应坚持长期使用。可降低恶性室性心律失常和心脏性猝死的发生率。

胺碘酮（可达龙）与其他抗心律失常药物不同，没有明显的致心律失常作用，可减少心肌梗死后人群心律失常的死亡，对心衰合并心律失常的患者亦无禁忌，如果合并使用β受体阻滞剂治疗效果尤其明显。但长期应用应注意肺纤维化、肝损害、光敏感、甲状腺功能异常等副作用。

（3）ICD治疗　ICD在室性心动过速/室颤的治疗中具有重要的价值，是目前降低心脏性猝死的最有效的手段，ICD可以显著降低恶性室性心律失常患者的死亡率，尤其是降低器质性心脏病合并心力衰竭患者的心脏性猝死率和总死亡率。

ICD植入的Ⅰ类适应证包括：①心室纤颤或血流动力学不稳定的持续室性心动过速引起的心脏骤停存活者，经过仔细评估明确原因且完全排除可逆因素后。②合并自发持续室性心动过速的器质性心脏病患者，无论血流动力学是否稳定。③不明原因的晕厥患者，电生理检查诱发的临床相关血流动力学不稳定的持续室速或室颤。④心肌梗死所致LVEF<0.35，且心肌梗死40天以上，NYHA Ⅱ或Ⅲ级患者。⑤NYHA Ⅱ或Ⅲ级，LVEF≤0.35的非缺血性心肌病患者。⑥心肌梗死所致LVEF<0.30，且心肌梗死40天以上，NYHA Ⅰ级患者。⑦心肌梗死所致非持续室速，LVEF<0.40且电生理检查诱发出室颤或持续室速。

（4）导管射频消融治疗　目前导管射频消融治疗特发性室性心动过速、心电异常性室颤（如长QT综合征、短QT综合征或Brugada综合征等所导致的室性心动过速/室颤）和器质性心脏病室颤均取得一定进展。但由于室颤预后差，即使是成功消融了室性心动过速/室颤的触发灶、或改良了室性心动过速/室颤的基质，如有适应证也应植入ICD以防治心脏性猝死的发生。

三、窦性停搏

（一）定义

窦性停搏是指窦房结在一段长短不一的时间内暂停或中断发放冲动，使心房和心室暂停活动，又称为窦性静止，是病态窦房结综合征（sick sinus syndrome，SSS）最常见的临床表现。

(二) 病因及发病机制

窦房结起搏细胞暂时或永久性丧失起搏功能,导致窦性停搏。常见病因包括各种器质性心脏病、心肌炎、抗心律失常药物过量或中毒、迷走神经张力增高、心脏外伤或心脏外科手术时损伤、高血钾、低血钾、窦房结退行性变、淀粉样变、纤维化等。

(三) 临床表现

窦性停搏如为一过性、持续时间短暂,可无症状。过长时间(>8s)的窦性停搏如无逸搏发生,患者可出现晕眩、黑矇、或晕厥。严重者可发生阿-斯综合征以至死亡。

(四) 诊断及鉴别诊断

1. 诊断　心电图检查可明确诊断,有以下特点:①在一段正常窦性心律中,突然出现显著延长的时间内无P—QRS—T波群出现。②长间歇的P—P间歇与正常的窦性P—P间期无倍数关系。③在长间歇后,可出现逸搏或逸搏心律,以房室交接区性逸搏或逸搏心律较常见,室性或房性逸搏较少见(图7-7)。

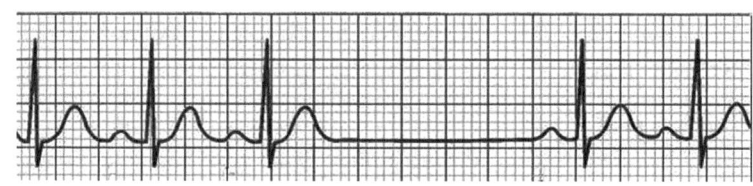

图7-7　窦性停搏

2. 鉴别诊断　①窦房阻滞与窦性停搏:二度窦房传导阻滞的特点是无窦性P波的长间期是正常窦性心律P—P间期的整倍数,而窦性停搏长间歇的P—P间歇与正常的窦性P—P间期无整数倍关系,但如果窦房阻滞合并窦性心律不齐,则诊断有一定困难。②窦室传导与窦性停搏:窦室传导即弥漫性完全性心房肌阻滞,指窦性冲动沿房间束下传至房室交界区、心室肌,产生QRS波,但不能通过心房肌传导,故见不到任何P波。其特点包括合并高钾血症、QRS波宽大畸形及T波尖耸如帐篷样,可与窦性停搏相区别。

(五) 治疗

(1) 对于偶发的、一过性的窦性停搏者,处理以病因治疗为主,常不需做对症治疗。

(2) 对于频发、持续时间长、心室率慢的窦性停搏,可应用阿托品、麻黄碱或异丙肾上腺素等药物,可静脉注射阿托品0.5~1mg,或用异丙肾上腺素1mg加入5%葡萄糖250~500ml,1~3μg/min。

(3) 对有反复或频繁发作晕厥、阿-斯综合征发作且药物治疗无效者,应及早安置人工心脏起搏器。

四、完全性房室传导阻滞

(一) 定义

完全性房室传导阻滞(complete atrioventricular block),亦称三度房室传导阻滞,是指房室间的传导完全被阻断,全部心房冲动不能传入心室,造成了心房和心室各自独立活动,即房室分离。阻滞可发生在房室结（交界区）、希氏束及双侧束支或分支系统。

（二）病因和发病机制

1. 病因 各种器质性心脏血管疾病，包括冠心病、心肌病、病毒性心肌炎、心内膜炎、先心病、钙化性主动脉瓣狭窄、原发性或转移性心脏肿瘤，原发性高血压等，是完全性房室传导阻滞的常见病因。感染性疾病如风湿热、Lyme病、Chagas病、斑疹伤寒、带状疱疹等，以及心脏手术、电解质紊乱、药物中毒亦可导致房室传导阻滞。Lenegre病（传导系统本身的原发性硬化、退行性变）和Lev病（心脏传导系统纤维支架硬化症）是成人孤立性慢性心脏传导阻滞的常见病因。

2. 发病机制 完全性房室传导阻滞根据阻滞部位发生频率分为房室结、希氏束、希氏束下，发生机制是病变部位细胞的病理性绝对不应期极度延长，占据了整个心动周期。所有来自于心房的激动均落在病变部位的绝对不应期内，使激动全部受阻而不能下传至心室。心室则由阻滞部位以下的自律性细胞所控制，形成房室交界区逸搏心律或室性逸搏心律。

（三）临床表现

完全性房室传导阻滞的症状比较明显，其造成血流动力学变化取决于心室率减慢的程度及心肌的病变与功能状态。阻滞部位发生在希氏束分叉以上者，由于逸搏点位置较高，不仅心室率较快，并且能随体力活动而增加，大多数患者休息时可无症状或出现乏力，活动后有心悸、头晕、胸闷、气短等症状，但较少发生黑矇、晕厥。如阻滞部位发生在希氏束分叉以下，心室率过于缓慢，尤其是心脏同时有明显的缺血或其他病变，或并发于广泛急性心肌梗死或严重急性心肌炎者，则症状可较重，可出现心绞痛、黑矇、晕厥，或发展为阿-斯综合征甚至猝死。

临床上查体可见心室率缓慢且规律，第一心音强度经常变化，特别是突然出现增强的第一心音，即大炮音，这是由于心房和心室收缩时间的相互关系经常有变动所致。同时，在颈静脉压力曲线上可出现巨大的a波，产生的机制是三尖瓣开放的时候右心室收缩，使血流逆流所致。

（四）心电图检查

心电图检查是诊断完全性房室传导阻滞最有效的手段，典型完全性房室传导阻滞的心电图特点：①心房与心室各自按各自的规律激动，呈完全性房室分离。P—R间期不固定，房率快于心室率。②心房节律可以为窦性心律、房性心动过速、心房扑动或心房纤颤。③心室节律可以为房室交接性逸搏心律（QRS波正常），心室率40~60次/min或室性逸搏心律（QRS宽大畸形），心室率20~40次/min。心室律一般缓慢而规则。④阻滞部位在房室结内时，逸搏心律通常起源自房室结下部（N-H区）和希氏束上、中、下段。心室率40~55次/min，偶尔更慢或稍快，QRS波形态正常。⑤阻滞部位在希氏束内时，逸搏点往往位于希氏束下段，心室率大多在40次/min以下（30~50次/min），QRS波形态正常。⑥阻滞部位在希氏束以下时，逸搏心律通常起源自希氏束分叉以下的束支或分支，偶可起源在外周浦肯野纤维。心室率大多为25~40次/min，偶可稍快，或慢至15次/min~20次/min。QRS波均增宽（>0.11s）而畸形。

（五）治疗

1. 急诊处理　急诊行体表心电图检查，并同时急查心肌损伤标志物、血电解质等辅助检查，积极寻找病因，治疗原发病。心室率慢而影响血流动力学的完全性房室传导阻滞，尤其是希氏束分支以下阻滞，发生在急性心肌炎、急性心肌梗死或心脏手术损伤时，均需急诊植入心脏临时起搏器。

2. 药物治疗　①阿托品：适用于房室束分叉以上的阻滞，尤其是迷走神经张力增高者，静脉注射0.3~1.0mg，每6~8小时1次，或静脉滴注。阿托品可引起排尿困难、尿潴留或躁动，眼压增高，故严重前列腺增生、肥大者应慎用，闭角型青光眼禁用。②异丙肾上腺素：1~2μg/min静脉滴注，一般维持心率在60~70次/min。对心绞痛、急性心肌梗死患者慎用或禁用。③山莨菪碱（654-2）：10~20mg加入5%葡萄糖液20ml中静脉推注，1~3次/d。④氨茶碱：口服100mg，3~4次/d，必要时可用氨茶碱250mg加入5%葡萄糖液500ml中缓慢静滴，4h滴完，1次/d静脉滴注。睡前可加服氨茶碱缓释片200mg。

3. 起搏器治疗　以上药物治疗仅适用于无心脏起搏条件的紧急情况，或作为心脏起搏器植入术前的过渡治疗。对于症状明显、心室率缓慢者应及时给予临时心脏起搏治疗；通过去除诱因、治疗原发病仍不能恢复的患者，应植入永久起搏器。

五、室内传导阻滞

（一）概述

室内传导阻滞简称室内阻滞，指的是希氏束分叉以下部位的传导阻滞，室内传导系统分为：右束支、左前分支和左后分支，传导阻滞可以发生在右束支、左前分支及左后分支中的一支、两支甚至三支。主要病因为冠心病，亦可见于高血压病、心肌病、主动脉缩窄等。可分为三型：①单分支阻滞：包括右束支阻滞、左前分支阻滞、左后分支阻滞。②双分支阻滞：包括右束支阻滞合并左前分支阻滞、右束支阻滞合并左后分支阻滞、左束支阻滞。③三分支阻滞：包括右束支阻滞、左侧两个分支的一支完全阻滞，另一支传导时间延长或发展为完全性房室传导阻滞。

（二）病因及发病机制

冠心病是室内传导阻滞最常见的病因，尤其是冠心病合并心肌梗死。其他病因包括高血压心脏病、风湿性心脏病、心肌病、急性及慢性肺源性心脏病、心肌炎、Chagas病、系统性硬化症、Lenegre病和 Lev病、淀粉样病、结节病、传导系统的退行性疾病、埃勃斯坦（Ebstein）畸形以及Fallot四联征或室间隔缺损纠正手术后、经导管射频消融术、起搏器植入等。

（三）临床表现

单支、双支阻滞通常无临床表现。查体偶可听到第一、第二心音分裂。完全性三分支阻滞的临床表现与完全性房室传导阻滞相同。

（四）心电图检查

ECG是室内传导阻滞的主要诊断方法，各种类型的室内传导阻滞的心电图特点如下：

1. 右束支传导阻滞　①V_1、V_2导联QRS波呈rsR'型（M型）。②V_5、V_6导联QRS波呈

qRS型，S波增宽。③ST—T改变：其方向一般与QRS波终末向量方向（即S波方向）相反，即V_1、V_2导联的ST段压低，T波倒置，而V_5、V_6导联ST段抬高，T波直立。④QRS波时限≥0.12s为完全性右束支传导阻滞，QRS时限＜0.12s为不完全性右束支传导阻滞（图7-8）。

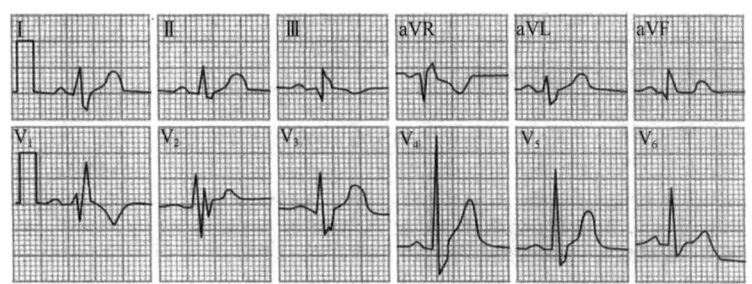

图7-8　完全性右束支传导阻滞

2. 左束支传导阻滞　①V_1、V_2导联QRS波呈QS型或rS型。②V_5、V_6、Ⅰ、aVL导联R波增宽、顶部粗钝或有切迹。③ST—T改变：ST—T方向与QRS主波方向相反，如V_1导联ST段略抬高，T波直立；V_5、V_6导联ST段压低，T波倒置。④QRS波时限≥0.12s为完全性左束支传导阻滞，QRS时限＜0.12s为不完全性左束支传导阻滞（图7-9）。

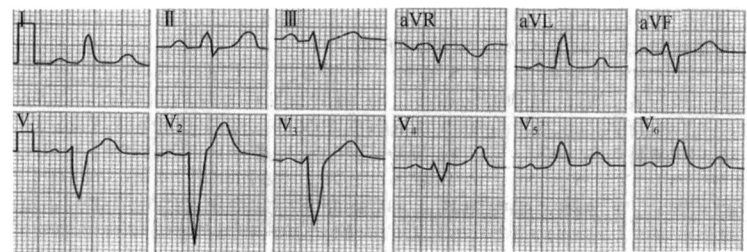

图7-9　完全性左束支传导阻滞

3. 左前分支阻滞　①电轴左偏。②Ⅰ、aVL导联呈qR型，$R_{aVL}>R_I$；Ⅱ、Ⅲ、aVF导联呈rS型，$S_Ⅲ>S_Ⅱ$。③QRS时限＜0.12s（图7-10）。

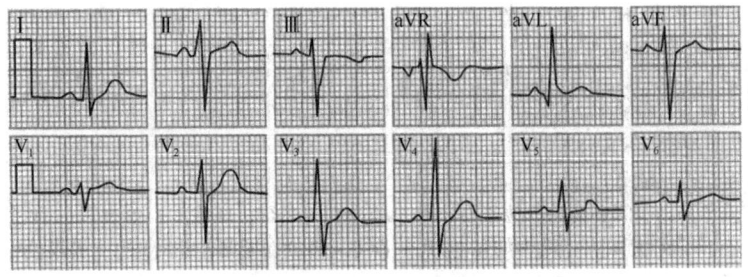

图7-10　左前分支阻滞

4. 左后分支阻滞　①电轴右偏。②Ⅰ、aVL导联呈rS型，$S_{aVL}>S_I$；Ⅱ、Ⅲ、aVF导联呈qR型，$R_Ⅲ>R_Ⅱ$。③QRS时限＜0.12s（图7-11）。

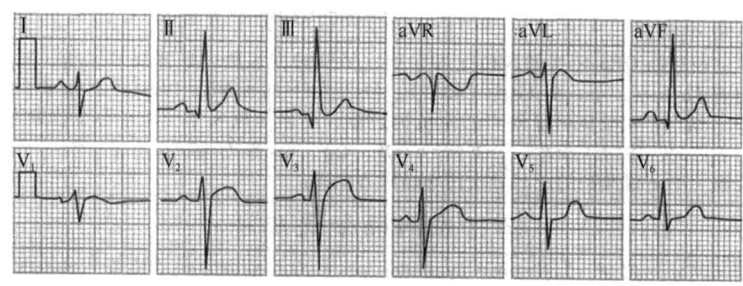

图7-11 左后分支阻滞

5. 双分支阻滞及三分支阻滞 在临床上,双束支阻滞一般系指左束支的某一分支阻滞再合并右束支传导阻滞,其ECG特点为两者的结合,最常见为右束支阻滞合并左前分支阻滞,右束支阻滞合并左后分支阻滞比较罕见。三分支均阻滞心电图上与完全性房室传导阻滞难以鉴别。

（五）治疗

慢性束支传导阻滞的病人如无症状,无需治疗。双分支与不完全性三分支阻滞者动态观察,不必常规施行预防性起搏治疗。急性前壁心肌梗死发生双支、三分支阻滞、完全性三分支阻滞且伴有晕厥、阿-斯综合征者应立即考虑心脏起搏器治疗。

（曾建辉　吕　湛）

第四节　心包填塞

心包填塞是指心包腔中液体急剧积聚导致心脏受压、心室充盈受阻所引起的一系列血液动力学异常,如静脉压升高,动脉压降低,心搏量减少,甚至心源性休克。心包填塞可由多种病因引起,是严重危及生命的心血管急症,需要迅速做出诊断及干预。

一、病　因

导致心包填塞的心包积液量大,生成迅速,常为急起的病因所致；慢性心包积液时由于心包腔内液体生成缓慢,壁层心包可在一定范围内发生顺应性扩张,积液量虽大,心包填塞症状有时并不明显；心包积液的常见病因分为感染性和非感染性以及特发性心包积液等几大类。

（一）感染性心包积液

包括结核、病毒（柯萨奇、流感等）、细菌（金黄色葡萄球菌、肺炎链球菌、革兰阴性杆菌、真菌等）、原虫（阿米巴）等。

（二）非感染心包积液

包括肿瘤（尤其肺癌、乳腺癌、淋巴瘤、纵隔肿瘤等）、风湿病（类风湿关节炎、系统性红斑狼疮、硬皮病等）、心脏损伤或大血管破裂、内分泌代谢性疾病（如甲减、尿毒症、痛风等）、放射损伤、心肌梗死后积液等；近年来由于心脏介入手术的广泛开展，有不少介入手术后发生心包填塞的报道。

（三）特发性心包积液

心包积液原因不明确，男女均可发病，常见于中老年女性患者，其心包积液可持续存在数月乃至数十年，积液量可有波动，患者大多已耐受，但如短期内出现积液量增加，则可发生心包填塞。

在所有可能导致心包积液的情况里，进展成为心包填塞的发生率高的病因有细菌性（包括分枝杆菌）、真菌性、人类免疫缺陷病相关感染、肿瘤浸润以及各种原因的出血流入心包腔。尽管特发性心包炎引起的大量积液少见，但由于此类心包炎发生率高故在心包填塞中不少见。

二、病 理 生 理

正常心包内可有25~35ml液体，当心包液在100~150ml时，对血液循环可无明显影响，然而，心包积液对血循环的影响不单纯取决于心包积液量，而主要决定于心包积液速度。迅速增加的心包积液，超过心包被压伸展的能力，心包内压迅速升高。当压力达到一定程度即限制心脏的扩张，左右心室的舒张期充盈减少，心搏量降低，静脉压升高。故快速的心包积液，即使量相对少（100~250ml）时，也可以引起心包填塞。若积液增加速度缓慢，积液可超过1000ml而不发生心包填塞。一般认为心包内压超过1.33kPa（10mmHg）即可出现心包填塞症状。

三、临 床 表 现

（一）症状

随着心包积液增多，患者心悸、呼吸困难加重。当心包填塞时，患者因不能平卧被迫坐起，或坐于床旁，两下肢垂于床下，呈典型端坐呼吸，口唇青紫、全身冷汗，严重时患者焦虑不安，精神恍惚。

（二）体征

（1）脉搏快而细弱，可触及奇脉（即当患者吸气时收缩压下降＞10mmHg，脉搏减弱甚至消失，呼气时脉搏变大且充实）。

（2）收缩压降低，脉压小。

（3）颈静脉怒张，呈Kussmaul征（即吸气时颈静脉充盈更明显）。

（4）当心包积液多于250ml时，叩诊心界扩大，心尖搏动减弱且位于心脏相对浊音界之内。平卧时心底部（左2、3肋间）浊音界扩大明显，坐起时缩小。出现Ewart征（即左肩胛骨下方出现叩诊浊音区，该区语颤增强，可听见支气管呼吸音，时由于心包积液压迫左下肺叶所致。）

（5）听诊心音遥远而弱，这与心包内压升高，心脏舒张期容量减少，心搏量减少和积液影响心音的传导有关。

（6）低压心包填塞（low-pressure tamponade）　是心包积液使心包压升高到0.66~2kPa

(5~15mmHg)，与右心舒张压相等，是心包填塞的早期表现。一般血压正常，除中度静脉压升高外，余无异常体征，此种情况常发生于结核性或肿瘤性心包炎伴严重脱水。

急性心包填塞有三大特征（Beck三联征）：①静脉压上升。②动脉压下降。③心脏搏动减弱，心音减弱。在亚急性和慢性心包填塞时，可有心脏扩大，静脉淤血的表现。

四、辅助检查

（一）X线检查

急性心包填塞时心影可无增大；慢性心包积液或填塞，可见心影增大，心腰平直或消失（图7-12）。心脏介入术中发生急性心包填塞可立即透视：心脏搏动减弱或消失，心影内可见与心影隔开的随心脏搏动的半环状透亮带，分布于心尖部及前壁和下壁近心尖部。

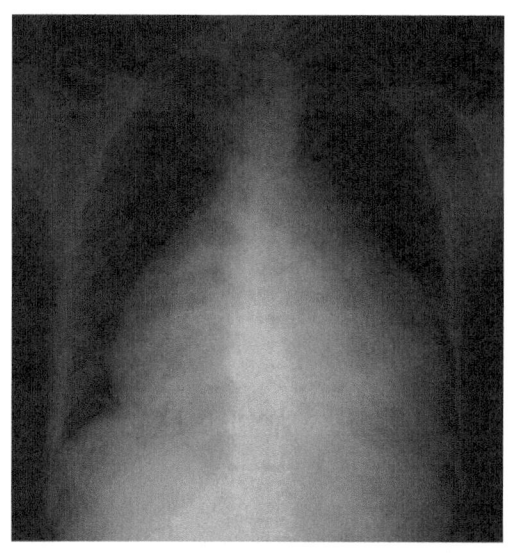

图7-12 大量心包积液

（二）心电图

可呈现类似急性心包炎的心电图改变。窦性心动过速和非特异性ST—T改变，低电压，有时可出现电交替现象（图7-13），尤其是P、QRS、T全心电交替可看作是心包填塞的一个特征，但这不是唯一的，肺气肿、冠心病也可以出现心脏全电交替。

（三）超声心动图

除可见大量心包积液外，可见二尖瓣前叶E-F斜率降低和二尖瓣运动幅度明显降低，吸气时室间隔突然向后运动，右室舒张期萎陷，右室大小在呼气时进行性减少和吸气时增大，提示心包填塞，但不具有特异性。

（四）心导管检查

心腔压力特征性地随呼吸而变化：吸气时右侧心腔压力升高，同时左侧压力降低；肺动脉舒张压、右室舒张压、右房平均压和腔静脉压均显著增高且接近相等；心输出量减少。

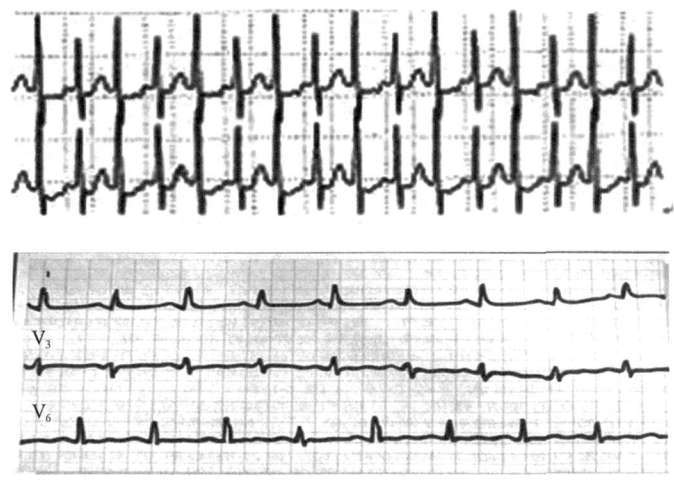

图7-13 上图QRS波、T波电交替 下图QRS综合波电交替

（五）心包穿刺

可证实心包积液的存在，解除心包填塞症状。留取部分积液进行相关病因的实验室检查。

五、诊　　断

诊断依据：①具有上述心包填塞的三大特点。②奇脉和心电全电交替。③超声心动图证实有大量心包积液，并示有心包填塞征。④立即心包穿刺放出适量液体后，临床症状显著缓解；若放出一定量心包液后，临床症状无好转或好转不明显，应考虑是否为渗出-缩窄性心包炎。

六、治　　疗

（一）紧急减压

1. 心包穿刺术和心包置管引流　在大多数情况下，闭式心包穿刺术是首选治疗。当穿刺针进入心包腔后，一次应抽取中等量积液（可能50~150ml）以期血流动力学上有所改善。介入操作导致的心包填塞或其他原因引起的急性心包积血常需紧急置管引流，经穿刺针置入导丝并将穿刺针和猪尾导管交换，持续引流，导管的操作可在连续超声心动图引导下或在心导管室完成。肝素化条件下的心脏介入手术发生心包填塞，心包引流的同时需经静脉使用鱼精蛋白中和肝素，一般根据最后一次给予的肝素剂量，按1mg鱼精蛋白中和100U肝素的剂量给药，如距最后一次给予肝素的时间超过30分钟，鱼精蛋白剂量需减半。

2. 外科开胸手术　下列情况应考虑外科治疗：①穿刺放液不能改善心包填塞症状。②心包放液后反复再发生心包填塞。③外伤性心包填塞，尤其是血性心包积液。④心包肥厚，可能转为缩窄性心包炎时。

（二）内科治疗

内科治疗主要应针对解除患者症状、去除病因及诱因、促进积液吸收等环节进行处理。

患者宜卧床休息，疼痛剧烈时可考虑给予非甾体类抗炎药物如阿司匹林2~4g/d，消炎痛25~50mg，一日3次，或秋水仙碱0.6mg，一日2次，必要时可给予吗啡。针对病因给予抗感染、抗结核治疗，肿瘤患者可给予全身或局部化疗，自身免疫性疾病患者针对病因给予相应药物治疗。经其他治疗积液吸收效果不佳者，可短期给予糖皮质激素泼尼松40~80mg/d，以利于积液吸收。

（三）外科治疗

手术治疗的目的在于解除已有的或可能发生的心包堵塞，清除心包积液，减少心包积液复发的可能，防止晚期心包缩窄。本病在诊断明确、药物治疗无效的情况下可行心包引流及心包切除。

1. **经剑突下心包引流** 操作简便迅速，损伤较小，近期效果明确，肺部并发症较少，适宜危重病人和高龄病人，但术后心包积液的复发率较高。为减低复发率，可增加心包切除的范围。

2. **经胸心包部分或完全切除、胸腔引流** 能够达到完全引流的效果，较少复发。由于心包切除范围较大，去除了产生心包积液和产生心包缩窄的根源，因此手术效果确切。

3. **使用胸腔镜（VATS）的心包切除、胸腔引流** 是近年开始普及的新技术，手术创伤小，引流效果好，并可在较大的范围切除心包，术后并发症较少，患者恢复时间亦较短。应用胸腔镜行心包切除的要点：病人全麻，气管内双腔管插管，右侧卧位，右侧肺通气，左侧胸膜腔开放、左肺萎陷；首先经第七肋间穿入10mm套管针以扩张肋间径路放入胸腔镜摄像机，沿腋前线经第六肋间放入钳夹器，经第五肋间放入剪切器；术中应用约8cm水柱持续正压的二氧化碳吹入以使肺萎陷以显露心包，在膈神经前、后方各作一切口，共切除心包$8~10cm^2$，在心包切除处放置引流管经肋间引出，术后保留2~3天。

（冯 杰 吕 湛）

第五节 主动脉夹层

主动脉夹层（aortic dissection）指血液通过主动脉内膜撕裂口，进入主动脉壁并造成正常动脉壁的分离，并沿主动脉长轴方向扩展，进而形成真假两腔的病理状态。主动脉夹层是最常见的主动脉疾病之一，是主动脉异常中膜结构和异常血流动力学相互作用的结果。临床常急性起病，突发剧烈胸痛、休克和受累分支动脉血管撕裂、血肿压迫时出现的脏器缺血症状。发病率与年龄正相关，常见的发病年龄在45~70岁，男女发病率之比为2~5∶1。该病临床经过凶险，未经治疗者，48小时内死亡率50%。主要致死原因为夹层动脉瘤破裂至胸、腹腔及心包腔，进行性纵隔、腹膜后大量出血、心包填塞、肾衰竭等。

一、病因和病理

主动脉夹层的基础病理改变为遗传或代谢异常导致的主动脉中层囊性退行性变、弹性纤维断裂、坏死，部分患者为伴有结缔组织异常的遗传性先天性心血管病，但大多数患者基本病因不清楚，可能与下列因素有关。

（一）主动脉结构异常

主动脉中层退行性变是多数非创伤性主动脉夹层分离的首要因素。常见的因素包括：马凡综合征、先天性心血管畸形、特发性主动脉中膜退行性变化、主动脉粥样硬化、主动脉炎性疾病等。马凡综合征是遗传性结缔组织疾病，多见于中青年，常致近端夹层分离，表现为平滑肌细胞坏死，弹力纤维退行性变，中层囊性变性充满黏性物质。有报道185例马凡氏综征中71%有主动脉夹层，57%夹层位于近端主动脉。

（二）高血压

约3/4的主动脉夹层患者合并高血压。高血压对主动脉壁层的退行性改变起促进作用，血压异常升高可以引起血流动力学障碍同时造成动脉壁的损伤，促进动脉粥硬化发展。几乎所有的中老年主动脉夹层患者都存在高血压控制不良的现象，常致远端主动脉夹层分离。

（三）妊娠

妊娠是另外一个高发因素，与妊娠期间血流动力学改变相关。在40岁前发病的女性中，50%发生于孕期。妊娠时黄体酮水平增高，可使结缔组织因蛋白聚糖增多而变得疏松，造成主动脉壁薄弱，有高血压存在时易于发生主动脉壁剥离。

（四）炎性血管病变

梅毒性主动脉炎患者主动脉滋养血管壁显著增厚、狭窄、甚至闭塞，导致平滑肌缺血性坏死和弹力板灶状破坏，一般在原发感染十余年后易出现主动脉壁剥离，主要侵犯升主动脉。巨细胞性主动脉炎患者主动脉壁内、中膜弹力层破坏引起肉芽肿反应，致血管纤维化、堵塞，可致血管壁内膜剥离撕裂。

（五）外伤

胸部严重挫伤、外力猛烈撞击胸部可以损伤主动脉壁，造成主动脉夹层。主动脉内球囊反搏、主动脉造影时血管内高压注射造影剂等医源性因素也可导致本病。

二、发病机制和病理生理

动脉内膜撕裂、管壁剥离和血肿在动脉壁中层蔓延扩大，是夹层动脉瘤的基本病理生理过程。由于主动脉中层变性，加之心脏搏动引起主动脉往复运动，移动幅度较大的主动脉弓与较为固定的降主动脉交界处所受牵拉应力较大，同时左室射血对主动脉壁形成冲击力，故通常撕裂部位在近心端的升主动脉（约65%）。撕裂方式多为横向，深度可达内膜及中膜的一半。夹层可沿着主动脉顺行剥离到远端，由于假腔压迫或其剥离片有时可阻塞真腔，可造成主动脉血流动力学改变；升主动脉夹层逆行蔓延虽少见，但可致主动脉瓣脱垂及冠脉起始端阻塞。严重并发症包括主动脉破裂、主动脉瓣关闭不全、主动脉及其分支阻塞。因升主动脉起始段在心包内，故其破裂可致急性心包填塞，远端夹层破裂常导致纵隔、左胸腔及腹膜后大量出血。

三、分　型

根据主动脉夹层内膜裂口的起源和夹层累及的范围，目前医学上有两种主要的分类方法。最广泛应用的是1965年De Bakey教授等提出的3型分类法。Ⅰ型：主动脉夹层累及范围自升主动脉到降主动脉甚至到腹主动脉。Ⅱ型：主动脉夹层累及范围仅限于升主动脉。Ⅲ型：主动脉夹层累及降主动脉，如向下未累及腹主动脉者为Ⅲa型；向下累及腹主动脉者为Ⅲb型。

1970年，Stanford大学Daily教授等，提出了另一种主要依据近端内膜裂口位置的分类方法：Stanford A型：相当于De Bakey Ⅰ型和Ⅱ型，Stanford B型：相当于De Bakey Ⅲ型（如图7-14）。

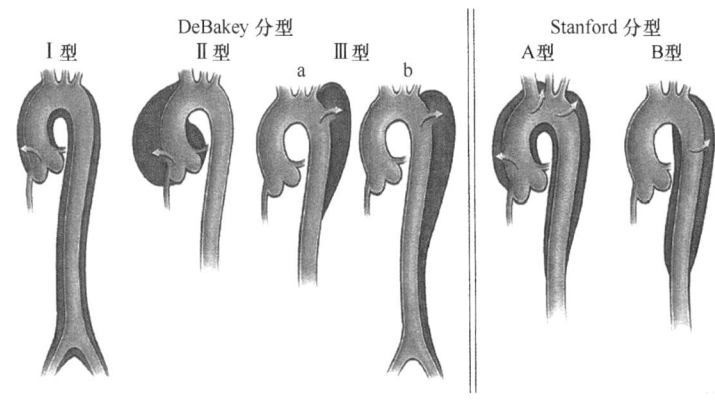

图7-14　主动脉夹层的分型

四、临 床 表 现

本病发病2周以内为急性期，2周~2个月为亚急性期，超过2个月则为慢性期。本病临床表现错综复杂，主要取决于夹层动脉瘤的部位、累及范围、主动脉分支受累情况、是否邻近组织压迫、主动脉瓣关闭不全以及夹层破裂。

（一）疼痛

疼痛是本病突出而有特征性的症状，约96%的患者有突发、急起不能耐受的前胸或背部剧烈疼痛，呈而持续性撕裂样或刀割样疼痛。疼痛部位可提示撕裂口的部位；如仅前胸痛，90%以上在升主动脉，痛在颈、喉、颌或脸也强烈提示升主动脉夹层，若为肩胛间最痛，则90%以上在降主动脉，背、腹或下肢痛也强烈提示降主动脉夹层。极少数患者仅诉胸痛，可能是升主动脉夹层的外破口破入心包腔而致心包填塞的症状，需与心绞痛鉴别。极少数患者发生主动脉夹层可无明显疼痛，如Marfan综合征、接受激素治疗者以及其他少数病例，应引起临床注意。

（二）休克、虚脱与血压变化

约半数或1/3患者发病后有苍白、大汗、皮肤湿冷、气促、脉速、脉弱或消失等表现，而血压下降程度常与上述症状表现不平行。某些患者可因剧痛甚至血压增高。严重的休克仅见于夹层瘤破入胸膜腔大量内出血时。低血压多数是心包填塞或急性重度主动脉瓣关闭不全所致。两侧肢体血压及脉搏明显不对称，常高度提示本病。

（三）心血管系统损害

1. 主动脉瓣关闭不全和心力衰竭 由于升主动脉夹层使瓣环扩大，主动脉瓣移位而出现急性主动脉瓣关闭不全；心前区可闻典型叹气样舒张期杂音，心衰严重或心动过速时杂音可不明显。

2. 急性心肌梗死 当少数近端夹层的内膜破裂下垂物遮盖冠状窦口可致急性心梗；多数影响右冠窦，因此多见于下壁心梗。该情况下严禁溶栓和抗凝治疗，否则会引发灾难性大出血，死亡率可高达71%，需高度警惕。

3. 心包填塞。

（四）其他系统损害

神经、呼吸、消化及泌尿系统均可受累。夹层压迫供应脑、脊髓的动脉可引起神经系统症状：近端夹层影响无名或左颈总动脉血供，可导致头晕、晕厥、昏迷、瘫痪等；远端夹层也可因累及脊髓动脉而致肢体运动功能障碍、截瘫、大小便失禁等，颈交感神经节受压可出现Horner综合征，压迫喉返神经可引起声音嘶哑。夹层破入胸、腹腔可致胸腹腔积血，破入气管、支气管或食管可导致大量咯血或呕血，患者常在数分钟内死亡。夹层扩展到腹腔动脉或肠系膜动脉可致肠麻痹乃至肠坏死急腹症。夹层扩展到肾动脉可引起急性腰痛、血尿、急性肾衰或肾性高血压。夹层扩展至髂动脉可导致股动脉灌注减少而出现下肢缺血以致坏死。其他的情况还有：周围动脉搏动消失，夹层压迫上腔静脉出现上腔静脉综合征，压迫气管表现为呼吸困难，压迫肺动脉出现肺栓塞体征。

五、辅助检查

确诊主动脉夹层的主要辅助检查手段是：X线断层扫描（CT），CT血管造影（CTA），磁共振检查（MRA）或是直接的数字剪影血管造影（DSA）等。

（一）胸片

普通胸片就可以提供诊断的线索，对于急性胸背部撕裂样疼痛，伴有高血压的患者，如果发现胸片中上纵隔影增宽，或主动脉影增宽，一定要进行进一步CTA等检查，明确诊断。

（二）主动脉CTA

CTA是目前最常用的术前影像学评估方法，其敏感性达90%以上，其特异性接近100%。CTA断层扫描可观察到夹层隔膜将主动脉分割为真假两腔，重建图像可提供主动脉全程的二维和三维图像，其主要缺点是要注射造影剂，可能会出现相应的并发症，而主动脉搏动产生的伪影也会干扰图像和诊断。

（三）主动脉MRA

对主动脉夹层患者的诊断敏感性和特异性与CTA接近，核磁所使用的增强剂无肾毒性；其缺点是扫描时间较长，不适用于循环状态不稳定的急诊患者，而且也不适用于体内有磁性金属植入物的病人。

（四）数字剪影血管造影（DSA）

目前，尽管主动脉血管造影仍然保留着诊断主动脉夹层"黄金标准"的地位，但因为是有创检查且需使用含碘造影剂，目前多只在腔内修复术中应用而不作为术前常规诊断手段。

（五）超声检查

其优点是无创，无需造影剂，可定位内膜裂口，显示真、假腔的状态及血流情况，还可显示并发的主动脉瓣关闭不全、心包积液及主动脉弓分支动脉的阻塞等情况。但同时也受患者的肥胖等情况限定，经胸超声虽简单易行，其敏感性和特异性均不如经食管超声，但经食管超声可能引起恶心、呕吐、心动过速、高血压等，反而可能加重病情，因此往往需要在麻醉下进行。血管腔内超声是近年发展起来的诊断项目，可清楚显示主动脉腔内的三维结构，诊断准确性无疑高于传统超声，但因其为血管内操作，主要应用于微创介入治疗时对夹层破口和残留内漏的判断上。

六、诊断与鉴别诊断

典型的急性主动脉夹层病人往往表现为突发的、剧烈的、胸背部、撕裂样疼痛。严重的可以出现心衰、晕厥、甚至突然死亡。

（一）诊断

根据急起胸背部撕裂样剧痛；伴有虚脱表现，但血压下降不明显甚至增高；脉搏速弱甚至消失或两侧肢体动脉血压明显不等；还可能突然出现主动脉瓣关闭不全或心包填塞体征，急腹症或神经系统障碍、肾功能急剧减退伴血管阻塞现象，即应考虑主动脉夹层的诊断。随即运用超声、CT、MRI等诊断手段进行诊断并予以快速处理，以降低死亡率。

（二）鉴别诊断

本病以急性胸痛为首要症状，需与急性心肌梗死和急性肺栓塞鉴别。此外，因可产生多系统血管的压迫，导致组织缺血或夹层破入某些器官，引发多种症状，应注意与各相关系统类似表现的疾病进行鉴别，例如，其他原因引起的主动脉瓣关闭不全与充血性心衰、脑卒中、急腹症和肾功能不全等。

七、治 疗 原 则

本病系危重急诊，死亡率高，如不处理约3%猝死，两天内死亡占37%~50%，甚至72%，1周内60%~70%甚至91%死亡。因此，要求及早诊断，及早治疗。

（一）即刻处理

绝对卧床休息，强效镇静与镇痛，必要时静脉注射较大剂量吗啡或冬眠治疗。严密监测血流动力学指标，包括血压、心率、心律及出入液量平衡；凡有心衰或低血压者还应监测中心静脉压、肺毛细血管楔压和心输出量。

（二）治疗原则

（1）急性期患者首先给予强化的内科药物治疗。无论是否采取介入或手术治疗均应立即开始口服或静脉药物治疗。

（2）升主动脉夹层特别是影响主动脉瓣或心包内有渗液者宜急诊外科手术。

（3）降主动脉夹层急性期病情进展迅速，病变局部血管直径≥5cm或有血管并发症者应争取介入治疗置入支架（动脉腔内隔绝术）。夹层范围不大无特殊血管并发症时，可试行内科药物保守治疗，若一周不缓解或发生特殊并发症：如血压控制不佳、疼痛顽固、夹层扩展或破裂，出现神经系统损害或证明有膈下大动脉分支受累等，应立即行介入或手术治疗。

（三）内科药物治疗

1. 降压 迅速将收缩压降至<100~120mmHg（13.3~16kPa）或更低，可静滴硝普钠、地尔硫䓬等。

2. β受体阻滞剂 减慢心率至60~70次/min及降低左室dp/dt，以防止夹层进一步扩展。β受体阻滞剂经静脉给药作用更快。

（四）介入治疗

以导管介入方式在主动脉内置入带膜支架，压闭撕裂口，扩大真腔，治疗主动脉夹层。目前，介入治疗已成为治疗大多数降主动脉夹层的优选方案，不仅疗效明显优于传统的内科保守治疗和选择性外科手术治疗，且避免了外科手术的风险，术后并发症大大减少，总体死亡率也显著降低。

（五）外科手术治疗

修补撕裂口，排空假腔或人工血管移植术。手术死亡率及术后并发症发生率均很高。仅适用于升主动脉夹层及少数降主动脉夹层有严重并发症者。

八、预　　后

本病未经治疗，死亡率极高，下列因素可影响预后：①夹层发生的部位，愈在主动脉远端预后愈好，Ⅲ型较Ⅰ、Ⅱ型预后好。②诊断及处理愈及时愈好。③合理选择有效的治疗方案：药物、介入或手术。④夹层内血栓形成可防止夹层向外膜破裂，避免内出血的危险。

无论是手术治疗，还是腔内介入修复，定期的随访和血压、心率控制至关重要。通过降低血压，降低左心室收缩速率，以减轻血流波动波对主动脉壁的冲击，可以有效地预防主动脉夹层发生、破裂以及其他并发症的发生。

（张　俊　吕　湛）

第六节　脑　卒　中

脑卒中（cerebral stroke）是急性脑循环障碍迅速导致局限性或弥漫性脑功能缺损的临床事件，症状通常持续24h以上，可分为缺血性和出血性两大类，包括脑梗死、脑出血、蛛网膜下腔出血等。脑卒中具有发病率、致残率、死亡率及复发率高等四大特点，是导人类致死的第二位原因,在我国已上升为首位死亡原因。据估计,我国有脑卒中病例700万,每年新发病例250万,每年死于卒中150万,存活者中2/3留下残疾,每年我国为缺血性脑血管病患者支付的医疗费用超过100亿元人民币。随着人口老龄化的加速,脑卒中的危害将进一步凸显,防治脑卒中已成为当前医学研究和临床工作迫切而艰巨的任务。

一、缺血性脑卒中

缺血性脑卒中(cerebral ischemic stroke)是指各种原因导致的脑动脉供血障碍,引起局部脑组织缺血缺氧性坏死或软化,并出现相应部位的临床症状和体征。临床又称脑梗死(cerebral infarction),包括脑血栓形成、脑栓塞和腔隙性脑梗死等,约占脑卒中的70%。脑血栓形成(cerebral thrombosis)为脑梗死中最常见的类型,是在脑动脉粥样硬化等动脉壁病变的基础上由于管腔狭窄、闭塞或血栓形成,导致该动脉供血区血流中断,引起局部脑组织缺血缺氧性坏死,并出现相应的临床症状。脑栓塞(cerebral embolism)是指血液中各种栓子(如心脏内的附壁血栓、动脉粥样硬化的斑块、脂肪栓塞、肿瘤细胞栓塞、纤维软骨或空气等)随血流进入脑血管继而造成阻塞,引起相应动脉供血区脑组织缺血缺氧性坏死。腔隙性脑梗死是指脑组织深部的小穿通动脉在长期高血压等因素基础上,血管壁发生病变,导致管腔闭塞,形成的小梗死灶(直径在0.2~15mm)。

（一）分型

目前,国际通用的缺血性卒中分型有基于病因学为基础的TOAST(trial of org 10172 in acute stroke treatment)分型、基于影像学梗死灶大小、部位的Adams分型和以原发脑血管疾病引起的最大功能缺损为依据的OCSP分型(oxfordshire community stroke project, OCSP)。TOAST分型对临床判断预后,指导治疗和选择二级预防措施具有重要意义。

1. 大动脉粥样硬化性脑梗死(large-artery atherosclerosis,LAA) 患者颈动脉超声检查可发现颈动脉闭塞或狭窄(狭窄≥动脉横断面的50%)。血管造影或MRA显示颈动脉、大脑前动脉、大脑中动脉、大脑后动脉、椎-基底动脉狭窄程度≥50%。下列情况对诊断LAA有重要价值:①病史中有同一动脉供血区内的多次短暂性脑缺血发作(TIA)。②出现失语、复视、运动功能受损症状或小脑、脑干受损症状。③颈动脉听诊有杂音、脉搏减弱、两侧血压不对称等。④颅脑CT或MRI检查可发现有大脑皮质或小脑损害,或皮质下、脑干病灶直径>1.5cm。⑤彩色超声、经颅多普勒超声(TCD)、MRA或数字减影血管造影(DSA)检查发现相关的颅内或颅外动脉及其分支狭窄程度>50%,或有闭塞。⑥能排除心源性栓塞所致的脑卒中。

2. 心源性脑栓塞(cardioembolism,CE) 由心脏原因导致的脑梗死,常见于心房纤颤、心瓣膜病、心肌梗死、感染性心内膜炎等心脏疾病。起病急骤,病情相对较重,临床表现取决于栓塞的血管部位。下列特点提示CE:①整个大脑中动脉区域的大面积脑梗死或双侧半球/前后循环同时出现多发病灶。②有多次或多个脑血管供应区的TIA或卒中病史。③脑梗死的同时伴有其他部位的栓塞。④存在引起心源性栓子的原因 如房颤等。

3. 小动脉闭塞性脑梗死或腔隙性梗死 因小动脉或深穿支动脉自身病变导致的梗死,临床多表现为各种类型的腔隙综合征 如偏瘫、偏身感觉障碍、构音障碍等,但无大脑皮质受累的表现。头颅CT或MRI正常,或梗死灶直径<1.5cm,病灶常位于基底节、桥脑和

丘脑等，血管检查显示发出该穿支动脉的载体动脉无狭窄或动脉粥样硬化斑块。

4. 其他原因所致的脑梗死 此型较为少见，但却是儿童和青年人卒中的重要原因。常见病因包括感染性、免疫性、非免疫性血管病、血液高凝状态、血液病、遗传性血管病以及吸毒等。诊断主要依据临床症状、影像学（包括CT、MRI或CTA、MRA、DSA等）及血液学等检查，并排除大、小动脉病变以及心源性疾病所致的脑梗死。

5. 不明原因的脑梗死 此类型患者经多种检查未能发现其病因。

OCSP分型不依赖于影像学检查的结果，在临床工作中使用较为方便，且对早期选择治疗方案及预后判断具有重要的参考价值。该分型法将急性缺血性脑卒中分为四型：完全前循环梗死（total anterior circulation infarction, TACI）、部分前循环梗死（partial anterior circulation infarction, PACI）、后循环梗死（posterior circulation infarction, POCI）、腔隙性脑梗死（lacunar infarction, LACI）。

（二）病理

80%的脑梗死发生于颈内动脉系统，20%发生于椎-基底动脉系统。病变血管依次为颈内动脉、大脑中动脉、大脑后动脉、大脑前动脉及椎-基底动脉等。病变血管内可见动脉粥样硬化、血栓形成、栓子或血管炎等病变。局部血流障碍引起的脑梗死多为白色梗死，如梗死区继发出血或血液渗出称为出血性梗死。大面积脑梗死、心源性脑栓塞及靠近皮质的脑梗死易发生出血性脑梗死。脑梗死病理分期：

1. **超早期（1~6h）** 脑组织肉眼观察无明显变化，镜下可见部分血管内皮细胞、神经细胞和星形胶质细胞肿胀，线粒体肿胀空化。

2. **急性期（6~24h）** 病变脑组织肉眼观苍白及轻度肿胀，镜下可见血管内皮细胞、神经细胞和星形胶质细胞明显缺血改变。

3. **坏死期（24~48h）** 病变脑组织变软，灰白质交界不清，脑组织水肿明显，镜下见大量神经细胞消失，胶质细胞坏变，炎性细胞浸润。

4. **软化期（3日~3周）** 病变脑组织液化变软。

5. **恢复期（3~4周后）** 液化脑组织被吞噬、清除，胶质细胞增生，小病灶形成胶质瘢痕，大病灶液化成囊腔形成中风囊。

（三）病理生理

不同神经元对缺血损伤耐受度不同，轻度缺血时仅有某些神经元坏死，严重缺血时各种神经元均有死亡，完全持久的严重缺血将导致缺血区各种神经元、胶质细胞和内皮细胞坏死。当某一动脉供血区血流量下降发生脑缺血后，该供血区域内的不同部位其缺血程度不同。血流量最低的部位缺血损伤最严重，成为梗死的核心，而在梗死核心的周围，由于侧支循环的存在和建立，血流量尽管已明显下降，但未达到神经元死亡的阈值，此区域称为"缺血半暗带"。如血流立即恢复，半暗带神经细胞功能可恢复正常；如缺血时间过长或血流继续下降至膜衰竭阈值以下，则成为梗死灶的扩大部分。缺血半暗带脑组织损伤的这种可逆性恢复的时间限制称为再灌注时间窗（reperfusion time window），一般认为，再灌注时间窗为发病后的3~4小时内，不超过6小时。缺血半暗带是急性脑梗死溶栓复流的理论基础。近年联合应用DWI与PWI新影像技术，检测出脑梗死早期DWI与PWI的不匹配区，既证实了缺血半暗带理论的存在，又为临床开展溶栓治疗研究提供了有效手段。

(四)发病机制

导致脑组织缺血损伤的机制为栓塞及低灌注。栓塞可来源于心脏(心源性)和动脉(动脉源性),少数情况也可来源于静脉系统(心脏有右向左分流的情况下)、空气、脂肪、肿瘤细胞等栓子。低灌注性脑缺血包括:①系统性低灌注 全身灌注压下降导致脑组织的血流量减少,常见于心肌梗死或严重心律失常所引起的心脏泵衰竭和低血压。②颈部或颅内大动脉严重狭窄或闭塞后低灌注导致的脑缺血。分水岭梗死的发病机制可能同时涉及栓塞与低灌注两种机制,发生梗死以及梗死的严重程度取决于血管堵塞的速度、侧支代偿能力等多种因素。

(五)临床表现

1. 一般特点 多见于患有高血压、糖尿病或冠心病的中、老年人,常于安静或睡眠中急性起病,神经系统症状多在数小时或1~2天达到高峰,多数患者无明显意识障碍,病前部分患者可有短暂性脑缺血发作史。与其他非血管性疾病不同,脑梗死的临床症候多数符合血管分布区特点。

2. 不同动脉闭塞的特点

(1)颈内动脉闭塞 临床表现差异很大,取决于侧支循环的状况。30%~40%的患者可无症状,也可表现为病灶侧单眼黑矇或病灶侧Horner征,也可出现对侧偏瘫、偏身感觉障碍和偏盲等;优势半球受累可有失语(aphasia),非优势半球受累可出现体象障碍等。体检可发现颈动脉搏动减弱,闻及眼或颈部血管杂音。

(2)大脑中动脉闭塞 ①主干闭塞:可导致三偏征(偏瘫、偏身感觉障碍及偏盲)。患者上下肢瘫痪程度基本相等;优势侧半球受累可有失语,非优势侧半球受累可有体象障碍;可有头痛、呕吐等颅内高压表现及意识障碍。②皮质支闭塞:上部分支闭塞可出现病灶对侧面部及上肢重于下肢的瘫痪及感觉障碍、Broca失语(优势半球)和体象障碍(非优势半球);下部分支闭塞常出现Wernicke失语(优势半球)或急性意识模糊状态(非优势半球),但无偏瘫。③深穿支闭塞:也称豆纹动脉梗死,可表现各种腔隙综合征,如纯运动偏瘫、偏身感觉运动障碍、构音障碍-手笨拙综合征、构音障碍-面瘫综合征。优势半球受累可出现皮质下失语,表现为自发语言少、音量小、语调低和恢复时间较快。

(3)大脑前动脉闭塞 ①主干闭塞:前交通动脉以前的闭塞,可因对侧代偿而无任何症状;前交通动脉之后的闭塞可有:对侧偏瘫(足和下肢瘫为重,上肢和肩的瘫痪轻,手和面部不受累)、偏身感觉障碍、大小便失禁(旁中央小叶受累)、精神障碍如淡漠、反应迟钝、欣快和缄默等,常有对侧病理性抓握现象和吸吮反射。②皮质支闭塞:患者出现病灶对侧下肢远端为主的中枢性瘫痪,可伴感觉障碍;可有对侧肢体短暂性共济失调、强握反射及精神症状。③深穿支闭塞:患者出现病灶对侧中枢性面舌瘫及上肢近端轻瘫。

(4)大脑后动脉闭塞 ①主干闭塞:可出现对侧同向性偏盲、偏瘫及偏身感觉障碍,丘脑综合征,主侧半球病变可有失读症(alexia)。②皮质支闭塞:可出现对侧同向性偏盲或象限盲,但黄斑视力保存(称黄斑回避,macular sparing);双侧病变可有皮质盲;可出现不定型的光幻觉痫性发作;主侧半球受累可出现命名性失语(anomic aphasia)、视觉失认及颜色失认(agnosia)。③深穿支闭塞:丘脑穿通动脉闭塞产生红核丘脑综合征:病灶侧小脑性共济失调、肢体意向性震颤、短暂的舞蹈样不自主运动、对侧感觉障碍;丘脑膝状体动脉闭塞可出现丘脑综合征:对侧感觉障碍(深感觉为主),以及自发性疼痛、感觉过度、轻偏瘫和共济失调，可有舞蹈-手足徐动症；中脑支闭塞则出现大脑脚综合征（Weber综合征）：同侧动眼神经瘫痪，对侧中枢性面舌瘫和上下肢瘫；或Benedikt综合征：同侧动眼神经瘫痪，对侧不自主运动。

（5）椎-基底动脉闭塞 ①主干闭塞：A.基底动脉主干闭塞：常引起广泛的脑桥梗死，出现脑神经、锥体束损伤及小脑症状，如眩晕、共济失调、瞳孔缩小、四肢瘫痪、消化道出血、昏迷、高热等，患者常因病情危重而死亡。B.基底动脉尖综合征：由基底动脉尖端分出双侧大脑后动脉和小脑上动脉，梗死灶可分布于枕叶、颞叶、丘脑、脑干和小脑，临床表现为：眼球运动障碍及瞳孔异常；波动性意识障碍，行为异常；对侧偏盲或皮质盲；严重记忆障碍；意向性震颤，小脑性共济失调；一般无明显的感觉运动障碍。C.延髓背外侧综合征：又名Wallenberg syndrome，由小脑后下动脉或椎动脉闭塞引起。表现为眩晕、恶心、呕吐、眼球震颤、吞咽困难、病灶侧软腭及声带麻痹（声音嘶哑、咽反射消失）、同侧小脑性共济失调、Horner综合征及面部痛温觉障碍，对侧偏身痛温觉障碍。②分支动脉闭塞：A.基底动脉的脑桥支闭塞：出现闭锁综合征。患者意识清楚，因四肢瘫痪、双侧面瘫及球麻痹，故不能言语、不能进食、不能做各种运动，只能以眼球上下运动来表达自己的意愿。B.基底动脉的旁中央支闭塞：出现Foville综合征，患者同侧周围性面瘫，双眼向病灶对侧凝视，对侧肢体瘫痪。C.基底动脉的短旋支闭塞：出现Millard-Gubler综合征，患者同侧面神经、展神经麻痹，对侧偏瘫。

（六）辅助检查

1. 血液化验及心电图 包括血液常规、生化等，有利于发现脑梗死的危险因素。

2. 头颅CT 急性卒中患者，头颅CT能及时区别早期发病的脑梗死和脑出血。在发病24小时内，CT可能显示不出病灶，但在24小时后，逐渐显示出与闭塞血管供血区一致的低密度梗死灶。CT提示早期脑梗死的征象有：大脑中动脉高密度征、皮质边缘以及豆状核区灰白质分界不清、脑沟消失等（图7-15）。

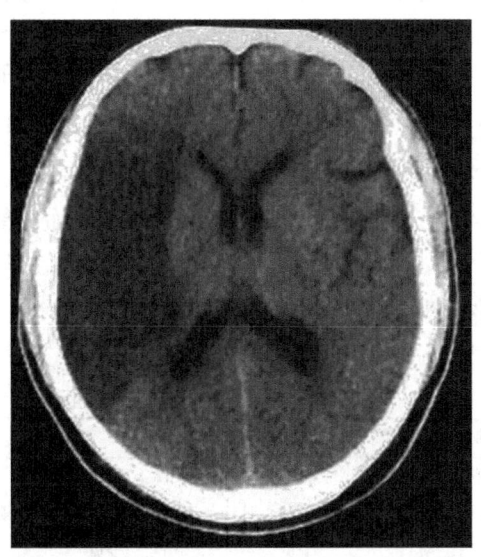

图7-15 CT扫描示右侧大脑中动脉供血区低密度梗死灶

3. 头颅MRI 脑梗死发病数小时后，即可显示T_1低信号T_2高信号的病变区域，尤其对于脑干、小脑等后颅窝的病灶和小梗死灶与CT相比更具优势（图7-16）。弥散加权成像（DWI）可在超早期（2h内）显示缺血组织，灌注加权成像（PWI）能显示脑组织相对血流动力学改变。PWI改变的区域较DWI改变范围大，目前认为PWI与DWI不匹配的区域为缺血半暗带。

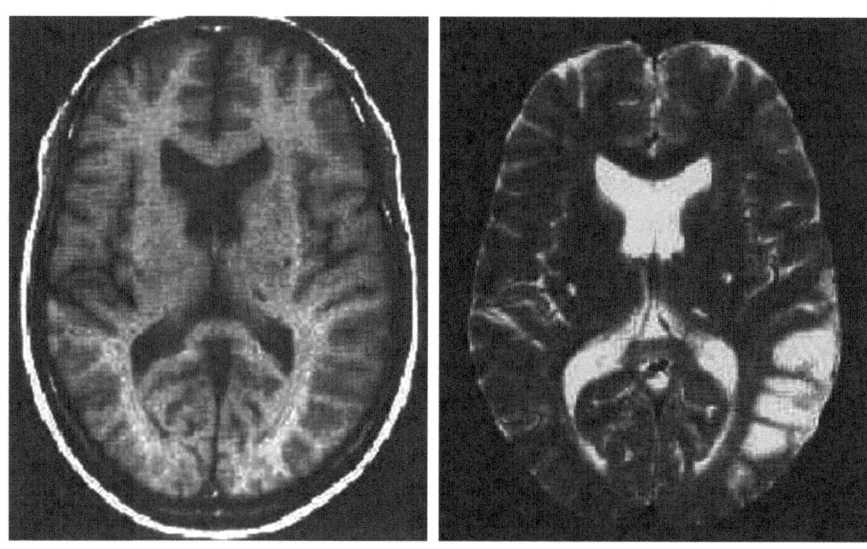

图7-16　左颞顶叶脑梗死的MRI表现

左图示T_1加权低信号，右图示T_2加权高信号；另可见双侧基底节区多发T_1低信号、T_2高信号腔隙性梗死灶

4. 血管造影　DSA、CTA、MRA可以显示大脑大动脉的狭窄、闭塞和其他血管病变，尤其DSA能较为精细的显示大小血管病变。MRA虽然具有无创等优点，但是对小血管显示不清，尚不能代替DSA。

5. 其他　颈动脉超声可用于评价颅外颈部血管病变，对判断病因和发病机制有帮助。TCD可用于检查颅内血流情况、监测微栓子和溶栓治疗效果。SPECT和PET能在发病数分钟显示脑梗死部位和局部脑血流的变化，通过对脑血流量CBF的测定，可以识别缺血性半暗带，指导溶栓，缺点是操作复杂费时。

（七）诊断与鉴别诊断

诊断依据：①中老年患者。②有动脉粥样硬化以及高血压等脑卒中危险因素。③既往有反复TIA发作史。④安静状态下急性起病，神经系统局灶性缺损症状和体征在数小时或数天达到高峰，并符合某脑动脉供应区的特点。⑤头颅CT或MRI检查排除出血性脑卒中。但临床工作中，须与脑出血、蛛网膜下腔出血等鉴别（表7-2）。

表7-2　常见脑血管病鉴别诊断要点

	脑血栓形成	脑栓塞	脑出血	蛛网膜下腔出血
好发年龄	60岁以上	青壮年	中老年	中青年
常见病因	动脉粥样硬化	各种心脏病	高血压及动脉硬化	动脉瘤或血管畸形
TIA病史	多见	少见	少见	无
起病状态	安静时多见	不定	活动或激动时多见	活动激动时多见
起病速度	较缓（h或d）	急（s或min）	急（min或h）	急骤（min）

续表

	脑血栓形成	脑栓塞	脑出血	蛛网膜下腔出血
意识障碍	无或轻	少见,短暂	多见,持续	少见,短暂
头痛	多无	少有	多有	剧烈
呕吐	少见	少见	多有	最常见
血压	正常或增高	多正常	明显增高	正常或增高
瞳孔	多正常	多正常	患侧有时大	多正常
眼底	动脉硬化	可见栓塞	动脉硬化	玻璃体后出血
偏瘫	多见	多见	多见	无
脑膜刺激征	无	无	多见	明显
脑脊液	多正常	多正常	压力增高,含血	压力明显增高,血性
CT	低密度灶	低密度灶	高密度灶	蛛网膜下腔高密度影

(八)治疗

脑梗死的治疗应根据患者不同病因、临床类型、发病时间等进行个体化和整体化治疗。在一般治疗基础上,据病情选用改善脑循环、脑保护、减轻脑水肿等措施。在时间窗内对有适应证者进行溶栓治疗。有条件的医院,应建立卒中单元。

1. 建立急诊绿色通道 脑梗死最有效的治疗是溶栓治疗,但溶栓治疗的时间窗很窄。因此,建立急性脑梗死救治的绿色通道,使患者在发病后的第一时间内能及时就诊、及时评估、及时转运,并在到达医院急诊科后能在最短时间内(1h内)完成头颅CT检查,明确卒中的类型(出血或梗死),保障在时间窗内得到及时有效的治疗。

2. 院前急救 急诊医师到达现场后应迅速完成评估,常用的院前卒中评定方法是辛辛拉提院前卒中评分(Cincinnati Prehospital Scale,CPSS)(表7-3)。在现场及转运过程中进行专业化的处理:①监测和维持生命体征,建立静脉通道和心电监护。②保持气道通畅,防止上呼吸道阻塞及胃内容物反流误吸。③转运途中保持车速平稳,避免头部剧烈震动。④有条件者,及时采集血液标本完成常规、生化和凝血功能检测。⑤处理紧急并发症 如癫痫发作、严重高血压等。⑥到达急诊科后进一步评估,并迅速完成头颅CT检查(发病1h内),排除出血性脑血管疾病,并判断是否符合静脉溶栓的指征。

表7-3 院前卒中评定量表

辛辛拉提院前卒中评分(Cincinnati Prehospital Scale,CPSS)
寻找下列体征(任何一个异常强烈提示脑卒中):
面肌瘫痪:嘱患者示齿或微笑,一侧面部运动不如另一侧。
上肢力弱:嘱患者闭目,双上臂平伸十秒,一侧上肢无下移,另一侧落下。
言语障碍:嘱患者说"辛辛那提的天空是蓝色的",用词错误,发音含糊或不能言语

3. 一般治疗

(1)保持呼吸道通畅 无低氧血症的患者无需常规吸氧,合并低氧血症的患者应给予吸氧。气道功能严重障碍的病人出现呼吸失代偿时,应给予气道支持及辅助通气。

(2)心脏监测 脑卒中后易并发心肌梗死及心律失常,24h内常规做心电图检查,必要时行连续心电监护,以便早期发现及处理心脏病变。

(3)血压的控制 卒中早期高血压的处理仍存异议,普遍认为急骤降压有可能加重卒中。作为溶栓前准备，应使收缩压<180mmHg、舒张压<100mmHg。血压持续升高，收缩压≥220mmHg或舒张压≥110mmHg，或伴有严重心功能不全、主动脉夹层、高血压脑病等，可给予缓慢降压治疗，并严密观察血压变化，必要时可静脉使用短效药物（如拉贝洛儿、尼卡地平等）。有高血压病史患者且正在服用降压药者，可在卒中24小时后开始恢复使用降压药。

（4）血糖控制　当患者血糖增高超过11.1mmol/L时，应给予胰岛素治疗，低于2.8mmol/L时给予葡萄糖提升血糖水平。

（5）体温控制　体温升高的卒中患者，预后较差，故应积极寻找体温升高的原因，如吸入性肺炎及合并其他部位感染，应给予抗生素治疗，如体温>38℃应给予降温处理。

（6）降颅压治疗　严重脑水肿和颅内高压是重症脑梗死患者死亡的主要原因之一，应及时给予降颅压药物如甘露醇、呋塞米和甘油果糖。

（7）营养支持　能正常经口进食者无需额外补充营养，不能正常经口进食者，应给予鼻饲管进食、肠道或静脉营养支持。

（8）预防并发症　有昏迷或肢体瘫痪时，应按时翻身，鼓励患者早期适当活动，以预防深静脉血栓形成及肺栓塞等；并发上消化道出血者可给予冰生理盐水加凝血酶口服及抑酸药物等处理；并发癫痫发作者，如为孤立性一次发作或急性期发作控制后，不主张长期使用抗癫痫药物。短期频繁发作者需要抗癫痫治疗。

4. 卒中单元（stroke unit）　为目前循证医学证实有效的治疗措施之一，是组织化卒中管理较好的形式。收治脑血管病的医院应建立卒中单元，早期卒中病人应尽可能在卒中单元治疗。

5. 特异性治疗

（1）静脉溶栓　缺血半暗带是缺血性卒中现代治疗的基础，及时恢复血流，缺血半暗带脑组织是可逆的。溶栓治疗是恢复脑血流的最主要措施，但有一定的出血风险，需严格掌握适应证及禁忌证。常用的溶栓药物包括重组组织型纤溶酶原激活剂（rt-PA）和尿激酶（urokinase，UK）。rt-PA用量：0.9mg/kg（最大剂量90mg），先将总量的10%于1分钟内静脉推注，其余剂量在60分钟内匀速静脉泵入。尿激酶用量：100万~150万U，溶于生理盐水100~200ml，持续静脉滴注30min。rt-PA静脉溶栓治疗的适应证：①神经功能缺损明确为急性脑梗死所致。②年龄18~80岁。③神经体征不能自然恢复，且神经功能障碍较严重（NIHSS评分4~22分）。④症状开始出现至静脉用药时间<4.5h。⑤患者或家属对静脉溶栓的收益/风险知情同意。禁忌证：①CT明确的颅内出血证据。②临床怀疑为蛛网膜下腔出血。③神经功能障碍非常轻微或迅速改善。④此次卒中过程中有明确的痫性发作。⑤既往有颅内出血史、动静脉畸形史或颅内动脉瘤史。⑥最近3月内有颅内手术史、严重头部外伤史、卒中史。⑦最近21天有消化系统、泌尿系统等严重内脏器官获得性出血史。⑧最近14天内有外科手术史。⑨明确的出血倾向（血小板总数<100×10⁹/L；48小时内接受肝素治疗，且APTT高于正常上限；最近接受抗凝治疗，且INR大于正常1.5倍）。⑩血糖低于2.7mmol/L。⑪血压难以控制在180/100mmHg以下。⑫CT显示低密度大于1/3MCA区域。⑬严重心、肝、肾等重要脏器功能障碍。

（2）动脉溶栓　动脉溶栓能将药物直接送到血栓局部。血管再通率高于静脉溶栓，且颅外出血风险较低。动脉溶栓治疗急性脑梗死的确切疗效尚不确定，其益处有可能被溶栓启动时间的延迟及手术风险所抵消。因此，对发病6h内不适合静脉溶栓的大脑中动脉闭塞所致的严重缺血性卒中患者，可在有条件的单位进行动脉溶栓。对于后循环动脉闭塞所致的严重卒中患者，由于预后不良，在发病24h内不适合静脉溶栓的患者，可在有条件的单位进行动脉溶栓。

（3）抗血小板聚集治疗　无溶栓适应证的缺血性脑卒中患者，应在发病后尽早给予口服阿司匹林，急性期（一般2周）应使用强化阿司匹林治疗，剂量为150~300mg/d，急性期后使用常规阿司匹林，剂量50~150mg/d。溶栓治疗后，应在24小时后再开始抗血小板聚集治疗。对不能耐受阿司匹林者，可给予氯吡格雷等替代药物抗血小板聚集治疗。

（4）抗凝治疗　无出血倾向及严重肝肾疾病等禁忌，以下情况可考虑选择抗凝剂：①容易复发的心源性梗死患者。②缺血性卒中患者伴有蛋白C、蛋白S缺乏等易栓患者。③颅内外动脉狭窄患者。④症状性颅外夹层动脉瘤患者。⑤需预防深静脉血栓形成和肺栓塞的长期卧床的脑梗死患者。

（5）降纤治疗　经过严格筛选的脑梗死早期（12h内）且不适合溶栓的患者，尤其是高纤维蛋白血症患者可选用降纤治疗。

（6）神经保护治疗　神经保护是治疗急性脑梗死的潜在靶点，临床应用较多的神经保护剂如胞磷胆碱、依达拉奉和脑蛋白水解物等药物具有一定疗效。高压氧和亚低温也常用于脑卒中的治疗。

（7）外科手术和血管内介入治疗　对恶性大面积脑梗死，在脑疝形成危及生命时可施行开颅减压术和（或）部分脑组织切除术以挽救生命。颈动脉狭窄超过70%的患者可考虑颈动脉内膜剥脱术。介入治疗如颅内外血管经皮腔内血管成形术、血管内支架置入术等，近年来越来越得到重视并显示良好运用前景，但尚不推荐用于脑梗死的早期治疗。

二、脑　出　血

脑出血（intracerebral hemorrhage，ICH）是指原发性、非创伤性脑实质出血，占脑卒中的20%~30%。ICH是一种危险性极高的疾病，所有ICH死亡患者中，约50%发生于出血后24小时内，30天死亡率高达35%~52%，仅20%的幸存者在患病后6个月内功能残疾能完全康复。因此，ICH的预防及早期诊断和早期治疗十分重要。

（一）病因和发病机制

1. 病因　脑出血原因众多，高血压是最常见的病因。其他原因包括：动脉瘤、动静脉畸形、Moyamoya病、脑动脉炎、凝血障碍、抗凝或溶栓治疗、抗血小板治疗、肝硬化、肿瘤、梗死后脑出血、脑子宫内膜异位症等。脑淀粉样血管病是脑出血的罕见病因，但却是高龄患者较常见的原因。

2. 病理及病理生理　脑出血多为脑动脉深穿支破裂所致，其中大脑中动脉深穿支-豆纹动脉最常见，其次是丘脑穿通动脉、基底动脉旁中央支等，故脑出血多发生在半球基底节区，其次在脑叶、脑干和小脑。出血后，脑内形成大小不等的血肿，致颅内容积增大。出血量大时，血肿可沿神经纤维向四周扩散，侵入内囊、丘脑、脑干，可破入脑室或蛛网膜下腔。血肿可挤压周围脑组织结构，引起脑组织水肿、脑室受压或移位、颅压增高，严重时发生脑疝。幕上半球出血可出现小脑幕疝；如颅压极高或幕下脑干和小脑大量出血可发生枕大孔疝。

脑血管破裂产生的血肿对脑实质产生机械性的损伤；在发病3小时后血肿周围开始出

现水肿，水肿逐渐加重，在病程10~20小时达到高峰；接着，血液和血浆产物诱发二次伤害，包括炎症应答、激活凝血连锁反应、铁离子沉积等。在发病24小时后部分患者血肿还将继续扩大。

3. **发病机制** 脑动脉肌层和外膜结缔组织较少，缺乏外弹力层。长期高血压导致脑细、小动脉发生玻璃样变及纤维素样坏死，管壁弹性减弱，血压突然升高可使血管破裂出血。长期高血压也可使动脉血管壁发生结构变化，形成微小动脉瘤，当血压突然升高时容易破裂出血。

（二）临床表现

1. **一般表现** 好发年龄50~70岁，男性略多于女性，多有高血压史。多在活动中起病，发病后病情常在数分钟至数小时内达到高峰。

2. **局灶性定位损害表现** 局灶性定位损害的表现取决于出血量、出血部位和出血速度。由于高血压是ICH最常见的原因，出血部位多位于纹状体和丘脑，因此偏瘫、偏身感觉障碍或感觉缺失是最常见的表现。其他表现包括：精神症状（额颞叶）、象限盲（颞顶叶）、视野缺损（枕叶）、交叉性瘫痪（脑干）、共济失调（小脑、脑桥）、癫痫等。症状通常在发病几分钟，有时是几小时内逐渐缓慢进展，也可能在几分钟内突然进展，甚至出现意识水平下降，这是深穿支动脉持续性出血血肿扩大所致。

3. **全脑损害表现** 全脑损害包括头痛、呕吐、意识障碍等。头痛并不是ICH必有的症状，深部小量的出血在疾病全程均不出现头痛。当大量出血破入蛛网膜下腔或脑叶出血，血液刺激脑膜时可出现头痛。当血肿扩大或血肿周围水肿明显，颅内压增高，头痛常与呕吐、不同程度的意识障碍、颈项强直、心率减慢伴随出现，如未得到及时处理，有发生脑疝的风险。除了颅内高压外，小脑出血早期患者也会出现呕吐。发病早期出现意识障碍常提示出血量大或出血位于脑干，在病程中逐渐出现意识障碍或意识障碍加深往往提示继续出血或颅内水肿加重。

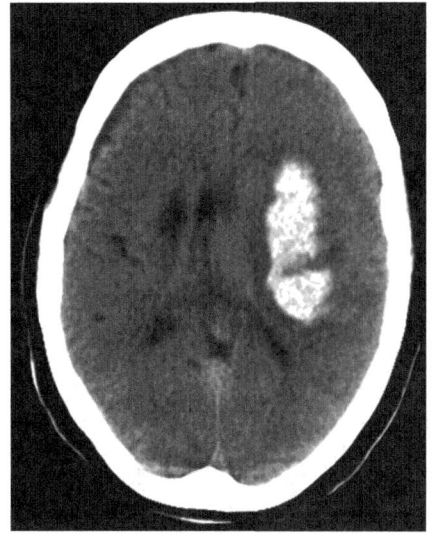

图7-17 CT示左侧基底节区高密度出血病灶

（三）辅助检查

1. **一般检查** ICH急性期，可以应激性出现白细胞轻度增高，若血常规检查提示血小板明显降低，不排除抗血小板聚集药物或血小板减少性紫癜等引起的ICH。凝血活酶时间和部分凝血活酶时间延长提示有凝血功能障碍。肝肾功能严重受损则提示有肝肾功能衰竭导致的ICH可能。

2. **神经影像检查**

（1）CT　CT可以明确ICH诊断以及出血部位、出血量大小、是否破入脑室、血肿周围的水肿情况和是否有中线移位等，是诊断ICH的首选方法。CT片显示出血病灶呈圆形或卵圆形高密度区，边界清楚。当血肿破入脑室时，部分脑室呈高密度信号，当脑室大量积血时可呈高密度铸型，随着时间的推迟，血肿逐渐变成等密度和低密度（图7-17）。对出血破入脑室和临床症状体征出现恶化的患者可用CT进行随访。

（2）MRI 在ICH不同时间段显像不同，且在ICH超早期与脑梗死不易鉴别，急诊检查中不作为首选。对高度怀疑ICH，但头颅CT未发现出血灶者，需要急诊MRI检查明确有无脑干和小脑的小出血。MRI对脑淀粉样血管变性ICH、梗死后出血转化和肿瘤出血的诊断优于CT。受血肿内血红蛋白变化的影响，在ICH的不同的病程阶段，MRI表现不同：①超急性期（0~2h）：血肿为T_1低信号，T_2高信号。②急性期（2~48h）：T_1等信号，T_2低信号。③亚急性期（3d~3周）：T_1、T_2均呈高信号。④慢性期（>3周）：T_1低信号，T_2高信号。

（3）CTA、MRA、MRV及DSA 对于怀疑是非高血压性ICH，并且需要紧急外科手术的患者，需要急诊CTA以了解有无脑动脉瘤、动静脉畸形、Moyamoya病等血管病变。另外，ICH急性期CTA检查时对比剂外渗形成的"斑点征"被认为是颅内进行性出血的表现，将提示患者预后差及死亡率高。对于怀疑非高血压性及非脑淀粉样血管变性ICH，在病程4周后应采用CTA、MRA、MRV及DSA进一步诊断性检查，以明确脑出血的病因。

（四）诊断及鉴别诊断

1. 诊断 诊断依据：①活动中急性起病。②迅速出现局灶性神经功能缺失症状和（或）伴全脑损害表现。③CT检查或MRI检查提示ICH征象。ICH的病因诊断需结合患者年龄、病史、出血部位、影像学特点、实验室检查及血管造影检查来综合判断，有时很难在急诊时明确。

2. 鉴别诊断

（1）缺血性脑血管疾病 ICH和缺血性脑血管疾病临床难于区分，大多数发生于老年人，起病急，症状可能都包括癫痫发作、瘫痪、肢体麻木等神经系统局灶性损害的表现。但是，ICH患者更容易出现昏迷、头痛、呕吐、颈项强直等全脑损害表现。最终，只有依靠神经影像检查才能进行鉴别。

（2）全身性中毒及代谢性疾病 全身性中毒（一氧化碳、酒精、药物等）有中毒物质的接触史或者服药史，代谢性疾病（低血糖、糖尿病、尿毒症、肝性昏迷等）有相应的病史，结合相关的实验室检查和头颅CT可以帮助鉴别诊断。

（五）急性期的管理

1. 一般治疗 ①监测生命体征。②维持通气和血氧饱和度：对昏迷伴呕吐患者应及时清理呼吸道分泌物或呕吐物，避免误吸；PaO_2 < 60mmHg或$PaCO_2$ > 50mmHg时，应吸氧，使$PaCO_2$维持在25~35mmHg、血氧饱和度在90%以上；若低血氧分压无改善，必须行气管插管行机械通气。③血糖管理在ICH急性期，非糖尿病患者和糖尿病患者均可出现血糖增高。因此，应加强血糖监测与治疗，维持血糖水平在6~9mmol/L。④体温管理对无感染征象的低热患者，一般考虑吸收热的可能性大，无特殊处理；对感染性发热，给予抗生素和物理降温治疗；对中枢性高热，给予亚低温治疗。⑤水电解质平衡及营养支持可按照量出为入的方法给予补液，如有高热、腹泻、呕吐、多汗者，适当增加补液量。⑥预防并发症如深静脉血栓形成、吸入性肺炎、肺栓塞及压疮。对有深静脉血栓形成，肺栓塞的高危患者，在ICH 24小时后可考虑小剂量皮下注射低分子肝素。

2. 防治神经系统并发症

（1）颅内压增高 对头痛、呕吐明显加重及意识水平进行性下降的患者应高度怀疑颅内高压，需积极处理，避免脑疝形成。在急诊处理时，降低颅内压最常用的方法是给予利尿剂 如甘露醇、呋塞米。甘露醇通常给予125~250ml，快速滴注或推注，每6~8小时一次，对高龄患者、冠心病、心肌梗死、心衰、肾功不全患者慎用。呋塞米每次20~40mg，每天2~4次静推，可与甘露醇联合用于有脑疝征象的患者。

（2）癫痫 对癫痫发作患者可给予安定10~20mg缓慢静推或苯妥英钠15~20mg/kg缓慢静推，或苯巴比妥0.2g肌注以抗惊厥治疗，发作停止后可根据发作形式给予口服抗癫痫药物治疗。

3. **外科手术** 下列情况需要考虑手术：①基底节区中等量以上ICH（壳核出血≥30ml，丘脑出血≥15ml）。②小脑出血≥15ml，或者合并明显脑积水。③重症脑室出血。不同病理形式和不同病因的ICH，采用的手术方法也不同，需要术前对其鉴别。手术方法包括去骨瓣减压术、小骨窗开颅血肿清除术、钻孔血肿抽吸术和脑室穿刺引流术。

三、蛛网膜下腔出血

蛛网膜下腔出血（subarachnoid hemorrhage，SAH）是指由各种原因所致的脑底部或脑表面血管破裂，血液流入蛛网膜下腔引起相应临床症状的一种脑卒中，又称原发性蛛网膜下腔出血。继发性蛛网膜下腔出血指脑实质出血、脑室出血、硬膜外或硬膜下血管破裂血液流入蛛网膜下腔导致的相应临床症状。SAH可发生于任何年龄的患者，SAH发病率随年龄增高而升高，平均发病年龄约为50岁。40岁以下发病者多见于男性，50岁以后发病者多见于女性。SAH发病无明显季节性。本节仅介绍原发性蛛网膜下腔出血。

（一）病因和危险因素

原发性蛛网膜下腔出血的病因复杂，最常见的病因是脑动脉瘤性蛛网膜下腔出血（aneurysmal subarachnoid hemorrhage，aSAH），占50%~85%；其次脑血管畸形、脑底异常血管网病（Moyamoya病）、夹层动脉瘤、血管炎、颅内静脉系统血栓形成、结缔组织病、血液病、颅内肿瘤、抗凝治疗并发症等也是SAH的致病因素。部分患者原因不明，如原发性中脑周围出血。

SAH发病的危险因素有高血压、吸烟、乙醇摄入、糖尿病、高胆固醇血症、口服避孕药、性激素替代治疗、拟交感类药物使用（如可卡因）等。

（二）病理

动脉瘤好发于颅底Willis环及其附近的分支，尤其是动脉的分叉处。发生在前循环的动脉瘤破裂占85%，动脉瘤破裂最常发生在后交通动脉和颈内动脉交界处，约占40%，其次是前交通动脉和大脑前动脉，约占30%，大脑中动脉在外侧裂的分支，约占20%，基底动脉尖或椎动脉与小脑后下动脉连接处，约占10%。约20%的患者有2个或多个动脉瘤，位于对侧同名动脉，称为"镜像动脉瘤"。动脉瘤形状不规则更易破裂，动脉瘤内弹力层消失，中间层被平滑肌细胞代替。

（三）发病机制

动脉瘤有一定程度的遗传倾向和家族聚集性，在SAH患者的一级家属中，约4%有动脉瘤。动脉瘤可能的机制是由于动脉壁先天性肌层缺陷或后天获得性内弹力层变性或者两者联合作用。随着年龄的增长，动脉壁弹性逐渐降低，薄弱的管壁在血流冲击等因素影响下逐渐向外膨胀突出形成囊状动脉瘤。梭形动脉瘤好发于颅底较大动脉主干，当动脉硬化发生时，动脉壁肌层被纤维组织代替，内弹力层变性、断裂，胆固醇沉积内膜，管壁受损，在血流冲击下，逐渐扩张形成与血管纵轴平行的梭形动脉瘤。脑动静脉畸形是发育异常形成的畸形血管团，血管壁薄弱易破。病变血管在血压升高和其他诱因作用下破裂，血液进入蛛网膜下腔，通过围绕在脑和脊髓周围的脑脊液迅速播散，刺激脑膜引起脑膜刺激征。颅内容量增加导致颅内压升高，严重时导致脑疝形成。脑室和颅底迅速流出的血液可凝固而导致脑脊液循环通路阻塞，形成梗阻性脑积水或引起蛛网膜粘连。后交通动脉瘤的扩张或出血可压迫动眼神经，产生动眼神经麻痹。血细胞进入脑脊液，由于渗透压差别而迅速崩解，释放血管活性物质可引起血管痉挛，严重时可导致脑梗死。血液刺激下丘脑间脑等可引起血糖升高、中枢性高热，顽固性低钠血症等内分泌和自主神经功能紊乱。

（四）临床表现

1. 一般表现 各年龄段均可发病，青壮年更常见，女性多于男性。常在激动、过度劳累、咳嗽、用力排便、饮酒等诱因下突然发病。主要临床表现为突发的头痛、恶心呕吐、意识障碍、脑膜刺激征。

2. 头痛 常为炸裂样或爆裂样剧烈头痛。额、枕部头痛提示出血源于后循环，头痛局限在同侧额部和眼眶者常提示前循环出血。头痛可很快蔓延到整个头部，并向颈项部放射。SAH发病前数天或数周，患者可出现先兆性头痛（sentinel headache），是预警性症状中最常见的症状。症状的出现可能代表不同的病理生理状况如动脉瘤的急性扩张或栓塞、动脉瘤壁孤立性出血和动脉瘤预警性渗漏（warning leak）。

3. 其他 SAH患者可有短暂意识障碍或烦躁、谵妄等精神症状以及脑膜刺激征等。SAH后可出现颅神经麻痹，Ⅱ、Ⅲ、Ⅳ、Ⅵ、Ⅶ、Ⅷ均可受累，以动眼神经麻痹最常见。大脑中动脉动脉瘤破裂可产生偏瘫、失语、视野缺损或单纯性部分性痫性发作。前交通动脉动脉瘤破裂可引起视交叉压迫症状而出现双侧下半部视野缺损，眼底检查可发现视网膜前、玻璃体膜下出血和视乳头水肿。自主神经损害可出现心动过缓、暂时性血压升高或降低、体温升高等。部分老年患者，头痛、脑膜刺激征等临床表现常不典型，但可出现明显的精神症状。动脉瘤破裂致大出血者，在剧烈头痛、呕吐后随即昏迷，出现去大脑强直，甚至呼吸心跳停止。

4. 并发症

（1）再出血 SAH后发生的再出血是aSAH致残、致死的主要原因之一。临床表现为在病情比较稳定时又突发剧烈头痛、恶心、呕吐和意识障碍，原有的神经功能缺失征又复出现或加重。

（2）脑血管痉挛（cerebral vasospasm，CVS） SAH后脑血管痉挛包括早期血管痉挛及迟发性血管痉挛。①早期血管痉挛可在SAH后立即出现，多在30min内，表现为短暂的意识障碍和神经功能缺失症。②迟发性血管痉挛（DVS）始发于出血后3~5天，于5~14天达高峰，2~4周逐渐缓解。临床表现主要包括意识障碍、颅内高压及局灶性神经功能缺失。神经影像学检查可发现与痉挛动脉部位相一致的脑梗死，迟发性血管痉挛又可分为血管造影显示的血管痉挛（angiographic vasospasm，AVS）和症状性血管痉挛（symptomatic vasospasm，SVS）。

（3）脑积水（hydrocephalus） 急性脑积水（acute hydrocephalus，AHC）是指基底池和（或）第四脑室出口受阻而引起的一种阻塞性脑积水，常在发病后1~2天内逐渐出现昏迷，瞳孔缩小、光反射消失等临床表现，需作头颅CT检查方可确诊。AHC发生率约为15%~20%，主要与脑室内积血有关。迟发性脑积水发生于SAH后数周，可能与脑室内出血或再出血、持续的低压引流有关。慢性脑积水患者颅内压基本正常，故又称正常颅压脑积水，临床表现为精神障碍、步态异常和尿失禁三主征，腰穿时脑脊液压力正常或偏低，头颅CT显示为脑室扩大。

（4）低钠血症（hyponatremia） 出血后数天逐渐出现低钠血症，与CVS的时程平行。SAH特别是在SAH外科手术后，常伴有顽固性低钠血症，患者尿量增多、尿钠排出增多、钠滤过分数增加、血钠降低。低钠血症的机制可能涉及脑失盐综合征（cerebral salt wasting wyndrome，CSWS）和抗利尿激素分泌异常综合征（SIADH）。

（5）其他 患者可出现癫痫发作、颅内血肿、脑梗死及丘脑下部受损的自主神经、内脏功能及代谢紊乱等。

临床上可使用Hunt-Hess分级标准和世界神经外科联盟（world federation of neurosurgical societies scale，WFNS）分级标准来判断蛛网膜下腔出血的预后及选择手术时机（表7-4，表7-5）。Hunt-Hess分级愈高，预后愈差。Hunt-Hess Ⅰ~Ⅲ级，早期、晚期手术对预后无影响，Ⅳ~Ⅴ级早期手术能明显改善预后，降低致死率和致残率，故主张Ⅳ~Ⅴ级应尽早手术。美国卒中协会指南建议，动脉瘤性SAH的WFNS分级为Ⅳ~Ⅴ级，可优先考虑行血管内弹簧圈栓塞术。

表7-4 Hunt-Hess分级标准

0级	未破裂动脉瘤
Ⅰ级	无症状或轻微头痛
Ⅱ级	中到重度头痛、脑膜刺激征、颅神经麻痹
Ⅲ级	嗜睡、意识模糊、轻度局灶神经体征
Ⅳ级	昏迷、中重度偏瘫、有早期去大脑强直或自主神经紊乱
Ⅴ级	深昏迷、去大脑强直、濒死状态

表7-5 WFNS分级标准

分级	Glasgow评分	运动障碍
Ⅰ级	15	无
Ⅱ级	14~13	无
Ⅲ级	14~13	有局灶症状
Ⅳ级	12~7	有或无
Ⅴ级	6~3	有或无

（五）辅助检查

1. 头颅CT CT平扫表现为基底池弥散性高密度影，严重时血液可延伸到外侧裂、前后纵裂池，脑室系统和大脑表面（图7-18）。血液的分布情况可提示破裂动脉瘤的位置。颈内动脉段出血常表现为鞍上池不对称积血，大脑中动脉段多见于外侧裂积血，前交通动脉段则是前纵裂基底部积血，脚间池和环池的积血一般无动脉瘤，可考虑为中脑周围出血。动态CT检查还有助于了解出血的吸收情况，有无再出血等。CT对SAH诊断的敏感性在24

小时内为90%~95%，3天为80%，1周为50%。

2. 头颅MRI 当发病后数天CT敏感性降低时，MRI能发挥较大作用。由于血红蛋白分解产物如去氧血红蛋白和正铁血红蛋白的顺磁效应，4天后T1像能清楚显示外渗血液，T1像血液的高信号表现可持续至少2周，在FLAIR像则持续时间更长。故在发病后1~2周CT不能提供蛛网膜下腔出血的证据时，MRI可作为诊断蛛网膜下腔出血的重要方法。

3. 脑脊液检查 血性脑脊液是诊断SAH的最重要依据。对血性脑脊液首先要鉴别是穿刺出血或真性SAH。"三管实验"即连续收集三个试管脑脊液，比较三管脑脊液是均一血性还是逐渐变淡。出血12小时后CSF出现黄变，送检的脑脊液离心后上清液呈黄色，穿刺损伤上清液为无色。更准确的方法是将脑脊液离心后对其黄变上清液作分光光度检测。

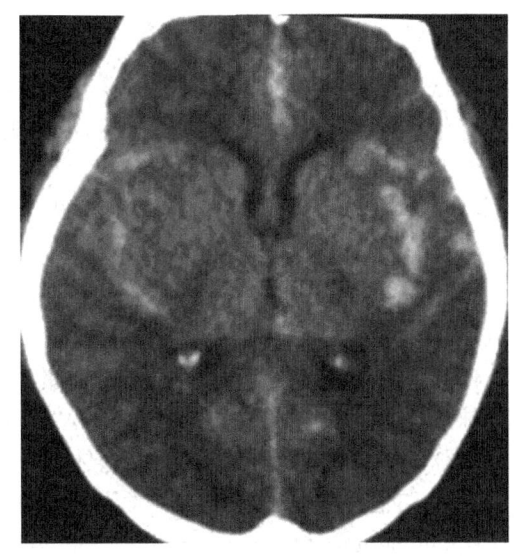

图 7-18　CT 示 SAH 脑池内高密度影

4. 血管影像学检查 脑血管造影对于动脉瘤的诊断最有价值。数字减影血管造影（DSA）能清晰显示动脉瘤位置、大小以及位置关系等，对于血管发育异常和畸形也能清晰显示（图7-19）。CTA和MRA的敏感性和准确性不如DSA，故应争取尽早行DSA检查以明确病因，制定治疗方案和判断预后。造影时机一般在出血72小时内或3~4周后，以避开血管痉挛和再出血高峰时期。

（六）诊断和鉴别诊断

1. SAH的诊断 SAH的诊断包括两步：即是否为SAH以及SAH的病因。①根据典型的突发剧烈头痛、恶心呕吐，脑膜刺激征阳性应高度拟诊SAH，及时的CT检查能明确诊断。如果CT结果显示阴性而临床症状高度提示SAH时，需行腰穿

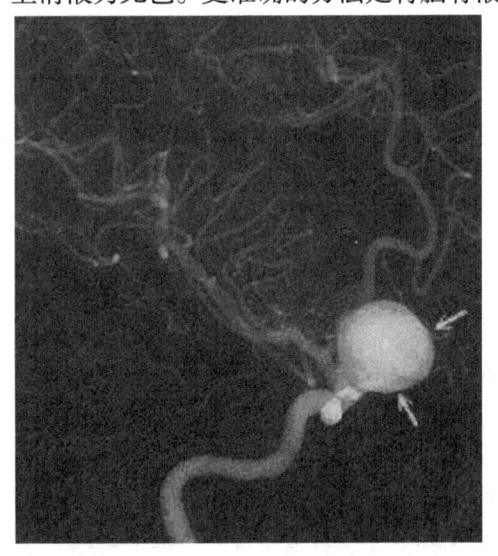

图 7-19　DSA 示巨大动脉瘤

检查，均匀一致的血性脑脊液能提供较为确切的诊断。②确定SAH诊断后，因进一步行脑血管造影等检查以明确病因诊断。

2. 鉴别诊断

（1）脑出血、脑梗死和脑栓塞　SAH以突发的剧烈头痛和脑膜刺激征阳性，CT和MRI检查能较为准确鉴别以上疾病。

（2）脑膜炎（如化脓性、结核性、真菌性和病毒性脑膜炎等）　两者均可出现头痛和脑膜刺激征阳性，但CT和腰穿检查能较为准确地作出鉴别。

(七）治疗

1. 一般措施 SAH应作为急诊收入住院，及时进行全面监护，监测生命体征和神经功能变化。保持气道通畅，维持呼吸循环功能。绝对卧床，安静休息，避免情绪激动和用力，保持大便通畅。对于烦躁和头痛明显患者，适当镇静和镇痛。维持水电解质平衡。

2. 降低颅内压 对于颅内高压患者，适当限制液体入量，防止低钠血症，并据病情使用脱水剂降低颅压，常用20%甘露醇、呋塞米、甘油果糖等，必要时可选用白蛋白。

3. 防治再出血 主要是安静休息，绝对卧床，减少探视，保持环境安静和避光，避免情绪波动和用力。急性期血压应控制在较低水平，当平均动脉压＞120mmHg或收缩压＞180mmHg，可选用钙离子通道阻滞剂等。在动脉瘤手术处理之前，抗纤溶治疗能降低动脉瘤再出血风险。对于动脉瘤性SAH，防止再出血最好的办法是通过显微外科手术夹闭动脉瘤和介入手术弹簧圈填塞瘤体。

4. 防治血管痉挛 维持正常血容量和防止过低血压是防止血管痉挛的重要措施。3H疗法即hypertension、hypervolemia、hemodilution可缓解SAH后的迟发性脑缺血所致局限性神经功能缺失症状。但应注意3H治疗并发症，包括颅内压升高诱发的动脉瘤破裂、心脏负荷增加、肺水肿以及电解质紊乱等。所有SAH患者均应使用尼莫地平，可明显改善预后。

5. 防治脑积水

（1）轻度的急慢性脑积水可药物治疗，给予乙酰唑胺0.25g，每日三次，目的是抑制脑脊液分泌。

（2）急性脑积水经内科治疗效果不佳，且伴有意识障碍者或因年老、有心肺等其他脏器严重功能障碍不能耐受手术者，可用脑脊液外引流术，可降低颅内压，改善脑脊液循环，减少梗阻性脑积水和脑血管痉挛等。

（余巨明　罗家明）

第七节　癫痫持续状态

癫痫持续状态（status epilepticus，SE）是一种以持续的癫痫发作为特征的病理状态，是临床常见的急危重症。持续的癫痫发作不仅可导致脑部的神经元死亡，还可因合并感染、电解质紊乱、酸碱平衡失调、呼吸循环衰竭和肝肾功能障碍而加速患者的死亡。因此，尽快终止癫痫持续状态，正确处理相关并发症是降低癫痫持续状态患者死亡率和致残率的关键。SE是指出现两次以上的癫痫发作，在发作间期意识未完全恢复或者单次癫痫发作持续30min以上。国际抗癫痫联盟（2001）将SE定义为超过这种发作类型大多数患者发作持续的时间后，发作仍然未停止的临床征象或反复的癫痫发作在发作间期中枢神经系统的功能未恢复到正常基线。

一、病因及发病机制

（一）病因

SE多发生在癫痫患者中，最常见的原因是不恰当地停用抗癫痫药或不规范的抗癫痫药物治疗，以及热性惊厥、缺氧性脑病、脑炎、脑卒中、脑外伤、脑肿瘤、药物中毒和代谢性疾病。另外，感染、精神因素、过度疲劳、孕产、药物戒断和饮酒等是常见的诱发因素，个别患者原因不明。

（二）发病机制

发病机制不明确。突触假说认为癫痫发作时突触前膜释放大量的神经递质，包括起兴奋作用的谷氨酸和有抑制作用的GABA，与突触后膜上相关受体结合而产生兴奋和抑制作用，当抑制性神经递质占优势时发作终止，兴奋性神经递质及受体过度活跃时则继续发作。随着癫痫的反复发作，突触后膜上的部分受体内陷，导致后膜受体表面积减少，递质不易与受体发生结合。病理学的研究发现反复癫痫发作后GABA受体明显内陷，而谷氨酸类受体活性相对增强，导致内源性抑制作用减弱，神经元过度兴奋，使癫痫持续发作。这种内源性兴奋-抑制失衡是癫痫发作向癫痫持续状态转换的主要原因。

二、临床表现

依据临床表现和脑电图将癫痫持续状态分为惊厥性和非惊厥性两大类。目前公认国际抗癫痫联盟（2001）的分类方法（表7-6）。

表7-6 2001年国际抗癫痫联盟癫痫持续状态分类

全面性癫痫持续状态	局灶性癫痫持续状态
全面性强直-阵挛性癫痫持续状态	Kojevnikow部分性持续性癫痫
全面性强直癫痫持续状态	持续性先兆
全面性阵挛性癫痫持续状态	边缘叶癫痫持续状态
全面性肌阵挛性癫痫持续状态	伴有轻偏瘫的偏侧抽搐状态
失神性癫痫持续状态	

1. 全面强直-阵挛性癫痫持续状态 全面强直-阵挛性癫痫持续状态是临床上最常见、最危险的一种癫痫持续状态。表现为癫痫强直-阵挛性发作的反复发生，意识障碍（昏迷）伴生命体征及代谢与自主神经和心血管的改变 如代谢性酸中毒、低血糖、电解质紊乱（如低钾血症、低钙血症等）、高热、休克、肌红蛋白尿等，继而可发生脑、心、肝、肾、肺等多脏器功能衰竭（表7-7，表7-8）。脑炎、脑血管病等脑器质性疾病引起的癫痫持续状态为继发性强直-阵挛发作持续状态，先表现为部分性发作，然后泛化为全面强直-阵挛发作。

表7-7 强直-阵挛性癫痫持续状态代偿期生理功能改变

脑代谢	代谢改变	自主神经心血管改变
脑血流增加	高血糖	高血压
脑代谢增加	乳酸酸中毒	心输出量增多
能量需求与氧和葡萄糖的供应匹配（通过增加氧和葡萄糖的利用）		颅内压增高
		大量儿茶酚胺释放
乳酸浓度增加		心动过速
葡萄糖浓度增加		流涎、呕吐、体温过高、大小便失禁

2. 强直性发作持续状态 多见于Lennox-Gastaut综合征患儿，表现为不同程度意识障碍，间有强直性发作或其他类型发作，如非典型失神、失张力发作等，EEG出现持续性较

慢的棘慢或尖慢波放电。

表7-8 强直-阵挛性癫痫持续状态失代偿期生理功能改变

脑代谢	代谢改变	自主神经心血管改变
脑自主调节功能衰竭	低血糖、低钠血症	低血压
脑血流受外周血压影响	低/高钾血症	全身缺氧
缺氧	代谢性或呼吸性酸中毒	心输出量减少
能量减少	肝、肾功能衰竭	心肺功能障碍（肺水肿、肺栓塞、呼吸骤停、心衰、心率失常）
乳酸浓度下降	凝血物质耗竭，DIC	
低血糖	多器官功能衰竭	体温增高
颅内高压和脑水肿出现	横纹肌溶解，肌红蛋白尿	

3. 阵挛性发作持续状态 占儿童癫痫持续状态的50%~80%。临床表现为反复发作的双侧肌阵挛，可以不对称，有时也可为非节律，发作持续时间较长时可出现意识模糊甚至昏迷。EEG表现双侧同步的棘波，或爆发性尖波等。

4. 肌阵挛性癫痫持续状态 特发性（良性）肌阵挛发作的患者很少出现癫痫持续状态。该型持续状态较常见于严重器质性疾病的晚期，如亚急性硬化性全脑炎、家族性进行性肌阵挛癫痫等。肌阵挛多为局灶或多灶性，EEG表现为泛发型放电，如棘波、多棘波等。

5. 失神发作持续状态 是全身性非惊厥性癫痫持续状态的最为重要的发作类型，表现为不同程度的意识障碍（反应迟钝、意识模糊、嗜睡、昏睡等）、定向力障碍；还可有语言障碍，如缄默、少言或赘述等；也可出现行为怪异、激动、攻击行为、幻觉、情绪不稳等。EEG表现为持续性棘慢复合波发放，频率偏慢（<3Hz），多由治疗不当、停药等原因诱发。

6. 单纯部分性运动发作持续状态 单纯部分性运动发作持续状态也称Kojevnikow综合征，1985年Kojevnikow首次报道该病。典型临床表现为反复的、规律或不规律的局限于身体某一部分的肌阵挛，可持续数小时、数天甚至数年。

7. 持续性先兆 是患者主观感觉到的发作现象，没有明显运动成分，是一种感觉性发作的持续出现，是部分性癫痫持续状态的一种亚型。临床分4类：①躯体感觉 包括波及躯干、头部或四肢的感觉异常。②特殊感觉 如视觉、听觉、嗅觉、味觉及平衡觉异常。③自主神经症状明显的癫痫持续状态。④表现为精神症状的持续先兆。持续先兆诊断需满足两个基本条件 即至少有上述四类临床表现之一和脑电图的痫样放电。

8. 边缘叶性癫痫持续状态 主要表现行为紊乱和精神症状，如短暂意识改变、复杂视幻觉及自动症等多种形式，发作至少持续30分钟，临床症状符合已知解剖部位的功能，且与脑电图上的痫样活动有明确对应关系。脑电图主要表现为节律性δ和θ波，有时也出现节律性α波，持续性单侧颞叶棘波或不规则的棘波，部分患者表现为间歇性双侧颞叶节律性慢波、持续性周期性棘波。

9. 偏侧惊厥-偏瘫-癫痫综合征 多发生于幼儿，表现为一侧的抽搐，伴发作后一过性或永久性的同侧肢体瘫痪。脑电图可见抽搐对侧半球有高振幅、节律性2~3次/秒的慢波，抽搐侧枕部有阵发性10次/秒的活动，发作终止后可出现短暂的电抑制，继而患侧半球出现弥漫性高波幅δ波，而健侧半球则逐渐恢复正常背景活动。

三、治 疗

SE的治疗目标：①保持生命体征稳定。②快速终止发作，减少发作对脑部神经元的损害。③查寻并尽可能去除病因及诱因。④防治并发症。一旦诊断为癫痫持续状态，必须合理地进行救治与护理，减轻发作导致的机体重要脏器功能损害，救治流程如图7-20。

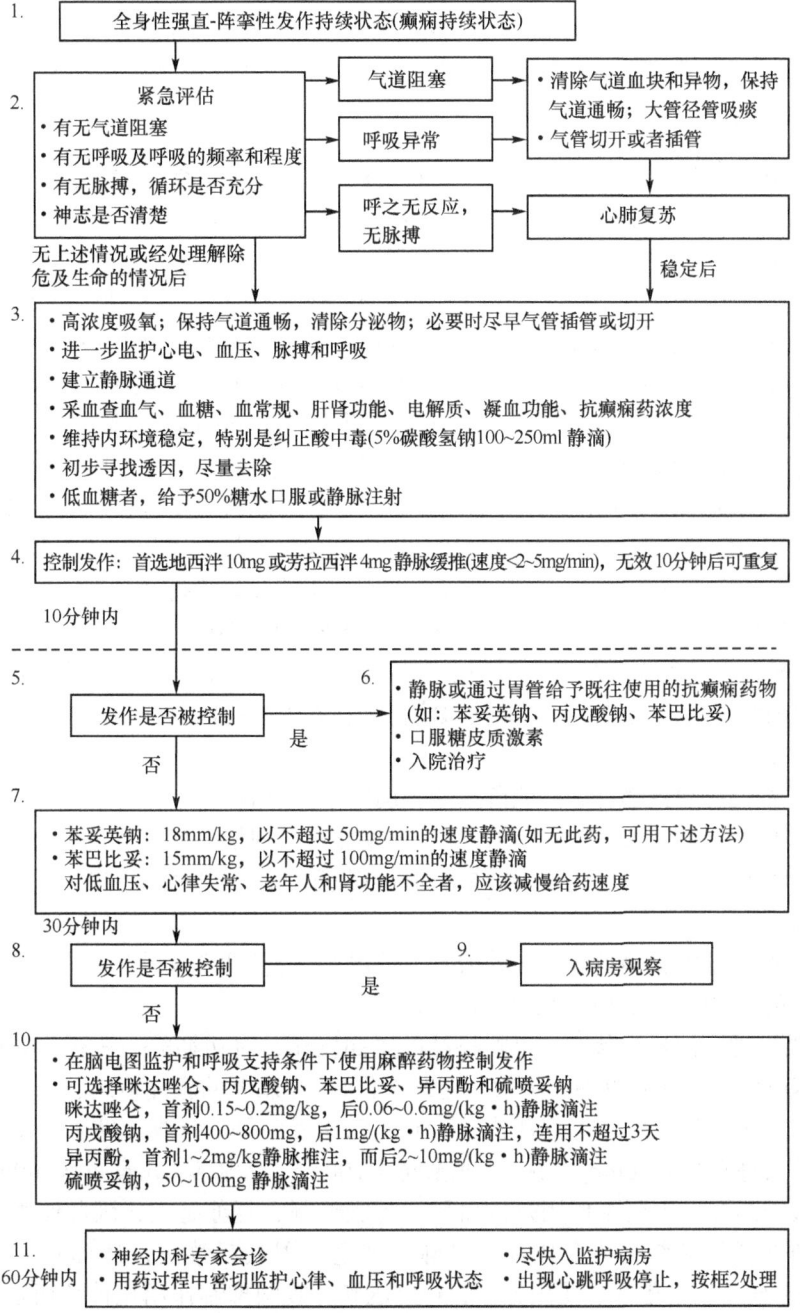

图7-20 癫痫持续状态急救流程

（一）一般措施

1. **保持呼吸道通畅** 患者需仰卧位，头偏向一侧，便于口腔分泌物流出。及时清出口腔及气道内分泌物或异物，保持呼吸道通畅。面罩或面罩正压给氧，必要时气管插管行机械通气。

2. **监护并维持生命体征** 癫痫持续状态常出现呼吸暂停、心率增快、血氧饱和度下降及体温增高等表现，急诊应行血压、心率、呼吸、脉搏氧饱和度及体温、血糖等监测。

3. **积极纠正酸碱失衡及电解质紊乱，防治脑水肿和其他潜在并发症。**

（二）终止发作

1. **癫痫强直-阵挛性持续状态、强直性持续状态、阵挛性持续状态的治疗**（图7-20）①地西泮：成人首次静脉注射10~20mg，15分钟后可重复给药。儿童首次静脉注射剂量为0.25~0.5mg/kg，一般不超过10mg。②劳拉西泮：成人剂量4mg，静脉缓慢注射。如果癫痫持续或复发，可于10~15分钟后按相同剂量重复给药，再经10~15分钟后仍无效，需采取其他措施，12小时内用量一般不超过8mg。劳拉西泮抗癫痫发作的作用比地西泮强，维持时间较长，副作用少，欧洲抗癫痫协会推荐劳拉西泮4mg静脉注射代替地西泮治疗成人癫痫持续状态。③苯妥英钠：成人静脉注射15~18mg/kg，儿童静脉20mg/kg。静脉注射速度过快，易导致房室传导阻滞、低血压、心动过缓，甚至心脏骤停，注意监测心电图及血压。④磷苯妥英：是苯妥英钠的前体，为水溶性，局部刺激小，可静脉或肌内注射，入血后在碱性磷酸酶的作用下释放活性苯妥英钠。静脉注射30分钟内癫痫发作控制率为85%，不产生呼吸抑制和意识改变，临床上渐用磷苯妥英代替苯妥英钠用于治疗癫痫持续状态。

经上述处理，发作控制后，考虑使用苯巴比妥100~200mg肌注，每日2次，巩固和维持疗效。同时，根据发作类型选用口服抗癫痫药，必要时可鼻饲给药，达有效血药浓度后逐渐停止肌内注射苯巴比妥。非惊厥性癫痫持续状态可静脉注射地西泮或劳拉西泮，用法同惊厥性癫痫持续状态。

2. **失神性癫痫持续状态和肌阵挛性癫痫持续状态的治疗** 首先依据病因治疗，酒精中毒、苯二氮䓬类戒断引起者可选地西泮；抗癫痫药物剂量不足者补足药物；服用抗精神病药物引起者适当减量。终止发作首选地西泮或氯硝西泮静脉注射，也可考虑按难治性癫痫持续状态治疗。

3. **连续部分性癫痫持续状态的治疗** 地西泮、劳拉西泮及咪达唑仑能控制80%以上发作，苯妥英钠及丙戊酸注射液也可能有效。

4. **难治性癫痫持续状态** 是指持续的癫痫发作，对初期的一线药物如地西泮、氯硝西泮、苯巴比妥、苯妥英钠等无效，连续发作1小时以上的癫痫持续状态。治疗的首要任务是迅速终止发作，可选下列药物：①异戊巴比妥：是治疗难治性癫痫持续状态的标准疗法，成人每次250~500mg，1~4岁儿童每次100mg，大于4岁儿童每次200mg，注射用水稀释后缓慢静注。主要副作用是低血压、呼吸抑制、复苏延迟，因此使用时常需行气管插管，机械通气来维持生命体征。②咪达唑仑：因其起效快，1~5min出现药理作用，5~15min出现抗癫痫效果，使用方便，对血压和呼吸的抑制作用比传统药物小，近年来已逐渐替代异戊巴比妥成为难治性癫痫持续状态的新标准疗法。常用剂量为首剂静脉注射0.15~0.2mg/kg，然后按0.06~0.6mg/(kg·h)静滴维持。③丙泊酚（propofol）：是一种非巴比妥类短效麻醉剂，能明显增强GABA能神经递质的释放，可在几秒钟内终止癫痫发作和脑电图上的病性放电,平均起效时间为2.6分钟。临床一般静注1~2mg/kg负荷剂量,继之以1~10mg/(kg·h)静脉维持。

对药物治疗无效者,可考虑手术治疗 如半球切除术、软脑膜下横断术、病灶切除术、胼胝体切开术等外科治疗方法。

(余巨明 蒋国会)

第八节 重症支气管哮喘

支气管哮喘(bronchial asthma,简称哮喘)是由多种细胞(嗜酸粒细胞、肥大细胞、T淋巴细胞、中性粒细胞、气道上皮细胞等)和细胞组分参与的气道慢性炎症性疾病。通常出现广泛多变的可逆性气流受限,在易感者中此种炎症可引起反复发作的喘息、气促、胸闷和(或)咳嗽等症状,多在夜间或凌晨发生,可自然缓解或经治疗缓解。国外支气管哮喘患病率、死亡率逐渐上升,全世界支气管哮喘患者约3亿人,成为严重威胁人们健康的主要慢性疾病。我国的哮喘发病率为1%,儿童达3%。尽管对支气管哮喘的病理生理日臻了解及治疗药物不断增多,但严重哮喘病例依然较多,病死率高,其中重症哮喘是引起哮喘病人死亡的原因之一。重症哮喘(severe asthma)是指排除相关诱发因素和未经控制的合并症的前提下,需要给予第四级或第五级治疗方案的支气管哮喘;重症哮喘包括慢性持续期的重度哮喘和哮喘急性发作程度在重度及危重度状况两种情况,其可以单独存在或者并存,本章节主要介绍后者。

一、病因及发病机制

重症哮喘的病因及发病机制复杂,国内外对重症哮喘病人的早期诊断和抢救给予了高度关注,并积极地探讨重症哮喘病因,以期从预防角度来避免重症哮喘的发生。临床医生在抢救重症哮喘病人时应清醒地认识到,若要有效地控制病情,除对重症哮喘进行及时的诊治外,寻找每个病人发展成为重症哮喘的病因并排除是非常重要的环节。

(一)变应原或其他致喘因素持续存在

哮喘是由于支气管黏膜感受器在特定的刺激后发生速发相及迟发相反应而引起支气管痉挛、气道炎症和气道高反应性,造成呼吸道狭窄所致。如果患者持续吸入或接触变应原或其他致喘因子(包括呼吸道感染),可导致支气管平滑肌的持续痉挛和进行性加重的气道炎症,上皮细胞剥脱并损伤黏膜,使黏膜充血水肿,黏液大量分泌甚至形成黏液栓,加上气道平滑肌极度痉挛,可严重阻塞呼吸道,引起哮喘持续状态而难以缓解。

(二)呼吸道感染

各种病原体包括细菌、病毒、支原体和衣原体等引起的呼吸道感染。细菌及其代谢产物刺激支气管内胆碱能神经纤维引起迷走神经介导的支气管痉挛,损伤支气管黏膜引起黏膜急性炎症、充血、水肿和分泌物增多变稠,致小气道阻塞,使一般支气管解痉剂难以奏效。病毒感染,尤其是呼吸道合胞病毒感染可使气道上皮细胞损伤,感觉神经末梢暴露,易致气道的神经源性炎症,加上上皮屏障功能的丧失,黏液-纤毛廓清能力的降低,使变应原较易积聚并进入黏膜下层，导致呼吸道黏膜呈高反应状态。当气道高反应性加剧，气道阻塞程度严重时，可导致哮喘呈重度发作或持续状态。

（三）β_2受体激动剂应用不当和（或）抗感染治疗不充分

哮喘是一种气道炎症性疾病，抗炎药物已被推荐为治疗哮喘的第一线药物。临床上许多哮喘患者长期以支气管扩张剂为主要治疗方案，抗感染治疗不充分或抗感染治疗药物使用不当，导致气道变态反应性炎症未能有效控制，使气道炎症日趋严重，气道高反应性加剧，哮喘病情日益恶化而长期盲目地大量应用β_2受体激动剂，可使β_2受体发生下调，从而导致其"失敏"。在这种情况下突然停止用药可造成气道反应性显著增高，从而诱发重症哮喘。

（四）脱水、电解质紊乱和酸中毒

哮喘发作时，患者出汗多和张口呼吸使呼吸道丢失水分增多；吸氧治疗时，加温湿化不足；氨茶碱、强心剂、利尿药使尿量相对增加；加之病人呼吸困难，饮水较少等因素。因此，哮喘发作的病人常存在不同程度的脱水，造成组织脱水，痰液黏稠，形成无法咳出的黏液痰栓，广泛阻塞中小气道，加重呼吸困难，导致通气功能障碍，形成低氧血症和高碳酸血症。同时，由于缺氧、进食少，体内酸性代谢产物增多，可合并代谢性酸中毒。在酸中毒情况下，气道对许多平喘药的反应性降低，进一步加重哮喘病情。

（五）激素与"反跳"

某些患者因对一般平喘药无效或因医生治疗不当，长期反复使用糖皮质激素，使机体产生糖皮质激素依赖或耐受，一旦某种原因如缺药、手术、妊娠、消化道出血、糖尿病或治疗失误等导致糖皮质激素减量过快或突然停用糖皮质激素，改用其他平喘药，使哮喘症状复发或恶化导致哮喘不能控制并加剧，称为激素"反跳"现象。

（六）情绪紧张

患者对病情的担忧和恐惧可通过皮质和自主神经反射加重支气管痉挛和呼吸困难，另一方面患者昼夜不眠，体力减退，均可促其哮喘病情进一步恶化。此外，临床医师和家属的精神情绪也会影响患者病情变化。

（七）理化因素

理化因素如气温、湿度、气压、空气离子等，对某些哮喘病人可产生不同程度的影响。气候因素能影响人体的神经系统、内分泌体液中的pH、钾与钙的平衡及免疫机制等。空气中阳离子过量也可使血液中钾与钙起变化，导致支气管平滑肌收缩。

（八）严重并发症或伴发症

如并发气胸、纵隔气肿或伴发心源性哮喘发作、肾功能衰竭、肺栓塞或血管内血栓形成等均可使哮喘症状加重。

二、临床表现

（一）症状

患者呈极度呼气性呼吸困难、吸气浅、呼气延长而费力、强迫端坐呼吸、不能平卧、不能讲话、大汗淋漓、焦虑、烦躁、表情痛苦而恐惧,严重者可有意识障碍、甚至昏迷、面色苍白、脱水、口唇发绀。如症状持续24小时以上,经常规给药途径给予常规平喘药(一般剂量的氨茶碱和β_2受体激动剂)治疗无效,称为哮喘持续状态。

(二)体格检查

典型发作表现为面色苍白、口唇发绀、出汗多、端坐呼吸、呼吸频率常在30次/min以上,有三凹征,胸锁乳突肌痉挛性收缩,胸廓胀满、触觉语颤减弱,呼气延长,呼吸之比倒转,常呈3:1或2:1。呼气期双肺满布哮鸣音,有时不用听诊器即可闻及,严重时双肺可闻及弥漫性减弱的哮鸣音或呼吸音几乎听不清。肺叩诊为过清音,肺界下移,心浊音界缩小,哮鸣音盖过肺泡呼吸音。心率>120次/min,严重时血压下降,出现"肺性奇脉"、四肢湿冷、脉搏细弱而频数。一旦出现嗜睡、意识模糊、肺部哮鸣音减弱或消失,表示气道已严重阻塞,病情危重。

三、实验室检查

(一)血常规

白细胞总数及中性粒细胞计数一般正常,合并细菌感染时则相应增高;可有嗜酸粒细胞增高。

(二)痰液

一般为白色泡沫痰,合并感染时可为黄稠痰。如重症哮喘痰中出现以中性粒细胞为主,而嗜酸粒细胞较少,可能是合并感染所致。痰涂片显微镜下可见较多嗜酸粒细胞及嗜酸粒细胞退化形成的尖棱结晶(Charcort-Leyden结晶体)、黏液栓(Curschmann螺旋)和透明的哮喘珠(Laennec珠)。痰涂片革兰染色、细胞培养及药物敏感试验有助于病原菌诊断及指导治疗。

(三)X线

X线检查一般无特征性表现。可有肺纹理增多、增粗、模糊,肺内高度充气,双膈平坦,活动度低,肺下界下移。感染时有相应X线表现。合并症时可有肺炎、气胸、纵隔气肿、肺不张等的X线表现。

(四)动脉血气分析

动脉血气分析是判断病情严重程度和恶化速度的重要依据。尤其是当FEV_1低于1.0L或PEFR小于120L/min时,动脉血气分析能反映低氧血症的程度及酸碱平衡状态。重症哮喘存在低氧血症,早期由于代偿性过度通气可引起$PaCO_2$轻度降低,出现呼吸性碱中毒,pH>7.45。随着气道阻塞的加重、体力消耗以及肺泡通气不足和(或)生理死腔增加等因素的影响,$PaCO_2$逐渐上升。一般而言,若非FEV_1<预计值的25%,高碳酸血症是不会发生的。出现代谢性酸中毒则预示着气道阻塞和低氧血症的加重。当$PaCO_2$迅速上升(>5mmHg/小时),$PaCO_2$>50mmHg时,提示病情严重,需行机械通气。

(五)肺功能

判断哮喘严重性的最常用的指标是FEV_1和PEFR,一般FEV_1或PEFR低于预计值或个人最好水平的30%~50%（相当于$FEV_1 < 1.0L$和$PEFR < 120L/分$）预示着哮喘严重恶化。

（六）特异性过敏原

可用放射性过敏原吸附试验（RAST）测定特异性IgE，过敏性哮喘患者血清IgE可较正常人高2~6倍。在缓解期可做皮肤过敏试验判断相关的过敏原，但应防止发生过敏反应。

（七）心电图

可表现为窦性心动过速、肺型P波或电轴右偏、顺钟向转位和低电压改变，急重症哮喘可出现快速型心律失常、ST—T改变、右束支传导阻滞等。

四、诊　断

重症哮喘的早期诊断对于及时地制订治疗方案，防治病情的进一步加重，改善重症哮喘的预后，降低重症哮喘的死亡率具有重要意义。应该根据病史、发作的先兆、肺功能的改变果断地判断和处理，特别是有重症哮喘发作史的患者应予以高度警惕，以免延误抢救时机。

（一）病史

曾有哮喘严重发作的患者往往能提供下列重要病史：如插管史、高碳酸血症、纵隔气肿、气胸以及长期口服激素治疗仍需住院者。另外，存在心理疾病和不配合治疗的患者亦是重症哮喘的重要诊断线索。需要机械通气辅助呼吸的重度哮喘患者有发生死亡的可能。有激素依赖和长期应用$β_2$受体激动剂史，正在使用或刚刚停用糖皮质激素。曾因哮喘住院或近期的哮喘持续状态发作，发作频繁的不稳定性哮喘，并发慢性支气管炎，病情进行性加重在数天或数周以上。

（二）症状

患者气急逐渐加重，极度呼吸困难，端坐呼吸，讲话不连续，痰黏稠不易咳出；疲劳状态、易怒、心情焦躁、大汗淋漓；意识障碍、昏迷。

（三）体征

脱水貌、面色苍白、口唇发绀、胸锁乳突肌收缩、典型三凹征、胸廓过度膨胀、低血压、心率>120次/min、奇脉，哮鸣音减弱或消失则提示广泛的气道阻塞，病情危重。

（四）辅助检查

X线表现为肺过度充气，气胸或纵隔气肿。心电图呈肺性P波，电轴右偏，窦性心动过速。血气分析：$pH < 7.30$，$PaO_2 < 60mmHg$，$PaCO_2 > 50mmHg$。

重症哮喘是指哮喘急性发作严重程度在重度和危重度状况，其判定标准（表7-9）。

五、鉴别诊断

本病须与上气道阻塞、慢性阻塞性肺疾病、左心衰引起的喘息样呼吸困难、气胸、肺栓塞鉴别；原有哮喘并发上述疾病者易发生漏诊或误诊。

表7-9 哮喘急性发作严重程度分级

临床特点	重度	危重度
气短	休息时	
体位	端坐呼吸	
讲话方式	单字	不能讲话
精神状态	常有焦虑、烦躁	嗜睡或意识模糊
出汗	大汗淋漓	
呼吸频率（次/分）	常 > 30	
辅助呼吸机活动及三凹征	常有	胸腹矛盾运动
哮鸣音	响亮、弥漫	减低或无
脉率（次/分）	> 120	变慢或不规则
肺性奇脉	常有，> 25mmHg（成人）	若无，提示呼吸肌疲劳
最初应用支气管扩张剂治疗后PEF占预计值或个人最佳值%	< 60%或 < 100L/min或作用持续时间 < 2h	
PaO_2（吸空气时）	< 60mmHg	< 60mmHg
$PaCO_2$	> 45mmHg	> 45mmHg
SaO_2（吸空气时）	≤ 90%	≤ 90%
pH		降低

注：只要有符合某一严重程度的指标，即可提示为该级别的急性发作。

（一）上气道阻塞

见于隆突癌、纵隔肿瘤压迫双侧主支气管，或者异物吸入、气管支气管结核导致支气管狭窄。急性上气道阻塞起病急骤，病情严重，甚至导致窒息而死亡，常有明显的症状和体征。上气道阻塞的临床表现并无特异性，可表现为刺激性干咳、气喘和呼吸困难；其呼吸困难以吸气困难为主，活动可引起呼吸困难明显加重，且常因体位变化而出现阵发性发作。少数患者夜间出现打鼾，并可因呼吸困难加重而数次惊醒，表现为睡眠呼吸暂停综合征。吸入异物所致者，可有呛咳史，常有明显的呼吸窘迫，表情异常痛苦，并不时抓搔喉部。根据病史特别是出现吸气性呼吸困难，以及痰细胞学或细菌学检查，胸部X线摄片、CT检查或支气管镜检查，常可明确诊断。

（二）慢性阻塞性肺疾病

多见于中老年，有慢性咳嗽，喘息长期存在，有加重期。患者多有长期吸烟或接触有害气体的病史，有肺气肿体征，双肺或可闻及湿啰音。但临床很难与哮喘相鉴别，使用支气管舒张剂和口服或吸入糖皮质激素做治疗性试验可能有所帮助。

（三）左心衰引起的喘息样呼吸困难

患者多有冠心病、急性心肌梗死、高血压病、老年瓣膜病、风湿性心脏病和二尖瓣狭窄等病史和体征。突然发生严重呼吸困难、端坐呼吸、咳嗽及咳大量白色或粉红色泡沫痰，心率增快，有奔马律，两肺满布水泡音及喘鸣音。X线检查显示心脏增大、支气管和血管影增粗，可见kerleyB线，肺泡水肿时有两侧肺门附近云雾状蝶翼状阴影。若一时难以鉴别，可雾化吸入$β_2$受体激动剂或静脉注射氨茶碱症状缓解后，进一步检查。

(四)气胸

患者发病前可有或无用力增加胸腔、腹腔压力等诱因,多突然发病,主要症状为呼吸困难、患侧胸痛、刺激性干咳,张力性气胸者症状严重,烦躁不安,可出现发绀、多汗甚至休克。根据突发一侧胸痛,伴有呼吸困难并有气胸体征,即可作出初步诊断。X线显示胸腔积气,肺受压,气管、纵隔向健侧移位。在原有肺气肿基础上并发气胸时,气急、胸闷等症状有时不易觉察,要与原先症状、体征仔细比较。

(五)肺栓塞

肺血栓栓塞(简称肺栓塞)是指栓子进入肺动脉及其分支,阻断组织血液供应所引起的病理改变和临床状态的综合征。根据病史:有血栓性静脉炎、久病卧床后突然离床活动或胸腹腔用力过度等诱因。临床表现:发病急骤,重者突然出现心悸、呼吸困难、恐惧不安、剧烈胸痛、干咳、咯血,也可出现喘息、头晕、晕厥,甚至休克与猝死。肺部栓塞区可出现干、湿性啰音、胸膜摩擦音或胸腔积液征。重者可有发绀、休克和急性右心衰竭征象。辅助检查:胸部X线检查常见X线征象为栓塞区域的肺纹理减少及局限性透过度增加。肺梗死时可见楔形、带状、球状、半球状肺梗死阴影,也可呈肺不张影。另外,可以出现肺动脉高压征,即右下肺动脉干增粗及残根现象。心电图:动态出现$S_1Q_{III}T_{III}$征及V_{1-2}T波倒置、肺性P波及完全或不完全性右束支传导阻滞。心脏超声检查:可直接检出栓子或表现有肺动脉高压、右心增大的征象。螺旋CT及MRI检查:直接征象见肺动脉半月形或环形充盈缺损或完全梗阻,间接征象包括主肺动脉扩张,或左右肺动脉扩张,血管断面细小缺支,肺梗塞灶或胸膜改变等可作出诊断。选择性肺动脉造影是确定肺栓塞的部位和程度的可靠方法,为创伤性检查,应用受条件限制。

六、治 疗

(一)氧疗

重症哮喘患者由于存在气道炎症、痰栓及支气管收缩等导致气道阻塞的因素,可引起肺内通气/血流(V/Q)比例失调和不同程度的低氧血症,原则上都应吸氧。临床常采用鼻导管或鼻塞导管给氧,氧流量为1~3L/min,吸氧浓度一般不超过40%,使PaO_2维持在60~80mmHg以上,吸入氧气应温暖湿润,以免引起气道干燥。给氧时应注意有无CO_2潴留,若缺氧伴CO_2潴留,宜用低浓度持续给氧,使PaO_2在50~60mmHg的范围内,其原因是:①当$PaCO_2 > 80$mmHg时,呼吸中枢由兴奋转为抑制,主要依靠缺氧刺激主动脉体和颈动脉体的化学感受器,通过反射维持呼吸;如不限制给氧浓度,氧疗使$PaO_2 > 60$mmHg时,则失去缺氧刺激以维持呼吸兴奋的作用,可出现呼吸抑制使肺泡通气量减低,加重缺氧、CO_2潴留和呼吸性酸中毒的程度。②由于血红蛋白氧离曲线的特性,严重缺氧,氧分压与SaO_2的关系处于氧离曲线的陡直段,氧分压稍有增高,SaO_2就有较多的增加。提高吸氧浓度2%,可提高PaO_2 15mmHg,由于仍保持着轻度缺氧,能刺激化学感受器。③低浓度氧吸入能纠正低通气肺区的低肺泡氧分压。④间断氧疗并不能防止CO_2进一步潴留,反而加重缺氧。因此,对于伴有CO_2潴留的低氧血症患者应行控制性氧疗,根据病情严格控制吸氧浓度,低流量持续给氧。

（二）解除支气管痉挛，降低气道阻力，改善通气功能

1. β_2受体激动剂（β_2-receptor agonist） β_2受体激动剂可选择性地作用于β_2肾上腺素能受体，激活腺苷酸环化酶，使细胞内cAMP增加，引起蛋白激酶A的脱磷酸作用并抑制肌球蛋白的磷酸化，使其轻链的活性下降，从而降低细胞内Ca^{2+}浓度，使支气管平滑肌松弛。另外，位于胆碱能神经突触前膜上的β_2受体兴奋，可减少胆碱能神经乙酰胆碱的释放。同时，β_2受体激动剂亦可稳定肥大细胞膜，减少其介质的释放。重症哮喘患者，病人无法配合作深吸气和屏气，不能协调喷药与呼吸间的同步，不宜经口服或定量雾化吸入器给药。可供选择的给药方法包括：①持续雾化吸入：以高压力氧气（或压缩空气）为动力，将沙丁胺醇溶液作持续雾化吸入。一般情况下，成人每次雾化吸入沙丁胺醇雾化溶液1~2ml（含沙丁胺醇5~10mg），12岁以下儿童减半，在第一个小时内每20分钟重复一次，以后视患者病情决定给药间隔时间。②静脉或皮下注射：沙丁胺醇0.5mg皮下注射，再以沙丁胺醇1mg加入100ml液体内缓慢静脉滴注（每分钟约2~8μg）。无心血管疾病的年轻患者可皮下注射1:1000肾上腺素0.3ml，1小时后可重复注射一次。③经与呼吸机相连的管道给药：吸入β_2受体激动剂至出现轻度肌颤为其最佳剂量。使用β_2激动剂时，值得注意的是：①严重高血压、心律失常、近期有心绞痛的患者禁用。②就诊前过量应用β_2受体激动剂，心率＞120次/min者不宜使用。③心电监护下使用。④静注β_2激动剂可能引起严重低血钾，故应适当补充钾盐。

2. 茶碱（黄嘌呤）类药物 茶碱的主要作用机制：①抑制细胞的Ca^{2+}内流，促进Ca^{2+}外流，使胞内Ca^{2+}浓度降低，从而松弛气道平滑肌；②抑制肥大细胞内炎性介质的释放；③直接刺激儿茶酚胺的释放；④兴奋呼吸中枢、增强呼吸肌肌力，增加通气量等。临床用法：①24小时内未用过氨茶碱的病人，应先给5~6mg/kg的负荷剂量，稀释成100ml静滴，以后按0.6~0.9mg/（kg·h）的速度静脉滴注维持。成人每日氨茶碱总量一般不超过1~1.5g。②24小时内用过氨茶碱的病人，不给负荷剂量。③对老年人及心动过速者宜选用对心血管副作用小的丙羟茶碱，首次0.25~0.5g用葡萄糖溶液稀释后缓慢静注，以后每4~6小时1次，1日总量不超过2g为宜。应用茶碱类药物时应注意茶碱血药浓度的监测，使之维持在6~20μg/ml范围内。对老年人、幼儿及心、肝、肾功能障碍、甲亢患者慎用，应警惕甲氰咪胍、氟喹诺酮及大环内酯族抗生素等药物对茶碱清除率的影响。茶碱与糖皮质激素具有协同作用，但该药与β_2受体激动剂合用可能增加心律失常和心肌损害。

3. 糖皮质激素 糖皮质激素是重症哮喘抢救中不可缺少的药物，一旦确诊为重症哮喘，在应用支气管解痉剂的同时，及时足量静脉快速给予糖皮质激素治疗。

（1）作用机制 ①促使哮喘患者已发生"向下调节"的β_2受体数目和功能的恢复，促进其对腺苷酸环化酶的活化，提高β_2受体激动剂扩张支气管效应。②拮抗炎性介质收缩支气管的作用：激素通过抑制多种炎性细胞在气道中的浸润、激活和介质释放，并直接对抗白三烯（LTC_4、LTD_4）和前列腺素。③减少气道内毛细血管渗出、抑制气道黏液腺分泌。④降低气道对各种刺激的敏感性和反应性。

（2）使用方法 ①早期：糖皮质激素使用后需4~6小时才能充分起效，而重症哮喘患者病情可在短时间内恶化、致死，故应尽早应用激素。②静脉：重症哮喘均应静脉给药，口服或经定量雾化器给药疗效不佳。③足量：激素治疗哮喘的疗效与剂量有关，临床主张使用大剂量激素。第一天静脉应用琥珀酸氢化可的松400~1500mg或地塞米松20~60mg为宜。可先静脉推注琥珀酸氢化可的松200mg再以3~5mg/（kg·h）的速度静滴维持，地塞米

松可分次静脉推注。近年来，多主张应用甲基强的松龙立即静注125~250mg，以后每4~8小时静注20~50mg，起效后改为肌注。④短程：过去未用过激素的患者，可在哮喘症状控制后3~5天内停用激素；原先经常应用激素者应逐渐减少激素用量，以后改用继以口服或吸入激素，直至停药。

4. 抗胆碱能药 通过对气道平滑肌M_3受体的作用，抑制细胞内cGMP的合成、降低迷走神经张力的机制，使支气管扩张，气道分泌物减少。肥大细胞表面也有M受体分布，故抗胆碱能药可通过降低细胞内cGMP途径，提高cAMP/cGMP比值，减少肥大细胞介质释放，获得平喘效应。与β_2受体激动剂相比，抗胆碱能药的支气管扩张效应较小，病人对该药的反应性个体差异较大。对于急性哮喘发作患者，不主张抗胆碱能药作为第一线药物使用。抗胆碱能药特别适用于存在严重气流阻塞的哮喘患者（FEV_1<预计值的25%=，最常用的是溴化异丙托品等。溴化异丙托品被推荐用于对β_2受体激动剂及糖皮质激素治疗效果不好的哮喘病人，吸入40μg气雾剂后5~10分钟起效，15分钟使通气功能改善，4小时达峰值，作用持续4~6小时，可每2小时重复使用。溴化异丙托品与β_2受体激动剂联合应用，可增加疗效并延长其舒张支气管的时间。

5. 解除支气管痉挛的非常规治疗药物

（1）硫酸镁 作用机制可能与下列因素有关：①与Ca^{2+}竞争，抑制平滑肌对Ca^{2+}的摄入和肌质网内Ca^{2+}的释放，使细胞内Ca^{2+}浓度下降，致气道平滑肌舒张。②减少乙酰胆碱对终板去极化作用，降低肌纤维膜的兴奋性而使气道平滑肌松弛。③抑制肥大细胞内组胺释放的生物学效应。④镇静作用等。常用方法：①25%硫酸镁5ml加入40ml葡萄糖液中静脉注射。②25%硫酸镁10ml + 5%葡萄糖液250ml静脉滴注。使用该药时应注意静注速度不能过快，以免引起低血压、心跳减慢。若出现上述不良反应，停止注射硫酸镁，让患者平躺休息即可。

（2）酚妥拉明 酚妥拉明为α受体阻滞剂，可增加平滑肌细胞内cAMP含量而导致气道平滑肌松弛，但仅在β受体被阻滞或有内毒素存在的情况下其作用才较明显。一般用法为酚妥拉明0.1mg/kg，加入5%葡萄糖液500ml中缓慢静滴。

（3）前列腺素E（PGE_1） PGE_1能增加肺组织中腺苷酸环化酶的活性，增加cAMP的含量，促使支气管平滑肌松弛，常用PGE_1 50mg雾化吸入。

（4）吸入氦-氧混合气体（Heliox） 吸入氦-氧混合气体的作用机理：①氦气（He）具有低密度特性，能使哮喘时小气道狭窄及黏膜表面分泌物增多所引起的涡流减轻，使气道阻力下降，呼吸做功减少，氧耗和CO_2产生减少。②氦能加强CO_2的弥散。CO_2通过He-O_2混合气体的弥散速度比通过N_2-O_2混合气体约快4~5倍，使单位时间内CO_2排出量增加。③吸入He-O_2混合气体比吸入N_2-O_2混合气体时，肺内气体均匀。因此，吸入He能改善肺泡通气，使气体交换明显好转。一般常用的氦氧之比为80：20、70：30及60：40。通过呼吸面罩吸入氦（He）氧（O_2）混合气体，流速保持在12L/min左右，根据低氧血症的严重程度，使混合气体内的氧浓度调节在25%~40%之间，heliox能减少哮喘患者呼吸肌疲劳和肺过度充气。

（三）纠正脱水、酸碱失衡和电解质紊乱

由于重症哮喘患者存在摄水量不足、过度呼吸、出汗、感染、发热等因素，常伴有不同程度的脱水，使气道分泌物黏稠难以排出而影响通气功能。补液有助于纠正脱水、稀释痰液、防止黏液栓形成。应遵循一般补液原则，输液速度不宜过快，一般每日输液2000~3000ml，可根据心脏、脱水情况和24小时出入液体量情况决定，同时，应该注意电解质情况。

重症哮喘时，由于缺氧、过度消耗和入量不足等原因易于出现代谢性酸中毒。病人早期通气过度可出现呼吸性碱中毒，晚期通气量减低又可因二氧化碳潴留而出现呼吸性酸中毒。在酸血症的情况下，细支气管和肺小血管痉挛，使气道阻力增加和通气/血流比例失调加剧。在酸性环境下，许多支气管舒张剂均不能充分发挥效用，及时纠正酸中毒在治疗重症哮喘的措施中甚为重要。通常先予5%碳酸氢钠150ml静脉滴注，再根据动脉血气分析的情况酌情补充。

（四）去除病因

仔细分析和及时发现哮喘病情加重或持续不缓解的原因，去除变应原和避免致喘因子、控制呼吸道感染、积极的抗感染治疗、防治并发症或伴发症包括心律失常、颅内高压、脑水肿、消化道出血等，是治疗重症哮喘的重要环节之一。

（五）控制感染

触发哮喘呼吸道感染的主要病原体是病毒，不主张常规使用抗生素。如患者痰量增多合并肺部细菌感染，必须应用抗生素。多选择静脉用药，兼顾革兰阳性球菌与革兰阴性杆菌，临床依据血常规、痰细菌培养及药敏试验结果来合理选择抗生素。合并深部真菌感染者，给予氟康唑0.2g/d静滴，首剂加倍。合并肺炎支原体感染者可选用红霉素静滴或口服治疗，但应注意该药有明显增高茶碱血浓度之作用，茶碱剂量应酌减，以免出现毒性反应。

（六）促进排痰

痰液阻塞是重症哮喘病情难以缓解的重要原因之一。加强排痰，保持气道通畅甚为必要。

1. 补液，纠正脱水 有利于稀释痰液。

2. 药物祛痰 ①盐酸氨溴素：30mg/次，一日3次口服。②溴己新：8~16mg/次，一日3次口服。③氯化铵：0.3~0.6mg/次，一日3次口服。④α-糜蛋白酶：5mg/次，一日2次。

3. 雾化吸入 生理盐水加入α-糜蛋白酶5mg或乙酰半胱氨酸0.2g雾化吸入，一日2~3次，有湿化气道，稀释痰液的作用。

4. 机械性排痰 ①翻身排背。②经气管插管或气管切开处吸痰。

（七）机械通气

重症哮喘患者经支气管扩张剂、激素、氧疗、补液和补充碱剂等积极治疗，大多数患者可得到缓解。治疗无效的患者，应及时建立人工气道和机械通气。重症哮喘患者出现以下情况之一，可考虑行气管插管和应用机械辅助呼吸：①心跳呼吸停止。②严重意识障碍、谵妄或昏迷。③发绀明显，$PaO_2 < 60mmHg$。④$PaCO_2 > 50mmHg$。⑤$pH < 7.25$，且持续性降低。⑥心动过速（成人≥140次/分，儿童≥180次/分）或有血压下降。

1. 建立人工气道 临床上常用气管插管和气道造口术后置入气管导管两种方法建立人工气道。①气管插管：可防止口咽分泌物或呕吐物进入气道，减少气道感染机会。组织相容性较好的高容低压（$<40cmH_2O$）气囊的聚氯乙烯或硅胶导管的问世，使气管导管留置时间可达7~14天。②气管切开：适用于痰液黏稠，难以咳出及估计辅助呼吸时间较长的哮喘患者。但气管切开术可有出血、气胸、空气栓塞、皮下及纵隔气肿等即时合并症，以

及感染、气道狭窄等后期并发症,且切开后失去上呼吸道对空气的过滤、加温及湿润的作用,易加重肺部感染,必须严格掌握气管切开的指征。

2. 机械通气

(1)简易手控呼吸囊　操作简便易使用,具有吸氧浓度较高、潮气量可控,可与患者的呼吸基本同步,能较快地改善缺氧,减少CO_2潴留等优点,常用于紧急气管插管前通气和应用呼吸机前过渡阶段通气。

(2)持续气道正压通气(CPAP)和呼气末正压通气(PEEP)　CPAP可以通过机械作用扩张支气管以增加呼吸肺容量,降低功能残气量,减少吸气肌负荷。PEEP可以减少吸气肌的负荷做功,避免内源性呼气末正压(iPEEP)的增加,扩张萎缩的气道和肺泡,改善通气/血流比值,防止痰栓在终末气道阻塞引起的肺泡压力过高和肺泡膨胀破裂。但是,随着PEEP的增加,可增加肺容积、气道压、胸内压,导致血压下降。因此,PEEP对于严重哮喘患者具有潜在的危险性。哮喘患者作CPAP治疗,呼气末压力为$5.2 \pm 2.8 cmH_2O$时,患者感觉最舒适,PEEP一般以$3\sim5cmH_2O$较为安全。

(3)控制性低通气量辅助呼吸(MCHV)　呼吸机通气频率6~12/min,潮气量8~12ml/kg。通过减低频率和潮气量(仅为常规预计量的2/3),使每分钟通气量控制在能使$PaCO_2$略有下降的最小值。同时,应给予的治疗措施包括:①给予地西泮、吗啡或盐酸哌替啶来消除自主呼吸,保持患者镇静。②气管内滴入生理盐水200~240ml/d,使痰液稀释,加以吸引,使气道通畅。

(4)吸入氦-氧混合气体　给予机械通气的哮喘病人吸入由80%氦和20%氧组成的混合气体,可使最大气道压力降低,肺泡通气量增加,减少气压伤,迅速改善缺氧和CO_2潴留。

3. 应用呼吸机的注意事项

(1)以定容型呼吸机为宜。

(2)增加通气量,缓慢降低$PaCO_2$,应在气道平滑肌痉挛缓解后才使$PaCO_2$逐渐恢复正常。

(3)烦躁不安或呼吸机对抗者,宜用地西泮或咪达唑仑10~20mg静脉注射,必要时应用神经肌肉阻滞剂。

(4)选择尽可能大的气管插管导管。

(八)营养疗法

重症哮喘病人不能进食,呼吸肌消耗热卡大,机械通气热能消耗更大。因此,在抢救重症哮喘病人时,应注意补充营养。可给予鼻饲高蛋白,高脂肪和低碳水化合物的饮食,也可静脉给予葡萄糖液、氨基酸、脂肪乳剂和冻干血浆等,必要时可应用深静脉高营养。

(九)防治并发症

重症哮喘病人尤其是哮喘持续状态时间超过48小时伴昏迷患者极易发生脑水肿、心力衰竭、颅内高压、消化道出血、休克、心律失常、肺水肿、酸中毒、甚至弥散性血管内凝血等严重并发症,应密切观察及时防治。

七、预　后

重症哮喘经过积极治疗,仍出现下列情况者提示预后不良:①症状持续存在,经足量糖皮质激素治疗仍不缓解。②出现呼吸衰竭者。③合并有其他重要脏器疾病者。④病人有极度的恐惧感或出现精神症状。⑤不能平卧并严重影响睡眠，病人表现极度疲劳。⑥虽经积极的治疗，肺功能仍持续恶化。

（陈绍平）

第九节 急性肺栓塞

急性肺栓塞（acute pulmonary embolism，PE）是由各种栓子突然堵塞肺动脉主干或其分支，导致以急性肺循环和呼吸功能障碍为主要临床病理生理特征的临床综合征，包括肺血栓栓塞、脂肪栓塞、羊水栓塞、空气栓塞等。临床上以肺血栓栓塞最为常见，下肢深静脉血栓是肺栓塞的常见病因。肺栓塞临床表现复杂多样，常见症状有不明原因的呼吸困难及气促、胸痛、晕厥、烦躁不安、咯血、咳嗽、心悸等。由于临床医师对肺栓塞缺乏警惕性，漏诊率和误诊率较高。肺栓塞发病突然，病情凶险，病死率高，死亡率仅次于冠心病及肿瘤，居人口死因构成第3位。因此，提高对该病的认识，及时准确诊断与治疗极其重要。

一、病因及发病机制

血流缓慢、血液高凝、血管内膜损伤等易导致血栓形成，体循环静脉系统各种栓子脱落，随血流回流到肺动脉引起肺栓塞。

（一）血栓形成

血栓形成的诱发因素较多，长期卧床或活动减少，静脉曲张，静脉插管，创伤尤其下肢、骨盆骨折，盆腔及髋部手术，糖尿病，肾病综合征，肥胖，长期服用避孕药等导致血流缓慢、血液高凝状态和（或）血管内膜损伤，促进血栓形成。某些遗传性因素如遗传性活化蛋白C抵抗等使血液高凝，易导致血栓形成。早期形成的血栓松脆，易脱落，任何引起血流突然改变的因素均可促使血栓脱落，如久病术后卧床者突然活动或用力咳嗽、用力排便，此时栓子脱落，随血流回流到肺动脉引起肺栓塞。

（二）心脏病

心脏病是最常见的病因，约占40%。各类心脏疾病合并房颤、心衰和亚急性心内膜炎者，易形成血栓或赘生物，其肺栓塞发病率较高。细菌性栓子除来源于亚急性心内膜炎外，也可由起搏器感染所导致。也有先天性心脏病患者二尖瓣赘生物经间隔缺损分流进入右心室，到达肺动脉引起栓塞。

（三）肿瘤

肺癌、消化系统肿瘤、绒癌、白血病等恶性肿瘤可引起肺栓塞。在我国，恶性肿瘤引起肺栓塞为第二位原因（占35%）。恶性肿瘤并发肺栓塞约1/3为瘤栓，其余为肺血栓栓塞。可能与恶性肿瘤患者血液中存在能激活凝血系统的物质如组蛋白、组织蛋白酶等，造成血液高凝有关。

(四)妊娠与分娩

妊娠时,由于腹内压增加,盆腔静脉受压引起静脉血流缓慢,血液流变学改变,凝血因子及血小板增加,蛋白溶解系统活性降低,易导致血栓形成。另外,羊水栓塞也是分娩期的严重并发症。

(五)其他

少见原因如长骨骨折引起脂肪栓塞,意外事故及减压病引起空气栓塞,寄生虫、异物栓塞等。

二、病理、病理生理

(一)病理

肺栓塞常常可累及双侧、多支肺动脉,右肺多于左肺,下叶多于上叶。但少见栓塞与肺动脉主干或骑跨于肺动脉分叉处。肺栓塞发生后,栓子能否引起肺梗死取决于受累血管大小、栓塞范围、支气管动脉血供能力及阻塞区通气与否。肺梗死的组织学特征为肺泡内出血和肺泡壁坏死,很少发生炎症。由于梗死区肺表面活性物质减少可导致肺不张。胸膜表面渗出。如可存活,梗死区最后形成瘢痕。

(二)病理生理

肺栓塞发生后,栓子阻塞肺动脉及其分支,可由其直接阻塞作用引起呼吸生理及血流动力学改变,还由于心肺的反射效应以及神经体液介质的变化导致多种功能代谢异常。肺栓塞对机体的影响主要取决于栓子的性质、肺动脉堵塞的范围和速度以及是否存在心肺基础疾患。

1. 对血流动力学的影响 通常肺血管床阻塞超过50%时,可立即引起右心衰竭。大面积肺动脉栓塞,其病理生理过程常常进展凶险,患者可迅速出现循环衰竭和猝死。血流动力学的变化表现在:由于机械性阻塞以及继发的神经体液因子的释放,如内皮素、血管紧张素Ⅱ等,以及血栓内活化的血小板释放5-羟色胺、缓激肽、血栓素A、血小板活化因子等大量血管活性物质的综合作用,导致肺动脉血管痉挛,肺循环阻力进一步增加,右心室收缩力加强,肺动脉压、右心室压,右心房和静脉压随即增高;右心负荷急剧增加,右室壁张力增加,增加右室心肌氧耗导致并加重心肌缺血,右室功能失代偿,舒张末期压增高,右室扩大,出现右心衰竭、心律不齐以及心输出量下降;右心房压力增加并可导致闭合卵圆孔开放,产生心内右向左分流和右心功能不全;右心扩大可引起室间隔左移和左心功能受损,致心输出量下降,进而可引起体循环低血压、心源性休克,晕厥甚至猝死;另外由于主动脉低血压、右房压增加、冠状动脉反射性痉挛,使心内膜下低灌注状态,特别是右室心肌处于缺血、缺氧状态,并进一步加重心功能障碍。

2. 对呼吸功能的影响 肺栓塞对呼吸功能的影响主要表现为低氧血症。其机制如下:①栓塞部位血流灌注骤然减少,肺泡死腔量增大,通气/血流比值失调,迅速发生低氧血症。②由于低氧血症和神经体液因素的作用可造成气管痉挛和气道阻力的增加,可产生通气功能障碍。③栓塞部位肺泡表面活性物质分泌减少,肺顺应性下降,毛细血管通透性增加,肺间质或肺泡液体增加,出血等导致肺泡萎陷及肺不张。④如累及胸膜可出现胸腔积液和胸膜痛。由于呼吸的代偿作用，$PaCO_2$可正常或降低。但出现呼吸肌疲劳时可出现CO_2潴留。

三、临床表现

由于栓子大小、患者基础心肺功能状态、个体反应性的不同，急性肺栓塞的临床表现可从无症状到严重血流动力学紊乱，甚至发生猝死。

（一）症状

肺栓塞的临床症状缺乏特异性，出现临床上所谓的肺梗死的三联征（呼吸困难、胸痛、咯血）较少，发生率不足30%。

1. **呼吸困难及气促** 呼吸困难为最常见的症状。呼吸困难急性发作，以活动后明显。但栓塞面积小，可无症状，或持续时间短暂。

2. **胸痛** 当栓塞部位靠近胸膜时，可由于血管活性物质及炎性介质作用，使其出现充血、水肿，从而产生胸膜痛，多为轻到中度疼痛。其胸痛可随炎症反应消退或胸腔积液增多而逐渐消失。如出现低血压、冠状动脉痉挛等使冠脉血流减少，加之低氧血症及心肌耗氧增加，可引起心绞痛样疼痛。

3. **晕厥** 晕厥可为急性肺栓塞的唯一或首发症状。出现晕厥常常提示预后不良，其中部分患者可出现猝死。

4. **咯血** 咯血并非常见症状，出现咯血常提示肺梗死或充血性肺不张，咯血量一般较少，一般在梗死后24小时出现。

5. **烦躁、惊恐及濒死感** 由于呼吸困难或剧烈胸痛，常常可导致病人烦躁、惊恐不安及濒死感。当出现极度焦虑、惊恐时，常常提示栓塞面积大，预后差。

6. **休克** 巨大的肺栓塞可阻塞血管床，并常可导致肺动脉反射性痉挛，致心输出量急剧下降，血压下降，出现休克。由于血管床阻塞，病人静脉压增高，可出现颈静脉充盈。

7. **心悸** 心悸多于肺栓塞发生后立即出现，主要与快速性心律失常有关。

（二）体征

急性肺栓塞的体征缺乏特异性，易被忽视或误认为其他心肺疾病的体征。

1. **呼吸系统** 呼吸急促、呼吸频率加快是最常见的体征。肺萎陷或肺不张可出现气管向患侧偏移，患侧呼吸运动减弱，膈肌上抬，肺底活动度减少，病变部位叩诊呈浊音。由于炎性渗出，可在病变局部出现湿啰音。神经体液因素引起气管痉挛，可出现哮鸣音。靠近胸膜的栓塞可出现胸膜炎的相应体征及胸腔积液，积液多为血性。但出现胸腔积液并非均为胸膜受累所致，严重的右心功能不全也可出现胸水。

2. **循环系统** 心动过速较常见，包括窦性心动过速、室上性心动过速、室性心动过速，可随病情恶化而加重。肺动脉高压征象如：肺动脉瓣听诊区第二心音亢进或分裂，部分患者出现收缩期喷射性杂音。右心扩大征象如三尖瓣相对关闭不全，可闻及三尖瓣收缩期反流性杂音。右心功能不全体征如舒张早期奔马律，严重者出现体循环淤血的征象如颈静脉充盈、怒张，下肢水肿等。

3. **发热** 部分病人可出现发热，但一般不超过38.5℃。

4. 其他 由于下肢深静脉血栓形成常可导致肺栓塞,因此部分病人有下肢深静脉血栓形成的体征如:患肢肿胀、疼痛浅静脉扩张等。

四、辅助检查

(一)血浆D-二聚体(D-dimer)

D-二聚体是交联纤维蛋白在纤溶系统作用下产生的可溶性降解产物,血栓栓塞时因血栓纤维蛋白溶解,使其浓度增高。因此其浓度的升高常提示一定程度的凝血过程的活化或纤维蛋白降解产物的清除受损。D-二聚体以酶联免疫吸附法的结果较为可靠,因此我国及欧洲急性肺栓塞的诊断治疗指南均采用酶联免疫吸附法检测血浆中的D-二聚体浓度。血浆D-二聚体对APTE诊断的敏感度达92%~100%,但其特异度较低,仅为40%~43%。手术、外伤和急性心肌梗死、感染、肿瘤等均可使D-二聚体增高,因此不能用于诊断本病。血浆D-二聚体测定的主要价值在于排除急性肺栓塞。若低于500μg/L可排除本病。

(二)动脉血气

急性肺栓塞常表现为低氧血症、低碳酸血症,动脉血气分析常用作急性肺栓塞的筛选性指标。应以患者就诊时卧位、未吸氧、首次动脉血气分析的测量值为准,特点为低氧血症、低碳酸血症、肺泡动脉血氧分压差增大及呼吸性碱中毒。另外,血气分析的检测指标不具有特异性。据统计,约20%确诊为急性肺血栓栓塞的患者血气分析结果正常。

(三)心电图

大多为非特异性改变。心电图早期常常表现为胸前导联V_1~V_4及肢体导联Ⅱ、Ⅲ、aVF的ST段压低和T波倒置,部分病例可出现$S_1Q_{Ⅲ}T_{Ⅲ}$(即Ⅰ导联S波加深,Ⅲ导联出现Q/q波及T波倒置)(图7-21),以及右束支传导阻滞、肺型P波、电轴右偏、顺钟转位。出现$S_1Q_{Ⅲ}T_{Ⅲ}$,应注意与非ST段抬高的急性冠脉综合征进行鉴别,并观察心电图的动态改变。

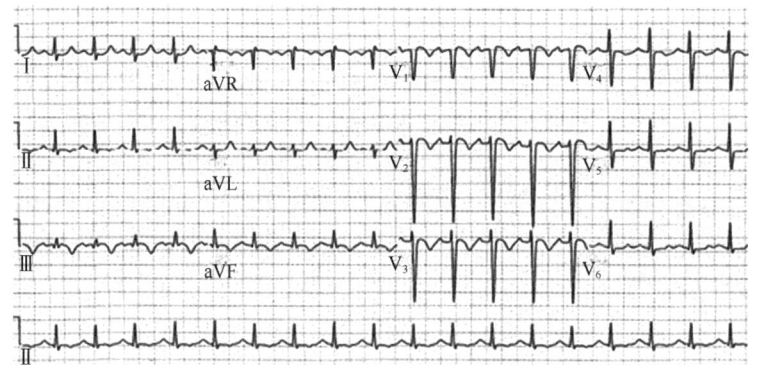

图7-21 肺栓塞$S_1Q_{Ⅲ}T_{Ⅲ}$心电图表现

(四)超声心动图

超声心动图,简便易行,可随时在床旁进行,能直接或间接提示肺栓塞的诊断,在预后评估及除外其他心血管疾患方面有重要价值,但不能作为急性肺栓塞的确诊方法。其直接征象是肺动脉近端或右心腔血栓，但阳性率低。间接征象多为右心负荷过重的表现，如右心室壁局部运动幅度降低，右心室和（或）右心房扩大，三尖瓣反流速度增快以及室间隔左移运动异常，肺动脉干增宽等。经食管超声心动图对肺栓塞的阳性率高于经胸超声心动图。

（五）胸部X片

胸部X片可出现肺缺血征象如肺纹理稀疏、纤细，肺动脉段突出或瘤样扩张（图7-22），右下肺动脉干增宽或伴截断征，右心室扩大征。也可出现肺野局部浸润阴影，尖端指向肺门的楔形阴影（图7-23）；肺不张；患侧膈肌抬高；少量胸腔积液；胸膜增厚粘连等。尽管这些表现不能作为肺栓塞的诊断标准，但仍有助于与肺栓塞症状相似的其他心肺疾病相鉴别。

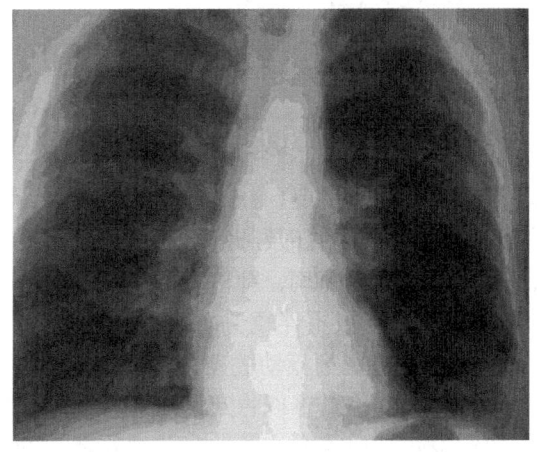

图7-22　肺栓塞　缺血远端肺纹稀疏

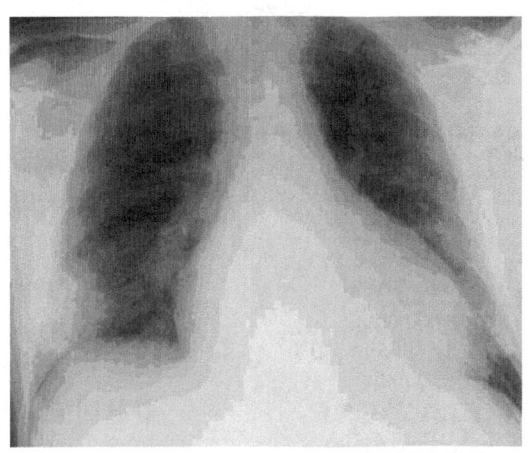

图7-23　肺栓塞　以胸膜为基底凸面朝向肺门的圆形致密阴影

（六）CT肺动脉造影

普通CT对亚段肺栓塞的诊断价值不大，但CT具有无创、扫描速度快、图像清晰、较经济的特点。螺旋CT能够连续快速摄像、影像不受呼吸的影响，而且还可做回顾性重建和血管增强造影，可清晰显示肺动脉干和叶肺动脉及部分段和亚段肺动脉中的栓子。肺栓塞的直接征象为肺动脉内低密度充盈缺损（图7-24），部分或完全包围在不透光的血流之内（轨道征），或者呈完全充盈缺损，远端血管不显影；间接征象包括肺野楔形条带状的高密度区或盘状肺不张，中心肺动脉扩张及远端血管分布减少或消失等。CT肺动脉造影是诊断肺栓塞的重要无创检查技术，敏感性为90%，特异性为78%~100%。其局限性主要在于对亚段及以远端肺动脉内血栓的敏感性较差。在临床应用中，CT肺动脉造影应结合患者临床可能性评分进行判断。低危者如果CT结果正常，即可排除PTE；对临床评分为高危的患者，CT肺动脉造影结果阴性并不能除外单发的亚段肺栓塞。如CT显示段或段以上血栓，能确诊肺动脉栓塞，但对可疑亚段或以远血栓，则需进一步结合下肢静脉超声、肺通气灌注扫描或肺动脉造影等检查明确诊断。

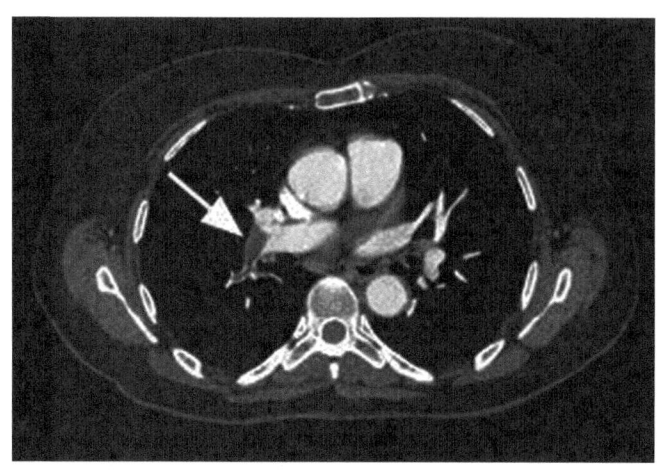

图7-24 右肺动脉分支处充盈缺损

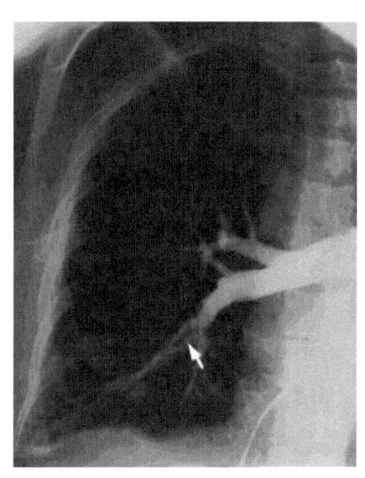

图 7-25 肺动脉内造影剂充盈缺损

（七）肺动脉造影

肺动脉造影是诊断肺栓塞的"金标准"，在肺栓塞发生后72小时内诊断价值最大，能发现1~3mm的栓子，可显示阻塞部位、范围、程度、侧支循环及肺静脉功能情况。其敏感性为98%，特异性为95%~98%，肺栓塞的直接征象有肺动脉内造影剂充盈缺损，伴或不伴轨道征的血流阻断（图7-25）；间接征象有肺动脉造影剂流动缓慢，局部低灌注，静脉回流延迟。在其他无创检查难以肯定诊断时，如无禁忌证，则需进行造影检查。但需要注意的是肺血管造影为有创检查，有6%的并发症及0.15%的病死率，仅少数医院可做此项检查，而且重症患者几乎不可能做此检查，其应用价值有限。

（八）磁共振成像

磁共振成像不能识别段以下的肺栓塞，对肺动脉干的栓子有诊断价值。而在单次屏气下（20秒内）完成三维动态增强磁共振肺血管成像扫描，可确保肺动脉内较高信号强度，直接显示肺动脉内栓子及PTE所致的低灌注区（图7-26）。增强磁共振肺血管成像扫描对肺段以上肺动脉内血栓诊断的敏感度和特异度均高，敏感性达100%，特异性为95%，适用于碘造影剂过敏者。

（九）放射性核素肺通气灌注扫描

核素肺通气灌注扫描简便安全。其诊断肺栓塞的敏感性为92%，特异性为87%，且不受肺动脉直径的影响，尤其在诊断亚段以下动脉血栓栓塞中具有特殊的意义。其典型征象是与通气显像不匹配的肺段分布的灌注缺损。但许多疾病如肺部炎症、肺部肿瘤、慢性阻塞性肺部疾病等，可同时影响患者的肺通气和血流状况，需密切结合临床进行诊断。部分有基础心肺疾病的患者和老年患者由于不耐受等因素也使其临床应用受限。此检查可同时行双下肢静脉显像，与胸部X线平片、肺动脉CT造影相结合，可明显提高诊断的特异度和敏感度。

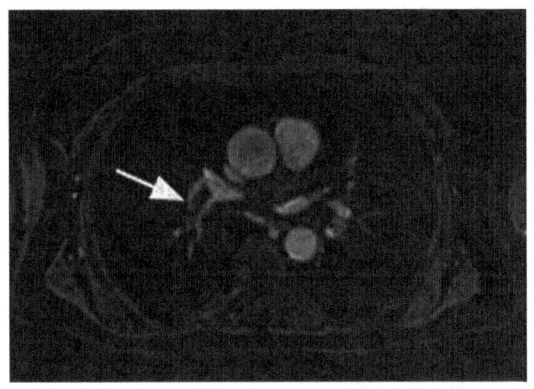

图7-26 右肺动脉分支处栓子

五、诊断与鉴别诊断

(一)诊断

由于肺栓塞发病突然,进展凶险,病死率高,同时急性肺栓塞的症状体征多种多样,轻重不一,极易漏诊或误诊,应提高警惕。临床医生应认识到急性肺栓塞的危险因素,把握其发病特点,结合常规检查方法及早做出诊断。

对于血流缓慢、血液高凝、血管内膜损伤等危险因素的患者突然出现难以解释的呼吸困难或呼吸困难加重,胸痛、休克、晕厥、心律失常、进行性心衰等,应考虑到肺栓塞的可能。Dutch采用肺栓塞临床可能性评测表对临床疑诊肺栓塞患者进行分层,有助于及时诊断或排除本病(表7-10)。

表7-10 Dutch肺栓塞临床可能性测评表

项目	分值
DVT症状或体征	3
不能以其他疾病解释	3
心率>100次/min	1.5
4周内制动或接受外科手术病史	1.5
既往有DVT或PE病史	1.5
咯血	1
6个月内接受抗肿瘤治疗或肿瘤转移	1

各项评分总计,低度可疑2分,中度可疑2-6分,高度可疑大于6分。其中低度可疑组中仅有5%患者最终诊断为肺栓塞,中度可能时需要进一步排除。对于低度可疑病人,如行D-二聚体检测阴性,可排除肺栓塞的诊断,阳性则需要进一步CTPA等检查。对于中度可疑病人,如D-二聚体阴性,也可除外肺栓塞,阳性则需行CTPA检查,CTPA如阴性,需进一步检查。高度可疑的病人,不需要检测D-二聚体,可直接行CTPA等检查。

(二)危险分层

诊断急性肺栓塞后,为制定合适的治疗策略,需要根据病情严重程度迅速准确地对患者进行危险度分层。危险度分层主要根据临床评价、心脏血清标记物(脑钠肽、N末端脑钠肽前体、肌钙蛋白)、右室大小和功能三项指标进行评价(表7-11,表7-12)。

(三)鉴别诊断

1. 急性心肌梗死 急性肺栓塞有胸痛或休克症状时,易误诊为急性心肌梗死。肺栓塞导致的胸痛与侵及胸膜有关,与心肌梗死相比,胸痛为钝痛,并伴有呼吸困难为特征。而且肺栓塞患者往往存在多种静脉血栓形成的危险因素。心电图是早期鉴别诊断的指标之一。心电图显示右心负荷加重的表现。心肌梗死多在原有高血压或冠心病的基础上发生,其心电图呈特征性动态改变,呼吸困难不一定明显。

表7-11 急性肺栓塞危险分层的常用指标

	危险分层指标
临床表现	休克
	低血压(收缩压<90mmHg,或血压下降超过40mmHg、持续15min)
右室功能不全征象	超声心动图提示右室扩张、压力超负荷
	CT提示右室扩张
	右心导管检查提示右室压力过高
	脑钠肽(BNP)或N末端脑钠肽前体(NT-proBNP)升高
心肌损伤标志	TnI或TnT阳性

表7-12 急性肺栓塞危险度分层

肺栓塞死亡危险	危险度标识			推荐治疗
	休克或低血压	右室功能不全	心肌损伤	
高危(>15%)	+	+	+	溶栓或肺动脉血栓摘除术
中危(3%~15%)	-	+	+	住院治疗
	-	+	-	
	-	-	+	
低危(<1%)	-	-	-	早期出院或门诊治疗

2. 心绞痛 部分肺栓塞病人心电图可出现ST段、T波改变,同时存在胸痛,心肌酶不高,易误诊为心绞痛。肺栓塞病人含服硝酸甘油无效。详问病史,仔细查体,了解有无肺栓塞危险因素,并作相应的心脏超声、血浆D-二聚体等可资鉴别。

3. 主动脉夹层 胸主动脉夹层可有胸痛,突然发生,但患者常有高血压病史,查体往往存在四肢血压、脉搏不对称。X线可见到上纵隔阴影增宽,主动脉变宽而延长,常由于高血压而心电图表现为左室面高电压及左室劳损,偶见继发性ST—T改变,以此可以鉴别。

4. 胸膜炎 约1/3的肺栓塞病人可出现胸痛与胸腔积液,易误诊为胸膜炎。但结核性胸膜炎临床多有夜间盗汗,低热,胸腔积液,胸膜粘连,结核菌素试验阳性等。细菌性胸膜炎常伴有肺炎,高热、咳嗽,咳脓性痰,胸水白细胞增多。肿瘤性胸膜炎多有原发肿瘤的存在,胸水中可能找到癌细胞。

5. 肺炎 部分肺栓塞病人可有咳嗽、低热或中度发热,可误诊为肺炎。但肺炎血白细胞显著增高,胸部X线可见到肺部炎性浸润阴影。

六、治 疗

急性肺栓塞的治疗目的是为了抢救生命并使疾病稳定,使肺血流再通,同时防止进展为慢性肺栓塞。

(一)急救治疗

1. 一般治疗 肺栓塞发病后的1~3天内最危险,患者应收入监护病房,连续监测血压、心率、呼吸、心电图和动脉血气等。患者保持安静,注意保暖,为止痛必要时可给予吗啡、哌替啶、可待因等。

2. 呼吸循环支持治疗　对低氧血症患者给予鼻导管或面罩吸氧,合并严重呼吸衰竭时可使用无创机械通气。如合并支气管痉挛,可应用氨茶碱、喘定等支气管扩张剂和黏液溶解剂。出现右心功能不全、心输出量下降但血压尚正常的患者,可给予具有一定肺血管扩张作用和正性肌力作用的药物,如多巴胺或多巴酚丁胺;若出现血压下降,休克,应首先补充液体,但注意避免发生肺水肿;如补液不奏效时,可使用血管活性药物如去甲肾上腺素等。血管活性药物在静脉注射负荷量后(多巴胺3~5mg,去甲肾上腺素1mg),持续静脉滴注维持。维持体循环收缩压在90mmHg以上。

3. 抗凝治疗　抗凝治疗是急性肺栓塞的基本治疗方法,抗凝治疗可以预防肺动脉血栓的周围出现血栓延伸,抑制由血栓所致的神经、体液因素的分泌,阻止静脉血栓的进展,防止新的血栓形成。对于高度疑诊或确诊APTE的患者应立即予抗凝治疗。目前临床常用的抗凝药物包括普通肝素、低分子肝素及华法林。

(1)普通肝素　普通肝素5000U或按80U/kg静脉注射,继之以18U/(kg·h)持续静脉滴注。在开始治疗后的最初24小时内,每4~6小时测定部分凝血活酶时间(APTT)1次,并根据该测定值调整普通肝素的剂量,尽快使APTT达到并维持于正常值的1.5~2.5倍。治疗平稳后,改为每日测定APTT1次(表7-13)。普通肝素可能会引起血小板减少症,故第3~5日必须复查血小板计数,若较长时间使用普通肝素,应在第7~10日和14日复查。若患者出现血小板计数迅速或持续降低超过30%,或血小板计数小于100×10^9/L,应立即停用普通肝素,一般停用10日内血小板数量开始逐渐恢复。

表7-13　普通肝素剂量调整

APTT	普通肝素调整剂量
<35秒(<1.2倍正常对照值)	静脉注射80U/kg,然后静脉滴注剂量增加4U/(kg·h)
35~45秒(1.2~1.5倍正常对照值)	静脉注射40U/kg,然后静脉滴注剂量增加2U/(kg·h)
46~70秒(1.5~2.3倍正常对照值)	无需调整剂量
71~90秒(2.3~3.0倍正常对照值)	静脉滴注剂量减少2U/(kg·h)
>90秒(>3倍正常对照值)	停药1小时,然后静脉滴注剂量减少3U/(kg·h)

应当注意,由于肝素可引起严重出血,因此使用肝素时要注意其禁忌证:①绝对禁忌证:脑出血、消化系统出血的急性期、恶性肿瘤、动静脉畸形。②相对禁忌证:既往有出血性疾患,未治疗的重症高血压,产后,2周以内的大手术、活组织检查。肝素在肝脏代谢、尿中排泄,合并重症肝肾疾病时应减少用量。

(2)低分子肝素　常见的低分子肝素有依诺肝素钠,那曲肝素钙,达肝素钠等。低分子肝素半衰期长,出血倾向低,不需监测APTT及调整剂量,在临床得到广泛应用。根据不同药物使用如下:依诺肝素钠100U/kg,q12h皮下注射;那曲肝素钙86U/kg,q12h皮下注射;达肝素钠200U/kg,皮下注射qd。

(3)华法林　肝素治疗后加用华法林的目的在于预防肺栓塞复发,预防静脉血栓的延伸。一般肺栓塞一经诊断,立即给予口服华法林,首次剂量3mg,以后根据PT值和国际标准化比率调整,华法林的使用剂量使PT值比对照值延长1.5~2.5倍,国际标准化比率至2.0~2.5之间。华法林的副作用是出血,出血率可达2.4%~10%,出血危险性增加的因素有:60岁以上、舒张期高血压、消化道溃疡、肝肾疾病、影响华法林代谢和增加疗效的药物合用等。华法林通过胎盘影响妊娠初期胎儿的发育,妊娠期间不宜使用华法林。

4. 溶栓治疗 溶栓治疗可以迅速溶解血栓和恢复肺组织灌注,逆转右心衰竭,增加肺毛细血管血容量及降低病死率和复发率。美国胸科医师协会已制定肺栓塞溶栓治疗专家共识,对于血流动力学不稳定的APTE患者建议立即溶栓治疗。在肺栓塞起病48小时内即开始溶栓治疗能够取得最大疗效,但对于有症状的肺栓塞患者在6~14天内行溶栓治疗仍有一定作用。

(1) 适应证 ①两个肺叶以上的大块肺栓塞者。②不论肺动脉血栓栓塞部位及面积大小只要血流动力学有改变者。③并发休克和脏器低灌注(如低血压、乳酸酸中毒和/或心输出量下降)者。④原有心肺疾病的次大块肺血栓栓塞引起循环衰竭者。⑤有呼吸窘迫症状(包括呼吸频率增加,动脉血氧饱和度下降等)的肺栓塞患者。⑥肺血栓栓塞后出现窦性心动过速的患者。

(2) 禁忌证 绝对禁忌证包括:①活动性内出血。②近期自发性颅内出血。相对禁忌证包括:①2周内的大手术、分娩、器官活检或不能以压迫止血部位的血管穿刺。②2个月内的缺血性中风。③10天内的胃肠道出血。④15天内的严重创伤。⑤1个月内的神经外科或眼科手术。⑥难于控制的重度高血压(收缩压>180mmHg,舒张压>110mm Hg)。⑦血小板计数低于100×10^9/L。⑧妊娠。⑨细菌性心内膜炎、严重肝肾功能不全、糖尿病出血性视网膜病变、出血性疾病、动脉瘤、左心房血栓等。⑩年龄>75岁。

(3) 并发症 主要并发症是出血,出血发生率为5%~7%(美国),以颅内出血最为严重。为减少其出血,可采用小剂量(25万~50万U)尿激酶直接经导管注入肺动脉血栓处,溶栓效果更好。在反复发生急性肺栓塞的患者中,可以应用尿激酶大剂量(150万单位)一次静脉滴注(2h内),然后中小剂量(25万~50万U)每天持续静脉滴注(使用3天),同时肝素抗凝,尿激酶总量达250万~400万U,也可收到预期的治疗效果。在溶栓治疗当中,应因人因病程度和肺栓塞的临床类型而异,重视个体化治疗。其他不良反应为发热、低血压、恶心、呕吐、头痛等。

(4) 常用药物 常用的溶栓药物有链激酶、尿激酶、rt-PA等。国内常用溶栓方案如下:①链激酶:负荷量50万U静脉注射30min,后以1万U/h,持续静脉滴注24h。②尿激酶2万U/kg,持续2小时静脉滴注。③rt-PA 50~100mg,持续2小时静脉滴注。rt-PA 2小时输注比尿激酶和链激酶12~24小时输注更能迅速使血凝块溶解,可更快地改善血流动力学不稳定状态。

5. 手术治疗 手术治疗可迅速恢复肺动脉血流,改善血流动力学的异常,但死亡率高达30%以上,对于伴有休克的巨大肺栓塞溶栓治疗无效或对溶栓有禁忌的患者可采用肺动脉血栓摘除术或导管破碎肺栓塞术。对于静脉近端血栓,抗凝治疗禁忌或有并发症或经充分抗凝反复发作的肺栓塞,伴血流动力学变化的大面积肺栓塞还可考虑下腔静脉置网术或安置特制的伞式滤器。安置静脉滤器如安置得当,98%以上患者可长期保持下腔静脉血液的流通,复发性肺栓塞的发生率也较低,既能防止较大栓子脱落引起致死性肺栓塞,又不致明显影响静脉回流,并发症相对少。下腔静脉置网术须在麻醉下进行,有较大的危险性。

(刘世平)

第十节 重症急性胰腺炎

重症急性胰腺炎(severe acute pancreatitis,SAP)是指在急性胰腺炎的临床表现及生物化学改变的基础上,伴有持续的器官功能衰竭(超过48h以上、不能自行恢复的呼吸系统、心血管系统或肾功能衰竭,可累及一个或多个脏器)。SAP是急性胰腺炎的一种特殊类型,病死率可高达10%~30%,如后期合并感染则病死率更高。

一、病因和发病机制

(一)病因

SAP有多种危险因素,目前国内仍以胆道疾病为主,高甘油三酯血症性胰腺炎的发病率呈上升态势,近年来,内镜下逆行性胰胆管造影术(ERCP)后、腹部手术后等医源性因素发病率也呈上升趋势;欧美发达国家主要与过量饮酒有关。

1. **胆道疾病** 由于胆道蛔虫、乏特壶腹部结石嵌顿、十二指肠乳头缩窄等导致胆汁反流。如胆管下端明显梗阻,胆道内压力甚高,高压的胆汁逆流进入胰管,造成胰腺腺泡破裂,胰酶进入胰腺间质而发生胰腺炎。

2. **酗酒及暴饮暴食** 长期饮酒者容易发生胰腺炎,在此基础上,当某次大量饮酒和暴食的情况下,促进胰酶的大量分泌,致使胰腺管内压力骤然上升,引起胰腺腺泡破裂,胰酶进入腺泡之间的间质而促发急性胰腺炎。酒精与高蛋白高脂肪食物同时摄入,不仅胰酶分泌增加,同时又可引起高脂蛋白血症,这时胰脂肪酶分解甘油三酯释出游离脂肪酸而损害胰腺。

3. **血管因素** 胰腺的小动、静脉急性栓塞、梗阻,发生胰腺急性血循环障碍而导致急性胰腺炎;另一个因素是建立在胰管梗阻的基础上,当胰管梗阻后,胰管内高压,则将胰酶被动性的"渗入"间质。由于胰酶的刺激则引起间质中的淋巴管、静脉、动脉栓塞,继而胰腺发生缺血坏死。

4. **外伤及手术** 胰腺外伤、ERCP、腹部手术可使胰腺腺管破裂、胰液外溢以及外伤后血液供应不足,导致发生重症急性胰腺炎。

5. **代谢性疾病** 可与高钙血症、高甘油三酯血症等病症有关,当甘油三脂≥11.3mmol/L,临床极易发生胰腺炎,而当甘油三脂降至5.65mmol/L以下时,发生胰腺炎的危险性减少。

6. **其他因素** 如药物过敏、血色沉着症、壶腹乳头括约肌功能不良(SOD),药物和毒物,血管炎,先天性(胰腺分裂,环形胰腺,十二指肠乳头旁憩室等),肿瘤性(壶腹周围癌,胰腺癌),感染性(柯萨奇病毒,腮腺炎病毒,获得性免疫缺陷病毒,蛔虫症),自身免疫性(系统性红斑狼疮,干燥综合征),α_1-抗胰蛋白酶缺乏症等。

(二)发病机制

SAP的发病机制主要是胰液对胰腺及其周围组织自身消化,以及炎症反应时各种细胞因子、代谢产物等相互作用,导致全身性炎症反应综合征(SIRS)及多系统器官衰竭。

正常人胰液在体内不发生自身消化,当黏多糖保护层遭到破坏、腺泡阻止胰酶侵入功能丧失、中和胰酶物质大量消耗时,均可导致胰腺酶性的自身消化;此外,许多酶系如胶原酶、弹性硬蛋白酶、蛋白水解酶、脂肪酶等被激活,导致炎症扩散、血管壁损伤、胰周脂肪组织坏死。胰周脂肪坏死区可与钙离子结合形成皂化斑,导致血钙下降。同时,胰腺本身的坏死组织分解溶化后可产生血管活性物质,如血管舒缓素、激肽及前列腺素等,使周围血管张力降低,加上胰周大量液体渗出、血容量锐减、血压下降均可进一步造成循环功能紊乱及肾脏损害。此外,坏死毒素中尚有心肌抑制因子和休克肺因子,可以引起心、肺功能的损害。各器官功能障碍还可涉及肝脏和中枢神经系统等。另一方面,炎性细胞因子相互关联累积，可导致血管渗漏、低血容量、多系统器官衰竭等危象的发生。病损的胰腺组织可作为抗原或炎症刺激物，激活巨噬细胞而释放出炎症介质，造成细胞因子网络和免疫功能紊乱，导致炎症易于从局部病变迅速发展为SIRS及多系统器官衰竭。

重症急性胰腺炎合并脓毒败血症时，皮质醇及T淋巴细胞活性下降，免疫应答细胞减少，其免疫功能及激素水平均发生变化。脓毒败血症时，补体系统的连锁反应可激活产生C3a、C4a、C5a等过敏毒素，均使血管渗透性增加，促进细胞因子释放，如TNF、IL-1、IL-6、IL-8和血小板活化因子等增多。白细胞及其代谢产物，如细胞质、弹性蛋白酶等酶类物质和氮氧化合物等在加重胰腺的炎症反应中可能起一定作用，可导致呼吸、循环、泌尿等多系统并发症的发生。胰腺小叶内动脉及其分支之间无吻合存在，炎症时微循环障碍可能是引起胰腺坏死的重要因素。

二、病理变化

重症急性胰腺炎病变以胰腺实质出血、坏死为特征。胰腺肿胀，呈暗紫色，分叶结构模糊，坏死灶呈灰黑色，严重者整个胰腺变黑；镜下见胰组织结构破坏和脂肪坏死，有大片出血坏死灶、大量炎细胞浸润。腹腔内可见皂化斑和脂肪坏死灶，晚期继发感染可形成胰腺或胰周脓肿。腹腔内有血性或混浊恶臭液体，液中含有大量胰酶，吸收入血后各种酶含量增高，具有诊断意义。

根据胰腺坏死程度可将病理过程分为三期：第一期表现为散在性的组织出血坏死；第二期表现为出血坏死区扩大融合，胰腺肿大，但病变范围局限，胰腺包膜基本完整；第三期表现为胰包膜破坏，整个胰腺均有出血坏死，并可累及周围组织。根据坏死的部位和大小尚可分为周围型、中央型、局限型、散在型及弥漫型五种类型。病变部位可仅局限于胰头部或体尾部，也可发展至整个胰腺。在需要手术治疗时，必须根据胰腺坏死程度及范围选择手术方式。肺部病理表现为肺泡及间质水肿、微小肺不张、肺泡出血等变化。病程1~2周内死亡者除上述病变外还有透明膜样物覆盖、上皮细胞增生等病变发生。肾脏最显著的病理变化为急性肾小管坏死及广泛的间质性水肿，镜下可见肾小管上皮细胞有肿胀、胞质呈颗粒状或泡沫状变性，并呈破碎状改变。肾小管的数量减少，呈低立方形萎缩状，管腔有不规则扩张，其中含有透明管型。肾小管基底膜外可见粗大颗粒状的钙质沉淀，这种改变以近曲小管最为明显。另外，急性胰腺炎也可合并肾小球肾炎，此时肾小球呈现纤维上皮细胞新月状改变，在肾小球毛细血管丛、输出动脉及肾小管间动脉等血管内有大小不等的脂肪滴，这种脂肪栓塞也是引起肾功能损害的原因之一。此外，还可见到肾动脉及肾静脉中有血栓形成现象。

三、临床表现

（一）消化系统

1. 腹痛 腹痛是重症急性胰腺炎的主要表现之一，常在饱餐和饮酒后突然发作，程度剧烈，多位于左上腹，可向左肩及左腰背部放射，胆源性者始发于右上腹，逐渐向左侧转移。病变累及整个胰腺时，疼痛范围较宽并呈束带状向腰背部放射。如有渗出液扩散入腹腔内可致全腹痛。但有少数病人，尤其是年老体弱者可无腹痛或仅有轻微腹痛，对于这种无痛性重症急性胰腺炎应特别警惕,很容易漏诊。

2. **腹胀** 腹胀常与腹痛同时存在,是腹腔神经丛受刺激及腹膜后继发感染炎症刺激所致,腹腔积液时可加重腹胀,病人出现肠梗阻的表现。

3. **恶心呕吐** 该症状早期即可出现,常与腹痛伴发。呕吐可剧烈而且频繁。呕吐物为胃及十二指肠内容物,呕吐后腹痛无缓解。急性胃黏膜病变或胃黏膜下多发性脓肿可出现呕血或便血。

(二)心血管系统

1. **休克** 重症急性胰腺炎常有程度不同的低血压或休克,休克既可逐渐出现,也可突然发生,甚至在夜间发生胰源性猝死,或突然发生休克而死亡。部分病人可有心律不齐、心肌损害、心力衰竭等。

2. **心率失常** SAP时,由于病人腹痛、胰蛋白酶直接损害以及水电解质紊乱可出现心动过速,早搏,心房扑动,心房纤颤,心室纤颤,结性心律,传导阻滞等表现;心电图还可出现T波低平、倒置、双向,ST段下移等非特异性表现。

(三)呼吸系统

1. **早期呼吸功能不全** 以低氧血症为主要特点,又称为早期潜隐性缺氧。低氧血症的出现与SAP的发病因素、严重程度、病人年龄、血淀粉酶值、血钙值等无关。初次发病者低氧血症较多见,有56%~70%的急性胰腺炎病人在入院48小时内做血气分析时发现PaO_2<70mmHg。此为早期呼吸功能不全诊断的唯一依据,但其肺部症状可不明显,部分患者有呼吸加快、换气过度或呼吸性碱中毒等表现。此型经积极吸氧治疗后,低氧血症多于1周内消失,若延误诊断和治疗则可发展为急性呼吸衰竭。

2. **肺部表现** 发病48小时后急性胰腺炎的症状及低氧血症均无改善者,有30%~60%可出现明显肺部并发症。如肺水肿、胸腔积液等,病人逐渐出现呼吸困难、脉速等表现。此型多见于低氧血症未经充分吸氧治疗及血清钙明显降低的病人。

3. **急性呼吸窘迫综合征(ARDS)** ARDS为急性胰腺炎最严重的呼吸系统并发症,见于15%~20%急性胰腺炎病人,通常发生于病程的2~7日,但也可在早期即迅速出现。病人出现明显呼吸加快(>35~40次/min)、呼吸窘迫、发绀、PaO_2明显降低(<60mmHg),吸氧也难以纠正以上症状。

(四)泌尿系统

1. **氮质血症** 氮质血症很常见,早期表现为食欲不振,并随病情进展而加剧,甚出现频繁的恶心、呕吐。尿量减少,可表现为少尿或无尿,血尿素氮>17.85mmol/L,Cr>116.8mmol/L。合并有氮质血症的SAP其预后较差,病死率可高达78%。

2. **等渗尿** 等渗尿为SAP合并急性肾功能衰竭的一个特征性改变。当少尿开始时尿比重可为1.018,随着肾小管损害程度的进一步加剧,由于肾小管浓缩尿的功能受累,尿比重下降,多在1.015以下,甚至固定在1.012左右。

3. **肾小管功能障碍** 可出现肾小管性蛋白尿。SAP时淀粉酶清除率/肌酐清除率比值异常与肾小管对低分子的蛋白吸收障碍有关,由于肾小管对淀粉酶的回吸收障碍,可使尿中淀粉酶的排出增多,而肌酐排出无改变,故淀粉酶清除率/肌酐清除率比值升高。这种肾小管障碍属可逆性病变,可随病情的恢复而改善。

4. 急性肾功能衰竭 急性肾衰竭出现的早晚与预后有关,出现越晚预后越差。一般来说,SAP的早期死亡原因主要为循环功能不全,而晚期死亡原因则主要为肾功能与肺功能不全。主要表现为少尿或无尿,血尿素氮及肌酐逐渐升高,肌酐清除率<11ml/min,尿沉淀中可出现肾小管上皮细胞、细胞碎屑及肾小管细胞管型;由于胰源性肾损害,其肾小管对钠盐的重吸收能力明显减退,可表现为尿钠浓度增加。

(五)神经系统

胰性脑病是SAP比较常见的并发症,发生率为35%。具体机制尚不明确,研究表明SAP时大量活性蛋白水解酶、磷脂酶A等进入脑内,可损伤脑组织和血管,引起中枢神经系统损害症候群,此症候群称为胰性脑病。临床表现有反应迟钝、定向力障碍、谵妄、意识模糊、昏迷、烦躁不安、抑郁、恐惧、妄想、幻觉、言语障碍、共济失调、震颤、反射亢进或消失以及偏瘫等。

(六)血液系统

急性胰腺炎有时伴有凝血异常,轻者可有散在的血管内血栓形成,重者则发生出血与DIC。部分病人的脐周或腰部皮肤可出现蓝紫色斑,提示腹腔内有出血坏死及血性腹水。脐周出现蓝紫色斑者称为Cullen征,腰部皮肤出现蓝紫色斑者则称为Grey-Turner征。

四、辅助检查

(一)实验室检查

1. 血清酶学检查 血清、尿淀粉酶测定是最常用的方法。血清淀粉酶和(或)脂肪酶活性至少高于正常上限值3倍有诊断价值。淀粉酶值越高,诊断正确可能性越大,但淀粉酶升高的程度与病变严重程度不成正相关;血清脂肪酶活性测定具有重要临床意义,尤其当血清淀粉酶活性已经下降至正常,或其他原因引起血清淀粉酶活性增高,血清脂肪酶活性测定有互补作用。同样,血清脂肪酶活性与疾病严重度不呈正相关。尿淀粉酶变化仅做参考。

2. 血清标志物 C-反应蛋白(C-reactive protein,CRP),发病72h后CRP>150mg/L提示胰腺组织坏死。动态测定血清白细胞介素-6水平增高提示预后不良。血清淀粉样蛋白升高对SAP诊断也有一定价值。

3. 其他 血常规多有白细胞计数增多及中性粒细胞核左移;生化检查可有高血糖、低血钙、肝功能异常等;持久的空腹血糖高于10mmol/L反映胰腺坏死,提示预后不良。肾功能检查可有肌酐、尿素氮异常,淀粉酶与内生肌酐清除率比值异常;血气分析可有低氧血症、水电解质紊乱及酸碱失衡等异常;DIC指标纤维蛋白原、血小板计数、纤维蛋白原-纤维蛋白相关抗原及凝血酶原时间均明显增加等;纤维蛋白原若超过6g/L,提示病人的预后不良。

(二)影像学诊断

1. 腹部B超 在发病初期24~48h行B超检查,可以初步判断胰腺组织形态学变化,可发现胰腺肿大和胰周液体积聚,胰腺水肿时显示为均匀低回声,出现粗大的强回声提示有出血、坏死可能,同时有助于判断有无胆道疾病,但受胃肠道积气的影响,对胰腺炎尚不能做出准确判断(图7-27A、B)。后期对脓肿及假性囊肿有诊断意义。

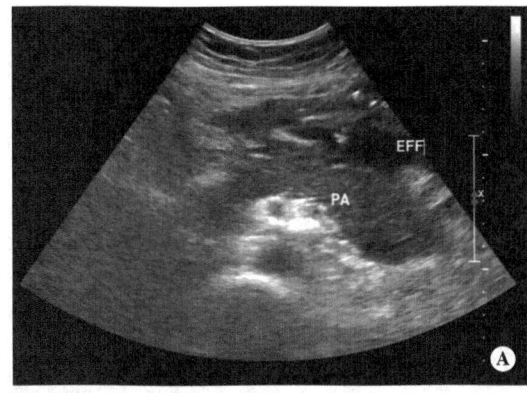
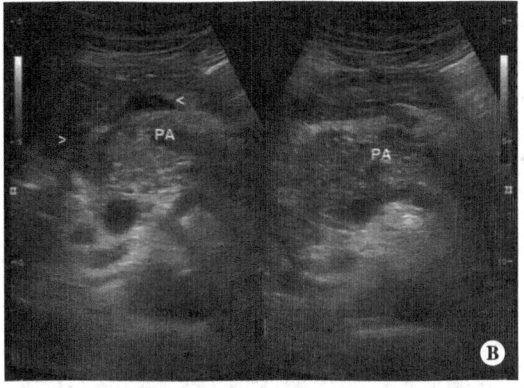

图7-27　A、B示：胰腺肿大，轮廓欠清，其内回声减弱、不均匀，胰腺前方可见不规则低回声区

2. 胸、腹部X线片　胸片可显示肺部浸润或基底肺不张、肺水肿、胸膜渗出、左侧膈肌升高等，胸腔积液以左侧多见，当患者合并ARDS时，X线胸片可见弥漫性网状或片状阴影。腹部X线片如有十二指肠或小肠节段性扩张或右侧横结肠段充气梗阻，常提示有腹膜炎及肠麻痹的存在。前者称为警哨肠曲征，后者称为结肠切割征，此改变多与重症胰腺炎有关。

3. 腹部CT　腹部CT已成为AP的标准影像学诊断方法，对SAP诊断准确率可达70%~80%。发病1周左右的腹部增强CT诊断价值更高，可有效区分胰周液体积聚和胰腺坏死的范围。SAP时增强CT可见胰腺体积常明显增大，且为弥漫性，胰腺体积增大与临床严重程度一致，密度不均匀，水肿则CT值降低，坏死区域CT值更低，表现为囊样低密度区域。出血区域CT值则高于正常胰腺，增强扫描呈不均匀强化，有坏死时为低密度不强化改变。胰腺周围的脂肪间隙消失，胰腺边界由于炎症渗出而变得模糊不清，胰周往往出现明显脂肪坏死和胰周或胰腺外积液，小网膜囊积液最常见，因胰腺位于腹膜后，肾前间隙内，胰周没有坚固的包膜，胰腺分泌液中含有胰酶，即少量渗出也很容易突破胰周薄薄一层结缔组织而进入胰周间隙，肾旁间隙。尤其是左肾前间隙。肾周筋膜可因炎症而增厚，还可穿过肾周筋膜进入肾周间隙内，胰腺炎还可经肾旁间隙扩散到椎旁、盆腔和大腿上部。经小网膜囊和圆韧带裂隙进入肝实质内，经脾门入侵脾，经结肠系膜到达横结肠（图7-28，图7-29）。在CT随访过程中，观察到坏死性胰腺与周围不规则软组织密度影，蜂窝组织炎可完全消散，也可出现液化，甚至化脓感染，形成脓肿，增强后脓肿壁可强化，有时蜂窝组织炎与脓肿不易鉴别，脓肿比较可靠的征象出现率仅29%~64%，当鉴别困难时应尽量在CT或超声导引下穿刺抽吸，作生化检查及细菌培养。有时炎症被控制，胰内外积液未能及时吸收被纤维粘连包裹而形成假囊肿，CT呈大小不一圆形或椭圆形囊性肿胀，绝大多数为单个，囊壁可厚可薄。

按照改良 CT 严重指数（modified CT severity index，MCTSI），胰腺炎症反应分级为：正常胰腺（0 分）；胰腺和（或）胰周炎性改变（2 分）；单发或多个积液区或者胰周脂肪坏死（4 分）。胰腺坏死分级为：无胰腺坏死（0 分）；坏死范围≤30%（2 分）；坏死范围>30%（4 分）。胰腺外的并发症：包括胸腔积液，腹水，血管或胃肠道等（2 分）。

4. MRI　可提供与CT相同的诊断信息。可显示胰腺肿大，花边样轮廓消失，胰腺边界模糊不清。病变可以累及全胰腺，也可为胰腺局部改变。增强MRI时，重症胰腺炎可见胰腺不均匀强化、胰腺强化减弱，坏死灶无强化现象，表现为持续低信号。在判断胰腺存活组织与坏死组织方面MRI的作用类似增强CT。

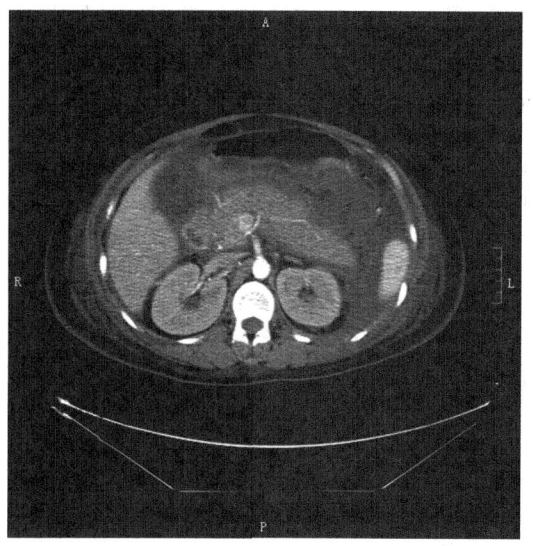 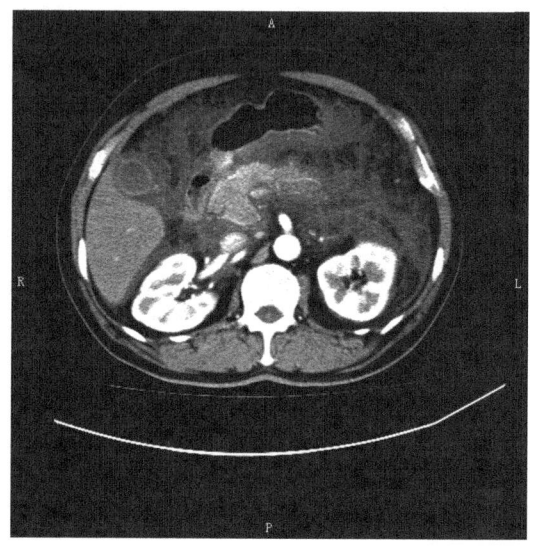

图7-28 胰腺体积弥漫性增大,腺体实质密度不均匀,边缘模糊,胰周脂肪间隙显示不清,增强扫描强化不均匀。胰腺周围、肝肾隐窝、肠管间隙及小网膜囊见水样密度影

图7-29 胰腺肿胀,胰腺体尾部密度明显降低,胰周模糊不清、胰周脂肪间隙密度增高,伴小叶间隔增厚、胰腺被膜下积液,胰周积液,小网膜(网膜囊隐窝)积液、双侧肾周间隙积液,肝胃间隙、脾胃间隙积液,肝周、脾周积液,肠间积液,结肠旁沟积液;增强后,胰腺体尾部未见强化(面积>50%),脾动脉受炎性渗液累及,CTSI=10分

五、并 发 症

(一)局部并发症

1. 急性胰周液体积聚 发生于病程早期,表现为胰腺内、胰周或胰腺远隔间隙液体积聚,并缺乏完整包膜,可以单发或多发。

2. 急性坏死物积聚 坏死物积聚发生于病程早期,表现为液体内容物,包含混合的液体和坏死组织,坏死物包括胰腺实质或胰周组织的坏死。

3. 胰腺假性囊肿 有完整非上皮性包膜包裹的液体积聚,内含胰腺分泌物、肉芽组织、纤维组织等,多发生于胰腺炎起病4周后。

4. 包裹性坏死 包裹性坏死是一种成熟的、包含胰腺和(或)胰周坏死组织、具有界限分明炎性包膜的囊实性结构,多发生于胰腺炎起病4周后。

5. 胰腺脓肿 胰腺内或胰周的脓液积聚,外周为纤维囊壁,增强CT提示气泡征,细针穿刺物细菌或真菌培养阳性。

(二)全身并发症

主要包括器官功能衰竭、SIRS、全身感染、腹腔内高压综合征(intra-abdominal hypertension,IAH)或腹腔间室综合征(abdominal compartment syndrome,ACS)及胰性脑病。

1. 器官衰竭 胰腺炎的严重程度主要取决于器官功能衰竭的出现及持续时间;重症急性胰腺炎时,均有持续性(超过48h)单个或多个的器官功能衰竭,出现两个以上器官功能衰竭称为多脏器功能衰竭(MOF)。呼吸衰竭主要包括急性呼吸窘迫综合征;循环衰竭主要包括心动过速、低血压或休克；肾功能衰竭主要包括少尿、无尿和血清肌酐升高。

2. SIRS 符合以下临床表现中的两项及以上，可以诊断为SIRS：①心率>90次/分；②体温<36℃或>38℃；③白细胞总数<4×10^9/L或12×10^9/L；④呼吸频率>20次/分或$PaCO_2$<32mmHg；SIRS持续存在将会增加器官衰竭发生的风险。

3. 全身感染 SAP患者若合并脓毒症（sepsis），死亡率可高达50%~80%。致病菌主要以革兰氏阴性杆菌感染为主，也可有真菌感染。

4. IAH和ACS SAP时IAH的发生率约为40%，ACS的发生率约10%，IAH已作为判定SAP预后的重要指标之一，容易导致多器官功能不全综合征（MODS）。膀胱压（UBP）测定是诊断ACS的重要指标，UBP≥20mmHg，伴有少尿、无尿、呼吸困难、吸气压增高、血压降低时应考虑出现ACS。

5. 胰性脑病 是AP的严重并发症之一，可表现为耳鸣、复视、谵妄、语言障碍及肢体僵硬、昏迷等，多发生于胰腺炎早期，但具体机制不明，可能与大量活性蛋白水解酶、磷脂酶A等进入脑内损伤脑组织和血管有关。

六、诊断及鉴别诊断

（一）诊断

具备急性胰腺炎的临床表现和生化改变，伴有持续性（>48h）器官功能衰竭（单个或多个器官），改良Marshall评分≥2分（表7-14），可诊断为急性重症胰腺炎。临床上完整的诊断应包括疾病诊断、病因诊断、分级诊断、并发症诊断。例如：SAP（胆源性、急性呼吸窘迫综合征）。由于胰腺炎病情进展迅速，全身并发症多，应注意一部分患者从中度急性胰腺炎转化为重度急性胰腺炎可能。因此，必须对病情作动态观察。

表7-14 判断重度急性胰腺炎伴有器官功能衰竭的改良Marshall评分系统

项目	评分				
	0	1	2	3	4
呼吸（PaO_2/FiO_2）	>400	301~400	201~300	101~200	<101
循环（收缩压mmHg）	>90	<90，补液可纠正	<90，补液不能纠正	<90，pH<7.3	<90，pH<7.2
肾脏（肌酐μmol/L）	<134	134~169	170~310	311~439	>439

（二）鉴别诊断

1. 急性胆囊炎、胆石症 急性胆囊炎、胆石症与重症急性胰腺炎有相似之处，但两者还是有明显的区别，如急性胆囊炎、胆石症的疼痛多位于右上腹，并向右肩部放射，常有反复发作史，多伴有畏寒、发热、寒战及黄疸；而重症急性胰腺炎的疼痛多位于上腹部，疼痛较急性胆囊炎或胆石症更为剧烈，且向左侧腰部放射，疼痛一般不能被镇痛解痉剂所缓解。重症急性胰腺炎的血、尿淀粉酶常升高，而急性胆囊炎、胆石症病人的血、尿淀粉酶多正常，若为胆源性胰腺炎，临床上则更难鉴别，常在手术中方能明确诊断。

2. 消化性溃疡急性穿孔 本病与重症急性胰腺炎的鉴别诊断常会发生困难，但典型的胃、十二指肠溃疡穿孔病人多有慢性溃疡病史，穿孔前有长短不一的溃疡发作症状，并且有突然出现的全腹痛，体格检查可发现腹壁呈板状腹，肝浊音界缩小或消失，肠鸣音消失，X线检查可见膈下存在游离气体，血、尿淀粉酶值正常，腹腔穿刺的抽出液内偶可见有食物残渣。

3. **胆道蛔虫症**　胆道蛔虫症常突然发病，多见于儿童及青壮年，有上腹部剑突下的钻顶样疼痛，疼痛的发作与缓解无规律性。胆道蛔虫症的主要临床特点为症状严重但体征轻微，血、尿淀粉酶正常，若合并有胰腺炎，则淀粉酶可升高。

4. **肠系膜血管栓塞**　此病腹痛多位于中腹部，疼痛程度相对较轻，但腹胀较明显，肠管坏死后腹痛可缓解或消失，有时伴有休克，病人常有风湿性心脏病病史。

5. **急性肠梗阻**　急性肠梗阻常有剧烈的腹痛，并伴有呕吐，淀粉酶可升高，同时SAP时可有肠梗阻表现，应注意与SAP鉴别。特别是高位绞窄性肠梗阻与SAP更难区别，因为两者均有剧烈的腹痛和呕吐，也都可出现早期休克的现象，但是肠梗阻病人腹痛的阵发性加剧较重症急性胰腺炎更为明显，腹痛时并伴有高调肠鸣音，呕吐后腹痛可能缓解。腹部检查可见肠型，腹部X线透视可见肠腔有多个气液平面。

6. **肾绞痛**　由泌尿系结石引起的肾绞痛多为阵发性绞痛，向会阴部放射，并合并有血尿、尿频、尿急、尿痛等尿路刺激症状。行泌尿系B超及查小便常规此病不难鉴别。

7. **心肌梗死**　由于重症急性胰腺炎常有心血管系统的损害，心电图上也可出现心肌梗死样改变，故与冠心病、心肌梗死的鉴别十分重要，心肌梗死多有冠心病史，胸前压迫感和胸闷，心电图常有各种心肌梗死表现，肌酸磷酸激酶是升高的，多无急腹症体征表现。

七、治　疗

重症急性胰腺炎病因复杂，发展迅速，是一种特殊类型的急腹症，其并发症多，治疗涉及多学科综合治疗，故诊治工作应尽可能在ICU中进行，并采取积极有效的措施阻止病情的进一步恶化，尽力挽救病人的生命。治疗主要包括：禁食，胃肠减压，止痛，补充水、电解质，纠正酸碱平衡失调，预防和控制感染，抑制胃液和胰液的分泌，维护器官功能、中药调理治疗等，必要时可手术治疗。

（一）发病初期的处理

纠正水、电解质紊乱，支持治疗；SAP病情危重时，建议入ICU密切监测生命体征，调整输液速度和液体成分。常规禁食，对有严重腹胀、麻痹性肠梗阻者应进行胃肠减压等相应措施。根据病情需要，可行血、尿、凝血常规测定，粪便隐血、肾功能、肝脏功能测定；血糖测定、血钙测定；心电监护；血压监测；血气分析；血清电解质测定；胸片；中心静脉压测定。动态观察腹部体征和肠鸣音改变。记录24小时尿量和出入量变化。

（二）脏器功能的维护

1. **液体复苏**　SAP早期细胞因子和炎症介质的释放，使有效循环血量锐减，血流动力学不稳定，最终导致胰腺微循环障碍甚至MODS。液体复苏在SAP早期治疗中的作用不可忽视。主要分为快速扩容和调整体内液体分布两个阶段，必要时使用血管活性药物。补液量包括基础需要量和进入第三间隙的液体量。输液种类包括胶体物质、生理盐水和平衡液。扩容时应注意晶体与胶体的比例，并及时补充微量元素和维生素。在保证血流动力学稳定的基础上，减少液体潴留、防治胰外器官功能障碍、促使液体负平衡尽早出现。急性期液体复苏应达到的目标：心率80~100次/分、尿量≥0.5ml/（kg·h）、平均动脉压≥65mmHg、中心静脉压8~12cmH$_2$O、红细胞比容≥30%、中心静脉或混合静脉血氧饱和度≥70%。

2. **急性肺损伤或呼吸衰竭的治疗**　SAP发生急性肺损伤时给予鼻导管或面罩吸氧，维持S_PO_2>95%，动态监测患者动脉血气。呼吸次数>35次/分；并且PaO_2<70mmHg或$PaCO_2$>60mmHg病人，可以考虑机械通气。当进展至ARDS时，处理包括机械通气和大剂量、短程糖皮质激素的应用，有条件时行气管镜下肺泡灌洗术。

3. 针对急性肾损伤或肾功能衰竭的治疗 急性肾功能衰竭主要是支持治疗，稳定血流动力学参数，必要时透析。持续性肾脏替代疗法（CRRT）的指征是：①伴急性肾功能衰竭，或尿量≤0.5ml/（kg·h）；②早期伴2个或2个以上器官功能障碍；③SIRS伴心动过速、呼吸急促，经一般处理效果不明显；④伴严重水电解质紊乱；⑤伴胰性脑病。可联合持续的静脉-静脉血液滤过（CVVH）和连续性血浆滤过吸附（CPFA）两种模式。

4. 其他脏器功能的支持治疗 出现肝功能异常时可予以保肝药物；弥散性血管内凝血（DIC）时可使用肝素；上消化道出血可应用质子泵抑制剂。对于SAP患者还应特别注意维护肠道功能，因肠黏膜屏障的稳定对于减少全身并发症有重要作用，需要密切观察腹部体征及排便情况，监测肠鸣音的变化，及早给予促肠道动力药物，包括生大黄、芒硝、硫酸镁、乳果糖等，应用谷氨酰胺制剂保护肠道黏膜屏障。同时可应用中药，如皮硝外敷。病情允许情况下，尽早恢复饮食或实施肠内营养对预防肠道衰竭具有重要意义。

（三）抑制胰腺外分泌和胰酶抑制剂应用

1. 抑制胰腺外分泌 生长抑素及其类似物（奥曲肽）可以通过直接抑制胰腺外分泌而发挥作用，对于预防ERCP术后胰腺炎也有积极作用。目前已广泛用于重症急性胰腺炎的治疗，能改善重症急性胰腺炎的临床症状，减少并发症，缩短住院时间，降低死亡率，对胰瘘和肠瘘也有较好的疗效。剂量与用法：①奥曲肽0.1mg，皮下注射，每日4次，疗程3~7天；0.2~0.3mg静脉滴注，每日2次，疗程一般7~10日。②施他宁每日3~6mg静脉持续滴注，24小时静脉维持，疗程一般7~14日，使用越早效果越好。

H_2受体拮抗剂或质子泵抑制剂可通过抑制胃酸分泌而间接抑制胰腺分泌，还可以预防应激性溃疡的发生。

丁溴东莨菪碱这是一种新型的抗胆碱能解痉剂，有较强而迅速的副交感神经阻断作用，能抑制胰液分泌，解除肝胰壶腹括约肌及胰管痉挛。用法：成人每次20mg，肌内注射或静脉注射，每日3~4次。

2. 胰酶抑制剂 蛋白酶抑制剂（乌司他丁、加贝酯）能够广泛抑制与胰腺炎发展有关胰蛋白酶、弹性蛋白酶、磷脂酶A等的释放和活性，还可稳定溶酶体膜，改善胰腺微循环，减少胰腺炎并发症，主张早期足量应用。剂量与用法：乌司他丁，初期每次10万单位溶于500ml 5%葡萄糖注射液或0.9%氯化钠注射液中静脉滴注，每次静滴1~2小时，每日1~3次，以后随症状消退而减量；加贝酯，每次100mg，治疗开始3天每日用量300mg，症状减轻后改为100mg/d。疗程6~10天，先以5ml注射用水注入盛有加贝酯冻干粉针瓶内，待溶解后即移注于5%葡萄糖液或林格氏液500ml中，供静脉滴注用。滴注速度不宜过快，应控制1mg/（kg·h）以内，不宜超过2.5mg/（kg·h）。

（四）营养支持

SAP可导致快速营养消耗，约30%患者伴有营养不良，免疫功能受损致使脓毒症和MODS的风险增加而使病死率增加。肠内营养能使肠黏膜维持正常细胞结构和细胞间连接及绒毛高度，使肠黏膜的机械屏障不至受损，肠道固有菌群正常生长，维持了生物屏障的作用；同时肠道菌丛正常生长，维持了肠道菌群的恒定，并有助于肠道细胞正常分泌S-IgA。近年来，有学者主张行早期肠内营养支持，发现SAP发病48~72h内行肠内营养是安全、可行的，并能降低脓毒症的发生，途径一般选择鼻空肠管或经皮空肠造口。因此，在重症急性胰腺炎早期要努力恢复肠内营养，贯彻"如果肠内有功能，就应使用肠道"的原则。对于无法早期应用肠内营养的重症急性胰腺炎患者，早期行全胃肠外营养也是必要的。一般来说，全胃肠外营养可为病人提供全面的营养素，达到早期营养支持的目的，在病人的水、电解质紊乱和酸碱平衡失调得到纠正后即可使用。静脉输注脂肪乳剂是安全的，但高脂血症（特别是高甘油三酯血症）者忌用，待病人胃肠蠕动功能恢复、腹胀消失后即可进行完全胃肠营养。肠内营养的最常用途径是内镜引导或X线引导下放置鼻空肠管（NJ）。输注能量密度为4.187J/ml的要素营养物质，如能量不足，可辅以肠外营养，并观察患者的反应，如能耐受，则逐渐加大剂量。应注意补充谷氨酰胺制剂，对于高脂血症患者，应减少脂肪类物质的补充。进行肠内营养时，应注意患者的腹痛、肠麻痹、腹部压痛等胰腺炎症状和体征是否加重，并定期复查电解质、血脂、血糖、总胆红素、血清白蛋白（Alb）水平、血常规及肾功能等，以评价机体代谢状况，调整肠内营养的剂量。可先采用短肽类制剂，再逐渐过渡到整蛋白类制剂，要根据患者血脂、血糖的情况进行肠内营养剂型的选择。

（五）抗生素的应用

SAP应常规使用抗生素。抗生素的应用应遵循"降阶梯"策略，抗菌谱为针对革兰阴性菌和厌氧菌为主、脂溶性强、有效通过血胰屏障的药物。推荐的方案：①碳青霉烯类。②青霉素+β-内酰胺酶抑制剂。③第三代头孢菌素+抗厌氧菌。④喹诺酮+抗厌氧菌。疗程为7~14天，特殊情况下可延长应用。要注意真菌感染的诊断，临床上无法用细菌感染来解释发热等表现时，应考虑到真菌感染的可能，可经验性应用抗真菌药，同时进行血液或体液真菌培养。

（六）全身并发症的处理

发生SIRS时应早期应用乌司他丁或糖皮质激素。连续性肾脏替代治疗（CRRT）能很好地清除血液中的炎症介质，同时调节体液、电解质平衡，因而推荐早期用于SAP并发的SIRS，并有逐渐取代腹腔灌洗治疗的趋势。菌血症或脓毒症根据药敏结果调整抗生素，要由广谱抗生素过渡使用至窄谱抗生素，要足量足疗程使用。SAP合并IAH或ACS者应采取积极的救治措施，除合理的液体治疗、抗炎药物的使用之外，还可使用血液滤过、微创减压及开腹减压术等。

（七）手术治疗

早期采取以器官功能维护为中心的非手术治疗，无菌性坏死采用非手术治疗，胰腺和（或）胰周坏死合并感染宜行手术治疗，术中有限制的坏死组织清除，结合术后胰周和腹膜后双套管持续冲洗引流，尽量去除腹膜后坏死组织和渗出物。重症胆源性胰腺炎行经内镜逆行性胰胆管造影术（ERCP）和（或）内镜下括约肌切开术（EST）治疗是必要和有效的。

（八）局部并发症的处理

大多数急性胰周液体积聚和急性坏死物积聚可在发病后数周内自行消失，无需干预，仅在合并感染时才有穿刺引流的指征。无菌的假性囊肿及包裹性坏死大多数可自行吸收，少数直径>6cm 且有压迫现象等临床表现，或持续观察直径增大，或出现感染症状时可予以微创引流治疗。胰周脓肿和（或）感染首选穿刺引流，如引流效果差，可行内镜下穿刺引流术或内镜下坏死组织清除术。外科手术为相对适应证。

（九）中药治疗

单味中药（如生大黄、芒硝），复方制剂（如清胰汤、柴芍承气汤等）被临床实践证明有效。中药制剂通过降低血管通透性、抑制巨噬细胞和中性粒细胞活化、清除内毒素达到治疗功效。

（十）其他

疼痛剧烈时考虑镇痛治疗。在严密观察病情下可注射盐酸哌替啶（杜冷丁）。不推荐应用吗啡或胆碱能受体拮抗剂，如阿托品，654-2等。免疫增强制剂及血管活性制剂可选择性应用。

（魏寿江）

第十一节 糖尿病急性严重代谢紊乱

一、糖尿病酮症酸中毒

糖尿病酮症酸中毒（diabetic ketoacidosis，DKA）是最常见的糖尿病急症，是由于体内胰岛素缺乏或胰岛素拮抗激素增加，引起以高血糖、高酮血症、代谢性酸中毒和水、电解质平衡失调等一系列改变为主要临床表现。DKA是糖尿病严重的并发症，其造成死亡的原因为低血容量性休克、电解质紊乱、代谢性酸中毒、脑水肿等。

（一）病因和诱因

1. 病因 糖尿病酮症酸中毒均起于糖尿病，1型糖尿病有自发倾向，大多由于胰岛素不足或胰岛素相对不足。2型糖尿病多在某些诱因情况下发生糖尿病酮症酸中毒。

2. 诱因

（1）感染 是DKA最常见的诱因，包括全身性感染、败血症、肺炎、蜂窝织炎、急性胃肠道感染、急性胰腺炎、化脓性胆管炎、急性腹膜炎、急性肾盂肾炎、盆腔炎等。

（2）急性应激 急性心肌梗死、心力衰竭、ARDS、MODS、严重创伤、烧伤、手术、麻醉、严重精神刺激等。

（3）严重水电解质紊乱 饮食失调、恶病质、胃肠疾患、高热、中暑等，尤其伴严重呕吐、腹泻、大汗等导致严重失水而补液不足，若此时胰岛素用量不足或中断均可诱发。

（4）妊娠和分娩 妊娠糖尿病或原有糖尿病患者妊娠和分娩均可诱发DKA。

（5）降糖药物应用不规范 糖尿病治疗过程中，特别是体重增加、高脂血症的患者机体胰岛素受体功能下调，或机体产生胰岛素受体抗体及胰岛素抗体，降糖药物不适当减量或突然中断已成为DKA的主要诱因。

（6）某些影响糖代谢的药物 如糖皮质激素、噻嗪类利尿剂、多巴酚丁胺、第二代神经镇静药等均可诱发DKA。

(二) 病理生理

1. 胰岛素绝对或相对性缺乏性和体内升糖激素过多 胰岛素绝对或相对性缺乏性和体内升糖激素过多，如胰高血糖素、儿茶酚胺、皮质醇及生长激素相对增加，肝糖原合成受到抑制，肝糖原转化为葡萄糖迅速增加，糖异生增加，周围组织对葡萄糖的利用减少，血循环中葡萄糖浓度显著升高。尿中葡萄糖含量增多，高渗性利尿使血容量减少，尿量增多，血糖浓度进一步升高。

2. 高酮血症及代谢性酸中毒 酮体包括乙酰乙酸、β-羟丁酸和丙酮。血酮增高称之为酮血症，当血浆酮体超过饱和利用率，肾小球滤液中酮体含量超过肾小管的重吸收率，尿中就出现酮体，称为酮尿症。胰岛素严重缺乏时，脂肪分解加速，生成大量脂肪酸。脂肪酸进入肝脏，不能彻底被氧化，因此产生大量酮体，血循环中酮体的浓度显著升高，而肝外组织对酮体的利用大大减少，表现为尿中出现酮体。血浆中酸性产物乙酰乙酸和β-羟丁酸大量增加，碳酸氢根不断被消耗，使血浆pH下降，表现为代谢性酸中毒。当pH<7.2时，代谢性酸中毒刺激延髓呼吸中枢，可出现深大呼吸（Kussmaul呼吸），pH<7.0~7.1时可致呼吸中枢麻痹或严重的肌无力，出现呼吸衰竭甚至死亡。

3. 严重水及电解质紊乱 高血糖及高酮血症引起渗透性利尿，尿量增加，水分丢失。酮体是与钾、钠离子结合成盐类从尿中排出，故血浆钾、钠离子也减少。酮症酸中毒时，由于患者食欲减退、恶心、呕吐，使钾的丢失更为显著。脱水严重时，血液浓缩，血容量减少，尿量减少，血钾可能正常或增高，掩盖了体内的严重低钾。

4. 周围循环衰竭和肾衰竭 严重失水和血容量减少可导致低血容量性休克，肾脏灌注减少导致尿量减少，甚至肾衰竭。

(三) 临床表现

1. 原发病加重 原有糖尿病症状加重，患者常感到极度口渴、多饮多尿、疲乏无力、严重时出现昏迷。

2. 消化道症状 DKA时胃黏膜受到刺激，早期可产生食欲不振、厌食、恶心、呕吐。部分患者有腹痛，呈弥漫性腹痛，剧痛，可伴腹胀、腹肌紧张、肠鸣音减弱或消失，患者疼痛剧烈疑似急腹症，临床上常出现漏诊或者误诊。腹痛主要是因为腹部辅助呼吸肌痉挛、低钾和腹腔炎症致麻痹性肠梗阻，以及DKA毒性产物刺激腹腔神经丛及合并急性胰腺炎所致。老年糖尿病合并腹痛时还应考虑肠系膜动脉硬化或痉挛致缺血性肠病有关。

3. 失水和循环衰竭 当DKA失水量达体重的5%时，可出现尿量减少，皮肤干燥、眼球下陷等；失水量达体重的15%时可有循环衰竭，如血压下降、心率加快，脉搏细弱，高龄伴有冠心病患者可并发心绞痛、心肌梗死、心律失常或心力衰竭，重者可危及生命。

4. 呼吸系统症状 当pH<7.2时可引起呼吸深快（Kussmaul呼吸）；当pH<7.0时则发生呼吸中枢麻痹，出现呼吸衰竭甚至死亡。呼气中可闻到烂苹果气味（丙酮气味）。

5. 神经系统症状 个体差异较大，早期可有头痛、头晕、萎靡、倦怠，反应迟钝继而烦躁。随着病情进展，部分患者有不同程度的意识障碍，常出现嗜睡、昏睡或昏迷。

(四) 实验室和其他检查

1. 血糖与尿糖 血糖一般在16.7~33.3mmol/L，有时可达55.5mmol/L。血糖>16.7mmol/L

时多有失水，血糖>33.3mmol/L则多伴有高渗性高血糖状态或肾功能不全。尿糖强阳性，可有蛋白尿和管型。

2. 血酮、尿酮 血酮升高，多在4.8mmol/L以上，有时可高达28.8mmol/L，大于4.8mmol/L有诊断价值。DKA时引起酸中毒作用最强的是β-羟丁酸，治疗过程中β-羟丁酸可转化成乙酰乙酸，可能使酮症加重，但并不是酮症恶化。尿酮阳性，当肾功能严重损害时尿酮可减少或消失。

3. 电解质 ①血钠：高血糖可以使细胞内水分转移到细胞外，血钠一般<135mmol/L，少数正常，亦可高于正常。②血氯：初期可低，明显的高氯血症多出现在DKA的恢复期。③血钾：一般初期正常或降低，但少尿、失水和酸中毒严重时可升高。血磷、血镁亦可降至正常以下。

4. 血酸碱度 酸中毒代偿期血pH常在正常范围内，失代偿期pH<7.35，碳酸氢盐降低，阴离子间隙增大。pH<7.1，预示病情危重。

5. 外周血象 脱水和血液浓缩，红细胞比容及血红蛋白可增高；白细胞及中性粒细胞在无感染的情况下可增高至$15\times10^9/L\sim30\times10^9/L$。

（五）诊断

DKA的依据：①既往有糖尿病病史。②原有糖尿病症状加重，同时伴有意识障碍、Kussmaul呼吸、脱水、休克等临床表现。③辅助检查，如尿糖、尿酮体阳性，同时血糖增高、血pH或碳酸氢盐降低，无论既往有无糖尿病病史均可诊断DKA。

若DKA出现以下5项则提示病情危重：①休克、Kussmaul呼吸和昏迷。②血pH小于7.1。③血糖高于33.3mmol/L。④电解质紊乱，如严重的高血钾或低血钾。⑤血尿素氮持续增高。

（六）鉴别诊断

1. 低血糖昏迷 起病急，发生在糖尿病患者应用胰岛素或降糖药物过量，或应用降糖药物后不及时进食、减食或大量饮酒后，有交感神经兴奋或剧烈活动等。饥饿、心慌、多汗和手抖等临床表现。实验室检查血糖低于正常，尿糖及尿酮阴性。

2. 高血糖高渗状态 多见于老年，2/3无糖尿病病史，多因感染、腹泻、呕吐诱发。部分糖尿病患者未经妥善治疗而大量失水者，亦可见于少数1型糖尿病患者，使用糖皮质激素、利尿剂、静脉高营养可诱发本病。特征：①血糖>33.3mmol/L，一般为33.3~66.8mmol/L。②血浆渗透压>320mmol/L，一般为320~430mmol/L。③血钠>145mmol/L。④血酮正常或偏高，尿酮阴性或弱阳性。⑤CO_2CP正常或偏低。⑥血pH 7.35左右或正常。⑦体征方面患者常伴有定向力障碍、幻觉、癫痫样抽搐、偏盲、失语、锥体束征阳性等。

3. 糖尿病乳酸性酸中毒 糖尿病乳酸性酸中毒，常见于糖尿病患者并发各种休克、严重感染、严重缺氧、肝肾衰竭时，由于组织缺氧，乳酸生成过多。特征：①血乳酸>5mmol/L，有时可达35mmoL/L。②血pH<7.35；碳酸氢盐降低。③CO_2CP<9mmol/L，阴离子间隙>18mmol/L。④乳酸/丙酮酸明显增高>15∶1（正常<10∶1）。

4. 其他 与脑血管意外、尿毒症、肝性脑病、肺性脑病及各种中毒引起的昏迷进行鉴别。

（七）治疗

治疗原则：尽快补液恢复血容量，纠正失水，控制血糖，纠正水电解质和酸碱失衡，消除诱因，防治并发症。

1. 胰岛素治疗 治疗DKA的根本措施是迅速补充胰岛素，纠正糖和脂肪代谢紊乱而导致的高酮血症和代谢性酸中毒。目前多采用小剂量（速效）胰岛素治疗。优点是：无脑水肿发生、迟发低血糖和低血钾反应，简单易行，经济有效。

凡已经确诊或血糖大于16.7mmol/L，于静脉点滴的生理盐水或复方氯化钠液体内加入普通胰岛素，开始剂量为0.1U/(kg·h)持续静脉点滴，血糖下降速度一般为每小时降低3.9~6.1mmol/L为宜。1~2小时后复查血糖，如血糖下降不理想或升高则将胰岛素剂量加倍。对伴有昏迷、高热、Kussmaul呼吸、高血糖高渗状态或血糖>33.3mmol/L，可首剂静推负荷量胰岛素10~20U。血糖下降到13.9mmoL/L时可将原来的生理盐水改为5%葡萄糖溶液或5%葡萄糖盐水，按比例加入胰岛素（2~4∶1），直到血糖降至11.1mmoL/L左右，病情平稳后过渡到皮下注射胰岛素。

2. 补液 DKA治疗补液是关键，建立静脉双通道，一组补充胰岛素，一组补液。补液的目的：①迅速补充血容量。②纠正高渗状态。③恢复肾脏及心脏的灌注。④通过肾脏排泄酮体。估计失水量，一般可达体重的10%。血糖大于13.9mmol/L时，可用生理盐水或复方氯化钠溶液，血糖降至13.9mmol/L左右可改为5%的葡萄糖溶液或葡萄糖盐水。补液的速度应视末梢循环、血压、尿量、神志及心血管情况而定。一般开始1~2小时输入生理盐水1000~2000ml，前4小时输入失水量的1/4~1/3液体量，12小时内补足总量的2/3，第一个24小时补液4000~6000ml。对于老年有冠心病、糖尿病性心脏病或肺源性心脏病等心肺疾病，补液不宜太多、太快，以免引起肺水肿，可根据中心静脉压而估计补液的量及速度。

3. 纠正水、电解质及酸碱失衡

（1）补钾 在DKA时，因钾离子从细胞内转移到细胞外，正常血钾并不表示钾代谢正常，实际上机体仍有缺钾；另外应用胰岛素以及补液治疗后血容量趋向正常，尿中大量排钾，同时因葡萄糖利用增加，酸中毒纠正，钾离子进入细胞内，则出现低钾血症。当血钾低于3.5mmol/L，则失钾过多，应积极补钾。血钾在3.5~5.5mmol/L时，且尿量足够，即可开始补钾。如血钾高于5.5mmol/L，且伴有少尿或无尿，肾功能有不全征象或可疑者，则暂行严密观察而酌情考虑补钾。补钾应根据血钾和尿量进行。如治疗前血钾低于3.3mmol/L时，在使用胰岛素之前应先补钾，待血钾升至3.3mmol/L以上后，再开始使用胰岛素。补钾的量一般24小时总量为6~8g，监测血钾、尿量和心电情况，通常病情恢复后仍需服钾盐5~7天。

（2）纠正酸中毒 不宜过早，由于本症的酸中毒基础是酸性产物生成过多，并非HCO3⁻损失过多，故采用胰岛素抑制酮体生成和补液，酸中毒一般可自行纠正，故补碱不宜过多过早。当pH>7.1时不宜补碱，因碳酸氢钠治疗过程中，血钾会进一步降低，出现反常性脑脊液pH降低，钠负荷过多，加重组织缺氧，有诱发或加重脑水肿的危险。若pH<7.1或HCO3⁻<5.0mmol/L时需补碱，一般给5%碳酸氢钠稀释为1.25%的等渗液静脉滴注（先快后慢）。

（3）补充其他电解质 通常不需补充磷、镁、钙等电解质，经补液和胰岛素治疗后大量的镁离子进入细胞内而出现低镁血症，如果血镁低于0.72mmol/L注意补镁，可用25%硫酸镁1~2g或天冬氨酸钾镁20~60ml加入液体中静脉滴注；出现低血钙时补钙，可用10%葡萄糖酸钙10~20ml静脉推注。近来有学者主张DKA时可适当补磷。

4. 消除诱因，防治并发症

（1）加强抗感染治疗，感染既是DKA的诱因，又是其常见的并发症，故应积极抗感染治疗。

（2）正确使用胰岛素，合理饮食，预防和积极治疗各种并发症。同时，提高糖尿病患者对DKA的认识，尽量避免各种应激情况，减少DKA的发生。

二、高血糖高渗综合征

高血糖高渗综合征（hyperglycemic hyperosmolar syndrome，HHS），又称糖尿病非酮症高渗综合征（diabetic non-ketotic hyperosmolar syndrome）是糖尿病急性并发症之一，以严重高血糖、高渗透压、脱水而无明显的酮症及酸中毒为特点。多见于中老年2型糖尿病患者，一旦发生这一并发症，病情往往严重，死亡率很高（超过30%），应引起高度重视。

（一）病因

1. **高血糖** 一切引起血糖升高的因素均可诱发本症。①各种应激和感染因素：创伤、手术、胰腺炎、MODS、脑血管意外等。②各种引起血糖增高的药物：糖皮质激素、免疫抑制剂、各种利尿剂、苯妥英钠、普萘洛尔、氯丙嗪等，特别是利尿剂如氢氯噻嗪、呋塞米等不仅加重失水，而且有抑制胰岛素释放和降低胰岛素敏感性的作用。③糖或钠摄入过多：如大量静脉输注葡萄糖、鼻饲高营养甚至大量摄入含糖饮料均可诱发本症。④影响糖代谢的内分泌疾病：如甲亢、肢端肥大症等。

2. **脱水** 严重脱水可导致HHS，常见因素：①各种利尿剂的使用。②水摄入不足，如饥饿、限制饮食或呕吐、腹泻、中暑等。③行脱水治疗的患者。④透析治疗包括血液透析或腹膜透析的患者。⑤烧伤患者。

3. **肾功能不全、尿毒症** 急、慢性肾衰竭、糖尿病肾病等，由于肾小球滤过率下降，肾脏对血糖的清除率下降，再加上脱水治疗而使血糖显著增高。

（二）发病机制

HHS的发病机制尚未完全明确，可能是由于患者体内有一定量的内源性胰岛素分泌，抑制了酮体的大量产生，但却不能抑制糖异生从而产生高血糖。感染、外伤、脑血管意外等因素诱发下血糖进一步升高，高血糖导致排尿量增多，使体内失水多于失盐，形成高血糖、高血钠、高血浆渗透压，引起血容量减少及细胞内水分严重丢失，脱水进一步抑制胰岛素分泌，同时胰高血糖素以及儿茶酚胺分泌增多，高血糖进一步加重，最终导致HHS产生。

（三）临床表现

本病起病较慢，多见于中老年人，常被诱发本症的疾病或伴随症状所掩盖，以致易被漏诊或误诊。中老年患者常有严重的精神障碍、脱水症状。据估计在重度高血糖患者（血糖>33.3mmol/L）中约有10%~20%可并发此症，其中少数可伴有酮症酸中毒。

早期表现为糖尿病原有症状逐渐加重，不少患者由于原发诱因，有食欲减退、呕吐、腹泻、轻度腹痛、畏食、恶心等胃肠症状，但较酮症酸中毒者轻且少见。晚期可有少尿，甚而无尿，严重脱水，体重常明显下降，皮肤黏膜极度干燥，弹性差，血压下降，眼球凹陷，反应迟钝、神志淡漠或烦躁、嗜睡，而逐渐出现昏迷、抽搐，可有神经系统定位体征。

（四）实验室检查

1. **血液检查** 血糖明显升高，常大于33.3mmol/L。血浆渗透压>320mmol/L，有时可达450mmol/L以上。血钠常大于145mmol/L，有时可达180mmol/L，但也可正常甚或偏低。

血pH大多正常或稍偏低于7.35，约半数以下可伴轻度酸中毒。血清HCO_3^-稍低或正常。血清酮体可稍增高，有时伴发酮症酸中毒者更高。

2. 尿液检查 尿糖呈强阳性，早期尿量明显增多，晚期尿少或尿闭；尿酮体阴性或弱阳性；可有蛋白尿和管型。

（五）诊断

1. 症状与体征 HHS多见于老年人，多有糖尿病史，诱发因素可为感染、脑血管意外、静脉注射葡萄糖、使用利尿剂、糖皮质激素、血液净化等。表现为口渴、多饮多尿数日或数周，逐渐出现神经精神症状如烦躁、嗜睡、定向力障碍、昏睡，甚至昏迷。脱水征明显，血压下降，病理反射阳性。

2. 实验室检查 血糖>33.3mmol/L，血钠>145mmol/L，总血浆渗透压>320mmol/L，酮体（–）或（+）~（++）；血清HCO_3^->15mmol/L或动脉血气检查示血pH≥7.30。尿糖强阳性，尿酮体阴性或弱阳性。

（六）鉴别诊断

需与糖尿病酮症酸中毒和多种原因引起的昏迷相鉴别，此外有高热者有时需与脑炎相鉴别，尤其在夏季流行季节，必要时应检查脑脊液、磁共振以助诊断。有抽搐者还需和癫痫、脑血管意外等鉴别。

（七）并发症

1. 心血管并发症 补液过度可致心力衰竭，补液不足使休克不易纠正，血钾过低易诱发心律失常、心脏停搏。

2. 乳酸性酸中毒 由于严重脱水、血容量不足，导致组织缺氧、线粒体功能障碍，丙酮酸在胞浆内转化成乳酸，使乳酸产生过多、利用减少，而致发生乳酸性酸中毒。

3. 动、静脉栓塞 由于脱水、低血压、血液浓缩、血黏度增加，易形成血栓，导致动、静脉栓塞。

4. 中枢神经系统损害 由于脱水、血液浓缩或血管栓塞可引起大脑皮质或者皮质下损害。同时治疗时血糖如下降过快，使血液和脑脊液之间的渗透压梯度增大，此时脑细胞处于相对高渗状态，易导致水分迅速向脑脊液和脑组织回流而引起脑水肿。

5. 其他并发症 急性胃扩张、弥散性血管内凝血、肾衰竭等。

（八）治疗

1. 补液 补液量需视失水程度而定，失水可达原来体重的10%~15%。应于2~3日内逐渐补足，不宜太快太多，以免发生脑水肿、肺水肿。静脉滴速需视全身心血管及脑血管情况、血压、心率、尿量、血浆渗透压、电解质、血糖及年龄等因素而定。24小时补液量可达6000~10000ml，补液开始时应用等渗溶液0.9%氯化钠，休克时补充血浆或全血。当血糖下降至16.7mmol/L时才可开始静脉点滴5%葡萄糖，并按比例加入胰岛素。

2. 胰岛素治疗 治疗方法与DKA相似，但因其对胰岛素较为敏感，胰岛素用量偏小，如剂量过大，血糖下降太快太低，亦可发生脑水肿，还可因血糖迅速降低而补液不足，使得血容量和血压进一步下降，必须注意。

3. 补钾 因补液、渗透性利尿、胰岛素的输入，患者常有不同程度的低血钾，只要患者血钾不高，尿量正常，开始治疗即补钾。

4. 治疗诱因及伴随症状 积极治疗诱因和伴随症状为抢救本症的关键之一，抗感染治疗，停用一切引起高渗状态的药物。

三、低血糖症

低血糖症（hypoglycemia）是指血糖低于正常而引起的以交感神经兴奋和中枢神经系统功能障碍为突出特征的一种临床表现综合征。

（一）病因

1. 空腹低血糖

（1）葡萄糖利用过度 ①高胰岛素血症：胰岛素瘤、胰岛增生、抗胰岛素激素缺乏、胰岛素或胰岛素样因子过多，肥胖型糖尿病患者的新生儿（母亲有高胰岛素血症）、药物（如过量应用胰岛素以及其他口服降糖药、普萘洛尔、双异丙苄胺、单胺氧化酶抑制剂、β受体阻滞剂）、胰岛素自身免疫性低血糖。②正常胰岛素浓度：胰外肿瘤 如胸腹腔肿瘤（纤维肉瘤、巨大间质瘤、黏液瘤），原发性肝癌、胆管癌、肾上腺皮质癌、胃肠道肿瘤、肺癌、卵巢癌及淋巴肉瘤等，这些肿瘤可能分泌胰岛素样生长因子-Ⅰ、生长因子-Ⅱ（IGF-Ⅰ、IGF-Ⅱ），导致低血糖。其次对胰岛素过度敏感者，如Addison病，甲状腺功能低下，腺垂体功能低下等。

（2）葡萄糖生成不足 腺垂体功能减退症、肾上腺皮质功能减退症、甲状腺功能减退症等；肝糖原累积病；严重肝病及肝淤血；慢性肾衰竭；其他原因如长期酗酒、糖异生过程中的酶缺乏（抑制糖原异生）、脓毒症、饥饿、恶病质、剧烈运动、严重营养不良、妊娠和哺乳等。

2. 餐后低血糖

（1）功能性低血糖 如情绪不稳定和神经质，以中年女性多见。

（2）滋养性胰岛素功能亢进 如胃大部切除手术后的倾倒综合征、幽门成形术及胃空肠吻合术后。

（3）儿童特发性自发性低血糖 如亮氨酸过敏是导致婴幼儿低血糖的重要原因。

（4）糖尿病早期 糖尿病早期的胰岛B细胞分泌呈第一时相反应迟钝，第二时相高峰延迟的特点。

（二）临床表现

与低血糖的速度、个体差异、年龄、性别（女性耐受力较强）及原发疾病有关，临床表现可分为交感神经过度兴奋和脑功能障碍两个阶段。

1. 急性低血糖 病程较短，呈交感神经兴奋综合征，如激动不安、饥饿感、乏力、大汗淋漓、心动过速、面色苍白、气促、收缩压升高、舒张压降低、震颤、一过性黑矇、行为异常、焦虑、抽搐、意识障碍甚至昏迷。

2. 亚急性低血糖 血糖下降缓慢，呈脑病症状，形式多种多样，但同一患者每次发作往往呈同一类型的症状。低血糖引起的神经精神损害取决于低血糖的程度、持续时间和机体的反应。

（1）大脑皮质受抑制 嗜睡、定向力与识别力障碍、反应迟钝、精神不振、嗜睡、多汗、肌张力下降、头晕、震颤、抽搐、精神失常等。

（2）皮质下中枢受累（基底节、下丘脑、自主神经）　烦躁不安、痛觉过敏、阵挛性或舞蹈样动作或行为怪癖、瞳孔散大、心动过速、锥体束征阳性。

（3）中脑受累　患者出现痉挛、惊厥、眼轴歪斜、病理征阳性等。

（4）延髓受累　昏迷、去大脑强直、各种反射消失、瞳孔缩小、呼吸减弱、血压下降、体温不升等。

（三）实验室检查

1. **空腹血糖**　空腹血糖<2.8mmol/L即可诊断。

2. **血清胰岛素及C肽**　放射免疫测定血糖<2.8mmol/L时，血清胰岛素≥36pmol/L，提示低血糖为胰岛素分泌过多所致。血糖<3.0mmol/L，C肽>300pmol/L，胰岛素原>200pmol/L，应考虑胰岛瘤的可能。

3. **饥饿试验**　患者于晚餐后禁食，次晨8时取血测血糖，如无明显低血糖症状，则在严密观察下继续禁食，但可饮水，每隔4~6小时或在出现低血糖症状时抽血测血糖和胰岛素。如果一直不出现低血糖，则在禁食后12小时、24小时、36小时、48小时、60小时、72小时加作2小时的运动，以促使发作。胰岛素瘤患者多数在禁食48小时内出现低血糖和胰岛素不适当分泌过多的证据。持续禁食72小时仍未出现上述现象，则胰岛素瘤的可能性很小。

4. **影像学检查**　腹平片、CT扫描、B超检查、放射性核素扫描（ECT）可找到胰岛细胞瘤。多数肿瘤细胞太小（80%<2cm），故影像检查结果阴性并不能排除此病，临床首选超声检查，特别是内镜B超或术中B超。

（四）诊断

低血糖标准可能有个体差异，症状与血糖值可以不同步。一般情况下，当血糖小于2.8mmol/L，可诊断为低血糖症。一般患者发生低血糖时出现低血糖三联征，即低血糖症状和体征；血糖浓度低；血糖浓度升高至正常水平时症状消失或显著减轻。

（五）鉴别诊断

1. **胰岛细胞瘤**　血清胰岛素增高应想到胰岛细胞瘤的可能。很多胰岛素瘤患者表现为空腹及慢性低血糖，而缺少儿茶酚胺增多的征象，仅有性格改变、记忆力减退、精神症状。这种情况可存在数年不被注意，往往在一次严重发作时送来急诊。

2. **内分泌疾病**　如Sheehan's综合征、甲状腺功能减退等。

3. **有严重的肝脏损伤**　如肝癌、肝硬化、严重肝炎等。低血糖多在空腹时发生，在等待血糖结果同时，试行注射50%葡萄糖40~60ml，如症状很快改善，对低血糖诊断是有力的支持。

4. **葡萄糖摄入不足或丢失过多。**

5. **服药史**　尤其是已知的可降低血糖的药物。对有糖尿病病史者，先考虑降糖药物过量引起。因低血糖症状较多，所以应与癫痫、脑瘤、糖尿病、脑血管意外等病相鉴别，故除了常规做血糖检查外，同时应做头颅CT检查。

(六）治疗

1. 补糖

（1）口服葡萄糖　如患者神志尚清楚且可以进食者，可采用此方法治疗。口服葡萄糖10~20g，也是自救的有效方法。

（2）静脉推注葡萄糖液　如患者病情严重、昏迷、休克，用50%葡萄糖40~60ml静脉推注。继以5%~10%葡萄糖液静脉滴注，一般10~15min后病人意识可恢复。如患者意识未恢复者，可再次重复给予50%葡萄糖40ml；如血糖恢复正常，昏迷持续30min，考虑有脑水肿的可能，可予以氢化可的松100mg（或地塞米松10mg）、胰高血糖素0.5~1mg静脉注射，同时静脉点滴20%甘露醇250ml，以减轻脑水肿。同时对血糖进行监测，至少24~48小时。

（3）二氮嗪（氯氮苯噻嗪）　其药理作用相似于氢氯噻嗪，但无利尿作用，有抑制胰岛素分泌的作用，对胰岛素分泌过多所致的低血糖可使用该药，其半衰期20~30h。成人静注200~600mg/d。

2. 治疗原发病

根据低血糖症的不同病因采取相对应的治疗措施，只有因病施治，才能彻底解决问题，尤其是胰岛素瘤、肝脏疾病引起的低血糖。

（1）胰岛素瘤　胰岛素瘤可产生过多的胰岛素，使血糖降低。患者多见于40~50岁，无性别差异。症状主要是反复发作性低血糖，常有Whipple三联征，病情由轻逐渐变重，严重时可有意识障碍、抽搐、精神异常。肿瘤均匀分布在胰头、胰体和胰尾。最好的治疗方法是将肿瘤切除，不能切除或有转移的胰岛素瘤，可用链脲霉素，50%的病人可缓解或延长成活时间，同时应注意饮食，多食高糖多脂饮食，预防低血糖发生。

（2）肝病性低血糖　肝细胞大面积损伤、组织糖原酵解增加、消耗增多、肝糖原储备不足，糖异生能力减弱，就会引起低血糖。肝脏疾病引起低血糖有急有慢，多见于空腹、饥饿、运动、感染、中毒、应激、限制碳水化合物摄入时，肝病好转后低血糖症也自然减轻或消失。可予以保肝治疗，高糖类饮食、睡前或半夜加餐以预防低血糖。

（3）糖尿病早期　2型糖尿病在发病早期反应性地引起低血糖，胰岛B细胞早期分泌反应缺陷，引起进餐后血糖增高，高血糖又刺激B细胞，引起胰岛素分泌增加，进食量减少或运动增加、胰岛素用量过大易出现低血糖，低血糖症状一般在进食3~5小时后出现，患者的空腹血糖值略高或是正常值的高限，很难被患者发觉，必须通过口服葡萄糖耐量试验确诊。注意调整口服降糖药物，应减少胰岛素用量。

（4）功能性低血糖　功能性低血糖的患者病情与情绪不稳定、精神受刺激、焦虑有很大关系。低血糖症状多在早餐后2~4小时出现，临床表现以肾上腺素分泌过多为主要表现，病人感心悸、心慌、出汗、面色苍白、饥饿、软弱无力、手足震颤、血压偏高等，而午餐和晚餐后很少会出现，每次发作持续15~20分钟后自行缓解，病情也不会继续发展，食用糖以后症状立即消失。

（蒋　智）

第八章 临床常见危象

第一节 甲状腺功能亢进危象

甲状腺功能亢进症（甲亢）是血循环中甲状腺激素水平增高导致的以甲状腺激素过多所引起的代谢增高和神经兴奋两大症状群为主要临床表现的一组疾病。甲亢危象（hyperthyroid storm）是甲亢病情在短时间内极度加重、影响并导致多个脏器功能障碍、甚至危及生命的严重情况。甲亢危象多见于格雷夫斯病，偶见于多结节性甲状腺肿伴甲亢，约占甲亢住院患者人数的1%~2%，其死亡率高，为20%~50%。因此，防止甲亢危象的发生较治疗更为重要。

一、病因及发病机制

（一）病因

常见诱因包括感染、各种应激状况（如高温、饥饿、妊娠、其他各器官系统疾病等）、不适当停用碘剂药物、外科手术等。

（二）发病机制

甲状腺激素进入靶细胞的细胞核，与其内存在的特异的甲状腺激素受体相结合而发挥作用。一旦此过程受到影响发生变化，就可能导致甲亢的发生。甲亢危象的发病机制可能与以下因素有关。

1. 甲状腺激素骤然释放 不适当停用碘剂、甲状腺手术以及放射性碘治疗等可导致大量甲状腺激素骤然释放入血。

2. 游离甲状腺激素水平升高 感染、应激等因素可导致血中甲状腺激素结合蛋白浓度降低，使与其结合的甲状腺激素解离，血中游离甲状腺激素水平突然升高。

3. 其他 感染、应激等因素可使甲亢患者机体出现相对过多的甲状腺激素，适应能力突然降低而导致甲亢危象的发生；也可能因手术及其他疾病的存在使甲状腺激素在肝中的清除降低等情况而导致。

二、临床表现

甲亢患者原有的临床症状进一步加重，以严重的高代谢状态和神经系统症状为主。

（一）体温升高

本病发病时均有体温升高，常在39℃以上，甚至可达41℃。皮肤潮红，大汗淋漓，严重时可有皮肤苍白和脱水。高热是甲亢危象和甲亢的重要鉴别点。

（二）中枢神经系统

患者可出现各种中枢神经系统症状，以过度兴奋为主，可表现为烦躁不安、焦虑、谵妄、肢体震颤，也可表现为嗜睡，如病情未受控制继续进展，则有可能发展为昏迷。

（三）循环系统

可出现心动过速，心室率常在120次/min以上，甚至可达160次/min。心动过速类型可以是窦性，也可为异源性，其中以心房颤动最常见。已有心脏病基础的患者易发生肺水肿或充血性心力衰竭。早期血压以收缩压升高明显，脉压增大可达100mmHg；随后血压可突然下降至休克水平。既往甲亢伴甲亢性心脏病患者易发甲亢危象，发作时会导致心功能进一步恶化。

（四）消化系统症状

患者食欲下降、纳差、恶心、呕吐、腹痛、腹泻，常可导致体重锐减。同时可出现黄疸及肝细胞损害等其他表现。一旦出现肝功能损害，尤其是黄疸，往往提示预后差。

（五）其他

甲亢危象患者出现肢体震颤，也可能是因为神经及神经-肌肉敏感性增加。一些淡漠型甲亢患者，其发生甲亢危象时也可仅表现为体重明显减轻、消瘦、低热、乏力、脉率正常、脉压不增大、表情淡漠、嗜睡，最后可昏迷以至死亡。

三、辅助检查

血清T_3、T_4增高，但其增高水平不一定较无危象的甲亢明显。生化检查还可发现低钾等电解质紊乱或酸碱失衡。患者在发生甲亢危象前多有甲亢病史。格雷夫斯病引起者可有突眼和（或）弥漫性甲状腺肿，在甲状腺部位可触及震颤和听到血管杂音；结节性甲状腺肿伴甲亢引起者，可有甲状腺肿大和在甲状腺部位可触及结节。

四、诊断与鉴别诊断

甲亢危象的诊断目前尚无一致标准。因为甲亢危象患者的血清甲状腺激素水平与病情可出现不一致，因此不能简单靠实验室检查来确诊或排除诊断，而主要依靠病史及临床表现来诊断。任何一个甲亢患者，未经过正规治疗，或中断治疗，或有上述诱因存在时，原有的甲亢病情明显加重，出现上述临床表现，均应考虑有甲亢危象的可能。

甲亢危象所致的发热、恶心、呕吐和腹泻等症状，不易与甲亢伴发感染或其他一些原发性胃肠道疾病鉴别。由于这些伴发病常为甲亢危象的诱因，必须尽早诊断、恰当治疗，可避免危象的发生。详细的临床和实验室检查（如血白细胞计数和分类、X线胸部检查、细菌培养等）对诊断伴发疾病有帮助。鉴别有困难时，除积极治疗伴发疾病、加强甲亢的治疗外，应提高警惕，严密观察危象的发生。

五、治疗

甲亢危象一旦诊断明确，应立即开始治疗。治疗目标：①维持生命体征，保护重要脏器功能。②抑制甲状腺激素的合成和分泌。③抑制甲状腺激素-儿茶酚胺对靶器官的协同作用。④去除诱因，治疗并发症。⑤增强机体防御功能。

（一）维持生命体征

1. 补充液体及能量，维持水、电解质及酸碱平衡　甲亢危象患者的能量代谢增高，并由于发热、出汗、呕吐和腹泻等消耗大量水分，需予补充。每日补充水分4000ml左右；补充液体种类包括葡萄糖、生理盐水和能量合剂等，注意电解质平衡和能量供应，尽量减少体内蛋白质的分解。

2. 降温、给氧　对轻度发热患者，可使用退热剂如对乙酰氨基酚，还可采用物理降温如乙醇擦浴，冷水灌肠，头、胸及腹股沟等处置冰袋或冷冻床垫等，也可用空调适当调整室内温度；如体温过高，必要时可采用人工冬眠，试用异丙嗪、哌替啶各25~50mg，加入5%葡萄糖液中静滴。甲亢危象时能量代谢增高，各脏器需氧量增加，应予充分供氧。

（二）抑制甲状腺激素的合成和分泌

硫脲类和咪唑类药物通过抑制进入甲状腺内的无机碘氧化为有机碘和碘化酪氨酸的偶联，从而有效地抑制甲状腺激素的合成和分泌。丙硫氧嘧啶，首剂600mg，以后200mg，每4~6h 1次（或300mg/4h）；或甲巯咪唑（他巴唑），首剂60mg，以后20mg，每4~6h 1次，口服。不能口服的昏迷患者，可将药磨碎鼻饲给药。丙硫氧嘧啶疗效可能较好，因其能抑制周围组织的T_4向T_3转化。碘剂能迅速阻止甲状腺释放甲状腺激素，在使用硫脲类或咪唑类药物1h后给药，效果较好。常用制剂有：复方碘溶液，首次剂量30~60滴，以后5~10滴，每6~8h 1次，口服；碘化钠，剂量0.5~2g，加入5%或10%葡萄糖液500ml中缓慢静滴，每12h 1次（或0.25g/6h）。

（三）糖皮质激素

大剂量地塞米松能抑制甲状腺激素释放，阻碍周围组织的T_4转变为T_3，对肾上腺皮质功能起支持作用。常用剂量为地塞米松15~30mg/d。症状缓解后停药。地塞米松与丙硫氧嘧啶、碘合用，能使血清T_3浓度在24~48h内降至正常水平。琥珀酸氢化可的松200~300mg/d静滴，亦可使用。

（四）对症支持治疗

β受体阻滞剂、利血平能阻抑甲状腺激素-儿茶酚胺对靶器官的协同效应，对危象治疗起重要作用。普萘洛尔（心得安）选择性阻断β受体，使心率减慢，有效地改善甲亢症状，适用于无心功能不全、支气管哮喘的患者。口服剂量为20~40mg，每6h1次。必要时可在心电图连续监护下静脉给药，剂量1~2mg，2~5min内可重复1次，以后根据需要可每4~6h注射1次，或以每小时5~10mg的速度静滴。普萘洛尔所用剂量以能使无发热患者的心率维持在80~90次/min、发热的患者维持在110次/min左右为宜。使用时除监测心电图外，还需注意血压变化。利血平能使组织内贮存的儿茶酚胺耗竭，大剂量使用有阻断儿茶酚胺、抑制中枢神经、改善精神兴奋症状的作用，适用于血压升高或正常的患者，低血压者禁用。剂量为1~2mg肌注，每6~8h 1次；亦可以1mg加入葡萄糖液内缓慢静注，24h最多不能超过4次。使用时需监测心率、血压变化。一般在用药12h后，烦躁、心动过速等症状可获改善。另外，甲亢危象患者由于能量代谢增高致体内维生素消耗，需从胃肠道外补充大量维生素B、维生素C等。

(五)去除诱因、治疗并发症

甲亢危象必须对诱发因素和并发症予以恰当治疗,可避免病情发展。

甲亢危象的病死率极高,近年来经上述治疗后已显著降低。如治疗成功,临床症状在1~2d后改善,大约在1周后完全恢复。开始治疗的前3天是抢救的关键时刻。

第二节 垂体危象

垂体危象(pituitarycrisis)为严重的内科急症,是指垂体功能减退患者在未经正规治疗,或在各种应激条件下,病情急剧恶化,发生以低血糖、低血压、低体温、意识障碍及高热等肾上腺皮质和(或)甲状腺功能减退等为主要临床表现的疾病。

一、病 因

导致垂体前叶功能减退的原因有很多,主要是下丘脑病变和垂体本身的异常,常见病因包括:①产后垂体缺血性坏死可导致急性的垂体前叶功能减退,或垂体卒中,或典型的希恩综合征(Sheehan syndrome)。②垂体及下丘脑肿瘤。③颅脑创伤或垂体切除术后。④感染如垂体脓肿、结核、梅毒等,脑膜炎、脑炎亦可影响下丘脑、垂体柄及垂体。⑤头颈部放射治疗。⑥其他一些全身性疾病如结节病、淋巴瘤、白血病、严重营养不良等。⑦一些不明原因的垂体前叶功能减退,可能与自身免疫有关。

二、发病机制

垂体分泌生长激素、泌乳素、降脂素、促黑激素、卵泡刺激素、黄体生成素、促皮质激素和促甲状腺素等多种激素,这些激素与机体应激、能量代谢、生长发育、生殖等多种功能相关。当垂体功能减退时可引起继发性性腺、肾上腺皮质和(或)甲状腺功能减退,其所分泌的性激素、皮质醇和(或)甲状腺激素不足以适应机体日常的需要而发生垂体功能减退出现的各种临床表现;在此基础上若出现治疗不正规、或发生各种应激情况时,机体对皮质醇和(或)甲状腺激素需要量增加,造成生成和需求之间的巨大差距,从而导致危象的发生。

三、临床表现与分型

患者在发病前多已有因垂体功能减退而导致的症状与体征,如面色苍白,皮肤色素减少,消瘦,产后缺乳,头发及阴毛、腋毛脱落,闭经,性欲减退,生殖器及乳房萎缩,反应迟钝,虚弱乏力,厌食、恶心,血压降低及肢端肥大症、库欣综合征等。而一旦身体处于应激状态,即可发生垂体危象。

(一)临床表现

1. 神经系统 精神萎靡、烦躁不安、谵妄、嗜睡甚至昏迷,还可能出现精神错乱。

2. 呼吸系统 本病患者中合并甲状腺素缺乏时,可因黏液性水肿出现呼吸困难,严重时可致呼吸衰竭。

3. **循环系统** 脉搏细速、心率过快或过缓，血压下降甚至休克；水、电解质严重紊乱。
4. **消化系统** 患者可出现厌食、腹胀、腹泻、恶心、呕吐及腹痛等症状。
5. **代谢系统** 主要因低血糖而引起相应临床表现。

（二）临床分型

垂体分泌多种激素，影响全身各个系统，当其功能减退以某种激素为主时，发生的危象表现各不相同，临床常可分为以下几型。

1. **低血糖型** 此型最为常见，且较严重。患者在糖皮质激素分泌不足的基础上，肝糖原储备不足，糖原异生减少，对胰岛素敏感性增加；同时因甲状腺激素分泌不足，肠道对葡萄糖的吸收减少。以上因素均可导致低血糖的发生，多在空腹时发作，表现为头晕、饥饿、多汗、乏力、心悸、面色苍白、神志淡漠，严重时发生昏迷。

2. **失钠型** 皮质醇分泌不足，肾远曲小管重吸收减少，加上胃肠道功能紊乱、手术、感染等导致钠的大量丢失。可表现为食欲不振、脱水、烦躁或淡漠，严重时发生休克或昏迷。

3. **低温型** 多因甲状腺功能减退引起：甲状腺激素缺乏时，基础代谢率降低，可引起低体温。此型多见于老年人，冬季多发，可表现为神志淡漠、反应差、四肢厥冷，如遇寒冷时还可并发心律失常、心力衰竭等情况，严重时也可出现休克及昏迷。

4. **水中毒型** 因皮质醇、甲状腺激素的缺乏，利尿功能减退，可发生水潴留，若再大量饮水或补液过多则可发生水中毒、血浆渗透压降低、脑细胞水肿，表现为乏力、食欲不振、恶心、呕吐、精神失常、抽搐甚至昏迷。

5. **高热型** 因缺乏多种激素，机体抵抗力降低，易继发感染而出现高热。但初期有可能发热不明显，而在补充多种激素后表现出来。

6. **混合型** 以上几型可单独出现，也可同时或先后出现。同时，由于多种激素缺乏，患者对麻醉剂、镇静剂、胰岛素等极为敏感，部分病人常规剂量使用后也可能出现昏迷。

四、实验室及辅助检查

（一）实验室检查

1. **血常规** 合并感染时白细胞和中性粒细胞升高，甲状腺功能减退患者可有红细胞或三系降低。

2. **生化分析** 常见低血糖；严重的水、电解质平衡紊乱，以低钠、高钾血症较多见。

3. **激素水平测定** 尿17-酮类固醇、17-羟类固醇水平低下，血浆促肾上腺皮质激素（ACTH）、皮质醇降低，血浆促甲状腺激素（TSH）、T_3、T_4、血浆卵泡刺激素（FSH）、黄体生成素（LH）、雌二醇（E2）、睾酮、孕酮等浓度水平均降低。垂体卒中患者，急性期血浆皮质醇和T_3、T_4正常，稍后才出现皮质醇降低，T_3、T_4降低出现的时间则较皮质醇出现降低的时间为晚。

（二）影像学检查

部分患者MRI可检出下丘脑及垂体的占位性、弥散性病变等。

五、诊断和鉴别诊断

根据临床表现，相关病史，发病前已有肾上腺、甲状腺、性腺功能减退的症状与体征，在诱发因素下出现垂体危象的临床表现，应考虑可能为本病。确诊则有赖于垂体-肾上腺和垂体-甲状腺轴的检查。

需要鉴别的是可引起低血糖、高热或低体温、低血压、昏迷的其他内外科急症，如肝昏迷、尿毒症、糖尿病酮症酸中毒、糖尿病非酮症性高渗性昏迷、中毒、中枢神经系统感染、颅脑外伤、脑血管意外，以及各种原因所致的休克等。影像学检查对鉴别诊断有一定帮助。

六、治 疗

垂体危象威胁患者生命最主要的是肾上腺皮质功能减退，故治疗应以此为重点。为抢救患者生命，应根据临床表现及相关辅助检查进行治疗。

（一）维持生命体征平稳

低体温的患者，注意保温和使用小剂量甲状腺激素，使体温逐渐恢复正常，高热患者可予物理降温；昏迷患者应注意保持呼吸道通畅；低血压的患者，若在给予糖皮质激素、补充血容量等治疗后血压仍不满意，可根据情况使用血管活性药物。

（二）治疗原发疾病，仿生理补充激素

应采取病因治疗和多种不足激素联合仿生理补充原则，通常多行靶腺激素补充治疗，给药种类、途径和剂量依据个体和病情来决定。

1. 肾上腺皮质激素 可给予氢化可的松静脉滴注，第1日用量可达300~500mg，以后可根据病情改善情况，每日减少剂量30%~50%，直至改用可的松或氢化可的松口服维持。低体温有甲状腺功能减退的昏迷患者，氢化可的松的用量不宜过大，以免抑制甲状腺功能而使病情加重。水中毒的患者，补充糖皮质激素后即能改善。

2. 甲状腺激素 甲状腺激素用量不宜过大，以防发生心脏相关并发症。一般推荐使用左旋甲状腺素（L-T_4）首剂可1次静注300~400μg/m^2，如无注射剂可改用L-T_4或干甲状腺片3~5片口服或鼻饲，待症状缓解后1~3片/天维持。

3. 其他 包括促性腺激素、生长激素、抗利尿激素等。

（三）对症治疗

1. 纠正低血糖 先给予50%葡萄糖液40~60ml静注，再予10%葡萄糖液或5%葡萄糖氯化钠液静滴。密切监测血糖变化，及时纠正低血糖。同时，应补充速效、水溶性皮质激素如氢化可的松。

2. 纠正水、电解质紊乱 应尽快将血钠水平调控至120~125mmol/L以上，可根据病情酌情使用高渗氯化钠液，严密监测钠离子水平。水中毒患者，应严格限制液体入量和加用利尿药、脱水剂。

垂体危象患者在急救时一般只补充肾上腺皮质激素和甲状腺激素，多数病人经1周左右救治可逐步稳定。治疗过程中严禁使用吗啡、氯丙嗪、巴比妥等中枢神经抑制剂及麻醉

剂，因可导致昏迷或使昏迷加重；对胰岛素及口服磺脲类药物十分敏感，不宜使用，必须使用时要小心谨慎，密切监测血糖及病情变化，防止低血糖的发生。本病经积极治疗后多能迅速改善，但大部分患者需使用激素终生替代治疗。在使用激素替代治疗的患者不能随意中断，在应激情况时需将治疗剂量加大，以免危象再次发生。

第三节 肾上腺危象

肾上腺危象（adrenal crisis），是当机体处于各种应激状态下时，肾上腺皮质功能急性衰竭，糖皮质激素绝对或相对缺乏，导致以各个器官系统功能障碍甚至衰竭为主要临床表现的内科急危重症。

一、病　因

肾上腺危象可发生于原有肾上腺皮质功能不全的基础上，亦可发生于肾上腺皮质功能良好的情况下。

（一）原发性肾上腺皮质功能减退

慢性原发性肾上腺皮质功能不全，或一些先天性肾上腺皮质疾病如先天性肾上腺皮质发育不全等所致的肾上腺皮质功能减退；垂体前叶减退症所导致的继发性肾上腺皮质功能不全；双侧肾上腺全切除、次全切除或一侧切除但对侧明显萎缩者，术后如未能及时予以合理的皮质激素替代治疗，易于在感染或劳累等应激状态下诱发危象；长期使用大剂量肾上腺皮质激素治疗的患者，在药物突然中断或撤退过速时，由于垂体—肾上腺皮质轴受外源性皮质激素长期反馈抑制，以致不能分泌足够的肾上腺皮质激素而导致危象。

（二）继发性肾上腺皮质功能减退

（1）败血症　严重败血症可引起双侧肾上腺皮质出血、坏死所致。

（2）抗凝治疗　在肝素、双香豆素及其衍生物的治疗过程中，可引起双侧肾上腺皮质出血。

（3）肾上腺静脉血栓形成。

（4）其他　白血病、癌转移、肾上腺静脉造影和癫痫持续状态，均可导致双侧肾上腺出血及坏死。

二、发病机制

肾上腺皮质激素是维持人的生命活动所必需的。正常人在严重应激的状态下，皮质醇分泌增加，可达基础水平的10倍。当肾上腺被损害，或在原发肾上腺皮质功能减退的情况下，如遇应激情况的发生，肾上腺皮质激素的分泌严重不足，可导致肾上腺危象。

三、临床表现

肾上腺危象患者除不同病因表现出的不同临床症状外，肾上腺皮质激素缺乏所致的危象症状是基本相同的，如高热（或无发热）、恶心、呕吐、失水、低血压、意识障碍以至昏迷，如能及时抢救，可挽救患者生命，否则多以死亡告终。

（一）一般情况

体温可达40℃以上，为病情严重征象，但少数亦可体温不升；严重脱水，皮肤干燥、弹性差，舌干；原有皮肤色素沉着加重。

（二）中枢神经系统

患者表现极度疲劳、精神萎靡，烦躁不安、谵妄或淡漠、进而嗜睡，最后进入昏迷。

（三）循环系统

心率增快，可达160次/分以上，心律失常，脉搏细弱；当机体失水总量达3L以上时出现循环衰竭、血压下降，病情不尽快得到改善，则可导致肾功能减退，出现少尿、无尿。

（四）内分泌系统

低血糖表现　头晕、心悸、乏力、大汗淋漓、视物不清，神志淡漠，严重时发生低血糖昏迷。

（五）其他

还可出现抽搐、厌食、恶心、呕吐、腹痛、腹泻、腹胀等症状。

四、实验室检查

（一）生化检查

血浆皮质醇降低。另外，可出现低钠血症、低血糖、血尿素氮升高；血钾往往升高，少数也可正常甚至降低。

（二）其他

白细胞总数增高，中性粒细胞增多。部分患者可出现凝血时间和凝血酶原时间延长。可出现各种心律失常，以心率增快多见。影像学上可有部分患者发现肾上腺的异常表现，如钙化、增大或占位病变。

五、诊断及鉴别诊断

（一）诊断

主要依据：①有原发基础疾病或引起机体出现明显应激状态的病因或诱因。②有上述大部分典型的临床表现。③实验室检查。

（二）鉴别诊断

本病应注意与尿毒症昏迷、肝昏迷、其他原因引起的低血糖昏迷、糖尿病酮症酸中毒昏迷和糖尿病非酮症高渗性昏迷等鉴别。一般根据病史、临床特点，鉴别诊断多无困难，尤其是血浆皮质醇水平检测结果可有效地进行鉴别，本病皮质醇水平降低，而其他疾病则多升高。

六、治　疗

本病为内科严重急症，一经临床诊断即需进行抢救，否则患者常于发病后1~2天死亡。治疗包括补充足够的皮质激素，纠正水、电解质紊乱，治疗原发病和抗休克等。

（一）一般情况监测

包括体温、心率、血压、尿量、中心静脉压等。一旦发现有生命体征不平稳，立即给予相应处理。

（二）补充皮质激素

迅速补充足量的皮质激素是治疗本病的关键。可给予氢化可的松治疗。开始用氢化可的松或琥珀酸氢化可的松100mg静注，继以氢化可的松200~400mg加入补液中（浓度为1000ml液体中加入氢化可的松100mg）静滴24h；或以每6小时静脉滴注100mg；第2、3天减量至300mg，待病情好转后可继续逐渐减量至100mg，若全身情况好转可改为口服。治疗过程中一般不应用盐皮质激素，只有当糖皮质激素治疗效果不佳或低钠血症不能缓解时可考虑使用。在应用期间要注意有无浮肿、高血压和高血钠等水钠潴留的副作用，减量过程中要密切观察病情，防止反跳。

（三）纠正脱水和电解质紊乱

最初24小时可根据病情补充3000~4000ml（体重的6%）左右液体量，开始给5%葡萄糖盐水1000ml，以后酌情而定。结合实验室检查结果纠正电解质紊乱情况。

（四）去除病因及对症支持治疗

包括原发病治疗、抗感染、抗休克以及给氧、镇静、止惊等。

第四节　溶血危象

正常红细胞在血液循环中的平均生存时间约120d，它的破坏与新生保持动态平衡。溶血是指红细胞遭到破坏，生存时间明显缩短，常短至15~20d以下，最短的只有几日。溶血可分为慢性溶血和急性溶血。在慢性溶血性疾病过程中，突然出现急性溶血，或有潜在溶血因素的患者，在某些诱因的作用下，突然出现大量红细胞破坏，并表现相应临床症状和并发症，若不及时抢救，常可危及生命，称之为溶血危象（hemolytic crisis）。

一、病因及发病机制

（一）溶血性输血反应

溶血性输血反应是因ABO（或Rh或其他）血型不同导致输入的红细胞或受血者的红细胞大量被破坏所致。

（二）葡萄糖-6-磷酸脱氢酶（G-6PD）缺乏所致的急性溶血

常见的蚕豆病即此种类型。G-6PD在保持红细胞稳定性和抵抗药物氧化作用中发挥重要的作用，它能使三磷酸吡啶核苷（TPN）还原为还原型三磷酸吡啶核苷（TPNH）。TPNH

的主要作用是使氧化型谷胱甘肽（GSSH）转变为还原型谷胱甘肽（GSH），后者能稳定血红蛋白、膜蛋白及其他酶蛋白的硫氢基，使它免受氧化，从而保持了红细胞的稳定性；TPNH还能使高铁血红蛋白还原为氧合血红蛋白，从而避免了在红细胞膜上形成变性珠蛋白小体（Heinz小体）。当红细胞G-6PD缺乏时，一旦遇到药物或其他代谢产物作用的影响，TPNH和GSH不足，变性珠蛋白小体在红细胞内形成而引起溶血。

（三）不稳定血红蛋白病

血红蛋白分子中有些氨基酸被替换或缺失，影响了血红素与珠蛋白的正常结合，使血红蛋白分子易被氧化。因此，不稳定血红蛋白病和G-6PD缺乏症相似，对某些药物和氧化剂很敏感，易引起溶血。任何可引起G-6PD缺乏者溶血的药物亦可引起不稳定血红蛋白病患者溶血。

（四）自身免疫性溶血性贫血

是由于机体产生抗红细胞的自身抗体而发生的溶血性贫血。约半数患者原因不明，另一半患者病因是由于药物、感染、结缔组织疾病、肿瘤等，这些因素引起免疫功能紊乱而导致抗红细胞抗体产生而引起溶血，称继发性自身免疫性溶血性贫血。抗体可分为温抗体型和冷抗体型。温抗体型以血管外溶血为主，冷抗体型的溶血以血管内溶血为主。

（五）阵发性睡眠性血红蛋白尿（PNH）

PNH是一种获得性红细胞膜缺陷引起的疾病。病程多数较为缓慢，溶血多于睡眠时加剧。PNH红细胞易被补体破坏，其红细胞膜蛋白质结构异常可能是PNH红细胞的基本缺陷。

（六）机械损伤性溶血

红细胞在血管内循环时，可因血管内压力在不光滑小动脉内或心瓣膜上有血栓处发生碰撞，或流过纤维蛋白丝受绊而破裂溶血。

1. 行军性血红蛋白尿 于长途行军或不适当剧烈运动后，红细胞在足底部血管中因机械性损伤而发生短暂的溶血，常并发血红蛋白尿。

2. 微血管病性溶血性贫血 是指有小血管病变的一组疾病引起的溶血性贫血。由于小动脉内膜发生部分血栓形成、狭窄或坏死，红细胞通过狭窄或有纤维蛋白沉积的血管而损伤破裂，导致溶血。

3. 心源性溶血 是指严重心瓣膜病或心瓣膜手术后所致溶血，这是由于红细胞在血循环中受到冲击而破裂溶血。

（七）感染性溶血

多种细菌、病毒及寄生虫可直接损害红细胞而引发急性溶血。

（八）其他

某些化学物质、药物或生物毒素等可直接损害红细胞而引起急性溶血。

二、临床表现

溶血危象时患者起病急骤，突发寒战、高热、头痛、乏力、腰背及四肢疼痛，可有气促、烦躁、恶心、呕吐、腹痛，严重者可出现心律失常、心力衰竭、昏迷或休克。这是由于红细胞大量破坏，分解产物引起机体反应所致。溶血产物还可损害肾小管，加之休克等原因，引起肾小管缺血、坏死，可导致急性肾功能衰竭。常见的体征是贫血、黄疸或有肝脾肿大。

三、实验室检查

（一）红细胞破坏增加

血清间接胆红素增加、尿中尿胆原增加；血浆游离血红蛋白含量增高、血红蛋白尿、血清结合珠蛋白降低或消失、高铁血红素白蛋白血症、含铁血黄素尿；红细胞寿命缩短是溶血的最可靠指标，且可判断溶血程度以及鉴别溶血是由于红细胞内缺陷还是红细胞外缺陷，或两者均有缺陷。目前常用有15Cr、3P-DFP或3H-DFP（二异丙基氟磷酸）标记法。

（二）红细胞代偿性增生

网织红细胞增加、周围血液中出现幼红细胞、骨髓幼红细胞增生。

四、诊　　断

主要依据：①病史：包括籍贯、家族史、既往史、职业接触史、服药史等。②临床表现：突起寒战、高热、腰背四肢疼痛、贫血、黄疸及其他特有临床症状。③实验室检查：应包括两个方面的内容：一是确定溶血是否存在；二是确定溶血病因。

五、治　　疗

急性溶血的治疗原则主要是治疗病因、迅速有效地终止溶血和消除血红蛋白血症、矫治贫血和防治并发症等。要根据不同的病因和其病理生理过程、病情轻重而采取相应措施。

（一）溶血性输血反应的治疗

溶血性输血反应的预后与输入血量多少、抗体性质和强度、诊断治疗是否及时等有密切关系。一旦发现溶血反应，应立即停止输血，采取紧急措施进行抢救。

（1）保持静脉输液通路，密切观察受血者的脉搏、呼吸、血压和体温，尿量和尿色，注意有无出血倾向等。立即采集受血者血样标本（抗凝和不抗凝），连同所剩的剩余血送输血科（血库）进行复查。

（2）迅速补充血容量，注意水电解质平衡，如发生肾功能衰竭应限制液体输入量。

（3）贫血严重者，应输O型洗涤红细胞。

（4）尽早利用利尿药物　如静脉注射利尿酸钠25~50mg或呋塞米20~40mg等，每日1~2次。

（5）应用碱性药物　在利尿基础上加用5%碳酸氢钠溶液100ml~250ml。

（6）肾上腺皮质激素　能减轻输血反应症状，防止过敏性休克，静滴氢化可的松300~600mg或地塞米松10~30mg。

（7）预防MODS发生。

（二）肾上腺皮质激素的应用

主要用于自身免疫损伤或缺陷而引起的获得性溶血性贫血的溶血危象。使用方便、安全、有效率高，可列为首选药物。常用地塞米松20~40mg/d或氢化可的松300~1200mg/d，待病情控制或稳定后改为口服。

（三）输血

目的在于渡过危急状态，暂时改善严重贫血情况。但需注意：①发生休克，出现少尿、无尿时应先改善微循环，待尿量增加后再输血。②PNH在严重贫血时可谨慎输入经生理盐水洗涤的红细胞。③自身免疫性溶血性贫血患者应尽量避免输血。若情况紧急必需输血时，应先用配血试验凝集反应最小的供血者血液或经洗涤后的红细胞悬液，或在输血的同时应用大剂量肾上腺皮质激素，以抗补体和抑制补体的生成。输血速度应十分缓慢，密切观察，如有不良反应，立即停止。④红细胞G-6PD缺乏所致的急性溶血，输血前献血员应作G-6PD过筛试验。

（四）血浆置换

目的是尽早去除存在于血浆中的抗体，特别适用于免疫性溶血性贫血危象发作时，常可以较好较快改善疗效，有条件时应尽早使用。

（五）预防急性肾功能衰竭

应尽早使用甘露醇或呋塞米，24h尿量应到达1500ml以上。

（六）其他治疗

包括病因治疗、消除诱因，防治并发症如休克、心衰等。

六、预　　防

溶血性输血反应多数由于医护人员责任心不强、工作上疏忽、不按操作规程操作引起，应严格遵守贮血、配血和输血的操作规程。对于长期服用可引起溶血的药物和长期接触可引起溶血的毒物和化学品者，更多作宣传教育，定期检查，防止溶血发生。在蚕豆病的高发区或有G-6PD缺乏家族史者，可采用群体普查和卫生宣教相结合的办法来降低蚕豆病的发病率。

第五节　颅内高压危象

颅内高压危象是指颅内压增高达到一定程度，危及患者生命的一系列临床综合征，包括颅内压增高和脑疝。在临床上较为常见，且需要紧急处理。

一、颅内压增高

颅内压增高（increased intracranial pressure）是神经外科常见临床病理综合征。颅脑损伤、脑肿瘤、脑出血、脑积水和颅内炎症等疾病使颅腔内容物体积增加，导致颅内压持续在2.0kPa（200 mmH$_2$O）以上，从而引起的一种临床综合征，称为颅内压增高。颅内压增高可引发脑疝危象，导致病人呼吸循环衰竭而死亡，及时诊断和正确处理颅内压增高十分重要。

（一）原因

1. 颅腔内容物的体积增大 如脑组织体积增大（脑水肿）、脑脊液增多（脑积水）、颅内静脉回流受阻或过度灌注，脑血流量增加，使颅内血容量增多。

2. 颅内占位性病变使颅内空间相对变小 如颅内血肿、脑肿瘤、脑脓肿等。

3. 先天性畸形使颅腔的容积变小 如狭颅症、颅底凹陷症等。

（二）类型

1. 按病因分类

（1）弥漫性颅内压增高 由于颅腔狭小或脑实质的体积增大而引起，其特点是颅腔内各部位及各分腔之间压力均匀升高，不存在明显压力差，脑组织无明显移位。临床所见的弥漫性脑膜脑炎、弥漫性脑水肿、交通性脑积水等所引起的颅内压增高均属于这一类型。

（2）局灶性颅内压增高 因颅内有局限的扩张性病变，病变部位压力首先增高，使附近的脑组织受到挤压而发生移位，并把压力传向远处，造成颅内各腔隙的压力差，导致脑室、脑干及中线结构移位。由于脑局部受压时间较长，可发生脑实质内出血性水肿

2. 按病变发展的快慢分类

（1）颅内压增高 见于急性颅脑损伤引起的颅内血肿、高血压脑出血等。其病情发展快，颅内压增高所引起的症状和体征严重，生命体征变化剧烈。

（2）亚急性颅内压增高 病情发展较快，颅内压增高的反应较轻或不明显。亚急性颅内压增高多见于发展较快的颅内恶性肿瘤、转移瘤及各种颅内炎症等。

（3）慢性颅内压增高 疾病发展较慢，可长期无颅内压增高的症状和体征，病情易反复。多见于生长缓慢的颅内良性肿瘤、慢性硬脑膜下血肿等。

急性或慢性颅内压增高均可导致脑疝发生。脑疝发生后，移位脑组织被挤进小脑幕裂孔、硬脑膜裂隙或枕骨大孔中，压迫脑干，产生一系列危急症状。脑疝发生又可加重脑脊液和血液循环障碍，使颅内压力进一步增高，从而使脑疝更加严重。

二、脑　疝

脑疝（brain herniation）指颅内压力不平衡，某一部分脑组织受到推挤而向临近相对低压的空间移动，压迫脑的重要结构所引起的颅内危急状态。脑疝的发生是由于颅内压增高，尤其是颅腔内各部位或腔隔压力不均衡的增高，使比较容易移位的某些脑组织受到压力的推压或排挤，移向邻近压力相对较低的空间，其结果不仅使疝入的脑组织本身发生淤血、水肿甚至出血坏死，而且随着颅内压的不断增高，使受脑疝挤压的邻近组织也发生系列的神经机能障碍。同时，脑疝阻塞脑脊液的循环通路，引起异常的脑脊液积蓄，使颅内压进一步增高。因此，脑疝可造成进行性颅内压增高的恶性循环，终致生命中枢机能的衰竭。

（一）分类

颅内可以发生疝的部位较多，但具有临床意义的脑疝为四大类（图8-1）。

1. 颞叶钩回疝（小脑幕切迹疝，transtentorial herniation） 即颞叶下内份的钩回，经小脑幕切迹缘疝入同侧小脑幕裂孔下。根据疝的部位及被填塞的脑池不同又分为四个亚型。

(1) 前疝（海马钩疝） 海马钩经小脑幕切迹前份向内下疝，填塞同侧脚间池，常致动眼神经受压，较早出现同侧眼部体征。

(2) 后疝（海马回疝） 海马回经小脑幕切迹后份向内下疝，填塞患侧环池及大脑大静脉池，常致中脑受压。

(3) 全疝（海马钩回疝） 一侧的海马钩及海马回，甚至包括一部分舌回及齿状回，均疝向小脑幕切迹下，填塞同侧的脚间池、环池及大脑大静脉池。

(4) 环疝（双侧海马钩回疝） 双侧的海马钩、海马回、舌回及齿状回均发生疝，填塞双侧脚间池、环池及大脑大静脉池。环疝虽不多见，但却是一种临床上极为严重的脑疝。

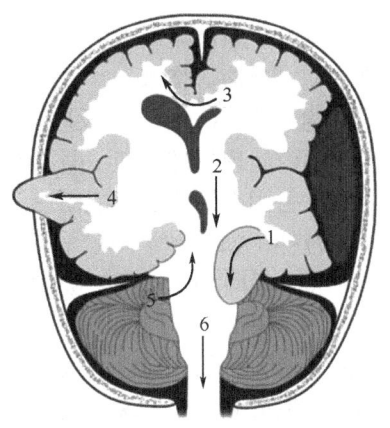

图8-1 脑疝的分类
1.颞叶钩回疝；2.下行性小脑幕疝；3.扣带回疝；4.颅外疝；5.小脑蚓疝；6.小脑扁桃体疝

2. 小脑扁桃体疝（枕骨大孔疝，Herniation of foramen magnum） 小脑扁桃体向枕骨大孔移位，疝至枕骨大孔以下至颈椎管上端，填塞小脑延髓池。

3. 扣带回疝（大脑镰下疝，Subfalcial Herniation） 扣带回从大脑镰前三分之二的部分经镰下孔疝向对侧，填塞胼胝体池，严重时可嵌闭同侧大脑前动脉。

4. 小脑蚓疝（小脑幕裂孔上疝或小脑幕逆行疝） 小脑上蚓部逆行经小脑幕裂孔突向幕上，填塞大脑大静脉池。少见，一般多为幕下占位病变，常因不恰当的施行侧脑室手术骤然减压而引起。

（二）临床表现

脑疝是颅内压增高发展到一定程度时出现的临床症状，并非颅内某一疾病所特有的征象。因此，对颅内病变的诊断，不能单纯依靠或等待脑疝的临床表现，而应在脑疝发生之前作出诊断。从诊断和治疗的角度看，当脑疝已经形成时，颅内病变常常已属晚期，失去早期抢救的时机。但是，有时颅内某些疾病的早期缺乏显著的临床征象，特别是当定位体征缺乏时，却能从脑疝的特点和演变过程作出定位诊断，甚至定性诊断，故早期认识脑疝具有重要意义。

1. 颞叶钩回疝

（1）头痛、呕吐加剧 头痛、呕吐是颅内压增高的主要症状。颅内压增高的患者若突然病情加重，出现剧烈头痛、频繁呕吐、出汗及躁动等情况时，常暗示有潜在脑疝的可能。颅内压急剧增高，可使痛觉比较敏感的脑膜和脑底部血管受到更大的牵张和脑疝的挤压，引起头剧疼及呕吐。

（2）意识变化 如果发现患者的意识进行性恶化，常是发生脑疝的重要征象。

（3）生命体征变化 ①脑疝初期（前驱阶段） 由于颅内压进行性增高，引起脑血液循环的普遍减缓，脑血流量减少而致脑组织缺氧、二氧化碳积蓄。通过机体的调节作用，二氧化碳刺激延髓中枢，使呼吸加深加快，血压升高，脉搏加快，以补偿脑的需氧量。同时，因脑组织缺氧代谢率增高，体温也随之上升。②脑疝中期（代偿阶段） 颅内压继续增高，脑组织缺氧更为严重，出现代偿性血压升高，收缩压升高明显，脉压往往加大。脑血管亦代偿性扩张，以降低脑血流灌注压力，使舒张压下降。迷走中枢也反射性使脉搏减缓，以减少脑血流量。主动脉弓和颈动脉窦压力感受器亦反射性的作用于延髓中枢抑制呼吸，使之减慢。临床上常常把脑疝发生过程中出现的血压升高、脉压变大、呼吸、脉搏变缓称为库欣（Cushing）反应。③脑疝末期（衰竭阶段）因颅内压进行性增高进入恶性循环，颅内病理生理改变不断加剧，脑干遭到严重继发性损害，终致呼吸中枢与心血管中枢相继失去固有的代偿机能而逐渐趋于衰竭。患者血压开始下降，脉搏快弱节律不齐，呼吸呈抽泣样（如Biot型）或出现呼吸暂停（Cheyoe-Stokes型）甚至呼吸停止，但心跳一般尚能维持一段时间，这种呼吸循环的解离现象，系心脏自律搏动失去中枢控制所致。

（4）眼部症状　动眼神经麻痹出现较早。初起时，患侧上睑下垂、瞳孔缩小，随后瞳孔逐渐散大，眼球向外侧偏斜。若病情继续加重则对侧动眼神经亦相继发生麻痹。当双侧瞳孔均散大固定时，说明脑干中多数支配眼肌的中枢（滑车、外展神经核）业已受累，则双眼球固定在正视位置，不再向外侧偏斜。

（5）肢体瘫痪　颞叶钩回疝对侧肢体表现为进行性紧张性偏瘫，是一重要体征。常与脑疝的其他症状相应出现。部分患者因脑干显著移位，使对侧大脑脚直接嵌压在小脑幕切迹或岩骨尖，可以发生同侧肢体偏瘫的体征。

（6）肌张力改变　当脑干受压较重时，特别是在红核与前庭核之间，即中脑下份至桥脑上部受压时，可引起颈强直、四肢肌张力增高，间隙性或持续性去大脑强直，即四肢呈伸性强直反射。

（7）视野偏盲　脑疝发生时，因患者大都有不同程度的意识障碍，故临床上很难获得证据。但对个别神志尚清醒的早期患者，若能及时进行视野检查，亦有一定参考价值。

2. 小脑扁桃体疝

（1）小脑扁桃体疝因直接压迫延髓，早期可出现延髓受压症状，如颈项强直、角弓反张、去大脑强直发作、颈背部疼痛、上肢感觉异常、呃逆以及迷走神经、副神经受压等症状。个别患者偶有出现阵发性肌张力减低，可能是因为脑病进展迅速、延髓骤然受压所产生的一种类脊髓休克的反应，往往伴随呼吸突然停止。

（2）生命体征变化　其特点与颞叶钩回疝相似，但呼吸机能的影响出现较早。常见变化为：①呼吸先变深变慢，继而突然转为不规则，甚至骤然停止。②呼吸先变浅变促，继而转为不规则，呈Biot型或Cheyne-Stokes型呼吸，终致呼吸衰竭。血压常随着呼吸的改变呈波动性上升，呼吸停止后，血压和脉搏尚能维持一短暂时期，但最后因循环衰竭而死亡。

（3）神志变化　小脑扁桃体疝患者的意识障碍，一般出现较晚。病人常能自述症状，甚至有时呼吸已明显抑制，但意识仍清楚。一旦意识发生改变，则病情急剧恶化，呼吸随即停止。

（4）显性与隐性小脑扁桃体疝　①显性小脑扁桃体疝　发病急促，迅速恶化，头疼剧烈，频繁呕吐，常伴颈强直与强迫头位，甚至出现角弓反张或去大脑强直发作。若不及时给予适当处理，呼吸常很快受到抑制，意识陷入昏迷，呼吸突然停止。②隐性小脑扁桃体疝　发病缓慢，初期除颅内高压外，可无任何脑疝症状，偶或有颈僵、强迫头位、呃逆。个别患者出现阵发性角弓反张或去大脑强直，但其发作较轻，严重者可有呼吸减慢，而多数患者无意识改变。

（三）辅助检查

1. CT　是诊断颅内出血、颅脑损伤、颅内占位性病变的首选方法。不仅能对绝大多数颅内病变作出定位诊断，而且还有助于定性诊断。

2. MRI MRI不宜作为脑疝病人的首选检查，只是在CT不能确诊的情况下，脑疝又得到基本控制以后，可进一步行MRI检查，以利于明确脑疝的原因。

3. 脑血管造影 不宜作为脑疝病人的首选检查，主要用于疑有脑血管畸形或动脉瘤等疾病的病例，而且要在脑疝完全控制以后实施。数字减影血管造影（DSA），不仅使脑血管造影术的安全性大大提高，且图像清晰，使疾病的检出率提高。

4. X线摄片 可以间接提示颅内高压的程度和原因，对于诊断颅骨骨折，垂体瘤所致蝶鞍扩大以及听神经瘤引起内听道孔扩大，具有重要价值。单独作为诊断颅内占位性病变的辅助检查手段现已少用。

5. 腰椎穿刺 腰穿测压对颅内高压和颅内占位性病变患者有一定的危险性，有加重脑疝的危险，对脑疝患者不宜进行腰穿。

（四）诊断

脑疝是由于急剧颅内压增高导致的一种临床综合征。根据上述临床表现和辅助检查，一般都能作出诊断。如脑外伤后逐渐出现意识障碍，应考虑有颅内血肿的可能；小儿反复呕吐及头围迅速增大，成人进行性剧烈头痛、癫痫发作，进行性瘫痪及各种年龄病人的视力进行性减退等，都应考虑到有颅内占位性病变的可能。应及时进行必要的辅助检查，以尽早明确脑疝的原因。

（五）治疗

1. 脑疝的紧急处理

（1）颞叶钩回疝 ①保证呼吸道通畅，给氧，必要时气管切开。②快速静脉滴注或推注脱水剂（常用20%甘露醇250毫升，必要时成人可达3.0~4.0g/kg）。③静脉滴注地塞米松10~20mg或氢化可的松100~200mg。④紧急手术，一般在脑疝的前驱阶段和代偿阶段，若能及时手术切除脑疝的原发病变，常可获得缓解。在脑疝末期，不但需要清除颅内原发病变，而且还需要采取直接解除脑疝的手术措施，但预后较差。

一般通常有三种针对脑疝的手术方法：a.颞肌下减压术：将颞肌附着区的颞骨鳞部咬除大约8cm×8cm平方面积，硬脑膜呈星状切开，让颞叶前部及其外侧份经减压骨窗膨出以达到减压目的，使脑疝获得缓解。b.小脑幕切开术：经颞部开颅，暴露颅中凹外侧份，小心抬起颞叶底部和内侧份，直接回复脑疝，并排出基底部脑池的脑脊液，认清小脑幕切迹缘，沿岩骨脊方向避开岩上窦，向后外切开小脑幕约1.5~2cm，使小脑幕裂孔扩大，以解除脑疝对脑干的压迫，并重建脑脊液循环通道。c.内减压术：某些病例在采取上述措施之后，若仍不能有效缓解颅压时，可将颞尖和颞中回以下的部分脑组织，包括颞叶内侧的钩回予以切除减压，并在残腔中放置引流管，用作术后持续引流脑脊液，以缩减颅内容量。

（2）小脑扁桃体疝 ①保证气道通畅，给氧。②迅速经眶穿刺脑室或经额快速钻孔穿刺脑室额角，引流脑脊液减压。手术方法：a.经眶侧室前角穿刺术 一般选择右眼眶顶进行穿刺。先用75%乙醇将上睑消毒2~3次，注意勿使乙醇流入眼内，然后用骨髓穿刺针，经上睑皮肤眶上缘中点，以45°角指向眶顶，钻穿眶板，再改用腰穿针循此孔方向刺入，约5~6cm，即可进入侧室额角。b.快速钻孔侧脑室前角穿刺术：一般在右额发际内冠状缝之前旁中线3cm处，用碘酒、酒精消毒后，以手摇快速颅钻或手柄三棱颅钻，调节至2cm左右，刺破头皮（必要时可用尖刀先刺孔），并进行钻孔，沿矢状面方向指向假想的双外耳道连线，冠状面方向指向右眼内眦。钻穿颅骨与硬膜时有突然失去阻力之感，随即拔出颅钻，然后插入腰穿针或带有金属芯的塑料管，退出金属芯，连接引流管即可。③快速静脉滴注或推注脱水剂。④静脉滴注激素。⑤对呼吸停止的病人若经上述各项处理后，特别是脑室穿刺有效减压而病情仍无好转时，可采用腰大池蛛网膜下腔加压注液法回复小脑扁桃体。⑥紧急手术：一般小脑扁桃体疝尚未发展到衰竭期时，只要迅速经侧脑室穿刺减压，大都可获缓解。若呼吸机能曾经发生衰竭情况，无论是经脑室排液减压后恢复呼吸或是辅以蛛网膜下腔加压注液后呼吸恢复者，均须继续采取有效的处理，如去除病因、枕下减压术、小脑扁桃体或部分小脑切除减压，以防止继发性脑水肿和脑肿胀，再次引起脑疝。方法如下：a.枕下减压术：经后凹中线开颅，咬除枕部肌肉附着下的枕骨鳞部，其范围两侧达枕乳缝内侧缘，上界达横窦，枕大孔后缘应剪开2.5cm，环椎后弓咬除约1.5~2.0cm，必要时尚需切除枢椎椎板，然后敞开硬膜，充分止血、冲洗创口，密切缝合肌肉，皮下及皮肤，不放引流，但如有必要可在小脑延髓池放置引流管，经刺孔引出，以便术后可以继续引流脑脊液。b.小脑扁桃体或部分小脑切除减压：通常在枕下减压已充分的情况下，无需再切除小脑扁桃体及（或）部分小脑，但有时枕下减压不能达到充分减压的要求时，可将小脑扁桃体切除。方法是电烙后，切开小脑扁桃之后侧软膜，用吸引器自切口作软膜下的吸除，注意切勿损及小脑后下动脉，必要时亦可附加部分小脑切除，即小脑外后分1/3。

2. 脑疝的继续处理 脑疝经过紧急的治疗之后，病情可逐渐好转并趋于稳定。但是，临床上不能中断或终止继续治疗，否则有再次发生脑疝之虞。①继续缓慢脱水，防止脱水后发生的"反跳现象"。②在病人情况相对稳定后，应迅速采用有效措施确定原发病变情况，采取手术治疗，去除病因。③继续激素治疗。④必要时降温、降压。降温和冬眠等药物可有效地控制体温和降低代谢率，缩小颅腔内脑组织的体积，减少单位时间内的脑血液总容量。⑤必要时可采用过度通气措施，充分给氧，维持$PaCO_2 < 35mmHg$。⑥为防止或减轻脑缺氧所造成的组织代谢紊乱，促进脑细胞机能恢复，可以根据病情的需要选用氨乙基异硫脲（AET）、细胞色素C、三磷酸腺苷（ATP）、辅酶A、r-酪氨酸、胞二磷胆碱等。⑦及时纠正水电解质平衡紊乱，保证营养与热能的供给，防治并发症。

第六节 重症肌无力危象

重症肌无力（myasthenia gravis，MG）是神经-肌肉接头（NMJ）处传递障碍的获得性自身免疫性疾病。特征性病变为部分或全身骨骼肌易疲劳，具有活动后加重、休息后减轻和晨轻暮重等特点。若在病程中急骤发生延髓肌和呼吸肌严重无力，以致不能维持换气功能时则称为重症肌无力危象。

一、病因及发病机制

重症肌无力的病因尚不明确，目前认为它是一种获得性自身免疫疾病，可能与以下因素有关。

（一）自身免疫

重症肌无力是一种体液介导、细胞调节和补体参与的自身免疫病。近年来根据超微结构的研究发现，本病主要是突触后膜乙酰胆碱受体（AchR）发生病变，导致神经-肌肉传递障碍，引起骨骼肌无力，其原因可能是自身抗体与AchR的结合或补体激活破坏所致。

（二）胸腺异常

MG患者中约有75%~85%有胸腺的异常，大部分为胸腺增生，少量为胸腺瘤或其他。可能与胸腺肌样上皮细胞表面存在AchR有关，当发生自身免疫反应时可损伤到胸腺。

（三）遗传因素

研究发现，MG与人类白细胞相关抗原中的A_1、A_8、B_8、B_{12}、DW_3、DR_2、DR_4等有关，提示遗传因素可能也参与MG的发病。

二、临床表现

任何年龄均可发病，以15~40岁最常见，女性略多于男性。晚年男性较多，常伴有胸腺瘤。患者大多数隐匿起病，偶有急性发作。

主要临床表现为骨骼肌的无力和病态易疲劳性。症状呈波动性，晨轻暮重，活动后加重，休息后缓解，到后期症状逐渐加重，休息后也不能缓解。首发症状常是睑下垂、复视、眼球活动障碍等，其后可逐渐累及咀嚼肌、咽喉肌、面肌、四肢肌肉、呼吸肌等。部分患者有神经系统受累症状，如精神症状等。MG严重时可出现以下几种危象

（一）肌无力危象

肌无力危象即新斯的明不足危象，常因感染、创伤、减量引起。表现为呼吸肌及咽喉肌无力。患者呼吸困难、浅快、端坐呼吸、咳痰吞咽无力而危及生命。静脉注射依酚氯铵（腾喜龙）或肌内注射新斯的明可缓解。

（二）胆碱能危象

胆碱能危象即新斯的明过量危象。除上述肌无力危象外，尚有乙酰胆碱蓄积过多症状。

1. 毒蕈碱样中毒　恶心、呕吐、腹泻、腹痛、瞳孔小、多汗、流涎、气管分泌物多、心率慢。

2. 烟碱样中毒症状　肌肉震颤、痉挛、紧缩感。

3. 中枢神经症状　焦虑、失眠、精神错乱、抽搐等。

以上症状经过注射阿托品后可缓解，停止使用抗胆碱酯酶药物（ChEI）后临床症状好转。

（三）反拗危象

反拗危象即无反应性危象。是由于感染、创伤、分娩等因素导致突触后膜大量AchR受损所致。此种危象临床表现与胆碱能危象相似，但应用或停用ChEI均无效。

三、辅助检查

（一）疲劳试验

使受累肌肉在短时间内做重复收缩活动，如肌无力明显加重，经休息后恢复，则为阳性。

（二）抗胆碱酯酶药物试验

1. 氯化腾喜龙试验　10mg腾喜龙先静脉注射2mg，如无不良反应，再注射剩余的8mg（30s）内，如肌无力症状于注射后1分钟内好转，则为阳性。

2. 新斯的明试验　若腾喜龙试验可疑，可做本试验。肌内注射新斯的明0.5~2mg（起效较慢，10~30min达高峰，作用持续2h），若20min后肌无力症状好转，则为阳性。

（三）电生理检查

常用感应电重复刺激。动作电位幅度很快降低10%以上为阳性。

（四）其他

血清中抗AChRab测定约80%患者增高。胸部X线摄片或胸腺CT检查。胸腺增生或伴有胸腺肿瘤。也有辅助诊断价值。

四、诊断及鉴别诊断

（一）诊断

根据典型的临床表现及辅助检查结果，诊断一般比较明确。

（二）鉴别诊断

Lambert-Eaton综合征，又称肌无力综合征，它与MG的主要区别是较少侵犯脑神经支配肌肉；下肢往往重于上肢；活动后肌肉易疲劳，但短暂用力后，肌力反而增强，持续收缩后肌无力又加重；AchRab水平不高；神经低频重复刺激时波幅变化不大，但高频刺激时波幅增高可达200%以上。

另外还需与急性感染性多发性神经根神经病、周期性瘫痪、脑干或脑神经病变相鉴别。在发生MG危象时，需注意肌无力危象、胆碱能危象、反拗性危象三种情况并非固定不变，而是可能发生转变。三种危象可用以下方法鉴别：①腾喜龙试验。②阿托品试验。③肌电图检查。

五、治　　疗

重症肌无力危象是其致死的主要原因，在处理时关键要注意保持呼吸道的畅通，改善通气，去除诱因，对症支持治疗，并加强护理。

（一）危象的处理

1. 肌无力危象　增加抗胆碱酯酶药物的剂量，静脉注射腾喜龙10mg或肌内注射新斯的明0.5~1mg，或新斯的明2mg加入500ml液体中静脉滴注好转后改为口服。

2. 胆碱能危象　立即停用抗胆碱酯酶药。阿托品0.5~2mg肌注或静脉注射，30min~1h可重复，至阿托品化。症状改善后再用其他治疗方案。

3. 反拗危象　停用一切抗胆碱酯酶药至少3天后根据病情重新确定治疗方案，主要是维持生命体征、积极对症处理。

（二）抗胆碱酯酶药物

可使肌力一过性改善，但治标不治本，长期使用可损害突触，晚期重症患者因AchR破坏常出现耐药性。

新斯的明：15~30mg，3~4次/d，口服，作用维持时间3~4h。

吡斯的明：30~120mg，3~4次/d，口服，作用维持时间6~8h。

美斯的明：5~10mg，3~4次/d，口服，作用维持时间4~6h。

常见副作用有毒蕈碱样和烟碱样，重时可有中枢神经系统症状。

（三）肾上腺皮质激素

1. 大剂量冲击疗法 适用于重症患者，尤其是使用辅助呼吸治疗的患者。甲泼尼龙1000mg/d静脉滴注，3天后减量为500mg/d或地塞米松10~20mg/d静脉滴注，1周后改为口服泼尼松100mg/d，以后逐渐减量至维持量，隔日口服40mg，维持1年以上。

2. 小剂量递增疗法 口服泼尼松30mg/d，逐渐增加至100mg/d，症状好转后逐渐减量至维持量后持续1年左右。

（三）免疫抑制剂

适用于不能用肾上腺皮质激素或对肾上腺皮质激素反应差者，也可与其合用。常用环磷酰胺、环孢素A、硫唑嘌呤等。

（四）其他

胸腺切除、放射疗法、血浆置换、免疫球蛋白等可根据患者病情酌情使用。

（邱　里）

第九章 急性中毒

追溯中华民族五千年的发展历史，人类与有毒物质的斗争从未停止过。《淮南子》："神农尝百草，一日而遇七十毒"。十六世纪，Paracelsus通过研究铅、砷等物质的毒性作用，提出化学物质毒性"剂量-反应关系"概念。1815年，Orfila从化学与生物学角度开展对多种有毒物质的探讨，出版第一部关于化学物毒作用的专著，对现代毒理学的形成作出重要贡献。但是，作为一门独立学科，毒理学从诞生至今，仅40多年的历史，其理论体系的建立及研究方法的探索尚需完善与发展。

近年来，随着全球工业技术的迅猛发展，生存环境的日益恶化，人类接触的有毒物质日益增多，发生中毒的机率与日俱增。而且，我国现在的自杀率高达23.23/100,000，其中部分人选择中毒方式自杀，这就导致每年我国约有10万余人发生各种急性化学毒物中毒，"中毒和伤害"已进入我国主要死因的前五位，其中中毒致死占总死亡率的10.7%。此外，中毒群体事件的危害性也日益为人们所关注。据卫生部突发公共卫生事件监测网络资料显示，2007年上半年中毒事件占突发公共卫生事件总数的13%，中毒人数占总发病人数的10.4%，而死亡人数却占总死亡人数的81%。其原因在于急性中毒救治涉及对各种毒物中毒的毒理、发病机制、临床表现、诊断和治疗等多方面的认识与研究。一旦发生急性中毒，患者的临床表现往往十分复杂，涉及的病理过程具有全身性、多系统性及突发性等多方面的特征。目前，许多急性中毒尚无快速的特异性诊断方法或特效解毒剂。因此，急性中毒已成为威胁人类健康和生命的一类特殊疾病，成功开展急性中毒的救治是临床医师必须面对的严峻任务之一。

第一节 总 论

中毒（poisoning）是指某种物质通过一定的途径进入机体后，与生物体相互作用，直接导致或者通过生物物理或生物化学反应，引起生物体功能或结构发生改变，导致暂时性或持久性损害（包括神经、体液功能障碍、代谢紊乱、组织损伤等），甚至危及生命的疾病。凡是能导致人体中毒的物质如某些化学物、药品、有毒的动植物或食品均可称为毒物。一次性接触毒物或接触毒物后24小时内发生的毒性反应甚至致死者为急性中毒（acute poisoning）。

一、毒物的分类

迄今为止，尚无统一的方法对毒物进行合理的分类。从实用性角度出发，不妨对引起机体中毒的外源性化学物质进行以下分类：工业性毒物、农药、药物、毒品、有毒动植物、金属毒物、军用毒剂、放射性核素。我国城乡常见毒物为：①农药杀虫剂：有机磷杀虫剂、拟菊酯类杀虫剂。②农药除草剂：百草枯、2,4-滴丁酯。③杀鼠剂：毒鼠强、氟乙酰胺。④镇静催眠药及抗精神病药：地西泮、氯氮平等。⑤生活性毒物：一氧化碳、酒精。⑥工业毒物：苯、二甲苯、硫化氢、甲醛、正己烷、汞、火场烟雾。⑦有毒动物：毒蛇、毒蜂、鱼胆。⑧有毒植物：毒蕈等。⑨毒品：海洛因、摇头丸。⑩化学毒剂。

二、中毒机制

各种类型毒物进入人体，对机体组织器官、代谢功能及结构等产生损伤，损伤程度受毒物的化学性质、剂量和接触时间、进入机体的途径以及个体敏感性等多种因素的影响。

1. 局部刺激或腐蚀作用 强酸、强碱吸收组织水分后与蛋白质或脂肪结合，使细胞发生变性或坏死，最终导致严重的局部组织破坏。

2. 导致组织或器官缺氧 硫化氢、一氧化碳、氰化物等窒息性毒物通过不同途径阻碍氧的吸收、转运和利用，从而引起机体组织或器官缺氧，尤以对缺氧敏感的脑和心肌更易受损害。

3. 抑制机体某些酶的活性 毒物或其代谢产物通过抑制酶的活性而产生毒性作用。如氰化物抑制细胞色素氧化酶，有机磷农药抑制胆碱酯酶，重金属抑制含巯基的酶等等。

4. 破坏细胞膜或干扰细胞器的生理功能 毒物使机体某组织或器官发生器质性的损害，导致功能障碍。

5. 麻醉作用 有机溶剂和吸入性麻醉类药物具强亲脂性，脑组织和细胞膜脂类含量高，因而上述化学物质可通过血脑屏障进入脑内而抑制脑功能。

6. 竞争受体 阿托品通过竞争阻断毒蕈碱（M）受体，产生毒性作用。

三、中毒的临床表现

（一）常见临床表现

1. 呼吸系统 毒物尤其是有毒气体及金属烟雾或烟尘，经呼吸系统侵入人体，损伤呼吸器官，可发生化学性上呼吸道炎症，表现为咽痛、呛咳、胸闷、咳黏痰，痰中带血；损伤严重的患者可出现肺水肿，表现为剧烈咳嗽、咳大量白色或粉红色泡沫痰，呼吸困难，口唇发绀；部分危重患者可表现为急性呼吸窘迫综合征。

2. 循环系统 有机磷酸酯类或一氧化碳、硫化氢等毒物既直接可对心血管造成损害，又可通过化学物对其他系统间接损害心血管系统，这两类损害难以辨别，多数是同时发生和存在。循环系统损害常表现为乏力、胸闷、心悸等心肌损害的表现，也可出现心律失常、心功不全、甚至心源性猝死等临床表现。

3. 消化系统 中毒时消化道症状极为显著，表现多样，但缺乏特异性，可出现恶心、呕吐、腹痛、腹泻；呕血、黑便；毒物损伤肝脏，出现肝区疼痛、黄疸等症状。此外，由于反复洗胃，胃酸和胰酶分泌增加，十二指肠黏膜和乳头水肿，奥狄氏括约肌痉挛，胆汁和胰液排出受阻，胰腺管内压增高，胰酶溢出，引起胰腺炎从而出现有关的中毒症状。

4. 泌尿系统 肾脏是毒物排泄的主要器官，故极易受损伤，出现少尿、血尿、蛋白尿、蛋白管型、血肌酐升高等急性肾功不全表现，部分患者治疗后肾脏功能可恢复，但部分患者则发展成为尿毒症，需长期透析治疗。

5. 神经系统 由神经系统受损害而引发，主要表现为中枢和周围神经系统症状。其中，中枢神经系统症状以情绪异常、胡言乱语、幻视、幻听、惊厥、昏迷等症状常见；而周围神经症状表现以全身或局部肢体疼痛、无力、肌肉萎缩、手颤、关节疼痛多见。

6. 血液系统 部分毒物能抑制骨髓造血功能或破坏红细胞，导致外周血象及骨髓象异常。部分杀鼠剂可引起凝血功能障碍，导致出血。此时，若患者系被投毒或未提供服毒病史，极易误诊。

7. 其他 皮肤、眼睑、嘴唇、舌、毛发及手指等都可出现中毒引起的相应变化。

（二）中毒的特异表现

因毒物品种不同，中毒后临床表现各有其特征，了解某些毒物中毒后的典型临床表现有助于临床诊断。比如强酸、强碱等腐蚀性物质可造成局部化学性灼伤；一氧化碳中毒患者往往表现为口唇呈樱桃红色，全身皮肤潮红；亚硝酸钠盐中毒者口唇、皮肤、指端呈现"化学性发绀"；双香豆素类鼠药中毒者皮肤有出血斑；有机磷类农药中毒者呼出气体中有蒜臭味，皮肤湿冷，肌束颤动，瞳孔缩小等表现；阿托品类中毒患者除瞳孔扩大外，还有患者躁动、皮肤红热、心率增快等表现；百草枯中毒患者常见舌面溃烂，肺纤维化等症状；含有溶血毒素物质中毒患者可出现急性溶血。

（三）中毒后危及生命的危重症

危重的急性中毒者可表现为不同程度的呼吸、循环、意识及肝肾功能障碍，部分还可出现造血功能障碍、消化道出血、穿孔等并发症。

1. 心脏骤停 除因严重缺氧导致心脏骤停外，也可因为某些毒物的直接作用，引起阿-斯综合征所致，如急性有机磷杀虫药或有机溶剂中毒；汽油、苯等刺激β肾上腺素受体，氯仿、氟乙酸等严重中毒时直接作用于心肌，可诱发心室颤动甚至心脏骤停。钡、氯化高汞等可引起低血钾，诱发严重心律失常而猝死。高浓度氯气吸入，增强迷走神经的反射，也可导致心搏骤停发生。

2. 急性呼吸衰竭 毒物抑制中枢神经系统而导致肺换气不足及二氧化碳潴留，发生急性呼吸衰竭；也可因中毒引起呼吸肌麻痹或肺水肿，导致呼吸衰竭。

3. 急性肾功能衰竭 中毒后最常见的肾脏损伤为肾小管坏死和急性间质性肾炎，约20%的中毒性肾病可进展为急性肾功能衰竭。毒蕈、蛇毒、阿昔洛韦等中毒可引起急性肾功能衰竭。而氯化高汞、四氯化碳、乙二醇、砷化氢、铋、铀等急性中毒所致的急性肾功能衰竭发生率更高。

4. 中毒性脑病 主要由于亲神经性毒物引起。例如一氧化碳、二氧化硫、四乙基铅、锰、砷、镇静药以及其他中枢神经系统抑制性药物。

5. 休克 镇静药、催眠药、抗精神病及抗忧郁药物等药物中毒所致休克，通常是由药物诱导血管容量减少、全身血管阻力下降、心肌收缩力下降等引起，或由以上因素综合所致。

6. 抗胆碱能综合征 阿托品、吩噻嗪类、抗忧郁药、抗组胺及颠茄中毒时，患者可出现抗胆碱能综合征，表现为皮肤干燥、发红，轻度发热，尿潴留，神志不清，心动过速及轻度高血压等。

7. 高热 五氯酚钠及二硝基苯酚、水杨酸盐、三环类抗抑郁药等药物中毒所致高热，通常是由药物直接作用于体温中枢而引起高热，一般温度升高超过38℃。

8. 心律失常 毒物可直接影响心肌纤维的电活动，也可能引起心肌缺氧或代谢紊乱而诱发心律失常。其临床表现包括血流动力学明显变化的心动过缓、心动过速；病情危重的患者可出现室性心动过速（VT）和心室纤颤（VF）等。

9. 急性冠脉综合征 乙醇等药物中毒或进食腐败食物后，由于交感神经系统兴奋，冠状动脉痉挛及心肌耗氧量增加；毒物可直接损伤心肌细胞；患者中毒后出现的严重腹泻、呕吐可导致血液浓缩，激活血小板；再加上作为急性冠脉综合征的诱发因素的严重的心理应激反应，患者出现胸痛、心肌酶谱、心电图等特异性改变，严重者造成大面积心肌梗死，诱发心室纤颤，导致患者猝死。

四、诊　　断

（一）毒物接触史

临床一般以生活性中毒和职业中毒多见，应尽量采集病人生活、学习、工作、情绪等情况，判断有无接触毒物的可能。怀疑为职业中毒的患者，应详细询问其职业史，包括工种、工龄、接触毒物的种类和时间、环境条件和防护措施，以及工作中是否曾发生过类似事故等。对中毒史较为明确者，应详细掌握毒物的种类、中毒途径及时间，大致估计毒物的剂量等。

（二）临床表现

毒物品种不同，临床表现各具特征。根据病人的临床症状和中毒表现，仔细检查患者的生命体征如血压、脉搏、呼吸、心脏及意识状况，初步评估病情并作出诊断。但是，在临床工作中对急性中毒的诊断往往会面临一些困难，特别是对突然出现原因不明的发绀、呕吐、昏迷、惊厥、呼吸困难、休克贫血、白细胞减少、血小板减少、周围神经麻痹、肝病等症状的患者，都要考虑到急性中毒的可能性。应严密观察患者病情变化，及时寻找正确的诊断依据。

（三）实验室检查

急性中毒时，留取剩余的毒物、可能含毒的标本或可疑污染物（如呕吐物、胃内容物、尿、粪、血标本等），必要时进行毒物分析或细菌培养。根据急性中毒的具体情况还需做血、尿、粪常规、肝肾功能、血气分析等辅助检查，以便了解中毒者各主要脏器的功能。特殊指标的检测，如CO中毒可检测血中的CO-Hb的浓度，有机磷中毒可进行全血胆碱酯酶活力测定等。

（四）毒物毒理分析

由于多数药物中毒没有特异的鉴定方法，或者基层医院不具备检测条件，目前对中毒主要以为临床诊断为主。但是，有条件的医院应积极开展毒物毒理分析，其临床意义包括：①确定性诊断。②寻找特异性拮抗剂。③评估病情的严重程度和预后。④法医学要求。⑤科学研究的需要。

（五）试验性诊断和治疗

临床医生根据病人的病史和临床症状怀疑为中毒，但一时难以确定具体毒物种类且病情又十分危急时，在取得家属同意后，可采取倾向性的治疗。治疗效果对明确诊断可以起到帮助作用。例如：怀疑为有机磷农药中毒，应用阿托品和解磷定后患者神志明显改善、肺部啰音减少；疑似亚硝酸盐中毒，应用美兰后缺氧纠正；怀疑安定中毒，应用氟马西尼后患者清醒等都为临床诊断该类毒物中毒提供了强有力依据。然而，一旦发现治疗效果不佳，需要果断调整诊断思路，寻找新的诊断线索和治疗方案。

五、治 疗 原 则

（一）终止毒物接触

现场空气被有毒气体或蒸气污染，如患者已昏迷或不能自行脱离，首要任务是将患者迅速解救出现场。院前急救应注意以下几点：①设法切断毒气来源和排除环境中的毒气，必要时进行消毒处理，以防再发生中毒。②避免处于下风向。③进入现场救护者应佩戴防护设备，同时有人进行安全监护。任何原因致现场空气中氧浓度低于14%（尤其是低于10%）时，可使人意识立即丧失或电击样死亡。进入有毒气体现场急救的人员须戴防毒面具，切忌在毫无防护措施下进入现场抢救，以免造成更多人员中毒，增加抢救工作的难度。④将患者转运至空气新鲜的地方，松开衣扣，保温，根据现场条件，采取紧急措施，比如通畅呼吸道，吸氧等。转送病人时需注意将患者的头偏向一侧，以免呕吐物误吸入气管。

脱去患者受污染的衣服，皮肤如受污染，立即用温水清洗，清洗液可以是清水或者温肥皂水。如为碱性毒物，有条件时可用3%~5%的醋酸或柠檬酸冲洗；酸性毒物可用3%~5%碳酸氢钠溶液冲洗；如有毒物溅入眼内，应立即用清水冲洗。

（二）清除未吸收的毒物

1. 催吐　患者神志清楚且合作时，让患者饮温水300~500ml，然后自己用手指或压舌板刺激咽后壁诱发呕吐。也可以用药物催吐，如吐根糖浆，阿朴吗啡。当患者处于昏迷、惊厥状态或吞服石油蒸馏物、腐蚀剂后不应催吐。空腹服毒时要先饮500ml温开水，再施行催吐。

2. 洗胃　目前，许多毒物无特异解毒剂，洗胃仍然是中毒治疗中的一项重要措施。常用的洗胃法有两种：一是电动洗胃机洗胃法，另一种是吊瓶加吸引器洗胃法。洗胃液选择：①保护剂：吞服腐蚀性毒物后，为了保护胃黏膜，可采用牛奶、蛋清、米汤、植物油等。②溶剂：吞服脂溶性毒物如汽油、煤油等有机溶剂时，可先注入液状石蜡150~200ml，使其溶解而不被吸收，然后进行洗胃。③吸附剂：活性炭是强有力的吸附剂，可吸附绝大多数毒物。④解毒药：解毒药可通过与体内存留的毒物起中和、氧化和沉淀作用，改变毒物的理化性质使其失去毒性。⑤中和剂：吞服强酸时可采用弱碱如镁铝、氢氧化铝凝胶等中和；强碱可用弱酸类物质（如食醋、果汁等）中和。⑥沉淀剂：有些化学物可与毒物作用，生成溶解度低、毒性小的物质，因而可作为洗胃剂。

3. 导泻　导泻可以加快进入肠道的毒物的排出速度，常用的导泻剂为25%的硫酸钠30~60ml、50%硫酸镁40~50ml，20%甘露醇250ml，洗胃后由胃管注入。不宜用油类泻剂，因为油类会增加磷、碘、酚类等溶解度，促进毒物吸收。另外，有中枢神经抑制时禁用硫酸镁。

（三）血液净化

血液净化可以通过支持及替代重要器官功能清除体内毒物，显著增加已吸收的毒物排出，并且能够弱化炎性反应对多器官功能的损害，从而为急性中毒患者提供治疗和支持作用，缩短中毒的病程和（或）减轻病情。适应证：①血药浓度达到或超过致死量，药物或毒物有可能继续吸收。②无特异性解毒剂的毒物中毒。③病情进行性恶化或出现意识障碍、呼吸抑制、低血压、低体温。④机体对毒物的清除功能出现障碍，如肝、肾功能不全。⑤毒物对内环境有严重影响或有明显延迟效应（甲醇、乙二醇、百草枯）。

（四）特效解毒剂的应用

应用解毒药物是治疗急性中毒的重要措施，显著提高了中毒的治愈率。其作用包括阻止毒物吸收，促进毒物排泄，降低毒物毒性和对抗毒物的毒理效应。必须尽早、及时、准确的使用，严格掌握适应证和用法用量。临床常见毒物解毒剂（表9-1）。

表9-1 临床常见毒物解毒剂

毒物	拮抗剂
铝盐	去铁敏
砷；三氧化二砷，砒霜	二巯丁二酸
苯二氮䓬类药物	氟吗西尼
β受体阻断药	阿托品，胰高血糖素
钙通道阻断药	阿托品，胰高血糖素
氨基甲酸酯类杀虫剂	阿托品
一氧化碳	氧气
铜	青霉胺，二巯基丙醇磺酸钠
氰化物	依地酸二钴，维生素B_{12}，氧气，亚硝酸钠，硫代硫酸钠
二甘醇	甲吡唑，乙醇
地高辛	阿托品，地高辛特异抗体片段
乙二醇	甲吡唑
氢化硫	氧气
铁盐	去铁敏
无机铅	依地酸钠钙，二巯丁二酸
高铁血红蛋白血（症）	亚甲蓝
甲醇	甲吡唑，乙醇
无机汞	二巯基丙醇磺酸钠
神经毒剂	阿托品，双复磷，解磷定
夹竹桃	地高辛特异抗体片段
阿片	纳洛酮
有机磷杀虫剂	阿托品，双复磷，解磷定
对乙酰氨基类	乙酰半胱氨酸
铊	普鲁士蓝
华法林及其他抗凝剂	维生素K_1
双香豆素类鼠药中毒	

（五）对症治疗

1. 心搏骤停 立即进行心肺复苏，静脉注射或气管内注入血管活性药物，如肾上腺素1mg；无脉患者伴有药物诱导的室性心动过速或室颤立即进行心脏电复律或除颤。在一般的高级心肺复苏中，除非中枢神经系统有存活征象，心脏复苏常在20~30分钟后终止，而中毒患者则应延长心肺复苏时间。有文献报道，钙通道阻滞剂中毒者，发生呼吸心脏骤停后，经3~5小时CPR后仍得以存活，且神经系统功能恢复较好。

2. 呼吸衰竭 呼吸衰竭者应保持呼吸道通畅，及早行气管插管和机械通气，治疗见第5章第2节。

3. 休克

（1）低血容量性休克 大多数药物诱导的低血容量性休克表现为：心肌收缩力下降和外周血管阻力降低。早期治疗通常包括纠正低血容量和尽可能维持理想的前负荷。快速使心脏前负荷理想化，然后用心输出量和外周血管阻力来指导选择血管升压药和影响心脏收缩力药物。在充分的液体复苏后，若休克仍持续，可开始使用血管加压药物。有证据表明，对于轻到中度中毒者，多巴胺升压效果良好；当外周血管阻力降低时，一般选择更有效的血管升压药物，如去甲肾上腺素。

（2）心源性休克 药物诱导的心源性休克需要应用正性肌力作用药物。可选择药物包括钙剂、氨力农、胰高血糖素、胰岛素、异丙肾上腺素和多巴酚丁胺。

4. 心律失常 阿托品虽然对药物导致心动过缓者作用较小，但对急性有机磷农药中毒或氨基甲酸酯中毒者例外，此时用阿托品可挽救患者生命。成人杀虫剂中毒推荐使用阿托品的首次剂量是2~4mg。由于异丙肾上腺素可诱发或加重高血压及室性心律失常，应尽量避免使用，但大剂量β受体阻滞剂中毒时给予大剂量异丙肾上腺素有效。对地高辛或强心甙类中毒引起威胁生命的室性心律失常或心脏传导阻滞，使用地高辛特异Fab抗体片段治疗效果较好。心脏起搏对轻、中度药物中毒导致的心动过缓也常常有效。如果对体外起搏不能忍受或起搏无效者，可采用经静脉心脏起搏。若心动过缓者对于阿托品和起搏有抵抗，应使用β受体激动剂类药物。

由于心动过速很可能再次发生或转变成顽固性心律失常，对于药物诱导的心动过速患者，应避免使用常规的措施（如腺苷治疗）和同步心脏电复律。一般来说，安定类药物对于药物导致的心动过速安全有效，但需注意观察意识及呼吸情况。非选择性β受体阻滞剂如心得安使用应非常谨慎，但其对由拟交感药物中毒引起的心动过速患者有效。

对于大多数药物诱导的单纯室性心动过速或室颤可选用利多卡因，但部分患者使用利多卡因后会引起扭转型室性心动过速。因此，利多卡因既是治疗性的药物，也可引起中毒性心律失常。

5. 急性冠脉综合征 因为硝酸甘油和酚妥拉明可逆转可卡因等导致的血管收缩，而拉贝洛尔效果不明显，心得安则可使之加重。因此，针对出现急性冠脉综合征的患者，硝酸甘油作为一线药物及早使用，酚妥拉明作为二线药物备用，禁用普萘洛尔。如患者发生肺水肿，可用10%硅酮水溶液雾化吸入，如发绀加重、呼吸极度困难时，立即作气管插管或气管切开，并应用呼吸机给予机械通气，必要时，加用呼气末正压装置；同时限制液体输入量，滴速较慢。

6. 脑水肿

（1）氧疗和保持呼吸道通畅 脑水肿时出现脑微循环障碍，脑组织处于缺氧状态，故应给予氧气吸入，促进脑细胞的功能恢复。

（2）脱水疗法 应用晶体、胶体脱水剂，使高分子溶液进入血液后，改变血管内外渗透压，使组织与细胞间的渗透压明显改变，达到脱水要求。

（3）冬眠低温疗法 可使机体对刺激的反应降低，降低脑耗氧量及代谢率，从而提高神经细胞对缺氧的耐受性。但休克病人及有严重心血管、肝、肾疾病者应禁用。

（4）改善脑组织代谢　可应用三磷酸腺苷、辅酶A、细胞色素C等促进脑组织恢复功能的药物。

（5）中枢兴奋剂　脑水肿恢复后，患者意识仍不清醒时，可选用氯酯醒、氨乙基异硫脲（克脑迷）等中枢兴奋剂，改善患者的意识障碍。

（6）高压氧疗法　可以减低脑组织缺氧所致的血管和血脑屏障的通透性，改善脑的缺氧状态。常用于急性一氧化碳、硫化氢、氰化物等各种毒物所致的急性脑水肿。

7. 急性肾功能衰竭

（1）首先要防止出现休克或血容量不足，避免应用使肾脏血管强烈收缩的药物，并尽量减轻肾血管痉挛，改善肾脏血液循环。

（2）少尿期　应限制出入量，每日给予液体量以保持轻度负平衡为宜。给予高热、高糖、低蛋白饮食。对不能进食者可输入50%葡萄糖，必要时给予小量胰岛素，促进糖的利用。防止高血钾是少尿期的重要措施。当出现低钠综合征、高血压、心衰或肺水肿时，积极采取对症处理，并根据情况，及时处理酸中毒，必要时可采取血液透析，并注意防治感染。

（3）多尿期　尿量开始增多时仍应按少尿期处理，当每日尿量大于1500ml时，可适当补钾。根据血钾浓度及心电图表现决定用量。在水肿消退后如尿量仍多，可适当补给葡萄糖盐水，并观察血钠浓度及血压。在非蛋白氮浓度下降后，可逐步增加蛋白质，适应机体的需要。

8. 心肌损害或心力衰竭　心肌损害患者，应给予糖皮质激素、葡萄糖、三磷酸腺苷、辅酶A、维生素B_6、维生素C等药物营养心肌。发生心力衰竭时，给予西地兰。

9. 急性肝功能衰竭　主要是针对肝昏迷的处理。由于人体肝脏再生能力较强，因此除应用一般保肝药物外，积极抢救肝性昏迷甚为重要。此外，需迅速去除诱发病因，治疗原发病，给予良好的支持疗法和防止并发症。可选用谷氨酸及其盐类、精氨酸、γ-氨酪酸等药物，同时限制蛋白质摄入，促进蛋白质合成，抑制胃肠道产氨，以控制产氨的来源。

（许树云）

第二节　急性有机磷杀虫剂中毒

急性有机磷杀虫剂中毒（acute organophosphorous poisoning，AOPP）是指机体在无保护措施或非正常接触有机磷杀虫剂，致使乙酰胆碱酯酶活性受到抑制引起体内乙酰胆碱蓄积，胆碱能神经受到持续冲动而导致的一系列以毒蕈碱样、烟碱样和中枢神经系统症状为主要特征的人体器官功能紊乱，严重患者可因昏迷和呼吸衰竭而死亡。我国现有农药生产厂家2000家，农药品种近800种，农药原药产量为75万吨，居世界第二，其中除草剂占农药总量的25%，杀虫剂占56%，其他（包括非法农药）占19%。由于有机磷杀虫剂的生产、运输和使用不当以及误服、自服可发生急/慢性中毒，临床急诊以及危重病例较为常见，占急性中毒的49.1%，占中毒死亡人数的83.6%。

一、概 述

有机磷杀虫剂绝大多数为油状液体,纯品为黄色,遇碱性溶液易分解失效。具有大蒜气味,是临床上对接触中毒者鉴别诊断的重要依据之一。但乐果乳油等用苯作溶剂,苯进入人体后大部分由呼吸道排出,故乐果中毒患者,其呼出气、呕吐物或被污染物均可混有较浓的苯气味。几乎所有的有机磷农药都具有高度经皮毒性,即使属低毒类的敌百虫,也可因小量的持续的吸收而引起中毒。

(一)化学结构

有机磷杀虫剂毒性大小与其化学结构有关(图 9-1)。在其化学结构通式中,若Y为氧原子,则称为磷酸酯,是胆碱酯酶的直接抑制剂,在机体内不需经过氧化,即可与胆碱酯酶直接结合,其反应速率很快,如对氧磷反应速率比对硫磷快1000倍。在临床上这类化合物急性中毒时,潜伏期就较短。如Y为硫原子则称为硫代磷酸酯,是胆碱酯酶间接抑制剂,当其进入机体内后需经脱硫氧化反应,使P-S键转变成P-O键,才能抑制胆碱酯酶活性,这种氧化增毒反应在昆虫要比高等动物强烈和快速得多。因脱硫氧化反应主要是在肝脏微粒体氧化酶系统的参与下进行,所以凡能影响其氧化酶活性的因素,均可增强或减弱其氧化增毒反应。

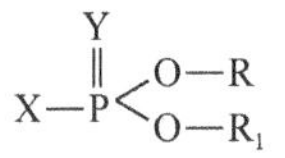

图 9-1 有机磷杀虫剂结构通式

(二)毒性分级

有机磷农药对温血动物具有毒性,且不同品种的毒性差异较大。根据大鼠有机磷中毒灌胃模型所得急性半数致死量(LD_{50}),将国产有机磷杀虫剂分为剧毒、高毒、中毒、低毒四大类(表 9-2)。常见剧毒类有甲拌磷(3911)、对硫磷(1605)、内吸磷(1059)等,高度类有氧化乐果、甲基对硫磷、甲胺磷,中毒类有敌敌畏、乐果等,低毒类有马拉硫磷、辛硫磷等。

表 9-2 我国有机磷农药急性毒性分类标准

	剧毒	高毒	中毒	低毒
大鼠经口LD_{50}(mg/kg)	<10	10~100	100~1000	1000~5000

(三)毒物的吸收、代谢及排出

有机磷农药可经消化道、皮肤、黏膜、呼吸道吸收,进入机体后经肝脏氧化,大部分毒物经氧化后转变为毒性较低或无毒物质,此过程称为解毒。但少数毒物如对硫磷、乐果、马拉硫磷等经氧化后毒性大增,但进一步代谢后可失去毒性。此外有机磷农药在体内的代谢过程还包括水解、结合反应,最终排出体外。排泄途径主要为肾脏,少量经粪便,呼出气中也有微量排出。

二、病因及发病机制

(一)中毒途径

有机磷中毒包括经消化道、呼吸道、皮肤黏膜三种途径。生产和使用过程中中毒以皮肤黏膜多见,其次为呼吸道。生活中的中毒患者以误服(被农药污染的水源、食物、蔬果等)及自服经消化道中毒为主要途径。

（二）发病机制

有机磷杀虫剂进入机体内主要表现对乙酰胆碱酯酶（真性胆碱酯酶）和丁酰胆碱酯酶（假性胆碱酯酶）具有强力的抑制作用，有机磷以其磷酰根与酶的活性部分紧密结合，形成磷酰化胆碱酯酶（中毒酶），从而失去水解乙酰胆碱（ACh）的能力，造成组织中乙酰胆碱过量蓄积，使中枢神经系统和胆碱能神经过度兴奋，而后抑制或衰竭，引起一系列症状和体征（图9-2）。

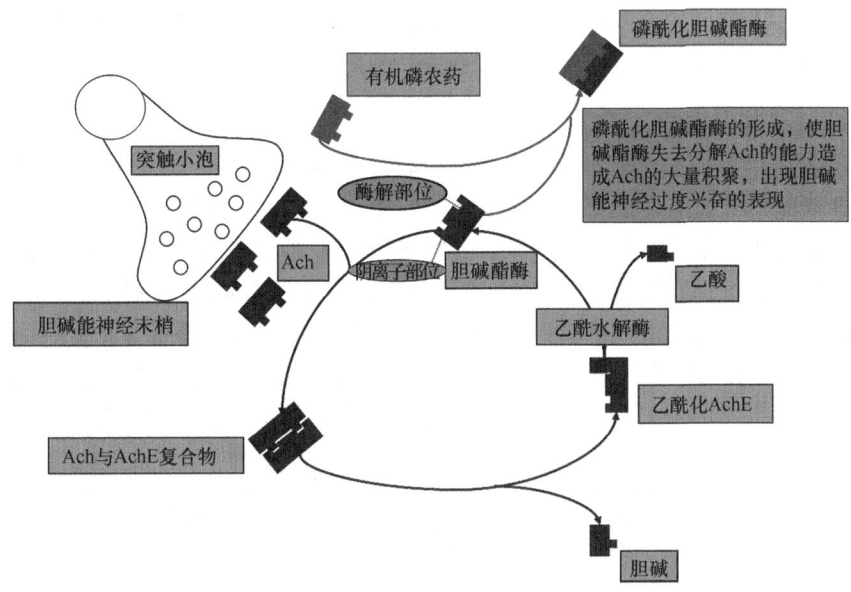

图9-2 有机磷杀虫剂中毒致乙酰胆碱蓄积机制

（三）中毒酶的转归

中毒酶（磷酰化胆碱酯酶）的转归可以向三个方向转化，一是整个磷酰残基脱落，ChE自动恢复其水解Ach活性，称为自动活化反应，但该反应速度较慢，红细胞ChE的恢复每天约为1%，相当于红细胞的更新周期，而血浆中ChE活性恢复亦需月余；二是磷酰残基的部分基团脱落，ChE失去活性即"老化"反应；三是当上述两个转化反应尚未发生时，如果应用ChE重活化剂促进中毒酶的磷酰基脱落而重新恢复为自由酶，称为重活化反应。前两者是自然转归，后者是采用人工手段造成的重要转归。因此，及早应用重活化剂使中毒酶恢复活力是有机磷农药中毒治疗的根本措施。重活化机制见图（图9-3）。

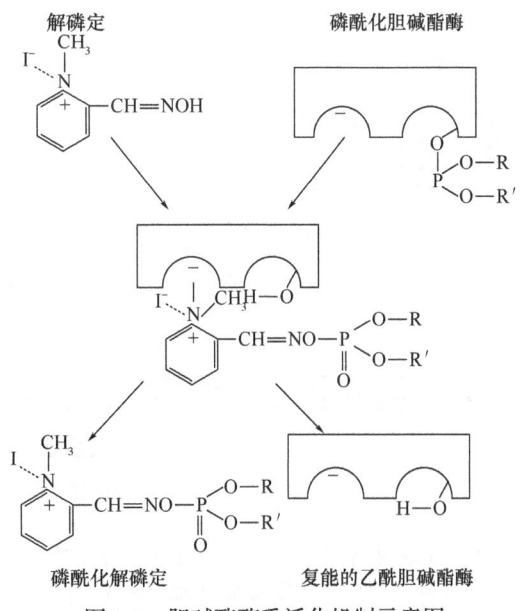

图9-3 胆碱酯酶重活化机制示意图

三、临床表现

有机磷农药中毒,病史明确者诊断较容易,而非生产性有机磷农药中毒多因病史不详,症状不典型,往往造成误诊误治。

(一)病史

注意询问有无使用、保管、配制、喷洒、包装、装卸有机磷杀虫剂的病史,或食用被有机磷杀虫剂污染的食物(误服、自服)等;同时应了解服过何种有机磷杀虫剂、服用量和时间,服用时是否饮酒、进餐等,并寻找盛用农药的容器。

(二)症状

有机磷农药中毒引起的症状及严重程度与患者的健康状况、毒物剂量及侵入途径有关。通常潜伏期短,可通过消化道、皮肤、呼吸道侵入机体,发病愈早病情愈重。皮肤接触后,多数患者4~6小时开始出现症状。经呼吸道吸入者多在30~45分钟内发病。而经消化道摄入大量的有机磷农药者,多在20分钟甚至5分钟左右发病,且临床症状很不一致,通常以恶心、呕吐等消化道症状明显,但危重患者却以中枢神经系统抑制症状为主,严重患者甚至死亡。主要临床表现为毒蕈碱样、烟碱样症状、及中枢神经系统症状(见图9-4)。此外,还包括脏器损伤相关表现及有机磷中毒特殊表现:反跳、中间综合征。

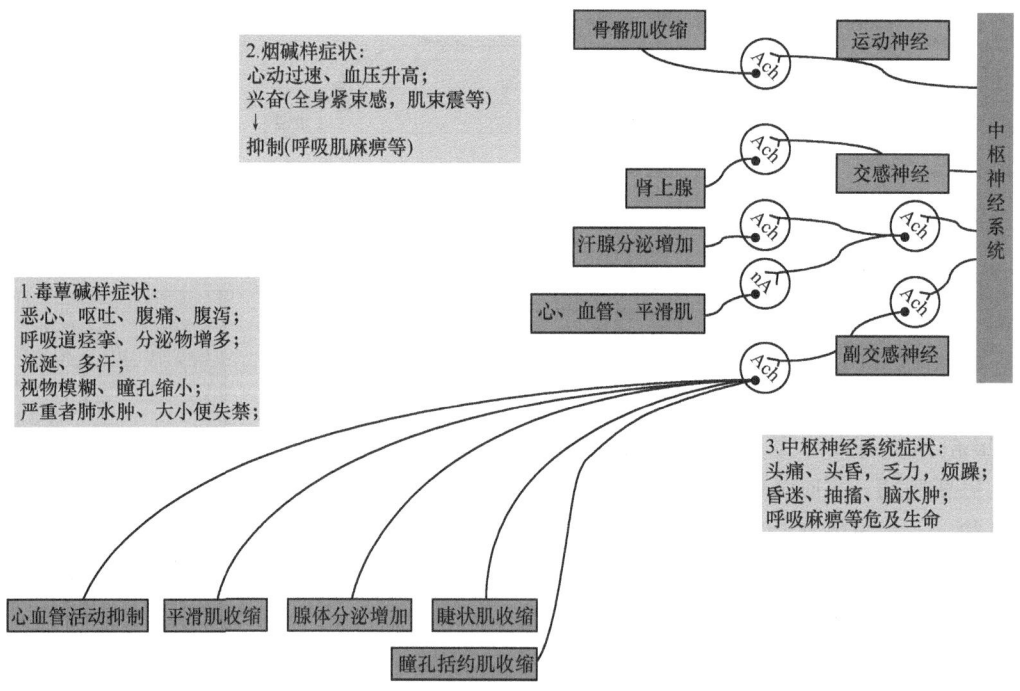

图9-4 有机磷杀虫剂中毒的临床表现

1. 毒蕈碱样症状(muscarinic symptoms,M样症状)

(1)眼 典型表现为瞳孔缩小,严重中毒者可呈针尖样瞳孔,对光反射消失。但4%~6%患者可出现暂时性瞳孔散大然后缩小的现象,如敌敌畏经皮肤吸收中毒时,患者较晚出现瞳孔缩小的症状。故瞳孔缩小不宜作为早期诊断的主要依据。同时,部分患者还可出现眼痛、视力模糊等不适。

（2）腺体　腺体分泌增多，如唾液腺、汗腺、鼻黏膜腺支气管腺等，主要表现为流涎、出汗、流泪、流涕，严重患者可见口吐白沫，大汗淋漓等。

（3）呼吸系统　由于支气管平滑肌痉挛和腺体分泌增多，引起支气管阻塞、水肿，患者出现不同程度的呼吸困难，甚至肺水肿，最终可因周围性或中枢性呼吸衰竭而死亡。严重患者常在病程中发生窒息，也可在急性期症状缓解后，突然发生窒息死亡。

（4）消化系统　有机磷农药中毒后，患者胃肠黏膜受刺激，平滑肌的收缩、蠕动加强，患者出现食欲减退、恶心、呕吐、腹痛、腹泻大便失禁等症状，其中以呕吐最为常见，严重者可出现应激性溃疡。

2. 烟碱样症状（nicotinic symptoms，N样症状）　中度中毒早期患者可发生骨骼肌纤维颤动常见于眼睑、颜面肌、舌肌等部位，随病情进展逐渐发展至全身，如出现牙关紧闭、颈项强直、全身肌肉抽搐、肌无力，最终因呼吸肌麻痹而死亡。

3. 神经系统症状

（1）中枢神经系统症状　早期可见头晕、头痛、乏力、意识模糊、昏迷和抽搐等。晚期患者可发生脑水肿、呼吸抑制。

（2）迟发性多发性神经病（organophosphate induced delayed polyneuropathy，OPIDP）少数患者在急性症状恢复后2~4周内，出现与胆碱酯酶抑制无关的一种毒性反应，其可能原因是由于有机磷杀虫剂抑制神经靶酯酶（NTE）并使其老化所致。主要表现为进行性四肢麻木、刺痛、对称性手套、袜套型感觉异常，伴四肢无力。重症患者还可出现四肢肌肉萎缩，腱反射减弱或消失，足下垂。通常下肢病变重于上肢。肌电图提示神经电位和运动神经传导速度明显减慢。

4. 心、肝、肾损害和胰腺炎症状

（1）不同程度的心肌损害　心电图可表现为期前收缩、传导阻滞、ST—T改变、QT间期延长等，QT间期延长者预后较无QT延长者差。同时心肌酶可出现不同程度的升高。

（2）肝损害　血清转氨酶升高，可伴肝脏增大、黄疸。

（3）肾损害　蛋白尿，血尿，重症患者可出现急性肾功能衰竭。

（4）胰腺损害　无痛性急性胰腺炎较常见，不易被察觉，但实验室检查血清淀粉酶和脂肪酶升高，影像学出现相应改变。

5. 中间综合征（intermediate syndrome，IMS）　常发生在急性中毒后24~96小时内，即急性中毒胆碱能危象控制后，迟发性神经病变之前，故而得名。急性中毒累及脑神经3~7和9~12支配的肌肉、曲颈肌、四肢近端肌肉及呼吸肌后，出现不能抬头、上下肢抬举困难、不能睁眼和张口、吞咽困难、声音嘶哑、复视、咀嚼不能、转颈和耸肩困难、伸舌困难等。严重时可出现呼吸肌麻痹和呼吸衰竭，后者是IMS致死的主要原因。神经肌电图检查发现，IMS可能系突触后神经肌肉接头功能障碍所致。

6. 反跳　急性中毒后2~8天，患者症状已经缓解或控制后，突然再次昏迷，出现肺水肿，最终死亡的现象，称为"反跳"，经口服中毒和中重度中毒患者易发生反跳，而经皮肤吸收和轻度中毒换者则较少见。反跳发生前多有先兆，如精神萎靡、面色苍白、皮肤湿冷、胸闷、气短、轻咳、肺部湿啰音、血压升高、瞳孔缩小、心率缓慢、流涎、肌束震颤等。重度中毒症状甚至可出现多脏器衰竭。出现反跳的可能原因是：①毒物清除不彻底继续被吸收有关。②农药种类如久效磷、氧乐果等复能剂治疗效果不佳，易发生反跳。③阿托品停用过早或减量过快。④复能剂注射速度太快或剂量过大。

急性有机磷杀虫剂中毒患者的临床表现分为三度：①轻度中毒：头晕、头痛、恶心、呕吐、多汗、胸闷、视力模糊、无力等，瞳孔可能缩小。血液胆碱酯酶活性一般在50%~70%。②中度中毒：除上述轻度中毒症状外，有肌肉震颤、瞳孔缩小、轻度呼吸困难、大汗、流涎、腹痛、语言不清、行路蹒跚、神志模糊、血压升高、血液胆碱酯酶活性一般在30%~50%。③重度中毒：除上述症状加重外，瞳孔小如针眼、肌肉颤动、呼吸极度困难、肺水肿、发绀、大小便失禁、昏迷、呼吸肌麻痹、部分患者出现脑水肿，血液胆碱酯酶活性一般在30%以下。

（三）实验室检查

1. 全血胆碱酯酶活力测定 红细胞的胆碱酯酶（ChE）为真性ChE（AChE），血浆ChE为假性ChE（BChE），不能水解Ach。ChE主要来自肝脏，受肝功能影响较大。全血AChE（总活性中红细胞占60%~80%，血浆占20%~40%）和红细胞的AchE能较好反应神经肌肉组织中的AchE活性。正常人全血ChE的活力为100%，轻度中毒者70%~50%，中度中毒者50%~30%，重度中毒者30%以下。

2. 毒物及其代谢物鉴定 检查血、尿或胃内容物检测到毒物或其分解产物，有助于确立诊断。如敌百虫中毒时尿中三氯乙醇含量增高，对硫磷中毒时尿中可查出分解产物对硝基酚。

四、诊断及鉴别诊断

（一）诊断

根据有机磷杀虫剂接触史，结合呼出气有蒜味、针尖样瞳孔、腺体分泌增多、肌纤维颤动以及消化道症状、呼吸困难、意识障碍等表现一般可作出临床诊断。全血胆碱酯酶活力的测定为早期诊断，评估中毒严重程度和指导重活化剂的使用提供依据。血、胃内容物及可疑污染物的有机磷测定或阿托品诊断性治疗有效（阿托品2mg静脉注射）可帮助进一步明确诊断。

在急诊诊断过程中，急性有机磷杀虫剂中毒的诊断内容应包括农药名称、中毒途径、程度以及并发症等信息。正确评估患者中毒程度是临床医师选择治疗方案和评估预后的重要参考依据。具体内容见表9-3。

表9-3 急性有机磷农药中毒程度分级

分级	临床症状	危重症表现	胆碱酯酶活力
轻度中毒	M样为主	无	70%~50%
中度中毒	M样伴发N样	无	50%~30%
重度中毒	M样及N样	肺水肿、抽搐、昏迷、呼吸肌麻痹、脑水肿等严重并发症	30%以下

（二）鉴别诊断

应与中暑、急性胃肠炎、脑炎、脑血管意外等疾病相鉴别（表9-4）。此外，还需与除虫菊酯类及杀虫脒中毒，特别是氨基甲酸酯类农药中毒相鉴别（表9-5）。

表 9-4　AOPP 与常见疾病鉴别

	AOPP	急性胃肠炎	乙型脑炎	中暑
病史	有机磷农药接触史	暴饮暴食或进食不洁食物	蚊虫叮咬	高温作业
体温	多正常	可增高	增高	增高
皮肤	潮湿	多正常	多正常	多汗
瞳孔	缩小	正常	多正常	正常
肌颤	多见	无	无	无
流涎	有	无	无	无
呕吐	多见	多见	喷射性	可有
腹泻	次数少	次数多	无	无
腹痛	较轻	较重	无	无
ChE活力	降低	正常	正常	正常

表 9-5　有机磷农药与氨基甲酸酯类农药鉴别要点

	有机磷农药中毒	氨基甲酸酯类农药中毒
接触式与毒物分析	有机磷农药	氨基甲酸酯类农药
呕吐物及洗胃液	蒜臭味	无蒜臭味
作用方式及作用时间	磷酰基与胆碱酯酶结合时间长	整个分子与胆碱酯酶结合时间短
血浆Ach活性	明显降低且恢复慢	降低但恢复快
病程	长	短
阿托品用量	大	小
肟类解毒剂	疗效好	无效且可能增强毒性

五、治　疗

（一）清除毒物

1. 清除未被吸收的毒物　吸入中毒者，尽快脱离中毒环境，及时清除呼吸道分泌物，保持呼吸道通畅。经皮肤接触中毒者，立即脱去被污染的衣物，再用微温的肥皂水，或 1%~5%碳酸氢钠溶液彻底清洗皮肤。敌百虫中毒禁用碱性液体清洗皮肤，以防转变成毒性更强的敌敌畏。口服中毒者，采取催吐、洗胃、导泻等措施，以排出尚未吸收的毒物。

（1）催吐　适用于口服神志清醒的患者及集体误食中毒患者，不能用于昏迷、惊厥、休克、肺水肿出血患者；心脏病患者及妊娠者亦慎用。

（2）洗胃　口服有机磷农药中毒患者服药时间即使超过 12 小时也应进行洗胃。对硫代磷酸酯类农药经口中毒者，禁止使用强氧化剂高锰酸钾溶液洗胃，进行镇静治疗时避免使用有肝微粒体酶系统诱导作用的巴比妥类镇静药物。

2. 促进已吸收毒物的排泄

（1）利尿　呋塞米和甘露醇可促进尿液排出，此外，甘露醇还能缓解有机磷农药中毒所致的脑水肿、肺水肿。

（2）血液净化　对重症有机磷农药中毒的患者早期使用血液净化（如腹膜透析、血液灌流、血液透析），可提高毒物清除率，缩短病程，提高治愈率。

(二)抗毒治疗

当有机磷农药进入机体与胆碱酯酶结合后,可用氯解磷定、碘解磷定等药物进行抗毒治疗,具体措施如下。

1. 胆碱酯酶复能剂 肟类化合物能使被抑制的胆碱酯酶恢复活性,并减轻或消除烟碱样作用,应早期、足量、联合、重复给药。目前国内使用的肟类复能剂有氯解磷定、碘解磷定、双复磷。其中氯解磷定为首选药物,可首剂 15~30mg/kg静注,维持 6 小时。首剂 2~4 小时以 500mg/h维持直至症状消失,血ChE活力稳定在正常值的 50%~60%以上。

近年动物实验研究发现,除活化CHE外,肟类复能剂还具有迅速恢复已衰竭的呼吸中枢、呼吸肌的神经肌肉传导功能。

禁止肟类复能剂与碱性液体配用,以免生成有剧毒的氰化物;禁止碘解磷定与氯磷定合用,以免增加不良反应。

2. 抗胆碱药

(1) M受体阻断剂 代表药物为阿托品和山莨菪碱等。可对抗Ach的毒蕈碱样作用,但只有在极大剂量时,对N-受体才有作用,故不能对抗AOPP导致的肌颤。此外,对AOPP导致的中枢神经症状也无明显的缓解作用。阿托品轻度中毒 2mg,中度中毒 2~4mg,重度中毒 3~10mg,肌注或静注。必要时每 15 分钟一次,直到毒蕈碱样症状明显好转或出现"阿托品化"表现。阿托品化(atropinization)表现为瞳孔较前扩大、口干、皮肤潮红、肺啰音消失、心率增快。然而,瞳孔扩大和皮肤潮红并非"阿托品化"的可靠指标。当患者经呼吸道或眼部局部染毒时,即使给予超大剂量阿托品治疗,瞳孔也不明显扩大。因此较可靠的"阿托品化"的指标为:口干、皮肤干燥、心率增快。对中毒患者给予适量的阿托品治疗,可出现口干、皮肤潮红等症状;阿托品剂量过大,则可能出现瞳孔扩大、皮肤苍白、四肢发冷、意识模糊、烦躁不安、抽搐、尿潴留等症状,提示阿托品中毒,应立即停用。

因此,临床上应用阿托品应遵循早期、适量、反复、高度个体化的原则,避免阿托品中毒。一旦发生阿托品中毒,其与有机磷中毒并存,将使病情复杂化,增加有机磷中毒病死率。如何鉴别阿托品化与阿托品中毒,是临床医师必须掌握的基本内容(表 9-6)。

表 9-6 阿托品化与阿托品中毒的鉴别

	阿托品化	阿托品中毒
神经系统	意识清醒或模糊	意识模糊、谵妄、抽搐、昏迷
皮肤	颜面潮红、干燥	紫红、干燥
瞳孔	由小扩大不再小	极度扩大
体温	正常或轻度升高	高热
心率	增快≤120,脉搏快而有力	心动过速、甚至室颤

(2) 中枢性抗胆碱药 如东莨菪碱、贝那替嗪等。这类药物对中枢神经M-受体和N-受体均有明显作用,不仅能对抗AOPP引起的毒蕈碱样症状,还能减轻烦躁不安、呼吸抑制等中枢神经系统症状。轻度、中度、重度中毒患者东莨菪碱的首次剂量分别为 0.3mg~0.5mg、0.5~1.0mg、2.0~4.0mg。

(3) 长托宁(盐酸戊乙奎醚) 是新型抗胆碱药物。对M受体亚型M_1、M_3受体具有较强的选择性，对M_2受体选择性较弱。主要作用于中枢神经M_1受体和平滑肌、腺体受体（M_3受体），对心脏和神经元突触前膜自身受体（M_2受体）无明显作用。长托宁是唯一能同时较好对抗AOPP导致的M样症状、N样症状、中枢神经系统症状的药物。

与阿托品相比，长托宁用药量减少，时间间隔延长，不良反应少。对轻、中、重度中毒患者长托宁的首次剂量分别为2mg、4mg、6mg，肌内注射后1小时给予首剂的1/2，以尽早达到"长托宁化"：口干、皮肤干燥、肺部啰音减少或消失、精神神经症状好转。维持量1~2mg，每6~12小时一次。

（三）对症治疗

密切监护，保持气道通畅。一旦出现呼吸肌麻痹应尽早建立人工气道进行机械通气。积极防治肺水肿、脑水肿，纠正电解质和酸碱失衡。心电监护，尽早发现、处理心律失常。

总之，一旦疑诊或临床诊断为急性有机磷杀虫剂中毒，按照急性有机磷杀虫剂中毒救治流程合理有序地进行有效抢救与治疗（图9-5）。

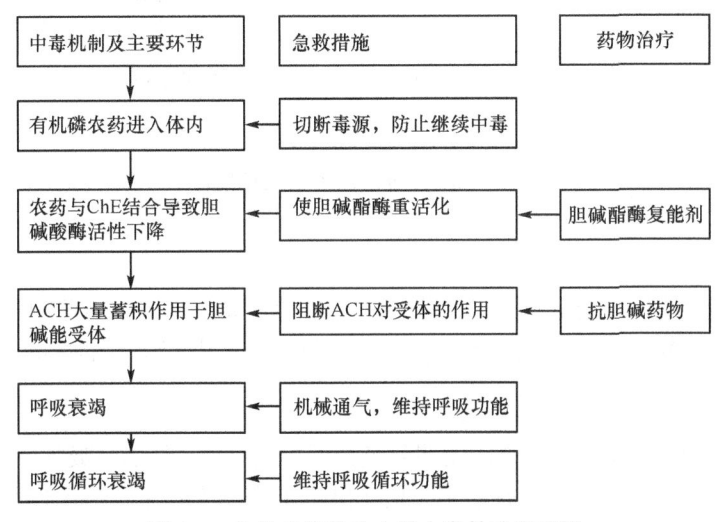

图9-5 急性有机磷杀虫剂中毒救治流程图

（四）特殊症状的处理

1. 反跳 密切观察病情变化，注意反跳前的各种临床先兆。当AOPP患者在使用抗胆碱药物治疗症状好转后，再次出现面色苍白、精神萎靡、皮肤湿冷、胸闷、气短、轻咳、肺部湿啰音、血压升高、瞳孔缩小、心率缓慢、流涎、肌束震颤等症状时，应考虑反跳。此时，需使用大量阿托品，直至出现阿托品化，维持给药3~5天。

2. 迟发性猝死 严密监护，重在预防。对严重中毒恢复期的患者，应做好心电监护，电解质监测，及时纠正心律失常和电解质紊乱。一旦发现心跳呼吸骤停，按心肺复苏程序进行抢救。

3. 中间综合征（IMS） 加强对本征的认识，主动预防和对症支持治疗；轻者预防其呼吸麻痹。若已经出现呼吸肌无力者，及时行气管插管和机械通气。适时评估患者肌力和自主呼吸恢复情况，尽早脱机。

4. 迟发性多发性神经病（OPIDP）的治疗 目前尚无针对本病的特效药物，治疗的关键在于早发现、早诊断。除采用维生素B_1、维生素B_{12}治疗外，还可应用神经营养药物如神经生长因子及神经节甘酯。同时可配合针灸治疗，神经、肌肉功能锻炼。

（李孟秦）

第三节 急性百草枯中毒

百草枯（*Paraquat*，PQ），商品名为克无踪（Gramoxone），化学名为1，1'-二甲基-4，4'-联吡啶二氯化物（1，1'-Dimethyl-4，4'-bipyridiniumdichloride），是一种广谱、高效、环境污染较小的接触灭生性除草剂，在全球130余个国家得到广泛使用。百草枯具有腐蚀性，不挥发，易溶于水，在酸性条件下稳定，遇碱水解，与阴离子表面活性剂如肥皂等接触也易失去活性。百草枯接触土壤后很快失去活性，无残留，不会损害植物根部，在农业上得到广泛应用。目前市售常见的百草枯为20%的水剂，无色无味，为防止意外误服，生产时加入了臭味剂和催吐剂，外观为绿色或蓝色溶液，有刺激性气味。百草枯对人、畜有很强的毒性作用。大多数由于误服或自杀口服引起中毒，但也可经皮肤和呼吸道吸收中毒，其病死率高达60%~90%，即使存活的患者，大部分也发展为肺纤维化。

一、病因与发病机制

（一）病因

百草枯中毒以农村多见，因自杀、误服、投毒等主要经消化道吸收引起中毒，也可因喷洒农药时皮肤接触后中毒。偶有经静脉注射百草枯溶液引起中毒的病例。

（二）吸收、分布与代谢

百草枯口服吸收率为5%~15%，大部分经粪便排出体外。百草枯吸收后主要分布于肺、肝、肾、甲状腺、各种体液和脑脊液中。由于肺泡上皮细胞的主动摄取作用，百草枯在肺内形成蓄积，致使肺组织中百草枯浓度为血浆浓度的10~90倍。吸收后血浆浓度于30分钟~4小时内达峰值，15~20小时内缓慢下降，体内分布半衰期为5小时。有报道称，百草枯4天后血液中已测不出，但肺组织中仍可测得较高浓度。百草枯主要经肾小管以原形排泄，少量可经乳汁排出。

（三）发病机制

百草枯中毒的机制尚未完全明确，目前主要认为与其介导大量氧自由基产生从而导致急性氧化应激反应、脂质过氧化损伤及急性炎症反应等有关，导致多脏器损伤、多器官功能衰竭。脂质过氧化反应、肺泡细胞损伤，各种细胞因子、生长因子等促使成纤维细胞活化增殖及胶原纤维增生等促进肺纤维化的发生发展。

1. 氧化损伤 蓄积于肺组织中的百草枯在NADP-细胞色素C还原酶作用下被还原型尼克酰胺腺嘌呤二核苷酸磷酸（NADPH）转化为PQ^+，并消耗NADPH，进而PQ^+再与细胞内的氧发生反应，产生大量超氧离子（O_2^-），O_2^-在超氧化物歧化酶的作用下，转变为过氧化氢H_2O_2，H_2O_2在Fe^{2+}催化下迅速生成OH^-，上述氧自由基与磷脂膜上的不饱和脂肪酸反应，引起脂质过氧化，导致细胞膜及细胞内的细胞器膜结构破坏，通透性增加，影响各种酶反应过程及离子泵功能，损伤DNA，导致机体肺、肝、肾、心肌等多脏器损害，其中以肺损害最为严重。另外，由于在生成自由基的过程中，大量消耗NADPH，导致需要NADPH的各种酶难以发挥作用，细胞难以维持其功能，造成不可逆的损害（图9-6）。

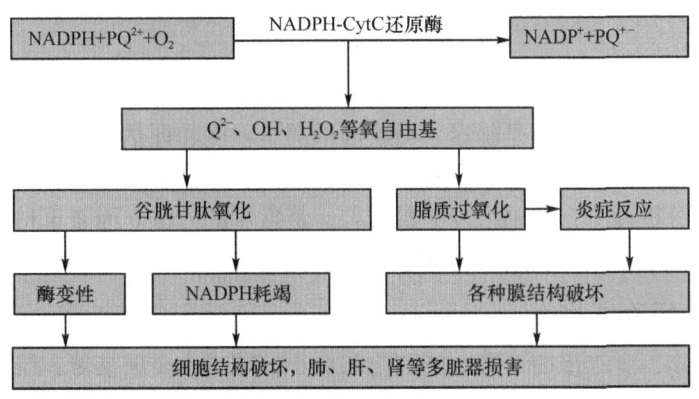

图9-6　百草枯中毒机制

2. 炎性反应　百草枯引起的氧化性损伤，导致各种致炎因子迅速增加。核因子（NF-κB）的激活、肿瘤坏死因子-α（TNF-α）、转化生长因子-β（TGF-β）、白细胞介素（IL）及细胞间黏附分子（ICAM-1）等炎性因子增加，促进大量炎性细胞聚集，释放各种炎性介质，加重细胞、组织损伤，导致全身炎性反应。

二、病理改变

百草枯中毒病变主要发生于肺，称为百草枯肺（paraquat lung）。基本病变为增殖性细支气管炎和肺泡炎。肺的形态学变化取决于摄入后生存期的长短。1周内以Ⅰ型和Ⅱ型肺泡上皮细胞肿胀、变性和坏死等病理改变为主，表现为肺充血、水肿，肺脏重量增加，类似于氧中毒。生存期超过1周者，肺泡渗出物（含脱落的肺泡上皮碎屑、巨噬细胞、红细胞及透明膜）机化、单核细胞浸润、出血和间质成纤维细胞增生、肺泡间质增厚，广泛的纤维化，形成蜂窝状肺及细支气管扩张。百草枯中毒可起肾小管坏死，肝中央小叶细胞损害、坏死、心肌炎、肺动脉中层增厚、肾上腺皮质坏死等。

三、临床表现

（一）症状

百草枯中毒早期可无症状或症状较轻，随着时间推移，可表现为多脏器的损害。口服中毒者，早期主要表现为消化道症状，如口、舌及咽部烧灼感，恶心、呕吐和腹痛等症状。进一步发展出现肝、肾、肺等多脏器功能不全或衰竭的表现，如发绀、呼吸困难、咳嗽、胸痛、头晕、头痛、肌肉痉挛、抽搐、昏迷等。口服量大者，1~3日内即可出现呼吸困难、呼吸窘迫并死亡；口服量小者，早期可无明显临床表现，数日后逐渐出现胸闷、呼吸困难，并逐渐加重，发生肺纤维化。

（二）体征

口服中毒者，可出现口腔、咽喉部、食管和胃黏膜糜烂，溃疡形成，重者出现胃出血、胃穿孔。肺部听诊呼吸音减低、干湿啰音。皮肤黏膜染毒者，表现相对轻，主要为皮肤红斑、水疱、溃疡，指甲接触可使指甲出现横断、脱落，结膜接触可引起溃疡、虹膜炎。

四、实验室检查

（一）毒物检测

检测血、尿中百草枯含量是确诊、判断病情严重程度和评估预后的重要依据。常用方法有液相或气相色谱法测血液浓度，碱和硫代硫酸钠试管法检测尿液。

液相色谱是分析检测百草枯浓度的最重要、最常用的方法。因百草枯是一种极性很强的离子型化合物，也可以采用高效液相色谱进行分析。

（二）其他实验室检查

血白细胞升高，血红蛋白下降，红细胞和血小板减少，血尿素氮、肌酐、胆红素和转氨酶、淀粉酶升高，可出现血尿、蛋白尿。

（三）心电图

由于百草枯中毒导致呼吸窘迫以及心肌损害，常可出现窦性心动过速、S-T段改变、心律失常等异常。

（四）血气分析

百草枯中毒主要表现为低氧血症，氧分压、氧饱和度降低。由于过度通气二氧化碳分压也常常降低。

（五）肺部X线检查

百草枯中毒早期（3天~1周），主要为肺野弥漫渗出，肺纹理增多，肺间质炎性变，可见点、片状阴影，肺部透亮度减低或呈毛玻璃状（图9-7），中期（1~2周），出现肺实变或大片实变，同时出现部分肺纤维化，后期（2周后），出现肺纤维化及肺不张（图9-8）。

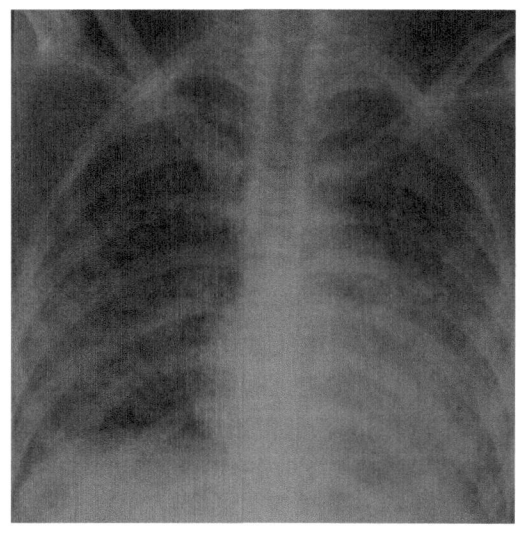 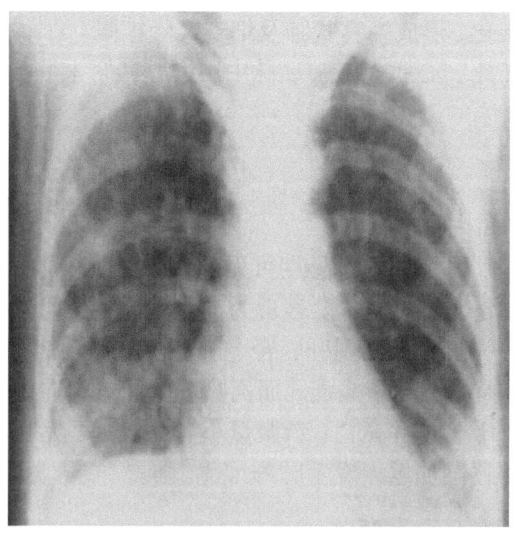

图9-7　百草枯中毒7天肺野弥漫性渗出　　图9-8　百草枯中毒20天肺野弥漫性肺纤维化形成

（六）CT检查

中毒早期由于血管内皮受损，液体外渗，组织水肿，肺纹理增多；毛细血管压力升高，肺血管阻力增加，组织胺释放渗出与肺水肿加重，出现毛玻璃征象；如进一步发展，水肿液进入肺泡腔，出现肺实变；在病程中后期，细支气管周围淋巴组织及成纤维细胞增生，形成肺纤维化（图9-9），还可伴支气管扩张、囊性变，肺气肿、纵隔气肿等表现。

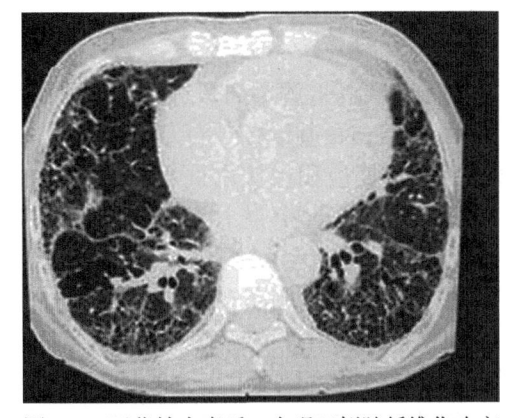

图9-9 百草枯中毒后，出现双侧肺纤维化改变

五、诊断与鉴别诊断

（一）诊断

根据接触或口服百草枯的病史及临床表现特点，结合实验室检查可以诊断本病。呕吐物、洗胃液、血尿检测到百草枯可以确诊。需要注意的是某些患者病史并不清楚，如遇口腔溃疡伴进行性呼吸困难者，应怀疑本病可能，详问发病前的情况，注意搜寻百草枯服用的证据（自杀的遗书、空的百草枯容器包装、残留物、气味和颜色）有助于诊断，如可检测百草枯，即可确诊。

（二）鉴别诊断

应注意患者进行性呼吸困难，可能误诊为支气管肺炎等。详细询问病史有助于诊断本病，高度怀疑时，可定性或定量检测百草枯。

六、治　　疗

对于百草枯中毒，目前尚无特殊治疗方法，主要采取尽早清除毒物，促进百草枯排泄，抗氧化及对症支持治疗。

（一）一般治疗

1. 皮肤接触中毒 立即脱去被污染的衣物，用肥皂水彻底清洗，再用清水清洗。眼部污染者，可用2%~4%碳酸氢钠溶液冲洗15分钟，再用生理盐水洗净。

2. 口服中毒

（1）催吐　现场可刺激咽喉部催吐，口服肥皂水或泥浆水或活性炭等。

（2）立即洗胃　用2%~5%碳酸氢钠溶液、30%白陶土水或1%肥皂水或泥浆水加活性炭50~100g彻底洗胃，因百草枯对消化道的腐蚀作用，洗胃时应注意动作轻柔，以免食管或胃穿孔。

（3）导泻　洗胃后用活性炭悬液（50g）+硫酸镁（20~40g）、20%漂白土（思密达）悬液300ml或活性炭60g/20%甘露醇100~150ml，硫酸镁15g导泻，每2~3小时一次交替使用，持续3~7天或持续到大便不再是绿色为止。

（二）药物治疗

目前尚无特效解毒剂，主要采用综合治疗，保护主要脏器功能。

1. 抗氧自由基治疗 百草枯中毒早期主要是由于脂质过氧化造成全身多脏器的损害，因此早期应积极使用抗氧化、抗自由基的药物治疗。维生素E、维生素C、维生素B_1、烟酸、还原型谷胱甘肽、乙酰半胱氨酸及超氧化物酶等可破坏氧自由基，可选择使用。

2. 肺纤维化的预防和治疗

（1）传统的治疗方案 ①普萘洛尔（心得安）应早期应用。它可与结合在肺内的受体竞争，使肺内毒物释放出来，10mg，tid。②糖皮质激素：具有强大的抗炎作用，可有效维持细胞膜的稳定性，阻止后期肺纤维化。应早期大剂量使用。根据病情演变决定给药时间，一般可用10~14天。甲泼尼龙500~1000mg/d，持续使用5天后逐渐减量至停用。其他尚可选择地塞米松或氢化可的松。③免疫抑制剂：环磷酰胺、环孢素A、秋水仙碱等具有免疫调节作用，减轻炎症反应，应及早使用。环磷酰胺5mg/（kg·d）（总量4g）或秋水仙碱0.5mg，bid加入5%的葡萄糖溶液中静脉滴注。

（2）环磷酰胺和类固醇激素疗法 环磷酰胺（5mg/（kg·d）总量4g）和地塞米松（8mg 3次/天，持续2周）治疗，存活率可达72%。

3. 改善微循环 复方丹参液（30~40mg/d）、东莨菪碱（2.4~10mg/d）和地塞米松（25mg/d），能有效改善微循环，维护器官功能，降低病死率。

（三）血液净化治疗

血液净化治疗能有效清除血液中的毒物、游离的自由基以及细胞因子、炎症介质等，从而达到减少毒物和自由基毒性以及保护脏器功能的作用。血液灌流目前在中毒领域得到广泛应用，其原理是使用活性炭、树脂等吸附剂吸附清除毒素，是临床上抢救中毒病人的常用急救方法。血液灌流可有效清除血液中的百草枯，如无禁忌可尽早使用，在6小时内最好。连续血液灌流，每次持续10小时或更长，效果更好，一般可使用5~7天。出现肾功能衰竭时可联合血液透析治疗。需要注意的是，有研究表明如果患者血液百草枯浓度超过3mg/L，无论进行血液透析或血液灌流均不能改善其预后。

（四）肺移植

虽然国外有个别案例报道，在百草枯中毒中毒后第44天，对1例17岁患者进行肺移植并获得成功，但也有案例报道患者在肺移植后再发肺纤维化死亡。因此，肺移植成功与否可能与移植选择的时机有关。由于肺移植需一定条件，技术力量及经济负担，国内尚无有关报道。

（五）给氧与机械通气

给氧有促进氧自由基生成的作用，不主张常规给氧，但在明显缺氧时可低浓度低流量给氧。一般当$PaO_2<40mmHg$（5.3kPa）或出现ARDS时才给予吸氧或建立人工呼吸道行机械通气治疗。通气方式一般采用呼吸末正压低流量氧吸入，可使肺泡处于一定扩张状态，增加功能残气量和气体交换，改善氧合功能，从而有利于提高氧分压。但要注意由于百草枯中毒后易并发自发性气胸及皮下气肿，故呼吸末正压选择宜偏小，

并注意监测生命体征变化。

（刘世平）

第四节 急性杀鼠剂中毒

一、概　　述

杀鼠剂（Rodenticide）是指一类可以杀死啮齿动物的化合物，主要用于杀灭鼠类，分类较多。我国常用的杀鼠剂按照其作用时间的快慢可分为急性杀鼠剂和慢性杀鼠剂。前者是指动物进食毒饵后数小时至一天内毒性发作死亡的杀鼠剂，如毒鼠强，氟乙酰胺；后者是指动物进食毒饵后数天毒性发作，如抗凝血类杀鼠剂。按照其作用机制，化学结构，大体可分为九类。

1. 中枢神经兴奋类杀鼠剂　毒性强，潜伏期短，病情进展快，有的抽搐症状难以控制。如毒鼠强、鼠特灵、毒鼠硅。

2. 有机氟类杀鼠剂　为早已禁用的急性杀鼠剂，如氟乙酰胺、氟乙酸钠。

3. 植物类杀鼠剂　是从植物中提取的生物碱，如毒鼠碱。

4. 干扰代谢类杀鼠剂　如灭鼠优抑制烟酰胺代谢；鼠立死拮抗维生素B_1，干扰γ-氨基丁酸的氨基转移和脱羧反应。

5. 硫脲类杀鼠剂　如安妥、灭鼠特、灭鼠肼、双鼠肼。肺水肿是其主要致死原因。

6. 有机磷酸酯类杀鼠剂　主要有毒鼠磷、溴代毒鼠磷、除鼠磷，其中毒机制、临床表现和救治措施与急性有机磷农药中毒类同。

7. 无机磷杀鼠剂　如磷化锌，是我国既往应用最早最广的杀鼠剂，现已禁用。中毒机制是口服后在胃酸的作用下分解产生磷化氢和氯化锌：前者抑制细胞色素氧化酶，影响细胞代谢，形成细胞窒息，中枢神经系统损害最为严重；后者对胃肠黏膜有强烈的刺激与腐蚀作用导致炎症、充血、溃疡、出血。

8. 氨基甲酸酯类杀鼠剂　如灭鼠安、灭鼠晴，其中毒机制、临床表现及救治原则和氨基甲酸酯类农药中毒相同。

9. 抗凝血类杀鼠剂　是我国批准合法使用的慢性杀鼠剂，第一代抗凝血类杀鼠剂有杀鼠灵、杀鼠醚、敌鼠；第二代抗凝血类杀鼠剂有溴敌隆、溴鼠灵、克鼠灵、氯鼠灵。其中杀鼠灵、杀鼠醚、克鼠灵、溴敌隆属于双香豆素类抗凝血杀鼠剂；敌鼠和敌鼠钠、氯鼠酮等属于茚满二酮类抗凝血杀鼠剂。

二、毒　鼠　强

（一）毒理

毒鼠强（tetramine）化学名为四亚甲基二砜四胺，分子量240.27，大鼠经口LD_{50}为0.1~0.3 mg/kg，对成人的致死量约为5~12 mg。为白色无味粉末，化学性质稳定，微溶于水，不溶于甲醇及乙醇。可经呼吸道与消化道吸收，口服吸收后数分钟至半小时内发病。摄入后以原形无明显选择性分布于各组织器官，血液中不与蛋白结合，主要通过肾脏以原形排出，少量可经呼吸道排出或随胆道排入肠道。由于其剧烈的毒性和稳定性，易造成二次中毒。毒鼠强是不需代谢即发生毒作用的中枢神经系统兴奋性杀鼠剂，其作用机制可能是拮抗 γ-氨基丁酸（GABA）的结果。GABA的作用被毒鼠强非竞争性抑制后，中枢神经系统过度兴奋至惊厥，严重者死亡。

（二）临床表现

潜伏期为 5 分钟~1 小时。主要临床表现为中枢神经兴奋状态-全身阵发强直性抽搐，严重者可导致呼吸循环衰竭而死亡。

1. 神经系统 中枢神经系统是毒鼠强中毒的主要靶器官，全身阵发强直抽搐为其最突出的表现，每次抽搐持续约1~10分钟，多可自行缓解，间隔数分钟后再次发作，每天发作可达数十次，严重者呈癫痫持续状态，可致呼吸衰竭而死亡。此外可有头痛、头晕、乏力、口唇麻木等症状；也可出现精神症状，如狂躁、幻觉、喜怒无常等，症状多可逆，脑电图显示癫痫样放电改变。

2. 消化系统 患者可出现恶心、呕吐、上腹部烧灼感、腹痛、腹胀、腹泻等表现，严重者可出现消化道出血及肝脏功能损伤，表现为转氨酶的升高。

3. 循环系统 患者有心悸、胸闷等症状，心电图可出现窦性心动过缓或过速，ST段压低或抬高、低平倒置，频发早搏；患者心肌标志物异常升高。

4. 呼吸系统 气紧、呼吸困难，口唇发绀，严重可出现肺水肿、咯血。

（三）诊断

1. 诊断要点 根据接触或口服毒鼠强的病史及以癫痫样大发作等中枢神经系统兴奋为主要临床表现的特点，结合实验室检查应考虑有毒鼠强中毒可能，但尚需除外其他以癫痫样大发作为主要临床表现的疾病，如原发性癫痫、中枢神经系统感染性疾病、脑血管意外、亲神经毒物中毒等。血、尿和呕吐物等生物样品中检测到毒鼠强可以确诊。需要注意的是某些患者病史并不清楚，如遇癫痫持续状态者，应怀疑本病可能，详问发病前的情况，注意搜寻毒鼠强服用的证据（自杀的遗书、空的毒鼠强容器、包装）有助于诊断，如可检测毒鼠强，即可确诊。

2. 诊断分级 ①轻度中毒：出现头痛、头晕、恶心、呕吐和四肢无力等症状，可有肌颤或局灶性癫痫样发作，生物样品中检出毒鼠强。②中度重度：在轻度中毒基础上，具有下列表现之一者：癫痫样大发作；精神病样症状（幻觉、妄想等）。③重度中毒：在中度中毒的基础上，具有下列表现之一者：癫痫持续状态；脏器功能衰竭。

（四）急救措施

目前尚缺乏明确的特效解毒剂，主要采取对症支持治疗。

1. 清除体内毒物 可采用催吐、洗胃等方法清除尚未被吸收的毒物。洗胃时使用清水即可，每次洗胃液量为 300~500ml，直至洗出液澄清；中、重度中毒的患者洗胃后要保留洗胃管，以备反复洗胃。活性炭对清除毒鼠强有一定作用，轻度中毒患者洗胃后立即予以活性炭 1 次，中、重度中毒患者在洗胃后最初 24 小时内，每 6~8 小时使用活性炭 1 次，24 小时后仍可使用。剂量：成人每次 50g，儿童每次 1g/kg，配成 8%~10%混悬液经洗胃管灌入。

2. 血液灌流 因毒鼠强在体内残留时间久，且性质稳定，血液灌流为行之有效且对预后有明显改善作用的措施。一旦高度怀疑毒鼠强中毒，都应及早开展血液灌流，中、重度中毒患者更应早期进行血液灌流，并多次进行，直至癫痫症状得到控制。

3. 镇静止痉 ①苯巴比妥：为基础用药，可与其他镇静止痉药物合用。轻度中毒每次0.1g，每8小时肌内注射1次；中、重度中毒每次0.1~0.2g，每6~8小时肌内注射1次。儿童每次2mg/kg。抽搐停止后减量使用3~7d。②地西泮：癫痫大发作和癫痫持续状态的首选药物。成人每次10~20mg，儿童每次0.3~0.5mg/kg，缓慢静脉注射，成人的注射速度不超过5mg/min，儿童的注射速度不超过2mg/min。必要时可重复静脉注射，间隔时间在15分钟以上。不宜加入液体中静脉滴注。

4. 其他 癫痫持续状态超过30分钟，连续两次使用地西泮仍不能有效控制抽搐，应及时使用静脉麻醉剂（如硫喷妥钠）或骨骼肌松弛剂（如维库溴铵）。

5. 对症支持治疗 密切监护心、脑、肝、肾等重要脏器功能，及时给予相应的治疗措施。

三、氟乙酰胺

（一）毒理

氟乙酰胺（Fluoroacetamide）化学名为氟醋酸酰胺，为有机氟类杀鼠剂，为国家早已禁用的急性杀鼠剂。为白色针状结晶，易溶于水，大鼠经口LD_{50}为15mg/kg，人口服致死量为0.1~0.5g。主要通过消化道及皮肤黏膜吸收，氟乙酰胺进入人体后脱氨基转化为氟乙酸，氟乙酸与细胞内线粒体的辅酶A作用，生成氟代乙酰辅酶A，再与草酰乙酸反应，生成氟柠檬酸钠，氟柠檬酸与柠檬酸虽在化学结构上相似，但不能被乌头酸酶作用，反而拮抗乌头酸酶，使柠檬酸不能代谢产生乌头酸，导致三羧酸循环中断（称之为"致死代谢合成"），使丙酮酸代谢受阻，氟柠檬酸积聚，妨碍正常的氧化磷酸化过程，从而引起中枢神经系统和心血管系统为主的毒性损害。此外，氟柠檬酸、氟乙酸还可以直接损害中枢神经系统和心肌。氟离子还可以与体内钙离子相结合，使体内血钙下降。

（二）临床表现

口服中毒潜伏期2~15小时，严重者短于1小时。急性中毒时主要出现以中枢神经系统障碍和心血管系统障碍为主的两大综合征。

1. 中枢神经系统 头晕、头痛、乏力、易激动、烦躁不安、肌肉震颤、意识障碍甚至昏迷、阵发性抽搐，因强直性抽搐致呼吸衰竭。

2. 心血管系统 表现有心悸、心动过速、血压下降、心力衰竭、心律失常（早搏、室速或室颤）、心肌损害（心肌酶异常增高，QT间期与ST—T段改变等）等。

3. 其他 可出现消化道症状以及包括分泌物增多、呼吸困难、咳嗽等在内的呼吸系统表现。

（三）诊断

1. 诊断要点 ①氟乙酰胺杀鼠剂接触史。②有典型的临床表现。③实验室检查血氟、尿氟增高。④确诊需鉴定毒饵、呕吐物、胃液、血液或尿液毒物含量。

2. 诊断分级 ①轻度中毒：头痛、头晕、视力模糊、乏力、四肢麻木、肢体小抽动；

恶心、呕吐、口渴、上腹部烧灼感、腹痛；窦性心动过速；体温下降等。②中度中毒：除上述外，尚有分泌物增多、呼吸困难、烦躁、肢体痉挛、血压下降、心电图显示心肌损害等。③重度中毒：昏迷、惊厥、严重心律失常、瞳孔缩小、肠麻痹、大小便失禁、心衰、呼吸衰竭等。

（四）急救措施

1. **清除毒物**　口服中毒者，立即催吐、洗胃、导泻。洗胃后可于胃管内注入适量乙醇在肝内氧化成乙酸以达到解毒目的。

2. **尽早使用特效解毒剂**　乙酰胺（解氟灵）可与氟乙酰胺竞争酰胺酶，使其不能脱氢产生氟乙酸，并直接提供乙酰基，与辅酶形成乙酰辅酶A，阻止有机氟对三羧酸循环的干扰、恢复机体的氧化磷酸化代谢过程，有延长潜伏期、控制发病、减轻症状的作用。用法：成人每次2.5~5g肌内注射，每6~8小时一次，儿童按0.1~0.3g/（kg·d）分2~3次肌内注射，连用5~7d，首剂给全日总量的一半效果更好。危重患者可用20g加入500~1000ml液体中静脉滴注。

3. **控制抽搐**　全身阵发性抽搐是本病的突出症状，严重的抽搐，静注安定能够达到迅速解痉的效果，但安定持续时间短，可加入液体内持续静滴；再辅以鲁米那100mg肌注及10%葡萄糖酸钙静注，以防止抽搐反复发作，造成脑组织及全身组织缺氧而加重病情。

4. **血液净化**　对于中、重度中毒患者，可采用单纯血液灌流或血液灌流联合血液透析尽早进行血液净化，提高抢救成功率。

5. **对症支持治疗**　包括心电监护、防止脑水肿、保护心肌、纠正心律失常，维持水、电解质酸碱平衡、高压氧等。

四、灭鼠优

（一）毒理

灭鼠优（Pyrinuron）为干扰代谢类杀鼠剂。又名鼠必灭，抗鼠灵、吡明尼。为淡黄色粉末，无臭无味，不溶于水，易溶于乙醇等有机溶剂。大鼠经口LD_{50}为12.3 mg/kg。中毒机制是抑制烟酰胺的代谢，造成维生素B族的严重缺乏。使中枢和周围神经肌肉接头处、胰岛组织、自主神经和心脏传导等方面的障碍。还可致胰腺B细胞破坏引起糖尿病。

（二）临床表现

中毒的潜伏期约3~4小时。口服中毒者出现恶心、呕吐、腹痛、纳差等胃肠道症状，随后出现自主神经中枢及周围神经系统功能障碍，如体位性低血压、四肢感觉异常、肌力减弱、视力障碍、神经错乱、昏迷、抽搐等。早期可有短暂性低血糖，后出现尿糖，常伴酮症酸中毒。肌电图及脑电图异常。

（三）急救措施

（1）口服者催吐、洗胃导泻。

（2）尽早使用解毒剂烟酰胺：200~400 mg加入250ml液体中静滴。每日1~2次。好转后改口服，每次100mg，每日4次，共2周。

（3）血糖升高时给予普通胰岛素。

（4）对症支持治疗 立即给予心电监护、监测血糖波动、神经功能，防止低血糖、脑水肿、保护心肌，维持水、电解质酸碱平衡等。

五、溴鼠灵

（一）毒理

溴鼠灵（Brodifacoum），又名大隆、溴鼠隆、溴敌拿鼠。为第二代抗凝血类杀鼠剂，属于双香豆素类抗凝血杀鼠剂。中毒机制是干扰肝脏对维生素K的作用，使凝血酶原和凝血因子Ⅱ、Ⅶ、Ⅸ、Ⅹ等的合成受阻，导致凝血时间和凝血酶原时间延长；同时其代谢产物亚苄基丙酮，可直接损伤毛细血管壁，使其通透性增加而加重出血。

（二）临床表现

本类杀鼠剂作用缓慢，误服后潜伏期长，大多数2~3d后才出现中毒症状，如恶心、呕吐、纳差、精神不振、低热等。中毒量小的患者无出血现象，不治而愈。达到一定剂量时，表现为全身广泛出血，首先出现血尿、鼻出血、牙龈出血、全身皮肤黏膜出血，严重者可出现呕血、便血、咯血及颅内出血。患者可死于颅内出血及心肌出血。由于中毒患者多以出血为主诉来就诊，应提高对其警惕性，详细询问病史有助于减少误诊。

（三）急救措施

（1）清除毒物 口服中毒者催吐、洗胃、导泻；皮肤污染者用清水彻底冲洗。

（2）特效解毒剂 轻度出血者，用维生素K_1 10~20mg肌内注射，每日3~4次；严重出血者，首剂10~20mg静脉注射，给予以60~80mg静脉滴注；出血症状好转后逐渐减量，一般连用10~14天，出血症状消失，凝血酶原时间活动度正常后停药。

（3）输血 对出血严重者，可输注新鲜血浆或凝血酶原复合物，以迅速止血。

（4）肾上腺皮质激素 可以减少毛细血管通透性，保护血小板和凝血因子，促进止血、抗过敏和提高机体应激能力，可酌情使用，同时给予大剂量维生素C。

（5）对症支持治疗 应注意维生素K_3、维生素K_4、卡巴克络、氨苯甲酸等药物对此类抗凝血类杀鼠剂中毒所致出血无效。

六、安妥

（一）毒理

安妥（antu）为硫脲类杀鼠剂，不溶于水，易溶于有机溶剂。大鼠经口LD_{50}为7~250mg/kg，人口服致死量为4~6g。口服后对局部黏膜有刺激性作用而引起胃肠道症状，吸收后主要损害毛细血管，使其通透性增加，引起肺水肿、胸腔积液和肺出血，并可引起肝、肾损害，体温偏低、一过性血糖升高。肺水肿是其主要致死原因。

（二）临床表现

急性中毒时口部有灼热感、恶心、呕吐、口渴、头晕、嗜睡等；重症患者可出现呼吸困难、发绀、肺水肿等；也可有躁动、全身痉挛、休克等；稍晚期可有肝肿大、黄疸、血尿及蛋白尿等表现。

(三) 急救措施

(1) 清除毒物　口服者可用清水或者1:5000高锰酸钾溶液洗胃，禁用碱性液洗胃；导泻，忌用油类泻剂；皮肤接触者清水冲洗。

(2) 可试用半胱氨酸100mg/kg肌注，或5%硫代硫酸钠5~10ml静注，每日2~4次，可降低安妥的毒性。

(3) 禁食脂肪性食物及碱性食物。

(4) 病情严重，出现肺水肿者，应用肾上腺皮质激素，并限制入量。

(5) 对症支持治疗　重症者应给予心电监护、监测肝肾功能，维持水、电解质酸碱平衡等。

(李佳励　许树云)

第五节　急性药物中毒

一、镇静催眠类药物中毒

能缓和激动，消除躁动，恢复安静情绪的药物称为镇静药(sedatives)。能促进和维持近似生理睡眠的药物称为催眠药(hypnotics)。但二者之间无本质区别，因为同一药物在小剂量时起镇静作用，中等剂量时起催眠作用，而大剂量时则具有麻醉和抗惊厥作用，故统称为镇静催眠类药物(sedative hypnotics)。临床上常用的有巴比妥类(barbiturates)、苯二氮䓬类受体激动剂(benzodiazepine receptor agonists，BZRAs)及其他类。患者常因自杀或误服摄入过量药物而导致中毒，主要表现为不同程度的中枢神经系统抑制，严重者累及延髓呼吸及血管运动中枢，患者可因呼吸抑制及循环衰竭而死亡。

(一) 巴比妥类药物中毒

巴比妥类药物为巴比妥酸的衍生物，是最早使用的镇静催眠药，根据其脂溶性、起效和作用持续时间分为：①长效类(作用持续时间6~8小时)：巴比妥和苯巴比妥。②中效类(3~6小时)：异戊巴比妥、丙烯巴比妥。③短效类(2~3小时)：戊巴比妥、司可巴比妥。④超短效类(30~45分钟)：环己巴比妥、硫喷妥钠。由于其安全性较低，且较易发生依赖性，目前已经较少用于镇静和催眠，但因过量时容易导致呼吸抑制，应予以重视。

1. 病因及毒理

(1) 病因　①有自杀倾向、精神异常患者一次性摄入超剂量药物或长期服用导致药物蓄积。②患者有阻塞性肺疾病、肝肾疾病或内环境紊乱等情况时，对药物敏感性增加，而代谢、排泄减少。③酒精等中枢抑制剂加重其毒性作用。

(2) 巴比妥类随剂量由小到大，依次导致镇静、催眠、抗惊厥和麻醉作用。其中毒机制在于抑制丙酮酸氧化酶系统，从而抑制中枢神经系统，尤其是脑干网状结构上行激活系统，导致意识障碍。巴比妥类还能通过延长γ-氨基丁酸(γ-aminobutyric acid，GABA)介导Cl^-通道开放的时间，增加Cl^-内流，引起超极化(抑制作用)，并在高浓度时直接增加

Cl⁻内流。大剂量巴比妥类可直接抑制延髓血管运动中枢及呼吸中枢，导致休克和呼吸抑制。

2. 临床表现 巴比妥类药物中毒主要表现为不同程度的意识障碍以及对循环、呼吸的抑制，其中毒程度在临床上可分为三级（表9-7）。

表9-7 巴比妥类中毒的临床分级

分级	循环	呼吸	神经系统	其他
轻度中毒	无明显变化	无明显变化	嗜睡、反应迟钝、言语不清、记忆力减退、判断力及定向力障碍、眩晕、动作不协调	无明显变化
中度中毒	无明显变化	呼吸减慢	浅昏迷、眼球震颤、对光反射迟钝、腱反射消失，但角膜反射和咽反射存在	无明显变化
重度中毒	血管运动中枢抑制，周围血管扩张，血压下降	呼吸中枢抑制，呼吸浅慢而不规则，呈潮式呼吸	深昏迷，早期四肢肌张力增高、腱反射亢进、病理反射阳性，后期全身肌肉松弛、各种反射消失	体温下降、脑水肿、肾功能衰竭、肝损害、肺水肿、肺炎、皮疹

3. 诊断 根据接触或口服巴比妥类药物的病史及中枢神经系统抑制为主要临床表现的特点，结合实验室检查应考虑有巴比妥类药物中毒可能，血液、呕吐物及尿液巴比妥类药物测定可有助于诊断。但尚需除外其他导致昏迷的疾病：如肝性脑病、糖尿病、急性脑卒中，并与其他可致昏迷的中毒（如吗啡、乙醇、一氧化碳）相鉴别，需要注意的是某些患者病史并不清楚，如遇昏迷患者，应常规排除本病，详问发病前的情况，注意搜寻巴比妥类药物服用的证据（自杀的遗书、空的巴比妥类药物包装）有助于诊断，应结合病史、临床表现及实验室检查综合判断。

4. 急救措施

（1）重点在于维持患者呼吸及循环功能稳定 ①对于昏迷伴呼吸抑制患者保持呼吸道通畅，吸氧，必要时行气管插管及机械通气治疗。②对低血压患者予以扩容，必要时可应用多巴胺或去甲肾上腺素等血管活性药物。

（2）清除体内尚未被吸收的毒物 ①催吐：对服用量较小者给予催吐后，一般不需要特殊处理；对服用量较大，有意识障碍的患者不宜催吐，以免加重心脏、呼吸等系统症状或导致吸入性肺炎。②洗胃：可选择1∶5000高锰酸钾溶液洗胃，昏迷患者若须洗胃应在保护气道（如气管插管）的条件下进行。③管喂活性炭吸附。④导泻：洗胃后给予硫酸钠10~15g或甘露醇导泻，不宜使用硫酸镁，因镁离子在体内可增加中枢抑制作用。

（3）加速已吸收毒物排泄 ①补液利尿：可促进巴比妥类（特别是长效类）排泄，在补液基础上静脉注射呋塞米或甘露醇，保证每小时尿量250ml以上，并注意纠正电解质紊乱。②碱化尿液：有利于巴比妥类（特别是长效类）由周围组织释放入血并经肾脏排泄，可给予5%碳酸氢钠溶液100~125ml静脉滴注，以后根据病情需要重复2~4次，直至尿液pH达7.5~8.0为宜。③血液净化：对于严重中效类巴比妥中毒，或合并肾功能不全的患者，可采用血液透析或血液灌流。短效类如司可巴妥，因其与血浆蛋白结合较多，并主要在肝脏代谢，故利尿和透析效果不理想，但若病情严重或合并肝功能不全时可考虑血液灌流。

（4）中枢兴奋剂 适用于呼吸抑制或持续昏迷的患者，包括有美解眠、尼可刹米等。美解眠为中枢兴奋药，毒性较低，可用于巴比妥类及其他镇静催眠药的中毒，也用于减少硫喷妥钠麻醉深度，以加快患者苏醒。用法：5%葡萄糖注射液稀释后作静脉滴注，每3~5分钟滴注50mg，直至病情改善或出现中毒症状（肌肉震颤、惊厥等）为止。

（5）对症支持治疗 昏迷患者定期翻身、拍背、吸痰，防止肺部感染及压疮，体温过低患者适当予以保温。

(二) BZRAs中毒

BZRAs可分为传统的苯二氮䓬类药物 (benzodiazepine drugs, BZDs) 和新型非苯二氮䓬类药物 (non-BZDs)。由于其副作用较巴比妥类低，安全性高，故已逐渐取代巴比妥类，是目前使用最广泛的镇静催眠药。其中non-BZDs由于几乎无残留效应，不易产生药物依赖性和成瘾性，已逐渐成为治疗失眠的首选药物。BZDs包括有：①长效类：地西泮、氟西泮等。②中效类：阿普唑仑、氯氮䓬、硝西泮、氯硝西泮、艾司唑仑。③短效类：三唑仑等。non-BZDs包括有唑吡坦、佐匹克隆和扎来普隆等。

1. 病因及毒理

（1）病因　与巴比妥类相似。

（2）BZRAs主要作用于边缘系统和间脑，其中毒机制也在于对中枢的抑制作用，但相比于巴比妥类较少引起呼吸抑制。BZDs非选择性激动$GABA_A$受体上不同的α亚基，具有镇静、抗焦虑、肌松和抗惊厥等作用。并且与巴比妥类不同的是，BZDs是通过促进GABA与其受体结合而增加Cl^-通道的开放频率，且不能直接开放Cl^-通道。而non-BZDs对含$α_1$亚单位的$GABA_A$受体更具有选择性，主要发挥催眠作用。

2. 临床表现　此类药物的毒性作用较低，即使超过治疗剂量数倍通常仅有嗜睡、眩晕、乏力、共济失调等表现，偶有中枢兴奋、锥体外系障碍及一过性精神错乱。剂量过大时可出现昏迷、血压下降及呼吸抑制，尤其是静脉输注时要特别注意。长期使用可出现药物依赖，突然停药常出现戒断综合征，表现为抑郁、精神激动、失眠及癫痫发作等。

3. 诊断　应结合病史、临床表现及实验室检查综合判断：①过量服药史。②相关临床表现。③诊断性治疗有效：BZRAs中毒特异性拮抗剂氟马西尼能迅速逆转其所致的中枢抑制作用。④与其他导致昏迷疾病以及其他可致昏迷的中毒鉴别，同时注意排除合并其他颅脑疾病的可能，如颅脑外伤等。⑤患者呕吐物、洗胃液及尿液分析和血药浓度测定。

4. 急救措施

（1）维持患者呼吸及循环功能稳定。

（2）清除体内尚未被吸收的毒物。

（3）加速已吸收毒物排泄　由于本类药物脂溶性及血浆蛋白结合率均较高，利尿剂和血液透析效果可能不理想，必要时可考虑血液灌流。

（4）特效解毒剂　氟马西尼结构与BZRAs相似，是苯二氮䓬类受体特异性拮抗剂，能逆转或减轻BZRAs的中枢抑制作用。其作用持续时间较短（半衰期为53分钟），停药后可能出现"再镇静"现象，故主要用于诊断性治疗及重症患者抢救。若患者持续昏迷或伴有呼吸抑制，可静脉持续滴注。使用方法：首次静脉注射量为0.1~0.2mg，如果在60秒内未达到所需的清醒程度，可重复使用，直至患者清醒或总量达2mg。维持治疗：静脉滴注0.2~1mg/h，总量小于3mg。

（5）对症支持治疗。

二、抗精神失常药物中毒

精神失常是由于多种原因引起的精神活动障碍的一类疾病，根据其症状学特征可分为精神分裂症、躁狂症、抑郁症和焦虑症。治疗这类疾病的药物统称为抗精神失常药物，根据临床用途分为三类：抗精神病药（antipsychotic drugs）、抗躁狂抑郁药（antimanic and antidepressant drugs）及抗焦虑药（antianxiety drugs），后者主要为BZDs。

（一）抗精神病药中毒

抗精神病药物主要用于治疗精神分裂症，并对其他精神失常的躁狂症状也有效，根据化学结构可分为：①吩噻嗪类（phenothiazines），如氯丙嗪、氟奋乃静及三氟拉嗪。②硫杂蒽类（thioxantheres），如氯普噻吨。③丁酰苯类（butyrophenones），如氟哌啶醇。④其他类，如五氟利多、舒必利，氯氮平、利培酮、喹硫平、奥氮平。根据作用机制可分为：①传统（或典型）抗精神病药，包括吩噻嗪类、硫杂蒽类、丁酰苯类等。②非传统（或非典型）抗精神病药，包括氯氮平、利培酮、喹硫平、奥氮平等。

1. 病因及毒理

（1）传统（或典型）抗精神病药 主要作用多为单纯的多巴胺D_2受体拮抗剂，其中毒机制主要有：①镇静作用，并增强其他中枢抑制药如麻醉药、镇静催眠药、镇痛药及乙醇的作用。②锥体外系反应。③抗α肾上腺素能受体作用。④抗胆碱能作用。⑤抗组胺作用。

（2）非传统（或非典型）抗精神病药 对除多巴胺D_2受体以外的其他受体，包括5-羟色胺（5-HT）受体、谷氨酸受体等也有阻断作用，锥体外系反应少。

2. 临床表现

（1）以吩噻嗪类的氯丙嗪为例 治疗剂量范围大，临床上以副作用多见，氯丙嗪一次剂量达2~4g可发生急性中毒反应。

（2）副作用 以锥体外系反应最具有特征性，表现为震颤麻痹综合征、静坐不能和急性肌张力障碍。其他还可能出现过敏反应及嗜睡、无力、口干等中枢神经及植物神经副作用。

（3）急性中毒表现 体温调节异常，患者出现低温或高温；血压下降甚至休克，心律不齐，心电图见P-R或Q-T间期延长，ST—T改变；昏迷、呼吸抑制及癫痫发作。

3. 诊断 应结合病史、临床表现及实验室检查综合判断：①过量服药病史。②临床特征。③与其他导致昏迷疾病相鉴别：如肝性脑病、糖尿病、急性脑卒中，以及其他可致昏迷的中毒鉴别。④患者呕吐物、洗胃液及尿液分析和血药浓度测定。

4. 急救措施

（1）维持患者病情稳定 尤其注意对昏迷患者进行气道保护，对出现呼吸抑制者予以人工呼吸。

（2）清除毒物 病情允许时予以催吐、洗胃、导泻。血液净化不能有效清除本类药物。

（3）无特效解毒剂，以对症支持治疗为主，重点在以下方面：①维持患者体温正常。②低血压患者补液扩容，必要时予以α肾上腺素能受体兴奋剂如去甲肾上腺素、间羟胺等。注意β肾上腺素能受体兴奋剂如多巴胺、异丙肾上腺素会加重低血压，应避免使用（氯丙嗪最为明显）。治疗奎尼丁样心脏毒性可予以5%碳酸氢钠250ml静脉输注，对心律失常者可予以利多卡因。③对昏迷患者可予以中枢神经兴奋药物如盐酸哌醋甲酯40~100mg肌注。对出现震颤麻痹患者予以盐酸苯海索、氢溴酸东莨菪碱等。对急性及张力障碍患者可用苯海拉明25~50mg口服或20~40mg肌注。

（二）抗抑郁药物中毒

目前临床上常用抗抑郁药主要包括三环类及其他新型抗抑郁药等，单胺氧化酶抑制剂由于副作用大，作用较差，临床上已被三环类等取代。三环类抗抑郁药包括有：丙咪嗪、地昔帕明、阿米替林、多塞平等；其他类：氟西汀、帕罗西汀、舍曲林、氟伏沙明等。

1. 病因及毒理 病因与镇静催眠药中毒类似，其中毒机制如下：①抑制单胺类递质重摄取，丙咪嗪及多塞平属于非选择性单胺再摄取抑制剂，地昔帕明属于去甲肾上腺素（NA）再摄取抑制剂，阿米替林及其他新型抗抑郁药是 5-HT再摄取抑制剂。②镇静作用，增强中枢性抑制药作用。③抗胆碱作用。

2. 临床表现

（1）中枢神经系统 嗜睡、困倦、头晕、乏力、手指震颤、行走不稳、兴奋不安、躁动、谵妄、惊厥、昏迷。

（2）心血管系统 血压先升高后降低、窦性心动过速、心律失常，心电图出现Q-T间期延长、ST—T改变、QRS波增宽、房室传导阻滞等，严重者可致心脏停搏。

（3）消化系统 口干、恶心、呕吐、腹胀、便秘、肝损害。

（4）泌尿系统 排尿困难、尿潴留。

（5）其他 瞳孔扩大、视物模糊及眼压增高，体温升高等。

3. 诊断 应结合病史、临床表现及实验室检查综合判断：①过量服药病史。②相关临床表现。③与其他导致昏迷疾病以及其他可致昏迷的中毒鉴别。④患者呕吐物、洗胃液及尿液分析和血药浓度测定。

4. 急救措施

（1）由于本类药物抑制胃肠蠕动，故服用后超过12小时仍需洗胃和灌肠。

（2）血液净化对于清除本类药物效果不显著。

（3）无特效解毒剂，以对症支持治疗为主，治疗重点包括：①出现严重室性心律失常，予以利多卡因注射，不宜使用普鲁卡因胺，其可能加重心脏毒性。出现QRS波增宽及低血压，可予以碳酸氢钠滴注。②抗胆碱能表现常能自行减轻及消退，毒扁豆碱可能加重传导阻滞，不应常规使用。③低血压患者积极补液扩容，必要时可考虑去甲肾上腺素。④癫痫发作时予以苯妥英钠，避免巴比妥及BZRAs，因其可能加强中枢抑制作用。

（三）抗躁狂药中毒

抗躁狂药包括有氯丙嗪、氟哌啶醇等，但典型的药物为碳酸锂。

1. 病因及毒理 病因与镇静催眠药中毒类似。其安全范围较小，血锂浓度达1.5~2.0mmol/L时，可导致中枢中毒症状。

2. 临床表现 症状主要为神经系统异常，表现为意识障碍、昏迷、肌张力增高、深反射亢进、共济失调、震颤及癫痫发作。

3. 诊断 应结合病史、临床表现及实验室检查综合判断：①过量服药病史。②相关临床表现。③与其他导致昏迷疾病以及其他可致昏迷的中毒鉴别。④患者呕吐物、洗胃液及尿液分析和血药浓度测定，血锂浓度超过 1.5~2.0mmol/L。

4. 急救措施

（1）催吐、用生理盐水洗胃，并用硫酸钠导泻。

（2）静脉输注生理盐水能有效增加锂排泄。

（3）血液净化疗法 血液透析能有效增加锂排泄，降低血锂浓度。

(4)对症支持治疗。

（蒋　臻　许树云）

第六节　常见毒品中毒

毒品是指鸦片、海洛因、吗啡、大麻、可卡因以及其他能够使人形成瘾癖的麻醉药品和精神药品。具有成瘾性的毒品，分为麻醉品与精神药物两大类。世界卫生组织（WHO）将毒品分成8大类：吗啡类、巴比妥类、酒精类、可卡因类、印度大麻类、苯丙胺类、柯特类和致幻剂类，目前通常意义上的毒品指阿片类（海洛因最常用）、大麻、可卡因、苯丙胺类和氯胺酮等。

一、阿片类中毒

（一）中毒原因

阿片类药物包括：阿片类（鸦片、吗啡、海洛因、可卡因）及人工合成镇痛药（哌替啶、美沙酮、阿法罗定、芬太尼、盐酸二氢埃托啡）。目前社会上最具代表性的阿片类毒品为海洛因。长期使用阿片类物质可致成瘾，一次大量（成人吗啡中毒量为0.06g，致死量为0.25g；阿片的毒性为吗啡的1/10；可待因的毒性为吗啡的1/4）或频繁使用可致中毒。

（二）中毒机制

阿片的主要成分为吗啡，大部分在肝脏代谢，24小时内经肾排出，48小时尿中仅有微量。本品主要激动体内的阿片受体，对中枢神经系统先兴奋，后抑制，但以抑制为主。大剂量吗啡尚可抑制延髓血管运动中枢和释放组胺，使周围血管扩张致低血压和心动过缓、非心源性肺水肿等。慢性肝病、肺病等患者更易发生中毒，而饮酒者即使治疗剂量也可导致中毒，巴比妥类催眠药与本类药物有协同作用，合用易致中毒。

（三）诊断

1. 病史　有吸毒史或应用此类药物史。

2. 临床表现　阿片类中毒三联征是呼吸抑制、中枢神经抑制、瞳孔缩小。大致可分为四期：①前驱期：头晕、欣快、颜面潮红、脉搏增快。②中毒期：口腔干燥、恶心、呕吐、面色苍白、口唇发绀、四肢乏力、感觉迟钝、昏睡，但能唤醒，呼吸深慢、瞳孔缩小、对光反射存在。③麻痹期：深昏迷、潮式呼吸、呼吸衰竭，瞳孔对光反射及生理腱反射消失，锥体束征阳性，皮肤冰冷、体温降低，血压下降、脉搏细速。偶尔发生非心源性肺水肿。④恢复期：便秘、尿潴留、疲劳、四肢乏力。

3. 实验室检查　血、尿或胃内容物检测到毒物，有助于确立诊断。

4. 排除以下疾病

（1）脑血管意外　有偏瘫等脑局灶症状、颈项强直等脑膜刺激征，头颅CT可见相应征象。

（2）癫痫　一般有全身性强直阵挛性发作，可有跌倒造成的外伤，阵挛后昏睡，脑电图也有相应表现。

（3）糖尿病酮症酸中毒　有糖尿病史，深大呼吸、呼出气有烂苹果味，血糖>17mmol/L、尿糖强阳性，血酮体>4.8mmol/L、尿酮体阳性，CO_2CP<18mmol/L、pH<7.35。

（4）肝性脑病　有严重肝病或门-体静脉分流史，有感染、出血、电解质紊乱、使用抑制性药物、高蛋白饮食等诱因，出现明显肝功能损害或血氨增高。

（5）肾性脑病　慢性肾病史，高血压，尿素氮>20mmol/L，肌酐>445μmol/L，血红蛋白<60g/L。

（6）脑炎　高热，头痛，呕吐，脑膜刺激征、Babinski征等病理反射阳性，浅反射消失，深反射亢进，脑脊液压力轻度增高，白细胞为50~500个/mm^3。

（7）一氧化碳中毒　一般有进入密闭屋内且有接触一氧化碳的病史，同室者也有中毒，皮肤、黏膜、甲床呈樱桃红色，血中碳氧血红蛋白增高。

（8）乙醇中毒　有饮酒史，酒精味，血或呼出气酒精测定阳性。

（四）治疗

1. 清除毒物　口服中毒者迅速洗胃，因该类物质抑制胃肠蠕动，故无论服用时间多长都应洗胃。然后灌入活性炭，给予甘露醇导泻，输液、利尿、促进毒物排泄。

2. 尽早使用特效解毒剂

（1）纳洛酮　一般以0.4mg/h速度静脉滴注，直至中毒症状缓解后改为0.1mg/h维持，以防反跳。重度中毒者用纳洛酮首剂0.4~0.8mg肌注或静注，必要时10~15分钟后可重复，亦可纳洛酮2mg加入5%葡萄糖500ml中静滴，直至呼吸恢复，总量可达10mg。若纳洛酮总量已达10mg，而仍未见任何疗效，则应怀疑诊断的正确性。

（2）烯丙吗啡　有对抗吗啡的作用，并有一定的镇痛作用。用法：5~10mg/次，静注或肌注，必要时10~15分钟后可重复给予，总量不超过40mg。

3. 对症支持疗法　补液维持水、电解质及酸碱平衡，纠正休克，同时保持呼吸道通畅，吸氧，适量应用呼吸兴奋剂，必要时行气管插管、机械通气。

4. 重度海洛因戒断综合征，少数海洛因吸食者终止吸毒后可出现昏迷，发绀。瞳孔缩小等严重临床表现，与海洛因重度中毒相似，治疗时不能使用纳洛酮。除支持呼吸外，吗啡10mg稀释后缓解静脉注射，如20分钟无明显改善，再静注5~10mg，暂时解除其严重戒断症状，挽救生命。

二、苯丙胺中毒

（一）中毒原因

苯丙胺类药物包括苯丙胺（安非他明）、麻黄碱、苯丙醇胺、亚甲二氧甲基苯丙胺（摇头丸）、去氧麻黄碱（冰毒）、芬氟拉明和安非拉酮。苯丙胺一般中毒剂量为一次15~20mg，成人最小致死量为0.15~0.2g；去氧麻黄碱中枢兴奋作用强于苯丙胺，1.5mg/kg即可致死；芬氟拉明的致死量成人为1.6g，儿童为30mg左右；安非拉酮的中毒症状较芬弗拉明轻。

（二）中毒机制

苯丙胺类兴奋剂进入脑部速度快，并在脑组织中蓄积。一般在摄入数分钟内即可产生外周和中枢作用，苯丙胺在人体的半衰期约为 7~11 小时。苯丙胺系非儿茶酚胺拟肾上腺素药，可兴奋α和β肾上腺素受体。主要影响中脑边缘区，产生欣快感。刺激延髓呼吸中枢，使呼吸频率和呼吸深度增加。对心血管系统产生兴奋作用可使血压升高、心率增快。抑制摄食中枢，导致食欲下降。可导致体温升高。作用于瞳孔括约肌，可使瞳孔扩大。滥用过量可产生幻觉、妄想、认知功能的损害。长期大量滥用可导致神经系统永久性损害。

（三）诊断要点

1. **病史** 有明确的吸食此类毒品的病史。

2. **临床表现**

（1）中枢神经系统 轻度中毒者有情绪紧张、激动不安、幻想、焦虑和谵妄。严重者可致精神错乱、惊厥、自杀或伤人。长时间兴奋后，常出现疲劳和抑制，甚至发生昏迷、呼吸表浅、呼吸衰竭。

（2）心血管系统 有显著高血压或低血压，心动过速，期前收缩或其他心律失常、心绞痛，晕厥或循环衰竭等表现。

（3）消化系统 可出现腹痛、腹胀、腹泻等症状。

（4）其他 有些患者出现脑出血及其他部位出血症状。

3. **辅助检查**

（1）心电图可见各种心律失常。

（2）血钾<3.5mmol/L，血糖>6.1mmol/L或<3.9mmol/L，代谢性酸中毒（pH<7.35，BE<-3）。

（3）急性肾功能衰竭。

（4）血、尿检测到毒物，有助于确立诊断。

（四）治疗

1. 将患者置于安静环境，减少或避免刺激。

2. **清除毒物** 口服中毒者可催吐、洗胃、活性炭吸附、甘露醇或硫酸钠导泻。严重者可行血液灌流，也可行腹膜或血液透析清除毒物。

3. **对症治疗**

（1）保持呼吸道通畅，对频发抽搐、呼吸困难者，应及时行气管插管，必要时机械通气。

（2）酸化尿液，为加快苯丙胺排泄，可口服氯化铵1~2g，一天三次。或静滴维生素C，8g/d，使尿液pH维持在6以下。如果病人有高热、出汗、代谢性酸中毒，则不宜酸化尿液。

（3）昏迷患者可用纳洛酮。

（4）惊厥的患者可缓慢静注苯二氮䓬类药物。如地西泮10~20mg静脉注射，必要时15分钟重复一次。

（5）严重高血压患者，可导致颅内出血，如舒张压大于120mmHg，应予紧急处理，可使用酚妥拉明或硝普钠等药物。

（6）心力衰竭患者可使用地高辛，禁用磷酸二酯酶抑制剂。

（7）出现急性精神障碍症状，如幻觉、妄想、意识障碍、伤人行为等，可选用氟哌啶醇2~5mg肌注，视病情调整剂量。

三、可卡因中毒

(一) 病因

可卡因 (cocaine) 是从生长于南美的古柯类植物叶子中提取出的生物碱，其纯品为白色结晶或粉末，无臭、味略苦，难溶于水，可溶于多种有机溶剂。可卡因属苯甲酸酯化合物，为中枢神经系统兴奋剂，具有中枢神经兴奋、心血管系统毒性及麻醉等作用。连续长期服用易成瘾。

(二) 毒理

可卡因可经消化道、呼吸道、皮下注射、肌内注射等多种途径吸收。吸收后分布于全身各种组织，并可透过血脑屏障和胎盘屏障。大鼠静脉LD_{50}约为17.5mg/kg，人经口最低致死剂量为0.5~1.3g，鼻吸为0.05~5g，静脉注射约为0.02g，但可卡因成瘾者耐受剂量可达5g以上。

可卡因对中枢神经系统有兴奋作用，剂量较大时由于脊髓反射强化产生强直性抽搐，延髓过度兴奋后常出现抑制，导致中枢性呼吸循环衰竭；直接作用于体温调节中枢使体温升高，还可使肌肉活动增多和产热增加，同时使血管收缩减少散热，从而导致中毒后高热的发生。

(三) 诊断

1. 临床症状

(1) 中枢神经系统症状　产生强烈振奋，警觉机敏，欣快，以及自觉坚强有力的状态。

(2) 循环呼吸系统　小剂量可卡因中毒导致缓慢心律失常，大剂量则使心率增快，呼吸急促，甚至死亡。

(3) 其他　反复鼻吸可卡因可造成鼻黏膜损伤，静脉注射可引起肝炎，细菌性心内膜炎等感染合并症和栓塞的发生。

2. 中毒体征　躯体症状有瞳孔扩大、心动过速、血压升高、呼吸变促、体温上升、肢体震颤、反射亢进、肌肉抽搐、癫痫大发作，不眠及极端紧张，心血管衰竭，呼吸衰竭，甚至死亡；精神症状为怀疑，偏执、迫害妄想导致伤人及自残的发生。

3. 诊断要点

(1) 过量使用或误用史。

(2) 典型症状　高血压，心动过速，皮肤苍白，室性心律失常，偏执状态（长期应用），癫痫发作（对于癫痫患者小剂量即可发生）和中枢神经系统抑制（大剂量），特别是髓核呼吸抑制。

(3) 胃内容物、血、尿毒物鉴定阳性。

(四) 治疗

1. 一般治疗　建立静脉通道，静脉补液，补液后适当利尿，密切观察。若误服或口服大量可卡因中毒时，应立即催吐，并用生理盐水进行洗胃。

2. 对症处理

(1) 保持呼吸道通畅，如果出现呼吸抑制或昏迷，应尽早行气管插管和机械通气。

(2) 持续心电监护。室性心律失常时可给予拉贝洛尔50mg静推，后静滴1~2mg/min

维持。利多卡因可引起癫痫发作，故需谨慎使用，即刻静推 50~100mg，后 1~4mg/分钟静滴。如果拉贝洛尔无效，可试用苯妥英（250mg大于 5 分钟），尤其适用于癫痫发作者。

（3）监测中心体温以发现高热。必要时予以降温措施，使体温控制在38.5℃以下。氯丙嗪 250mg肌注，但要注意预防过度镇静和低血压的发生。

（4）高血压应用拉贝洛尔 50mg静推，而后静滴 1~2mg/分钟，血压控制后停用。

（5）出现癫痫，地西泮 10~30mg静推。在用可卡因后出现新的灶性癫痫发作，常提示有局部缺血或出血，行头颅CT检查。

3. 一般禁用兴奋药 如咖啡因，可拉明等，因这类药物可过度刺激神经细胞的活动，从而增加氧的消耗，延长中枢抑制的时间。肾上腺素及吗啡也应禁用。

四、致幻剂中毒

致幻剂是一类在不影响意识和记忆的情况下改变人的知觉、思维和情感活动的化合物。常用的有麦角二乙胺、麦色卡林、西洛西宾、二甲基色胺等。

（一）中毒原因

大部分中毒患者为口服，长期大量应用致幻剂。

（二）中毒机制

致幻剂的化学作用机制尚不清楚。致幻剂可兴奋五羟色胺受体，改变脑内五羟色胺及多巴胺活性。致中枢及周围交感神经兴奋。表现为瞳孔扩大，面色潮红，结膜充血，流泪流涎，肢体震颤，反射增强及轻微的运动功能失调，脉搏加快，血压上升，体温升高。

（三）诊断要点

1. 临床表现

（1）轻到中度中毒 患者可出现行走不稳，但自觉清醒、连贯和适应。表现类偏执狂等奇异表现，位于险境而不自知。出现幻觉、幻视、定向力障碍、意识障碍、错觉、失去人格、视觉及感知行为障碍、行为异常、暴力行为、颤抖、眩晕、恐慌发作，甚至抽搐等表现，以及恶心、呕吐等中毒表现。

（2）重度中毒 出现高热、高血压及心律失常等症状。高热病人出现感觉迟钝，焦虑不安、出汗及反射亢进。严重者可致凝血异常、横纹肌溶解及多脏器衰竭。

2. 体格检查 患者神志障碍，定向力障碍，心率增快，血压增高。

（四）治疗

危险的跟跄行走或惊恐发作的患者，应将其置于安静、黑暗的房间，温和的谈话。烦躁不安者，给予地西泮或氟哌啶醇等对症治疗，禁用吩噻嗪类药物；抽搐者，及时给予地西泮类镇静治疗，保护气道，防止窒息或摔伤。诊断为本病者，应留院观察，至上述症状基本缓解后才可出院。

（高宏光　许树云）

第七节 窒息性气体中毒

一、急性一氧化碳中毒

(一)概述

一氧化碳是无色、无味、无刺激性的易燃易爆气体。是生活中煤气的主要成分,因其含有硫醇,故有特殊气味。生产中,一氧化碳常用在金属冶炼、焦炉等作业中。生活中的一氧化碳中毒常发生在通风不良,用煤炉做饭或取暖,烟囱堵塞的房间内。生产中的一氧化碳中毒常发生在通风设备差、职业防护差的工作环境。据WHO在2002年的一项数据显示:全球每年约有250万人死于急性一氧化碳中毒,为意外中毒导致死亡的首要病因。

(二)中毒机制

含碳物质的不全燃烧均可产生一氧化碳,如果吸入过量的一氧化碳,可产生中毒。一氧化碳经呼吸道进入人体后,与血红蛋白结合形成碳氧血红蛋白。一氧化碳与血红蛋白结合的亲和力是氧与血红蛋白结合亲和力的 250~300 倍,而 HbCO的解离速度又是HbO的1/3600,这些差异阻碍氧气与血红蛋白的结合,造成组织缺氧。组织缺氧使机体出现严重的能量代谢障碍,引起细胞功能障碍及病理性损伤。中枢神经系统对缺氧最为敏感,因此,缺氧时首先损伤大脑,缺氧5分钟,大脑就会出现不可逆的损害。同时一氧化碳可与细胞色素C氧化酶结合,阻碍呼吸链中电子的传递,阻碍氧化磷酸化,使细胞呼吸障碍,从而产生细胞损伤,引起一系列临床症状。

(三)临床表现

正常人血液中HbCO的含量可在 5%~10%(吸烟者的值偏高),急性一氧化碳中毒的程度取决于吸入一氧化碳的浓度、持续接触时间及机体对缺氧的敏感程度。当空气中一氧化碳浓度为 0.02%时,2~3 小时会产生症状;当其为 0.08%时,2 小时即会昏迷。根据吸入一氧化碳后血中碳氧血红蛋白的含量,可将中毒分为以下几类。

1. **轻度中毒** 接触一氧化碳时间短,血液中碳氧血红蛋白浓度为 10%~20%,表现为头痛、头晕、心悸、恶心、呕吐、乏力等,可能出现短暂的晕厥。上述症状一般较轻,在脱离中毒环境,吸入新鲜空气或氧气后可迅速消失,一般无后遗症状。

2. **中度中毒** 接触一氧化碳时间稍长,血液中碳氧血红蛋白浓度为 30%~40%,部分中毒患者的皮肤黏膜会出现樱桃红色;还有部分患者可出现意识障碍。在脱离中毒环境,吸入氧气后,患者可在数天后恢复,很少留有后遗症。

3. **重度中毒** 接触一氧化碳时间很长,吸入一氧化碳过多,血液中碳氧血红蛋白浓度为在 50%以上。患者会出现生命体征不稳定的情况,包括血压下降、呼吸急促、四肢厥冷、外周氧饱和度降低,甚至死亡。如患者在重度中毒中被抢救成功,因脑缺氧时间长,很多患者留有痴呆、记忆力减退等神经功能障碍,更有甚者,可能进入持续植物状态。

4. **急性一氧化碳中毒迟发性脑病** 急性一氧化碳中毒迟发性脑病是指部分急性一氧化碳中毒患者在急性期意识障碍恢复正常后,经过一段时间的"假愈期",突然出现以精神和脑局灶损害症状为主的脑功能障碍。一般发生在急性中毒后 2~30 天内,是一氧化碳中毒后常见的并发症,如不及时治疗,轻者会遗留神经症状,重者会影响生命。

(四)实验室检查

1. 血液中碳氧血红蛋白浓度 正常人血液中HbCO的含量可在5%~10%,一氧化碳中毒患者在脱离中毒环境吸入新鲜空气8小时后,碳氧血红蛋白中一氧化碳解离完全,因此考虑一氧化碳中毒的患者应及时测量血液中碳氧血红蛋白浓度。轻度中毒患者,血液中碳氧血红蛋白浓度为10%~20%;中度中毒患者,血液中碳氧血红蛋白浓度为30%~40%;重度中毒患者,血液中碳氧血红蛋白浓度为在50%以上。

2. 血常规及生化检查 白细胞总数及中性粒细胞总数增高,ALT、AST、血乳酸可一过性增高,血糖可能因机体应激增高。重度中毒的患者可能出现多器官功能障碍。血气中氧分压可正常或降低,pH正常或降低,氧饱和度可能正常。

3. 脑影像学及脑电图 早期脑CT可能正常,严重患者可能出现脑水肿的表现,脑MRI可能表现出脑缺血缺氧的改变。脑电图表现为低波幅慢波增多,与缺氧性脑病进展平行。

(五)诊断

根据CO接触史,突然发生的神经系统损伤的症状和体征,结合及时测定的血液中碳氧血红蛋白浓度,排除其他疾病,如脑血管意外、低血糖、脑炎、脑膜炎等疾病后方可作出诊断。

(六)治疗

1. 院前急救 对于怀疑一氧化碳中毒的患者,作为到达现场的医护人员,首先最重要的是评估周围环境的安全性,并使患者迅速脱离中毒环境。如在密闭的空间,尽量通风;如现场封闭又有一氧化碳持续排出时,要请专业人员携带氧气及面罩进行施救。患者脱离中毒环境后,应再次对患者进行评估。如呼吸心跳停止,按照心肺复苏抢救;如生命体征平稳,则给予吸氧、保持呼吸道通畅。

2. 院内急救

(1)吸氧、保持呼吸道通畅、卧床休息。研究表明,吸入氧气可使碳氧血红蛋白中的一氧化碳迅速解离:吸入新鲜空气时,一氧化碳由COHb释放出半量约需4h;吸入纯氧时可缩短至30~40分钟,因而患者到达医院后应尽早给予高浓度氧气吸入。

(2)高压氧治疗 高压氧治疗一般在中毒后4小时内开始效果最佳。高压氧可以提高动脉血液中的溶解氧,提高动脉血氧分压,使毛细血管内的氧易向细胞内交换,纠正组织缺氧。同时高压氧还有缩血管作用,能改善组织微循环,降低颅压,减轻脑水肿,促使一氧化碳与细胞色素氧化酶等和组织细胞解离。

(3)防治脑水肿 因一氧化碳中毒引起组织的缺氧,神经系统对缺氧最为敏感,一氧化碳中毒后常会出现脑水肿,可适当给予甘露醇、甘油果糖、呋塞米、地塞米松等脱水。如由于脑水肿导致抽搐,急性期可予安定控制症状,对症处理。

(4)促进脑功能恢复 可采用胞二磷胆碱500~1000mg加入5%葡萄糖液250ml静脉滴注,1次/日,或醒脑静2~4ml肌内注射,2次/日。

(5)防止并发症 对于长期卧床的病人注意有无坠积性肺炎、压疮等。如患者出现发热,要搜索感染源,必要时使用抗生素控制感染。体温过高会加快脑代谢,如患者出现发热,应积极处理,采用物理和(或)药物降温。

二、急性硫化氢中毒

(一) 概述

硫化氢 (hydrogen sulfide) 是具有刺激性和窒息性的无色气体。低浓度接触仅有呼吸道及眼的局部刺激作用,高浓度时全身毒害作用较明显,表现为中枢神经系统症状和窒息症状。大部分硫化氢中毒发生在市政污水管道疏通或污物清理的作业中。

(二) 中毒机制

硫化氢具有"臭蛋样"气味,可通过呼吸道、消化道及皮肤接触吸收,绝大部分硫化氢中毒是通过呼吸道进入体内所致。工业生产或有机物腐烂产生的废气中多含有硫化氢,因此从事下水道疏通、阴沟污物的处理、废窖池清理等工作时,都可发生急性硫化氢中毒。硫化氢被吸入人体后,很快溶解在水中,与钠离子结合成硫化钠,刺激呼吸道黏膜会引起呼吸道炎症、肺水肿,作用在结膜,会导致结膜炎。同时硫化氢也是细胞色素氧化酶的强抑制剂,能与细胞色素氧化酶中的三价铁离子结合,抑制电子传递和氧的利用,引起细胞缺氧和窒息。因脑组织对缺氧最敏感,故最易受损。硫化氢可直接作用于脑,低浓度起兴奋作用;高浓度则起抑制作用,引起昏迷、呼吸中枢和血管运动中枢麻痹,还可引起反射性呼吸心脏骤停甚至死亡,临床上称为"电击样"死亡

(三) 临床表现

急性硫化氢中毒一般发病迅速,短时间暴露在高硫化氢浓度的中毒表现比长时间暴露在低硫化氢浓度严重,出现以脑和(或)呼吸系统损害为主的临床表现,其表现因暴露环境中硫化氢的浓度等因素不同而有明显差异。

1. 环境中硫化氢浓度 $50 \times 10^{-6} \sim 100 \times 10^{-6}$ g/L 主要是眼球和上呼吸道的刺激症状,表现为畏光、流泪、眼刺痛、流涕、咽喉部灼热感,胸闷及刺激性干咳。查体可见眼结膜充血、肺部可有干啰音,脱离接触后短期内可恢复。

2. 环境中硫化氢浓度 $100 \times 10^{-6} \sim 300 \times 10^{-6}$ g/L 除上述轻度中毒的症状外,还会出现中枢神经系统症状包括:头痛、头晕、易激动、烦躁、意识模糊、谵妄、癫痫样抽搐,甚至呈全身强直性阵挛发作等;消化系统中毒症状:恶心、呕吐、肝功能障碍。眼底检查可见视神经乳头水肿,角膜水肿。部分患者有胸部X线显示肺纹理增粗或有片状阴影等肺水肿表现。

3. 环境中硫化氢浓度 $>700 \times 10^{-6}$ g/L 接触极高浓度硫化氢后可发生电击样死亡,患者常会出现头晕、头痛、烦躁、谵妄,意识障碍,在接触后数秒或数分钟内可发生呼吸心脏骤停。有报道指出暴露环境中的硫化氢浓度在 1000×10^{-6} g/L 以上可迅速引起意识障碍与死亡。死亡前一般无先兆症状,可先出现呼吸深而快,随之呼吸骤停。严重中毒患者经抢救恢复后,部分病人仍可留有后遗症。

(四) 实验室检查

尚无特异性实验室检查指标。为鉴定工作场所是否有硫化氢时,可将乙酸试纸浸入2%的乙酸铅酒精溶液中,至现场暴露 30s,如为绿黄色、棕色、黑色中的任意一种颜色,即可提示存在硫化氢。但该反应无特异性,如存在其他的含硫化合物也会出现类似反应。有条件可测定血及小便中硫酸盐含量。

（五）诊断

（1）有明确的硫化氢接触史。

（2）患者的衣物和呼气有臭蛋气味可作为接触硫化氢的指标。

（3）事故现场可产生或测得硫化氢。

（4）接触毒物后，迅速出现以脑和（或）呼吸系统损害为主的表现。

（5）排除急性脑血管意外、心肌梗死等疾病后，方可作出诊断。

（六）治疗

1. 院前急救 立即将患者移至空气新鲜的地方，脱去受污染衣物，保暖，严密观察呼吸功能。有窒息时，应立即清理气道，给氧，必要时建立人工气道。

2. 高压氧治疗 高压氧治疗可迅速提高血氧含量，竞争性抑制一氧化氮和细胞色素氧化酶的结合，高压氧的治疗被认为在重新氧化磷酸化及直接解毒硫化氢是有益的，但目前缺少大量数据证明其可行性，故高压氧的治疗尚存争议。

3. 对症支持治疗 对于躁动不安者可给予冬眠疗法。同时早期、足量、短程地应用糖皮质激素预防肺水肿及脑水肿。另外可大剂量使用谷胱甘肽等药物，加强细胞氧化能力，加速对硫化氢的解毒作用。危重患者可考虑使用血浆置换，以将失活的细胞色素氧化酶及游离的硫化氢清除，每次可交换血浆 500ml。同时使用抗生素预防感染。

4. 眼受刺激的处理 轻度时应立即用温水或2%小苏打水，然后用4%硼酸水清洗眼部，同时以抗生素眼药水、醋酸可的松眼液滴眼，或者二者同时应用，每日4次以上。

（张　志　许树云）

第八节　有毒动植物中毒

一、河　豚　中　毒

河豚，学名河鲀，其组织器官中含河豚毒素（tetrodotoxin，TTX），误食后可致死。河豚毒素属于海洋生物毒素，在野生河豚中含量最高，而人工饲养的河豚鱼毒性较低，其组织器官毒性依次序分别为卵巢、肝、血、眼球、鳃、皮、精巢、肌肉。

（一）病因及毒理

（1）河豚毒素化学性质稳定，加热至120℃以上才易被破坏，并且在胃酸中也较稳定。因此，若烹制方法不当，食用被河豚毒素污染的鱼肉将导致中毒的发生。

（2）河豚毒素为神经性毒素，可选择性抑制细胞膜的电压依赖性Na^+通道的开放，阻断神经冲动的发生和传导，且对神经细胞的阻断作用强于心肌和骨骼肌，造成感觉及运动障碍，心肌细胞的兴奋性和传导性降低。河豚毒素还可麻痹呼吸中枢，减慢呼吸节律；麻痹血管调节中枢及血管平滑肌，造成血压下降。

（二）临床表现

（1）起病急，潜伏期约10分钟~3小时，一般10~45分钟。

（2）早期出现消化道刺激症状，如恶心、呕吐、腹痛、腹泻、便中带血。

（3）感觉障碍先于运动障碍出现，表现为口、舌、指尖麻木及感觉障碍，甚至全身麻木感。

（4）运动障碍主要表现为四肢软瘫、共济失调、腱反射消失、眼睑下垂、瞳孔与角膜反射消失、言语不清、呼吸困难等。严重者出现呼吸表浅不规则，血压下降，昏迷，最后因呼吸麻痹、休克或心脏骤停而死亡。

（5）心电图检查多可见心动过缓及房室传导阻滞。

（三）诊断

应结合病史、临床表现及实验室检查综合判断：①有进食河豚史。②迅速出现典型症状，感觉及运动障碍。③心电图检查可见心动过缓及房室传导阻滞。④排除其他导致感觉及运动障碍的疾病以及其他毒物中毒的可能。

（四）急救措施

河豚毒素无特效解毒剂，毒性在体内代谢较快，若能度过急性期（多在8小时以内），患者大多能康复。因此，其急救主要在于迅速清除毒物及稳定呼吸和循环功能。

1. **清除毒素** 清醒患者立即予以催吐。河豚毒素在碱性条件下不稳定，因此可予以2%碳酸氢钠溶液洗胃，并加入活性炭吸附。此外，还可予以硫酸钠导泻，或高位清洁灌肠。同时，河豚毒素为小分子水溶性毒素，可予以补液、利尿，以促进毒物排泄。对病情严重的患者予以血液净化，可取得较好的治疗效果。

2. **对症支持治疗** 肌肉麻痹患者可予以士的宁2~3mg肌内或皮下注射，每天3次，但要注意过量会导致肌肉痉挛或惊厥；东莨菪碱也能在一定程度上对抗此作用，并还可兴奋呼吸中枢。心动过缓和传导阻滞患者可予以阿托品肌注。低血压者予以缩血管药物。呼吸抑制者予以尼可刹米或洛贝林等呼吸兴奋剂，病情重者及时予以机械通气支持。重症患者早期应用糖皮质激素可以改善全身情况。

3. **其他** L-半胱氨酸可能通过改变河豚毒素分子结构而解毒，可予以50~100mg/d静滴。此外，民间用于河豚中毒的救治的一些中草药制剂如蜀葵煎剂，也具有一定的解毒作用。

二、毒蕈中毒

毒蕈俗称毒蘑菇，我国已知有100多种，其中剧毒者10种。各种毒蘑菇所含的毒素种类不同，多数毒蘑菇的毒性较低，中毒表现轻微，但有些蘑菇毒素的毒性极高，可迅速致人死亡。

（一）病因及毒理

一种毒蕈可含多种毒素，有时多种毒蕈也可含同一种毒素。毒性较强的毒素有以下几种：

1. **胃肠炎型毒素** 几乎所有的毒蕈均含有胃肠刺激性物质，如含苯酚、甲酚的化合物，可导致胃黏膜充血、水肿和出血。

2. **精神神经型毒素** 含此类毒素的毒蕈主要有毒蝇伞、角鳞灰伞、豹斑毒伞、毛头鬼伞、白霜杯伞、毒杯伞等。毒性物质主要由毒蝇碱、蟾蜍素、光盖伞素、毒伞毒素、毒伞溶血素等。毒蝇碱是致神经兴奋的主要毒素，乙酰胆碱可引起副交感神经兴奋相关症状；

蟾蜍素有明显对色的幻觉作用；光盖伞毒引起视觉、听觉和味觉紊乱，人格变态，以及交感神经兴奋作用。

3. 致肝损伤性毒素 含此类毒素的毒蕈主要有白毒伞、毒伞、鳞柄白毒伞、秋生盔孢伞、褐鳞小伞等。主要毒素为毒肽及毒伞肽，均为环肽毒素，其毒力与吲哚环上的硫醚键有关。毒肽主要损害肝细胞核，作用快，大剂量时1~2小时内可致死。毒伞肽主要损害肝细胞的内质网，也能损害肾脏，作用慢，毒性更强，为毒肽的20倍。毒蕈中毒死亡患者的95%由这些毒素所致。

4. 溶血型毒素 含此类毒素的毒蕈主要有鹿花蕈、纹缘毒伞等。所含毒素有马鞍酸、鹿花蕈素、毒伞溶血素等。这些毒素除能破坏红细胞，引起溶血外，还能破坏骨骼肌及心肌细胞。

（二）临床表现

按照毒蕈所含的毒素类型，其中毒的临床表现也可分为四种类型。但一种毒蕈可含多种毒素，故临床表现也可具有多样性。

1. 胃肠炎型 进食后约0.5~1小时发病。主要表现为恶心、呕吐、腹痛、腹泻，部分患者可伴有发热。重者有腹部剧烈绞痛，频繁腹泻水样便，便中带血，出现水、电解质紊乱及休克。此型一般恢复较快，预后好。

2. 精神神经型 潜伏期约1~6小时。除胃肠炎表现外，出现瞳孔缩小、流涎、出汗等毒蕈碱样症状，以及兴奋、步态蹒跚、幻觉、躁狂、妄想、精神错乱等。

3. 中毒肝炎型 患者首先出现中毒性胃肠炎表现，之后可有1~2天的假愈期，此时患者多无症状，或仅感轻微乏力、不思饮食等，而实际上肝脏损害已经开始。轻度中毒患者肝损害不严重，可由此进入恢复期。若病情进一步加重，患者出现严重肝脏损害为主的多器官功能损伤，患者出现肝肿大、黄疸、肝功异常、出血倾向等。部分患者可有精神症状，呈烦躁不安或淡漠、嗜睡，甚至昏迷、惊厥，可因呼吸、循环中枢抑制或肝昏迷而死亡。

4. 中毒溶血型 潜伏期约6~12小时，除胃肠炎表现外，患者出现贫血、黄疸、肝脾肿大、血红蛋白尿和肌红蛋白尿等溶血表现，由此继发肝、肾功能衰竭。

（三）诊断

应结合病史、临床表现及实验室检查综合判断：①有采摘、食用野蕈史，同食者相继发病，结合临床表现应考虑毒蕈中毒可能。②通过鉴定野蕈种类为毒蕈。③临床症状与食用野蕈有一定相关性。④排除其他表现为腹泻、肝功异常、精神异常、凝血功能异常的疾病、以及其他毒物中毒的可能。

（四）急救措施

因为毒蕈中毒的潜伏期较长，而且部分蘑菇中毒的症状一旦出现就迅速恶化，所以进食可疑有毒蘑菇后要及时诊治。

1. 清除毒物 洗胃液选用1：2000高锰酸钾溶液或1%~4%鞣酸溶液，可加入活性炭，无上述条件时用浓茶水代替，然后予以硫酸钠导泻。中、重型患者应及早予以血液净化治疗。

2. 解毒药物 ①抗胆碱药：对抗毒蕈碱症状，一般选用阿托品，剂量0.5~1mg，每15分钟注射一次，根据治疗效果调整剂量及间隔时间。此外，阿托品对因中毒性心肌炎而致房室传导阻滞者亦有作用。②巯基螯合剂：含巯基药物可能与毒肽及毒伞肽结合，将毒素分子的硫醚键打断，从而保护体内巯基酶的活性或使失活的酶恢复活性，宜早期使用。可选用二巯丙磺钠或二巯丁二钠。用法：二巯丁二钠0.5~1g稀释后静脉注射，每6小时一次，首剂加倍，症状缓解后改为每天注射2次，5~7天为一疗程；或二巯丙磺钠5%溶液5ml肌内注射，每6小时一次，症状缓解后改为每天注射2次，5~7天为一疗程。

3. 对症治疗 ①对胃肠炎型患者，应积极纠正脱水、电解质紊乱和酸碱失衡。②对有精神症状或有惊厥者应予镇静或抗惊厥治疗。③对中毒性肝病、中毒性心肌病、溶血反应的患者，可应用肾上腺皮质激素类药物。如氢化可的松200~300mg或地塞米松10~20mg加入5%葡萄糖液500ml中静脉滴注，病情好转后改为口服强的松。④溶血患者应碱化尿液及利尿。⑤急性毒蕈中毒并发多脏器衰竭时宜尽早选择血液净化治疗，如持续肾脏替代治疗、血浆置换，以进一步清除毒素及维持内环境稳定。

三、亚硝酸盐中毒

亚硝酸盐（主要是亚硝酸钠）外观和滋味都与食盐相似，在肉类制品加工业中被允许作为保色剂限量使用，在临床中可用于氰化物中毒的治疗。某些食物如新腌制的咸菜、变质或放置过久的煮熟蔬菜中均含有较多的亚硝酸盐。此外，叶菜类（如小白菜、芹菜、韭菜）、苦井水中含有较多硝酸盐，食用后经肠道细菌还原也可生成亚硝酸盐。

（一）病因及毒理

直接摄入过量（0.3~0.5g）亚硝酸盐，如误将工业用盐当成食盐食用；或是食用过多含硝酸盐的食物，其经肠道细菌还原生成亚硝酸盐，当超过机体的代谢能力时，亚硝酸盐吸收入血引起中毒，多见于儿童及胃肠道功能紊乱者，亦称为肠源性发绀。

亚硝酸盐是较强的氧化剂，吸收后与血红蛋白作用，使其中的二价铁（Fe^{2+}）被氧化成三价铁（Fe^{3+}），形成高铁血红蛋白而丧失携氧能力，导致组织细胞缺氧，造成全身器官尤其是中枢神经系统功能障碍及损伤。口服亚硝酸盐在胃内转化为亚硝酸，后者分解释放一氧化氮，引起胃肠道刺激症状。此外，亚硝酸盐对血管舒缩中枢具有麻痹作用，并能松弛血管平滑肌，导致血压下降。

（二）临床表现

（1）亚硝酸盐中毒起病急，潜伏期多在1~3小时，短者10~15分钟，长者可达20小时。

（2）特征性表现为皮肤黏膜发绀，如口唇、舌尖、指尖青紫，重者出现面部及全身皮肤青紫，多出现于缺氧症状之前，且程度与呼吸困难不成比例。

（3）缺氧症状的严重程度主要取决于高铁血红蛋白浓度、发病速度及机体的代偿能力。轻者除口唇发绀外可无明显症状，当高铁血红蛋白浓度达40%时，可出现呼吸困难、乏力、头昏、心悸、血压下降等表现。高铁血红蛋白浓度超过60%可出现惊厥、昏迷及循环衰竭。

（4）其他常见有胃肠道刺激症状如恶心、呕吐、腹痛、腹泻。

（三）诊断

（1）患者有食用含硝酸盐或亚硝酸盐制品的病史。

（2）短时间内出现口唇青紫及缺氧表现。

（3）实验室检查显示血液中高铁血红蛋白浓度增加。

（4）特效解毒剂如亚甲蓝等治疗有效。

（5）患者呕吐物，或现场食物中亚硝酸盐检测含量超标。

（6）需与其他能引起发绀的疾病鉴别 ①缺氧导致的血液中还原血红蛋白浓度增加（超过 50g/L）：通气或换气功能障碍，如气道梗阻、肺炎；先天性心脏病右向左分流，如法洛四联症。②异常血红蛋白衍生物（如高铁血红蛋白、硫化血红蛋白）浓度增加：其他氧化性物质如硝基苯、苯胺导致的高铁血红蛋白血症，或是先天性高铁血红蛋白血症；服用某些含硫药物或化学品后导致的硫化血红蛋白血症，此时亚甲蓝治疗无效，可通过分光光度计检测硫化血红蛋白的存在。

（四）急救措施

1. 一般治疗 ①及早通过催吐、洗胃、导泻、灌肠等方法清除体内尚未吸收的亚硝酸盐。②对症支持处理：常规予以吸氧提高氧分压，对出现缺氧性脑病的患者，可考虑高压氧治疗；对出现昏迷、肺水肿的患者，及时予以气管插管及机械通气支持；对低血压患者，积极补液扩容，必要时加用血管活性药物，同时应纠正心律失常。

2. 特效解毒剂 ①亚甲蓝（methylene blue），又名美蓝，适用于中到重度中毒患者。其为一种还原氧化剂，低剂量（1~2mg/kg）使用时对血红蛋白具有还原性：6-磷酸-葡萄糖脱氢过程中的氢离子（H^+）经还原型辅酶Ⅱ（NADPH），传递给亚甲蓝，使其转变为还原型的白色亚甲蓝，后者又将H^+传递给带Fe^{3+}的高铁血红蛋白，使其还原为带Fe^{2+}的正常血红蛋白，而白色亚甲蓝又被氧化为亚甲蓝，此过程可反复进行；高剂量（5~10mg/kg）使用时，其不能被完全还原为白色亚甲蓝，因而起氧化作用，将正常血红蛋白氧化为高铁血红蛋白。由于高铁血红蛋白易与氰离子（CN^-）结合形成氰化高铁血红蛋白，能暂时抑制CN^-对组织的毒性，可用于治疗氰化物中毒。具体用法：1%亚甲蓝 1~2mg/kg，加入 25%葡萄糖液 20~40ml稀释，10~15 分钟缓慢静脉注射。若 30~60 分钟后皮肤黏膜发绀不消退，可重复用药。②其他具有还原性的药物，如维生素C。

（蒋　臻　许树云）

第九节　急性乙醇中毒

乙醇（ethanol）俗称酒精，是无色、易燃、易挥发的一种液体，具有醇香气味，能够与水及大多数有机溶剂混溶。乙醇是常用的工业原料，常用作医疗溶媒或消毒，也是酒类饮料中的主要成分。机体一次摄入过量乙醇或酒类饮料可引起先兴奋后抑制的神经精神症状，严重者甚至出现呼吸抑制及休克，临床上称为急性乙醇中毒（acute ethanol poisoning）或称为急性酒精中毒（acute alcohol poisoning）。血液中乙醇的致死浓度一般为 87~152mmol/L（4000~7000mg/L）。纯乙醇 250~500ml 为大多数成人的致死量。对乙醇的反应个体差异很大，一般血中浓度达 3000mg/L 时可发生昏迷。

一、病　因

酒是含乙醇的最常见饮品。用谷类或水果发酵制成的酒通常含乙醇浓度较低，常以容量浓度（L/L）计，啤酒为3%~5%，黄酒12%~15%，葡萄酒10%~25%；蒸馏形成烈性酒，如白酒、白兰地、威士忌等一般含乙醇浓度约为40%~60%。大量饮用含乙醇高的烈性酒易引起急性中毒，醉酒为其常见表现。由于人体对乙醇的耐受量差异很大，故可以引起酒醉的乙醇摄入量相差也很大。偶有因吸入大量乙醇蒸气而至中毒者。

二、中毒机制

乙醇饮入后约80%在小肠上段被吸收。空腹饮酒时，1小时内乙醇吸收量约为60%，2小时内约为95%，但胃内有食物存在时可延缓乙醇吸收。乙醇在体内代谢快，吸收后的乙醇约有90%在肝内氧化代谢。约2%的乙醇直接由肺和肾排出。乙醇属微毒类，是中枢神经的抑制剂，过度饮酒可引起中毒。

（一）乙醇的代谢

乙醇进入体内0.5~3小时在胃和小肠内完全吸收，分布于体内所有含水组织及体液中，包括脑和肺泡中。血中乙醇浓度可直接反映全身的乙醇浓度。90%在肝脏内代谢、分解，其余10%乙醇经肾和肺排出。当乙醇进入肝脏内时，被乙醇脱氢酶氧化为乙醛，乙醛经醛脱氢酶氧化为乙酸，乙酸转化为乙酰辅酶A进入三羧酸循环，最后代谢为CO_2和H_2O。上述过程是限速反应，其清除率约为2.2mmol/（kg·h），成人每小时可清除乙醇约7g（纯乙醇9ml）。血中乙醇浓度下降速度约0.43mmol/h。大多数成人乙醇致死量为一次饮酒相当于含纯乙醇250~500ml的酒精制品。

（二）急性毒害作用

1. 中枢神经系统抑制作用 乙醇具有脂溶性，经血液循环进入大脑可迅速透过大脑神经细胞膜，并作用于膜上的酶而影响细胞的功能。小剂量出现兴奋作用，这是由于乙醇作用于大脑细胞突触后膜苯二氮䓬-GABA受体，从而抑制GABA对脑的抑制作用。随着乙醇剂量的增加，乙醇对中枢神经系统的抑制作用增强，由大脑皮质向下，通过边缘系统、小脑、网络结构到延髓；乙醇可作用于小脑，引起共济失调；作用于网状结构，引起昏睡和昏迷；极高浓度乙醇直接抑制延髓中枢引起呼吸或循环衰竭，甚至死亡。

2. 代谢异常 乙醇在肝细胞内代谢生成大量还原型烟酰胺腺嘌呤二核苷酸（NADH），使之与氧化型的比值（NADH/NAD）增高，甚至可高达正常的2~3倍。相继发生乳酸增高、酮体蓄积，导致代谢性酸中毒糖异生受阻和血糖降低。

（三）乙醇的长期耐受性、依赖性和戒断综合征

1. 耐受性 饮酒后产生轻松、兴奋的欣快感。长时间饮酒，产生耐受性，需要增加饮酒量才能达到原有的效果。

2. 依赖性 为了获得饮酒后特殊快感，渴望饮酒，这是精神依赖性。生理依赖性是指机体对乙醇产生的适应性改变，一旦停用则产生难以忍受的不适感。

3. 戒断综合征 长期饮酒后已形成身体依赖，一旦停止饮酒或减少饮酒量，可出现与酒精中毒相反的症状。机制可能是戒酒使酒精抑制GABA的作用明显减弱，同时血浆中去甲肾上腺素浓度升高，出现交感神经兴奋症状如多汗、战栗等。

（四）长期酗酒的危害

1. 营养缺乏　酒饮料中，每克乙醇可供给29.3kJ热量，但不含维生素、矿物质和氨基酸等必须营养成分，因而酒是高热量而无营养成分的饮料。长期大量饮酒后进食减少，可造成明显的营养缺乏。缺乏维生素B_1可引起Wernicke-Korsakoff综合征、周围神经麻痹等症状。个体对维生素B_1需要量增多的遗传性，也可能作为发病的原因。叶酸缺乏可引起巨幼细胞贫血。长期饮酒饥饿时，应补充糖和多种维生素。

2. 毒性作用　乙醇对黏膜和腺体分泌有刺激作用，可引起食管炎、胃炎、胰腺炎。乙醇在体内代谢过程中产生的自由基，可引起细胞膜脂质过氧化，造成肝细胞坏死，肝功能异常。

三、诊断要点

（一）急性中毒临床表现

一次性大量饮酒可引起中枢神经系统抑制等中毒症状，其表现与饮酒量和血乙醇浓度以及个人耐受性相关，临床上将急性中毒反应分为三期。

1. 兴奋期　血乙醇浓度达到11mmol/L（50mg/dl）时即感头痛、欣快、兴奋；血乙醇浓度达到16mmol/L（75mg/dl）时，健谈、饶舌、情绪不稳定、自负、易激怒，可有粗鲁行为或攻击行动，也可能沉默、孤僻；浓度达到22mmol/L（100mg/dl）时，驾车易发生车祸。

2. 共济失调期　血乙醇浓度达到33mmol/L（150mg/dl）时，肌肉运动不协调，行动笨拙，言语含糊不清，眼球震颤，视力模糊，复视，步态不稳，出现明显共济失调。浓度达到43mmol/L（200mg/dl）时，出现恶心、呕吐、厌倦。

3. 昏迷期　血乙醇浓度升至54mmol/L时，患者进入昏迷期，表现为昏睡、瞳孔散大、体温降低。血乙醇超过87mmol/L时，患者陷入深昏迷，心率增快、血压下降、呼吸慢而有鼾音，可由于呼吸、循环衰竭危及生命。

酒醉醒后可有头痛、头昏、无力、恶心、震颤等症状。上述临床表现见于对酒精尚无耐受性者。如产生耐受性，症状可能较轻。此外，重症患者可并发酸碱平衡失常、心律失常、心肌炎、电解质紊乱、低血糖症、吸入性肺炎、急性呼吸衰竭和急性肌病等症状。部分患者酒醒后突然出现肌肉肿胀、疼痛，可伴有肌球蛋白尿，甚至出现急性肾衰竭。

（二）戒断综合征

长期酗酒者，突然停止饮酒或减少酒量后，可发生下列4种不同类型戒断综合征的反应。

1. 单纯性阶段反应　在减少饮酒后6~24小时发病。出现震颤、焦虑不安、兴奋、失眠、心动过速、血压升高、大量出汗、恶心、呕吐。多在2~5天内缓解自愈。

2. 酒精性幻觉反应　患者意识清晰，定向力完整。幻觉以幻听为主，也可出现幻视、错觉及视物变形。多为被害妄想，一般可持续3~4周后缓解。

3. 戒断性惊厥反应　往往与单纯性戒断反应同时发生，也可在其后发生癫痫大发作。多数只发作1~2次，每次数分钟。也可数日内多次发作。

4. 震颤谵妄反应　常在停止饮酒后24~72小时后，也可在7~10小时后，患者出现精神错乱，全身肌肉出现粗大震颤或谵妄。谵妄是在意识模糊的情况下出现生动、恐惧的幻视，可有大量出汗、心动过速、血压升高等交感神经兴奋表现。

（三）体格检查

（1）呼出气有明显酒精味。

（2）有兴奋、言语不清、共济失调，或昏睡、昏迷。

（3）严重者可有抽搐、瞳孔散大、体温降低、心率增快、血压下降、呼吸减慢、或呼吸循环麻痹。

（四）实验室检查

（1）血气分析可见轻度代谢性酸中毒（BE<-3，CO_2CP<22mmol/L）。

（2）血电解质可见低钾（<3.5mmol/L）、低镁（<0.8mmol/L）、低钙（<2.0mmol/L）。

（3）肝功能异常（氨基转移酶>40U/L），血糖可降低或升高（<3.9mmol/L，或>6.1mmol/L）。

（4）心电图可见心律失常，甚至心肌损害，心肌酶谱可见异常。

（5）少数患者可见肾功能异常（尿素氮>7.1mmol/L，肌酐>108μmol/L），甚至急性肾功能衰竭。

（6）如有可能，予血液或呼出气酒精浓度检测证实。

（7）如疑有外伤，应做相应的影像学检查。

（五）诊断原则

饮酒史结合临床表现，如急性酒精中毒的中枢神经兴奋或抑制症状，呼气酒味；戒断综合征的精神症状和癫痫发作；血清或呼出气中乙醇浓度测定可作出诊断。

（六）分级标准

轻度中毒和中毒早期表现兴奋、欣快、言语增多、颜面潮红或苍白、步态不稳、轻度动作不协调、判断力障碍、语无伦次、眼球震颤甚至昏睡。

重度中毒可出现深昏迷、呼吸表浅或潮式呼吸，并可因呼吸麻痹或循环衰竭而死亡。重症患者瞳孔常缩小、体温和血压下降、脉搏减慢。

四、治　疗

（一）一般治疗

轻症患者无需特殊治疗，兴奋躁动的患者必要时加以约束以防止误伤。多饮糖水及酸性饮料，不主张饮咖啡和茶水，茶碱的利尿作用虽可加速乙醇排泄，但乙醇转化的乙醛未能分解即排出，影响肾脏功能。乙醇与咖啡因同样有兴奋大脑皮质的作用，酒与咖啡同饮可加重对大脑的刺激，出现神经及血管系统的病变。对中毒症状轻者注意保暖，防止误吸或吸入性肺炎，定时翻身，防止压迫性横纹肌溶解、坏死，导致肌红蛋白尿性急性肾衰竭。

（二）药物治疗

10%葡萄糖500~1000ml加入大剂量维生素C，同时给予利尿药以加速乙醇排泄，可给予能量合剂加维生素B_6及烟酸静脉滴注，肌内注射维生素B_1以加速乙醇在体内氧化。可静脉注射50%葡萄糖溶液100ml，预防低血糖的发生。昏迷者可用纳洛酮0.4~0.8mg加入葡萄糖液静脉注射，或用贝美格 50mg 加入葡萄糖液 10~20ml 静脉注射，或使用纳美芬治疗。狂躁兴奋者可肌内注射小剂量地西泮注射液（5mg），避免用吗啡、氯丙嗪、苯巴比妥类镇静药。有上消化道出血者，予 5%葡萄糖注射液 100ml+奥美拉唑 40mg，静脉滴注。

（三）透析治疗

当患者血乙醇浓度达到 500mg/d 左右、出现重度昏迷、或呼吸中枢抑制时，应紧急行透析治疗，以加快体内乙醇的排出。透析指征有：血乙醇含量>108mmol/L（500mg/dl）且伴酸中毒或同时服用甲醇或其他可疑药物。

（四）其他治疗

维持重要脏器的功能：①维持气道通畅，保证氧供，必要时行气管插管，机械通气。②维持循环功能，注意血压、脉搏，可静脉输入 5%葡萄糖盐水溶液。③监测心律失常和心肌损害。④保暖，维持正常体温。⑤维持水、电解质、酸碱平衡，血镁低时补镁。治疗 Wernicke 脑病，可肌注维生素$B_1$100mg。⑥保护大脑功能，应用纳洛酮 0.4~0.8mg 缓慢静脉注射，有助于缩短昏迷时间，必要时可重复给药。同时应注意昏迷患者此前是否同时服用其他药物。慎用镇静剂，使用镇静剂必须排除颅内疾病。疑有误吸，应予抗生素预防感染。

（高宏光　许树云）

第十章 环境与理化因素损害

人体容易受到外界有害环境因素的影响导致机体发病，在人类所处的生活环境中如物理（高温、低温、电流等）、化学（强酸、强碱等）和生物因素（虫、蛇、犬、猫等）为常见因素。环境与理化因素所致疾病的特点是病因明确，在同一时间可能有多人发病，有特殊的临床表现。临床诊断应考虑环境因素或接触史、临床表现和实验室检查，再与其他类似临床表现的疾病鉴别，综合分析判断。

治疗原则：①迅速脱离有害环境和危害因素。②稳定患者生命体征。③针对病因和发病机制治疗。④对症治疗。近年来，人们对环境有害物理因素对人体生理的影响及人体环境适应性和适应不全的危害等进行了深入研究，并取得了较大进展。此外，一些先进技术的应用，大大提高了中暑、电击伤、淹溺等疾病的救治水平，降低了致残率和病死率。

第一节 中 暑

中暑（heat illness）由于体温调节中枢障碍、汗腺功能衰竭和水、电解质丧失过多而引起的以中枢神经系统和（或）心血管系统功能障碍为主要表现的一组临床综合征。常发生在高温和湿度较大的环境中。

一、病因及发病机制

（一）病因

对高温环境的适应能力不足是致病的主要原因。在高温（一般指室温>35℃）环境中或炎夏烈日曝晒下，由于长时间工作或强体力劳动且无充分降暑降温措施时，易发生中暑。有时虽未达到高温，但由于湿度较高（>60%）和（或）通风不良，亦可发生中暑。中暑的常见诱发因素有：①环境温度过高：外界环境温度达到或超过皮肤温度。②产热增加：如从事重体力劳动、发热、甲状腺功能亢进和应用某些药物（如苯丙胺、麦角酰二乙胺等）。③散热障碍：如湿度较大、通风不良、过度肥胖、穿透气不良的衣服等。④汗腺功能障碍：见于硬皮病、应用阿托品或其他抗胆碱能神经药物、先天性汗腺缺乏症、广泛皮肤烧伤后瘢痕形成等。⑤其他：老年、体弱、疲劳、饮酒、饥饿，失水、失盐、精神紧张等也易发生中暑。

（二）发病机制

正常情况下机体体温一般恒定在37℃左右，在下丘脑体温调节中枢的调节下，机体的产热与散热维持相对平衡。机体的产热主要来自体内的氧化代谢过程，而散热主要依靠辐射、蒸发、对流和传导，从而维持体温的相对恒定。当周围环境温度超过机体皮肤温度时，辐射、传导和对流等散热方式不再起作用，出汗以及皮肤和肺泡表面的蒸发成为机体的散热途径。此时交感神经紧张度降低，小动脉舒张，皮肤血流量明显增加，不仅使较多的体热从机体深部被带到机体表层增加了皮温，增强了散热作用，而且也为汗腺提供了必要水分，通过发汗的形式散热。若在发汗时呼吸也增快增强，则更有利于热量及水分的散发。

然而当机体产热大于散热或散热受阻时，热量过度蓄积导致机体热平衡、水及电解质代谢紊乱，中枢神经系统及心血管系统功能障碍时即发生中暑。中暑有别于发热（fever），发热是指人体受到热源作用后体温调定点上升所发生的体温升高，而中暑是体温由于失控或调节障碍，被动地升高到42℃以上，超过了体温调定点水平的体温升高。

高温环境中人的散热方式主要依赖出汗。一般认为一个工作日的最高生理限度的出汗量为6L，但在高温环境中劳动者的出汗量可在10L以上。由于汗中含有钠盐，因此大量出汗使水和钠盐过多丢失，引起肌肉痉挛及疼痛，这就是热痉挛的发生机制。热衰竭的发病机制主要是由于人体对热环境不适应引起周围血管扩张、循环血量不足而发生晕厥。热衰竭亦可伴有过多的出汗、失水和失盐。热射病主要是由于人体受环境高温影响和体内热量不能通过正常的生理性散热以达到热平衡，致使体内热蓄积，引起体温升高；或在烈日曝晒下，强烈的日光穿透头部皮肤及颅骨引起颅内温度升高导致脑细胞受损，伤害的主要是头部，故也称为日射病。热射病在临床上分为劳力性和非劳力性两种类型。劳力性主要是在高温环境下内源性产热过多引起；非劳力性主要是在高温环境下体温调节功能障碍引起散热减少所致。

二、病理生理

中暑损伤主要是体温过高对细胞的直接损伤作用，体温可达42℃以上，可使蛋白质变性，其对机体细胞膜及细胞内结构的直接作用，导致线粒体氧化磷酸化发生障碍，细胞膜稳定性丧失，严重者可引起全身细胞产生不可逆的损伤和衰竭，影响到全身器官系统，引起多器官功能障碍。如体温超过50℃，数分钟后细胞即死亡。

（一）对中枢神经系统的影响

高热对大脑和脊髓的毒性作用能快速导致神经细胞死亡、脑水肿和局部出血、颅内压增高甚至昏迷。小脑Purkinje细胞对高热反应极为敏感，常发生细胞退行性变性，造成构音障碍、共济失调和辨距不良。

（二）对循环系统的影响

中暑早期，有不同程度的脱水，皮肤血管扩张引起血液重新分配，导致循环血流量不足，可发生晕厥；同时心输出量增多、心率增快而引起心脏负荷加重。直肠温度每升高1℃，心输出量每分钟增加3L。此外，持续高热能引起心肌缺血、坏死，从而引发心律失常、心功能障碍甚至心力衰竭，最终使心输出量降低，皮肤血管的血流量减少而影响散热，形成恶性循环。

（三）对水、电解质、酸碱平衡的影响

正常人出汗最大速率为1.5L/h，热适应后的个体出汗速率是正常人的2倍。大量出汗常导致水和钠丢失，引起脱水和电解质平衡失常。劳力性中暑患者，由于肌肉细胞严重受损或溶解，血钾、血磷常增高。

（四）对其他器官系统的影响

中暑时，肺血管内皮由于热损伤会发生急性呼吸窘迫综合征；直接热毒性和胃肠道血液灌注减少可引起急性胃黏膜病变而引发消化道大出血；严重中暑患者几乎都会发生不同程度的肝坏死和胆汁淤积，最终导致肝功能衰竭；剧烈运动引起中暑时，由于肌肉局部温

度增加、缺氧和代谢性酸中毒，常发生严重肌肉损伤、横纹肌溶解；由于严重脱水、心血管功能障碍和横纹肌溶解等，可导致急性肾功能衰竭；另外，中暑严重患者可出现不同程度的弥散性血管内凝血。

三、临床表现

（一）先兆中暑

先兆中暑是指在高温环境下活动一段时间后，出现头晕、头痛、口渴、多汗、全身疲乏、心悸、注意力不集中、动作不协调等症状，体温正常或略有升高（37.5℃以下）。若及时脱离高温环境，转移到阴凉通风处安静休息，补充水、盐，短时间内即可恢复。

（二）轻症中暑

除先兆中暑的症状加重外，出现面色潮红、大量出汗、脉搏细速、皮肤灼热、胸闷等表现，体温升高至38℃以上；或出现面色苍白、皮肤四肢湿冷、血压下降、脉率增快等早期周围循环衰竭的表现。如进行及时有效的处理，常于数小时内恢复。

（三）重症中暑

除具有轻症中暑的表现外，常伴有晕厥、昏迷、痉挛、高热，一日内不能恢复者称为重症中暑。临床又可分为热痉挛、热衰竭和热（日）射病，常混合出现。

1. 热痉挛 此类患者多见于青壮年，大多在高温环境下进行剧烈运动，大量出汗后出现阵发性、对称性的肌肉痉挛，主要累及骨骼肌，最多见于下肢双侧腓肠肌，亦可波及腹直肌、肠道平滑肌和膈肌，引起腹绞痛及呃逆，持续约数分钟后缓解，体温大多正常或仅有低热。肌肉痉挛可能与严重体钠缺失（大量出汗和饮用低张液体）和过度通气有关，可为热射病的早期表现。

2. 热衰竭 此型最多见，常发生于老年人、儿童及未能适应高温气候及环境者，严重热应激时，由于体液和体钠丢失过多引起循环容量不足所致。患者先有疲乏、无力、头痛、眩晕和恶心，继而有口渴、胸闷、面色苍白、冷汗淋漓、脉搏细弱或缓慢、血压偏低、直立性晕厥等脱水征象。体温可轻度升高，无明显中枢神经系统损害表现，重者可出现周围循环衰竭。热衰竭可以是热痉挛和热射病的中间过程，如不及时治疗可发展成为热射病。

3. 热射病 是一种致命性急症，高热（直肠温度≥41℃）、无汗和意识障碍为主要表现。常在高温环境中工作数小时或老年、体弱、慢性病患者在连续数天高温后发生。先兆症状有剧烈头痛、全身软弱、乏力、头晕、恶心、呕吐、出汗减少；继而体温上升，出现嗜睡、谵妄或昏迷。皮肤干燥、灼热、出汗，呈潮红或苍白；周围循环衰竭时有发绀。脉搏快，脉压增大，血压偏低，可有心律失常。呼吸快而浅，后期呈潮式呼吸。四肢和全身肌肉可有抽搐，瞳孔缩小，后期扩大，对光反射迟钝或消失。严重患者出现休克、心力衰竭、肺水肿、脑水肿、肝衰竭、肾衰竭和DIC。

四、实验室检查

（一）血常规

在重症中暑的患者中，外周血白细胞常有应激性增高，以中性粒细胞增高为主。

（二）小便常规

如患者合并有横纹肌溶解，小便中可有不同程度的蛋白尿、血尿、管型尿。

（三）血液生化

由于大量的出汗，患者常伴有血钠、血钾、血磷浓度降低，在热射病中常出现心、肝、肾等器官功能损害的实验室改变，出现天冬氨酸氨基转移酶（AST）、丙氨酸氨基转移酶（ALT）、乳酸脱氢酶（LDH）和肌酸激酶（CK）升高，血尿素氮、肌酐升高，如出现DIC，可出现凝血功能的异常。

（四）动脉血气

如患者出现呼吸急促，常伴有呼吸性碱中毒，如出现急性肾功衰可伴有代谢性酸中毒。

五、诊断与鉴别诊断

诊断依据：有高温环境中劳动和生活的病史，伴体温升高、肌肉痉挛和（或）晕厥、昏迷等临床症状。

在诊断中暑前，尚须与其他疾病鉴别。如热痉挛伴腹痛应与各种急腹症鉴别；热衰竭应与消化道出血或宫外孕、低血糖等鉴别；热射病必须与脑型疟疾、脑炎、脑膜炎、脑血管意外、甲亢危象、有机磷农药中毒、菌痢等疾病鉴别。

六、治　　疗

（一）先兆中暑与轻症中暑

应立即撤离高温环境，在阴凉处安静休息并补充清凉含盐饮料，即可恢复。疑有循环衰竭倾向时，可酌情给予葡萄糖盐水静脉点滴。体温升高者要及时行物理降温，可使用酒精或酒擦拭全身皮肤，或使用冰袋放在颈部两侧、双侧腋窝及腹股沟部，此区内有大血管通过，并且表浅，有利于降温后的血液流入内脏，也可用冷水喷淋全身，如有条件把身体浸于凉水中。

（二）重症中暑

1. 热痉挛与热衰竭　应迅速将患者转移到阴凉通风处休息或静卧。口服凉盐水或清凉含盐饮料，有周围循环衰竭者应静脉补给生理盐水、葡萄糖液和氯化钾，体温升高者及时行降温治疗。一般患者经治疗后30分钟到数小时内即可恢复。

2. 热射病　热射病的死亡率高，故需紧急抢救，应尽快采取各种降温措施，降温速度决定预后。通常应在1小时内使直肠温度降至38.5℃以下。

（1）降温治疗　①体外降温：为了使患者高温迅速降低，可将患者除头部外浸在4℃水浴中，并按摩四肢皮肤，使皮肤血管扩张和加速血液循环，促进散热。也可在头部、腋窝、腹股沟处放置冰袋，并用电扇吹风，加速散热。在物理降温过程中必须随时观察和记录肛温，待肛温降至38.5℃时，应立即停止降温，将患者转移到室温25℃以下的环境中继续密切观察，如体温又回升，可再次浸入4℃水中或冷水擦浴、淋浴。老年、体弱或有心血管疾病者不宜用4℃水浸浴。有条件者可使用冰帽和降温毯等。②体内降温：体外降温无效者，用冰盐水进行胃或直肠灌洗，也可用20℃或9℃无菌生理盐水进行血液透析或腹膜透析，也可将自体血液液体外冷却后回输至体内降温。③药物降温：与物理降温合用效果更好。氯丙嗪的药理作用是调节体温中枢功能、扩张血管、松弛肌肉和降低氧消耗、将氯丙嗪25~50mg稀释在500ml葡萄糖盐水或生理盐水中静脉点滴1~2小时，病情紧急时可用氯丙嗪及异丙嗪各25mg稀释于5%葡萄糖液100~200ml中，在10~20分钟内静脉点滴完毕。如肛温降至38.5℃时应暂停，如体温回升或用药后1小时体温仍未下降可重复应用。用药过程中要密切观察血压、神志和呼吸，如患者昏迷加深、呼吸抑制、血压明显下降（收缩压≤80mmHg）则应停药。有高热或超高热，但血压偏低及神志不清者，可试用纳洛酮救治。

（2）对症支持治疗　如患者以失水症状为主，需静脉滴注生理盐水或乳酸林格氏液；昏迷患者应保持呼吸道通畅，并给予吸氧，必要时气管插管；脑水肿和颅内压增高暂常规静脉输注甘露醇1~2g/kg；烦躁不安或抽搐者，可用地西泮10mg或苯巴比妥钠每次0.1~0.2g肌注；应用肾上腺皮质激素可以对抗高温引起的机体应激反应，同时对于防治脑水肿、肺水肿均有一定的效果；应用能量合剂和维生素以及脑细胞代谢活化剂；纠正水、电解质与酸碱平衡失调；发生DIC者酌情使用肝素；积极防治感染；如有肾功能不全或发生多脏器功能不全综合征，可及早血液净化治疗。

中暑若能够早期发现、及时正确处理，大多预后较好。体温升高的程度及持续时间与死亡率直接相关，肛温高于41.1℃、昏迷时间超过6~8小时或出现DIC是预后不良的表现。影响预后的因素主要还与神经系统、肝、肾和肌肉损伤程度及血乳酸浓度有关。体温恢复正常后，神经功能通常也很快恢复，但有些患者也可遗留有轻度神经功能紊乱；轻或中度肝、肾衰竭病例可以完全恢复；严重肌肉损伤者，中度肌无力可持续数月。

七、预　防

（1）暑热季节要加强防暑卫生宣传教育。炎热天气外出要有遮阳帽或伞，应穿宽松透气的浅色服装，避免穿着紧身绝缘服装；合理安排睡眠和饮食；在高温环境中停留2~3周时，应饮用含钾、镁、钙盐的防暑饮料，每日适量增加食盐的摄入。

（2）改善年老体弱者、慢性病患者及产褥期妇女的居住环境，居室要有良好的通风及降温、隔热条件。

（3）暑热季节要改善劳动及工作条件。对有心血管器质性疾病、高血压、中枢神经器质性疾病，明显的呼吸、消化或内分泌系统疾病和肝、肾疾病的患者不应从事高温作业。

（4）中暑恢复后数周内，应避免室外剧烈活动和在阳光下暴露。

（麦　超）

第二节　淹　溺

淹溺（drowning）又称溺水，是指人淹没于水或其他液体中，由于液体与污泥、杂草等堵塞呼吸道及肺泡，或因咽喉、气管发生反射性痉挛引起通气障碍而发生窒息和缺氧的状态。由此导致呼吸停止、心脏停搏而死亡称溺死。

一、病因及发病机制

（一）病因

淹溺多发生在青少年、儿童及老年人，是 15 岁以下孩子意外伤害的首位死因，大约 90%的淹溺发生于淡水，其中 50%发生在游泳池。常见原因：①因不慎落水且无溺水自救能力。②游泳时发生心脑血管疾病及其他意外疾病。③酒后游泳而不能自救，投水自杀。④意外事故如洪水灾害、翻船、水上运动、潜水和工程意外等。

（二）发病机制

1. 根据淹溺后气道的情况分为干性淹溺和湿性淹溺

（1）干性淹溺　少部分人入水后，因惊慌、恐惧等引起会厌、喉气管痉挛，导致气道阻塞，呼吸道和肺泡内很少或无水吸入，约占淹溺者的 10%。

（2）湿性淹溺　大多数人入水后，由于缺氧，喉部肌肉松弛而吸入大量水分，充塞呼吸道和肺泡发生窒息，约占淹溺者的 90%。

2. 根据吸入水分的性质不同淹溺又可分为淡水淹溺和海水淹溺

（1）淡水淹溺　淡水吸入最重要的损伤是肺损伤，少量吸入可引起肺毛细血管收缩，肺动脉高压；如果淡水吸入进一步增加，可使肺泡表面活性物质灭活，肺泡塌陷萎缩，肺顺应性降低，呼吸膜破坏，并发生通气/血流比例失调，造成全身缺氧，另肺泡内液体也妨碍正常气体交换，损害氧合作用。即使患者迅速复苏后，肺损伤过程也会继续进展，出现广泛肺水肿或微小肺不张。此外，淡水较血浆和其他体液渗透压低，水分经肺泡毛细血管迅速吸收到血液循环，使血容量增加及血渗透压减低，引起低钠、低氯和低蛋白血症；红细胞在低渗血浆中破碎，引起血管内溶血，导致高钾血症，引起心室纤颤而致心脏停搏；溶血后过量的游离血红蛋白堵塞肾小管，引起急性肾功能不全。

（2）海水淹溺　海水为高渗液，含 3%~5%氯化钠及大量钙盐和镁盐，较淡水在肺泡内停留时间长，不能吸收到血液循环，反而能使血液中的水进入肺泡腔，产生急性肺水肿，减少气体交换，出现低氧血症。此外，海水对肺泡上皮及肺毛细血管内皮细胞的化学损伤作用，能加速肺水肿发生，故低氧血症较淡水淹溺严重且持久。

人体溺水吸入淡水或海水后，尽管血容量、血电解质浓度和心血管功能变化不同，但都可引起肺顺应性降低、肺水肿、肺内分流、严重低氧血症和混合性酸中毒。有严重脑缺氧者，还可促使神经源性肺水肿发生。大多数淹溺者猝死的原因是严重心律失常。污水池、阴沟下水道、粪坑、腌菜池及沼泽地等是常见的硫化氢发生源。硫化氢是窒息性气体，因其比重（1.19）大于空气，易浓集于污水池表面，故当淹溺入粪水或污水中，除淹溺损害外，尚有硫化氢等化学物的刺激和中毒所致的病理损害。

二、病理生理

人淹没在水中，引起急性喉痉挛反射而致窒息，主要表现为缺氧，继之被迫深呼吸，吸入液体和颗粒性物质可引起化学性肺炎，损伤肺泡壁上皮细胞，并影响肺泡表面活性物质的分泌而产生斑片状肺不张。肺不张和通气不足肺泡区域的血流灌注可引起肺内动—静脉分流而加重缺氧。吸入的水越多，则表面活性物质的丧失、肺不张和缺氧程度越严重。

肺损伤严重时肺顺应性明显下降而变僵硬，可引起呼吸衰竭，此时可出现低氧血症、高碳酸血症伴呼吸性酸中毒，同时由于组织缺氧可出现代谢性酸中毒。低氧血症、组织缺氧及海水淹溺最终可导致肺水肿，甚至脑水肿。

根据吸入液体的性质和量的不同，电解质和血容量的改变程度不一。吸入海水时，引起轻度的高钠高氯血症，对生命不构成威胁。但当吸入大量淡水时，血容量会突然增加，引起严重电解质紊乱及溶血，甚至发生心力衰竭。淹溺者可在事故现场即因窒息或可能发生的室颤致死。临床上，通气不足比电解质紊乱和血容量改变更重要。

双侧肺脏含水量多、重量明显增加，并伴有不同程度出血、水肿、肺泡壁破裂。约70%溺死者呼吸道有呕吐物、泥沙或水生植物吸入；继发淹溺死亡病例有肺泡上皮细胞脱落、出血、透明膜形成及急性炎性渗出。肾脏镜检显示急性肾小管坏死性病变。

三、临床表现

淹溺患者临床表现个体差异较大，与淹溺持续时间长短、缺氧的时间及器官损害范围有关。

（1）喉痉挛早期 时间短即在喉痉挛早期（淹溺1~2min）获救，主要表现为一过性窒息缺氧的临床症状，神志清楚，有反射性呼吸暂停，有呛咳，呼吸频率加快，胸闷，血压升高，心率加快，肤色正常或稍苍白，四肢酸痛无力。

（2）在喉痉挛晚期（淹溺3~4min）获救则窒息和缺氧时间较长，可出现神志模糊或烦躁不安，因吸入大量水分而有剧烈呛咳呕吐，呼吸不规则或浅慢，血压下降，心跳减慢，反射减弱，皮肤湿冷，发绀，部分溺水者发生肺水肿。

（3）在喉痉挛期之后被救则水进入呼吸道、消化道，患者已处于昏迷状态，由于窒息患者面色青紫或苍白、肿胀、眼球凸出、四肢厥冷，测不到血压，口腔、鼻腔和气管充满血性泡沫，可有抽搐，呼吸、心跳微弱甚至停止。病程较长的获救者由于污水入肺而继发肺部感染，并发各种心律失常及肺水肿表现，心力衰竭、心室纤颤、ARDS、脑水肿、急性肾功能不全、溶血或贫血、DIC等。

（4）淹溺患者如合并有脑外伤、脊髓损伤（跳水时）和空气栓塞（深水潜水时），可出现相应的临床体征。胃内积水致胃扩张者可见上腹部膨隆。

四、实验室检查

（一）血、尿检查

淹溺者常有白细胞轻度增高。吸入淡水较多时，可出现血液稀释，甚至红细胞溶解，血钾升高，血和尿液中出现游离血红蛋白。吸入海水较多时，可出现短暂性血液浓缩，轻度高钠血症或高氯血症。无论淡水或海水淹溺，均罕见致命性电解质紊乱，但溶血或急性肾衰竭时可有严重高钾血症。重者可出现弥散性血管内凝血的实验室监测指标异常。

（二）动脉血气分析

约75%病例有明显混合性酸中毒；几乎所有患者都有不同程度的低氧血症。

(三)心电图检查

心电图的常见表现有窦性心动过速、非特异性ST段和T波改变,通常数小时内恢复正常。出现室性心律失常或完全性心脏传导阻滞时,提示病情严重。

(四)X线检查

常显示斑片状浸润,有时出现典型肺水肿征象,有的亦可出现肺不张表现,住院24小时吸收好转或进展恶化。约有20%病例胸片无异常发现。疑有颈椎损伤时,应进行颈椎X线检查。

五、诊 断

诊断依据:有明确的发病前被水淹溺的病史,典型的不同程度的缺氧的临床表现。同时,仔细询问病史和查体,警惕有无头部和脊髓损伤。对于潜水员及深水游泳者发生淹溺时,应仔细鉴别其溺水前有无减压不当等因素,是否合并有减压病。

六、治 疗

淹溺最主要的病理生理变化是缺氧,缺氧的时间和程度是决定预后的主要因素,必须进行及时有效的现场抢救。急救人员应现场开始早期复苏,在持续心肺复苏下转送到医疗机构。

(一)现场与院前急救

1. **现场施救** 尽快将溺水者从水中救出,迅速清除口鼻腔中污水、污物、分泌物及其他异物,保持气道通畅。有呕吐者,则将其头部偏向一侧,用手指、手帕或吸引的方法去除呕吐物。吸入海水者,高渗性液体使血浆渗入肺部,此时应尽快采取头低俯卧位,下腹垫高,拍打背部行体位引流;如为淡水淹溺,低渗性液体很快渗入血液循环,肺内残留不多,因此不宜长时间进行体位引流,以免延误心肺复苏。

2. **心肺复苏** 呼吸心跳停止者应及时进行心肺复苏。即刻行口对口人工呼吸,有条件时,建立人工气道予机械通气,并积极供氧,同时行胸外心脏按压等。面罩给氧,必要时气管插管,机械通气。

3. **其他措施** 建立静脉通道,保暖。搬运过程中,注意有无头颈部损伤,怀疑有颈部外伤时应注意固定颈椎。迅速将病人转运到医院,病人转运过程中不应停止心肺复苏。

(二)医院内处理

1. **进一步生命支持** 对于呼吸、心跳停止者入院后应在基本生命支持的基础上,迅速采用必要的辅助设备及特殊技术来巩固、维持有效通气和血液循环。同时进行各项生命体征监测,积极进行脑复苏。

2. **纠正水、电解质及酸碱平衡紊乱** 淡水淹溺时,适当限制入水量并积极补充氯化钠溶液,可输注2%~3%高渗盐水500~1000ml,如输液后血钠仍<100mmol/L,可3~6h内重复一次,同时积极纠正高血钾。海水淹溺时,由于大量液体渗入肺泡腔,血容量偏低,此时不宜限制液体的补充,但禁用盐水,可用5%葡萄糖或血浆、全血交替静脉输注。血钙不足时可应用葡萄糖酸钙。静脉滴注碳酸氢钠以纠正代谢性酸中毒,进一步治疗依据血气分

析而作调整。

3. 脑复苏 对于心肺复苏成功后意识不恢复的患者应立即进行脑复苏，静脉输注甘露醇等降低颅内压，减轻脑水肿，有条件者可使用冰帽等。

4. 其他 如溶血明显则宜输血，输血有助于增加血液携氧能力，纠正溶血及补充血容量。吸入淡水或海水大多为污水，须应用抗生素防治感染。激素可用于防治肺水肿、脑水肿、ARDS及溶血等。如体温过低，可酌情采用体外和体内复温措施。抢救过程中应密切注意尿量的变化，以排除肾功能受损的可能。所有较轻淹溺者应收住监护病房观察24~48小时，预防发生ARDS。无低氧血症或神经系统并发症者，出院随访。

溺水后存活的关键因素是溺水的时间、水温、溺水者年龄及复苏抢救的速度。最初1小时治疗有效，神志恢复者预后好；心肺复苏后立刻出现自主呼吸者神志恢复可能性较大。如沉溺在冷水中，由于溺水反射使得心跳减慢，外周血管收缩，这样可使得更多的动脉血供应心脏和大脑；同时低温时组织耗氧减少，延长了溺水者的可能生存时间，对长时间浸没于极冷冰水的溺水患者中偶尔可得到神经系统功能恢复的成功复苏，因此即便沉溺时间较长，也应积极抢救。

七、预 防

（1）加强宣传游泳安全知识，游泳前做准备活动避免腓肠肌痉挛，结伴下水活动。

（2）在海滩、水池边等地需照看好儿童，不应该让婴儿、儿童、老人及残疾人独自留于浴池中。

（3）不会游泳者在可能落水的情况下应穿上救生衣。

（4）当发生溺水时，不熟悉水性时可采取自救法：除呼救外，取仰卧位，头部向后，使鼻部可露出水面呼吸，呼气要浅，吸气要深，千万不要慌张，不要将手臂上举乱扑动，而使身体下沉更快；会游泳者，如果发生小腿抽筋，要保持镇静，采取仰泳位，用手将抽筋的腿的脚趾向背侧弯曲，可使痉挛松解，然后慢慢游向岸边。

（5）加强水上作业人员的安全和急救知识教育，成人及12岁以上的儿童应熟悉心肺复苏基本技术。

（麦 超）

第三节 电 击 伤

电击伤（electrical injury）俗称触电，是指超过一定剂量的电流或电能量（静电）通过人体，引起组织损伤、功能障碍或发生呼吸心脏骤停而死亡。电击伤包括低压电击伤（≤380V）、高压电击伤（>1000V）和超高压电击伤（10000万V或雷击）三种类型，临床上以低压电击伤多见。触电者以电击损伤为主要表现，可复合存在骨折、内脏损伤等其他表现。

一、病因及发病机制

（一）病因

绝大多数电击伤发生于男性青少年和电工。人体触电的原因常见于：①主观因素：违反用电操作规程、违规带电作业;缺乏安全用电常识,私拉乱接电线、自行检修电线电器、利用电线晾晒衣服、用湿手接触电器、救护时直接用手去拉触电者、雷雨时在大树下躲避或在旷野行走等。②客观因素:电器漏电,电线老化破损,高温、高湿、化学腐蚀剂致使电器绝缘性能降低,或是某些原因误碰电源等。③自然灾害:地震、火灾、暴风雪、海啸等使电线断落。④自杀或他杀案件。

常见的触电方式有三种:①单相触电:人体某一部分接触一相带电体。电流通过人体、大地成为回路,形成电流环形通路。②双相触电:人体某一部分介于同一电源两相带电体之间并形成回路。③跨步压触电:当带电体接触地时,有电流向大地扩散,其电位分布以接地点为圆心向圆周扩散,在不同位置形成电位差,若人站在该区域内,则双脚形成之间的电压差,称为跨步电压,由此引起的触电称为跨步电压触电。人离接地体愈远,跨步电压愈小,与接地点距离超过20米,跨步电压接近与零。

(二)发病机制

电流通过产热和电化学作用使细胞膜内外的离子水平发生变化,从而可导致人体器官的生理功能障碍(如惊厥、心室纤颤、呼吸中枢麻痹或呼吸停止等)和组织损伤(如烧伤、凝固性坏死、溶血、肌肉和肌腱撕裂、骨折等)。人体在电流通过时就成为电路中部分导体,发生电击伤。

电击损伤对人体危害程度取决于电流类型、电流强度、电压、电阻、频率、通电径路及接触时间等。

1. **电流类型** 电流分交流和直流两种类型,交流电大于直流电损害,在相同电压下交流电更易导致心室纤颤。此外,交流电常引起肌肉持续性痉挛,阻止了患者脱离电路。

2. **电流强度** 电流强度越大产生的热和化学效应就越大,它在很大程度上决定了组织损伤的程度。以交流电为例,现已证明,多数人能忍受1mA的电流,接触5mA电流时有刺痛感;15mA电流则刺激神经和肌肉,引起肌肉强直性收缩、呼吸困难;若60mA的电流通过心脏足以导致室颤;100mA的电流经过脑组织可致延髓损伤,呼吸和心脏停搏。

3. **电压** 电压越高,电能越大,电流穿透机体的力量越强,对人体的损伤越重。低压电击伤很少能引起皮肤的烧伤,但可发生心室纤颤致死,猝死的原因是由于小电流直接作用于心肌,落于心脏易损期引起心室纤颤;超高压电产生电弧温度约为2000~4000℃,常引起严重的电烧伤和内电流损伤,能迅速使组织"炭化",通过直接接触、传导、弧光和继发点燃引起大量组织损伤、破坏,波及延髓导致呼吸和心脏停搏。

4. **电阻** 身体不同组织的水分和电解质含量不同,电阻大小也不同。电阻依次增高的组织为神经、血管、肌肉、内脏、皮肤、肌腱、脂肪和骨骼。组织电阻低的通过电流强度越大,损伤越大。人体的电阻主要集中于皮肤,皮肤电阻大小与其状态密切相关:干燥、角化良好的完整皮肤电阻可达20万~30万Ω/cm^2,足跖和手掌表皮层较厚,干燥时电阻可达200万~300万Ω/cm^2;湿而薄的皮肤约为500Ω/cm^2,皮肤裂开或破损时,电阻可降至300Ω/cm^2。

5. **频率** 交流电以50~60Hz最危险,可产生致命的室颤。若频率超过2000Hz则危险性反而减少,如高频治疗机频率高达10万Hz,对人体毫无危害。

6. **通电径路** 电流通过人体的途径不同与对人体造成的伤害也不同。同样强度的电流只流过肌肉、肌腱等组织时,可能造成重度电灼伤甚至局部炭化,对生命的危险性相对较小；但若电流经心、脑、延髓、脊髓等重要组织和器官时，常产生致命后果。电流经过双手时的猝死发生率约为经过手和脚时的3倍。如果电流经心导管或起搏器到心脏，不足1mA也可引起心室纤颤。电流进入人体最常见的入口部位是手部，其次是头部，常见的出口部位是足部。

7. 通电时间 电流通过人体的时间长短直接与电击伤的程度成比例，因为较长时间的触电易引起内部电流产热造成组织破坏。如高压电流通过人体时间<0.1s，不致引起死亡；超过1s，可能导致死亡。

二、病 理 生 理

对触电引起当场死亡者进行尸检仅见烧伤和广泛的瘀点状出血，如果患者能生存数天或更长时间，死后尸检可发现骨骼、大血管、肌肉、脊髓、脑组织局灶性坏死，其中因大量组织破坏后发生肾功能衰竭者，可发现肾小管坏死。

电流对人体的损伤分为直接的局部作用和全身作用。①电能转化产生高温，引起组织损伤、充血、水肿、炭化。②电流通过人体组织影响细胞除极化（depolarization）。如电流通过大脑、延脑时影响神经细胞的去极化而致神志改变，呼吸、心脏骤停；通过心脏影响传导系统时发生传导障碍；作用于骨骼肌、呼吸肌，可发生强直性痉挛；直接作用于血管，使血管壁水肿、坏死、变性、血液凝固，形成血栓，血液循环障碍。当损伤严重，肌肉广泛变性坏死时，常产生大量肌红蛋白，继发严重酸中毒、高钾血症，最终可致急性肾功能衰竭、急性呼吸窘迫综合征、心功能不全等。研究表明，电场对细胞膜有一种微孔作用（electroporation），使细胞膜产生四烯酸等代谢产物，对组织进一步损伤。电场本身也有细胞损伤作用，可使钠泵失效、能量产生障碍等一系列改变，引起组织继发性改变。

三、临 床 表 现

（一）全身表现

临床表现取决于多种因素，根据临床表现的轻重，在临床上分为轻型和重型。轻型患者出现头晕、心悸、面色苍白、四肢乏力、表情呆愣、呼吸急促、惊恐不安，并可能有肌肉疼痛，皮肤灼伤处疼痛等。

重型患者神志不清，呼吸不规则，心率加快，心律不齐，或伴有抽搐，休克。由低电压电流引起室颤时，皮肤苍白，听不到心音，触不到脉搏，开始时尚有呼吸，数分钟后呼吸即停止；高压电流引起呼吸中枢麻痹时，病人昏迷，呼吸停止，但心搏仍存在，血压下降，面色青紫；也有电击后呈极微弱的心搏和呼吸的"假死状态"（即人体主要生理功能如心搏呼吸等，处于极微弱或暂停的一种状态，外表看来似乎已经死亡），假死并非由室颤引起，主要由于延髓受抑制或呼吸肌痉挛所致，因此不可轻易放弃对触电患者的抢救。此外，由于大肌群强直性收缩可发生脊柱压缩性骨折或肩关节的脱位，由高处坠落可发生其他肢体的骨折和脏器的损伤。

（二）局部表现

主要为电流通过产热引起的电热灼伤，主要累及进出口和通电径路上的组织。触电部位皮肤表现常较轻微，但通路上的深部组织烧伤可达肌肉、神经、血管甚至骨骼等。受伤早期常难以从外表确定损伤的范围和程度，24~48 小时后周围组织开始出现红肿等炎症反应，一周或数周后逐渐出现坏死、出血、感染甚至败血症。

（三）电击伤的并发症和后遗症

1. 心脏损伤 大量组织的损伤和溶血可引起高钾血症，酸中毒，引起心脏传导障碍和心律失常，同时电击也可直接造成心肌损害。高压电击伤特别是雷击时，常引起心脏停搏和呼吸停止，如不及时复苏则会死亡。电击伤后 24~48h 常出现神经源性肺水肿，10%~30%患者有心肌和传导系统损害，心电图显示心律失常、心肌梗死和非特异性ST段降低。大多数心律失常发生在电击后 24~48h，多为一过性严重室性心律失常，传导障碍和梗死图形为持续性。

2. 神经系统 电击后数日或数周在远离电击伤部位可出现中枢和外周神经系统病变：上升性或横断性脊髓炎、多神经炎综合征。运动神经较感觉神经损伤常见，相关异常仅有部分缓解。电击后立刻出现的脊髓症状往往是暂时的，容易恢复。延迟发生的脊髓损伤常为持久性的或部分好转。复苏后幸存者可遗留有定向力丧失和癫痫发作。

3. 肾脏损伤 皮肤和组织烧伤处丢失液体过多时可出现低血容量休克。电击对肾脏的直接损伤，大量肌肉坏死产生肌球蛋白尿，溶血后产生血红蛋白尿等都可损伤肾小管导致急性肾衰竭，早期出现少尿、无尿或红棕色尿。大量组织的损伤、溶血和急性肾衰竭可引起致命性高钾血症。

4. 其他损伤 肌肉的强烈收缩和抽搐的机械暴力可致四肢关节脱位和骨折，脊柱旁肌肉强烈收缩甚至可引起脊柱压缩性骨折；大约半数的电击伤患者有单侧或双侧鼓膜破裂；少数患者可出现胃肠功能紊乱、肠穿孔、胆囊坏死、胰腺坏死、消化道出血；视力障碍，单侧或双侧白内障；凝血功能障碍、DIC等。

（四）闪电损伤

闪电击中后强大的电流流过人体，这个过程中产生的热效应和生物效应是造成伤害的主要原因，由于人体有一定的电阻，强大的电流流经过人体时在瞬间会产生大量的热，使得人体皮肤以及内部器官碳化，而生物效应则是电流流过心脏时会立刻发生心室纤颤，导致心脏停搏。当人被闪电击中时，心跳呼吸常立即停止，皮肤血管收缩呈网状图案，为闪电损伤特征。继而出现肌球蛋白尿，其他临床表现与高压电击伤相似。

四、实验室及辅助检查

（一）实验室检查

1. 尿常规 重型的电击伤患者，如有组织大量的坏死、溶血或肾脏的直接电击伤时，可出现肌红蛋白尿及血尿。

2. 血液生化检查 大量组织的损伤和溶血可引起高钾血症，有少部分患者受损伤 2~4 周内可出现不明原因的低血钾；合并有肌肉和心脏损伤患者早期可出现CK以及同工酶CK-MB，LDH、GOT的活性增高，若肌肉损伤严重CK、LDH可明显增高；如有急性肾功衰的患者，则有尿素氮和肌酐的明显升高。

（二）心电图

心室纤颤是低压触电后后最常见的心电图表现，也是伤者的最主要的死因。另外，可见心动过缓，心动过速，传导阻滞或房性、室性期前收缩，ST—T段改变等，特别是频发或呈多源性室性期前收缩时，易转化为室速或室颤。

五、诊断与鉴别诊断

诊断依据：有明确的触电或雷（电）击病史，查体可见电击伤的局部特殊的灼伤表现和全身临床表现，实验室检查中有高钾血症、肌红蛋白尿及血尿。如病史不明确的危重患者，需要与心脑血管疾病以及中毒等进行鉴别。另外，患者因为电击可能导致晕厥甚至昏迷而造成机体的"二次伤害"，诊断时要仔细查体，警惕肢体的骨折、内脏的损伤。

六、抢救与治疗

（一）现场抢救

1. 脱离电源　首要任务是迅速切断电源，应争分夺秒。按当时的具体环境和条件采用最快、最安全的办法切断电源或使患者脱离电源，一般有下述几种方法。

（1）关闭电闸　若电闸就在附近，立即将其关闭是最简单、安全而有效的行动；并尽可能把保险盒打开，总电闸扳开，并派人守护总电闸，以防止忙乱中第三者重新合上电闸，导致他人触电。

（2）挑开电线　对于高处垂落电源线触电，电闸不在附近，可用干燥木棒或竹竿挑开电源线。并注意挑开的电源线要放置好，避免他人触电。

（3）斩断电线　若在野外或远离电闸的地方，尤其是下雨时，不便接近触电者或挑开电源线者；或高压输电线断落，可能附近电场效应而会产生跨步电压者。应于 20 米以外斩断输电线（注意：斩断端的电线又可能触地形成新的中心，形成跨步电压，导致救护者触电），所用的利器因地制宜选用，如绝缘钳子、干燥锄头、铲子、有干燥木柄的刀、斧等。

（4）拉开触电者　如上述方法都不易用上，可用干木棒将触电者拨离触电处。如触电者趴在漏电的机器上，可用塑料绳、干绳子或衣服拧成带子，套在患者身上，将其拉出。

另外，还需注意以下几点：①必须严格保持自己与触电者的绝缘，包括不直接接触触电者，选用的器材必须是有可靠的绝缘性能。若对所用器材绝缘性能无把握，则应在操作时脚下垫放干燥的木板、厚塑料块等绝缘物品，使自己与大地绝缘。②在雨天、野外抢救触电者时，一切原先有绝缘性能的器材都因淋湿而失去绝缘性能，需注意安全。③野外高压电线触电，注意跨步电压的可能性并予以防止，最好是选择 20 米以外进行切断电源；确实需要进出危险地带，需保持单脚着地的跨跳步进出，绝对不容许双脚同时着地。

2. 心肺复苏　一旦脱离电源，对呼吸微弱或不规则、停止，但心搏尚在者，应立即行人工通气和（或）胸外心脏按压，并应同时准备行气管插管。对心搏停止者应立即行胸外心脏按压，并尽早使用胸外直流电除颤。另外，因为电击后可能存在"假死"状态，不可轻易放弃心肺复苏。

（二）院内处理

1. 进一步生命支持　对于心脏停搏的患者入院后应迅速采用必要的设备及技术来维持有效通气和血液循环，心肺复苏的同时应同时进行脑复苏，可头部放置冰袋降温，静脉内滴注20%甘露醇溶液、应用激素等方法,均可提高复苏和急救的成功率。

2. 加强监护和纠正各种心律失常 对轻型电击伤患者应该在心电监护下观察1~2天;对重型患者,在抢救过程中,除心电监护外,还应监护呼吸、血压、血氧饱和度、血气分析、留置尿管监测尿量、监测肝肾功能、凝血功能和血电解质等。如发现严重的致死性的心律失常必须及时纠正,必要时进行胸外直流电复律。

3. 抗休克治疗 电击伤常有电休克、烧伤休克、创伤性休克三种因素同时存在,电烧伤时常常深部组织破坏严重,因此补液量较同等面积的烧伤病人为多。合并有严重心肌损伤或伴有颅脑损伤患者,输液量应适当限制,以防止心力衰竭、肺水肿和脑水肿的发生。

4. 急性肾衰竭的预防和处理 触电伴有电灼伤时,在复苏治疗不充分,通气不足情况下,深部受损组织,特别是坏死肌肉可释放出大量毒性物质和肌红蛋白、血红蛋白,在酸中毒情况下更易沉积和堵塞肾小管,导致急性肾功能衰竭的发生,必须早期应用利尿剂。一旦发现有血红蛋白尿者,应及时用甘露醇等利尿剂,使尿色变清,并且同时碱化尿液。对已发生急性肾功能衰竭者,即可采用血液透析或腹膜透析治疗。

5. 外科问题处理 对于广泛肢体烧伤,肢体坏死或骨折者,给予相应的处置。高压电击伤时,深部损伤组织中大量液体渗出,筋膜下水肿明显,压力升高,应根据具体情况在循环稳定后24~48h内进行清创处理、切开减压或截肢。对于肢体电击伤后深部组织损伤情况不明的患者,可应用动脉血管造影或^{99m}Tm焦磷酸盐肌扫描术检查,以指导治疗。预防感染,由于深部组织的损伤、坏死,伤口需要暴露疗法,并常规注射破伤风抗毒素,选用有效抗生素防治继发感染,特别要注意厌氧菌感染的防治。

6. 其他 预防上消化道出血,防治DIC,对症及加强营养支持治疗。

(赵世桥)

第四节 强酸强碱损伤

一、强酸类损伤

强酸损伤是指强酸因为各种原因经呼吸道、皮肤或消化道进入人体,导致局部充血、水肿、坏死和溃疡,甚至管腔脏器穿孔,最后形成瘢痕、狭窄和变形,以及进入血液后引起的全身内脏器官的损害。

(一)病因

主要致病原因多为误服或自杀,其次也可因意外吸入大量酸性烟雾,皮肤被溅洒等。强酸为腐蚀性化学物,常用于化学、制药等工业,家庭的去污剂及擦亮剂。常见的强酸包括硫酸、盐酸、硝酸三种无机酸,有强烈的刺激和腐蚀作用。另外,弱酸中的氢氟酸、铬酸以及有机酸中的醋酸、蚁酸、草酸等其腐蚀作用虽然较硫酸、硝酸为弱,但高浓度时其对人体的腐蚀作用亦强。

(二)发病机制

强酸可经皮肤、消化道、呼吸道进入体内,经血循环分布到全身,造成中毒性损害,尤以肝、肾损害明显。强酸的主要毒害作用是导致机体与之相接触的组织蛋白质凝固,造成凝固性坏死，接触局部可发生充血、水肿、坏死和溃疡，严重时引起脏器穿孔，肝、肾常有脂肪变性和坏死。急性期后可引起受损的组织、器官形成瘢痕、狭窄或畸形。

强酸损伤的严重性与其浓度、接触时间、剂量和温度有关，其腐蚀损伤的机制是当强酸接触皮肤黏膜后电离出氢离子使皮肤和黏膜接触部位的组织细胞脱水，造成组织蛋白凝固性坏死，呈界限明显的溃疡，并形成结痂。

（三）临床表现

临床表现与强酸的种类、浓度、接触的部位、接触时间长短、接触的面积密切相关。

1. **皮肤损伤** 皮肤接触者，可因腐蚀引起充血、水肿、坏死、溃疡、疼痛难忍，皮肤上覆盖不同颜色的痂皮，硫酸为黑色或棕黑色，盐酸为灰棕色或棕色，硝酸为黄色或白色。可有三度烧伤样病变表现，局部凝固性坏死、溃疡或结痂。

2. **消化道损伤** 经口腔误服强酸中毒者，立即感到口腔、咽部、肋骨和腹部剧烈的灼热性疼痛，并可见口腔皮肤黏膜灼伤、坏死或溃疡。消化道灼伤，引起剧痛、严重者出现消化道穿孔以及穿孔后引起的腹膜炎。强酸在胃内可引起胃幽门强烈收缩，出现恶心、剧烈呕吐，吐出棕色或带血的腐烂黏膜，呕吐时含酸高的胃液反流可对食管造成再次损伤。含强酸的胃液进入肠道与碱性肠液中和产热可致肠道局部损伤。另外还有腹泻、口渴、吞咽困难、喉头水肿或痉挛，甚至窒息。口服中毒还可造成少尿、尿闭，酸类吸收入血后可致代谢性酸中毒及肝、肾功能受损、昏迷、呼吸抑制、休克。在病程后期，患者可发生食管、幽门和肠道狭窄性梗阻。

3. **呼吸道吸入损伤** 酸雾吸入中毒可有呛咳、咳泡沫或血性痰，并可发生喉头水肿、痉挛、支气管痉挛、气促、胸闷、发绀、窒息、肺炎及肺水肿等。吸入高浓度强酸烟雾，呼吸中枢受到抑制而发生所谓"闪电型中毒"，并迅速因呼吸困难和窒息而死亡。

4. **眼部损伤** 眼部受到强酸的刺激和腐蚀后，可引起眼睑水肿，眼球炎症，角膜浑浊穿孔、视力减退、全眼炎甚至失明。

5. **心理损害** 患者极度痛苦，尤其出现食管狭窄不能进食者，再加上经济的负担，极易产生悲观绝望情绪。由于强酸可以使人体遭到严重损伤和皮肤损伤，患者焦虑、恐惧，害怕自身形象受到破坏，害怕遗留严重不良后果。

（四）诊断

根据强酸接触史及典型的临床表现可作出诊断。

（五）治疗

急救人员应穿戴用耐酸材料制成的防护服、防护手套、防护眼镜、防护面罩等防护用品后再进入现场，然后迅速将患者脱离现场再行处理。

1. **皮肤损伤的处理** 立即除去被污染的衣服，保持安静，注意保暖。用柔软或清洁的棉布先吸去皮肤上的强酸，以大量流动清水进行冲洗，至少冲洗15~20分钟以上，再用2%~5%碳酸氢钠溶液洗涤10~20分钟或2.5%氧化镁溶液或镁乳（75%氢氧化镁混悬液）、石灰水的上清液、极稀的肥皂水等冲洗，然后用0.1%苯扎溴铵、生理盐水或清水反复清洗创面，直到冲洗干净。冲洗时应特别注意对特殊部位如眼、头面、手、会阴的冲洗，之后再按照处理烧伤创面的方法来处理创面。

2. **眼部损伤处理** 眼睛灼伤者要尽量翻开眼睑冲洗，冲洗得越早越彻底越好，否则会因残余毒物导致进一步损害。

(1) 冲洗　选用清水或生理盐水冲洗30分钟以上，再以2%碳酸氢钠或生理盐水冲洗，疼痛明显者可用0.5%丁卡因眼药水滴眼。

(2) 预防虹膜睫状体粘连　1%阿托品眼药水或眼药膏、10%去氧肾上腺素（新福林）眼药水扩瞳（青光眼者忌用），口服乙酰唑胺0.25g/天预防继发性青光眼。

(3) 结膜、角膜水肿者用高渗葡萄糖液加维生素B_6和维生素C混合液滴眼，同时以抗生素和可的松眼药水或眼膏点眼。

3. **消化道损伤的处理**　严禁洗胃和催吐，以免加重损伤或引起胃穿孔。可选用2.5%氧化镁溶液、75%氢氧化镁混悬液（镁乳）、石灰水的上清液（约含0.17氢氧化钙）、氢氧化铝凝胶，以上药品或溶液每次100ml，或用200ml的牛奶、豆浆、蛋清、植物油等口服。禁用碳酸氢钠洗胃（或口服），以免产生大量二氧化碳致腹胀，而增加胃穿孔的危险。考虑有食管灼伤时，为了预防消化道瘢痕形成及狭窄，可在误服强酸2~3日后酌情使用肾上腺皮质激素，并考虑及早施行食管扩张术。

4. **吸入损伤的处理**　当强酸烟雾所致的急性呼吸道损伤时可用2%~5%碳酸氢钠溶液雾化吸入，必要时给氧。如刺激症状明显咳嗽频繁，并有气急、胸闷等症状，可以0.5%异丙基肾上腺素1ml及地塞米松2mg雾化吸入。当并发肺炎、肺水肿时应予以抗感染及对症处理。若发生喉痉挛、喉头水肿导致窒息时应立即进行气管切开，必要时应用呼吸机支持治疗。

5. **其他治疗**　有脱水体征时，应在静脉输液中加入1/6mol乳酸钠等溶液以纠正脱水；因草酸中毒发生手足抽搐症时，静脉缓注10%葡萄糖酸钙；因硝酸等中毒发生高铁血红蛋白血症时，应用适量亚甲蓝，疼痛明显者可用吗啡或哌替啶等镇痛剂，必要时做气管切开术及胃造口术；合并肝、肾损害的应进行相应的处理。

6. **心理护理**　由于此类患者极度痛苦，尤其出现食管狭窄不能进食者，再加上经济的负担，极易产生悲观绝望情绪。因此，应加强与患者的沟通，取得患者的信赖，及时给予疏导和心理支持，树立战胜疾病的信心和生活的勇气，实行24小时监控，防止患者的过激行为。

二、强碱类损伤

(一) 病因

强碱类损伤原因多为经口自服或误服，皮肤及黏膜、眼直接接触，氢氧化铵挥发生成的氨可经呼吸道吸入。强碱为钾、钠、钙、铵、钡的氢氧化物及碳酸钠、氟化钠等的总称，其中以氢氧化钠、氢氧化钾、氧化钠、氧化钾等碱性最强；碳酸钾、碳酸钠、氧化钙、氢氧化钙、氨水、氢氧化铵等的碱性略弱。这些化合物均为强电解质，易溶于水、醇类及甘油等，对人体有强烈的刺激性和腐蚀性。强碱类化合物多为固体或液体，仅有氢氧化铵易发挥发。

(二) 发病机制

强碱较强酸的腐蚀性更强，可迅速吸收组织水分，溶解组织蛋白，生成易溶性胶状碱性蛋白盐，与脂肪酸作用则皂化生成肥皂，损坏细胞膜结构，导致组织坏死，结构破坏。

由于组织易溶,碱类可深入组织深层,破坏易于扩散,所以碱灼伤往往较深。形成坏死性、甚而不易愈合的溃疡。经消化道进入者可引起胃肠穿孔。当空气中含高浓度的氨经呼吸道吸入时,可发生呼吸道刺激症状;浓度越大,刺激症状也越重,呼吸道损伤也随之加重,严重时引起肺水肿。强碱类化合物由皮肤或消化道进入人体后,经血液循环分布于全身,一部分被中和解毒,大部分自肾排除,而吸收过量者可引起机体碱中毒,肝、肾损害。

(三)临床表现

临床表现与强碱的种类、浓度、接触的部位,接触时间长短、接触的面积的而不同。

1. **皮肤黏膜损伤** 强碱对组织的破坏力和渗透性很强,其损坏程度视接触时间长短而定,强碱可迅速吸收组织者水分,溶解组织蛋白,生成易溶性胶状碱性蛋白盐,与脂肪酸作用则皂化生成肥皂,损坏细胞膜结构,导致组织坏死,结构破坏。由于组织易溶,碱类可深入组织深层,破坏易于扩散,所以碱灼伤往往较深,多为三度灼伤,形成坏死性、深而不易愈合的溃疡。表现为局部灼痛、充血、糜烂或形成白色后变为红棕色的痂,脱落后可形成溃疡。

2. **眼损伤** 可发生眼结膜水肿、虹膜炎、角膜溃疡、角膜穿孔、晶状体混浊。患者出现畏光、流泪、眼痛、视力障碍、严重者引起失明。

3. **消化道损伤** 中毒后立即感口腔、咽部及食管灼痛、恶心、呕吐、呕吐物为红棕色,腹痛、腹泻、血便,合并胃肠道穿孔者可引起化学性腹膜炎。后期常伴随消化道狭窄、梗阻的临床表现。

4. **呼吸道吸入损伤** 氨水含氧化铵和氨,它在常温下即有氨蒸发逸出,当吸入一定浓度含氨的空气时,即发生呼吸道刺激症状。吸入氨水释出的氨气,轻者表现为呼吸道刺激性改变,出现口鼻辛辣感、流泪、咽喉疼痛、咳嗽、声音嘶哑、头晕、头痛、乏力。重者呼吸道刺激症状加重,频繁恶心呕吐,有时发生喉头痉挛致声门狭窄,出现心悸、胸闷、剧烈咳嗽、痰中带血丝或咳出大量粉红色泡沫痰,口唇发绀、呼吸困难或窘迫,并有烦躁、痉挛或昏迷。若出现严重喉头水肿或支气管黏膜脱落可引起窒息,或并发严重的气胸及纵隔气肿。轻度中毒者仅表现为两肺干啰音,重者可表现为两肺满布干湿啰音。胸片轻者为肺纹理增强及边缘模糊,重者两肺野有边缘模糊的斑片影、云絮状影,并可相互融合成大片蝶状影或出现"白肺征"。血气分析出现动脉血氧分压低,部分患者可发展ARDS及心、肝、肾等实质损害。

5. **其他** 强碱类化合物由皮肤或消化道进入人体后,一方面使局部组织充血、水肿、糜烂、溃疡与大量渗液,导致机体脱水、电解质紊乱、休克与继发感染。另一方面强碱经血液循环分布于全身后,一部分被解毒和中和,大部分自肾排出,而吸收过量者可引起机体碱中毒,造成肝、肾损害。重者可出现休克,肾损害可出现血尿、蛋白尿、少尿甚至急性肾衰竭。

(四)诊断

根据强酸接触史及典型的临床表现可作出诊断。

(五)治疗

1. **皮肤烧伤处理** 脱去被强碱污染的衣物,先以大量流动清水持续冲洗30~60分钟,冲洗至皮肤不滑为止,清水冲净后,再用3%硼酸、醋酸溶液冲洗皮肤进行中和,在流动水冲洗前，避免用中和剂以免酸碱中和产热而加重灼伤，二度以上灼伤用2%醋酸溶液湿敷。对石灰灼伤应先用手绢、毛巾等将石灰粉末擦拭干净，再用大量清水冲洗。切忌先用水洗，因为生石灰遇水会发生化学反应，产生大量热量灼伤皮肤。

2. 眼灼伤处理 宜用清水或生理盐水冲洗30分钟以上，眼内有石灰粒者可用1%~2%氯化铵溶液冲洗，使之溶解，不可用其他酸性溶液中和，以免产热造成眼睛灼伤。石灰灼伤禁用生理盐水冲洗，以免生成碱性更强的氢氧化钠。清水冲洗完毕后，再用2%~3%的硼酸溶液冲洗，然后滴入0.5%丁卡因止痛，也可再滴维生素C眼液。因造成角膜损伤引起失明的，后期可施行角膜移植治疗。

3. 消化道损伤的处理 禁止洗胃、催吐、导泻，以免发生消化道穿孔。应速给弱酸剂中和，如食醋（1份食用醋加4份水）、橘汁、稀释后的柠檬汁、1%~5%醋酸或5%稀盐酸口服中和，但碳酸盐（如碳酸钠、碳酸钾）中毒时禁用，以免产生大量二氧化碳导致胃肠胀气、穿孔，应改服硫酸镁。由于强碱作用迅速，为避免寻找中和剂而延误抢救时间，最简便的方法是立即口服1000~1500ml清水，稀释强碱的浓度。继之口服蛋清、牛奶、豆浆、面糊、植物油，每次200ml，以保护消化道黏膜。如果突然腹痛加剧，板状腹，血压下降应考虑有胃、食管穿孔发生，应立即手术治疗。为防治和减轻食管瘢痕引起的狭窄，可早期应用激素治疗，泼尼松10mg，每天3次，持续4~5周。

4. 吸入损伤的处理 立即脱离中毒现场，移至空气新鲜处，脱去污染衣物，吸氧，维持呼吸及循环功能。引起化学性气管支气管炎、肺炎、间质性肺炎和肺水肿者应早期、足量、短程给予糖皮质激素，并进行综合治疗，要注意防治支气管黏膜坏死脱落引起的急性窒息或肺不张。若呼吸道分泌物极多，必要时应早期行气管切开，及时有效地清除分泌物和脱落的坏死组织。对不能及时咳出分泌物和脱落的坏死组织的患者，需及时用纤支镜取出，以解除通气障碍。如果出现呼吸衰竭或ARDS时应使用呼吸机辅助呼吸，但慎用正压通气，以避免气胸和纵隔气肿发生。对已发生气胸，肺压缩严重者，应置胸腔引流管和引流瓶抽气减压。适当应用抗菌药物预防感染。

5. 其他治疗

（1）镇痛 剧烈疼痛者应以吗啡或哌替啶止痛，以免因疼痛引起休克，但需注意在用镇痛药的同时要密切观察腹部情况，注意有无消化道穿孔的发生，以免延误病情。

（2）防治休克、维持内环境稳定 静脉补液、补以足量的液体，包括胶体液、晶体液，使中心静脉压不低于8~12cmH$_2$O，并及时行电解质和肾功能检查。根据中心静脉压和生化检测指标及液体出量，及时调整液体输入量、纠正低血容量性休克，维持水、电解质与酸碱平衡。

（3）对症支持治疗 供给充足的热量、营养与维生素。合并感染者，同时加用抗生素以控制感染。补充钙，用10%葡萄糖酸钙10~20ml静滴。

（4）严密观察有无食管、胃穿孔及腹膜炎。

（许树云）

第五节 昆虫咬伤

昆虫是地球上数量最多的动物群体，它们的踪迹几乎遍布世界的每个角落。人类与昆虫共同生活在地球生物链中，关系复杂且紧密。从病理学角度来说，昆虫与人的关系主要有昆虫传播性疾病和昆虫自身机体造成人体损伤两大类，前者如疟疾、乙型脑炎、黑热病等；后者是指昆虫分泌物对人体造成的损伤如过敏反应、中毒及各种脏器系统损伤。昆虫性过敏反应疾病如蜱咬伤、虱子和跳蚤咬伤等。昆虫咬伤致人体中毒及脏器系统损伤性疾病，临床上大多无特效解毒药物，治疗原则为防止或减少毒汁的吸收，加速已吸收毒物排泄，对症处理，保护脏器功能，监测生命体征，防治并发症。

一、蜂 螫 伤

蜂螫伤（bee sting）是因蜂尾部毒针刺中人体皮肤并将毒腺中的毒液注入而引起的局部和（或）全身反应，它是一种生物性损伤，是临床的常见急症之一。蜂类有蜜蜂、黄蜂等，属膜翅目。广泛分布于全世界，以热带、亚热带种类较多，是自然界中除蚂蚁外最多的社会性昆虫。我国导致螫伤的常见螫人蜂主要有蜜蜂、黄蜂和马蜂。由于尾部有螫针，在遇到攻击或不友善干扰时，会群起攻击，可以致人出现过敏反应和毒性反应，严重者可导致死亡。蜜蜂刺入人体后将毒刺留于刺伤处，其他蜂类大多将毒刺缩回，可继续刺入，偶尔也留下毒刺。近年来随着中国城市化进程加快，广大农村地区植被增加，蜂螫伤有逐年增加的趋势。

（一）病因及病理生理

蜂螫伤多由于在从事各类农业生产活动中或玩耍时不慎触动草丛、灌木、禽舍等处单蜂或蜂巢，引起蜂的攻击而导致；或者蜂农在采集蜂蜜、蜂毒时防护措施不当而引起群蜂攻击致病；另外，有些患者未在医师正确指导下使用蜂毒产品亦可引起此病。

蜂毒的成分因蜂的种类不同而各异，黄蜂类和蜜蜂类的毒汁成分众多且各不相同。总的来说，黄蜂的毒液呈碱性，毒素为分子量较大的蛋白；蜜蜂的毒液呈酸性，毒素为分子量较小的多肽。毒素成分有磷脂酶A_2、组胺样物质、透明质酸酶、甲酸、5-羟色胺、缓激肽等。磷脂酶A_2可以使细胞膜卵磷脂水解，引起红细胞溶解和血小板崩解，亦可破坏心脏及肝脏细胞膜及线粒体膜通透性及生物能转换紊乱；组胺样物质主要引起局部或全身荨麻疹症状或过敏性休克表现；透明质酸酶主要水解结缔组织，它能溶解细胞和纤维间质，有利于其他毒素扩散；甲酸、5-羟色胺、缓激肽可引起局部红肿和疼痛。蜂螫伤后除引起局部肿痛和过敏性休克外，主要损伤人体的肾脏、心脏、肝脏和凝血系统。

（二）临床表现

1. **局部表现**　局部剧痛、灼热感、红肿、水疱形成，严重者出现水疱或淤血，皮肤变色，甚至坏死；螫伤眼睛可致视网膜炎发生视力障碍、失明，伤及舌、咽喉部可致言语不清、吞咽困难、喉头水肿、窒息而死亡。

2. **全身症状**　群蜂多次螫伤可很快出现全身症状，表现为发热、全身疼痛、头痛、恶心、呕吐、腹泻、肌肉痉挛、躁动不安、昏迷等。蜂螫伤者对蜂毒过敏时可出现皮肤荨麻疹、鼻塞、口唇及眼睑肿胀、喉头水肿、呼吸困难、心率增速等，严重者血压下降，发生过敏性休克，为蜂螫伤早期致死的主要原因，病情危重者可出现多器官功能障碍。

（1）中毒性肝病　通常表现为转氨酶轻到中度增高，临床上出现肝功能衰竭罕见。

（2）心肌损害　可出现心慌心悸等，出现心功能不全者少见。

（3）凝血功能障碍 常多见，APTT可比正常值延长 2 到 3 倍以上，但临床上脏器出血表现少见。

（4）神经系统 临床上少见，表现为阵发性痉挛及强直性痉挛，最后麻痹，呼吸停止而死亡。

（5）急性肾功能衰竭 为蜂螫伤最常见的致死原因，主要由溶血和局部肌肉溶解引起。通常在数小时至数天内使肾单位调节功能急剧减退，以致不能维持体液电解质平衡和排泄代谢产物。表现为高血钾、代谢性酸中毒、尿量减少、血清肌酐及血清尿素氮增高。其中高血钾通常大于 6.5mmol/L，常使病人出现心脏骤停。

（三）实验室检查

1. 血常规 通常表现为白细胞总数及中性粒细胞增高，主要由应激反应所致，亦可为毒素所致的炎症反应；如溶血明显可出现红细胞比容下降。大多数患者表现为APTT明显增高。

2. 血生化检查 如合并有脏器功能障碍，则伴有肝功、肾功、电解质、心肌损伤指标、血气分析等指标的异常。

（四）诊断

（1）有明确的蜂螫伤病史，有局部的体征和全身症状。

（2）根据螫人的蜂种类可分为蜜蜂螫伤和黄蜂螫伤；按蜂数目分类分单蜂螫伤和群蜂螫伤，以黄蜂和群蜂螫伤较为严重。

（3）如蜂螫伤病史不明确，易误认为是其他毒虫或荆棘刺伤，但这类病人通常螫伤部位少且临床症状轻，必要时患者可留院观察。

（五）治疗

1. 局部处理 如有毒刺和毒囊遗留，应立即用小针挑拨或胶布粘帖将毒刺和毒囊取出；切忌用手挤压伤处，以免毒腺囊内毒汁进入皮内，加速毒液扩散，引起严重的全身反应。蜜蜂蜂毒为酸性，可用弱碱溶液（如3%氨水或5%碳酸氢钠溶液）洗敷伤口，中和毒素；黄蜂蜂毒为碱性，可用醋酸、0.1%稀盐酸湿敷螫伤处，中和毒素。另外，局部红肿处也可外用炉甘石洗剂、皮质类固醇制剂、鲜马齿苋、蛇药等药物。

2. 糖皮质激素 可提高机体对蜂毒的应激反应，抗过敏及稳定细胞膜，对溶血、出血、细胞坏死有治疗作用。一般采用大剂量、短疗程，常用地塞米松 20mg静脉推注，或甲基泼尼松龙 120~240mg静滴，用量不超过 3 天。

3. 抗过敏 早期发生严重的过敏性休克时，应立即使用肾上腺素，皮下注射1∶1000肾上腺素 0.5ml，同时补液抗休克治疗，还可服用抗组胺药物如氯苯那敏、氯雷他定、非索非那丁或左旋西替利嗪等。

4. 排毒利尿 应适当增大补液量以增加尿量，根据病情程度使用 3000~4000ml/天，儿童可按 80~120ml/（kg·d）补液。在血容量补足后可使用呋塞米 20~40mg静脉推注，可以加速毒液排泄。

5. 防治MODS 加强监护，监测呼吸、血压、血氧饱和度、血气分析、尿量、肝肾功能、电解质和凝血功能等。有血红蛋白尿的病人，除增大补液量增加尿量以外，应静脉使用碱性药物碱化尿液，并使用20%的甘露醇利尿，对防止发生急性肾功能衰竭有帮助；如已经发生少尿或无尿者，则按急性肾功能衰竭处理，进行血液净化治疗；可以使用能量合剂、极化液等保护心、肝、肾等；如有过敏性休克按休克处理；出现喉头水肿、窒息者及时行气管切开；出现心脏骤停者进行CPR。

二、蜈蚣咬伤

蜈蚣为陆生节肢动物，具攻击性。喜欢在阴暗、温暖、避雨、空气流通的地方生活，昼伏夜出，主要生活在多石少土的低山地带，平原地区虽然有分布，但是数量较少；大多蜈蚣为夜行性生物，白天隐藏在阴暗处，晚上外出活动。故蜈蚣咬伤大多发生在夜间，冬季罕见。

（一）病因及病理生理

蜈蚣第一对足又称毒螯，有导管与体内毒腺相通。当被蜈蚣咬伤后，其毒腺分泌出大量毒液，顺腭牙的毒腺口注入被咬者皮下而致中毒。毒液呈酸性，含有组胺样物质和溶血性蛋白质、甲酸等有毒物质。

（二）临床表现

1. 局部症状 小蜈蚣咬伤，仅在局部发生红肿、疼痛，皮肤上出现两个瘀点。热带性大蜈蚣咬伤，可致淋巴管炎和组织坏死，或发生横纹肌溶解，甚至导致急性肾功能衰竭，有时整个肢体出现紫癜。

2. 全身症状 全身症状多为大蜈蚣咬伤所引起，有发热、头晕、头痛、恶心、呕吐、平衡障碍、呼吸加快、呼吸麻痹、出汗、痉挛、谵妄、全身麻木，甚至昏迷，偶有过敏性休克。蜈蚣越大，注入的毒液越多，症状越重。一般经数日后，症状多可消失，但儿童反应剧烈，可以致命，需要警惕。

（三）实验室检查

无特异性。血常规表现为应激性白细胞总数及中性粒细胞增高；可有肾功异常。

（四）诊断

（1）有明确的蜈蚣咬伤病史，局部有两个瘀点，伴有全身症状。

（2）如蜈蚣咬伤病史不明确，需和蜂螯伤、蜘蛛螯伤、蝎螯伤等其他虫咬伤鉴别。

1）蜂螯伤：蜂螯伤局部无牙痕，可出现全身荨麻疹、过敏性休克、喉头痉挛等过敏反应，严重者有溶血和肾功能衰竭。

2）毒蝎螯伤：毒蝎螯伤后局部无牙痕，无红肿，临床表现以呼吸加快、口及舌肌强直、流涎、出汗等为主。

（五）治疗

1. 局部处理 防止或减少毒汁的吸收，应尽快挤出毒汁，可用吸乳器或拔火罐等方法将毒汁自伤口处吸出。如四肢被螯应立即用止血带扎紧肢端，每15~30min放松1次。可立即用0.5%~1%的普鲁卡因或1%吐根碱局封，可止痛并防毒液进一步扩散。也可局部切开抽吸毒液；用1:5000高锰酸钾液或过氧化氢液冲洗局部。一般不必湿敷，以防发生水疱。

2. 全身治疗

（1）止痛 疼痛剧烈者，可注射哌替啶、吗啡等止痛剂，或用普鲁卡因伤口周围封闭。

（2）抗感染 局部有组织坏死感染，或有急性淋巴管炎者，应静脉使用抗生素。

（3）抗过敏 使用抗组胺药、糖皮质激素等。

三、毒蜘蛛螫伤

蜘蛛是节肢动物门蜘蛛目所有种的通称，除南极洲以外，全世界分布。一般蜘蛛多数并不伤人，部分蜘蛛有剧毒，中国常见的有穴居狼蜘蛛、赫毛长尾蛛、黑寡妇蜘蛛、红螯蛛、捕鸟蛛等。

（一）病因及病理生理

毒蜘蛛第一对为螯肢，有螯牙、螯牙尖端有毒腺开口。分泌的毒液含有神经毒素和组织溶解毒素。神经毒素可结合到神经肌肉胞突结合膜，刺激中枢神经、周围神经和自主神经；组织溶解毒素具有水解酶活性，可引起组织坏死、血管炎，并产生全身反应。

（二）临床表现

1. **局部症状** 局部有两个被咬的红点，周围肿胀明显，剧烈刺痛，继之出现疱疹，局部苍白，外周出现红肿和渗血，以后发生缺血性坏死，形成局部溃疡。

2. **全身症状** 全身反应少见，有发热、寒战、烦躁不安、恶心、视力障碍、肢体麻木疼痛和腹痛等；腹痛可呈剧烈绞痛、伴肌紧张和板样强直；上肢螯伤可致胸痛、胸肌痉挛。严重患者可见血小板减少、溶血性贫血、急性肾功能衰竭、弥散性血管内凝血和呼吸窘迫等。

（三）实验室检查

血常规表现为白细胞总数及中性粒细胞增高，严重者可有血小板减少。如出现溶血可有APTT的延长，如出现急性肾功能衰竭则有肾功能的异常。

（四）诊断和鉴别诊断

（1）有明确的毒蜘蛛螫伤的病史，典型的局部体征和全身中毒症状。

（2）如病史不明确，则需和其他毒虫咬伤鉴别；出现腹痛需与腹膜炎等急腹症鉴别；出现胸痛需和胸膜炎、肺炎、心肌梗死等鉴别。

（五）治疗

1. **局部处理** 被毒蜘蛛咬伤后，立即在伤口近侧端缚扎肢体，阻断淋巴回流，可延迟毒液扩散。每隔 15 分钟放松一分钟，清创引流后即可松开。局部清创处理，用氨水，或碳酸氢钠溶液清洗，局部注射 3%吐根碱 1ml，或麻黄碱 0.5ml，亦可用蛇药等外敷，或用明矾醋调外敷；用 0.5%普鲁卡因作环形封闭，抽吸毒液。

2. **解除肌肉痉挛** 可使用葡萄糖酸钙、地西泮等药物，如肌肉痉挛明显时，可应用肌肉松弛剂如新斯的明或箭毒素以解除肌肉痉挛。

3. **抗蜘蛛毒血清** 有条件应注射抗蜘蛛毒血清，可达中和毒素的目的。

四、蝎 螫 伤

蝎子是蛛形纲动物，主要分布在热带和亚热带地区，大多生活于片状岩杂以泥土的山坡、不干不湿、植被稀疏，有些草和灌木的地方，居住在天然的缝隙或洞穴内。全世界有几百种蝎子，我国毒蝎主要有两种，其一是问荆蝎，也叫全蝎，另一种是钳蝎，也叫东北蝎。

（一）病因及病理生理

蝎子的尾部末节有一根上屈弯形呈钩状的尾刺，毒刺与毒腺相连通，由尾刺将毒液刺入人体，其毒力相当于眼镜蛇的毒力。蝎毒为低分子量、无色的酸性蛋白，主要成分是神经毒、溶血毒素、出血毒素、凝血毒素及酶，还有心脏和血管收缩毒素，主要毒性作用为神经毒、溶血和出血；另外还兼有心脏毒性、胆碱能作用、肾上腺能作用和使血管收缩的毒性作用。

（二）临床表现

1. 局部表现 被螫后局部感到剧烈的疼痛或灼热刺痛，随即伤口处发生显著的红肿或水疱、瘀斑，严重者可出现皮肤坏死，淋巴结或淋巴管发炎，这是溶血性毒素所致。

2. 全身表现 头晕、头痛、发热、恶心、呕吐、流涎、流泪、心悸、嗜睡、发绀、气急、大量出汗、喉水肿、吞咽困难、反射性痉挛、精神错乱，少数可出现休克、肾功衰、肺水肿、心率失常、DIC等，最后呼吸麻痹而死亡。这是由于神经毒素很快作用于中枢神经及血管系统而引起的严重全身反应，特别是 5 岁以下儿童若被大山蝎螫伤，可迅速出现严重的全身中毒症状，可在 3h 以内死亡。

（三）实验室检查

无特异性，主要目的是了解有无脏器功能损伤。

（四）诊断

病史明确者，诊断不难；其他若在阴暗潮湿的地方或夜间皮肤突然被毒虫咬伤出现剧烈的疼痛，皮肤出现明显红肿或出现全身中毒症状要考虑被蝎螫伤的可能。

（五）治疗

1. 局部伤口处理 首先拔出毒刺，局部冷敷降温，使血管收缩，防止或减少毒汁的吸收。严重者于其伤口上方扎止血带，以 0.5%普鲁卡因作环形封闭，或用弱碱性溶液冲洗后涂 3%氨水，或切开螫伤处，清除毒液并冲洗，负压吸引，也可以在伤口周围涂抹蛇药。

2. 一般治疗 用 10%葡萄糖酸钙和地西泮或巴比妥类药物控制抽搐，可使用止痛剂止痛等。有局部组织坏死或感染者可选用抗菌药物。有条件者可肌注抗蝎毒血清。

3. 积极防治多器官功能障碍 对急性肺水肿和急性心衰的病人，根据强心、利尿、扩血管的原则使用西地兰、呋塞米、硝酸甘油等；呼吸窘迫综合征者使用呼吸机机械通气；有严重房室传导阻滞的患者使用异丙肾上腺素；有休克时，由于毒素具有多巴胺受体阻滞作用，单独应用多巴胺常无效，因此应积极补液，在滴注多巴胺的同时应用大剂量的激素，效果较好。

五、隐翅虫咬伤

隐翅虫是一种蚁形小飞虫，常见于腐烂动植物周围，以食腐为生，白天栖息在杂草石下，夜间出来活动，夏秋两季最常见，喜欢围绕日光灯等飞行。毒隐翅虫咬伤好发于夏秋季，雨后尤为多见，好发于面、颈、四肢和躯干等暴露部位。

（一）病因及病理生理

隐翅虫体外没有毒腺，不会蜇人，但是体内有毒液（强酸性毒汁，pH 1~2），故隐翅虫咬伤定义是不确切的，准确地说是隐翅虫爬过人体或当其停留于皮肤上受压或被拍打、压碎时其毒液造成的皮肤灼伤，所以隐翅虫对人体造成的损害以皮炎为主。

（二）临床表现

典型皮损为条状、斑片状或点簇状水肿性红斑，红斑上有密集的丘疹、水疱及脓疱，部分脓疱融合成片，可出现糜烂、结痂。少数皮损中央可呈稍下陷的灰褐色表皮坏死，呈火山口状，严重者患处隆起部位皮肤组织将全部坏死，形成深咖啡色疤痕，疤痕下重新长出新皮肤；自觉灼热、灼痛或瘙痒。全身表现可有发热、头痛、头晕、恶心和浅表淋巴结肿大等全身症状。

（三）治疗

（1）由于隐翅虫的体液为酸性，局部处理可用碱性物质（如牙膏，苏打，肥皂水等）对皮肤进行处理，然后用清水洗净。但切不可用强碱类物质（如烧碱），以免加重皮肤灼伤。

（2）皮损无糜烂、渗出时可外用1%薄荷炉甘石洗剂或糖皮质激素霜剂。

（3）水肿明显或有糜烂渗出时可用1∶5000~1∶8000高锰酸钾溶液或5%碳酸氢钠溶液湿敷。

（4）有继发感染应给予抗感染治疗。

（龚君佐）

第六节　毒蛇咬伤

毒蛇咬伤（venomous snake bite）是毒蛇咬伤人体，毒液侵入引起局部和全身中毒的疾病。依致伤蛇种类不同，临床症状不同，临床特征主要以神经和循环症状改变为主。世界上有毒蛇近500种，我国至少有50种。常见的毒蛇分科主要有：①眼镜蛇科（眼镜蛇、眼镜王蛇、金环蛇、银环蛇）。②蝰科（蝰蛇）。③海蛇科（海蛇）。④游蛇科（南非树蛇）。⑤响尾蛇科（五步蛇、竹叶青、蝮蛇）。在我国，蝰科分布在广东、广西、福建及台湾；响尾蛇科在长江流域和东南沿海地区，其中蝮蛇除青藏高原外遍布全国各地；眼镜蛇科主要分布在长江以南地区，海蛇科分布在沿海地区。主要长江以北以蝮蛇为常见，东南沿海有海蛇。全世界每年被蛇咬伤约50万人，致死者约有3万~4万人。被毒蛇咬伤机会较多的人群为农民、渔民、野外工作者和从事毒蛇研究人员，毒蛇咬伤以夏、秋两季为多见。咬伤部位以手、臂、足和下肢为常见，上肢占60%。

一、病因和发病机制

毒蛇口内有毒腺，由排毒管与牙相连。当毒蛇咬人时，毒腺收缩，蛇毒通过排毒管，经有管道或沟的牙，注入人体组织。约20%毒蛇（五步蛇、眼镜蛇及海蛇）咬伤后不排出毒液，称为干咬。进入人体的蛇毒可分布到全身各组织，肾内最多，脑组织最少。蛇毒由肝脏分解，通过肾脏排泄。体内的蛇毒作用可持续数天，72小时后蛇毒含量已经很少。

蛇毒是毒蛇咬伤的主要致病因素，不同种类的毒蛇的毒液成分不同。蛇毒液呈淡黄色、琥珀色、白色或无色。蛇毒成分复杂，主要为酶、多肽、糖蛋白和金属离子组成，中毒主要是毒液中的蛋白质引起。

（一）局部作用

蛇毒对伤口局部的作用主要是由于蛇毒中蛋白水解酶和低分子多肽引起，主要表现为咬伤部位血管壁损伤、破坏、坏死、水肿和出血。蛇毒中的神经毒可麻痹感觉神经末梢，引起肢体麻木，阻断运动神经与横纹肌之间的神经冲动，引起瘫痪；所含磷脂酶A_2可促使损伤组织释放组胺、5-羟色胺和缓激肽，引起伤口局部组织水肿、炎症反应和疼痛；透明质酸酶能裂解酸性黏多糖，降低结缔组织黏度，使蛇毒容易播散，使局部炎症进一步扩展；蛋白质溶解酶破坏小血管和毛细血管细胞外基质和基底膜，引起出血，损伤组织或局部坏死。

（二）全身作用

1. 神经肌肉毒作用 由于各种毒蛇的蛇毒成分不完全相同，因此对全身的损害亦有差别。α银环蛇毒和眼镜蛇毒是突触后α神经毒，可与运动终板的乙酰胆碱受体结合，使乙酰胆碱不发挥作用；β银环蛇毒或响尾蛇毒等是突触前β神经毒，抑制乙酰胆碱的释放。α银环蛇毒突触后作用较β银环蛇毒的突触前作用症状出现早，对抗蛇毒血清治疗更为有效。南美洲响尾蛇毒液含有箭毒样酸性蛋白，对神经肌肉传导有阻断作用。

2. 心脏毒作用 眼镜蛇的心脏毒素是一种碱性多肽，引起心肌变性、坏死，使心肌细胞膜去极化，导致心律失常或心脏停搏。此外，含有激肽释放酶活性的蛇毒能激活激肽系统，同时导致内源性组胺、血清素释放，增加毛细血管通透性，引起体液和血液丢失，发生低血容量性休克。

3. 血液毒作用 蝰蛇科的糖蛋白可激活凝血因子X，精氨酸酯水解酶能激活凝血因子V；眼镜蛇科的锌金属蛋白激活凝血酶原形成凝血酶，促进血液凝固；尖吻蝮蛇毒具有凝血酶样作用，进入血液后直接作用于纤维蛋白原，使其转化为纤维蛋白，加速血液凝固，其最终结果可引起弥散性血管内凝血。响尾蛇科的另一种蛋白水解酶则裂解纤维蛋白分子而引起出血。蛇毒的磷脂酶A_2，能破坏红细胞，引起溶血。

二、临床表现

眼镜蛇科和海蛇科的蛇毒分子小，咬伤后迅速进入受害者血液循环，因而发病很快；蝰蛇的蛇毒分子较大，缓慢地由淋巴系统吸收后才出现症状。眼镜蛇和烙铁头的蛇毒接触黏膜被吸收后可引起全身中毒。

根据蛇毒的主要毒性作用，毒蛇咬伤的临床表现可归纳为以下三类：

（一）神经毒表现

主要见于银环蛇、金环蛇和海蛇等咬伤。

1. 局部表现 局部伤口反应较轻，仅有微痒和轻微麻木、疼痛或感觉消失。

2. 全身表现 咬伤后约1~6h出现全身中毒症状。首先感到全身不适、四肢无力、头晕、眼花，继则胸闷、呼吸困难、恶心和晕厥。接着出现神经症状并迅速加剧，主要为眼睑下垂、视力模糊、斜视、咽腭部肌肉瘫痪、语言障碍、咽下困难、流涎、眼球固定和瞳孔散大。重症患者呼吸由浅而快且不规则，最终出现中枢性或周围性呼吸衰竭。

（二）心脏毒和血液毒表现

主要见于蝰蛇、五步蛇、竹叶青等咬伤。

被蝰蛇和竹叶青蛇咬伤后，症状大都在0.5~3h出现。局部有红肿，疼痛，常伴有水疱、出血和坏死。肿胀迅速向肢体上端扩展，并引起局部淋巴结肿痛。全身中毒症状有恶心、呕吐、口干、出汗，少数患者尚有发热。美洲尖吻蝮蛇和亚洲蝰蛇咬伤后引起全身广泛出血，包括颅内和消化道出血。大量溶血引起血红蛋白尿，出现血压下降、心律失常、循环衰竭和急性肾衰竭。

（三）肌毒表现

主要见于海蛇咬伤。

被海蛇咬伤的局部仅有轻微疼痛，甚至无症状。约30分钟至数小时后，患者感觉肌肉疼痛、僵硬和进行性无力；腱反射消失、眼睑下垂和牙关紧闭。横纹肌大量坏死，释放钾离子引起严重心律失常；产生肌红蛋白可堵塞肾小管，引起少尿或无尿，发生急性肾衰竭，又可加重高血钾。

（四）混合毒表现

一些眼镜蛇和蝰蛇蛇毒兼有神经、心脏、肌毒及血液毒等，但各自临床表现的主次不同，眼镜蛇、眼镜王蛇以神经毒为主，蝮蛇以血循环毒为主，但死亡原因仍以神经毒为主。

毒蛇咬伤后症状严重性和以下因素有关：①毒蛇的类型、年龄、大小和状态。②咬伤部位，咬伤四肢症状较轻，咬伤躯干和头面部危险较大。③受伤者情况，儿童和身体衰竭者中毒症状严重，受伤肢体活动能促使毒液吸收，出现症状快且严重。④有无合并细菌感染。⑤应用抗蛇毒血清是否及时。

三、实验室检查

（一）实验室检查

1. 常规检查 血常规常有白细胞的升高，出血量较大时可有血红蛋白和红细胞的下降，如有凝血功能障碍有血小板的降低，凝血时间延长等。小便常规可有血尿、蛋白尿、血红蛋白尿、管型等。如有出凝血功能障碍的患者应监测大便隐血试验，了解是否有胃肠出血。

2. 血生化检查 可有转氨酶、胆红素的增高，心肌损伤指标的异常，有急性肾功衰时伴有尿素氮和肌酐的增高。

（二）特殊实验

1. **乳胶抑制实验** 应用蛇毒抗原抗体反应，可检测患者为何种毒蛇咬伤；出现凝集反应者为阴性，均匀混浊者为阳性，提示为该种毒蛇咬伤。

2. **乳凝实验** 测定患者血清中抗体，可推测为何种毒蛇咬伤。不凝者为阴性，凝集者为阳性，试验适合用于晚期毒蛇咬伤的病人。

四、诊断和鉴别诊断

（一）诊断

（1）有明确蛇咬伤的病史，查体局部有齿痕2个，伴有伤口肿痛、出血、渗血不止和全身症状则可诊断。

（2）分辨何种毒蛇 可向病人或在场人员询问毒蛇形态，最好能捉住或打死毒蛇带到医院对照图谱识别。必要时可用ELISA方法测定伤口渗液、血清、脑脊液和其他体液中的特异蛇毒抗原，约15~30分钟即可测得系何种蛇毒。

（3）根据伤者的局部及全身症状表现判断属何种毒蛇咬伤，如神经毒、血液毒、心脏毒、肌毒、混合毒毒蛇咬伤，病情严重程度和发展。

（二）分型

1. **轻型** 凡毒蛇咬伤后仅有局部症状或一般的全身反应者。
2. **中型** 凡局部症状明显，并出现全身中毒典型症状或体征者。
3. **重型** 出现全身中毒严重的典型症状或体征，无论是否有显著局部症状者。
4. **危重型** 出现危象表现，无论是否有显著局部症状者。

（三）鉴别诊断

1. **毒蛇咬伤和无毒蛇咬伤** 在通常情况下，毒蛇咬伤处常有2个齿痕，并伴有局部和全身中毒表现；而无毒蛇咬伤处呈现多个小齿痕，伤口局部轻度不适和肿胀，无全身中毒表现，对生命没有危险。

2. **蜂螫伤** 蜂毒可致伤口局部红、肿、痛，严重者有溶血和肾功能衰竭。但蜂毒可出现全身荨麻疹、过敏性休克、喉头痉挛等过敏反应，且局部无牙痕，结合受伤环境或病史可与毒蛇咬伤鉴别。

3. **蜈蚣螫伤** 蜈蚣蜇伤后局部可出现红、肿、痛，或局部淋巴管炎和组织坏死，全身反应一般较轻，可有发热、头痛、恶心、呕吐等，结合病史可与毒蛇咬伤相区别。

4. **毒蝎螫伤** 毒蝎蜇伤后局部疼痛明显，但无红肿，严重者可表现出呼吸加快、口及舌肌强直、流涎、出汗、全身疼痛，累及心肌时则发生低血压、肺水肿等，主要根据局部无牙痕和受伤环境来与毒蛇咬伤相鉴别。

5. **毒蜘蛛螫伤** 伤口剧痛、麻木，全身反应以颈、胸、腹肌痉挛性为明显，重者可出现溶血或凝血障碍。但局部无咬痕，结合受伤环境或病史可与毒蛇咬伤鉴别。

五、治 疗

被蛇咬伤，如不能确切排除无毒蛇咬伤者，应按毒蛇咬伤观察和处理。密切注意患者的神志、血压、脉搏、呼吸、尿量和局部伤口等情况。要分秒必争抢救，被咬伤者要保持安静，不要惊慌奔走，以免加速毒液吸收和扩散。毒蛇咬伤的救治原则是减少蛇毒的继续吸收、促进蛇毒的排泄，尽早足量使用相应的抗蛇毒血清，对症治疗，保护脏器。

（一）局部处理

1. 绷扎 被毒蛇咬伤的肢体应限制活动。在伤口上方的近心端肢体，伤口肿胀部位上方用绷带压迫，阻断淋巴回流，可延迟蛇毒扩散。避免用止血带，以免影响结扎远端肢体的血液供应，引起组织缺血性坏死。直至注射抗蛇毒血清或采取有效伤口局部清创措施后，方可松开绷带。

2. 清创伤口 为预防蛇毒吸收，将肢体放在低位。在伤口近心端有效绷扎后，局部伤口消毒，将留在组织中的残牙用刀尖或针细心剔除。常用1∶5000高锰酸钾溶液，净水或盐水彻底清洗伤口。毒蛇咬伤15分钟内，在伤口处用吸引器持续吸引1小时，能吸出30%~50%毒液，应尽量避免口吸污染伤口。不要因绷扎和清创而延迟应用抗蛇毒血清。

3. 局部封闭治疗 利用同种或相应的抗蛇毒血清局部中和蛇毒的原理阻断蛇毒的进一步吸收。用法：2%利多卡因5ml加甲泼尼龙40mg（或地塞米松10mg）及同种抗蛇毒血清半支加入生理盐水10ml稀释，在伤口近心端上关节处行环形局部封闭，在伤口周围肿胀处加用20%硫酸镁湿敷。

（二）抗蛇毒血清

抗蛇毒血清是国际公认的治疗毒蛇咬伤的特效药，主要组成成分是经胃酶消化后的马蛇毒免疫球蛋白，是通过抗原抗体中和反应而迅速解毒。及早使用抗蛇毒血清，可使患者不出现中毒症状，对已产生中毒症状者可控制病情发展。应尽早使用，在20~30分钟内使用更好。如确知何种毒蛇咬伤，首先选用单价抗蛇毒血清。不能确定时，选用多价抗蛇毒血清。

抗蛇毒血清用前先做皮内试验，反应阴性者方可使用。皮内试验阳性患者，如必须应用抗蛇毒血清时，应按常规脱敏，并同时用异丙嗪和糖皮质激素。约有3%~54%患者注射抗蛇毒血清10分钟到3小时后出现过敏反应。轻者有皮肤瘙痒、荨麻疹、咳嗽、恶心、呕吐、发热、心跳加快和自主神经功能紊乱；重者出现血压下降、气管痉挛、血管神经性水肿或休克。因此，在应用抗蛇毒血清前必须准备好肾上腺素、氢化可的松或地塞米松和抗组胺药物。一旦发生抗蛇毒血清过敏反应时，应立即停止抗蛇毒血清的注射，并肌内注射0.1%肾上腺素0.5ml或0.5ml加入葡萄糖溶液20ml内，静脉缓慢注射，10分钟注射完毕。同时用琥珀酰氢化可的松200mg或地塞米松10mg静脉滴注。抗蛇毒血清注射后见效迅速，患者可见血压逐步升高，神志逐渐清醒，约30分钟到数小时后神经症状和出血有明显好转。蛇毒的半衰期为26~95小时，因此抗蛇毒血清需用3~4天。

（三）保护脏器功能，防治MODS

蛇毒所致的蛇毒效应危象包括呼吸衰竭、心脏骤停、休克、肺水肿、急性肾衰竭及弥散性血管内凝血等。如病人被神经毒毒蛇咬伤后，一旦出现呼吸困难，很快便进入呼吸肌麻痹而呼吸停止，必须立即行气管插管、机械通气行呼吸支持。

（四）其他治疗

1. 糖皮质激素 糖皮质激素能抑制和减轻组织过敏反应和坏死，可减轻伤口局部反应和全身中毒症状。采用大剂量、短疗程，氢化可的松200~400mg或地塞米松10~20mg，连续3~4天。

2. 防治感染 蛇咬伤的伤口已被污染，故应给予抗生素和破伤风抗毒素1500U。

（五）外科治疗

毒蛇咬伤患者患肢肿胀明显，出现骨筋膜室综合征的临床表现时，应立即切开减压，坏死组织必须及早清除，以免增加毒素吸收，促发MODS。对于伤口溃烂，缺损较大，须清创换药，创面床准备良好时手术治疗。

（六）中医中药治疗

我国毒蛇研制的中药制剂有广东蛇药、南通蛇药和上海蛇药等中成药，首次口服10片，以后每隔4~6小时服5片，3~5天为一疗程。以选择当地蛇药为好。

毒蛇咬伤致死者，约38%发生在咬伤后12h内，90%在48h内。应用抗蛇毒血清治疗前毒蛇咬伤病死率为5%，经抗蛇毒血清治疗的病人死亡率明显下降，约0.28%。

六、预　　防

预防蛇咬伤，重点应对多蛇地区的居民和被蛇咬伤机会较多的人群进行蛇生活习惯和蛇咬伤防治知识的宣传教育。农民、渔民、野外工作者和毒蛇研究人员要根据情况穿戴防护手套和靴鞋。对住宅周围的杂草、乱石要经常清理，使蛇无藏身之地。并有计划地按有关管理部门规定开展防蛇和捕蛇活动。

（许树云）

第十一章　创　　伤

创伤（trauma）是指暴力或刺激等因素（机械、物理、化学、生物或精神因素等）作用于人体所造成的组织结构的完整性破坏或功能障碍。随着现代社会的进步与科技发展，自动化、现代化程度的不断提高，加之地震、海啸等自然灾害及国际局势动荡导致的现代战争，各种创伤有不断增多的趋势。创伤也成为继恶性肿瘤、心血管疾病、脑血管疾病之后的第四位死亡原因，被称为"发达社会疾病"。我国每年约有140万人死于各种原因引起的创伤，受伤及致残者更是不计其数。因此，创伤也越来越受到社会的广泛关注，创伤也成为医疗救治过程中的重点及难点。

第一节　创伤总论

创伤病因繁多，起病急、伤情变化快、临床表现复杂，除造成局部组织器官损伤，同时可能引发复杂的全身反应。严重创伤可能随时导致致命性大出血、休克、窒息及意识障碍等危及生命。临床医师处理创伤病人时，需要根据伤情对病人快速分类并评估伤情轻重，根据伤情的轻重缓急有序处理，对于多发伤、复合伤、挤压伤等特殊类型创伤，要根据其发病特点遵循相应处理原则。创伤急救是急诊医学的重要组成部分，通过各种创伤急救技能的培训及熟练应用，可以大大提高急诊救治成功率，减低伤残率，为病人的进一步治疗创造条件。

一、概　　述

（一）创伤分类

临床工作中对创伤进行快速准确的分类，确定创伤的性质与程度，能够提高创伤急救的时效性，提高救治的成功率。

1. 按伤口是否开放分类

（1）闭合性创伤（closed injury）　体表结构保持完整，皮肤表面无伤口。如挫伤、挤压伤、扭伤、震荡伤、关节脱位与半脱位、闭合性骨折、闭合性内脏损伤等。

（2）开放性创伤（opened injury）　体表结构的完整性受到破坏，皮肤表面有伤口，严重者可能与深部的组织器官相通。如擦伤、裂伤、切割伤、砍伤、刺伤等。开放性损伤按有无穿透体腔分为穿透伤和非穿透伤。非穿透伤指投射物穿入体壁而未穿透体腔的损伤，大多表浅，伤情较轻。穿透伤指投射物穿透体腔（脑膜腔、脊髓膜腔、胸膜腔、腹膜腔、关节腔等）而造成组织器官损伤，伤情严重。仅有入口而无出口的开放性损伤称为盲管伤（blind wound），既有入口又有出口的开放性损伤称为贯通伤（through and through wound）。

2. 按致伤部位分类　根据人体的解剖部位可分为颅脑损伤、颌面部损伤、颈部损伤、胸部损伤、腹部损伤、泌尿生殖系统损伤、骨盆损伤，脊柱脊髓损伤、四肢损伤等。

3. 按致伤因素分类　按照致伤因素可以将创伤分为烧伤、冻伤、挤压伤、冲击伤、刃器伤、火器伤、毒剂伤、核辐射伤及多种致伤因素所致的复合伤等。

4. 按伤情轻重分类 按照伤情轻重分为轻、中、重伤。轻伤指局部的软组织损伤，无生命危险，无需手术或仅需小手术者。中等伤指广泛的软组织损伤，四肢的开放性骨折、挤压伤及一般的胸腹腔损伤等，丧失工作生活能力，需手术治疗，但一般无生命危险。重伤指伤情严重，危及生命或治愈后有严重残疾，需紧急救治或手术治疗，如内脏大出血、伴有休克的胸腹腔内脏损伤、严重的颅脑损伤、胸部开放性损伤等。

（二）创伤的病理过程

创伤发生时，机体在各种致伤因素作用下，动员全身迅速产生各种局部和全身的防御性反应纠正创伤后的全身及局部损害，以维持生命、达到机体内环境的平衡和稳定，避免伤情的进一步恶化。

1. 创伤后的局部反应 创伤后局部组织结构破坏，细胞变性坏死，病原微生物入侵导致局部发生炎症反应。其基本病变与一般炎症过程相当。局部反应的轻重与致伤因素的种类、作用时间、组织损害的程度及性质，以及污染轻重和是否有异物存留等有关。创伤后机体由于受局部致炎因素的刺激，血管内皮细胞收缩，血管通透性增高，白细胞其中主要是中性粒细胞及巨噬细胞趋化、聚集、吞噬、杀伤、降解病原体及组织碎片。单核细胞、淋巴细胞及浆细胞主要通过抗原抗体反应产生淋巴因子及抗体发挥杀伤病原微生物的作用。炎症过程中局部炎症细胞及血浆中激肽、补体及凝血系统被激活释放大量炎症介质，如活性氧自由基、溶酶体酶、组织胺、5-羟色胺、前列腺素、白三烯、血小板激活因子（PAF）、一氧化氮（NO）及各种细胞因子TNF-α、IL-1、IL-2、IL-4、IL-6、缓激肽、补体C3等。在多种炎症介质及白细胞作用下，病原微生物及坏死组织被吞噬清除，大量组织细胞失活、变性坏死、崩解产生炎性代谢产物，组织蛋白分解酶、脂肪分解酶、淀粉酶被激活，加速组织水肿、液化、坏死，酸中毒加重了局部及创周的炎症反应。创伤后炎症反应是机体非特异性的防御反应，有利于清除坏死组织、杀灭细菌，但过度的炎症反应也可能对正常的组织细胞造成杀伤引起组织损伤加重。后期组织大量毛细血管及成纤维细胞增生，肉芽组织形成。继而炎细胞减少，肉芽组织改建，产生大量胶原纤维，成纤维细胞转化为纤维细胞，肉芽组织成熟为纤维结缔组织，组织瘢痕愈合。

2. 创伤后的全身反应 创伤后机体在致伤因素作用下引起一系列神经内分泌系统活动增强及各个器官系统功能改变、代谢异常，是一种非特异性的应激反应。

（1）体温变化 伤后由于部分炎症介质（IL-1、IL-6、TNF、PG等）作用下体温略有升高，合并感染后体温明显升高。部分病变累及下丘脑体温调节中枢可能导致中枢性高热或体温调节失调。

（2）神经内分泌系统变化 创伤后机体应激反应首先表现在神经内分泌系统的改变。通过下丘脑-垂体-肾上腺皮质轴和交感神经-肾上腺髓质轴产生大量儿茶酚胺、肾上腺皮质激素、抗利尿激素、生长激素、和胰高血糖素；同时肾素-血管紧张素-醛固酮系统也被激活，在多个神经内分泌系统及多种激素的作用下，一方面机体动员机体潜能应激创伤，增加心肌收缩力、心率和心脏前负荷，增加心输出量，小动脉收缩外周血管阻力增加，皮肤黏膜、肾脏、脂肪组织及腹腔内脏血管收缩减少血液灌流，从而集中血流以利于心脑等重要脏器的灌注。另一方面促肾上腺皮质激素（ACTH）、促甲状腺激素（TRH）、促生长激素（GRH）、胰岛素等分泌减少，抗利尿激素（ADH）分泌增多，全身代谢能力降低，体温不升，抵抗力降低，神经、心、肺、肝、肾、血管等系统功能下降，血压不升，渗出增加，气体交换障碍，组织缺血缺氧，水钠潴留，引起少尿，水肿，心功能不全，休克，电解质紊乱及酸碱平衡失调。

（3）创伤后代谢改变　创伤后在神经内分泌系统的作用下，机体处于高分解代谢状态。主要表现在基础代谢率增加，能量消耗增加，糖、蛋白质、脂肪分解加速、糖异生增加，血糖升高，血中游离脂肪酸及酮体增加，血浆蛋白及肌蛋白分解，尿素氮排出增加，出现负氮平衡。病情严重时影响到细胞内转氨酶、乳酸脱氢酶等三大代谢关键酶，导致细胞高代谢及供能途径异常。体内蛋白大量分解，糖和脂类利用障碍，机体在短时间内陷入极度营养不良，脏器结构受损，功能障碍，甚至器官衰竭。创伤后代谢紊乱最初是以24小时的低代谢为特征（急性休克或低潮期）。接着约数天至两周的分解代谢期，最后是分解代谢转到合成代谢的修复期。

3. 创伤修复与愈合　修复（repair）是指损伤造成机体部分组织和细胞丧失后，机体对所形成的组织缺损进行修补恢复的过程。修复包括再生（regeneration）与纤维性修复。再生是指由损伤周围的同种细胞来修复，可以完全恢复原组织的结构和功能。但由于人体各组织细胞固有的再生增值能力不同，往往不能完全由原来性质的细胞再生修复，而是由其他性质的细胞，多为成纤维细胞增生形成肉芽组织，最终改造塑形，成纤维细胞分泌胶原纤维转化为纤维细胞形成瘢痕组织来完成修复，这种修复方式称为纤维性修复，也称瘢痕修复，是创伤后组织修复的主要方式。

（1）创伤修复的基本过程　分为局部炎症反应，细胞增生和组织塑形三个阶段。三个阶段既相互区别，又相互联系。

1）局部炎症反应阶段：在创伤后立即发生，3天达到高峰，常可持续3~5天。主要是血管和细胞反应、免疫应答、血液凝固和纤维蛋白溶解。清除损伤和坏死组织，为组织再生和修复奠定基础。

2）细胞增值分化和肉芽组织形成阶段：一般清洁伤口伤后6小时即可出现成纤维细胞，24~48小时出现血管内皮细胞及毛细血管增生。由成纤维细胞、血管内皮细胞和新生的毛细血管共同构成肉芽组织。原来的血凝块、坏死组织被分解、吞噬、吸收或排出，浅表的损伤可以由上皮细胞增生覆盖修复，局部形成的缺损由肉芽组织填充修复。

3）组织塑形阶段：后期成纤维细胞分泌胶原纤维转化为纤维细胞，炎细胞及毛细血管减少，组织改造塑形，胶原纤维交联增加，强度增加，肉芽组织转化为纤维结缔组织及瘢痕，组织瘢痕愈合。

（2）创伤愈合的类型　可以分为一期愈合和二期愈合。一期愈合的组织修复是以原来的细胞再生修复为主，仅含有少量纤维组织，局部无感染、血肿或坏死组织，再生修复过程快速，组织结构与功能恢复良好。多见于损伤程度轻，范围小，无感染的伤口或创面。二期愈合是肉芽组织及瘢痕组织的纤维修复为主，伤口修复时间长，愈合后不同程度影响组织结构与功能，多见于损伤程度中、范围大、坏死组织多且常伴有感染而未经早期外科处理的伤口。

（3）影响伤口愈合的因素　主要有局部和全身两个方面。局部因素中最常见的是伤口感染。感染导致局部炎症持久不退，甚至形成化脓性病变，损害组织细胞及细胞外基质，不利于组织修复及伤口愈合。损伤范围大、坏死组织多、异物存留，对合不良，以及局部血液循环障碍或采取的措施不当（局部制动不足，包扎缝合过紧等）等均不利于伤口的愈合。影响伤口愈合的全身因素主要包括营养不良，蛋白质、维生素、微量元素缺乏或代谢异常，大量使用免疫抑制剂、免疫功能低下及全身性严重并发症（如MODS）等。尤其是严重低蛋白血症对组织愈合影响极大，易导致伤口延迟愈合或不愈合。

（三）临床表现

1. 局部表现 主要表现在受伤部位的疼痛、肿胀、出血、功能障碍、组织损伤等。疼痛与受伤的部位、神经分布、创伤轻重、炎症反应强弱等有关，活动时加重，制动后减轻。一般2~3天后缓解，持续性疼痛或加重提示感染或其他并发症存在。开放性伤口局部血管破裂导致出血及淤血，出血和炎性渗出导致局部肿胀，局部骨关节及神经损伤或受压导致感觉、运动及功能障碍。

2. 全身表现 创伤可引起体温、脉搏、血压、呼吸等全身情况改变。创伤后局部血肿或其他组织分解产物吸收后可引起体温升高，一般不超过38℃，伤后72小时左右恢复正常，称为吸收热。如果体温过高或72小时后仍无降温提示感染或中枢性高热存在。创伤后神经反射、应激、疼痛、情绪紧张等可引起脉搏、血压、呼吸等改变，严重者可能并发休克、ARDS、ARF、应激性溃疡（SU）、MODS等。

（四）诊断与治疗

创伤多为急诊病人，了解受伤经过及受伤机制，快速明确受伤的部位、性质、程度、全身变化及并发症是诊治的关键。对于重伤病人，询问病史、查体、检查与必要的治疗措施需同步进行，检查病人做到快速、准确、全面，边检查边处理或者先处理后检查。诊断时步骤要尽量简捷，查体动作谨慎、轻巧，要避免遗漏隐蔽的损伤。

1. 病史采集 要详细了解患者的受伤经过包括时间、地点、部位、受伤机制、体位及外力的大小、作用方式等；伤后出现的症状包括疼痛的性质、程度、持续时间、演变过程、肿胀的范围，出血的部位、失血量、经过何种处理及处理时间、效果等。同时要询问患者受伤前情况如是否饮酒、有无其他相关疾病、药物过敏史等。

2. 体格检查 先对患者一般情况加以评估，明确伤情轻重。伤情重者先行抢救，维持生命体征，一般情况允许的条件下再进行详细的查体。首先要重视生命体征及意识、瞳孔、神智变化，其次对患者的受伤部位体征详细检查，对于开放性伤口要仔细检查伤口及创面的大小、深度及是否与内脏相通。

3. 辅助检查 需在病人全身情况允许的情况下进行，切忌忽视病人的生命体征及全身情况盲目检查，延误抢救时机。胸腔穿刺、腹腔穿刺可以明确有无胸腹腔内出血或气胸、血气胸。心包穿刺术可诊断心脏损伤及心包填塞。导尿术可明确有无膀胱及尿道损伤。实验室检查包括血尿常规、生化电解质、肝肾功能、血尿淀粉酶、血气分析等；内镜检查如胃镜、纤维结肠镜、膀胱镜、胸腔镜、腹腔镜等；影像学检查包括B超、X线片、CT及CT血管造影（CTA）、数字减影血管造影（DSA）、核磁共振（MRI）、正电子放射性核素扫描（PET）等。

4. 急救措施与处理原则 创伤急救的目的是挽救生命，优先处理危及生命的各种急症病情，使伤情得到初步控制，为转运及后续确定性治疗创造条件。必须优先处理的急症包括：呼吸心跳骤停、窒息、致命性大出血、张力性气胸、休克等。

急诊创伤病人的处理原则：①要根据创伤分类及各种创伤评分对伤情进行快速准确评估，将需紧急手术或重症监护的伤员与一般伤员区分开来。②对于重伤员要先通畅气道，呼吸、循环支持，针对影响生命体征的原因进行迅速反应及处理，如心肺复苏、抗休克及外出血的紧急止血等。③重点询问受伤史，分析受伤原因，详细体格检查。④实施各种诊断性穿刺或安排必要的辅助检查，进一步明确诊断，加强治疗。⑤病人生命体征稳定后进行各种确定性治疗，如各种手术等。

二、创伤急救处理原则

现代社会各种创伤发生率逐年升高，客观要求建立和健全急救医疗组织。完整的急救医疗体系由院前急救、医院急诊科和ICU病房三部分组成。这三部分各有重点和特点，相互联系，相互配合，在统一指挥下最有效地救治伤员。院前急救是指由受伤现场至到达医院这段时间内的救治。包括现场急救及转运途中急救。它的主要任务是维持呼吸道通畅、现场心肺复苏、抗休克、包扎止血、止痛、妥善固定等，维持患者的生命体征，迅速将病人转送至医院救治。现场急救要针对事故现场的具体情况做好整体救治的协调安排，并要落实好个体救治的具体措施。对于批量伤员的救治需要在短时间内按其伤情进行正确分析归类，根据伤情轻重有序处理，协调安排接诊人员与医院。

（一）检伤分类

根据患者的生命体征和受伤部位迅速对批量伤员按照伤情轻重分类并以黑、红、黄、绿等不同颜色标记，要充分发挥现有的人力物力，应以抢救尽可能多的伤员为原则，采用批量伤员分拣法，根据伤员伤情轻重分别处理（表11-1）。

表11-1 创伤急救中批量伤员分拣方法

濒死伤	黑色	已无生存机会或已死亡，抢救困难费时，生存机会不大。将有限的抢救资源利用于有存活机会的伤员身上是符合救治原则的
危重伤	红色	生命体征不稳但有生存机会，需立即进行基本生命支持并尽快转运相关医院急救
重伤	黄色	伤情不会立即危及生命，但需在短时间内手术治疗，应尽快转运至相关医院处理
轻伤	绿色	伤情轻，未影响生命体征，不需要短时间内手术处理，可转移至安全处暂缓搬运

（二）院前急救

1. 脱离危险区域 急救人员到达现场后首先要迅速将患者安全移出致伤危险区域，移动患者时要动作轻柔，同时要注意现场的危险程度，有无导致施救者受伤的情况，如爆炸、火灾、房屋坍塌及地震等。

2. 现场急救原则 首先对患者伤情进行快速评估，重视呼吸和循环，优先处理对生命威胁最大的损伤，通畅呼吸道，呼吸循环支持，初步处理后尽快转送至医院进行下一步处理。

3. 现场评估方法 创伤现场应按照ABCDEF顺序快速检查，初步判断受伤部位及伤情轻重。

A（airway）气道，检查气道是否通畅，是否有异物、凝血块、痰液等阻塞。

B（breathing）呼吸，检查有无呼吸困难、缺氧，判断其可能原因。

C（circulation）循环，检查心脏泵血功能及周围循环，判断是否血容量不足或活动性大出血。

D（disability）神经功能障碍，检查神志及瞳孔，判断有无脑或脊髓损伤。

E（exposure）暴露并检查手术部位。

F（fracture）骨折，判断有无脊柱、骨盆或四肢骨折，并做出相应固定。

4. 现场急救措施 根据评估结果及对生命的威胁程度采取合理有效急救措施，一切以挽救患者生命为目的，主要的现场急救技术包括复苏/通气、止血、包扎、固定、搬运五大技术。

（1）通气 开放气道，清除气道内的异物、血凝块、分泌物、痰液、呕吐物，检查有无脱落义齿、舌后坠、气道受压或气管痉挛等情况。必要时需行环甲膜穿刺或气管切开维持通气。开放气道，维持有效通气是现场急救的首要措施。对于心脏骤停患者应积极心肺复苏。

（2）止血 大出血是创伤病人的主要死亡原因之一。出血的量、速度及部位对患者的生命体征有重要影响。对于血液流入体腔或组织间隙者称为内出血，内出血一般需手术止血。血液流向体表者称为外出血，多为体表的开放性损伤。对于外出血的止血方法主要有：直接压迫止血法、指压血管止血法、加压包扎止血法、止血带止血法、抗休克裤等（图11-1～图11-5）。

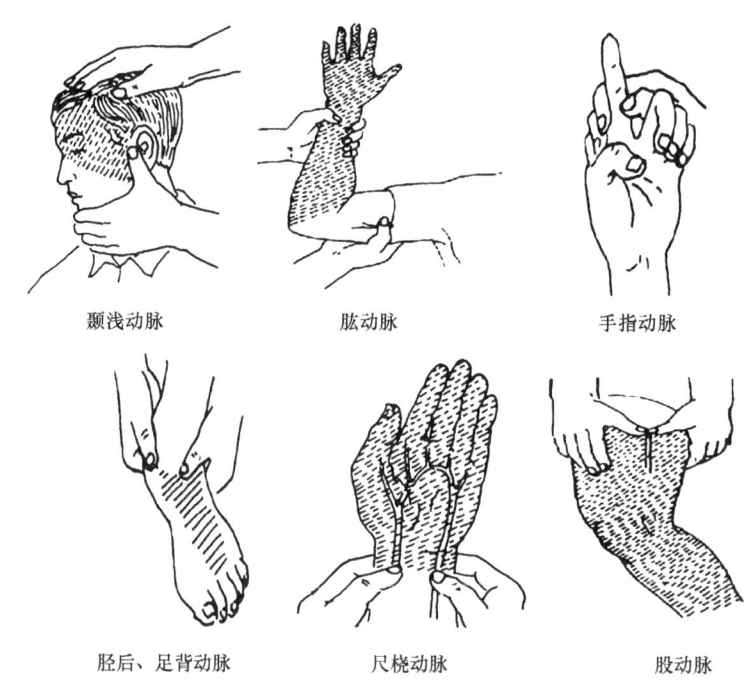

颞浅动脉　　　　肱动脉　　　　手指动脉

胫后、足背动脉　　尺桡动脉　　　股动脉

图11-1　各部位出血 指压动脉止血法

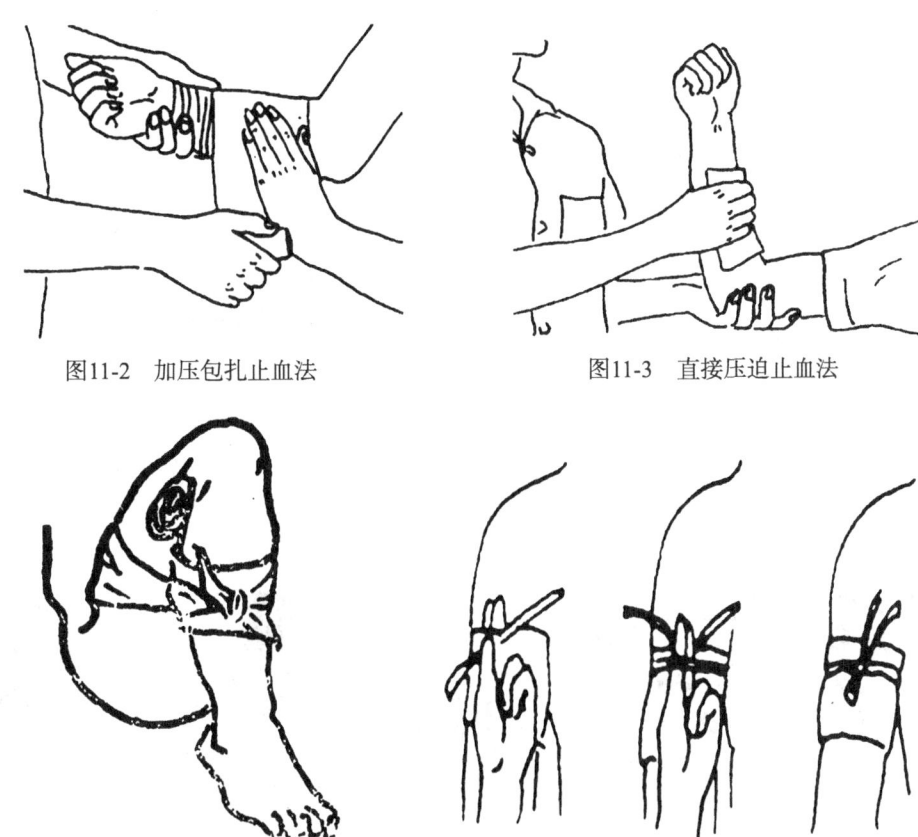

图11-2　加压包扎止血法　　　　　　图11-3　直接压迫止血法

图11-4　屈肢压迫止血法　　　　　　图11-5　橡皮止血带止血法

（3）包扎　现场包扎的目的是保护伤口、避免污染、止血止痛等。要遵循无菌操作的原则，选用相对干净的材料包扎。包扎范围要超过创面5~10cm，松紧适度。颌面部外伤包扎时要注意保持呼吸道通畅，口鼻必须外露。开放性气胸时应立即封闭伤口，阻止空气继续进入胸腔，用大块油砂及厚敷料盖住伤口后包扎。对于颅脑外伤伴脑组织膨出者要用凹形物扣住伤口再行包扎，凹形物不能接触外露脑组织，禁止人为还纳脑组织。对于脱出的腹腔内脏需用碗或敷料覆盖包扎，不能回纳回腹腔（图11-6~图11-11）。

（4）固定　对于骨折病人，妥善有效的固定能够减轻疼痛，避免断端刺伤周围血管、肌肉及神经。以简单外固定为主，如各种夹板、石膏、支具、颈托等。也可就地取材使用木板、木棍、树枝等进行临时固定。固定是要注意固定范围要超过骨折上下两个关节，固定松紧度要适中，避免局部受压坏死，尤其是伤口有感染或挤压伤的病人不宜固定过紧。四肢固定是需将指端外露，观察血运，开放性骨折断端外露时不应将其送回伤口内，也无需复位。闭合性骨折严重畸形时可先行牵引复位后再行固定。头颈部严重损伤的病人合并颈椎骨折脱位的几率大，均需用颈托固定颈部，避免搬运时加重损伤。

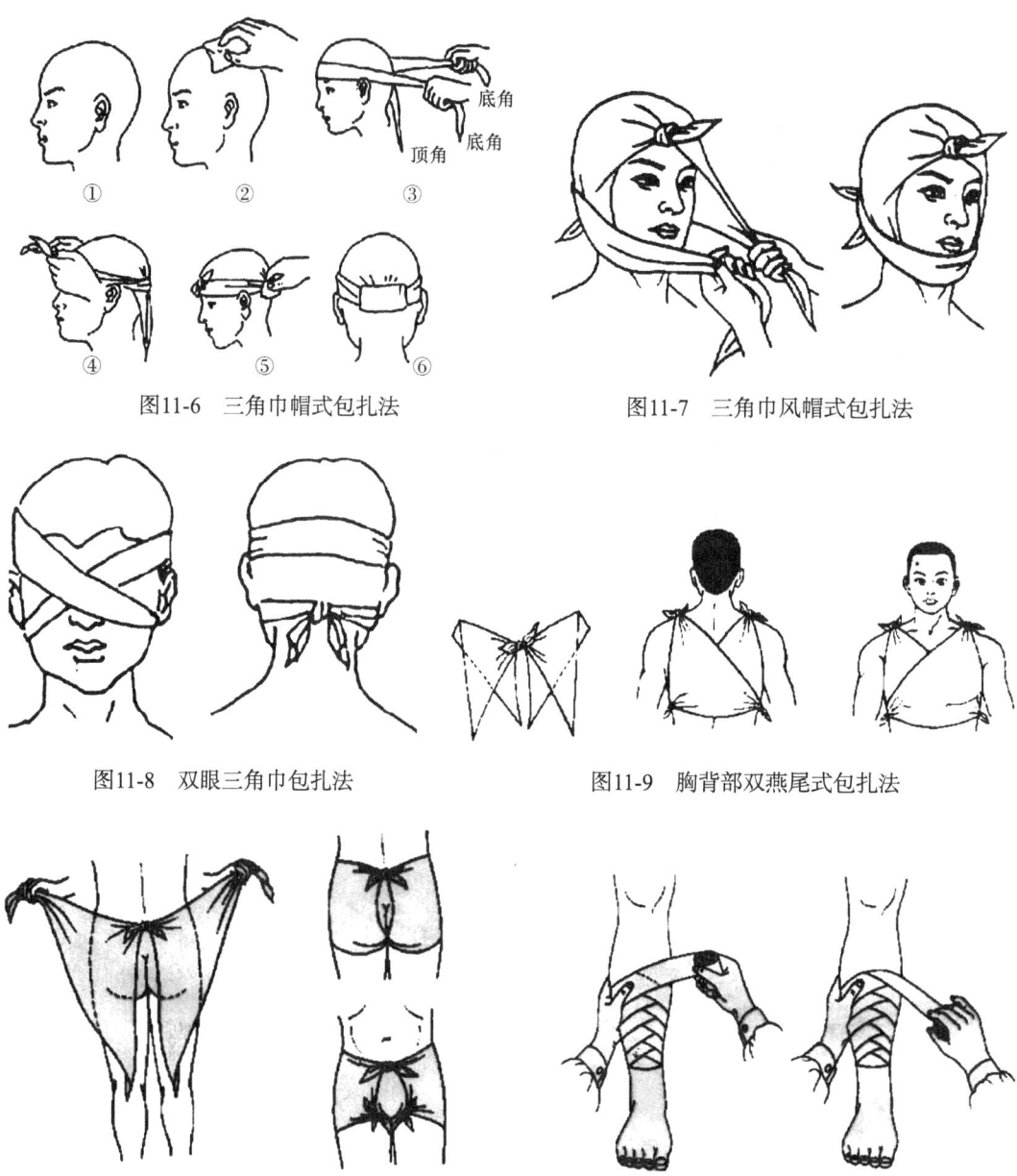

图11-6 三角巾帽式包扎法

图11-7 三角巾风帽式包扎法

图11-8 双眼三角巾包扎法

图11-9 胸背部双燕尾式包扎法

图11-10 双臀蝴蝶式包扎法

图11-11 螺旋反折包扎法

（5）搬运 伤员经现场急救后需运送至医院进一步救治。搬运过程中要注意伤情的轻重和受伤的部位。伤情重者优先搬运和运送。怀疑有脊柱损伤的病人应按照脊柱损伤的原则搬运，使用平托法保持伤处稳定，切勿弯曲和扭动。昏迷及高位截瘫的病人需保持呼吸道通畅，有呼吸困难者先行气管切开。昏迷病人要避免呕吐物误吸，运送时半卧位或将头转向一侧（图11-12~图11-16）。

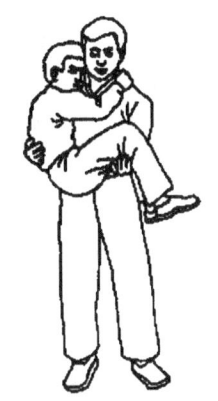
图11-12 单人抱持法

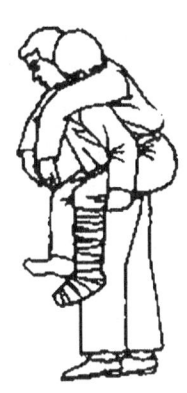
图11-13 双人背负法

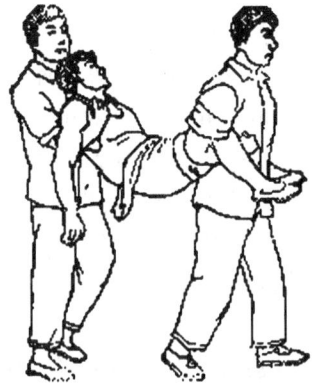
图11-14 三人拉车式搬运法

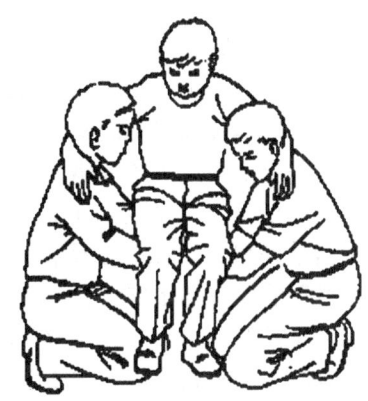
图11-15 三人椅拖式搬运法

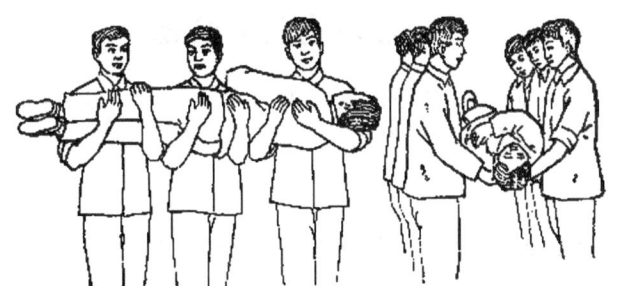
图11-16 脊柱骨折多人搬运法

（三）院内急救

伤员送达医院后开始的急救措施为院内急救。主要包括急诊科和重症监护病房（ICU）的救治措施。

1. **急诊抢救室** 立即将患者送入急诊抢救室，维持患者生命体征，保持气道通畅，留置尿管，吸氧，心电监护等。

2. **全面查体，明确受伤部位及程度** 查体时应遵循快速、全面的原则，重点突出，为避免漏诊可以按照"CRASH PLAN"顺序指导检查，应注意重要部位易漏诊脏器的检查，动作轻柔细致，避免检查中加重损伤。检查时尤其要警惕有无合并损伤发生，如头部及颌面部外伤时要除了注意有无脑疝的存在,还应注意有无合并颈椎损伤,有无合并偏瘫或截瘫,昏迷患者要注意有无胸腹部合并伤。颈胸部检查要注意气管有无偏移,有无三凹征,有无气胸及心脏填塞征表现。右侧肋骨骨折要注意有无合并肝脏损伤,左侧肋骨骨折有无合并脾破裂,后方胸廓损伤有无合并肾挫伤或腹膜后血肿。腹部损伤的病人要警惕有无合并肺挫伤、膈疝、盆腔脏器损伤等。骨盆严重骨折的病人要高度警惕失血性休克的发生等。

3. 进行必要的辅助检查,明确诊断　在实施各种特殊检查前一定要对病人的伤情及生命体征做出正确的评估与判断。不能单纯为了检查延误抢救或者手术时机,如有明确的手术指征应尽早手术探查,不仅能明确诊断,更重要的是能够争分夺秒挽救病人生命。

(1) 胸腔、腹腔、心包穿刺可以诊断胸气胸及血气胸,腹腔内实质脏器出血,心包填塞等。

(2) 实验室检查如血尿常规,生化电解质,血尿淀粉酶,肾功能,血气分析等检查。

(3) 影像学检查　包括透视、X线片、CT、CTA、MRI等检查。

4. 治疗措施　创伤病人不能等诊断明确后才给予治疗,需要边诊断,边检查,边治疗。

(1) 一般治疗　包括体位和局部制动,补液抗休克,及时、足量、有效抗生素预防和治疗感染,维持水电解质平衡,维持酸碱平衡,加强营养支持,镇痛、镇静等对症治疗。

(2) 开放性伤口的处理　清洁伤口可以一期缝合。伤后8小时内的清洁污染伤口行清创术后转变或接近清洁伤口,可以一期缝合。超过8小时以上的清洁污染伤口及污染严重及局部软组织挫伤严重的伤口暂不缝合,止血后包扎,经换药后二期缝合。清创时要彻底,避免异物残留,术后常规注射抗生素及破伤风抗毒素。

(3) 对于辅助检查不能明确诊断而临床表现不能除外脏器损伤及内出血者,在充分术前准备的前提下应尽早手术探查,尽早明确诊断并给予救治。

三、多发伤与复合伤

多发伤与复合伤是两种特殊类型的创伤,伤情严重,受伤机制及临床表现复杂,诊断困难,处理矛盾多,并发症多及死亡率高。

(一) 概述

1. 多发伤(multiple injury)　多发伤是指在单一致伤因素作用下,机体同时或相继遭受两处以上的解剖部位或脏器损伤,其中至少有一处损伤较严重可危及生命。一般具备以下伤情两条以上者可诊断为多发伤:①头颅损伤包括颅骨骨折伴昏迷或伴昏迷的颅内血肿、脑挫裂伤、颌面部骨折。②颈部外伤伴大血管损伤、血肿、颈椎损伤。③胸部外伤包括多发性肋骨骨折、连枷胸、血气胸、肺挫裂伤以及纵隔、心脏、大血管、气管损伤和膈肌破裂。④腹部损伤包括腹腔内出血、内脏损伤、腹膜后大血肿。⑤泌尿生殖系统损伤包括肾破裂、膀胱破裂、子宫破裂、尿道断裂、阴道破裂。⑥骨盆骨折伴有休克。⑦脊柱骨折伴有神经系统损伤。⑧四肢多处骨折。⑨四肢广泛撕脱伤。

2. 复合伤(combined injury)　复合伤是指两种或两种以上不同性质的致伤因素同时或相继作用于人体所造成的损伤。致伤因素可能为射线、热能、创伤、冲击伤、化学毒剂、火器等。如交通伤时由于汽车爆炸燃烧或有毒物质泄漏可能造成机械损伤如挤压伤、骨折、内脏损伤等,又可能同时合并烧伤或中毒形成复合伤。煤矿瓦斯爆炸或锅炉、鞭炮厂爆炸时可能出现烧伤+冲击+挤压复合伤。核爆炸时可能出现放射性+烧伤+冲击复合伤等。

（二）临床特点

1. 伤情复杂，变化快，应激反应严重，死亡率高　多发伤与复合伤大多伤情复杂，伴有复杂的全身应激反应，导致生理机能严重紊乱，伤情变化快，死亡率极高。很多伤员伤后数分钟到数小时内死亡。

2. 伤势严重，休克发生率高　因多发伤与复合伤常伤及两个以上的部位或脏器，损伤范围广泛而严重，伤后导致强烈持久的全身性和局部性创伤反应，失血量大，休克发生率高。

3. 严重的低氧血症　严重多发伤与复合伤常合并休克，局部微循环障碍，缺血缺氧，炎症反应强烈，机体释放大量炎症介质，导致血管舒缩功能障碍。同时局部血管通透性增强，导致组织器官水肿，单位体积血管床数量减少，局部组织氧弥散及氧结合障碍，进一步加重组织缺氧，导致恶性循环，多发伤与复合伤低氧血症发生率可高达90%。

4. 伤情复杂，处理矛盾多，容易漏诊和误诊　由于多发伤与复合伤多数伤员伤势较重，不能自诉伤情，致伤因素及受损部位多，开放性损伤与闭合性损伤共存，明显创伤与隐匿性损伤并存，多个脏器与部位的损伤所引起的病理生理学与血流动力学变化相互叠加和影响，导致病情变化更为复杂，容易发生漏诊与误诊。由于损伤的严重程度、部位和累及脏器组织的不同，故对危及生命的损伤处理重点和先后次序不一样，有时候在处理顺序和原则上可能发生矛盾，如腹部创伤大出血合并休克，既要原地快速扩容，恢复有效循环血量及组织灌流，又要立即手术止血，对严重伤员既要处理其原发损害，又要兼顾伤员的全身情况，减轻继发性病理损害。

5. 并发症多　严重多发伤与复合伤伤员创伤严重，机体防御功能减退，各种并发症发生率及致死率高。常见的并发症有严重感染甚至脓毒血症、休克、急性呼吸窘迫综合征（ARDS）、MODS等。

（三）诊断

多发伤与复合伤患者损伤部位多，伤情变化迅速，临床表现复杂。诊断的重点是根据病史及必要的检查及早准确判断多发伤和复合伤的伤情，对各个脏器组织的伤情全面评估，优先处理危及生命的致命性损伤，然后再进行系统全面的检查而做出正确的诊断。早期正确处理是降低死亡率，提高救治效果的关键。接收多个病人时，不可忽视不出声的病人，因为有窒息，深度休克或昏迷的病人可能已经不能呼唤呻吟。

1. 病史　在不耽误抢救的前提下尽可能详细了解病史，通过病史中致伤因素分析可以对复合伤进行初步诊断，通过分析受伤机制、了解伤后病情演变过程和伤后现场处理方法及效果等对诊断有重要的指导意义。一般急救措施、了解病史及诊断检查应同时进行。

2. 体格检查　早期检查的重点是了解有无致命伤，尤其了解呼吸道是否通畅，有无活动性内出血及休克，有无呼吸心跳骤停等。经过抢救伤员伤情稍稳定后在进行进一步重点检查。检查步骤尽量简捷，检查动作谨慎轻巧，切勿在检查中加重损伤。重视症状明显的部位，同时应仔细寻找比较隐蔽的损伤。如下胸部损伤肋骨骨折时左侧腰警惕合并脾破裂，右侧要警惕合并肝脏损伤。为避免漏诊可以按照"CRASH PLAN"顺序指导检查。C-cardiac（心脏），R-respiration（呼吸），A-abdomen（腹部），S-spine（脊柱），H-head（头颅），P-pelvis

（骨盆），L-limb（四肢），A-arteries（动脉），N-nerves（神经）。进行重点或特殊检查时应注意：①颅脑和颌面部外伤时警惕有无颈椎骨折脱位。②昏迷或高位截瘫时应注意检查有无腹部损伤。③胸部外伤时有无合并心脏挫伤，外伤性心肌梗死及心脏填塞征。④严重腹部挤压伤有无合并膈肌损伤。⑤腰椎损伤有无合并腹膜后血肿。⑥骨盆骨折有无合并泌尿道损伤，肛门直肠损伤及腹腔内脏损伤。

3. 辅助检查 根据伤情的需要，可选择适当的辅助检查，对帮助诊断有重要意义。经过紧急处理，伤情允许时可作如下检查。

（1）试验穿刺 胸腹腔诊断性穿刺操作简单，诊断正确率高，可作为常规检查方法，尤其对于伤情重，不便于做复杂检查的伤员意义更大，可及时明确胸腹腔内脏损伤。心包穿刺可以诊断心包积液和积血。穿刺抽出血液、气体等一般表示有内脏器官发生破裂，但要注意穿刺结果可能有一定的假阳性或假阴性。

（2）导管检查术 导尿可判断有无尿道膀胱损伤，并且可以根据尿量判断休克及补液程度。腹腔内留置导管可以动态地观察腹内出血、脏器破裂等，某些气胸、血胸可以用胸腔闭式引流，兼有诊断及治疗的意义。

（3）实验室检查 血常规及红细胞比容检查可判断失血或感染情况，尿常规可提示泌尿系统损伤及糖尿病等，血尿淀粉酶及脂肪酶检查可以作为胰腺损伤的诊断依据。血电解质、肾功能、血气分析等检查可用于肾脏损伤及水电解质及酸碱平衡紊乱。

（4）影像学检查 X线透视或摄片对于各部位的骨折，胸腹部损伤及异物存留等有重要的意义。CT检查对于颅脑损伤及某些胸腹部实质性器官及腹膜后损伤有重要的诊断价值。CT血管造影术（CTA）可以确定血管损伤及某些隐蔽的器官损伤。超声波检查对于胸腹腔积血积液敏感性高，且操作方便，可床旁进行，减少病人搬动，无损伤，价格低，是诊断血胸及实质性脏器损伤如肝脾破裂的重要依据。

（5）腔镜检查 对于诊断不明确又高度怀疑胸腹腔脏器损伤时可考虑行胸腔镜或腹腔镜检查，既可以明确诊断，另一方面在明确诊断的基础上可以行胸腹腔损伤脏器的修复。

需要强调的是在实施各种特殊检查前一定要对病人的伤情及生命体征做出正确的评估与判断。不能因为单纯检查延误抢救或者手术时机，如有明确的手术指征应尽早手术探查，不仅能明确诊断，更重要的是能够争分夺秒挽救病人生命。

（四）多发伤与复合伤的处理

1. 院前急救 多发伤及复合伤常累及心、肝、肺、肾、胃肠等重要脏器及大血管，引发全身应激反应及生理机能紊乱，迅速发生一系列并发症危及生命。急诊救治需争分夺秒，据统计，院前死亡约占总死亡的2/3或更多，因此提高院前急救水平能够大大提高多发伤与复合伤伤员救治成功率，并且可以减轻创伤后继发损害，降低各脏器并发症的发生率。院前急救的目标是使伤者在伤后最短时间内接受现场急救处理，并以最快的速度将患者送到医疗机构进行下一步治疗，尽量缩短院前时间，为后续的确定性治疗创造条件。院前急救方法详见本节第四部分创伤急救处理原则。

2. "VIPC"处理程序 "VIPC"程序是West 1985年提出的严重多发伤、复合伤救治过程中所遵循的常用处理步骤。其核心内容是呼吸道管理、积极抗休克及止血。

（1）"V"代表ventilation 即保持呼吸道通畅和充分通气供氧。尤其是头、颈、胸部外伤者，保持呼吸道通畅必须占优先地位。颅脑外伤昏迷患者及时清除口腔内凝血块、呕吐物、痰及分泌物，即可行气管插管，迅速清洗上呼吸道后，行呼吸机辅助通气。颌面外伤、颈椎外伤及喉部外伤应尽早做环甲膜切开或气管切开术。

（2）"I"代表infusion　即指输液、输血补充血容量及细胞外液。在抢救严重多发伤复合伤患者时，恢复血容量的重要性与纠正缺氧的重要性同样重要。

（3）"P"代表pulsation　指心脏泵功能监测。由于心肌挫伤、心包填塞、心肌梗死或冠脉气栓可导致心泵功能衰竭，要区分心源性休克和低血容量性休克，再做针对性治疗。

（4）"C"代表control bleeding　即紧急控制明显的或隐匿性出血。

3. 手术治疗原则

（1）手术顺序　应在及早明确诊断的基础上，根据伤情轻重及对生命的危急程度决定手术顺序，制定手术方案。优先处理危及生命的严重伤如开放性胸部损伤、心包填塞、大出血、脑疝、阻塞呼吸道的颈部及颌面部损伤、严重的肝脾破裂大出血等，应在积极抗休克的同时紧急手术。对于不会立即威胁生命的多发伤如颅脑外伤、休克不明显的闭合性胸腹部损伤、四肢开放性损伤等可在抗休克的同时，进行必要的辅助检查及术前准备，待休克缓解后手术。一般性外伤可暂不处理或有计划地进行治疗。

（2）多发伤、复合伤出现下列情况时需急诊手术　①颅脑损伤伤员出现意识障碍逐渐加深，一侧或双侧瞳孔散大，鼾式呼吸，CT检查颅内血肿较大（幕上出血>40毫升，幕下出血>10毫升），中线结构明显移位>1cm，脑室脑池明显受压时需考虑急诊手术。②心脏损伤危险区的开放性胸部损伤如同时伴有大出血、休克或疑有心包填塞者应立即急诊行剖胸探查术。③胸腹腔内脏损伤大出血，经快速输血补液抗休克治疗后血压不升或升后复降者，需紧急剖胸腹探查止血。④骨盆骨折伴有多发伤，腹膜后血肿增大，休克进行性加深者需紧急手术止血。⑤多发伤抢救过程中突然心跳骤停，胸外按压无效者需开胸心脏挤压。

（3）术后处理　控制感染、脑保护、加强营养支持、预防及处理各种并发症包括对ARDS，急性肾功能衰竭、MODS的防治等。

4. 损伤控制外科理念　损伤控制外科（damage control surgery，DCS）是指在救治严重多发伤病人时，因为病人全身情况差，生理耐受度低，不能耐受大的确定性手术，采用分阶段的方式完成手术治疗，即早期简化手术，然后复苏支持，待病人全身情况改善，生理功能紊乱得到纠正后再次行确定性手术。这样可以最大限度的减少生理功能紊乱对病人的损害，避免生理性潜能进行性耗竭，为后续确定性手术赢得时机。

（1）适应证　正确判断哪些患者需要实施DCS至关重要。病人从受伤到进行损伤控制手术的时间越短，预后也就越好。因此要求在手术前或手术中，尽快做出实施损害控制手术的决定。选择患者时应该综合考虑创伤类型、创伤部位、伴发伤及创伤引起的病理生理学变化。

1）创伤类型：躯干高能量钝性伤、躯干多发性穿透伤，血流动力学极不稳定者。

2）伴发伤：严重的颅脑闭合伤、脊柱骨折、骨盆骨折、腹腔多发性内脏损伤及大血管损伤，手术需要很长时间，常规方法难以止血。

3）病理生理变化：严重的代谢性酸中毒，pH<7.30；低体温，T<35℃；严重的凝血功能障碍；复苏过程中血流动力学状态不稳定 如低血压、心动过速、呼吸过速、神智改变；严重创伤性失血，估计需大量输血者。

（2）DCS的主要步骤

1）术前准备：此类病人病情危重，特别强调时间观念，尽量缩短院前急救和滞留急诊科的时间，所有影响伤员紧急处理的检查暂时不做。不要因为手术前容量复苏耽误手术时间，病人应立即送手术室，在手术控制出血的基础上，进行积极有效的复苏。

2）简化手术控制出血，控制污染：原则是用最简单、安全有效的措施控制出血。一般采用修补、结扎、暂时性腔内血管分流术等方法控制出血，纱布填塞止血适用于大部分腹腔内脏及腹膜后组织的出血。不做复杂的血管重建手术。对于肠道破裂一般采用单层连续修补术。广泛性小肠损伤可采用肠切除，缝合远端及近端，留于腹腔二期缝合。十二指肠、胆管、胰腺损伤可填塞后行置管外引流术。一般不行回结肠造口术及切除吻合术。输尿管损伤不宜直接缝合，可插管引流，膀胱损伤可经耻骨上或尿道置管引流。出血和污染得到控制后应快速关腹。暂时关闭腹腔的方法有如下几种：①单层敷料填塞覆盖。②单层皮肤缝合法。③修复材料缝合法。④单纯筋膜缝合法。⑤敷料单覆盖负压吸引法等。

3）复苏及生命支持：简化手术完成后，患者送回ICU继续进行复苏。复苏的重点是复温，输血补液纠正代谢性酸中毒，改善凝血功能障碍及通气支持。

4）确定性手术：如果病人的酸中毒、低体温、凝血功能障碍得到纠正，生命体征平稳，治疗进入第三阶段，对病人进行确定性手术。检查初期手术时处理的脏器损伤情况，彻底止血，对损伤的组织器官进行确定性处理，包括实质脏器的修复、切除或部分切除，空腔脏器的损伤修补或切除吻合，血管损伤的修复重建等。

四、挤压综合征

挤压伤（crush injury）是指人体肌肉丰富的部位如四肢、躯干，受重物长时间压榨或挤压后所造成的损伤。临床表现为受压部位肿胀，肌肉、神经缺血缺氧，水肿，渗出，感觉迟钝或丧失，运动障碍，大量肌肉坏死，导致肌红蛋白血症，病变进一步发展导致肌红蛋白尿和高钾血症，引起急性肾功能衰竭。故挤压伤合并急性肾功能衰竭称为挤压综合征（crush syndrome）又称创伤性横纹肌溶解症（rhabodomyolysis）。挤压综合征是一种再灌注损害，出现肌组织崩解、低血容量休克和急性肾功能衰竭，并发症和死亡率高。

战争时期多见于大规模轰炸。和平时期多见于地震、海啸、大爆炸、车祸、矿井意外事故等，大批伤员被废墟或重物挤压，救援困难，持续时间长。好发部位依次为小腿、前臂、大腿、臀部、上臂和躯干。

（一）病因

1. 创伤性因素 战伤或地震、塌方等灾害事故中肢体肌肉丰富的部位受到重创或长时间挤压。肌肉丰富的部位如臀部受到长时间严重暴力殴打也可发生。

2. 非创伤因素 吸毒、乙醇、一氧化碳、有机磷中毒、毒蛇咬伤、蜂蜇伤及部分药物均可导致横纹肌溶解，肌红蛋白血症及肌红蛋白尿，高钾血症诱发急性肾功能衰竭。长时间昏迷者因体位长时间固定，肌肉受压导致肌肉组织缺血，变性，发生坏死。

3. 感染性因素 病毒如流感病毒、柯萨奇病毒及HIV等感染均可引起横纹肌溶解症（rhabdomyolysis，RM），细菌感染则以肺炎球菌和军团菌感染所致的细菌性肺炎易发生

RM。疟原虫和钩端螺旋体感染亦可引起RM，且往往病情重，易发生MODS。

4. 医源性因素 大面积烧伤后，不合理使用止血带、抗休克裤以及石膏固定，手术时间过长造成肌肉受压等。某些药物也可能引起肌红蛋白尿或血红蛋白尿而导致挤压综合征。

（二）发病机制

主要机制是缺血性损害和再灌注损害。机体肌肉组织丰富的部位受到重击或者持续性挤压，造成肌肉组织机械性损伤或发生血供中断，肌肉及软组织缺血缺氧、血液循环障碍。外界压力解除血供恢复后，由于局部组织代谢反应、缺血再灌注损伤，细胞破坏并产生大量血管活性物质，导致毛细血管扩张，内皮细胞通透性增加，大量血浆成分外渗，组织充血、出血和渗出，发生组织水肿。水肿导致肌肉筋膜间隙内压力升高，小动脉闭塞，又加重了局部的循环障碍，静脉回流障碍及渗出增加，最终形成缺血—渗出—肿胀—缺血恶性循环，导致肌肉组织大面积坏死，大量肌红蛋白、肌酸磷酸激酶、肌酐及各种酸性代谢产物及组织毒素大量释放入血，加重创伤后的全身反应，促进急性肾功能衰竭的发生。尤其是尿液和体液在酸性条件下，肌红蛋白容易透过肾小球滤过膜，生成不溶性的正铁血红蛋白，形成管型阻塞肾小管。同时pH<5.6时，肌红蛋白可以转化为高铁血红素，诱导低密度脂蛋白氧化，引起肾血管收缩和肾小管损伤。创伤、失血及局部组织液大量渗出，引起有效循环血量锐减，导致肾缺血性损害，加速急性肾衰竭的发生。当发生以肌红蛋白尿和高钾血症为特征的急性肾衰竭时，挤压伤就演变为挤压综合征。

（三）临床表现

1. 局部表现 主要表现为受压肢体局部高度肿胀，进行性加重，出现张力性水疱、红斑、淤血斑。触诊肌肉变硬，张力高，触压痛明显。肢体远端皮肤苍白，皮温降低，动脉搏动减弱，感觉迟钝或消失，肌肉收缩无力，关节活动受限，被动牵拉时疼痛剧烈。后期缺血对神经及肌肉造成不可逆性损害，发生大面积肌肉坏死及神经变性坏死，出现无痛（painless）、苍白或大理石花纹（pale/pallor）、感觉异常（parestheia）、麻痹（paralysis）及无脉（pulseless）等"5P"征。此时往往失去最佳治疗机会，需截肢处理。

2. 全身表现 挤压综合征时全身表现主要为急性肾衰竭表现及水电解质代谢紊乱及酸碱平衡失调。

（1）全身中毒症状 发热、全身乏力、恶心呕吐、水肿、少尿等。病情进展后出现意识障碍，有的呈兴奋状态表现躁动不安、意识恍惚，有的呈抑制状态表现为淡漠、少语、嗜睡、昏迷等。

（2）高钾血症 肌肉坏死、细胞破裂、大量细胞内钾进入血液循环，同时因为肾功能衰竭及少尿导致钾离子排出障碍，引起血钾急剧升高。高钾血症是挤压综合征早期主要的死亡原因。血钾升高引起神经-肌肉兴奋性改变，肌肉不能产生兴奋电位，周围神经系统受累主要表现为肌无力和肌肉麻痹，腱反射减弱或消失，中枢神经系统主要表现为神志淡漠及肢体感觉异常。当血钾高于8mmol/L时可因呼吸肌麻痹导致骤然死亡。高血钾对心脏的抑制主要表现为心肌收缩无力，心率减慢，心电图T波高尖，QRS间期延长，PR间期增宽，严重者出现P波消失，QRS波增宽与T波融合，呈正弦波，出现室颤，心脏停博于舒张期。

（3）肌红蛋白尿 出现在挤压伤早期，是挤压综合征发病的关键环节。肌红蛋白尿呈深褐色或者红棕色，尿中肌红蛋白浓度在挤压伤12小时达到高峰，可持续12~24小时。部分病人尿中出现肌红蛋白管型，尿呈酸性，尿渗透压降低。

（4）酸中毒　肌肉缺血缺氧，变性坏死，组织细胞分解产生大量乳酸等酸性代谢产物，导致血pH<7.35，BE、SE下降，$PaCO_2$正常或稍降低，病人出现恶心、呕吐、呼吸深快，心率加快、神志淡漠、嗜睡甚至昏迷。酸中毒可以加重高钾血症。

（5）氮质血症　酸性代谢产物及细胞分解产物积聚在体内，导致尿素氮、肌酐明显升高，导致氮质血症及尿毒症，产生中毒症状。

（6）少尿及水中毒症状　急性肾功能衰竭导致少尿或无尿，尿量<17ml/h或400ml/24h，加重氮质血症及酸中毒。少尿或治疗中未准确控制液体入量可导致全身水钠潴留，引起水中毒，严重者可出现高血压，肺水肿，脑水肿，心力衰竭等。

（7）高磷血症与低钙血症　大量横纹肌坏死分解产生磷和磷酸盐不能从肾脏排出导致高磷血症。低钙血症往往与高磷血症同时存在。因高磷后磷转向肠道排泄，与钙结合成不可吸收的磷酸钙。低血钙表现为神经肌肉应激性过高，手足抽搐。

（8）低氯血症与低钠血症　相伴出现，主要为液体潴留后引起的稀释性低钠低氯血症。

（四）诊断

1. **病史**　肌肉丰富的部位有长时间受压榨或挤压病史，如地震、车祸、塌方等导致的四肢挤压伤。前臂或下肢骨折后石膏长时间固定过紧也可能导致医源性挤压综合征。

2. **急性肾功能衰竭表现**　持续少尿（400ml/24h）或无尿（100ml/24h）48小时以上经补液及利尿剂激发试验排除肾前性少尿。高钾血症及氮质血症，血肌酐、尿素氮、高血钾持续性升高。

3. **肌红蛋白尿**　尿呈酸性，渗透压降低。尿中有蛋白、红细胞、白细胞及管型。部分病人可能出现肌红蛋白管型。

4. **酸中毒**　血pH<7.35，BE、SE、CO_2CP下降，$PaCO_2$正常或稍降低，深大呼吸，酸中毒可以加重高钾血症。

5. **其他**　受伤部位高度肿胀，皮下淤血，可能出现张力性水疱，局部触压痛明显，严重者可能出现感觉迟钝或感觉过敏。休克、水电解质紊乱及酸碱平衡失调等导致恶心、呕吐、烦躁、谵妄或嗜睡、昏迷等。

（五）急诊救治

应强调早期诊断，立即采取措施及时、妥善处理局部挤压伤。对于严重挤压伤者首先应该抗休克、抗感染、纠正酸中毒及高钾血症，休克平稳后尽早行筋膜间隙切开减压术，清除坏死组织，改善局部血供，必要时行截肢术。保护肾脏功能，防治ARF等并发症的发生、发展。

1. **早期急救处理**　首先应尽早解除压迫，妥善固定伤肢，防治损伤继续加重。若肢体严重受损，缺血坏死无法保留时应尽早截肢。

2. **重症监护**　所有诊断挤压综合征的患者都应进入ICU病房持续心电监护，监测中心静脉压（CVP）或肺小动脉楔压（PAWP），严密观察尿量，监测血电解质及血气分析变化。

3. 全身治疗

（1）抗休克治疗　大量补液，充分容量复苏。补液量根据休克程度及尿量决定。成人液体总量控制在3000~6000ml/d。

（2）碱化尿液　一般可予以5%碳酸氢钠静脉输注，根据血、尿pH、血BUN水平及血气分析结果调整用量。补碱可以纠正代谢性酸中毒，降低血清钾离子浓度，碱化尿液，使尿中正铁血红素溶解度增加，有利于排出。并且可以预防肌红蛋白在肾小管沉积，保护肾功能。

（3）利尿、脱水　在充分容量复苏的基础上，利尿脱水有利于防治肾衰竭，同时可以促进各种毒性代谢产物排泄，清除氧自由基，减轻水肿，降低筋膜间隙内压力，保护伤肢。

（4）抗感染治疗　挤压伤由于伤口污染，肌肉组织缺血坏死，极易发生感染。应及早足量应用广谱有效抗生素，创面、血液的细菌学培养及药敏试验结果回报后再行相应调整。应避免使用对肾功能有影响的药物，保持伤口引流通畅，必要时切开引流，清除坏死组织，预防破伤风和气性坏疽。

（5）若出现急性肾功能衰竭，则按照急性肾衰竭原则进行处理：①严格控制液体入量。②治疗代谢性酸中毒。③纠正水电解质紊乱，尤其是高钾血症。④预防和控制感染。⑤促进肾功能恢复。⑥加强营养支持治疗。⑦必要时行血液透析治疗。

4. 局部伤肢治疗

（1）筋膜切开减压术　可以缓解筋膜腔内压力，打断病理性恶性循环，改善血液循环，防治肌肉神经等进一步坏死。筋膜腔早期切开减压适应证：①肢体进行性肿胀，张力升高，局部有瘀斑或张力性水疱形成。②出现明显的神经肌肉功能障碍及肢体远端循环障碍表现，如"5P"征。③肌红蛋白尿持续阳性。④筋膜腔内压力超过40mmHg者。筋膜切开减压术的手术原则：受累筋膜腔要完全切开，充分减压及暴露。选择肌肉丰富的部位沿肢体纵轴切开，不暴露肌腱，避开主要血管神经。术中应彻底清除坏死组织及血肿，充分引流。创面无菌换药，及时清除坏死组织。切口延期或二期缝合，范围广泛难以闭合的伤口可游离植皮封闭创面。

（2）截肢术　肢体损伤严重，无可挽回时行截肢术。如果挤压伤面积广泛，时间长，伤肢无血运或严重血运障碍，肢体已广泛坏死或伴粉碎性骨折估计难以保留者需尽早截肢。否则毒素一旦大量吸收入血，急性肾衰竭及挤压综合征难以避免。如果伤口感染不能控制或者合并特异性感染如气性坏疽等，引起严重的全身感染和中毒症状危及生命者需尽快截肢。

（3）高压氧治疗　可以增加溶解于血浆中的氧量，使组织充分供氧，有利于细胞有氧代谢及血管再生，促进伤肢神经、肌肉恢复。

（六）预后

挤压伤的预后取决于早期处理的效果，如能及时减压，控制感染，可以完全恢复肢体功能。如果处理不及时，肢体持续缺血6小时以上，肌肉变性坏死，纤维修复后出现大量瘢痕，组织粘连。神经缺血变性、坏死或瘢痕压迫丧失功能，均可能会影响肢体功能。

（简华刚　刘之川）

第二节 颅脑损伤

颅脑损伤（craniocerebral trauma）是临床常见而严重的创伤形式，已成为发达国家青少年伤病致死的首位病因。颅脑损伤的发病率为100~150人/10万人/年，占全身损伤的10%~20%，仅次于四肢伤而居第二位，颅脑损伤的死亡率占整个创伤病人的85%。随着科技进步和社会发展，颅脑损伤的发生率在我国还有上升的趋势。

颅脑损伤分头皮、颅骨和脑损伤，可单独发生或合并存在。脑损伤是指暴力作用于头部造成的脑组织器质性损伤和功能障碍。近20年来，急诊科对颅脑损伤实施院前急救、院内救治和EICU三位一体化救治均取得了显著进步，使颅脑损伤病人的死残率有了明显的下降。但是，我国在颅脑损伤急救体系及伤后治疗过程中颅脑监测技术方面与发达国家仍存在较大差距，亟待解决。

一、损伤机制与分类、分级

（一）损伤机制

颅脑损伤的病理改变是由致伤因素和致伤方式决定的。了解病人损伤机制，对推测脑损伤的部位、估计受损组织的病理改变以及制定适当的治疗方案都有重要意义。常见致伤原因为交通事故、工程事故、暴力打击、摔伤跌伤、火器伤、自然灾害及新生儿产伤等。

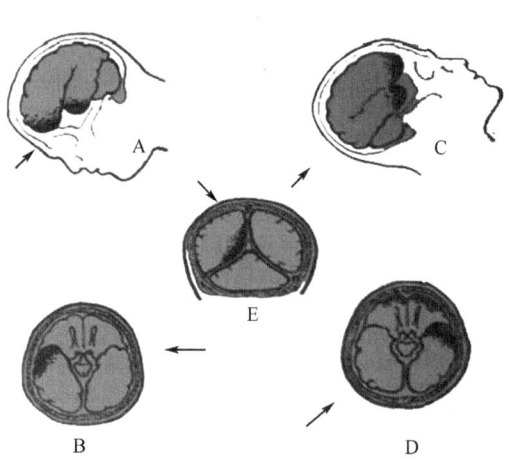

图11-17 损伤方式示意图：箭头示外力方向和作力部位，黑区表示伤灶
A. 前额受力所致的额颞叶伤灶（着力点伤或叫冲击伤）；B. 颞部受力所致的对侧颞叶伤灶（对冲伤）；C. 枕部受力所致的额颞叶伤灶（对冲伤）；D. 额枕部受力所致的额颞叶伤灶（对冲伤）；E. 顶盖部受力所致的颞枕叶内侧伤灶

1. 损伤方式（图11-17）

（1）直接损伤 外力直接作用于头部而引起的损伤：①加速性损伤：运动的物体打击静止的头部，常常是冲击伤严重而对冲伤较轻，如铁棒打击头部。②减速性损伤：运动的头撞击静止的物体，常常是对冲伤较重而冲击伤轻，如高处坠落头部撞击地面。③挤压伤：头部双侧受力，常见产伤。

（2）间接损伤 外力作用于身体其他部位而后传递致颅脑：①传递伤：臀部着地致脑受损伤。②甩鞭伤：躯干被暴力驱动，头部旋转运动产生剪应力致脑损伤。③胸部挤压伤：又称创伤性窒息，压力经腔静脉传至脑致弥漫性脑出血。

2. 损伤机制 脑损伤的机制较复杂，主要致伤因素：

（1）由于颅骨变形，骨折造成脑损伤。

（2）由于脑组织在颅腔内呈直线或旋转运动造成的脑损伤。绝大多数颅脑损伤不是单一的损伤机理造成的，而常常是由几种机理和许多因素共同作用的结果，以接触力导致的冲击伤和惯性力造成的对冲伤最多见。①接触力：着力部位的直接作用力所致的损伤，物体与头部直接碰撞，由于冲击、凹陷骨折或颅骨的急速内陷、回弹，往往造成局部脑损伤。②惯性力：来源于受伤瞬间头部的减速或加速运动，使脑在颅内急速移位，与颅壁相撞，与颅底摩擦以及受大脑镰、小脑幕牵扯，往往造成多处或弥散性脑损伤。③冲击伤（图11-18）：通常将受力侧的脑损伤称为冲击伤（impact lesion），往往由加速性损伤，接触力造成着力点附近的脑损伤，损伤局限、轻。④对冲伤（图11-19）：通常将受力侧的对侧脑损伤称为对冲伤（contre-coup lesion），往往由减速性损伤，惯性力造成对侧的脑损伤，常见枕部着地造成额、颞部脑损伤，脑伤较重。

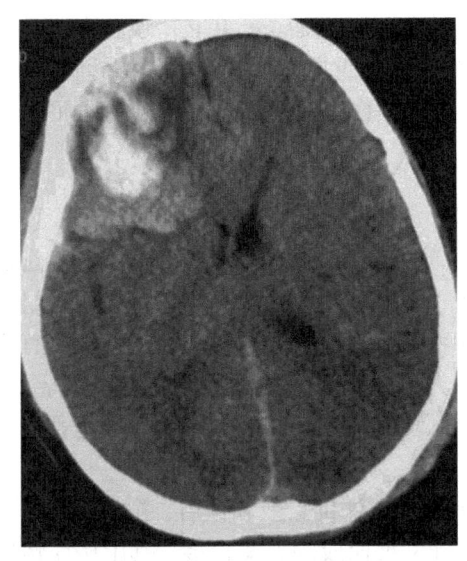
图11-18 右额部着力点伤导致的冲击伤

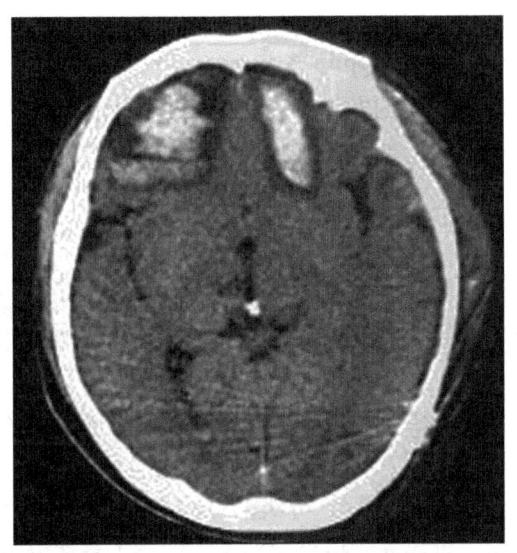
图11-19 左颞部着力导致的双额对冲伤

受伤时头部若为固定不动状态，则仅受接触力影响；运动中的头部突然受阻于固定物体，除有接触力作用外，尚有因减速引起的惯性力作用。大而钝的物体向静止的头部撞击时，除产生接触力外，还同时引起头部的加速运动而产生惯性力；小而锐的物体击中头部时，其接触力可能足以造成颅骨骨折和脑损伤，但其能量因消耗殆尽，已不足以引起头部的加速运动。任何方向外力作用引起的脑损伤，总易伤及额极额底、颞极和颞叶底面，这是因为脑组织移位时与凹凸不平的前颅凹、中颅凹壁、底面相撞击和磨擦所致。而对冲伤很少发生在枕极和枕叶底面，此乃枕部颅壁光滑，小脑幕既光滑且有弹性之故。冲击伤与对冲伤的严重程度不一，两侧可一轻一重或同样严重，或只有冲击伤而无对冲伤，或者相反，这与外力作用的强弱、方向、方式与受力部位等密切相关。一般而言，加速性损伤多发生在外力直接作用的部分，极少有对冲性损伤；减速性损伤既可发生冲击伤，又可发生对冲伤，且较加速性损伤更为广泛和严重。

3. 原发性脑害和继发性脑损害　原发性脑损伤（primary brain injury）指暴力作用于头部时立即发生的脑损伤，主要有脑震荡（cerebral concussion）、脑挫裂伤（cerebral contusion and laceration）及原发性脑干损伤（primary brain stem injury）等。继发性脑损伤（secondary brain injury）指受伤一定时间后出现的脑受损病变，主要有脑水肿（brain edema）和颅内血肿（intracranial hematoma）。脑水肿继发于脑挫裂伤；颅内血肿因颅骨、硬脑膜或脑的出血而形成，与原发性脑损伤可相伴发生，也可单独发生；继发性脑损伤因产生颅内压升高或脑压迫而造成危害。原发性脑损伤如果有症状或体征,是在受伤当时立即出现,并且不再继续加重。同样的症状或体征,如果不是在受伤当时出现,而是在伤后过一段时间(长短依病变性质和发展速度而定)出现,且有进行性加重趋势,皆属于继发性脑损伤所致。区别原发性和继发性脑损伤有重要临床意义:前者无需开颅手术,其预后主要取决于伤势轻重;后者,尤其是颅内血肿往往需及时开颅手术,其预后与处理是否及时、正确有密切关系,尤其是原发性脑损伤并不严重者。

4. 二次脑损伤 1978年,Miller首次提出二次脑损伤理论,系指在原发脑损伤后,二次脑损伤因素如血压(Bp)、体温(T℃)、颅内压(intracranial pressure, ICP)、脑血流(CBF)及脑灌注压(CPP)等异常改变,可造成第二次脑损害,加重原发脑损伤和创伤性脑水肿。二次脑损伤的发生率为44.5%,及早治疗或预防二次脑损伤,对提高脑损伤救治水平,尤其是对战伤所致的颅脑损伤救治有重大意义。

(二)分类和分级

1. 病理分类 颅脑损伤根据损伤的组织层次可分为头皮、颅骨和脑损伤。根据脑伤发生的时间分为原发性和继发性脑损伤。根据致伤物、受力程度等因素不同,将伤后脑组织是否与外界相通而分为开放性和闭合性脑损伤,前者多由锐器或火器直接造成,均伴有头皮裂伤、颅骨骨折、硬脑膜破裂和脑脊液漏,后者为头部受到钝性物体或间接着力所致,头皮颅骨常完整,或虽有头皮裂伤及颅骨损伤,但无硬脑膜破裂和脑脊液漏。颅底骨折合并脑脊液漏者又称为内开放性脑损伤。

2. 临床分级 分级的目的是为了便于制订诊疗常规、评价疗效和预后,并对伤情进行鉴定。近年来,以格拉斯哥(GCS)昏迷分级为基础发展而成的方案较多,其中按伤情轻重分级具有重要的临床指导价值(表11-2)。此分类方法简单明了,在临床上最常用,但尚有些不足,故有人将GCS评分、生命功能和眼部症状中的主要征象列为指标综合起来确定级别。无论哪一种分级方法,均必须与脑损伤的病理变化、临床观察和CT检查等相联系,以便动态地、全面地反映伤情。例如受伤初期表现为单纯脑震荡属于轻型的伤员,在观察过程中可因颅内血肿而再次昏迷,成为重型;有的伤员在受伤初期仅短暂昏迷或无昏迷,观察期间也无病情改变,但CT检查发现的颅内小血肿,就属于中型;早期属于轻、中型的伤员,6小时以内的CT检查无颅内血肿,其后复查时发现血肿,并有中线结构明显移位,此时尽管意识尚清楚,已属重型。

表11-2 急性脑损伤的临床分级

指标	第Ⅰ级 (轻型)	第Ⅱ级 (中型)	第Ⅲ级(重型)		
			Ⅲ1(普重型)	Ⅲ2(特重型)	Ⅲ3(濒死型)
GCS	13~15	9~12	6~8	4~5	3
呼吸	正常	可正常	增快或减慢	节律正常可呈周期性	不规则或停止
循环	正常	可正常	可明显紊乱	可显著紊乱	严重紊乱
瞳孔大小	正常	正常	可不等大	两侧多变或不等	散大固定
瞳孔反应	正常	正常	正常或减弱	减弱或消失	消失固定

二、伤情判断和病情观察

无论是在受伤现场,还是在医院的急救过程中,对颅脑损伤的患者,或怀疑颅脑损伤的患者，医护人员通过病史询问、体格检查和必要的辅助检查，对颅脑损伤必须作出迅速明确的判断。

（一）病史

主要包括：①受伤时间、原因、头部外力作用的情况。②伤后意识障碍变化情况。③伤后作过何种处理。④伤前健康情况，主要了解心血管、肾与肝脏重要疾患等。询问病史要因时、因地、因人而异，不能因为询问病史而延误抢救时机。如果伤者情况较好，可比较详细询问患者、家属、或目击者，以了解受伤经过和受伤机制；如果情况严重，首先抢救生命，简单询问受伤经过和病史，迅速体格检查和必要的辅助检查，有时甚至一边抢救、一边检查、一边询问。

（二）神经系统体格检查及动态观察

动态的神经系统体格检查是鉴别原发性与继发性脑损伤的重要手段，目的是为了早期发现颅内高压，防治脑疝，也有利于判断疗效和及时改变治疗方法。轻度头部外伤不论受伤当时有无昏迷，为了防止迟发性颅内血肿的漏诊，均应进行一段时间的观察与追踪。在众多的观察项目中，以意识观察最为重要，意识状态可反映整个神经系统的功能状态，可以代表脑受损的程度。在受伤现场，急救人员在检查生命体征的同时，首先要判断伤者的意识状态，转运途中和进入医院的过程中，要动态观察伤者的意识改变。

1. **意识**　在颅脑损伤中，引起意识障碍的原因为脑干受损、皮质或轴索弥散性受损或丘脑、下丘脑的受损等。意识障碍的程度可视为脑损伤的轻重；意识障碍出现的迟早和有无继续加重，可作为区别原发性和继发性脑损伤的重要依据。意识观察既重要又不易掌握，对意识障碍程度的分级，迄今已有多种方法用于临床，现介绍其中两种常用的方法。

（1）传统的方法　分为意识清楚、意识模糊、浅昏迷（半昏迷）、昏迷和深昏迷五个阶段或级别。意识模糊为最轻或最早出现的意识障碍，也是最需要熟悉和关注的。在此阶段伤者对外界反应能力降低，语言与合作能力减低，但尚未完全丧失，可有淡漠、迟钝、嗜睡、语言错乱、定向障碍（不能辨别时间、地点、人物）、躁动、谵妄和遗尿等表现；重的意识模糊与浅昏迷的区别仅在于前者尚保存呼之能应或呼之能睁眼这种最低限度的合作。浅昏迷是指对语言刺激已完全无反应、对痛觉尚敏感的意识障碍阶段，痛刺激（如压迫眶上神经）时，能用手作简单的防御动作，或有回避动作，或仅能表现皱眉。昏迷指痛觉反应已甚迟钝、随意动作已完全丧失的意识障碍阶段，可有鼾声、尿潴留等表现，瞳孔对光反应与角膜反射尚存在。深昏迷时对痛刺激的反应完全丧失，双瞳散大，对光反应与角膜反射均消失，可有生命体征紊乱。

（2）Glasgow昏迷评分法　从睁眼、语言和运动三个方面分别订出具体评分标准，以三者的积分表示意识障碍程度，以资比较。

2. **瞳孔**　瞳孔变化可因动眼神经、视神经以及脑干等部位的损伤引起，应用某些药物或剧痛、惊骇时也会影响瞳孔。小脑幕切迹疝引起的瞳孔进行性扩大变化，是最需要关注的，而且要与意识状态的改变相结合。瞳孔变化出现的迟早、有无继续加剧以及有无意识障碍同时加剧等，可将脑损伤区别于因颅底骨折产生的原发性动眼神经损伤。有无间接对光反射可将视神经损伤区别于动眼神经损伤。

观察瞳孔应注意对比双侧大小、形状和对光反射情况。瞳孔对光反射检查方法：用强光照射瞳孔，观察有无缩瞳反应。光线从侧面照射一侧瞳孔，观察同侧瞳孔有无缩小（直接对光反射），光线照射一侧瞳孔，观察对侧瞳孔有无缩小（间接对光反射），检查一侧后再检查另一侧，上述检查应反复2次。结果判定：双侧直接和间接对光反射均无反应即可判定为瞳孔对光反射消失。正常瞳孔直径2~4mm，瞳孔直径>4mm为瞳孔散大。伤后瞳孔改变情况及临床意义：①如伤后一侧瞳孔立即散大，光反应消失，或同时伴有眼内肌麻痹，眼球外斜，而病人意识清醒，应考虑动眼神经的直接原发性损伤。②如伤后双侧瞳孔不等大，光反应灵敏，瞳孔缩小侧眼裂变小，眼球内陷，同侧面部潮红、少汗，为同侧Horner氏征，系颈交干神经节损伤所致。③若伤后双侧瞳孔扩大或缩小，而光反射正常，病人意识清楚，则无临床意义，或为外伤性散瞳。④如双侧瞳孔大小不等，一侧或双侧时大时小，伴眼球歪斜，表示中脑受损。⑤若双侧瞳孔极度缩小，光反应消失，伴有中枢性高热时，为桥脑损伤。⑥若一侧瞳孔先缩小，继而散大，光反射差，病人意识障碍逐渐加重，而对侧瞳孔早期正常，晚期也随之散大，为典型的小脑幕切迹疝表现，需紧急处理，关键在于早期发现。⑦若双侧瞳孔均散大固定，光反射消失，多示濒死状态。⑧瞳孔对光反射的变化，还应与视神经损伤鉴别，视神经损伤时直接对光反射消失而间接对光反射存在（表11-3）。此外，还应注意与原发眼部疾病相鉴别。

表11-3 视神经和动眼神经损伤瞳孔及对光反射变化

	瞳孔大小		对光反射			
			患侧		健侧	
	患侧	健侧	直接	间接	直接	间接
视神经损伤	散大	稍大	（－）	（++）	（++）	（－）
动眼神经损伤	散大	正常	（－）	（－）	（+）	（+）

3. 神经系统体征 原发性脑损伤引起的偏瘫、失语等局灶体征，在受伤当时已经出现，且不再继续加重；继发性脑损伤如颅内血肿或脑水肿引起者，则在伤后逐渐出现或加重，若同时还有意识障碍进行性加重表现，则应考虑为小脑幕切迹疝。

4. 生命体征 单纯颅脑损伤患者的生命体征紊乱多为脑干受损征象。受伤早期出现的呼吸、循环改变，常为原发性脑干损伤所致；伤后与意识障碍和瞳孔变化同时出现的进行性心率减慢和血压升高，多为小脑幕切迹疝所致；枕骨大孔疝可未经明显的意识障碍和瞳孔变化阶段而突然发生呼吸停止。开放性脑损伤的早期可因出血性休克而有血压、脉搏改变。脑损伤时可因颅内压增高等原因而引起某些心电图异常改变，如窦性心动过缓、早搏、室性心动过速及T波低平等。

5. 其他 观察期间出现剧烈头痛或烦躁不安症状，可能为颅内压增高或脑疝预兆；原为意识清楚的病人发生睡眠中遗尿，应视为已有意识障碍；病人躁动时，脉率未见相应增快，可能已有脑疝存在；意识障碍的病人由能够自行改变卧位或能够在呕吐时自行改变头位到不能变动，为病情加重的表现。

（三）辅助检查

颅脑损伤的患者，或怀疑颅脑损伤的患者进入医院急诊室或急诊科，根据询问病史和体格检查的情况，可选择一些辅助检查措施，以进一步作出正确的诊断和判断。辅助检查要根据伤者的情况和医院的条件来选择，头颅CT扫描是急诊常用的检查手段，它快速明了，除了头颅扫描以外，还可同时进行胸腹部扫描。在进行辅助检查的过程中，特别要注意病人的情况，密切观察，切不要因为检查而影响病人的抢救。

1. 颅骨X线平片 只要病情允许可作为常规检查，照正、侧位片或特殊位。开放伤更有必要，以便了解颅骨骨折部位、类型及颅内异物等情况，目前已少用，常常被头颅CT扫描代替。

2. 腰椎穿刺 以了解脑脊液压力和成分改变，但对已有脑疝表现或疑有颅后凹血肿者应视为禁忌。特别在急诊或抢救的过程中，不可盲目作腰椎穿刺检查。

3. 超声波检查 对幕上血肿可借中线波移位，确定血肿定侧，但无移位者，不能排除血肿，已很少用。在无CT扫描条件的地方，可行超声波检查作出初步判断。

4. 脑血管造影 对颅内血肿诊断准确率较高，是一项可靠的诊断方法，过去CT扫描没普及时，常常用它来诊断颅内血肿，它费时费力，而且是一种间接诊断方法，目前已少用，更不适合急诊使用。

5. CT和MR 是目前先进的检查技术，颅脑损伤应首选CT检查。CT检查有以下目的和注意事项：①能及时对各型颅脑损伤作出诊断，但伤后6小时以内的CT检查如为阴性，尚不能排除颅内血肿可能，多次CT复查有利于早期发现迟发性血肿。②早期CT检查已发现脑挫裂伤或颅内较小血肿，患者意识尚无进行性加重，多次CT复查可了解脑水肿范围或血肿体积有无扩大，脑室有无受压及中线结构有无移位等重要情况，以便及时处理。③有助于非手术治疗过程中或术后确定疗效和是否改变治疗方案，了解血肿吸收、脑水肿消散以及后期有无脑积水、脑萎缩等改变发生。

（四）特殊监测

随着科学技术的飞速发展，新型医疗监测仪器的不断涌现，为颅脑损伤患者的救治和减轻继发性脑损伤（二次脑损伤）的发生发展以及提高整体治疗水平提供了重要的条件。目前，对颅脑损伤的认识已由伤者体征变化的推测深入到可根据伤后脑内病理生理和生化改变的真实情况指导治疗。这也是颅脑损伤治疗逐渐进展和深入的过程，其符合循证医学的原则，值得认真研究和推广应用。近年来，在颅脑损伤病人救治过程中应用的颅脑直接监测技术主要包括颅内压（intracranial pressure，ICP）和脑灌注压（cerebral perfusion pressure，CPP）监护、脑血流（cerebral blood flow，CBF）、脑组织氧分压（brain tissue oxygen partial pressure，$PbtO_2$）和脑组织温度（brain temperature，BT）、微透析技术（microdialysis）监测等。

三、颅脑损伤的急救

（一）院前急救

颅脑损伤患者损害越重，病情进展越快，死亡率越高，但预后与及时有效的抢救和正确的治疗有密切关系。创伤急救"黄金1小时"能够很大程度地降低伤残率和死亡率，若能在受伤后30分钟内得到救治，脑外伤所致的伤残率和死亡率可下降18%~25%。

1. 现场急救 现场急救主要是在伤后尽快进行维持生命体征的对症处理，维护基本生命体征，为入院后的进一步救治打下基础。医务人员到现场后迅速检查患者伤病情，并对现场需要处理的患者立即作出处理。如心跳、呼吸骤停的患者立即进行心肺复苏、电除颤、建立静脉通道，必要时气管插管；大出血患者给予快速补液、抗休克治疗；呼吸困难患者让其处于半卧位，清除口腔异物，给予相应的药物治疗；昏迷患者给予吸氧，将头偏向一侧，防止呕吐引起窒息死亡；外出血立即进行伤口包扎止血，骨折患者进行固定。颅内高压患者脱水降颅内压治疗。

院前急救中特别要注意严重颅脑损伤昏迷患者的急救，如一侧瞳孔散大立即以20%甘露醇250ml快速滴注，地塞米松10~20mg、呋塞米20~40mg分别加入10%葡萄糖溶液静脉滴注。昏迷患者要注意呼吸道畅通，特别是多发伤的昏迷患者，一旦出现呼吸困难立即开放气道，保证呼吸道畅通。开放性颅脑损伤为防止污染立即行加压包扎，如仍有小动脉活动性出血，要以消毒的止血钳钳夹止血。有脑组织外溢的患者先用消毒的敷料将外溢的脑组织覆盖，用碗等类似固定容器罩住脑组织，并用三角巾或绷带卷进行包扎固定，切勿压迫或挤压脑组织。

2. 迅速转送　现场处理后迅速转送，转送途中严密观察患者的生命体征和意识状态，一旦病情发生严重变化，应立即停车，处理危及生命的危象。严重颅脑损伤的患者，在搬运时用沙袋或衣物固定头部，防止晃动，颅底骨折的患者耳鼻出血时，转送途中采用侧卧位，将头部稍垫高一些，以利于液体流出，避免窒息死亡。救护车平稳行驶，避免加重颅内出血，甚至诱发脑疝。

3. 建立绿色通道　经现场急救后的脑外伤患者可不经过急诊科，在转送途中迅速与脑外科、CT室和其他相关科室病房医生取得联系，危重患者直接送入CT室，脑外科医生到CT室了解脑部损伤情况，需要手术的患者可以直接进入手术室治疗，大大缩短了从受伤到接受抢救的时间。

（二）急诊科处治

颅脑损伤患者进入医院，根据现场和转送途中掌握的病情，或者根据知情者的询问和体格检查掌握的情况，加之一些必要的辅助检查，对颅脑损伤必须作出迅速明确的诊断，对伤情的轻重缓急要有明确的判断，根据伤情的临床分级确定处理原则。

1. 轻型（Ⅰ级）
（1）留急诊科观察24小时。
（2）观察意识、瞳孔、生命体征及神经系体征变化。
（3）颅骨X线摄片，或头部CT检查。
（4）对症处理。
（5）向家属说明有迟发性颅内血肿可能。

2. 中型（Ⅱ级）
（1）意识清醒者留急诊科或住院观察48~72小时，有意识障碍者须住院观察治疗。
（2）观察意识、瞳孔、生命体征及神经系体征变化。
（3）头部CT检查。
（4）对症处理。
（5）有病情变化时，即刻作头部CT复查，作好随时手术的准备。

3. 重型（Ⅲ级）
（1）须住院或在重症监护病房。
（2）观察意识、瞳孔、生命体征及神经系体征变化。

（3）选用头部CT监测、颅内压监测或脑诱发电位监测。

（4）积极处理高热、躁动、癫痫等，有颅内压增高表现者，给予脱水等治疗，维持良好的周围循环和脑灌注压。

（5）注重昏迷的护理与治疗，首先保证呼吸道通畅。

（6）有手术指征者尽早手术；已有脑疝时，先予以20%甘露醇250 ml及速尿40mg静脉推注，立即手术。

（三）开放性颅脑损伤的救治

开放性颅脑损伤约占颅脑损伤的14.23%，多见于机动车事故及坠落伤。其病情急，伤情复杂多样，并发症多。

1. 开放性颅脑损伤的院前急救 院前及时抢救和护理，显得尤为重要。院前急救包括：现场伤情判断、保持呼吸道通畅、补充有效的循环血量、处理合并伤和转运途中的监护，应特别注意现场伤口处理。现场伤口的处理以减少出血和继发性损伤、污染为原则。现场立即用无菌纱布或棉垫覆盖，同时用头套或绷带加压包扎，并观察伤口敷料渗血情况，视病情可将患者头部适度抬高，以减少出血；若伤口有脑组织膨出时，不可还纳，应以生理盐水浸湿了的无菌敷料覆盖后扣以无菌的换药碗后再包扎固定；对于留有插入或折断的异物时，急救时切勿拔出，应使用敷料支撑异物后再包扎固定；对出现脑脊液耳漏、鼻漏的患者，在患者血流动力学平稳情况下使患者侧卧并稍垫高头部，使之引流通畅，保持外耳道和鼻腔的清洁，不可填塞、冲洗外耳道以及鼻腔，以免引起颅内感染。

2. 开放性颅脑损伤的手术治疗 对于开放性颅脑损伤的患者，手术是决定术后恢复的关键环节。所有开放性颅脑损伤者在条件允许的情况下均需急诊清创，包括：①头皮清创：清创时首先将伤口异物、污染物清洗干净，使用双氧水、洗必泰、生理盐水反复冲洗伤口，必要时延长头皮切口，充分暴露颅骨骨折范围，早期闭合创口，是避免颅内感染的关键性步骤。②颅骨损伤的处理：对于严重污染及一些碎小的颅骨，一般不要放回骨窗，予以丢弃。术中发现脑组织损伤严重，术后可能发生严重脑水肿及颅高压的患者，原则上不要将颅骨片放回骨窗，必要时可扩大骨窗范围，去骨瓣减压，一般6个月后行颅骨修补术。对于颅骨污染不严重，估计术后一般不发生严重脑水肿的患者，颅骨可以经反复洗必泰、生理盐水浸泡、清洗后，用1∶1000庆大霉素浸泡约30min后，可使用连接片将颅骨固定。③硬脑膜的处理：清创结束需严密缝合硬脑膜，可以防止出现颅内感染及脑脊液漏，有硬脑膜缺损及需扩大减压的患者取自身筋膜或人工脑膜行减张缝合。④颅内血肿及挫伤失活脑组织的处理：对于有占位效应的硬膜外、硬膜下及脑内血肿，原则上尽可能予以清除，并彻底电凝止血，对挫伤严重并失活的脑组织需清除，功能区需谨慎处理，并扩大骨窗以达到内外减压的目的，否则会增加脑水肿，严重时会引起脑疝。

3. 开放性颅脑损伤的术后治疗 需使用广谱、足量抗生素，并延长使用时间，同时予以脱水、止血、预防消化道出血、抗癫痫等药物治疗。对于颅内压高的患者可以考虑使用亚低温冬眠治疗；昏迷程度较深，气道分泌物多、有误吸的患者，尽早行气管切开，预防并控制肺部感染。术后及时复查头颅CT，了解脑水肿及有无迟发颅内血肿，复查血糖、电解质、肝肾功能，并根据情况调整用药。对无严重消化道出血患者，术后2~3d可以肠内营养，有消化道出血患者给予足量肠外营养，早期、足量的营养支持对开放性颅脑损伤术后患者恢复至关重要。

（四）脑水肿的治疗

1. 补液原则 颅脑损伤特别是重型颅脑损伤病人伤后早期应该首选平衡液，不应首先使用5%或10%葡萄糖溶液。其依据包括：①颅脑损伤后血糖越高，死残率越高。②平衡液与葡萄糖溶液治疗颅脑损伤对比研究发现葡萄糖溶液动物死残率高于平衡液。③胰岛素治疗能提高颅脑损伤救治效果。④颅脑损伤后葡萄糖溶液治疗会增加脑组织内乳酸堆积，加重脑水肿和神经元损害。当然，临床医师要根据病人血糖和血浆电解质含量动态监测及时调整补液种类和补液量。

2. 脱水疗法 适用于病情较重的脑挫裂伤，有头痛、呕吐等颅内压增高表现，腰椎穿刺或颅内压监测压力偏高，CT发现脑挫裂伤合并脑水肿，以及手术治疗前后的患者。常用的药物为甘露醇、呋塞米及白蛋白等。①20%甘露醇按每次0.5~1g/kg（成人每次250ml）静脉快速滴注，于15~30分钟内滴完，依病情轻重每6小时、8小时或12小时重复一次。②20%甘露醇与呋塞米联合应用，可增强疗效，成人量前者用125~250ml，每8~12小时一次；后者用20~60mg，静脉或肌内注射，每8~12小时一次，两者可同时或交替使用。③白蛋白与呋塞米联合应用，可保持正常血容量，不引起血液浓缩，成人用量前者10g/d，静脉滴注；后者用20~60mg，静脉或肌内注射，每8~12小时一次。④甘油，很少引起电解质紊乱，成人口服量1~2g/（kg·d），分3~4次，静脉滴注量10%甘油溶液500ml/d，5小时内输完。遇急性颅内压增高已有脑疝征象时，必须立即用20%甘露醇250ml静脉推注，同时用呋塞米40mg静脉注射。

3. 激素 糖皮质激素一直被临床医生用于治疗创伤性脑水肿病人，但其疗效至今有争议。糖皮质激素可增强患者对创伤的适应能力、恢复血脑屏障的结构和功能、减少血管通透性、保护神经细胞和恢复脑功能等。经典观点主张采用地塞米松或氢化可的松治疗重型颅脑损伤脑水肿病人，现仍广泛应用于临床病人，20世纪80年代人们发现甲基强的松龙的疗效较地塞米松或氢化可的松好。至于糖皮质激素应用剂量尚不统一，经典方法是采用常规剂量糖皮质激素，如：氢化可的松100~200mg/日，地塞米松20~40mg/日，甲基强的松龙40~100mg/日。国内外有人主张采用大剂量，如地塞米松5mg/kg一日2次，或1mg/kg一日6次，随后逐渐减量。研究表明，即使大剂量常规应用糖皮质激素，也不能改善病人的预后，而且大剂量应用糖皮质激素可以使消化道出血和高血糖的发生率明显增加。因此，美国神经外科学会已建议在脑外伤的治疗中不再使用糖皮质激素。用药期间可能发生消化道出血或加重感染，宜同时应用H_2受体拮抗剂如雷尼替丁等及强有力的抗生素。

4. 过度换气 20世纪70年代以来，临床医师一直主张采用过度通气治疗药物难以控制的高颅压。临床观察发现$PaCO_2$含量越低，脑血管收缩越明显，降颅压作用越强。但持续低$PaCO_2$，会导致脑血管收缩甚至痉挛，加重继发性脑损害。20世纪90年代初，开始提倡采用短时程（<24小时）轻度过度通气。20世纪90年代中期，由于脑组织氧含量直接测定技术的问世，人们发现短时程轻度过度通气亦不能提高脑组织氧含量，相反会降低脑组织氧含量。因此，国内外学者已不主张采用任何形式过度通气治疗颅内高压，采用正常辅助呼吸以维持动脉血$PaCO_2$在正常范围为宜。

5. 亚低温治疗 亚低温对脑损伤保护作用的可能机理包括：①降低脑能量代谢，减少脑组织乳酸堆积。②保护血-脑屏障，减轻脑水肿及降低颅内压。③抑制兴奋性氨基酸、自由基及一氧化氮等有害物质的释放，减少对脑组织的损害。④减少脑细胞蛋白破坏，促进神经细胞结构和功能的恢复。⑤减少Ca^{2+}内流，调节调钙蛋白Ⅱ激酶活性。

（五）闭合性脑损伤的手术治疗

闭合性脑损伤的手术主要是针对颅内血肿或重度脑挫裂伤合并脑水肿引起的颅内压增高和脑疝，其次为颅内血肿引起的局灶性脑损害。

1. 闭合性脑损伤的手术指征 由于CT检查在临床诊断和观察中广泛应用，已改变了以往的"血肿即是手术指征"的观点。一部分颅内血肿病人，在有严格观察及特检监测的条件下，应用脱水等非手术治疗，可取得良好疗效。

（1）颅内血肿可暂不手术的指征 ①无意识障碍或颅内压增高症状，或虽有意识障碍或颅内压增高症状但已见明显减轻好转。②无局灶性脑损害体征。③CT检查血肿不大（幕上者<40ml，幕下者<10ml），中线结构无明显移位（移位<0.5cm），也无脑室或脑池明显受压情况。④颅内压监测压力<2.67kPa（273mmH$_2$O）。上述伤员在采用脱水等治疗的同时，须严密观察及特检监测，并作好随时手术的准备，如备血、剃头等，一旦有手术指征，须尽早手术。

（2）颅内血肿的手术指征 ①意识障碍程度逐渐加深。②颅内压的监测压力在2.67kPa（273mmH$_2$O）以上，并呈进行性升高表现。③有局灶性脑损害体征。④虽无明显意识障碍或颅内压增高症状，但CT检查血肿较大（幕上者>40ml，幕下者>10ml），或血肿虽不大但中线结构移位明显（移位>1cm）、脑室或脑池受压明显者。⑤在非手术治疗过程中病情恶化者。颞叶血肿因易导致小脑幕切迹疝，手术指征应放宽；硬脑膜外血肿因不易吸收，也应放宽手术指征。

（3）重度脑挫裂伤合并脑水肿的手术指征 ①意识障碍进行性加重或已有一侧瞳孔散大的脑疝表现。②CT检查发现中线结构明显移位、脑室明显受压。③在脱水等治疗过程中病情恶化者。

凡有手术指征者皆应及时手术，以便尽早地去除颅内压增高的病因和解除脑受压。已经出现一侧瞳孔散大的小脑幕切迹疝征象时，更应力争在30分钟或最迟1小时以内将血肿清除或去骨瓣减压；超过3小时者，将产生严重后果。

2. 闭合性脑损伤常用的手术方式

（1）钻孔探查 当病情危急，已具备伤后意识障碍进行性加重或出现再昏迷等手术指征，又未做CT扫描，或因条件限制未能行CT检查，血肿部位不明确者，钻孔探查术是有效的诊断和抢救措施。多数钻孔探查需在两侧多处进行，通常先在颞前部（翼点）钻孔，如未发现血肿或怀疑其他部位还有血肿，则依次在额顶部、眉弓上方、颞后部以及枕下部分别钻孔。注意钻孔处有无骨折，如钻透颅骨后即见血凝块，为硬脑膜外血肿；如未见血肿则稍扩大骨孔，以便切开硬脑膜寻找硬脑膜下血肿，作脑穿刺或脑室穿刺，寻找脑内或脑室内血肿。发现血肿后即作较大的骨瓣或扩大骨窗以便清除血肿和止血；在大多数情况下，须敞开硬脑膜并去骨瓣减压，以减轻术后脑水肿引起的颅内压增高。在选择钻孔部位时，应注意分析损伤的机制，参考瞳孔散大的侧别、头部着力点、颅骨骨折的部位、损伤的性质以及可能发生的血肿类型等安排钻孔探查的先后顺序。

1）瞳孔散大的侧别：因多数的幕上血肿发生在瞳孔散大的同侧，故首先应选择瞳孔散大侧进行钻孔。如双侧瞳孔均散大，应探查最先散大的一侧。如不知何侧首先散大，可在迅速静脉滴入强力脱水药物过程中观察，如一侧缩小而另侧仍散大或变化较少，则首先在瞳孔仍然散大侧钻孔。

2）头部着力部位：可借头皮损伤的部位来推断头部着力点。如着力点在额区，血肿多在着力点处或其附近，很少发生在对冲部位，应先探查额区和颞区。如着力点在颞区，则血肿多发生在着力部位，但也可能发生在对冲的颞区，探查时宜先探查同侧颞区，然后再探查对侧颞区。如着力点在枕区，则以对冲部位的血肿为多见，探查应先在对侧额叶底区和颞极区，然后同侧的额叶底区和颞极区，最后在着力侧的颅后窝和枕区。

3）有无骨折和骨折部位：骨折线通过血管沟，并与着力部位和瞳孔散大的侧别相一致时，以硬脑膜外血肿的可能性为大，应首先在骨折线经过血管沟处钻孔探查。若骨折线经过上矢状窦，则应在矢状窦的两侧钻孔探查，并先从瞳孔散大侧开始。如无骨折，则以硬脑膜下血肿的可能性为大，应参考上述的头部着力部位确定钻孔探查顺序。

4）损伤的性质：减速性损伤的血肿，既可发生在着力部位，也可发生在对冲部位，加速性损伤，血肿主要发生在着力部位，故应在着力部位探查。

（2）开颅血肿清除术　术前CT检查血肿部位明确者，可直接开颅清除血肿。对硬脑膜外血肿，骨瓣应大于血肿范围，以便于止血和清除血肿。遇到脑膜中动脉主干出血，止血有困难时，可向颅中凹底寻找棘孔，用小棉球将棘孔堵塞止血。术前已有明显脑疝征象或CT检查中线结构有明显移位者，尽管血肿清除后当时脑组织未膨起，也应将硬脑膜敞开并去骨瓣减压，以减轻术后脑水肿引起的颅内压增高。对硬脑膜下血肿，在打开硬脑膜后，可在脑压板协助下用生理盐水冲洗方法将血块冲出，由于硬脑膜下血肿常合并脑挫裂伤和脑水肿，所以清除血肿后，也不缝合硬脑膜并去骨瓣减压。对脑内血肿，因多合并脑挫裂伤与脑水肿，穿刺或切开皮质达血肿腔清除血肿后，以不缝合硬脑膜并去骨瓣减压为宜。

（3）去骨瓣减压术　用于重度脑挫裂伤合并脑水肿有手术指征时，作大骨瓣开颅术，敞开硬脑膜并去骨瓣减压，同时还可清除挫裂糜烂及血循环不良的脑组织，称为内减压术。对于病情较重的广泛性脑挫裂伤或脑疝晚期已有严重脑水肿存在者，可考虑行两侧去骨瓣减压术。

（4）脑室引流术　脑室内出血或血肿如合并脑室扩大，应行脑室引流术。脑室内主要为未凝固的血液时，可行颅骨钻孔穿刺脑室置管引流；如主要为血凝块时，则行开颅术切开皮质进入脑室清除血肿后置管引流。

（5）钻孔引流术　对慢性硬脑膜下血肿，主要采取颅骨钻孔，切开硬脑膜到达血肿腔，置管冲洗清除血肿液。血肿较小者行顶部钻孔引流术，血肿较大者可行顶部和颞部双孔引流术。术后引流48～72小时，病人取头低卧位，并给予较大量的生理盐水和等渗溶液静脉滴注，以促使原受压脑组织膨起复位，消除死腔。

（六）防治并发症

颅颅脑损伤患者特别是重型颅脑损伤，因颅脑损伤严重或全身处于应激状态或长期昏迷，极易造成局部或全身并发症。其中肺部并发症、肝肾功能损害、严重上消化道出血以及丘脑下部功能失调等严重并发症是临床患者死亡和伤残的重要原因，正确处理并发症是颅脑损伤救治工作中的重要环节。

1. 外伤性颈内动脉海绵窦瘘　颅底骨折或异物直接损伤颈内动脉海绵窦段及其分支，动脉血由破口直接注入海绵窦内所致。典型症状：①搏动性突眼。②颅内杂音，压迫颈动脉杂音减弱或消失。③眼球运动障碍。④球结合膜水肿、充血。目前首选血管内介入治疗。

2. 外伤性动脉性鼻出血 颅底骨折伤及颈内动脉、蝶腭动脉或筛动脉可引起难以控制的动脉性鼻出血。①颈内动脉海绵窦段破裂引起的鼻出血表现为头部伤，一眼或双眼失明和严重鼻出血。紧急处理：鼻腔填塞止血，对有休克者给予输血，输液补充血容量。严重者需行手术治疗，可用颈动脉结扎术或颈内动脉假性动脉瘤孤立术或蝶窦填塞术。②蝶腭动脉或筛动脉损伤引起的鼻出血，亦可行蝶腭动脉或颈动脉结扎术。术前均需根据临床表现和颈动脉造影明确病变部位才能正确有效的处理。介入治疗是一个有效的新的微创治疗手段。

3. 高热 常见原因为脑干或下丘脑损伤以及呼吸道、泌尿系或颅内感染等。高热造成脑组织相对性缺氧，加重脑的损害，故须采取积极降温措施。常用物理降温法有冰帽，或头、颈、腋、腹股沟等处放置冰袋或敷冰水毛巾等。如体温过高物理降温无效或引起寒战时，需采用冬眠疗法。常用氯丙嗪及异丙嗪各25mg或50 mg肌注或静脉慢注，用药20分钟后开始物理降温，保持直肠温度36℃左右，依照有无寒战及病人对药物的耐受性，可每4~6小时重复用药，一般维持3~5天。冬眠药物可降低血管张力，并使咳嗽反射减弱，故须注意掌握好剂量以维持血压；为保证呼吸道通畅及吸痰，常需行气管切开。

4. 躁动 观察期间的伤员突然变得躁动不安，常为意识恶化的预兆，提示有颅内血肿或脑水肿可能；意识模糊的病人出现躁动，可能为疼痛、颅内压增高、尿潴留、体位或环境不适等原因引起，须先寻找其原因作相应的处理，再考虑给予镇静剂。

5. 蛛网膜下腔出血 为脑裂伤所致。有头痛、发热及颈项强直等表现，可给予解热镇痛药作为对症治疗。伤后2~3天当伤情趋于稳定后，为解除头痛，可每日或隔日作腰椎穿刺，放出适量血性脑脊液，直至脑脊液清亮为止。受伤早期当颅内血肿不能排除，或颅内压明显增高脑疝不能排除时，禁忌作腰椎穿刺，以免促使脑疝形成或加重脑疝。

6. 外伤性癫痫 任何部位脑损伤均可发生癫痫，但以大脑皮质运动区、额叶、顶叶皮质区受损发生率最高。早期（伤后1个月以内）癫痫发作的原因常是颅骨凹陷性骨折、蛛网膜下腔出血、颅内血肿和脑挫裂伤等；晚期癫痫（伤后1个月以上）发作主要由脑瘢痕形成、脑萎缩、脑内囊肿、蛛网膜炎、感染及异物等引起。苯妥英钠每次0.1g或丙戊酸钠每次0.2g口服，每日3次用于预防和治疗癫痫发作；癫痫持续发作时用地西泮（安定）10~30mg静脉缓慢注射，直至控制抽搐为止，然后将安定加入10%葡萄糖溶液内静脉滴注，每日用量不超过100mg，连续3日；癫痫完全控制后，应继续服药1~2年，必须逐渐减量后才能停药。突然中断服药，常是癫痫发作的诱因。脑电图尚有棘波、棘慢波或阵发性慢波存在时，不应减量或停药。

重型颅脑损伤病人是否需要使用预防性抗癫痫药争议颇大。国内许多医师仍坚持使用预防性抗癫痫药，疗程1~3年。但越来越多的临床研究表明使用预防性抗癫痫药不但不会降低颅脑损伤后癫痫发生率，而且会加重脑损害和引起严重毒副作用。近年来，有报道采用预防性抗癫痫药的病人伤后癫痫发生率高于安慰剂组病人，其机制尚不清楚。但无论如何，长期预防性服用抗癫痫药有害无益，不宜提倡。当然，若颅脑损伤病人一旦发生癫痫，则应该正规使用抗癫痫药物治疗。

7. 消化道出血 为下丘脑或脑干损伤引起应激性溃疡所致，大量使用皮质激素也可诱发。除了输血补充血容量、停用激素外，应用质子泵抑制剂奥美拉唑（洛赛克，omeprazole）40mg静脉注射，每8~12小时1次，直至出血停止，然后用H_2受体拮抗剂雷尼替丁0.4g或西咪替丁（甲氰咪呱）0.8g静脉滴注，每日1次，连续3~5天。

8. 尿崩 为下丘脑受损所致，尿量每日>4000 ml，尿比重<1.005。给予垂体后叶素首次2.5~5U皮下注射，记录每小时尿量，如超过200ml/h时，追加1次用药；也可采用醋酸去氨加压素静脉注射、口服或鼻滴剂。较长时间不愈者，可肌注长效的鞣酸加压素油剂。尿量增多期间，须注意补钾（按每1000ml尿量补充1g氯化钾计算），定时监测血电解质。意识清楚的伤员因口渴能自行饮水补充，昏迷伤员则须根据每小时尿量来调整静脉或鼻饲的补液量。

9. 急性神经源性肺水肿（acute neurogenic pulmonary edema） 可见于下丘脑和脑干损伤。主要表现为呼吸困难、咳出血性泡沫痰、肺部满布水泡音；血气分析显示PaO_2降低和$PaCO_2$升高。病人应取头胸稍高位，双下肢下垂，以减小回心血量；气管切开，保持呼吸道通畅，吸入经过水封瓶内95%乙醇的40%~60%浓度氧，以消除泡沫；最好是用呼吸机辅助呼吸，行呼气终末正压通气；并给予呋塞米40mg、地塞米松10mg、毛花苷丙（西地兰）0.4mg和50%葡萄糖40 ml静脉注射，以增加心输出量、改善肺循环和减轻肺水肿。

10. 脑膨出 一般可分早期脑膨出和晚期脑膨出。①早期脑膨出（一周内），多系广泛脑挫裂伤、急性脑水肿、颅内血肿或早期并发颅内感染等因素引起。经对症治疗，解除颅内压增高后，膨出的脑组织可回复颅腔内，脑功能不致明显损害，可称为良性脑膨出。②晚期脑膨出（一周以上）。多因初期清创不彻底，颅内骨片异物存留，引起脑部感染、脑脓肿、亚急性、慢性血肿等，使颅内压增高所致。膨出的脑组织如发生嵌顿、感染、坏死，亦可影响邻近的未膨出的脑组织发生血液循环障碍，形成恶性脑膨出或顽固性脑膨出。处理时应将脑膨出部以棉片围好，妥加保护并用脱水及抗生素治疗，因血肿或脓肿所致应予清除。

11. 脑脓肿 是脑穿透伤常见并发症和后期死亡原因之一。清创不彻底者，脓肿的发生率约为10%~15%，所以早期彻底清创是预防脓肿发生的关键措施。应及时手术治疗，早期脓肿应将伤道扩大引流，清除异物。重要功能区的脓肿先行穿刺抽脓。晚期脓肿可连同异物及窦道一并切除。

12. 颅骨骨髓炎 常由颅骨开放骨折、清创不及时或不彻底所致。早期局部红肿热痛并有脓性分泌物，晚期形成慢性窦道，硬膜外炎性肉芽组织或脓肿，X线片示有死骨或骨缺损边缘有破坏。处理：急性期应用抗生素使感染得到控制和局限。晚期应切除窦道，摘除死骨，清除硬膜外肉芽组织和脓液。

（唐晓平）

第三节 胸部创伤

一、胸部损伤

在中国胸部损伤病人约占全部外伤病人的10%。战争时期，胸部伤员约占全部伤员的6%~8%。胸部损伤包括胸壁软组织、骨质结构、胸膜和胸内重要脏器，例如心脏、大血管、肺、气管、支气管、食管和胸导管等损伤。损伤若穿透胸膜，将会引起呼吸或循环功能紊乱，一部分病人甚至在送达医院之前已经死亡，另一部分病人即使在急诊科积极急救，也可能在短期内死亡。近10余年来，尽管急诊、急救技术有较大的提高，胸部外伤病人的死亡率仍高达25%~50%。

胸部损伤的病人中仅有不到10%的病人需行紧急开胸手术。但很多基本操作如：胸腔穿刺、肋间神经阻滞、心包穿刺和胸腔闭式引流等，需要等待胸外科医生到急诊科操作，延误了抢救时间，失去了抢救成功的可能性。所以，急诊医生应掌握诊治各种类型的胸部损伤，了解其发病机制，便于快而准确地应用最简单的治疗抢救更多的病人。

（一）病因与发病机制

近年来，交通事故（55%）和高处坠落（5%）成为胸部损伤的主要原因。在治安较差的地区，刀刺伤成为胸部胸穿透伤的主要因素。胸部损伤常合并头、颈、腹部和四肢的联合伤，钝性和锐性外伤可造成不同类型的胸部损伤。

胸部损伤（chest trauma），分为闭合性和开放性两大类，主要根据外伤是否穿破全层胸壁包括脏层和（或）壁层胸膜，造成胸膜腔与外界相通而分类。

暴力挤压、冲撞或钝器碰击胸部主要造成闭合性损伤。轻则胸壁软组织挫伤和（或）单纯性肋骨骨折，重则造成胸腔脏器或血管损伤，导致气胸和（或）血胸，偶尔造成心脏挫伤、裂伤而产生心脏破裂出血、心包填塞，危及生命。较强烈的暴力挤压胸部，传至腔静脉系统，使静脉压急骤升高，导致头、颈、肩、胸部毛细血管破裂，引起较严重的合并症，即创伤性窒息（traumatic asphyxia）。

尖刀利器及火器弹片等穿破胸壁常造成开放性损伤，如进入胸膜腔，可导致开放性气胸或（和）血胸，影响呼吸和循环功能。

两种类型的胸部损伤，无论膈肌是否破裂，都可能同时损伤腹腔脏器。这类同时累及胸、腹部内脏和膈肌的损伤统称为胸腹联合伤（thoraco-abdominal injury）。

（二）临床表现

1. 症状 胸部损伤一般表现为胸痛，常在受伤处，伴有压痛，呼吸时较为剧烈，肋骨骨折者为甚。其次表现为呼吸困难，主要由疼痛引起。疼痛可使胸廓活动受限，呼吸浅快。若气管、支气管或肺挫伤产生出血、咯血或肺水肿，或血液、分泌物等堵塞，不能咳出，将会导致或加重缺氧和二氧化碳潴留。如有多根多处肋骨骨折，胸壁出现软化，则呼吸困难更加严重，进一步出现胸闷、气促、发绀、烦躁不安等不适。肺或支气管损伤者，除了胸闷、气促、呼吸困难等气胸表现外，痰中常带血或咯血；大支气管损伤者，咯血量较多，胸闷、气促等症状更加严重且出现较早。肺爆震伤后，常导致创伤性湿肺，咳出泡沫样血痰，同时伴有呼吸困难，胸闷气促等症状。胸膜腔内大出血将引起血容量急剧下降，甚至休克。大量积气特别是张力性气胸，除影响肺功能外尚可阻碍静脉血液回流。心包腔内出血则引起心脏填塞。这些都可使病人陷入休克状态，严重时可能导致死亡。

2. 体征 局部体征按损伤性质、部位及伤情轻重而有所不同，可有胸壁挫裂伤、胸廓畸形、反常呼吸运动、皮下气肿、局部压痛、骨摩擦音和气管、心脏移位等征象。胸部叩诊：积气呈鼓音，积血则呈浊音。听诊：呼吸音减低或消失，或可听到痰鸣音、啰音。

3. X线检查 胸部X线检查，可以判定有无肋骨骨折、骨折部位和性质，确定胸膜腔内有无积气、积血及肺压缩程度和其他病变。

（三）诊断

根据外伤病史结合相关临床表现，可以做出初步诊断。对怀疑有气胸、血胸、心包腔积血的病人，在危急情况下，应先行诊断性穿刺。胸膜腔穿刺或心包腔穿刺是一简便而又可靠的诊断方法。抽出积气或积血，既能明确诊断，又能缓解临床症状。

（四）治疗

由于胸部损伤致命性、死亡率较高，常需要紧急处理。总的治疗是ABC原则即优先处理气道（airway）、呼吸（breathing）和循环（circulation），具体分为院前紧急处理，急诊科紧急处理和入院后常规处理。

1. 院前急救 重点在ABC原则，包括基本生命支持与严重胸伤的紧急处理，具体是维持呼吸道通畅、吸氧、控制外出血、补充血容量、镇痛、固定长骨骨折、保护脊柱，并迅速转运。下列情况需现场急救处理：①开放性气胸及血胸：立即变开放性气胸为闭合性气胸，包扎和封闭胸部伤口，安装带单向活瓣的胸穿针或胸引管。②张力性气胸：胸腔穿刺减压，安置带单向活瓣的胸穿针或胸腔闭式引流管。③大面积连枷胸：须行胸壁固定术以缓解呼吸困难症状，严重者可在院外行气管插管并进行人工辅助呼吸。

2. 急诊科救治 院前急救的进步使更多生理严重紊乱的创伤患者能送达医院急诊科，获得紧急手术治疗的机会。急诊科剖胸指征：①穿透性胸伤重度休克患者。②穿透性胸伤濒死患者，且高度怀疑存在急性心脏填塞。胸部穿透伤急诊科开胸手术预后好，而钝性伤病人生存率极低。

3. 急诊剖胸指征 正确及时地认识最直接威胁生命的紧急情况和部位至关重要，需急诊开胸探查的指征有：①胸膜腔内进行性出血。②心脏大血管损伤。③严重肺裂伤或气管、支气管损伤。④食管破裂。⑤胸腹联合伤。⑥胸壁大块缺损。⑦胸内存留较大的异物。⑧颈静脉怒张，血压不回升，心音遥远等心包填塞征象者。

4. 常规治疗 一般轻的胸部损伤，只需镇痛和固定胸廓。胸部伤口，无严重污染，应清创缝合；在战伤情况下，一般不缝合，而用敷料覆盖包扎，待4~7日后再作延期缝合。有气胸、血胸者需行胸腔闭式引流术，并抗感染治疗。重度胸部损伤，有积气、积血者，应迅速抽出或引流胸膜腔内积气、积血，解除肺等器官的受压，改善呼吸和循环功能，并输血、补液，防治休克。有胸壁软化，反常呼吸运动者，需局部加压包扎固定胸廓。开放性气胸应及时封闭伤口，转为闭合性气胸。同时，必须清除口腔和上呼吸道分泌物，保证呼吸道通畅。呼吸困难者，经鼻或面罩供氧，必要时可行气管插管或气管切开，以利吸痰和呼吸机辅助呼吸。

二、肋 骨 骨 折

在胸部外伤中，肋骨骨折（rib fracture）最为常见，占全部胸部外伤的60%以上。可为单根或多根肋骨骨折。同一肋骨又可在一处或多处发生骨折。第1~3肋骨较短，且有锁骨、肩胛骨和肌肉的保护，不易发生骨折。第8~10肋骨前端与胸骨连成肋弓，具有弹性，也很少发生骨折。第11~12肋骨前端游离，骨折的可能性较小。第4~7肋骨较长且固定，较易骨折。儿童肋骨弹性大，可承受较强的暴力，一般不易骨折。成年和老年人的骨质疏松，容易发生骨折。

（一）病因

因外力作用于胸部，直接施压于肋骨，使承受打击处肋骨猛力向内弯曲而折断。胸部前后受挤压的间接暴力，则使肋骨向外过度弯曲处折断。此外，老年人骨质疏松脆性增加，偶尔可因剧烈咳嗽或喷嚏引起肋骨骨折。恶性肿瘤肋骨转移，亦易发生病理性骨折。

肋骨骨折时，如骨折断端向内移位，可刺破壁层胸膜和肺组织，产生气胸、血胸、皮下气肿或引起咯血等。断端刺破肋间血管，则会引起出血。如撕破胸主动脉并发喷射性出血，伤情往往迅速恶化，难以抢救。多根多处肋骨骨折后，局部胸壁可因失去完整肋骨的支撑而出现胸壁软化，出现反常呼吸。吸气时，软化区的胸壁内陷，而不随同其余胸廓向外扩展；呼气时则相反，软化区向外鼓出。这类胸廓又称连枷胸（flail chest）。如果胸壁软化区范围较广泛，在呼吸运动时由于两侧胸膜腔内压力不平衡，使纵隔左右扑动，影响气道的换气，加重体内缺氧和二氧化碳潴留，并严重影响静脉回流，甚至发生呼吸和循环衰竭。肋骨骨折病理生理的严重程度除与本身有关外，还与肺挫伤有关，双侧肋骨骨折，多根多处肋骨骨折和9~12肋骨折表示可能伴有严重肺挫伤。

（二）临床表现

1. 症状 伤处疼痛，常在深呼吸、咳嗽或转动体位时加重。严重时可出现呼吸困难和循环障碍。呼吸困难的严重程度与肋骨骨折、肺挫伤等的严重程度有关。

2. 体征 体格检查，受伤处可有肿胀、瘀斑，按之有压痛，甚至可有骨摩擦感。用手挤压前后胸部，疼痛加重甚至产生骨摩擦音，即胸廓挤压征阳性，胸廓挤压征分直接挤压征和间接挤压征，这是判断肋骨骨折与软组织挫伤区别的重要表现。特别是肋软骨骨折时，常规胸片不显影，其诊断常常需要体格检查。多根多处肋骨骨折时，伤侧胸壁可见反常呼吸，尤以前或外侧胸壁常见。伴有皮下气肿、气胸、血胸并发症的病人还有相应体征。

3. X线 胸部X线照片显示骨折线、断端错位，即能明确诊断。X线片还有助于判断有无气胸、血胸的存在，但肋软骨骨折不显示X线征象。值得注意的是在多发损伤时，由于体位的限制，有些部位骨折不容易发现，容易漏诊。

（三）治疗

1. 院前急救 除ABC原则外，大面积胸壁软化的连枷胸需要紧急固定处理，院外可以用棉垫等加压包扎，开放性肋骨骨折需用干净的敷料包扎以减少污染，其余可以用胸带或绷带简单固定胸廓以减轻疼痛。

2. 院内处理 肋骨骨折的治疗原则主要为对症止痛、保持呼吸道通畅、预防肺部感染，了解有无其他合并症，如血气胸、肺挫伤、肝脾损伤等。

（1）闭合性单处肋骨骨折　骨折端因有完整的肋骨和肋间肌支撑较少发生错位、重叠，多能自愈。其治疗主要以止痛、固定胸廓和防治并发症为主。单根或2~3根肋骨单处骨折，尤其位于背侧者，一般以大号伤膏药贴敷在局部胸壁或用胶布条固定胸廓，可起到止痛、固定效果，同时需口服止痛药。亦可行肋间神经阻滞封闭骨折处。此外，鼓励病人咳嗽排痰，减少呼吸系统并发症的发生。值得注意的是多根单处肋骨骨折和双侧肋骨骨折容易导致比较严重的肺挫伤，应积极预防呼吸功能不全。

（2）闭合性多根多处肋骨骨折　若胸壁软化范围较小，除止痛外还需局部加压包扎。若止痛药效果不佳，可酌情行骨折痛点封闭、肋间神经阻滞。单侧或双侧大块胸壁软化时，因反常呼吸运动、呼吸道分泌物增多或血痰阻塞气道，病情危重，需采取紧急措施清除呼吸道分泌物，以保证呼吸道通畅。目前治疗反常呼吸最有效的措施为气管插管或气管切开，并连接呼吸机进行机械辅助通气。

胸壁反常呼吸的处理方法：①包扎固定法：用于现场或较小范围的胸壁软化。②牵引固定法：适用于大块胸壁软化或包扎固定不能奏效者。在局麻下，消毒胸壁软化区，用无菌钢丝牵引反常呼吸中央肋骨2~3处，再用绳带悬吊，通过滑轮作重力（重量约2~3kg）牵引，使浮动的胸壁复位，固定时间为1~2周。另一种方法在伤侧胸壁放置牵引支架，病人可起床活动。③内固定法：适用于骨折端明显移位、病情严重的病人。切开胸壁，在肋骨两断端分别钻孔，贯穿不锈钢丝固定。目前常使用可吸收肋骨钉和记忆合金的肋骨环抱器固定肋骨骨折，后者可用于不规则骨折及粉碎性骨折固定，缺点是需二次手术取出。④呼吸机支持内固定法：用于合并呼衰需呼吸支持者，缺点是时间长，容易导致肺部感染，常常和其他方法联合使用可以减少带机时间和住院时间。

连枷胸常合并严重肺挫伤，需要同时按肺挫伤治疗原则处理。连枷胸是临床上最严重的胸部外伤，其原因不仅是连枷胸产生的病理生理改变，更多的是它常合并广泛严重的肺挫伤，造成创伤性湿肺，威胁患者生命。局部小范围的连枷胸处理较为容易，范围较大的连枷胸或伴有广泛肺挫伤，应当引起急诊医师的高度警惕。

（3）开放性肋骨骨折 对单根肋骨骨折病人的胸壁伤口需彻底清创，修整骨折端，分层缝合后固定包扎。如胸膜已穿破，尚需作胸腔闭式引流术。多根多处肋骨骨折者，在清创后用不锈钢丝作内固定术。手术后应预防性使用抗生素，以防感染。

三、胸骨骨折

胸骨骨折（sternal fracture）在胸部外伤中较为少见，可合并心脏、大血管、胸壁血管及气管、胸膜损伤而引起胸腔积血、气胸和胸廓反常呼吸等严重并发症，伤情复杂，易导致严重后果。

（一）病因

胸骨为坚韧扁骨，创伤致胸骨骨折仅占胸部外伤的1.0%~5.5%。多由直接暴力或作用于胸前的挤压力量所造成，如汽车撞压，煤矿倒塌压伤，钝器击伤，身体运动中前胸被硬物撞击等，脊柱过度屈曲亦可造成胸骨骨折。刀刺伤致胸骨不全骨折者也有发生，但较罕见。

（二）临床表现

患者自觉前胸部疼痛，查体可见胸骨处伤痕、直接压痛和间接压痛、有时可触及胸骨断端。

（三）诊断

根据胸前区外伤史、胸部剧痛、气促、发绀，局部有挫伤、血肿、压痛、骨摩擦感，结合胸部X线侧位或斜位检查即可诊断。早期漏诊的主要原因是纵隔与胸骨影重叠，胸部正位X线片不易显示；胸部及全身的其他严重外伤如多根肋骨骨折，尤其是对无移位的胸骨骨折更易漏诊。对疑有胸骨骨折的患者，应加摄胸骨侧位或斜位X线片以明确诊断。

(四)治疗

1. 院前治疗 院前急救遵循ABC原则外,吸氧、胸带固定或绷带固定包扎。处理合并损伤如肋骨骨折、心脏及大血管损伤等,是降低死亡率的关键。

2. 院内治疗 总的处理原则是对症,观察有无血气胸、肋骨骨折及心脏挫伤等合并症。单纯胸骨骨折预后好,但合并其他损伤的胸骨骨折病死率可达30%,其死因主要是严重的合并伤。任何胸骨骨折一旦诊断明确,原则上都应观察和治疗。

对受伤时间<20小时,生命体征不稳定者,应考虑胸、腹腔内有出血或心包填塞,结合心包穿刺、胸腔或腹腔穿刺可迅速明确诊断。反之,可结合心电图、床旁超声心动图或心肌酶谱等检查了解有无心肌钝挫伤等。胸骨骨折的处理应分清轻重缓急,首先处理危害生命的损伤,如失血性休克、心包填塞、张力性气胸、活动性血胸及颅脑损伤等。

无移位、无合并胸腹脏器损伤的胸骨骨折,由于所遭受外力较轻,一般仅需卧床、镇痛、胸带固定即可,预后良好。有移位、无胸腹脏器合并伤的患者,应根据移位的程度、患者体质等综合考虑选择保守或手术治疗。可疑心肌挫伤者行常规心电监护,对伤后出现心肌酶异常升高及延迟出现的心电图异常,应考虑心脏挫伤,及时给予极化液、心肌营养药,预防心律失常等并发症,合并心脏挫伤的患者有猝死风险。

四、气 胸

胸膜腔内积气称为气胸(pneumothorax)。胸部损伤中气胸的发生率仅次于肋骨骨折,位居第二。气胸的发生主要由于支气管及肺组织裂伤,空气逸入胸膜腔,或因胸壁伤口穿破胸膜,胸膜腔与外界相通,空气进入所致。一般分为闭合性、开放性和张力性气胸三类。

(一)临床分类

1. 闭合性气胸 闭合性气胸(closed pneumothorax)常常是肋骨骨折后,断端刺破肺表面,空气进入胸膜腔所造成。气胸形成后,胸膜腔内积气压迫肺破口而封闭,或者破口自行闭合,不再漏气。此类气胸抵消胸膜腔内负压,使伤侧肺部分萎陷。小量气胸,肺压缩在30%以下者,一般不影响呼吸和循环功能,无明显症状。大量气胸,病人出现胸闷、气促等症状,气管可向健侧移位,伤侧胸腔叩诊呈鼓音,听诊呼吸音减弱甚至消失。胸部X线检查可显示不同程度的肺萎陷及胸膜腔积气,有时伴少量积液。

2. 开放性气胸 锐器或弹片火器所致的胸壁伤口,可成为胸膜腔与外界相通的开口,空气可随呼吸运动而自由出入胸膜腔,形成开放性气胸(open pneumothorax)。空气出入量与裂口大小密切关系。一般来说,破口小于气管口径时,空气出入量较少,伤侧肺仍有部分呼吸功能;破口大于气管口径时,空气出入量较多,伤侧肺可能完全萎陷,无呼吸功能。

开放性气胸的病理生理主要表现为:①伤侧胸膜腔负压消失,肺萎陷,两侧胸膜腔压力不等而使纵隔移位,健侧肺扩张受限。②吸气时,健侧胸膜腔负压升高,与伤侧压力差增大,纵隔向健侧移位;呼气时,两侧胸膜腔压力差减少,纵隔向伤侧移动,这种称为纵隔扑动(mediastinal flutter)。纵隔扑动将会影响静脉回心血流量,严重影响循环功能。此外,吸气时健侧肺吸入的气体不仅来自外界空气,也来自伤侧肺排出的含氧量较低的气体;呼气时健侧肺呼出气体不仅排出体外,同时也有部分进入伤侧肺。含氧低的气体在两侧肺内重复交换将造成严重氧利用障碍。

临床上，病人出现胸闷、气促、呼吸困难和发绀等症状，严重者可发生休克。胸壁伤口开放者，呼吸时能听到空气进出胸膜腔的吹风声。伤侧胸部叩诊呈鼓音，听诊呼吸音减弱或消失，气管、心脏明显向健侧移位。胸部X线检查显示伤侧肺明显不张、胸膜腔积气、纵隔器官偏移。

3. 张力性气胸 又称高压性气胸（high pressure pneumothorax 或 tension pneumothorax），常见于较大肺大疱的破裂或较大较深的肺裂伤或支气管破裂，其裂口与胸膜腔相通，且形成活瓣。吸气时空气可从裂口进入胸膜腔内，而呼气时活瓣关闭，腔内空气不能排出。胸膜腔内气体越积越多，压力不断升高，压迫伤侧肺使之逐渐萎陷，并将纵隔推向健侧，挤压健侧肺，对呼吸和循环功能造成严重障碍。有时胸膜腔内的高压积气被挤入纵隔，扩散至皮下组织，形成颈部、面部、胸部等处皮下气肿。

临床上，病人极度呼吸困难，端坐呼吸。缺氧严重者，发绀、烦躁不安、昏迷。体格检查，可见伤侧胸部饱胀，肋间隙增宽，呼吸幅度减低，可有皮下气肿，叩诊呈高度鼓音，听诊呼吸音消失。胸部X线检查显示胸膜腔大量积气，肺可完全萎陷，气管和心影偏至健侧。胸膜腔穿刺有高压气体向外冲出。抽气后，症状明显好转，但不久又见加重，此表现亦有助于诊断。张力性气胸征象出现迅猛，怀疑有支气管断裂，应迅速抢救，必要时剖胸探查。

（二）诊断

根据临床症状、体征常能明确诊断，院前胸腔穿刺也有助于明确诊断。X胸片检查是最简单实用的手段，不仅能明确诊断，还可了解气胸量的多少，有无胸膜粘连等。CT除了解有无气胸外，在自发性气胸中还能了解有无肺大泡及胸膜粘连情况，对后续治疗有帮助。

（三）治疗

1. 院前急救

（1）对闭合性气胸，只需要吸氧等，无特殊处理。

（2）开放性气胸 用无菌敷料如凡士林纱布加棉垫封堵伤口，再用胶布或绷带包扎固定，将开放性气胸转为闭合性气胸，再行胸腔穿刺，抽气减压，暂时解除呼吸困难等症状。

（3）张力性气胸 立即排除胸膜腔内高压气体。在危急状况下可用一粗针头在伤侧锁骨中线第2肋间处刺入胸膜腔，有气体喷射出，即可达到排气减压的目的。在病人转送过程中，于插入针的接头处，缚扎一橡胶手指套或避孕套，将顶端剪一1cm开口，可起活瓣作用，即在呼气时能张开裂口排气，吸气时闭合，防止空气进入；或用一长橡胶管或塑料管一端连接插入的针接头，另一端放在无菌水封瓶水面下，以保持持续排气。

2. 院内治疗 小量气胸无需治疗，1~2周内可自行吸收。大量气胸，需行胸膜腔穿刺，或行胸腔闭式引流术，使肺及早复张，同时使用抗生素预防感染。

（1）开放性气胸 吸氧和补液、纠正休克、清创、缝闭胸壁伤口，胸腔闭式引流。疑有胸腔脏器损伤或活动性出血，则需急症剖胸探查，止血、修复损伤或摘除异物。术后应用抗生素，预防感染，并鼓励病人咳嗽排痰及早期活动。

（2）张力性气胸 在最高部位放置胸腔引流管（通常是锁骨中线第2肋间），连接水封瓶。有时需用负压吸引装置，以利排净气体，促使肺膨胀。同时应用抗生素，预防感染。

经闭式引流后，一般肺小裂口多可在3~7日内闭合。待漏气停止24小时后，经X线检查证实肺已膨胀，方可拔除插管。长时期漏气者应进行剖胸探查，肺或支气管修补术。如胸膜腔插管后，漏气仍严重，病人呼吸困难未见好转，往往提示肺、支气管的裂伤较大或断裂，应及早剖胸探查，修补裂口，或作肺段、肺叶切除术。

除外伤性气胸外，自发性气胸也是常见的急症，其病理生理和外伤性气胸相似，自发性气胸常常是由于肺大泡破裂所致，身体瘦长的年轻人和患有慢性阻塞性肺病肺老年人易出现。由于易反复发生，所以复发性气胸常常需要手术切除肺大泡，目前常常用胸腔镜微创手术。

五、血　　胸

胸膜腔积血称为血胸（hemothorax），可与气胸同时存在。胸膜腔积血一般来自：①肺组织裂伤出血。②肋间血管或胸廓内血管破损出血。③心脏和大血管受损破裂。

血胸发生后，不仅因丢失血容量而出现内出血征象，并且随着胸膜腔内血液的积聚和压力的增高，使肺萎陷，并将纵隔推向健侧，因而严重地影响呼吸和循环功能。少量胸膜腔内的积血，由于肺、心和膈肌运动起着去纤维蛋白作用，多不凝固。如短期内大量积血，去纤维蛋白的作用不完善，即可凝固成血块。血块机化后，形成纤维组织束缚肺和胸廓，限制呼吸运动，损害呼吸功能。从伤口或肺破裂处进入的细菌，在积血中很快成对数繁殖，故胸膜腔积血如不及时排出，容易并发感染，形成脓胸。

（一）临床表现

根据出血量、出血速度和病人的体质而有所不同。小量血胸（成人0.5L以下）可无明显症状，胸部X线检查仅示肋膈角消失。中量血胸（0.5~1.0 L）和大量血胸（1.0L以上），尤其急性失血，可出现脉搏快弱、血压下降、气促等低血容量休克症状，以及胸膜腔积液征象 如肋间隙饱满、气管向健侧移位、伤侧胸部叩诊呈浊音、心界移向健侧、呼吸音减弱或消失。胸部X线检查示伤侧胸膜腔有大片积液阴影，纵隔可向健侧移位。如合并气胸则显示液平面。胸膜腔穿刺抽出血液，更能明确诊断。

早期胸部损伤发现有血胸，需进一步判断出血是否停止或有活动性出血。下列征象提示活动性出血：①脉搏逐渐增快、血压持续下降。②经输血补液后，血压不回升或升高后又迅速下降。③血红蛋白、红细胞计数和红细胞比容等重复测定，持续降低。④胸膜腔穿刺因血液凝固难以抽出，但连续胸部X线检查显示胸膜腔阴影继续增大。⑤闭式胸膜腔引流后，引流血量连续3小时每小时超过200ml。

血胸并发感染时，出现高热、寒战、疲乏、出汗、白细胞计数升高。胸膜腔穿刺抽出的血液作涂片检查，红细胞与白细胞的正常比例约为500∶1，如比例达到100∶1则提示感染。涂片检查和细菌培养尚能确定致病菌。

（二）治疗

1. 院前急救　重点在ABC原则，特别是严重外伤时。大失血休克时应积极补液，抗休克治疗。开放性血胸常常合并气胸，现场处理与开放性气胸相同。

2. 院内治疗　抗休克治疗和识别威胁生命的进行性出血是急症处理最重要环节。

（1）非进行性血胸　小量血胸可自然吸收，不需穿刺抽吸。若积血量较多，应早期进行胸膜腔穿刺，抽除积血，促使肺膨胀，以改善呼吸功能。在抽血完毕拔针前，于胸膜腔内注入抗生素，如阿米卡星0.2g，庆大霉素16万U，以预防感染。早期施行闭式胸膜腔引流术有助于观察有无进行性出血。

（2）进行性血胸　首先输入足量血液，以防治低血容量性休克。急诊剖胸探查。

（3）凝固性血胸　最好在出血停止后数日内剖胸，清除积血和血块，以防感染或机化。对机化血块，亦应在伤情稳定后早期进行血块和纤维组织剥除术为宜。若血胸并发感染，应按脓胸处理。

六、气管和主支气管损伤

气管支气管损伤少见，常见于严重胸部损伤，也常伴其他重要器官损伤。双侧支气管的受累概率大致相等。

（一）病因与发病机制

胸部钝性创伤所引起的气管和支气管损伤的发病机制目前尚不清楚。常见机制有：①胸部钝性创伤所引起的剪切力。气管被推向脊椎，声门关闭时气管膨胀，气管和支气管突然垂直伸展等因素可能与此相关。②气道压突然升高所致。③快速的减速伤所致。76%的撕裂口在距隆突2.0cm以内，43%位于距隆突2cm内的右主支气管。典型的撕裂是环形和不完全的，罕见的撕裂是沿气管面膜部与软骨环连接线垂直的撕裂，而气管离断较为少见。

（二）临床表现

典型的临床表现是大咯血、呼吸道梗阻、呼吸窘迫、气促、胸腔漏气所致进行性纵隔或皮下气肿、气胸或张力性气胸、持续漏气或大面积的肺萎陷，声嘶或发音困难也常见。体格检查可发现皮下气肿、气胸、咯血等体征。

当气管或支气管撕裂而纵隔胸膜完整，则产生纵隔和颈部皮下气肿，但纵隔撕破时就会引起气胸，通常表现为张力性气胸或胸腔闭式引流后持续漏气。张力性气胸的原因是由于离气管裂口有一段距离的胸膜被撕破，形成一块活塞似的纵隔胸膜瓣，吸气时覆盖裂口，呼气时被冲开，进而形成张力性气胸。

支气管完全离断，两残端分离相距数厘米，但其周围软组织完整无损，不会出现气胸、皮下气肿或纵隔气肿。病人早期表现为完全性一侧肺不张，后期并发气管狭窄。

支气管撕裂可能会合并不同程度的出血。因此，胸部损伤后严重咯血的患者即使无气管和支气管断离的其他指征，也应考虑作纤维支气管镜检查。支气管撕裂后并发大咯血是胸外科急诊最难处理的一个并发症，应送病人入手术室，做好开胸准备，同时作X线胸片，如高度怀疑或可确诊，则迅速麻醉开胸探查，结扎或缝扎止血，同时修补支气管裂口。但不少病例由于作气管镜检或在麻醉诱导和气管插管过程中，由于血液填塞气管，未能及时排除而致死。因此，诊断性支气管镜检用于并发大咯血的患者，应十分慎重，尽可能不作诊断性支气管镜检而直接手术或须在手术室做好开胸准备后施行。

（三）诊断

对严重胸部钝性创伤的病人，急诊就诊时即有严重呼吸困难和发绀，查体发现颈部或胸部严重皮下气肿或一侧肺不张等体征。应先处理张力性气胸，安置胸腔闭式引流。持续大量气体外漏且原因不明，应怀疑气管支气管损伤。待病情平稳后，立即作X线胸片或CT检查以明确诊断。

（四）治疗

1. 院前急救 气管和主支气管损伤的院前急救重点在ABC原则，大失血休克时应积极补液，抗休克治疗。如发现病人大量咯血，血块引起气道梗阻，需采取紧急措施以尽快清除积存在气道内的血液；如发现张力性气胸，应立刻用大号针头，从前胸第二肋间刺入胸腔排气。

2. 院内治疗 如有大量漏气，必须使用大号胸引管和有效的负压吸引系统，尽可能使气体全部排出。应严密观察病情，如漏气严重，病人一般情况不断恶化，应送手术室作开胸探查术，进行裂口修补术或支气管成形术。

七、创伤性窒息

创伤性窒息（traumatic asphyxia）是钝性暴力作用于胸部所致的头面部、颈部及胸部等广泛皮肤、黏膜、末梢毛细血管瘀血及出血性损害。当胸部与上腹部受到暴力挤压时，病人声门紧闭，胸内压骤然剧增，右心房血液经无静脉瓣的上腔静脉系统逆流，造成末梢静脉及毛细血管过度充盈扩张并破裂出血。临床表现为面、颈、上胸部皮肤出现针尖大小的紫蓝色瘀斑，以面部与眼眶部为明显。口腔、球结膜、鼻腔黏膜瘀斑，甚至出血。视网膜或视神经出血可产生暂时性或永久性视力障碍。鼓膜破裂可致外耳道出血、耳鸣，甚至听力障碍。伤后多数病人有暂时性意识障碍、烦躁不安、头昏、谵妄，甚至四肢痉挛性抽搐，瞳孔可扩大或极度缩小，上述表现可能与脑内轻微点状出血和脑水肿有关。若有颅内静脉破裂，病人可发生昏迷或死亡。

1. 现场急救 少数伤员在压力移除后可发生呼吸心跳骤停，现场急救应做好充分的心肺复苏抢救准备。

2. 院内治疗 创伤性窒息所致出血点及瘀斑，一般于2~3周后自行吸收消退。一般病人在严密观察下对症处理，有合并者应针对具体伤情给予积极处理。病人预后取决于承受压力大小、持续时间长短和有无合并伤。

八、肺损伤

根据损伤的组织学特点，肺损伤包括肺裂伤、肺挫伤和肺爆震（冲击）伤。肺裂伤伴有脏胸膜裂伤者可发生血气胸，而脏胸膜完整者则多形成肺内血肿。肺爆震伤（blast injury of lung）由爆炸产生的高压气浪或水波浪冲击损伤肺组织。肺挫伤大多为钝性暴力致伤，引起肺和血管组织损伤，在伤后炎症反应中毛细血管通透性增加，炎性细胞沉积和炎性介质释放，使损伤区域发生水肿，大面积肺间质和肺泡水肿则引起换气障碍，导致低氧血症。

肺裂伤所致血气胸的诊断与处理如前所述，一般出血量较少，不需要手术治疗。肺内血肿大多在胸部X线检查时发现，表现为肺内圆形或椭圆形、边缘清楚、密度增高的团块状阴影，常在2周至数月自行吸收。肺挫伤病人表现为呼吸困难、咯血、血性泡沫痰及肺部啰音，重者出现低氧血症，常伴有连枷胸。X线胸片出现斑片状浸润影，一般伤后24~48小时更明显，CT检查准确率高于X线检查。

院前治疗除ABC原则外，以处理相应损伤为主。院内治疗原则：①及时处理合并伤，如血气胸需要胸腔闭式引流。②保持呼吸道通畅。③氧气吸入。④限制晶体液过量输入。⑤给予肾上腺皮质激素。⑥低氧血症使用机械通气支持。

九、心脏及大血管损伤

心脏损伤（cardiac injury）可分为钝性心脏损伤与穿透性心脏损伤。钝性损伤多由胸前区撞击、减速、挤压、高处坠落、冲击等暴力所致，心脏在等容收缩期遭受钝性暴力的后果最为严重，常见于汽车驾驶员在急刹车时被汽车方向盘撞击伤。穿透伤多由锐器、刃器或火器所致。大血管损伤主要指升主动脉及分支、胸主动脉、腔静脉、奇静脉等损伤。

（一）钝性心脏损伤

钝性心脏损伤（blunt cardiac iniury）的严重程度与钝性暴力的撞击速度、质量、作用时间、心脏舒缩时相和心脏受力面积有关。轻者一般无症状，重者可发生心脏破裂。钝性心脏破裂伤员绝大多数死于事故现场，极少数可能通过有效的现场急救而成功地送达医院。临床上最常见的是心肌挫伤，轻者仅引起心外膜至心内膜下心肌出血、少量心肌纤维断裂；重者可发生心肌广泛挫伤、大面积心肌出血坏死，甚至心内结构，如瓣膜、腱索和室间隔等损伤。心肌挫伤后的修复可能遗留瘢痕，甚至日后发生室壁瘤。严重心肌挫伤的致死原因多为严重心律失常或心力衰竭，住院期间可能出现心脏性猝死。

1. 临床表现及诊断 患者可能存在胸前壁软组织损伤和胸骨骨折。轻度心肌挫伤可无明显症状，中、重度挫伤可出现胸痛、心悸、气促，甚至心绞痛等症状。心肌挫伤（myocardial contusion）的诊断主要依赖临床医师的警惕性和辅助检查。常用的辅助检查为：①心电图：可存在ST段抬高、T波低平或倒置，房性、室性早搏或心动过速等心律失常。②超声心动图：可显示心脏结构和功能改变，食管超声心动图可减少胸部损伤时经胸探头检查的痛苦，还能提高心肌挫伤的检出率。③心肌酶学检测：包括磷酸肌酸激酶及其同工酶（CK，CK-MB）、乳酸脱氢酶及其同工酶（LDH，LDH_1，LDH_2）、磷酸肌酸激酶同工酶（CK-MB-mass）的质量测定和心肌肌钙蛋白（cardiac troponin，cTn）I或T（cTn I orcTnT）。诊断的关键在于高度重视，特别是前胸部损伤的患者。

2. 治疗 主要为休息、严密监护、吸氧、镇痛等。临床特殊治疗主要针对可能致死的并发症 如心律失常和心力衰竭。心肌挫伤后是否会发生严重并发症常难以预测，如果病人的血流动力学不稳定、心电图异常或心肌标志物异常，应转入ICU监护治疗。

（二）穿透性心脏损伤

穿透性心脏损伤（penetrating cardiac injury）多由刀刺伤、枪伤等因素所致。枪伤多导致心脏贯通伤，多数伤员死于受伤现场，异物留存心脏也较多见。刃器、锐器致伤多为盲管伤。穿透性心脏损伤好发的部位依次为右心室、左心室、右心房和左心房；此外，还可导致房间隔、室间隔、瓣膜和腱索等损伤。心脏介入治疗时放置心导管可引起医源性心脏穿透伤，损伤部位一般在右心房的心耳处。

1. 临床表现 穿透性心脏损伤的临床表现取决于心包、心脏损伤程度和心包引流情况。致伤物和致伤动能较小时，心包与心脏裂口较小，心包裂口易被血凝块阻塞而引流不畅，导致心包填塞。临床表现为静脉压升高、颈静脉怒张，心音遥远、心搏微弱，脉压小、动脉压降低的贝克三联征（Beck's triad）。致伤物和致伤动能较大时，心包和心脏裂口较大，心包裂口不易被血凝块阻塞，大部分出血流入胸腔，主要表现为失血性休克。少数病人由于伤后院前时间短，就诊早期生命体征尚平稳，仅有胸部损伤史与胸部较小伤口，易延误诊断和抢救时机。

2. 诊断 诊断要点：①胸部伤口位于心脏体表投影区域或其附近。②伤后时间短。③贝克三联征或失血性休克和大量血胸的体征。穿透性心脏伤的病情进展迅速，常常来不及做辅助检查。条件允许的情况下，可行胸部X线、心电图、B超、超声心动图等检查。对于伤后时间短、生命体征尚平稳、不能排除心脏伤者，应积极剖胸探查，以避免延误抢救的黄金时机。

3. 治疗

（1）院前急救 心包填塞症状或失血性休克发展迅速，病情十分危急，院前应常规给病人补充血容量，以维持入院过程中血流动力学的稳定。

（2）院内治疗 对于已有心包填塞或失血性休克者，应立即在急诊科施行开胸手术。在气管插管全身麻醉下，切开心包缓解压塞，控制出血，迅速补充血容量。大量失血者需回收胸腔内积血，经大口径输液通道回输。情况稳定后，采用无损伤带针缝线加垫修补心脏裂口。心脏介入治疗过程中发生的医源性心脏损伤，多为导管尖端所致，因其口径较小，发现后应立即终止操作、拔除心导管，给予鱼精蛋白中和肝素抗凝作用，进行心包穿刺抽吸治疗。

穿透性心脏损伤经抢救存活者，应注意心脏内有无遗留的异物及其他病变，如创伤性室间隔缺损、瓣膜损伤、创伤性室壁瘤、心律失常、假性动脉瘤或反复发作的心包炎等。因此，应重视对出院后的病人进行随访，尽量发现和诊断心脏内的残余病变，以便及时作相应的处理。

（三）大血管损伤

大血管损伤主要指胸主动脉、升主动脉、主动脉弓及分支、腔静脉、奇静脉，其中以胸主动脉起始部损伤最常见。胸主动脉起始部常由于减速运动引起剪切力所致。临床上常表现严重的失血性休克和血胸，胸腔穿刺常能明确诊断。胸部伤口位于大血管体表投影区域或其附近。值得注意的是奇静脉损伤因压力低，血凝块堵塞可以暂时不出现休克，有时体位改变可能突然大出血，甚至死亡。

院前治疗以抗休克为主。院内治疗在抗休克同时，积极剖胸探查。

（付茂勇　田　东）

第四节　腹部创伤

腹部创伤（abdominal injury）是指乳头平面（第四肋间隙）以下至双侧腹股沟韧带及耻骨联合之间区域的创伤。由于膈肌涉及范围较宽，乳头连线平面及以下区域的穿透伤都可能涉及腹腔器官，任一项漏诊均可导致患者死亡或伤残。因此，掌握腹部创伤的受伤机制，准确的评估和处理腹部创伤对于每一位医师都极具挑战性。

腹部创伤多见于交通事故、工伤、爆炸伤、挤压伤和高坠伤，死亡率5%~8%，占创伤总死亡原因的15%~20%。腹部创伤的死亡率与下列因素有关：①受伤距早期救治的时间。②致伤原因。③腹部脏器损伤的部位、类型、数量。④合并的其他伤情。⑤救治措施的有效性。腹部创伤导致患者早期死亡的主要原因是失血，而后期死亡则是脓毒症、MODS等并发症所致。

一、病因与致伤机制

（一）腹部解剖结构

1. 腹部外部解剖 腹部外部解剖结构包括前腹部、腰部和背部三部分。前腹部是指两乳头连线、腹股沟韧带及耻骨联合与两侧腋前线之间的区域。腰部为腋前线及腋后线之间从第六肋间至髂嵴的区域。背部是指双侧腋后线及肩胛骨尖端至髂嵴之间的区域。

2. 腹部内部解剖 腹部内部解剖结构由腹腔、盆腔及腹膜后间隙三个不同的部分组成。腹腔分为上腹部、下腹部，上腹部包含膈肌、肝脏、脾脏、胃及横结肠，上腹部被胸廓下部所覆盖。下腹部包含小肠及乙状结肠。盆腔被骨盆环绕，是后腹腔的下部，包含直肠、膀胱及髂血管及女性内生殖器官。腹膜后间隙常包含腹主动脉、下腔静脉、十二指肠大部分、胰脏、肾脏、输尿管及升降结肠。

（二）致伤原因与机制

腹部创伤可分为开放性和闭合性两大类。开放性损伤有腹膜破损者称为穿透伤（多伴有内脏损伤），无腹膜破损者称为非穿透伤（偶伴内脏损伤）。闭合性损伤可能仅限于腹壁，也可同时兼有内脏损伤。开放性损伤即使涉及内脏，其诊断常较明确；但如体表无创口，要确定有无内脏损伤，有时很困难，故闭合性损伤更具有重要的临床意义。

1. 开放性损伤

（1）刺伤 引起腹部刺伤的物品除了常见的刀具以外，还包括冰凿、笔、挂衣架、螺丝刀、破碎的玻璃瓶等。腹部穿刺伤是否进入腹腔决定于穿刺的方向。

（2）枪伤 子弹可直接损伤脏器，子弹或骨头碎片以及子弹传递的能量（一过性空洞效应）可导致二次损伤。入口伤和出口伤可以帮助明确大致的弹道轨迹，同时应考虑体位因素，明确定位体内残留的异物，有助于对脏器损伤风险的评估。但需要注意，子弹可能不一定按照直线行进，因而临近弹道轨迹的脏器都有受损的可能。损伤程度依赖于身体内弹道的长度及其较大的动能，最常见的损伤部位包括小肠、结肠、腹腔内血管结构。

2. 闭合性损伤

（1）车祸伤 是腹部闭合性损伤最常见的原因，车祸时各种复杂致伤因素使得腹部各种脏器都有受损的风险。其生物机械学机制包括：挤压力、剪切力和牵伸力，可能导致实质脏器（如肝脏、脾脏）和空腔脏器（如消化道）的损伤。最常见的损伤器官是脾脏、肝脏。由于腹腔内部分脏器相对固定，另一部分脏器相对活动，当腹腔内固定脏器与活动脏器间发生移位时则会引起损伤，如小肠、肠系膜、Treitz韧带等。

（2）高坠伤 高坠伤有其独特的损伤机制，损伤的严重度决定于高度、伤者着陆的地面情况以及坠落过程中有无中断。腹腔内脏损伤并不是主要的损害，如确实有腹腔内脏损伤，往往以腹部空腔脏器破裂最为常见。由于脊柱对致伤力的传导，腹膜后损伤常见，常表现为严重的腹膜后出血。若伤者侧腹部着地则易损伤实质性脏器。

二、临床表现

腹部创伤伤情常常隐匿，临床表现差异很大，医师的评估目标是迅速判断患者是否存在腹部脏器损伤及其创伤与低血压的关系。当腹部创伤同时伴有颅脑创伤或酒精、药物中毒，患者神经功能的改变使得腹部体征难以准确检查，因而难以通过腹部体征早期发现腹腔积血。单纯依赖体格检查往往容易导致误诊、漏诊或误治。临床发现约35%的腹部闭合性损伤患者最初腹部体格检查为正常，但最终发现存在严重的腹部脏器损伤而需要进行剖腹探查术。因此，需要对躯干创伤患者进行彻底全面系统的检查。

实质性脏器或大血管损伤大多伴有失血的症状和体征，主要表现为腹腔内（或腹膜后）出血，包括面色苍白、脉率增快，严重时脉搏微弱、血压不稳，甚至休克。实质性脏器损伤的失血可以是缓慢的进程，如肝或脾包膜下出血早期可以表现为血流动力学稳定，一旦包膜破裂就可能突然出现严重的低血容量性休克。

空腔脏器损伤的主要临床表现是弥漫性腹膜炎。胃肠道穿孔除胃肠道症状外，可在一定时间内出现腹膜炎体征和全身性感染的表现。空腔脏器破裂也可有某种程度的出血，但出血量一般不大，除非伴有临近的大血管损伤。肠系膜损伤常伴有出血和腹膜刺激征。

（一）症状

1. **腹痛** 腹痛是腹部创伤的主要症状，呈持续性腹痛。空腔脏器穿孔、破裂或实质性器官、血管损伤溢入腹腔的内容物、血液均会刺激腹膜而引起腹痛，一般随着内容物在腹腔内播散而导致腹痛范围扩大。

2. **恶心、呕吐** 腹内脏器损伤常有恶心、呕吐症状。

（二）体征

1. **腹膜刺激征** 腹部压痛、反跳痛和腹肌紧张是腹内脏器损伤的重要体征。胃肠道穿孔时，腹肌明显紧张腹壁如板状强直。

2. **肠鸣音减弱或消失** 腹腔内游离血液或胃肠道内容物的存在，可导致麻痹性肠梗阻，肠鸣音减弱或肠鸣音完全消失。

3. **移动性浊音** 胃肠道破裂，气体液体进入腹腔后，叩诊肝浊音界消失。腹腔内出血较多时，可有移动性浊音。

4. **休克** 无论空腔脏器或实质脏器损伤，由于血容量的丢失均可能发生休克。腹腔内大血管破裂出血速度快，伤后早期即有休克表现。单纯肠破裂者休克发生较迟，但若合并颅脑外伤时，血压并不一定下降。

三、诊断与鉴别诊断

腹部创伤的诊断应全面结合患者的病史、血流动力学状态、相关损伤情况以及全面的体格检查来进行，尤其是患者有下列情况应给予全面的评估：①有腹痛、腹部压痛或腹部膨隆的表现。②受伤机制或院前信息提示潜在的腹部损伤。③下胸部或骨盆损伤。④高速碰撞或碰撞后出现车辆严重变形（尤其是未系安全带）。⑤无保护状态下的碰撞如摩托车车祸。⑥存在多处创伤者。⑦意识障碍。⑧有使用镇痛药品者。

（一）病史

患者受伤过程的详细信息，对于患者伤情的评估非常重要。例如，车祸伤病人受伤时的车速、碰撞方式（前撞、侧撞、后撞及翻滚），车辆撞击乘客的位置，安全带的型式，安全气囊的使用等。穿刺伤病人受伤的时间、刺伤伤口；武器的种类、攻击的距离、中弹的数目及现场病人外部出血量。病人有腹部钝伤或是穿刺伤，病史的询问应包含任何腹痛的位置及强度，是否有牵涉痛。

（二）体格检查

腹部的检查应注意寻找擦伤、淤青或穿刺伤口的体征。应对患者腰背、下胸部、腹部进行全面检查。根据患者生命体征、红细胞压积变化情况，医师在伤后24小时内进行，反复检查有助于提高体格检查的准确性。

1. **视诊** 除去患者的所有衣物进行全面检查。注意前腹部、腰部和背部以及下胸部和会阴部是否有擦伤、钝伤以及撕裂伤、穿刺伤、异物嵌入、小肠或肠系膜外露及是否有妊娠。
2. **触诊** 反跳痛提示可能存在渗出血液或胃肠内容物引起的腹膜炎。
3. **叩诊** 腹部叩痛提示可能存在腹膜炎的征兆。
4. **听诊** 腹腔内自由流动血液或胃肠内容物可引起肠麻痹，导致肠鸣音消失。但要注意肠鸣音消失不是诊断腹部脏器损伤的依据。
5. **骨盆稳定性评估** 病人有躯干钝伤，用手压迫髂前上嵴或髂嵴挤压试验（骨盆分离挤压试验），可发现不正常移动或疼痛，提示有骨盆骨折的可能。
6. **阴茎、会阴、阴道及直肠检查** 尿道口出血、阴囊及会阴瘀血或血肿，提示尿道损伤的可能。直肠检查有助于了解括约肌张力、前列腺的位置以及是否存在直肠穿孔。女性患者下腹部或盆腔穿刺伤、骨盆骨折可引起阴道损伤。
7. **臀部检查** 臀部的穿刺伤有50%的患者常合并腹腔内脏器损伤，其中包含腹膜折返下的直肠损伤。剖腹探查的适应证为直肠、大血管损伤及严重软组织损伤。

（三）胃管、尿管置入

在对患者气道、呼吸及循环问题进行评估及处理后，可通过安置胃管及导尿管帮助进行进一步评估。

1. **胃管** 在急救过程的早期插入胃管有助于解除急性胃扩张，可降低吸入性肺炎或窒息的危险，更重要的是引流液中发现出血，有助于发现上消化道损伤。需要注意的是，颅底骨折患者应经口安置胃管。
2. **导尿管** 在急救过程的早期插入导尿管有助于解除尿滞留、监测尿量。若患者有血尿则是泌尿道损伤的征兆。对于排尿困难、不稳定的骨盆骨折、尿道口流血或会阴瘀血者，应考虑尿道损伤可能，应请泌尿外科医师会诊。

(四)辅助检查

1. 血液及尿液标本采集 采集血液及尿液标本,完善基本实验室检查 如血常规、电解质、血糖、淀粉酶等,血液或尿液绒毛膜性腺激素(HCG)筛检有无合并妊娠。对于血液动力学不稳定的患者,在完善实验室检查的同时积极合血配血。

2. 超声检查 FAST可快速了解有无胸腔、心包腔或腹腔积液,并检测气胸。即使液体含量只有100ml,FAST超声波的检测灵敏度通常保持在60%~95%,对于确定腹腔积血的特异性较佳。因此,对腹部创伤病人,无论腹腔积血是否存在,FAST可以快速提供诊断依据。

3. 诊断性腹腔穿刺 诊断性腹腔穿刺是急诊判断是否有腹腔内脏器损伤出血的常规检查。抽出不凝固血液,则为实质性器官损伤或血管损伤;抽出为浑浊渗液,则多为空腔脏器损伤。如果在一个部位抽不出液体,可重复或在其他象限选点穿刺。如均为阴性,又高度怀疑有腹内脏器损伤,可改行腹腔灌洗术。

4. 腹腔灌洗术 由于FAST和CT在腹部创伤诊断中的广泛应用,诊断性腹腔灌洗术(DPL)的临床应用已明显减少,但对于无FAST和CT检查设备的医疗机构,DPL仍发挥着重要作用。血液动力学不稳定的患者,冲洗的引流管内发现血液、胃肠道内容物、蔬菜纤维或胆汁,应行剖腹探查。如果未抽出明显的血液或胃肠道内容物,使用1000ml林格氏溶液冲洗,用压迫腹部或滚动病人的方法使腹腔内容物与冲洗液充分混合,送检流出液做定量分析。

5. CT CT已成为腹部创伤检查的金标准,可以做出腹部特异性器官损伤的诊断,明确损伤器官和损伤程度,并能对出血量进行评估。能够显示肝或脾的损伤,以及用来决定是否施行治疗性血管造影栓塞,CT可发现腹膜后、脊柱及骨盆器官的损伤。需要注意的是CT可能会漏诊或误诊,如胃肠道、膈肌及胰腺等的损伤。

四、治 疗

(一)急诊处理原则

1. 畅通气道,建立有效通气 无论是院前急救或患者送达急诊科,对于腹部创伤特别是伴有头颅、颈胸等的患者,首先必须保持呼吸道通畅,及时给予有效的氧治疗或机械通气,保障患者充分的氧供,为赢得抢救时间提供基本条件。

2. 积极抗休克 迅速建立静脉输液通道,有条件者应行深静脉穿刺置管,积极抗休克治疗,加强循环功能监测。

3. 妥善处理腹部创伤与其他部位损伤的关系 ①胸部开放性伤口的封闭,有血气胸者应先行胸腔闭式引流术。②腹外合并伤迅速做简单、有效的清创、止血、包扎和固定。③背、腰、臀部创面有条件者应在剖腹术前清创处理。④尽早应用广谱抗生素以预防或治疗可能存在的感染。⑤有条件的医院,应在急诊科就地组织多个专科合作抢救和进行救命性的剖腹探查术。

(二)成人剖腹探查指征

对于伴有低血压、腹壁破裂、腹膜炎的腹部创伤患者,应考虑进行剖腹探查(表11-4)。

表11-4　成人剖腹探查术指征

	钝性伤	穿透伤
绝对指征	前腹部损伤伴低血压	腹背腰部损伤伴低血压
	腹壁破裂	腹部压痛
	腹膜炎	消化道外露
	膈下游离气体	高度怀疑弹道经过消化道的枪伤
	超声或腹腔灌洗术阳性、血流动力学不稳定者	
	CT发现的需手术损伤情况（胰腺断裂、十二指肠破裂、膈肌损伤）	CT发现的需手术损伤情况（尿道、胰腺）
相对指征	超声或腹腔灌洗术阳性、血流动力学稳定者	穿刺伤、局部探查阳性
	稳定的实质脏器损伤	
	CT发现的来源不明的腹腔出血	

（三）非手术治疗

由于CT技术的发展，腹部创伤的非手术治疗也得到了极大发展。CT不仅可以帮助发现实质脏器损伤，还能够排除不需要手术的情况。

非手术治疗的常规措施包括：①合理的液体复苏，输血补液。②应用广谱抗生素，预防或治疗可能存在的腹腔内感染。③原则上应禁食，对于怀疑有空腔脏器破裂穿孔或有腹痛腹胀症状者，应常规进行胃肠减压。④积极的对症支持治疗。

1. 肝脏损伤　肝脏损伤在腹部创伤中非常常见，肝脏损伤根据其具体的损伤程度，其处理方式可能有所不同。美国外科学会根据肝脏损伤后血肿及裂伤的程度进行不同的分级，对于Ⅰ~Ⅲ级的损伤，大多可以通过保守治疗则可康复，高等级损伤（Ⅳ级及以上者）则大多需要进行外科手术治疗（表11-5）。对于血流动力学不稳定的患者，应尽快考虑进行剖腹探查术。血管造影栓塞术可以作为一项辅助治疗手段，尤其是CT发现造影剂外漏提示对大量腹腔积血或血管损伤病例尤为合适。

表11-5　CT肝脏损伤分级（美国外科学会）

分级		损伤情况
Ⅰ	血肿	包膜下，非扩展，小于10%表面积
	裂伤	包膜裂伤，无出血，深度小于1cm
Ⅱ	血肿	包膜下血肿，占据肝表面10%~50%，实质内血肿<10cm
	裂伤	深度1~3cm，长度<10cm
Ⅲ	血肿	包膜下血肿，大于表面积50%或正在扩展性；包膜下血肿破裂；实质内血肿>10cm或正在扩张
	裂伤	实质深度>3cm
Ⅳ	血肿	血肿破裂，活动性出血
	裂伤	实质破裂累及肝叶25%~75%或者在一叶内累1~3个段
Ⅴ	裂伤	实质破裂累及肝叶>75%或在一叶内累及3个以上肝段
	血管伤	肝旁静脉损伤，如肝后腔静脉伤/中央主要肝静脉伤
Ⅵ	血管伤	肝脏撕脱

2. 脾脏损伤　无论对于成人或儿童，脾脏损伤都是钝性腹部损伤中最常见的脏器损伤。脾脏损伤根据损伤后血肿及裂伤的程度不同分为五级（表11-6）。在成人，脾脏损伤保守治疗的失败率约为10%~15%，建议将保守治疗限定于年龄<55岁、损伤分级≤Ⅲ级的

病例。血管造影栓塞术，同样可用于脾脏损伤的治疗，甚至可大大减少外科手术的需要，更为重要的是血管造影发现阴性结果，可明显提高保守治疗的成功率。

表11-6 CT脾脏损伤分级（美国外科学会）

分级		损伤情况
Ⅰ	血肿	包膜下、非扩展性，<10%脾表面积
	裂伤	包膜撕裂，非出血性，脾实质裂伤深度<1cm
Ⅱ	血肿	包膜下、非扩展性，占脾表面积10%~50%
	裂伤	脾实质内血肿，非扩展性，直径1~3cm，未伤及脾小梁血管
Ⅲ	血肿	包膜下，>50%脾表面积或扩展性包膜下血肿破裂，活动出血；脾实质内血的，>5cm或扩展性
	裂伤	深度为>3cm或脾小梁血管损伤，但未伤及脾门血管
Ⅳ	血肿	脾实质内血肿破裂伴活动出血
	裂伤	伤及脾段或脾门血管，脾脏无血供区>25%
Ⅴ	血肿	完全脾破碎
	裂伤	脾门血管损伤，脾脏失去血供

总之，患者可疑腹腔内损伤时，必须早期请普通外科会诊。对于腹部钝性伤及穿透伤的处理原则包括：①恢复重要脏器的生理功能，使组织灌流及氧合达到最佳状态。②明确损伤机制。③初次查体仔细完善，一定时间间隔后重复查体。④选择必要的特殊诊断方法，并在最短时间内进行。⑤对于怀疑相关较为隐蔽的血管及腹膜后脏器损伤，应保持高度警惕。⑥早期认识外科介入及剖腹探查的指征。

（聂　虎）

第五节　四肢及骨盆骨折

骨折常发生在战争、自然灾害、交通事故。随着社会人口的老龄化，骨质疏松症的发病率增高，在日常生活中老年人摔倒所致的髋部骨折、腕部骨折也日益增多。早期的诊断、正确的处理，可以使骨折病人获得较好的功能恢复，减少骨折的致残率。如果处理不当可能出现严重的功能障碍甚至导致死亡。

一、骨折概论

（一）骨折的定义

骨皮质与骨松质的完整性和连续性中断。其成因可由创伤和骨骼疾病所致（图11-20）。

（二）骨折的常见类型

根据骨折部位是否与外界相通可将骨折分为开放性骨折和闭合性骨折。根据骨折的程度可分为完全骨

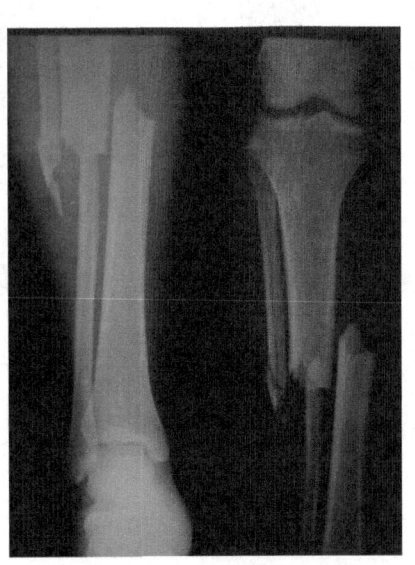

图11-20　胫腓骨中段骨折

折和不全骨折。完全性骨折根据骨折线的方向和形态又可分为横行骨折、短斜行骨折、长斜行骨折、螺旋骨折、T型骨折、粉碎骨折、嵌插骨折、压缩骨折等。根据病因可分为外伤性骨折、病理性骨折和疲劳（应力性）骨折。

（三）临床表现

1. 全身表现

（1）失血性休克 骨折部位出血，特别是骨盆骨折、股骨骨折和多发性骨折，严重的开放性骨折或并发重要内脏器官损伤常常可导致失血性休克。

（2）发热 骨折后一般体温正常，出血量较大的骨折，如股骨骨折、骨盆骨折，血肿吸收时可出现低热。开放性骨折，出现高热时，应考虑感染的可能。

2. 局部表现

（1）局部疼痛、肿胀、局部皮肤青紫和肢体功能障碍。

（2）骨折的特有体征：①畸形：骨折段移位使患肢外形发生改变，表现为肢体缩短、成角或旋转畸形。②异常活动：正常情况下肢体不能活动的部位，骨折后出现不正常的活动。③骨擦音或骨擦感：骨折端相互摩擦时，可产生骨擦音或骨擦感。

（四）辅助检查

良好的X线或CT等影像学检查可以为诊断提供大量信息，骨折的X线检查一般应拍摄包括邻近一个关节的正、侧位片（图11-21），某些特殊部位还应加摄一些特殊位置的X线片（图11-22）。CT三维成像技术，提供了直观的三维骨折影像，对治疗有很大的指导作用（图11-23）。

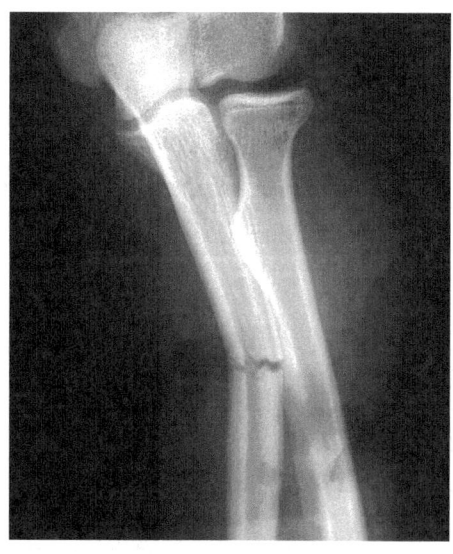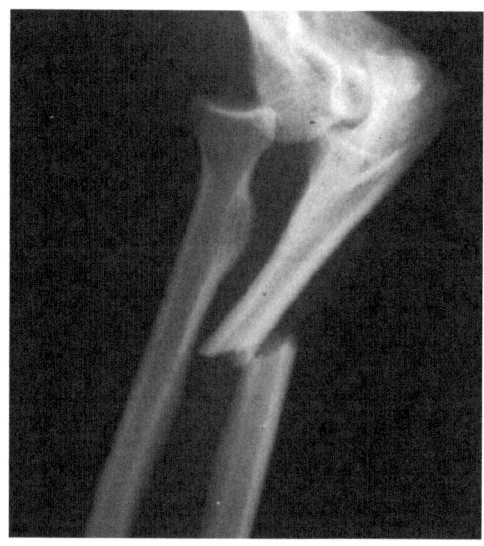

图11-21 尺骨上段骨折合并上尺桡关节脱位正、侧位片

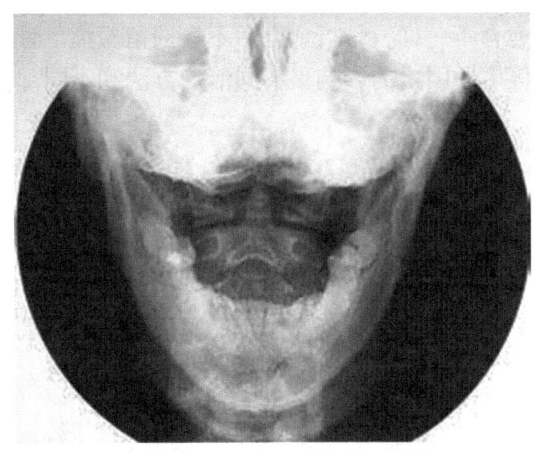

图11-22 张口位片可以显示枢椎齿状突及环枢关节

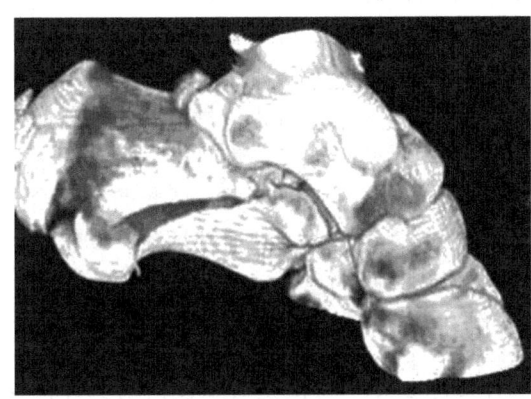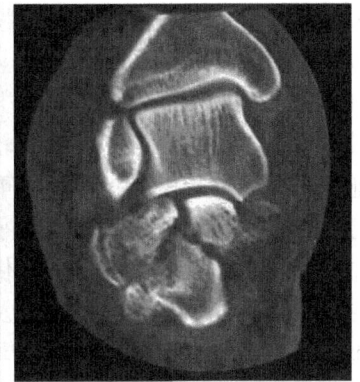

图11-23 CT三维重建显示跟骨骨折

（五）诊断

骨折诊断的基本要求是：尽早发现骨折，明确骨折的部位、类型、严重程度及其对周围组织的影响，并对伤员的全身情况作出判断，据此制定治疗决策和预后评估。多数情况下，骨折不难诊断，特别是移位明显的骨折，根据病人受伤时的病史，仔细体检和X线摄片，一般就能确定骨折是否存在。但在以下情况时，容易出现漏诊：①嵌插骨折和不全骨折，疼痛与畸形常不明显，X线片有时也难以清楚显示。②合并其他脏器损伤时，有时只重视其他重要脏器损伤的诊治而遗漏了骨折。③多处、多段骨折，有时只注意了症状明显部位的骨折，而忽视了症状不明显处的骨折。④昏迷、醉酒、精神病人或智障人士、儿童、老年人、语言表达障碍的病人也容易造成漏诊。对于骨折的诊断，不应只限于骨折本身，同时应了解是否合并其他直接威胁病人生命的创伤。其次应了解骨折本身对患者全身情况的影响。骨折对周围组织损伤的原因有两种：①造成骨折的暴力同时引起的损伤。②骨折后骨折断端和骨折片造成的损伤。骨折周围软组织损伤中最严重的是重要血管、神经的损伤，必须仔细检查，及时发现。

（六）骨折的愈合过程

骨折后人体是以再生的形式修复，即骨折部最终能被新骨完全替代，恢复骨的原有结构和功能。和其他组织愈合不一样，骨折愈合后不会遗留瘢痕。骨折愈合是一个复杂的过程，受血供、力学环境等多种因素的影响，不同治疗方法和不同部位的骨折愈合过程各有特点。

1. 骨折的愈合方式

（1）间接愈合　在局部制动、不进行内固定、骨折端较稳定的情况下，骨折愈合经历其自然的发展过程。一般需先经过三个阶段：①血肿机化期。②原始骨痂形成期。③改建塑型期。最后才被骨完全替代，称为二期愈合。

（2）直接愈合　在完全解剖复位和绝对固定的条件下，骨折端之间发生直接愈合，或称一期愈合。X线片上表现为没有外骨痂形成，骨折线逐渐消失。

2. 影响骨折愈合的因素

（1）全身因素　①年龄：不同年龄骨折愈合差异很大，如新生儿股骨骨折2周可达坚固愈合，成人股骨骨折一般需3个月左右。儿童骨折愈合较快，老年人则所需时间更长。②健康状况与伴发疾病，特别是患有慢性消耗性疾病者，如糖尿病、营养不良、恶性肿瘤以及钙磷代谢紊乱，骨折愈合时间明显延长。

（2）局部因素　①骨折的类型和数量：螺旋形和斜形骨折，骨折断面接触面大，愈合较快。横形骨折断面接触面小，愈合较慢。多发性骨折或多段性骨折，愈合较慢。②骨折部位的血液供应：是影响骨折愈合的重要因素，如胫骨干中、下1/3骨折骨折愈合较慢。如股骨颈囊内骨折，股骨头血液供应几乎完全中断，容易发生缺血性坏死。③软组织损伤程度：开放性软组织损伤骨折端的血液供应，影响骨折的愈合。④软组织嵌入：组织嵌入两骨折端之间，阻碍了两骨折端的对合及接触，骨折难以愈合甚至不愈合。⑤感染：局部感染可导致化脓性骨髓炎，出现软组织坏死和死骨形成，严重影响骨折愈合。

（3）治疗方法的影响　①反复多次的手法复位，可损伤局部软组织和骨外膜，不利于骨折愈合，应予避免。②开放复位时，软组织和骨膜剥离过多影响骨折段血供，可能导致骨折延迟愈合或不愈合，应在严格的手术指征情况下使用，并尽可能少地干扰和破坏局部血液供应。③开放性骨折清创时，过多地摘除碎骨片，造成骨质缺损，影响骨折愈合。④骨折行持续骨牵引治疗时，牵引力过大，可造成骨折段分离，并可因血管痉挛而致局部血液供应不足，导致骨折延迟愈合或不愈合。⑤骨折固定不牢固，骨折处仍可受到剪力和旋转力的影响，干扰骨痂生长，不利于骨折愈合。⑥过早和不恰当的功能锻炼，可能妨碍骨折部位的固定，影响骨折愈合。

（七）并发症

1. 全身并发症

（1）休克　休克多见于多发性骨折、股骨骨折、骨盆骨折、脊柱骨折和严重的开放性骨折。病人常因广泛的软组织损伤、大量出血、剧烈疼痛或并发内脏损伤等引起休克。

（2）脂肪栓塞综合征　脂肪栓塞综合征是造成多发性骨折病人死亡的主要原因之一。它也可以发生在髓腔内应用任何外科器械的手术病人。目前对脂肪栓塞综合征的发病机制以机械和化学的联合作用为主，即髓腔中的中性脂肪滴进入血液后引起一系列免疫反应，产生纤维蛋白和其代谢产物诱发的血管内凝血；同时白细胞血小板和脂肪滴互相聚集于肺部毛细血管而形成局部的机械性阻塞。另外入血的中性脂肪酸分解的游离脂肪酸使肺毛细血管通透性增加而产生急性肺间质水肿，从而使肺部损害进一步加重，最终导致呼吸衰竭。

最常见的临床表现为呼吸急促、心动过速、发热和神志改变等。这些临床表现可在受伤后即刻出现，也可在于创伤后2~3天后出现。心动过速和呼吸急促是动脉低氧血症的直接表现。另可表现为嗜睡、烦躁、意识模糊直至昏迷。有部分病人可出现咯血。动脉低氧血症是其一个重要特征。在早期可出现血小板减少，血红蛋白下降。胸部X线片可出现暴风雪样肺部渗出阴影。心电图可发现明显的S波、心律失常、T波倒置以及右束支传导阻带。脂肪栓塞综合征的治疗一般应遵循下列原则：保持呼吸道通畅，恢复血容量，维持水、电解质平衡，避免不必要的输液，受伤肢体的制动等。

（3）挤压综合征　是一种肢体肌肉组织长时间受到持续挤压而造成的肢体肌肉局部缺血—再灌注损伤，临床上表现为一种以肌红蛋白血症、肌红蛋白尿症和高钾血症为特点的急性肾功能衰竭。本综合征多发生于地震、车祸、长时间应用抗休克裤、断肢再植术后失败、止血带应用时间过长、昏迷以及骨筋膜间隔综合征减压以后等。在肢体受压解除后数小时内应在补液的同时使用甘露醇和碱性利尿剂，以维持尿量8L/d，尿pH>6.5。防止急性肾功能衰竭。尿液碱化应一直持续应用到尿液中不再存在肌红蛋白为止。受压肢体局部的筋膜切开减压术具有重要的治疗作用。如全身中毒症状明显而危及生命时，则应及时进行截肢术。

（4）坠积性肺炎　多发于长期卧床的老年下肢骨折病人。由于长期卧床，胸部活动受限，加上卧位使肺部分泌物难以排出，易发生坠积性肺炎。

（5）泌尿系感染及结石　多见于脊柱骨折合并脊髓损伤引起的瘫痪患者。由于此类患者尿潴留以及长期留置导尿，很容易产生泌尿系统感染及结石。

2. 局部并发症

（1）骨筋膜间室综合征　骨筋膜间室综合征是肢体骨筋膜室组织的微循环和功能受到骨筋膜室内持续增高的压力影响而发生的综合征。可以造成肢体残废，重者危及生命。小腿和前臂是发生骨筋膜室综合征最常见的部位。任何原因造成的骨筋膜室内压力增高，都可导致骨筋膜室综合征。常见为下列两大因素：

1）骨筋膜室容积减少：①筋膜缺损的修补术；②过紧的捆扎；③局部的压迫。

2）骨筋膜室内容物增加：①出血，大血管损伤，出血性疾病。②毛细血管通透性增加，缺血后肿胀，剧烈运动，骨科手术创伤等。③毛细血管压力增加，剧烈运动，静脉阻塞，长腿绷带包扎。④肌肉肥厚。⑤渗出性浸润。⑥肾病综合征。

引起骨筋膜间室综合征的主要原因是骨筋膜室组织压力骤增，导致骨筋膜室内的肌肉、神经出现缺血—水肿的恶性循环，最终导致肌肉、神经的不可逆的损害。典型的骨筋膜间室综合征的临床表现可归纳为：疼痛（pain）、苍白（pallor）、感觉异常（parenthesis）、瘫痪（paralysis）和无脉（pulselessness）。

骨筋膜间室综合征的临床诊断较困难，因此直接测量骨筋膜间室内压力成为一种有价值的临床诊断手段。在正常封闭的骨筋膜间室内的组织压为0kPa。当组织压高于病人舒张压的1.33~4.00kPa时，骨筋膜间室内组织发生异常的灌注和相对的缺血。当组织压上升至4.0~4.67kPa时即有切开减压的手术指征。当组织压等于或超过病人的舒张压时，骨筋膜间室内已完全丧失有效组织血液灌注，即使此时远端脉搏仍然存在，也必须急诊切开减压。但必须指出，虽然组织压测定和其他一些客观检测方法在诊断骨筋膜间室综合征中有重要参考价值，但仔细的物理检查以及密切的观察在早期骨筋膜间室综合征的诊断和治疗中仍具有十分重要的临床意义。

一旦怀疑本综合征可能发生，应立即去除石膏、夹板等影响循环的外在压迫，同时患肢应放置于心脏水平位，密切观察室内组织压的变化以及肢体其他的症状和体征。当组织压持续升高，病人的症状和体征不断加重时，应急诊进行筋膜切开减压术，其目的是抢救具有活力和功能的肢体，因此尽可能地充分减压，而不应该过多地考虑皮肤切口的长短。骨筋膜间室内的每块肌肉都应该仔细检查，肌外膜鞘也必须松解。根据减压当时神经损伤的程度决定是否需要神经的手术探查和减压。充分减压后，不缝合筋膜，如果肢体肿胀影响皮肤缝合，则敞开创口，待日后延期缝合或植皮。肢体切开减压后，肌肉缺血坏死过程中的代谢产物，如血红蛋白、肌红蛋白以及其他酸性物质等可能进入血液循环，因此，必须严密观察可能出现的水与电解质紊乱、酸中毒、肾功能衰竭、心律失常以及休克等并发症的发生，必要时予截肢以抢救生命。

（2）骨折的延迟愈合、不愈合、畸形愈合　骨折部位在应愈合的时间内未能愈合称为骨折延迟愈合。继续固定并加强功能锻炼，可望愈合。因固定不当，骨折局部经常活动，长时间后骨折修复活动停止，骨折端平滑，骨折间隙变宽，骨折端硬化形成假关节，骨髓腔闭塞，称为骨折不愈合。骨折未能通过复位达到解剖位置的愈合叫做畸形愈合。

（3）缺血性骨坏死　又称骨缺血性坏死，即骨折后因循环障碍引起骨质坏死，如腕舟状骨骨折后舟状骨坏死，股骨颈骨折后股骨头坏死及距骨骨折后距骨体坏死等。从病因学上，缺血性骨坏死可分为创伤性缺血性骨坏死和非创伤性缺血性骨坏死，但其发病机制基本相同，都是由于在骨的某一区域的血管发生栓塞，引起局部骨组织的血液灌注下降或闭阻而导致局部骨坏死。处理方法是早期复位，固定较长时间，在骨坏死现象消失前不负重。后期可考虑关节融合或人工关节置换术。

（4）周围神经损伤　对骨折伤员，都应检查患肢的运动和感觉，判断有无神经损伤。如肱骨干骨折，可损伤桡神经。肱骨内髁或内上髁骨折，可合并尺神经损伤。桡骨下端骨折可伤及正中神经。腓骨颈骨折可伤及腓总神经。骨折合并神经伤，应根据神经损伤的程度，决定及行神经探查或观察一段时间无恢复时再作探查手术。

（5）创伤性关节炎　涉及关节面的骨折可损伤关节软骨。一般认为损伤的关节软骨面之间的移位不应该超过关节软骨本身的厚度，否则将导致应力分布异常，骨折畸形愈合或关节周围软组织损伤或导致负重力线的改变。以上因素均可造成承受异常高应力的软骨磨损、软骨退变、软骨下骨硬化，最终导致创伤性关节炎的发生。因此，关节内骨折或关节周围骨折应强调早期解剖复位，恢复关节面平整。其他部位的骨折治疗时也应重视恢复肢体的负重力线，这对防止创伤性关节炎的发生有着十分重要的意义。一旦发生严重的创伤性关节炎，常需作人工关节置换术或关节融合术才能改善肢体的功能。

（6）迟发性神经炎　迟发性神经炎多继发于骨折畸形愈合、异位骨化或骨痂包绕压迫等。迟发性尺神经炎临床最常见，因为尺神经位于皮下容易损伤，并且位于骨性肘管内。当肘关节屈曲，特别在肘外翻时，肘管容积减少，神经受压更明显。迟发性神经炎的治疗主要是消除压迫神经的原因。

（7）创伤性骨化　关节创伤，特别是肘关节骨折脱位可引起关节附近软组织内出现广泛的钙化组织，严重的可影响关节活动。这种因创伤而导致的异位骨化称之为创伤性骨化，亦称为骨化性肌炎。创伤性骨化一般在创伤后3周才可在X线片上发现，但长达1年左右才成熟稳定。文献报道，放射、吲哚美辛（消炎痛）等治疗具有抑制异位骨形成的作用。一般在损伤后6~12个月后骨化范围已局限、骨化已成熟，而病人存在严重的关节功能障碍时，可行手术切除骨化部分，以改进关节的活动度。

（8）血管损伤　邻近骨折的大血管可被骨折端刺破或压迫，引起肢体循环障碍，如肱骨髁上骨折可损伤肱动脉；股骨下端骨折及胫骨上端骨折可损伤腘动脉；锁骨骨折可损伤锁骨下动脉。重要的动脉损伤可危及生命，引起肢体坏死或缺血挛缩。重要的静脉伤也可造成严重肢体肿胀等症状。对重要的血管损伤应及时发现和探查处理。

（9）脊髓损伤　脊柱骨折脱位常合并脊髓损伤，除脊髓本身在创伤时受到的损伤外，还可由于血肿、破裂的椎间盘、骨折碎片等的局部压迫，以及脊髓受伤后的水肿、出血、坏死等继发性改变造成脊髓的进一步损害。脊髓损伤后除造成损伤平面以下发生截瘫，还可由于病人长期卧床造成褥疮、泌尿系统感染、肺部感染、关节僵硬等。

（10）关节僵硬　关节僵硬是关节内、外组织反应性渗出水肿，引起关节内、外纤维粘连，同时关节囊、韧带及周围肌肉发生挛缩，而最终导致的关节功能障碍。通常引起关节僵硬的原因有肢体固定时间过长、缺乏及时和合理的肢体功能锻炼、关节内或经关节骨折和关节感染等。关节僵硬病人常伴有患肢肿胀、肌肉挛缩和局部骨质疏松，临床上将其称为"骨折病"。应积极鼓励病人进行积极的患肢早期功能锻炼，尽量减少不必要的制动时间，配合局部理疗，以预防"骨折病"的发生。严重的关节僵硬常需手术治疗。

（八）治疗原则

骨折治疗的基本要求是及时改善全身情况，妥善处理重要脏器和其他组织的合并损伤；骨折应早期复位、确切固定，立即开始并坚持功能锻炼，以保证骨折在适当的位置尽快愈合；同时防止骨折并发症，使病人尽快康复。

骨折的治疗必须在患者全身情况允许后进行，颅脑、胸腹和其他危及生命的损伤均应优先处理。在不影响抢救生命的前提下，对于开放性骨折、出血不止的病人，可以先进行简单的包扎止血，明显的大血管出血可先进行结扎止血。骨折部位可先用夹板或支具作临时固定，然后再作搬动和接受X线等其他检查，以减少病人痛苦和防止骨折断端造成进一步损伤。

骨折治疗的目标是使骨折在功能和外观都能满意恢复的位置上愈合，且愈合过程应尽可能地缩短，病人在该过程中的疼痛和不便应最大限度减少，尽可能地防止骨折的全身与局部并发症。

骨折治疗的方法有闭合治疗和开放治疗两种。开放治疗常应用于：①开放骨折。②多发性骨折。③骨折线经关节，引起关节面不平整的骨折。④骨折端间软组织嵌入。⑤病理骨折。⑥伴有血管、神经损伤的骨折。⑦闭合治疗失败的骨折。无论闭合还是开放治疗，骨折治疗的三大要素仍是复位、固定和功能锻炼。

在急诊创伤病人中，开放性骨折是临床最为常见的骨折。常按Gustillo-Anderson分类系统分为三型：Ⅰ型：低能量所致创伤，创口<1cm，轻度软组织损伤。Ⅱ型：中等能量创伤，创口>1cm，中度软组织损伤，无需植皮或用皮瓣移植就可闭合创口。Ⅲ型：高能创伤，骨折移位明显或有粉碎，广泛软组织损伤，污染严重。Ⅲa：软组织损伤广泛，但尚能覆盖骨组织。Ⅲb：软组织广泛损伤，污染重，骨膜撕裂，骨暴露，需皮瓣或游离组织移植覆盖创口。Ⅲc：伴有大血管损伤需及时修补，软组织覆盖差，通常需要皮瓣或肌皮瓣移植。

开放性骨折的治疗原则首先是通过彻底的清创将开放性创口变为闭合性创口，然后按照复位、固定、功能锻炼的原则处理。清创是治疗开放性骨折的关键步骤。伤后6~8 h以内是清创成功的关键。清创的顺序是由浅入深，按皮肤、皮下组织、深筋膜、肌肉肌腱、神经血管、骨骼的顺序逐一进行。清创后应复位骨折和骨折的固定。固定的方法常采用石膏、牵引、内固定和外固定支架。清创和固定完成后，创口的闭合的方法：①一期缝合关闭创口。②用自体皮肤移植、局部或游离皮瓣肌皮瓣转移一期消灭创口。③不关闭创口，留待二期处理。

二、上 肢 骨 折

（一）锁骨骨折

锁骨内端与胸骨相联构成胸锁关节，外侧与肩峰相联构成肩锁关节，横架于胸骨和肩峰之间，是肩胛带与躯干联系的支架。锁骨骨折多发生儿童及青壮年。间接暴力造成锁骨中段的斜形或横行骨折（图11-24），直接暴力造成骨折多为粉碎或横型（图11-25）。幼儿多为青枝骨折。临床表现为局部肿胀，压痛或有畸形，可能摸及骨折断端。伤肩下沉并向前内倾斜，上臂贴胸不愿活动，X线摄片可以明确骨折的类型。治疗：幼儿青枝骨折用三角巾悬吊即可。有移位的锁骨骨折，可在闭合复位后用"8"字绷带固定4周后了解骨折愈合情况。锁骨骨折合并神经、血管损伤，畸形愈合影响功能，不愈合或少数要求解剖复位者，可切开复位内固定（图11-26）。

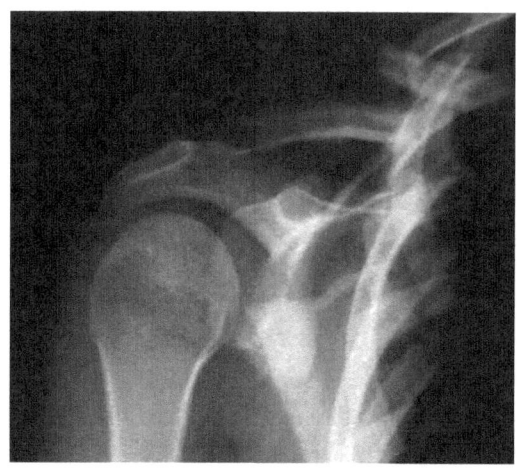

图11-24　间接暴力致锁骨横行骨折

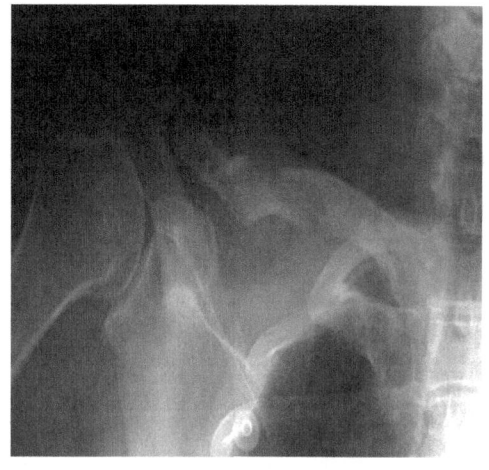

图11-25　直接暴力致锁骨粉碎性骨折

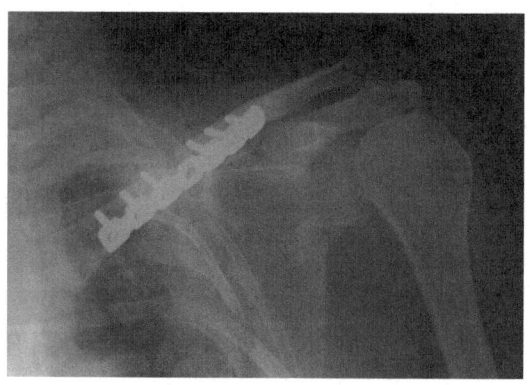

图11-26　锁骨骨折钢板开放复位螺钉内固定

（二）肱骨骨折

肱骨骨折可以分为肱骨近端骨折、肱骨干骨折、肱骨远端骨折。

1. 肱骨近端骨折 常发生在肱骨干皮质骨与肱骨头松质骨交接处，好发于中老年人。如果所受暴力大，骨折移位多，可损伤腋神经和臂丛神经，以及腋窝处动、静脉。临床表现为肩部疼痛、肿胀、皮下瘀血、肩关节活动受限。大结节下方骨折处有压痛。根据肩部正位X片可显示骨折的类型，必要时可行CT重建。无移位骨折无需固定，三角巾悬吊患侧上肢4周。移位骨折在麻醉下行手法复位，超肩关节夹板、石膏外固定。手法复位不成功，复位不满意，肱骨近端骨折合并神经血管损伤的病人可以行开放复位内固定。

2. 肱骨干骨折 肱骨外科颈以下至肱骨髁上为肱骨干。肱骨中下段骨折容易合并桡神经损伤。出现垂腕、拇指不能外展、掌指关节不能自主伸直等畸形。肱骨干骨折诊断容易。肱骨中、下段骨折应注意桡神经合并伤（图11-27）。无移位肱骨干骨折可用夹板或石膏托固定，移位骨折行手法复位后采用外固定。开放性肱骨干骨折、手法复位不成功、骨折合并神经血管损伤，可以行开放复位内固定。

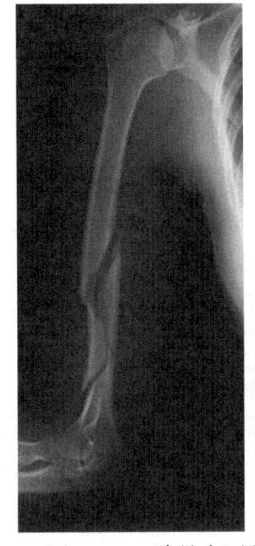
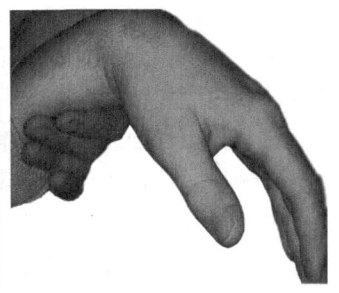

图11-27 肱骨中下段粉碎性骨折致桡神经损伤垂腕畸形

3. 肱骨远端骨折 包括肱骨髁上骨折和髁间骨折。肱骨髁上骨折多发生10岁以下儿童，成年人很少见。

（1）伸直型 最多见，容易损伤正中神经和肱动脉（图11-28）。

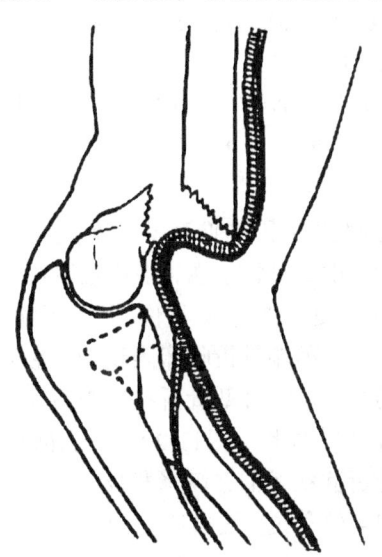
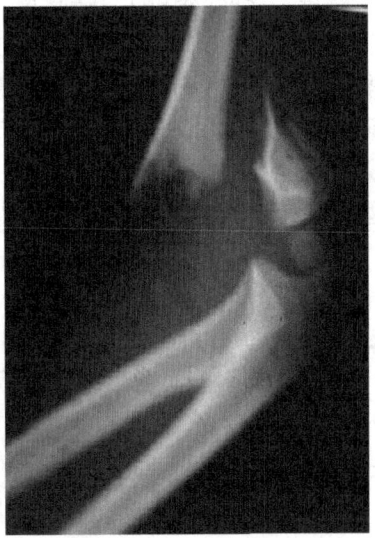

图11-28 伸直型肱骨髁上骨折容易引起肘部血管神经损伤

（2）屈曲型 较少见，肘关节在屈曲位跌倒，较少发生血管、神经损伤。

（3）肱骨髁间骨折，按骨折线形状可分T型和Y型或粉碎型骨折。

临床表现 患者多系儿童。外伤后肿胀、疼痛、功能障碍并有畸形。在诊断肱骨髁上骨折同时要注意手部温度、脉搏、运动及感觉，以明确有无血管，神经损伤。肱骨髁上骨折一般采用手法复位超关节外固定治疗。当有血管、神经伤时，应考虑手术探查血管神经，骨折开放复位内固定。肱骨远端骨折在治疗后常可发生肘内翻畸形，一旦发生通过手术截骨矫正。

（三）尺、桡骨骨折

常见，多发生青少年。暴力直所造成的骨折常在同一个平面上，断端可有蝶形骨块。间接暴力所致骨折常不在同一平面，常见尺骨骨折面在远侧，桡骨骨折面在近侧。临床常见前臂明显的肿胀和疼痛、畸形、前臂活动丧失。易引起骨筋膜间室综合征。尺、桡骨双骨折是一种不稳定的骨折，不易复位，并且复位后易再移位。因此，有移位的骨折，以切开复位、内固定治疗为主。另外尺桡骨双骨折有下述2种特殊类型：

1. 尺骨上1/3骨折合并桡骨头脱位 1914年，意大利外科医生Monteggia最早报导了这种类型骨折，称孟氏骨折。孟氏骨折是一种复杂骨折，临床上需做到：①早期准确诊断。②坚强的尺骨固定。③桡骨头准确复位。④术后制动以利换装韧带修复。故常骨折开放复位、内固定，术中观察桡骨头复位及稳定情况，如不能复位或复位后不稳定应行环状韧带修复。

2. 桡骨中下1/3骨折合并下桡尺关节脱位 它常是腕关节桡背侧直接受力或跌倒时前臂旋前位撑地造成的，称Galeazzi骨折。Galeazzi骨折是不稳定的骨折，以切开复位、内固定为主。

（四）桡骨远端骨折

桡骨远端骨折常见。多发生于老年妇女、儿童及青年。骨折发生在桡骨远端2~3cm范围内，多为闭合骨折。

1. 伸直型骨折（Colles骨折） 最常见，多为间接暴力致伤。跌倒时腕背伸掌心触地，前臂旋前肘屈曲。骨折线多为横形。儿童可为骨骺分离，老年常为粉碎骨折。骨折远段向背侧，桡侧移位，近段向掌侧移位，可影响掌侧肌腱活动。暴力轻时可发生嵌入骨折无移位。粉碎骨折可累及关节，或合并下桡尺关节韧带断裂，下尺桡关节脱位，分离，或造成尺骨茎突撕脱。

2. 屈曲型骨折（Smith骨折） 较少见。骨折发生原因与伸直型相反，故又称"反Colles"骨折。跌倒时腕掌屈，手背触地发生桡骨远端骨折。骨折远端向掌侧移位，骨折近端向背侧移位。

桡骨远端骨折临床表现为：腕部肿胀，疼痛，活动受限。伸直型骨折移位明显时，可见餐叉状及枪刺样畸形（图11-29）。屈曲型骨折与伸直型骨折症状相似，畸形相反，X线片显示桡骨远端向掌侧移位。无移位的桡骨远端骨折可采取石膏或夹板外固定，移位的桡骨远端骨折，应尽早

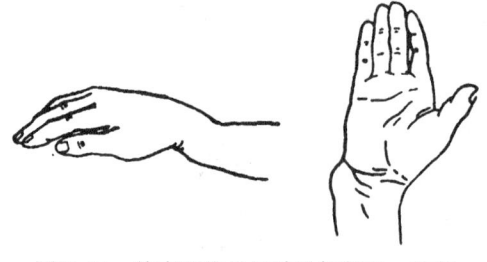

图11-29 伸直型桡骨远端骨折餐叉、枪刺样畸形

复位、固定，开放复位内固定常用于闭合复位不成功患者。

三、下 肢 骨 折

（一）股骨颈骨折

由股骨头下至股骨颈基底部之间的骨折称股骨颈骨折，是老年常见的骨折之一。尤以老年女性较多。按骨折部位分为：①头下型：全部骨折位于头颈交界处。②头颈型：骨折的外上部分通过头下，而内下方带有部分颈内侧皮质，此型最多见。③经颈型：骨折完全通过颈部。④基底型 骨折面接近转子间线。头下型、头颈型、经颈型均系关节囊内骨折，易发生骨折不愈合及股骨头缺血坏死，基底型系囊外骨折，骨折相对容易愈合。按骨折的稳定程度（Garden分型）分为：Ⅰ型：无移位；Ⅱ型：轻度移位；Ⅲ型：骨折近端外展，骨折远端上移并轻度外旋；Ⅳ型：骨折远端明显上移并外旋。股骨颈骨折常见于老年人，外伤后髋部疼痛，出现患肢短缩、屈曲及外旋畸形。髋关节正、侧位X线片可确定骨折类型、部位、移位情况以及治疗方法的选择。股骨颈嵌插性骨折和全身情况极差不能耐受手术的老年人可采用非手术治疗，对于移位的股骨颈骨折多需手术，常用闭合复位空心螺钉内固定（图11-30），对于年龄较大的老年患者，股骨颈骨折不愈合者可行人工髋关节置换术（图11-31）。

（二）股骨粗隆间骨折

股骨粗隆间骨折系指股骨颈基底至小粗隆水平之间的骨折，多见于老年人，属于关节囊外骨折。骨折多为间接暴力所致。因局部骨质疏松脆弱，骨折多为粉碎性。临床表现为有跌倒等外伤史，局部疼痛、肿胀、压痛和功能障碍均较明显，髋外侧可见皮下瘀血斑，患肢呈外旋畸形，X线摄片可确诊。对于不能耐受手术的病人采用牵引以纠正下肢短缩、外旋和髋内翻畸形，治疗期间应积极预防卧床引起的一系列并发症。对于一般情况较好的老龄患者可积极手术治疗，常常采用闭合复位髓内钉固定，可以使病人早期离床活动，减少合并症发生。

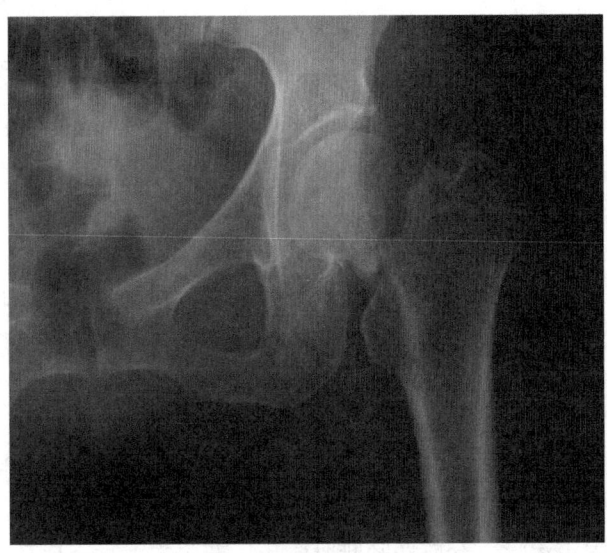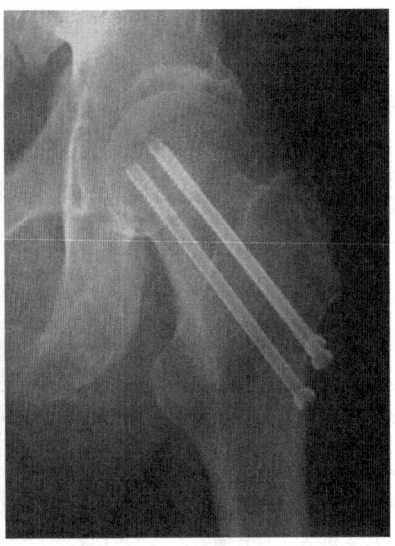

图11-30 股骨颈骨折闭合复位空心螺钉内固定

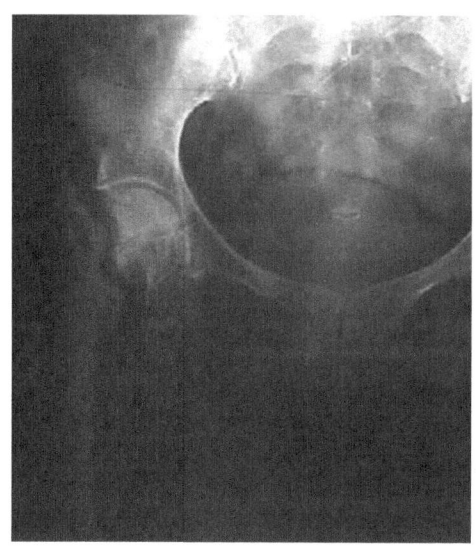
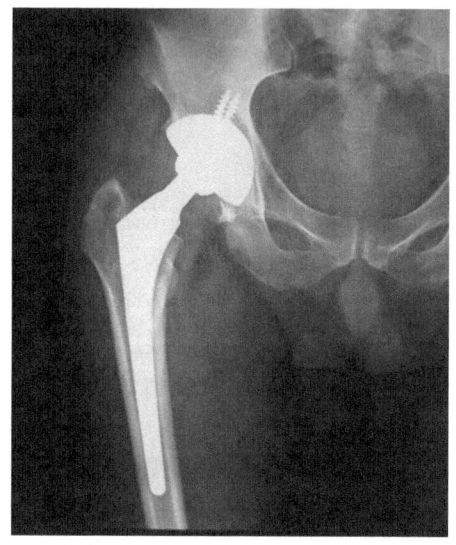

图11-31 股骨颈骨折不愈和全髋关节置换

（三）股骨干骨折

股骨干骨折系指小粗隆下2~5厘米至股骨髁上2~5厘米的股骨骨折。致伤原因多系强大的暴力，可合并失血性休克者或开放性骨折。疼痛、胀肿、畸形和骨摩擦音和肢体短缩畸形较为明显，X线照片可显示骨折部位、类型和移位方向。股骨干骨折，常有周围软组织严重挫伤，如急救输送时应临时固定伤肢，以防止骨折端移位损伤临近的股动、静脉、腘动静脉。对于股骨干骨折非手术治疗多采用骨牵引复位，6~8周后改为石膏外固定，开放性骨折、股骨干骨折合并血管神经损伤，非手术复位不满意者常采取开放复位、内固定治疗。

（四）髌骨骨折

直接暴力如撞压、打击等可引起髌骨粉碎性骨折。间接暴力常为膝屈曲位，股四头肌突然强烈收缩而致髌骨横断或上、下极的撕脱。临床表现为：膝关节肿胀积血、疼痛，膝关节不能自动伸直，可摸及骨折块间的间隙。X线照片可明确骨折类型及移位情况。髌骨骨折治疗的目的是恢复关节面的平整，修补断裂的肌腱和破裂的关节囊，防止创伤性关节炎、滑囊炎的发生，恢复膝关节的功能。无移位性骨折，石膏托固定关节伸直位4周，逐渐练习膝关节屈曲活动。移位性髌骨骨折多采取开放复位、内固定治疗。

（五）胫腓骨骨干骨折

直接暴力多致横型或粉碎性骨折，软组织损伤常较严重，易造成开放性骨折。间接暴力多致斜型或螺旋型骨折。由于胫腓骨位置表浅，一般诊断不困难，常可在疼痛、肿胀的局部扪出移位的骨断端。重要的是要及时发现骨折是否合并的胫前后动静脉和腓总神经的损伤，同时应该了解是否出现骨筋膜室综合征。将足背动脉的搏动、足部感觉、踝关节及拇趾能否背屈活动作为常规记录。X线检查可确定骨折的类型和移位情况，在摄片的同时应注意膝、踝关节有否骨折。无移位的胫腓骨骨折可采取非手术治疗。移位的闭合性胫腓骨骨折可手法复位、牵引复位，外固定治疗。开放性胫腓骨骨折、非手术治疗不成功和伴有血管神经损伤的胫腓骨骨折多采用开放复位、内固定或支架外固定治疗。无论小腿的闭合骨折还是开放骨折，若有筋膜间隙综合征的现象都应急诊行骨筋膜室切开减压术。

（六）踝部骨折

踝关节韧带损伤常称为踝关节扭伤。较大的暴力，可引起骨折。踝部骨折多由间接暴力引起。可产生外翻骨折和内翻骨折。

1. 外翻性骨折 暴力使踝关节极度外翻。可致内踝骨折，骨折线呈横形。若暴力持续，距骨将撞击外踝，造成外踝的斜形骨折或下胫腓韧带撕裂。

2. 内翻性骨折 踝部极度内翻，可引起外侧副韧带损伤伴有腓骨尖撕脱或外踝横形骨折，若暴力持续，距骨将撞击内踝，引起内踝斜形骨折。在上述暴力作用的同时，若踝关节处于内收跖屈位，则暴力可同时向后，引起距骨向后移位，撞击后踝，引起后踝骨折。若受伤时，踝关节处于背屈位，可引起胫骨前唇骨折。临床表现为踝部肿胀，呈外翻或内翻畸形，压痛和功能障碍。可根据X线片上骨折线的走向，分析骨折的发生机理，有助于正确复位。踝部骨折是关节内骨折，所以解剖复位、早期功能锻炼。无移位的骨折一般将踝关节外固定于中立位。4周后拆除外固定，开始行走。有移位的骨折在麻醉下，作手法复位和小夹板、小腿管形石膏外固定。手法复位失败者。踝部多处骨折并有胫腓骨下端分离、合并有踝部神经、血管损伤或开放性骨折，多采取开放复位、内固定治疗。

（七）跟骨骨折

常由高处坠下或挤压致伤，常伴有脊椎骨折，骨盆骨折，头、胸、腹伤。跟骨骨折根据骨折是否进入关节面可分两类。

1. 骨折不影响关节面者 常见的有：①跟骨结节纵行骨折。②跟骨结节横形骨折。③载距突骨折。④跟骨前端骨折。⑤靠近跟距关节的骨折。

2. 骨折影响关节面者 ①部分跟距关节面塌陷骨折：多系高处跌下，骨折线进入跟距关节，常因重力压缩使跟骨外侧关节面发生塌陷。②全部跟距关节面塌陷骨折：最常见，跟骨体完全粉碎，关节面中部塌陷，向两侧崩裂。

跟骨骨折病人多有典型的高处跌下、重物挤压等外伤史，伤后局部疼痛、肿胀、压痛明显，皮下瘀血，出现跟部的畸形，不能负重和关节活动受限等。X线照侧位与纵轴位片、CT三维重建成像对确定骨折类型及选择治疗方式有较大意义。对不影响关节面的骨折常以手法复位、管型石膏固定于轻度跖屈位4~6周，如手法复位失败，则可行切开复位、内固定治疗。对影响关节面的骨折可行切开复位、内固定治疗。

四、骨盆骨折

骨盆骨折是一种严重外伤，多见于交通事故和塌方，由直接暴力所致。多伴有合并症或多发伤。最严重的是失血性休克及盆腔脏器合并伤，救治不当有很高的死亡率。

（一）稳定性骨盆骨折

1. 骨盆边缘孤立性骨折 这类骨折多因外力骤然作用，使肌肉猛烈收缩或直接暴力造成，骨折发生在骨盆边缘部位。①髂前上棘或坐骨结节撕脱骨折。前者因缝匠肌，后者因腘绳肌猛力收缩所致。②髂骨翼骨折。骨折多因直接暴力（如侧方挤压伤）所致，发生在骨盆边缘,未波及骨盆环。骨折可为粉碎性,一般移位不大。③骶骨骨折或尾骨骨折脱位。多为直接暴力所致,不累及骨盆环。

2. 骨盆环单处骨折 骨盆系一闭合环,若只有单处骨折,骨折块移位较少,不致导致骨盆环的变形,故其稳定性尚可。①髂骨骨折。②一侧耻骨上下支骨折。③耻骨联合轻度分离。④骶髂关节轻度脱位。⑤髋臼骨折合并股骨头中心型脱位。

(二)不稳定性骨盆骨折

骨盆环遭受破坏,骨折移位和畸形严重,不仅可有骨盆环的分离,并合并骨折块的纵向移位。

(1)一侧耻骨上下支骨折伴耻骨联合分离。

(2)双侧耻骨上下支骨折。

(3)骶髂关节脱位伴耻骨上下支骨折或耻骨联合分离。

(4)髂骨骨折伴耻骨联合分离或耻骨上下支骨折。

骨盆骨折患者有严重外伤史,局部肿胀,在会阴部、耻骨联合处可见皮下瘀斑,压痛明显。骨盆挤压分离试验阳性。可出现患侧肢体缩短。如出现腹膜后血肿则可有腹痛、腹胀、肠鸣减弱及腹肌紧张等腹膜刺激的症状,应与腹腔内出血鉴别。合并泌尿系损伤患者可出现排尿困难、尿道口溢血现象。X线摄片及骨盆CT三维重建,能明确骨盆骨折的类型(图11-32)。

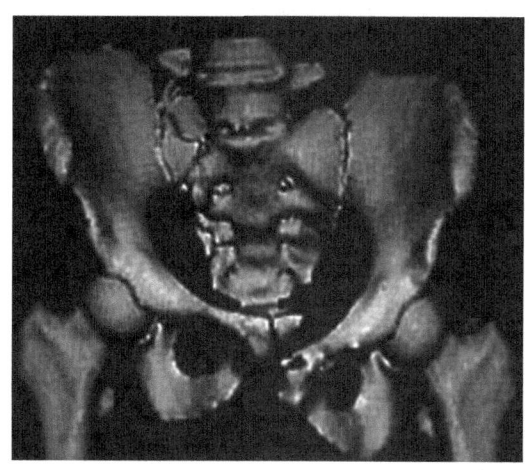

图11-32 骨盆骨折的CT三维重建

骨盆骨折的治疗应首先对休克及各种危及生命的合并症进行处理。对稳定性骨盆骨折可采取卧床休息。骨盆兜带悬吊牵引、下肢持续牵引治疗。对不稳定的骨盆骨折可开放复位、内固定治疗。

(蔚 芃)

第六节 手部创伤与断肢(指)再植

手部的结构复杂而精细,因此手部损伤多为综合性损伤,常包括皮肤、肌腱、血管、神经、骨骼等多个部分损伤,严重者可能出现完全或不完全性断指、断掌、断腕等。手是人体日常活动中使用频率最高的器官之一,人的双手具有灵巧、复杂的功能,手外伤病人手术后,手的功能恢复情况是评价手术是否成功的重要标志。手外伤的急症处理是手外科处理的关键,手外伤的急诊处理目标是早期清创,控制感染,保留和修复重要组织,妥善固定骨折与脱位,肌腱、神经、血管争取一期愈合,为手的功能锻炼创造条件,尽最大限度恢复手部功能。

一、损伤原因

(一) 刺伤

手部软组织被尖锐物体刺入所导致的损伤,如钉、针、竹尖、小木片、玻璃碎片等刺伤,特点是进口小,损伤深,可污染及伤及深部组织,易导致异物存留及深部组织感染。

(二) 锐器切割伤

手被锐利物体切割所导致的损伤,常见原因有刀、玻璃、罐头盒、切纸机、电锯伤、木工刨刀等,特点是伤口整齐,污染较轻,深浅不一。常造成肌腱、神经、血管切断,严重者导致指端缺损、断指或断肢。

(三) 挤压伤

手或手指被重物压榨或机械挤压所造成的损伤,如铁锤、石块、门窗缝等可对手掌造成挤压伤,机械滚轮、压型机、电扇、搅拌机、压面机及车辆等可对手造成重度挤压伤,严重者可能导致皮肤撕裂或撕脱性损伤,损伤严重,多合并骨骼和血管神经损伤。

(四) 碾压伤及撕脱伤

手卷入机器的滚轴、绞片之间或车轮下时,由于外力的作用皮肤及皮下组织从深筋膜深面或浅面强行剥脱,同时伴有不同程度软组织碾挫伤。常发生手指、手掌、手背甚至全手皮肤脱套状撕脱。皮肤远端虽然可能仍与手指相连,但血供多已经破坏中断,皮肤本身也有碾压挫伤,撕脱皮肤大多已失去活力,常导致大片皮肤坏死或感染。多需各种皮瓣手术修复。

(五) 咬伤

咬伤多带有毒力较强的细菌或特异性细菌感染,一般不能缝合伤口。包括人咬伤和动物咬伤。

(六) 火器伤

子弹、炸药、爆竹等爆炸所致,多有严重的软组织损伤和粉碎性骨折,伤口内外有弹片、泥土等异物存留,污染严重。

二、检查与诊断

手部损伤大多数是复合性的,可能有手部皮肤、骨骼、肌腱、神经、血管及其他部位的损伤。需详细询问病史,包括受伤时间、原因、处理方式及出血量等,多数手外伤从受伤机制可以对损伤的程度及部位做出初步判断。一般手外伤很少引起严重的全身症状,但有时可能合并身体其他部位损伤,所以检查时应先检查病人的全身情况,特别应注意检查可能危及病人生命的重要部位或脏器的损伤。

(一) 皮肤损伤的检查

皮肤的检查应注意伤口的大小、方向与部位,有无缺损,并判断皮肤或皮瓣的活力。根据伤口的部位和性质可以初步推断皮下各种组织如肌腱、血管神经损伤的可能性。根据皮肤缺损的部位和范围大小可以判断能否直接缝合，直接缝合后是否会影响伤口愈合。是否需要植皮，采用何种方法植皮等。

皮肤活力的判断方法　损伤的性质是影响皮肤活力的重要因素。如切割伤皮肤活力较好，易于存活。碾压伤尤其是撕脱伤可导致皮肤与皮下组织潜行分离，皮肤下血管广泛断裂，皮肤表面结构可能完整，但皮肤血液循环已中断，严重影响皮肤存活。

1. **皮肤的颜色与温度**　如与周围皮肤颜色、温度一致则活力正常。如损伤局部呈苍白、青紫或变黑，皮温冰凉，表示活力不良。

2. **毛细血管回流试验**　按压皮肤时皮肤颜色变白，松开手指后皮色很快恢复红润者表示活力良好。松手后皮色恢复缓慢或者不恢复者代表活力不良或无活力。

3. **皮瓣的活力判断**　皮瓣是指具有血液循环的皮肤及其皮下脂肪组织与基底部深筋膜或肌肉层分离所形成的结构。一般宽蒂舌状皮瓣和双蒂的桥状皮瓣活力良好。窄蒂舌状皮瓣、分叶状或多角状皮瓣其远端部分活力较差，易发生尖端坏死。一般蒂在肢体近侧的顺行皮瓣活力优于蒂在远端的逆行皮瓣。

4. **皮肤边缘的出血情况**　修剪皮缘时有点状鲜血流出表示皮肤活力良好，如皮肤边缘不出血或流出少量暗紫色血液代表其血供不佳，活力差。

（二）肌腱损伤的检查

肌腱断裂主要表现的手的休息体位改变及手指活动受限。手的休息位时，如屈指肌腱断裂时手指伸直角度加大，伸指肌腱断裂则手指屈曲角度加大。肌腱断裂时，该手指的主动屈伸功能丧失，还会出现一些典型畸形。

1. **屈肌腱检查方法**　检查2~5指深屈肌腱时，固定伤指中节指骨，让病人主动屈曲远侧指间关节，若不能屈曲则为指深屈肌腱断裂。固定伤指外其他手指，让病人主动屈指，若远侧、近侧指间关节均不能屈曲，该手指处于伸直状态则为指深、浅屈肌腱均断裂。检查拇长屈肌建时固定拇指近节指骨，让病人主动屈曲拇指指间关节，拇长屈肌腱断裂时拇指指间关节不能屈曲。应注意蚓状肌和骨间肌也有屈掌指关节的作用，即使指深浅屈肌腱均断裂时，也不影响掌指关节屈曲。

2. **伸肌腱检查方法**　手背的伸肌腱断裂，不能伸直掌指关节，近节指骨背侧指伸肌腱断裂近侧指间关节屈曲畸形，中节指骨背侧指伸肌腱断裂不能伸直远侧指间关节，呈"锤状指"畸形。拇长伸肌腱断裂则不能伸直拇指指间关节。

（三）神经损伤的检查

手部的运动与感觉功能，分别来自臂丛神经发出的正中神经、桡神经、尺神经。支配手腕和手指活动的肌肉及其神经分布均位于前臂近端，所以手外伤所致的神经损伤主要表现在手部感觉功能异常及手固有肌功能障碍。

1. **正中神经**　正中神经损伤主要表现在手外侧肌群功能障碍，对掌功能丧失及拇、食指捏物障碍。掌心及桡侧三个半手指掌面及其中远节指背皮肤感觉障碍。

2. **桡神经**　腕部以下桡神经无运动支，桡神经损伤表现为手背桡侧及桡侧两个半手指近节背侧皮肤感觉障碍。虎口附近皮肤感觉仅由桡神经支配。

3. **尺神经**　尺神经感觉支主要支配手掌及手背尺侧半及尺侧一个半指掌侧及背侧感觉。运动支主要支配骨间肌、小鱼际肌、拇收肌、及尺侧2个蚓状肌。尺神经损伤主要表现为手指伸直位不能内收与外展，夹纸试验阳性，将一张纸放于两指之间，嘱患者用力夹紧，能轻易将纸抽出者为阳性。拇收肌无力，froment试验阳性，让患者用拇指与食指伸直后对指夹紧，拇指指间关节屈曲，拇指远节不能伸直为阳性。骨间肌及蚓状肌麻痹导致不能同时屈掌指关节伸指间关节。

（四）血管损伤的检查

手部组织血供丰富，有桡动脉、尺动脉双重血供，桡尺动脉通过掌深弓、掌浅弓相互沟通，有丰富的侧支循环，所以桡动脉尺动脉单独损伤很少引起手部血液循环障碍。

Allen试验可以检查尺动脉、桡动脉通畅及两者吻合情况。方法为让病人用力握拳，将血液驱至前臂，检查者用双手拇指用力按压腕部尺桡动脉，不让血液通过，让病人松开手指，此时手部苍白缺血。然后放开压迫的尺动脉，则全手迅速由尺侧向桡侧变红。重复上述实验然后放开压迫的桡动脉，全手迅速由桡侧向尺侧变红。若放开尺动脉或桡动脉后手部仍苍白，表示该段动脉断裂或栓塞。

（五）骨与关节损伤的检查

局部肿胀、疼痛、功能障碍者应怀疑有骨关节损伤。如手指明显短缩、旋转、成角、侧偏畸形或异常活动者可确诊为骨折或脱位。X线片检查能明确诊断，一般需照正位及斜位片，必要时加照侧位片。

三、开放性手部损伤的处理

（一）现场急救

手外伤以开放性损伤居多，类型复杂，组织损伤重，现场急救目的是止血，减少伤口进一步污染，防止加重组织损伤和迅速转运。

1. 止血 局部加压包扎是手外伤时最简单有效的止血方法。即使尺桡动脉损伤，加压包扎一般也能达到止血的目的。一般不需使用止血带。

2. 包扎 用无菌敷料或清洁布类包扎伤口，防止创口进一步污染。创口内不要涂抹药水或撒敷消炎药粉。

3. 局部固定 转运过程中无论伤手是否骨折均应适当加以固定，以减轻疼痛，避免组织损伤进一步加重。固定范围应超过腕关节。

（二）初期外科处理原则

早期彻底清创，防止伤口感染，根据伤情及受伤时间尽量保留和修复损伤组织，最大限度的保留手的功能。

1. 早期彻底清创 清创的目的是清除异物，彻底切除被污染和遭受严重破坏失去活力的组织，使污染伤口变为清洁伤口，避免感染，争取达到一期愈合。清创要在伤后6~8小时内进行，清创越早，感染机会越少，效果越好。清创应在良好的麻醉和气囊止血带控制下进行。单指外伤及手部较小伤口可用指根神经阻滞麻醉或局部浸润麻醉。损伤广泛、伤口较大，累及手掌手背或多指损伤时可作腕部神经阻滞或臂丛麻醉。清创时首先要做好伤口的清洗，是预防感染的第一步。遵循清创术的原则由外到里、由浅到深按解剖层次有计划的清创。创缘皮肤尤其手掌和手指处皮肤不宜修剪过多，避免缝合时张力过大。深部组织清创时，既要保证清创彻底，又要尽可能保留肌腱、神经、血管等重要组织。

2. 正确处理深部组织损伤　清创应尽可能恢复深部重要组织如肌腱、神经、血管、骨关节的连续性，以便尽早恢复手部功能。如创口污染严重，组织损伤广泛，伤后时间超过12小时或缺乏必要的手术条件，可仅作清创后闭合创口，待创口愈合后二期修复。但骨折与脱位一般需立即复位固定，为软组织修复和功能恢复创造条件。影响手部血运的血管损伤也应立即修复。

（1）手部的骨折与脱位　治疗目的是保持和恢复关节活动功能。治疗原则是早期准确的复位和牢固的固定，闭合创口防止感染引起关节功能障碍，早期功能锻炼防止关节僵直。无论伤口情况和损伤的程度，骨折与关节脱位均应早期处理。关节脱位复位后应注意关节侧副韧带和关节囊的修复。掌骨及指骨骨折应立即手术复位，一般用克氏针交叉或斜形固定，克氏针固定时不能用单针超临近关节髓内固定，因可能损伤关节，不利于早期功能锻炼，且固定不良，可能引起旋转移位。末节指骨粗隆骨折，多系挤压伤或重物砸伤所致，一般对手指功能影响不大，无需进行固定。如伴有指甲下血肿或指甲甲床分离，可行指甲钻孔引流或拔甲术处理。

（2）肌腱损伤　肌腱是手部活动的传动装置，具有良好的滑动功能，肌腱损伤将导致手部严重的功能障碍，需尽量修复。肌腱损伤后一般争取一期修复，如果损超过24小时，污染重或者已经感染，火器伤、咬伤及有较大缺损者不宜一期修复。一般可3~4周后延迟一期或二期修复。在鞘管区比较整齐的切割伤，修复肌腱时应争取同时修复腱鞘。修复后的肌腱应置于健康组织，不可置于瘢痕组织中或贴于骨面。肌腱表面应有良好的皮肤覆盖，不可在肌腱表面游离植皮。肌腱修复后应在无张力位外固定3~4周。肌腱愈合后要早期功能锻炼，防止肌腱粘连，改善手指功能。肌腱缝合方法很多，如双十字缝合法、Bunnel法、编制缝合法、钢丝抽出缝合法、Kessler缝合法、Kleinert缝合法、Beker缝合法、田岛缝合法等。缝合方法的选择主要根据肌腱损伤的情况及术者的习惯及熟练程度。显微外科缝合方法断端对合好，对肌腱血供影响小，有利于肌腱愈合剂减少粘连，治疗效果较好。当肌腱损伤修复后严重粘连影响手部活动，通过一段时间功能锻炼不能改善时，应考虑行肌腱松解术。一般在肌腱修复后4~6个月、肌腱移植后5~8个月为宜。松解前要求各关节被动活动基本正常，肌腱表面有良好的皮肤覆盖。术中松解要彻底，分离肌腱与周围软组织的粘连，切除肌腱床瘢痕组织。肌腱松解后不用外固定，次日开始进行主动或被动功能锻炼及物理治疗。

（3）神经损伤　神经损伤修复越早效果越好，应尽量清创时一期修复。一般需应用显微外科技术修复。如果创伤污染重，受伤时间长，神经缺损多或缺乏神经修复技术条件时，可将两断端外膜固定于周围软组织，防止神经退缩，记录神经损伤情况，待伤口愈合、病人一般情况稳定后二期修复。

（4）血管损伤　手部组织有桡动脉、尺动脉双重血供，二者通过掌深弓、掌浅弓相互吻合，形成丰富的侧支循环，所以单根手部血管损伤一般不会引起组织缺血坏死。

3. 术后处理

（1）手部开放性损伤术后常规注射破伤风抗毒素1500U，注射前需做皮肤过敏试验，阳性者脱敏注射或注射破伤风免疫球蛋白。伤口污染明显者应用抗生素预防感染。

（2）包扎伤口时各指指缝间需填塞敷料将手指分开，避免汗液或分泌物浸泡皮肤发生糜烂。术后患肢应高于心脏，促进静脉回流，减轻局部肿胀。

（3）合并血管、神经、肌腱及骨折脱位者，术后患肢需石膏制动于手的功能位，手的功能位是手能够保持和发挥最大功能的体位。表现为腕关节背身20°~25°，轻度尺偏，拇指处于对掌位，其他各指略微分开，掌指关节及近侧指间关节半屈曲，远侧指间关节微屈曲。在此位置固定伤愈，可以保持伤手最大的功能，如张手、握拳、对掌和捏物等。固定的时间，依受伤的严重程度及修复组织的性质而定；固定的位置，以修复组织无张力为原则。一般血管吻合固定2周，肌腱缝合固定3~4周，神经修复固定4~6周，关节脱位固定3周，骨折固定4~6周。

（4）术后10~14天拆线，组织愈合后尽早去除外固定，开始主动及被动功能锻炼，并辅助物理治疗，减少关节僵硬等并发症，促进功能早日恢复。

四、断肢（指）再植

外伤所致肢体从人体正常解剖部位离断，没有任何组织相连或虽有残留的损伤组织相连，清创时必须切除的称为完全性断肢。肢体骨折或脱位，伴有2/3以上软组织离断，主要血管断裂或栓塞，肢体远侧无血液循环或严重缺血，不修复血管远端肢体将发生坏死的称为不完全性断肢。

断肢再植的基础研究是从20世纪60年代初开始的。1963年1月，上海第六人民医院成功地完成了世界首例断肢再植术，在当时被称为人类医学史上的奇迹。60年代后期，技术操作更为精细的断指再植又获得成功。经过二十多年的努力，我国断肢、断指再植技术取得了一系列突破性进展，处于国际领先地位。目前的研究重点，是在继续提高再植成活率的同时，如何争取良好的功能恢复。在开展断肢、断指再植的基础上，显微外科技术得到不断发展，新手术、新技术不断涌现。1965年，国外采用拇趾游离移植术重建缺损拇指获得成功。次年，上海华山医院首创第二足趾游离移植重建拇指术，使显微外科进入重建外科阶段。各种类型的带血管的游离皮瓣、肌皮瓣移植、骨与骨皮瓣移植、关节移植、神经移植、显微淋巴吻合等手术方法也逐渐发展，并取得了良好的效果。近年来，在开展单组织移植的基础上，对一些复杂病例还开展了，在同一供区部位取多种组织的复合组织移植和在不同供区部位取多种组织的组合组织移植，以达到修复受区缺失的组织，重建功能与外形的目的。目前，显微外科技术已广泛应用于外科的各个领域。

（一）断肢的急救

1. 现场急救 包括止血、包扎、保存断肢及迅速转运。完全性断肢的近端可用敷料加压包扎止血，尽量不用止血带。如出血不能控制而必须使用止血带时则计时并每小时放松一次。不完全性断肢应注意将断肢与伤肢近端用木板、夹板或石膏固定在一起，防止运送时断端活动引起再次损伤。如果肢体仍在机器中，应将机器拆开，取出断肢，切不可强行拉出断肢或将机器倒转，以免加重组织损伤。

2. 离断肢体的保存 离断下的肢体断面用无菌敷料覆盖包扎，减少污染。如受伤地点距离医院较近，短时间内能够到达医院，断肢不做特殊处理，与病人一起迅速送往医院。如距离较远，短时间内无法到达医院，需将断肢及时以干燥冷藏的方法保持。断肢可用无菌敷料包好后放入塑料袋，再放入加盖的容器保存，容器外周加冰块冷藏，但不能让断肢与冰块直接接触,也不能用任何液体浸泡断肢。

3. 急诊科处理 到达医院后首先应迅速了解受伤史,监测生命体征及进行全身和受伤局部检查,了解有无休克、活动性出血等情况,常规注射破伤风抗毒素。然后取出并检查断肢,用无菌敷料包好,放入无菌盘中,置入4℃冰箱内冷藏保存。不能放入冷冻层内,以免肢体冻伤。若为多个手指离断,应分别予以标记,按手术程序逐个取出,以缩短热缺血时间。

（二）适应证

断肢（指）再植的影响因素很多,应根据病例的具体情况,因时因地因人而异。原则是利用一切有利因素,积极创造条件,使可以再植的肢体都能够得到再植,并恢复肢体功能。双侧上肢或下肢,或多个手指离断,可组织两组人员同时进行。原则是先再植较轻的肢体,如有必要可行异位移植。多个手指离断应优先再植拇指,其余手指按其重要性依次再植。

1. 全身情况 全身情况良好是断肢再植的必要条件。若有重要器官损伤应优先抢救,将断肢放于4℃冰箱中保存,全身情况稳定后再植。

2. 肢体的条件

（1）离断的肢体必须具有相对的完整性才有可能再植。与受伤的性质有关,如锐器离断伤,组织损伤仅限于断面,远端肢体完整性好,再植成活率高,再植指征强。

（2）辗压伤如冲床、车轮辗压,受伤部位损伤严重,但切除辗压部位后可使断面变得整齐,将肢体一定程度缩短后再植成功率仍较高。

（3）撕裂伤、撕脱伤组织损伤广泛且有血管神经肌腱从不同平面撕脱,离断的远端肢体合并严重的挤压伤,组织内血管床广泛毁损,再植的成功率较低,功能恢复差,则不宜再植。撕脱性损伤所造成的断肢,再植的指征取决于能否有效重建功能。

（4）离断肢体的处置方式也影响再植的指征,正确的保存方法是将其干燥冷藏。如将离断的肢体长时间浸泡在各种高渗、低渗甚至是凝固性消毒剂溶液中,引起血管内膜损伤与组织细胞变性,则不宜再植。

3. 再植时限 再植的时限与断肢的平面有明显的关系。肌肉丰富的高位断肢,常温下肢体缺血超过6~8小时,组织将发生不可逆的变性坏死,肌肉组织变性后释放出钾离子、肌红蛋白、肽类等有毒物质,再植后可能引起严重的全身中毒反应或肾功能衰竭,不适宜再植。断掌、断指、断足由于肌肉组织少,再植时限可适当放宽。一般以6~8小时为限,如伤后早期正确保存时限可适当延长。上臂和大腿离断时限宜严格控制,断指再植可延长至12~24小时。断肢缺血时间越长,再植成活率越低,因此,一旦有再植指征应争分夺秒尽早手术。

4. 离断平面 目前断指再植已无明显的平面限制,手指末节离断或断成两段的断指亦可再植。同一肢体离断水平不同,再植后的功能恢复以及截肢后安装假肢对肢体的代偿程度均有不同,再植的指征也有所差异,需综合考虑。一般地说,离断平面越高,再植肢体功能恢复越差,再植的指征越弱。上肢离断后再植的指征远远高于下肢。断腕及断指再植后一般功能恢复良好,预后优于任何假肢,尽量争取再植。肘关节以上离断时并发症风险加大,而功能恢复的可能性下降,再植需慎重。下肢肌肉丰富,膝关节以下小腿离断后假肢功能代偿能够接近正常,对于受伤时间较长,肌肉损伤重的断肢,再植的必要性值得探讨。

5. **年龄** 年轻人出于生活和工作的需要，对断肢（指）再植要求强烈，应尽量设法再植。小儿修复能力和适应能力强亦应争取再植。老年人对断肢（指）功能需求较年轻人低，且多合并慢性器质性疾病，应根据患者意愿及经济条件等综合因素决定是否再植。

6. **预期功能效果** 断肢（指）再植的目的是重建肢体功能。如果再植后肢体仅仅能够成活而没有功能，再植手术就谈不上成功，其再植的必要性也值得商榷。

（三）禁忌证

断肢（指）损伤合并以下情况时不宜再植：①患全身性慢性疾病，不允许长时间手术或有出血倾向者。②断肢（指）多发性骨折或严重软组织挫伤，血管床破坏严重，血管、神经、肌腱高位撕脱者。③断肢经刺激性液体或其他消毒液长时间浸泡者。④高温季节离断时间过长，断肢未经冷藏保存着。⑤病人精神不正常，本人无再植要求且不能合作者。

（四）断肢再植的手术原则

断肢再植手术由清创、骨支架重建、修复肌腱和神经、吻合血管、关闭创面等几个步骤组成。手术操作的顺序可根据术者习惯及受伤具体情况加以调整。如离断时间较短，可先修复深层组织再吻合血管，减少修复其他组织时对吻合血管的刺激。如离断时间较长，则应在骨支架修复后尽快吻合血管，恢复血液循环，缩短组织缺血时间。

1. **彻底清创** 清创的目的是清除异物，切除被污染和失去活力的组织，为创口愈合创造条件。清创既是手术的重要步骤，又是对离断肢体组织损伤进一步了解的过程。一般分两组对肢体近端、远端同时进行，清创过程中要仔细寻找需要修复的重要组织如血管、神经、肌腱予以标记。肢体血液循环恢复后需再次对无血供的组织进行彻底切除。

2. **重建骨的连续性及支架结构** 修整与缩短骨骼，其缩短的长度以血管、神经能够在无张力下缝合、肌腱和肌肉在适当张力下缝合、皮肤和皮下组织能够覆盖为标准。对骨骼内固定的要求是简单迅速，剥离较少，确实稳固，愈合较快。可根据情况选用克氏针、螺丝钉、钢丝、髓内针或钢板内固定。

3. **缝合肌腱** 重建骨支架结构后先缝合肌腱再吻合血管。缝合的肌腱和肌肉应以满足手和手指主要功能为准，不必将所有的离断肌腱均缝合。如前臂远端可缝合拇长屈肌、指深屈肌、屈腕肌和拇长伸肌、指总伸肌、拇长展肌、伸腕肌等，其余肌腱可不予修复。断指再植时仅需吻合伸指肌腱及指深屈肌腱。

4. **吻合血管，重建血液循环** 将动静脉彻底清创至正常部位，在无张力下吻合，如有血管缺损应行血管移位或移植。一般主要血管均应吻合，如尺动脉、桡动脉、双侧手指固有动脉。吻合血管数目尽可能多，动静脉比例以1:2为宜。一般先吻合静脉，后吻合动脉。血管吻合最好在手术显微镜下进行。再植肢体血液循环恢复的征象为：吻合口远侧动脉可以看到和摸到搏动，吻合的静脉充盈，不断有血液回流；断肢近侧创面组织渗血；再植肢体皮肤红润，稳定逐渐回升。

5. **吻合神经** 神经的修复是再植肢体功能恢复的基础。神经应尽可能一期缝合，并应保持无张力状态。可采用神经外膜或神经束膜缝合法。神经张力过高时不应勉强缝合，可以通过神经改道，游离远近两端或骨骼缩短等方法来降低张力。

6. **闭合创口** 断肢（指）再植创面应尽可能一期完全闭合，不应遗留任何创面。这点在清创时应充分估计，以适当缩短骨骼来满足软组织修复的需要。关闭创面前应彻底止血，渗血多的部位放置引流，以免形成血肿压迫吻合的血管及神经。缝合时应避免在断面留下环形瘢痕，多采用Z成形术，使直线伤口变为曲线伤口。如果有皮肤缺损，可采用中厚或全厚皮肤覆盖植皮或局部皮瓣转移修复。

7. 包扎固定　温生理盐水洗去血迹，多层松软敷料包扎，指间分开，指端外露，便于观察血液循环。手、腕功能位石膏托固定。

（五）断肢（指）再植术后处理

1. 一般处理　病房应安静、舒适、空气新鲜，室温保持20~25℃，严防寒冷刺激，严禁吸烟及他人在室内吸烟，防止发生血管痉挛。一般术后48小时后可拔除引流条，渗出比较多的病例应及时更换敷料；局部加温烤灯照射，应注意照射距离，避免灼伤。抬高患肢，促进静脉回流。患肢应尽早开始被动活动和主动锻炼，辅助适当的物理治疗，有助于防止关节粘连，促进功能恢复。术后2周伤口愈合后拆线。外固定去除的时间取决于骨骼的固定方式及愈合情况。若有肌腱神经等需二期修复者尽早修复。因神经修复需要的时间长，再植肢体缺乏保护性感觉，术后康复锻炼时要注意保护，防止皮肤烫伤、压伤或其他意外损伤。

2. 密切观察全身情况　监测患者生命体征及全身情况，尤其要注意观察有无休克征象，有无因肢体肌肉缺血坏死毒性物质吸收导致的全身中毒症状，有无氮质血症、肾功能衰竭及其他脏器功能不全表现等。如出现持续高热、烦躁、昏迷，心率加快、血压下降、尿量减少及血红蛋白尿或无尿时应及时处理，处理后无好转或继续加重需截肢保全病人生命。

3. 定时观察再植肢体血液循环，及时发现和处理血管危象　再植肢体血循环需要观察的指标有：皮肤颜色、皮温、毛细血管充盈试验、肿胀程度、指（趾）腹张力及指（趾）端侧方切开的出血情况等。再植肢体血液循环正常的表现有：指（趾）腹皮肤颜色红润，早期颜色可能比健侧红，皮温较对侧稍增高，毛细血管回流良好，充盈时间正常（2秒左右），如果切开指（趾）腹侧方，1~2秒内有鲜红色血液流出。应该每1~2小时反复观察上述各项指标，其中任何一项发生改变，都提示再植肢体血液循环障碍。一般术后48小时内易发生血管危象，如未能及时发现将危及再植肢体的成活。血管危象是由于血管栓塞或痉挛所致，一旦发现应解开敷料，解除压迫因素，应用解痉、改善周围循环等药物。经短时间观察仍未见好转者多为血管栓塞，应立即手术探查，去除血栓，切除吻合口重新吻合，重新恢复断肢血液循环。

4. 防止血管痉挛，预防血栓形成　除保温、止痛、禁止吸烟等外，应使用镇痛药物，缓解疼痛，防止血管痉挛。适量应用抗凝解痉及抑制血小板聚集药物，如低分子右旋糖酐、妥拉苏林、肠溶阿司匹林片等，还可以适量应用复方丹参注射液、山莨菪碱等药物，一般不用肝素。

5. 其他　应常规应用抗生素预防感染。如有发热，首先应观察局部创口是否有感染。根据病人情况酌量应用白蛋白、复方氨基酸、能量合剂等加强全身营养支持，促进伤口早期愈合。吸氧能改善局部组织代谢，缓解断肢因缺血导致的局部缺氧及酸中毒等病变。如断肢缺血时间较长，重建血运后再植肢体肿胀明显，末梢循环差，可行高压氧治疗。

（简华刚　刘之川）

第七节 脊柱脊髓损伤

随着经济及科技进步，交通、建筑及矿工企业等事业发展，现代交通工具普及、地震等自然灾害和事故多发等原因，急性脊柱、脊髓损伤发病率逐年上升。脊柱骨折及脊髓损伤伤情严重复杂，低位脊髓损伤常致患者瘫痪，高位脊髓损伤可致患者立即死亡，故脊柱、脊髓损伤救治难度大、死亡率高，后遗症及伤残率居高不下。脊柱、脊髓损伤一直是急诊救治的棘手病症，并且早期急救处置是否得当，对后期治疗及康复影响巨大。

一、脊柱脊髓解剖

（一）脊柱解剖

脊柱是躯干的中轴，上接颅骨，下联骨盆，由7个颈椎、12个胸椎、5个腰椎、骶骨和尾骨构成。脊柱除保护脊髓外，参与构成胸廓及骨盆。脊柱可以在三维空间内完成前屈、后伸、侧屈、旋转等活动。典型的椎骨包括：椎体是前方主要承重结构，后方椎管椎由外侧的一对椎弓根和后侧的一对椎板构成，脊髓走行于其中。两侧椎板在后侧连接在一起形成棘突。椎弓的两侧各有一个横突和一对关节突，相邻椎体的关节突构成滑膜关节。椎体间由椎间盘隔开，前、后方分别由前纵韧带和后纵韧带相连。

相邻椎体及其间椎间盘及其后方的椎间关节构成一个运动节段。椎间盘由相邻椎体上下透明软骨板、四周纤维环及其中的髓核组成，依靠终板血管的特殊网络的弥散作用来获得营养，脊柱屈曲时髓核后移，伸展时前移。

正常脊柱的稳定性外由腹、腰、背部肌肉主动调节，内由骨关节、韧带进行控制，椎骨间韧带也参与限制脊柱的过度前屈、后伸及侧屈。脊柱内外稳定结构的损伤及其对脊柱功能恢复的影响是选择治疗方式的重要依据。

（二）脊髓解剖

脊髓在枕骨大孔水平从延髓发出，在成人的第一腰椎水平终止于脊髓圆锥，腰一椎椎体水平以下为马尾神经。脊髓有3层保护：脊膜、蛛网膜和硬膜。在其内部有上行的感觉神经纤维和下行的运动神经纤维，这些传导束在颈髓部分位于中央、在胸腰段逐渐位于外周。脊髓有3个传导束的体征较容易进行临床评估：①皮质脊髓束。②脊髓丘脑束。③脊髓后束。每条传导束都是左右各1条，故损伤可只发生在一侧或双侧均有。皮质脊髓束位于脊髓的后外侧段，控制身体同侧的运动功能，其功能是否正常可由随意肌的收缩和对疼痛刺激的非自主反应测知。脊髓丘脑束位于脊髓的前外侧，传导身体对侧的温痛觉，可用针刺和轻触来检查其功能。脊髓后束传导身体同侧的位置觉（本体感觉）、振动觉和一些轻触觉，其功能可由手指和脚趾的位置觉来检查，或用音叉的振动来检查其振动觉。脊柱与脊髓长度不一致，脊髓较脊柱短，故脊髓节段和脊柱节段的平面不符合。一般来说，颈脊髓第四至第八的脊髓节比相应序数的脊椎高出一个椎体，上段的胸脊髓节比相应序数脊椎高出两个椎体，下段胸脊髓节比相应序数脊椎高出三个椎体。

二、脊柱脊髓损伤的急救

（一）脊柱脊髓损伤的病情评估

脊柱脊髓损伤是指暴力直接或间接作用于脊柱造成脊柱骨折或伴脱位，伤及脊髓导致瘫痪，甚至危及生命的一种常见损伤。急救现场正确判断患者伤情是脊柱脊髓损伤早期治疗的关键，在临床上，患者在到达急诊室之后才发现神经损害症状或原有神经损害症状加重，多为脊髓进行性水肿和缺血所引起的，也可能是不恰当的固定、搬运所致。只有早期判断患者伤情并使患者的脊柱得到足够的保护，才能避免脊髓损伤或加重损伤。由于大约有5%的脑损伤患者合并脊柱损伤，同时约有25%的脊柱损伤患者有至少轻微程度的脑损伤。在清醒患者身上判断是否发生脊柱损伤比较容易。如果是单纯脊柱骨折或脱位的临床表现为伤后局部疼痛、肿胀，脊柱后凸或侧凸畸形，局部压痛明显，不能站立、翻身等功能障碍。伴有脊髓损伤临床表现为损伤平面以下感觉、运动减弱或消失，大小便障碍等。

对高能量损伤，如严重车祸、高处坠落伤、重物砸伤等，患者往往合并有颅脑、胸腹腔脏器损伤，四肢骨折、活动性出血等伤情。患者由于昏迷，休克等不能自诉伤情。因此，现场急救人员一定要考虑到有脊柱损伤可能，在受伤现场就地检查。首先要判断是否有脊柱损伤以及损伤部位，如果患者清醒，要询问受伤机制，疼痛部位，检查颈、胸、腰椎棘突及椎旁有无压痛、肿胀、后凸或侧凸畸形；昏迷患者，应按压脊柱是否有后凸变形。其次要判断是否脊髓损伤以及损伤部位，颈脊髓损伤导致四肢瘫痪，胸腰脊髓及马尾神经损伤导致下肢瘫痪，如患者清醒应询问患者四肢有无无力、麻木，并让患者活动四肢，如有四肢骨折可让患者活动手指和脚趾，昏迷患者应检查四肢的肌张力和反射。现场不能排除有脊柱脊髓损伤患者都按脊柱脊髓损伤的方法进行搬运。

在临床上，低能量导致的脊柱脊髓损伤，尤其是颈脊髓损伤越来越多，多见于中老人。主要是颈椎原发病变的存在，如颈椎间盘退行性改变及颈椎管狭窄是构成颈椎失稳、脊髓损伤的重要病理解剖学基础，颈椎管狭窄是颈脊髓损伤和受压的易感因素。颈椎过伸时颈椎管有效空间缩小使脊髓受到挤压，因此在颈椎过伸性损伤时常发生颈脊髓损伤。如颈椎间盘突出，后纵韧带、黄韧带骨化等造成颈椎管狭窄，平时无脊髓受压的表现，当步行跌倒，骑车摔伤，坐车急刹车等情况，因面部受到撞击颈部过伸，颈脊髓受到前方的突出椎间盘、骨化韧带，后方受突入椎管内黄韧带挤压而导致颈脊髓损伤。这类患者无骨折脱位或骨折较轻，临床表现局部症状不明显，颈脊髓损伤表现为不完全性损伤，多见于上肢重于下肢，部分患者还能行走，所以未经过训练的急救人员误认为是年老体弱、多病引起，容易误诊。还有老年骨质疏松、有结核病史等或者可能因骨质疏松、脊柱肿瘤、结核等发生病理性骨折，对于该类患者均需谨慎对待，对于这些患者一旦有四肢无力、麻木，均按脊柱脊髓损伤的方法进行搬运。

（二）现场急救与安全转运

现场急救是指在损伤发生地进行紧急救治和处理，并向医院运送做准备。对于急性脊柱脊髓损伤的患者必须就地处置，避免不必要的搬动和检查，应按照原则优先保障呼吸循环、抢救生命。凡怀疑有脊柱脊髓损伤者，一般常规按照有损伤处理，迅速将伤员撤离可能再次发生意外的创伤现场，避免重复或加重创伤。如伤者被压在土方下或卡在车内时，不要硬拉暴露在外面的肢体，应立即将压在伤者身上的东西移走，不要任意翻身、扭曲，以防加重脊柱脊髓损伤。搬动病员时，严禁使用一人托抱式的搬运，或采取一人抬伤者的腋窝，一人抬伤者的下肢的"吊车式"的错误抢救的搬运方式。轻者这些方法都会增加受伤脊柱的弯曲、扭曲，使脊柱损伤区脊髓受到挤压、拉伸，可导致脊髓损伤或使脊髓损伤加重，使脊髓由不全性损伤变成完全性损伤，重者可因高位颈脊髓损伤导致呼吸衰竭而死亡。正确的搬运方法：先使伤员平卧，双下肢伸直，双上肢置于身体两侧，将硬质担架放在伤员身体一侧，无条件可用门板或木板，一人在伤员头部，双手抓握伤员双肩、前臂夹住头部使头与肩保持一致，另两人在伤员同侧水平托起，轻轻放在担架上（图11-33）。对于有颈椎损伤的伤员至少需要三个人，动作要轻、稳和准，并协调一致。头部和颈部必须与躯体纵轴成一条线，要平抬平放。然后用颈托固定。脊柱脊髓损伤一旦确诊，应立即将伤员就近转运到有条件的能救治的大型综合医院。转运途中要注意：要将伤员全身固定在担架上，有颈椎损伤的要用颈托固定，或颈两旁塞以砂袋或衣物等，使头部不能左右旋转；确保呼吸道通畅，必要时吸痰，防止窒息；密切观察伤员生命体征，保持静脉通道通畅；脊髓损伤患者对温度的台阶能力差，夏天要注意降温，冬天要注意保温。

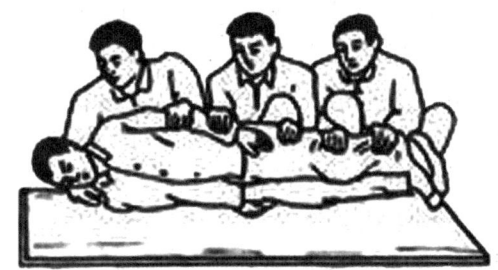
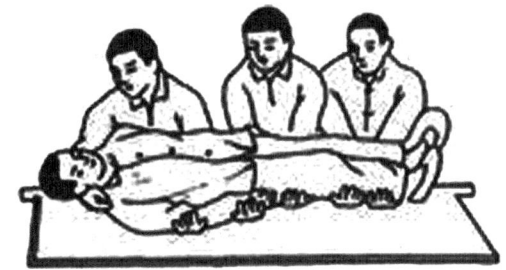

图11-33 脊柱正确搬运方法（滚动法和平托法）

（三）入院后的急救与治疗

脊柱脊髓损伤患者被送到急诊室后，首先确定有无休克、颅脑和其他重要脏器损伤；有无其他部位骨关节合并伤，凡存在危及生命的合并伤，必须先做处理，绝不可延误时机；制动脊柱，固定其他部位骨折；保持呼吸道通畅并吸氧，如因颈脊髓损伤伴有呼吸肌麻痹或通气功能障碍，在现场行气管插管，最好是经鼻插管，颈髓损伤者应尽量避免行气管切开，因部分病人需行前路手术，手术切口靠近气管切开位置；维持血循环和有效灌注，有条件时行中心静脉置管和肺动脉楔压置管，以利血压监测；受伤在8小时内的静脉应用甲基强的松龙。全身情况稳定后，行脊椎X片、CT、MRI检查，对于重危伤员需要有医护人员护送陪同下实施。如果需要特殊位置的摄片，必须医师协助进行。脊柱脊髓损伤的诊断明确后，又无其他需要紧急处理的合并伤，病人可转入病房作进一步的处理。

三、脊柱脊髓损伤诊断和治疗

（一）颈椎损伤

颈椎是最灵活、活动范围最大的节段，在颈椎骨折脱位中，颈脊髓损伤的发生率可达50%，因此对颈椎损伤必须予以高度重视。

1. 寰椎骨折

（1）临床表现和诊断　约占颈椎损伤2%~4%。临床表现为枕下区域疼痛和颈部僵硬，头呈强迫前倾位，有时可出现咽后壁血肿。影像学检查：X片包括张口位及侧位片，张口位显示寰椎侧块移位，测量侧块向外移位的距离，两侧块之和超过6.9mm表明寰椎横韧带断裂，导致寰枢椎不稳。侧位X片可见寰椎后弓双重影像。如果寰齿间隙大于3mm，可能为寰椎骨折合并横韧带断裂。CT常能显示寰椎骨折片分离状况，对确定其稳定程度有益。MRI用于伴有脊髓症状者，并可判断有无横韧带断裂。

（2）治疗　①保守治疗：过伸复位，颅骨牵引3~4周，复位后行头颈胸支具固定3~5月。②手术治疗：为了获得永久性的寰枢椎稳定，主张手术治疗即寰枢间融合或枕颈融合。

2. 寰枢关节脱位

（1）临床表现和诊断　患者头颈部有外伤史，双侧前脱位病人，其头前倾，张口受影响。颈部僵硬，颈椎各方向活动受限。侧位X片能显示齿状突与寰椎前弓之间的距离变化。在正常情况下成人寰齿间距小于3mm，儿童小于4mm。必要时作CT检查。本病需与齿状突骨折、寰枢椎先天畸形、寰枢椎结核及寰枢椎肿瘤鉴别。

（2）治疗　①非手术治疗：诊断明确应立即牵引治疗，通常采用颅骨牵引或枕带牵引，重量1~3kg，牵引3~4周后予头颈胸支具固定3月。②手术治疗：诊断明确的横韧带断裂；对牵引复位不满意者。采用颈后路寰枢间融合。

3. 枢椎齿状突骨折

（1）枢椎齿状突骨折类型　临床上常采用Anderson-Dalonzo分类，将齿状突骨折分为Ⅰ、Ⅱ、Ⅲ型（图11-34）。

Ⅰ型：又称齿状突尖骨折，为齿状突尖韧带和一侧的翼状韧带附着部的斜行骨折，约占4%，为稳定型，并发症少，预后良好。

Ⅱ型：为齿状突与枢椎椎体间骨折，最为常见，约占36%，骨折易移位，不稳定，且骨不连占36%。

Ⅲ型：为枢椎体部骨折，骨折端下方有一大块松质骨基底，占31%，骨折稳定，容易愈合，预后良好。

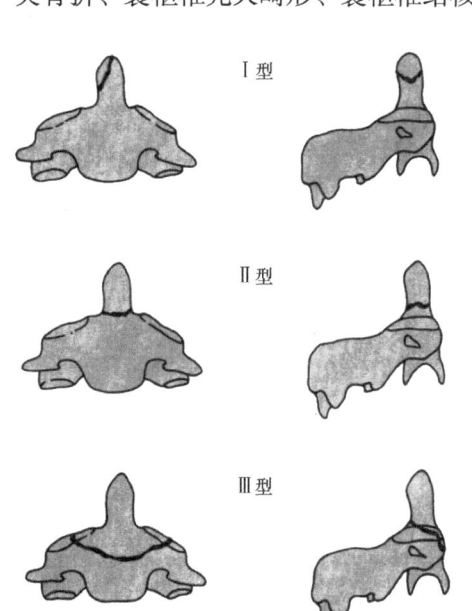

图11-34　齿状突骨折的分型

（2）临床表现和诊断　头颈部有外伤史，颈枕部疼痛，头部活动受限，早期神经症状多较轻，如未及时治疗或治疗不当，可出现进行性脊髓压迫症状。X线和CT检查可明确诊断，MRI检查可了解脊髓是否受压。

（3）治疗　对于Ⅰ型、Ⅲ型治疗意见比较统一，多数通过非手术治疗达到愈合，即牵引后外固定或Halo-vest支架固定。对于Ⅱ型齿状突骨折手术与非手术存在争议，认为手术优于Halo-vest支架保守治疗。Ⅱ型齿状突骨折无移位或牵引后复位者，可采用前路1~2枚中空螺钉固定，保寰枢关节的旋转运动，固定可靠，不需植骨等优点。Ⅱ型齿状突不愈合或合并寰枢关节不稳可经后路寰枢固定融合术。

4. 下颈椎（C3~C7）损伤

（1）临床表现和诊断 ①过伸性损伤：又称脊髓中央管综合征，临床特点：面部皮肤擦伤，颈部症状多不重，瘫痪症状上肢重于下肢，手重于臂部。X或CT示椎前软组织阴影增宽，部分病人有后纵韧带或黄韧带骨化，MRI可显示脊髓损伤程度、受压部位，为治疗方案提供依据。②椎体压缩性骨折：有外伤史，局部有压痛和运动受限，合并神经损伤者会出现相应的临床表现。X片显示损伤椎体前部压缩，呈楔形变，有时可见小关节骨折。③爆裂性骨折：表现为颈部疼痛和运动功能丧失；神经根受压表现为肩臂部和手麻木、疼痛和感觉过敏；脊髓损伤表现为损伤平面以下感觉、运动和大小便部分或完全障碍。X片显示椎体爆裂性骨折，正位片椎体压缩；CT可显示椎体爆裂形态及分离情况；MRI可显示脊髓损伤程度。④颈椎单侧或双侧小关节脱位：表现为颈部疼痛、颈肌痉挛，头颈部强迫体位。合并神经、脊髓损伤者出现相应的临床症状。X片和CT均显示脱位的征象（图11-35）。

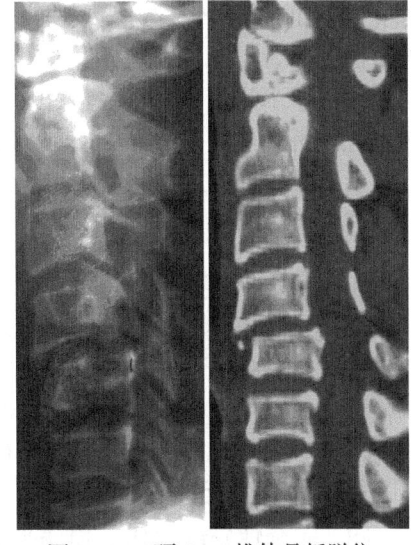

图11-35 颈4、5椎体骨折脱位

（2）治疗 下颈椎骨折伴或不伴脊髓损伤，首先选用颅骨牵引，牵引重量根据损伤部位、程度而不同。不伴脊髓损伤者，牵引3~4周复位、椎体高度和序列恢复满意，可改用头颈胸支具固定3~4个月。对于伴有脊髓损伤者通过牵引复位不满意，脊髓受压，颈椎不稳等，可选择前路或后手术恢复正常颈椎序列，解除脊髓压迫，重建颈椎稳定性。

（二）胸腰椎损伤

1. 临床表现与诊断 1983年，Denis将胸腰椎前、中、后三柱，前柱包括前纵韧带、椎体的前1/2、椎间盘的前部，中柱包括后纵韧带、椎体的后1/2、椎间盘后部，后柱包括椎弓、黄韧带、椎间小关节和棘间韧带。脊柱的稳定性有赖于中柱的完整，当前柱遭受压缩暴力，导致椎体前方压缩者为稳定性骨折；而爆裂性骨折、韧带损伤及脊柱骨折脱位，因其三柱损伤，属不稳定性骨折。

由于损伤部位、程度、范围和个体特征的不同，临床症状和体征也较大的差异。有严重的外伤史，局部剧痛，不能起立和翻身，搬动时疼痛加重；骨折部位有明显压痛或叩痛；腰背部活动受限，肌肉痉挛；腹膜后血肿刺激腹腔神经丛，导致肠蠕动减慢，引起腹胀、腹痛、便秘等。伴有脊髓、神经损伤，可出现损伤平面以下感觉、运动及大小便障碍。X片可显示骨折脱位的部位、程度等，CT可显示骨折部位，有无骨折块移位，可了解中柱损伤情况及椎管有无占位（图11-36），MRI检查能清楚显示骨折及脊髓损伤部位、程度。

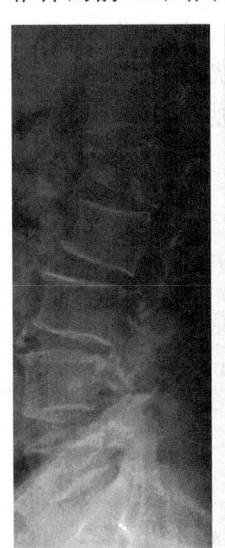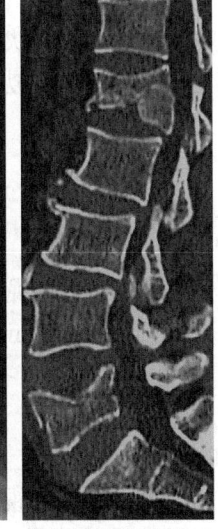

图11-36 L1、L5椎体爆裂性骨折

2. 治疗

（1）保守治疗　对于胸腰单纯压缩性骨折，以卧床休息、镇痛，并加强腰背肌功能锻炼。对于屈曲压缩性骨折，中柱完整，又属稳定性骨折，但有脊柱的后凸畸形，需采用过伸方法复位，石膏外固定6~8周。

（2）手术治疗　手术主要目的是解除对脊髓的压迫和恢复脊柱的稳定性。手术指征：①脊柱骨折脱位有关节突交锁者。②脊柱骨折复位不满意，存在脊柱不稳者。③影像学检查显示有骨折碎块或椎间盘组织凸入椎管内压迫脊髓者。④开放性脊柱损伤并有异物存在者。⑤椎管内活动性出血，截瘫平面上升，症状加重者。

（三）脊髓损伤

直接暴力或间接暴力作用在正常脊柱和脊髓组织，均可造成脊髓损伤。房屋倒塌、矿井塌方、高处坠落、交通事故等属于间接暴力，可引起脊柱骨折脱位而致脊髓损伤。重物砸伤脊柱等直接暴力直接作用于脊柱使之发生棘突或椎板骨折，也可致脊髓损伤，上两种暴力所致脊髓损伤为闭合性脊髓损伤。火器或刀刃所致脊髓损伤则为开放性脊髓损伤。

1. 临床表现和诊断

（1）完全性脊髓损伤　损伤平面以下感觉、运动完全丧失，在脊髓休克期表现为脊髓损伤平面以下表现为弛缓性瘫痪，运动、反射及括约肌功能丧失。2~4周脊髓休克期过后逐渐演变成痉挛性瘫痪，表现为肌张力增高，腱反射亢进，出现髌阵挛、踝阵挛等病理征。

（2）不完全性脊髓损伤　依脊髓损伤节段水平和范围不同有很大的差别，损伤平面以下常有感觉减退，疼痛和感觉过敏等表现。重者可仅有某些运动，而这些运动不能使肢体出现有效功能，轻者可以步行或完成某些日常工作，运动功能在损伤早期即可开始恢复，其恢复出现越早，预后越好。临床上有以下几型：①脊髓前综合征：颈脊髓前方受损严重，有时引起脊髓前动脉闭塞，出现四肢瘫痪，下肢瘫痪重瘫痪，但下肢及会阴部的深感觉、位置觉存在。②脊髓中央性损伤（中央管综合征）：多见发生于颈椎过伸性损伤。表现为损伤平面以下四肢瘫痪，上肢重于下肢，无感觉分离。③脊髓半侧损伤综合征（Brown-Sequard Syndrome）：表现损伤平面以下的对侧肢体痛、温觉消失，同侧肢体的运动及深感觉丧失。④脊髓圆锥损伤：表现为鞍区皮肤感觉缺失，括约肌功能丧失致大小便不能控制及性功能障碍。双下肢感觉及运动正常。

2. 治疗

（1）合适的固定　防止损伤部位移位加重脊髓损伤。

（2）减轻脊髓水肿和继发性损害　①地塞米松10~20mg，静脉滴注，连续应用5~7天。②20%甘露醇250ml，静脉滴注，每日2次，连续5~7天。③甲基强的松龙冲击治疗：大剂量甲基强的松龙30mg/kg，15分钟静脉滴注完毕，间隔45分钟，再以每5.4mg/kg维持23小时，在伤后8小时内应用，可明显改善脊髓损伤患者神经恢复。④其他药物：有神经生长因子、神经节苷脂、氧化剂和氧自由基清除剂、阿片受体拮抗剂等。

3. 手术治疗

手术主要目的是解除对脊髓的压迫和恢复脊柱的稳定性，目前还无法使已损伤的脊髓功能恢复。目前脊柱内固定已得到普遍应用，手术的方式视骨折的类型和致压物的部位而定。手术时间一直无明确的标准，研究发现脊髓受压后神经功能恢复与压迫时间呈反相关性，多数学者倾向于早期减压，胸腰椎损伤应尽早进行，颈椎损伤根据病情

1周内进行。

(蒋 成 蔚 芃)

第八节 创伤后应激障碍综合征

创伤后应激障碍（posttraumatic stress disorder，PTSD）是指人体遭遇到威胁性、灾难性事件时出现的延迟和（或）持续存在的精神障碍。其特征性的症状为病理性重现创伤体验、持续性警觉增高、持续性回避、对创伤经历的选择性遗忘以及对未来失去信心等。PTSD最先由美国精神病协会于1980年在《精神障碍诊断与统计手册》第三版（DSM-11I）进行首次定义。PTSD患者无法摆脱精神创伤的痛苦记忆，严重影响了患者的心身健康，其发病率高达20%，约1/3的患者终生不愈，1/2以上的患者常伴有物质滥用和其他精神障碍，自杀率是普通健康群体的6倍。PTSD以其发病率、患病率高，慢性病程，疗效差等特点严重影响创伤救治和社会稳定，已成为政府和科学界重点关注的科学前沿问题。

一、病因与发病机制

PTSD的病因复杂，包括遗传、神经生化及内分泌、社会心理等因素，发病机制不清楚。

（一）病因

不同寻常的威胁性、灾难性的创伤性事件是引起PTSD的必备条件；创伤性事件包括经历战争、自然灾害（如地震、海啸、火山爆发）、重大事故、重大手术、目睹亲人惨死、身受酷刑、恐怖事件、社会暴力等，是PTSD的必备条件，但并不是有了创伤就一定发展为创伤后应激障碍。

（二）易感因素

1. 遗传易感倾向性 遗传因素对所有PTSD相关症状均有影响，在PTSD发病中有重要作用。

2. 病前精神状况 病前某些人格障碍，如依赖型人格障碍、边缘型人格障碍以及反社会型人格障碍等，均可影响个体正确应对创伤应激；病前患有焦虑谱系障碍的人群对PTSD高度易感。

3. 社会和家庭因素 儿童时期受遗弃、受虐待、被歧视或性创伤，以及父母离异、家庭暴力等，均可使PTSD患病率增高。

4. 创伤后因素 在创伤应激后，即使是相对较轻微的创伤应激，如不能得到及时有效的家庭和社会支持、早期心理干预，则受害者更易患PTSD。

（三）PTSD的认知理论

目前有多种认知理论解释PTSD发病机制，主要包括社会认知理论、信息加工理论、双重表征理论等。各种认知理论都有一些相同的基本假设，即个体预存的关于世界的信念和模型会介入创伤经验中。但是，在解释PTSD的临床特征，阐明PTSD严重程度和预后相关的影响因素，鉴别PTSD与其他相关疾病等方面尚有一定的局限，有待进一步验证与完善。

(四) 神经生物学机制

1. 下丘脑-垂体-肾上腺轴功能紊乱 促肾上腺皮质激素是调节哺乳动物应激所致内分泌、自分泌和精神行为反应最重要的神经调质之一,糖皮质激素系统在HPA轴调控中亦有重要作用,其中皮质醇可能有明显的"抗应激"效应;虽然有关PTSD患者血浆皮质醇水平的变化存在一定争议,但越来越多的研究显示PTSD患者可能存在持续性低皮质醇反应,可与其他临床资料一起作为预警应激障碍和判断疗效的参考指标。

2. 神经递质与相关受体功能改变 儿茶酚胺类递质、5-羟色胺、乙酰胆碱、多巴胺、兴奋性氨基酸及N-甲基-D天冬氨酸受体、γ-氨基丁酸及其受体等均可能参与了PTSD的发病过程。儿茶酚胺是由肾上腺髓质和一些交感神经元嗜铬细胞分泌的一类非常重要的神经递质,也是重要的激素物质。在应激状态释放增多,能够帮助升高血压,加快心率,升高血糖,动员全身的储备物质,为机体与外界环境的抗争作好充分准备。儿茶酚胺一方面具有重要的代偿调节作用,但另一方面过多的儿茶酚胺特别是它的氧化产物,往往又成为对机体的有害产物。实验证明,大量的异丙肾上腺素、去甲肾上腺素、肾上腺素均能损伤细胞。在PTSD患者中经常发生并伴随多种的躯体生理反应,使患者感到痛苦的体验。

(五) 脑组织结构的改变

PTSD患者存在大脑形态结构(特别是海马结构、杏仁核等边缘系统)改变和脑功能发生异常,导致对创伤性记忆的抑制能力减弱,从而参与了PTSD的发病过程。

二、临床表现

创伤后应激障碍综合征多于创伤性事件后数日至6个月以内发病,病程多持续1个月以上,甚至数月或数年或终身不愈。其症状严重程度可有波动性,可出现应激性体验,部分可出现人格改变。

(一) 再体验症状(病理性重现)

反复痛苦地回忆或梦及创伤事件,而不能控制,这种记忆的知觉体验类似于现实体验,与叙述故事间存在着本质的区别。

(二) 回避与情感麻木

持续回避与刺激相似或有关的情境,如回避相关的活动、场所、地点、人物,部分出现选择性遗忘或对创伤期间发生的人和事有视旧如新感,同时伴情感麻木,患者表现淡然、冷漠,对周围环境反应性降低,爱好兴趣变窄,社会功能受损,甚至出现攻击、自伤或自杀行为。

(三) 警觉性增高致易激惹症状

临床表现为难以入睡,易激惹或易发怒,难以集中注意力。在儿童、青少年中,特别是年纪较小的儿童,PTSD的临床症状有别于成年人,害怕与父母分离,失去已掌握的技能,睡眠障碍和无法认知,强制性重复与创伤经历有关的情景,出现与创伤经历无关的恐怖、焦虑、疼痛、易激惹等症状。

(四) 躯体反应症状

PTSD常见的躯体反应症状有头痛、出汗、心悸、失眠、入睡困难、易惊醒、发抖、喉咙感觉梗塞、恶心、反胃、腹泻、肌肉疼痛、月经失调等，严重者可伴有心绞痛、心肌梗死、心律失常、呼吸困难、血压增高和多种功能性消化不良症状。根据临床症状发生时间可将PTSD分为三型（表11-7）

表11-7 PTSD的临床分型

类型	发病情况
急性型	临床症状在3个月以内
慢性型	临床症状至少持续3个月以上
延迟型	创伤性事件发生至少6个月后，才出现临床症状

三、实验室和辅助检查

目前尚无确切的实验室和影像学检查用于PTSD的诊断。近年来，脑神经影像研究，功能神经影像技术（功能磁共振成像，正电子发射断层扫描和单光子发射计算机体层扫描）观察到创伤后应激障碍的功能脑区以及神经环路的异常，创伤后PTSD患者双侧海马容积明显缩小，杏仁核边缘系统结构异常。

四、诊断与鉴别诊断

（一）PTSD的诊断

PTSD临床症状复杂，目前尚无单一有效的诊断方法。根据美国《精神障碍诊断与统计手册》（四版修订本，SM-IV-TR)）、国际《疾病和有关健康问题的国际统计分类》（第10版修订本，CD-10-E）以及《中国精神障碍分类与诊断标准》（第3版，CMD-3）的标准，提出创伤后应激障碍的6点标准：①暴露于某一创伤应激事件。②反复持续地重现创伤性体验。③回避及情感麻木的症状。④持续的警觉性增高。⑤症状持续时间至少3个月。⑥明显的痛苦或社会功能障碍。

（二）鉴别诊断

1. 应激适应障碍 部分患者在遭受重大创伤性事件后，有明显的精神症状和强烈的情感痛苦，但不完全符合PTSD的诊断标准；部分患者从症状、病程及严重度方面都符合PTSD的相应标准，但诱发事件属于一般应激性事件，如失恋或被解雇等。上述两种情况均不应诊断为PTSD，而应考虑适应障碍的诊断。

2. 应激反应 应激反应均为严重创伤性事件后出现的异常反应，且二者的应激强度和性质相似。主要区别在于起病时间和病程不同，即急性应激反应在创伤性事件发生4周内，病程短于4周；临床特征不同，急性应激反应以精神运动性兴奋或抑制为主，而并没有特征性的PTSD综合征表现。

五、治 疗

（一）心理干预

在经历创伤性事件后，越早发现症状，越早进行干预，效果会越好。早期干预的目标应针对不同的个体、社区、文化需要和特征而制订，主要包括：①供给食宿，有安全感等。

②有助于对灾难的理解、减轻生理上的警觉和提供教育支持等心理上的援助。③监测援救和恢复的环境。④通过各种媒体传播关于创伤和康复的知识。⑤构建社区结构,加强家庭康复和社区安全。⑥通过集体干预或家庭干预帮助康复。⑦对幸存者进行评估,确定易感性、高风险个体及群体。⑧对是否还需要其他治疗进行评估,必要时通过认知疗法减轻症状、改善功能。

（二）心理治疗

最好的心理治疗是认知治疗合并行为治疗,而催眠治疗、精神动力学治疗、对焦虑的处理和集体治疗可使临床症状短期减轻。想象中的对创伤记忆的暴露和催眠技术更多影响PTSD的闯入症状,而认知和精神动力学方法对情感麻木和回避症状有良好作用。

1. **暴露治疗**（prolong exposure, PE） 面对痛苦的记忆、感觉或情境,通过放松方法,让患者逐渐适应,及时疏导和缓解患者的痛苦。主要包括资料收集、呼吸训练、心理教育、视觉暴露及想象暴露5个步骤。

2. **认知加工治疗**（cognitive processing therapy, CPT） 目的是让患者识别自己存在的不正确的认知,重建正确的认知系统；并通过认识的改变,以合理的理念代替消极观念,提高和恢复自信心,减轻症状,恢复社会功能。

3. **生物反馈治疗** 通过传感器把所采集到的内脏器官活动信息（心率、血压、皮温、肌电等）,及时转换成人们熟悉的视觉和听觉信号,并通过学习和训练,使患者学会在一定范围内对内脏器官活动的主动性控制,矫正偏离正常范围的内脏器官活动,恢复内环境的稳态,以达到防治疾病的目的。该疗法对PTSD躯体化症状疗效较好。

4. **神经动力学治疗** 根据应激反应可分为初始、否认和闯入三个阶段而提出的一种治疗模型,主要针对患者的否认和闯入阶段,通过对创伤事件的重新解释,改变破坏性的归因方式并发展更现实的合理解释,以使不良应激反应的各阶段得到合理疏通。

5. **脱敏和再加工治疗** 脱敏和再加工治疗是一种专门针对PTSD的心理治疗,其理论基础是创伤性事件破坏了大脑信息加工系统的平衡,干扰了信息加工系统原有的适应性处理功能,并把个体关于这一事件的感知"锁定"在神经系统中。而通过反复眼动,能活化大脑的自动信息处理系统,解除"锁定",并通过再加工过程,产生认知重建,恢复大脑信息加工系统的平衡以达到治疗的效果。

（三）药物治疗

药物治疗是创伤后应激障碍的重要治疗手段之一,药物治疗能缓解某些症状,减少患者的痛苦体验,通常作为心理治疗的辅助措施。5-羟色胺再摄取抑制剂（SSRIs）作为一线药物,如帕罗西汀；三环类抗抑郁药多作为二线药物,如阿米替林、丙米嗪、氯丙米嗪；其他有单胺氧化酶抑制剂（monoamine oxidase inhibitors, MAOIs）如吗氯贝胺、苯乙肼,苯二氮䓬类（BZ）如阿普唑仑、艾司唑仑,非典型抗精神病药物如奥氮平,以及抗惊厥药物（卡马西平、拉莫三嗪）和情感稳定剂类则可视病情及疗效变化而酌情选用,但服用药物会出现不同程度不良反应,需谨慎。

（钟　武）

第十二章 急诊介入治疗

第一节 介入治疗概况

介入治疗（interventional treatment）是介于外科、内科治疗之间的新兴治疗方法，包括血管内介入和非血管介入治疗。在血管、皮肤上作直径几毫米的微小通道或经人体原有的管道，在影像设备（血管造影机、透视机、CT、MR、B超）的引导下对病灶局部进行微创治疗，主要以植入腔内支架达到治疗目的。管腔内支架（endoluminal stents，ES）是采用高性能医用金属/合金或高分子材料，以高科技手段精制而成的一种专门用于治疗人体血管与非血管管腔狭窄/闭塞或扩张性病变的管状假体。由金属/合金制成者称为管腔内金属支架（endoluminal metallic stents，EMS），按其展开动力与方式的不同，可分为自膨式、球囊扩张式、温控式三大类，上述三种EMS全长或部分外表面或内表面覆以生物聚合物薄膜，即称为覆膜管腔内金属支架或血管内支架复合体（endovascular stent-grafts，ESG）。

管腔内支架治疗技术已成为微创性人体成形技术的重要组成部分。1969年，腔内支架创始人Dotter在犬的腘动脉成功置放了一枚金属螺旋状弹簧，并保持通畅达两年。1983年，Dotter和Cragg等同时首次报道镍钛合金材料制成的记忆式EMS动脉置入技术。1984年，Maass等首次报道了不锈钢合金制成的自膨式双螺旋形EMS的实验研究。1985年，Right和Gianturco等首次报道了不锈钢合金制成的自膨式Z形EMS的实验研究。1987年，Rousseau等首次报道了不锈钢合金丝编织成无交点焊接的网管状自膨式EMS的实验研究。1987~1988年，由Gianturco和Roubin等共同研制成单根不锈钢丝连续绕成的U与反U形球囊扩张式EMS，并试用于临床。1988年，Strecker等首次报道应用单根钽丝编织而成的柔软的网管状球囊扩张式EMS的实验和临床研究。上述几种早期研制开发出来的金属/合金EMS几经改造后均由厂家生产经销，其中多数还获得FDA批准进入国际市场，至今一直在临床上广泛应用，被认为是经典的金属/合金EMS。

21世纪，管腔内支架也一直是介入医学领域的研究热点，并得到全方位发展。随着生活水平日益提高，人们对疾病的治疗需求也逐渐增高，对于部分急危重症的救治，介入治疗相对于外科治疗优点在于：①它无需手术暴露病灶，只需作几毫米的皮肤切口，就可完成治疗，表皮损伤小，外表美观。②大部分病人只要局部麻醉而非全身麻醉，从而降低了麻醉的危险性。③损伤小、并发症少、恢复快、效果满意，对身体正常器官的影响小，大大降低了急危重症治疗的风险。近年来，用于治疗胸腹主动脉瘤的经皮ESG置入技术，称为腔内修复术（endovascular stent-grafts repairation，ESGR），其在应用范围与疗效等方面均取得突破性进展，成为介入医学领域的一项高新技术。介入治疗经过30多年的发展，现在已和外科、内科一起称为三大支柱性学科。

第二节 主动脉夹层腔内修复术

主动脉夹层（aortic dissection, AD）是一种起病急骤，预后相当凶险的主动脉疾病，急性期死亡率可高达50%，发病率正逐年上升，是血管外科领域非常棘手的急危重症之一。近年来，腔内微创技术已越来越多地运用于主动脉夹层的治疗。由于创伤小，恢复快，尤其适用于高龄以及全身情况差无法耐受传统手术患者，因此有着良好的临床应用前景。

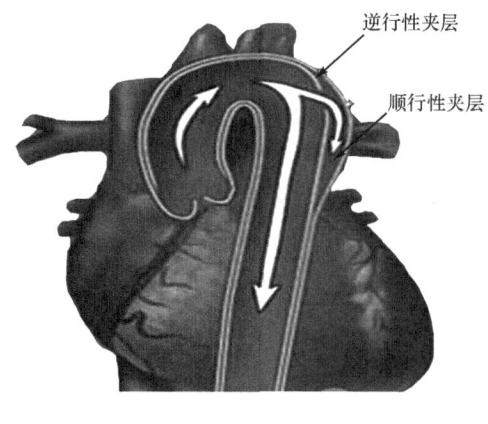

图12-1 主动脉夹层形成示意图

主动脉夹层的主要病因包括高血压、动脉粥样硬化、马凡综合征及梅毒等。在此基础上，如果血液穿过内膜层进入中间层，即形成主动脉夹层。内膜可以沿着血管壁向近端或远端撕裂。向髂总动脉分叉处方向（和血流方向相同）的撕裂称为顺行性夹层；向主动脉根部方向（和血流方向相反）的撕裂称为逆行性夹层。内膜裂口多发生于主动脉应力最强部位，即升主动脉近心端与降主动脉起始端，在左锁骨下动脉开口处下方2~5cm的主动脉峡部（图12-1）。逆行性夹层容易引起出血进入心包腔内，顺行性夹层可以沿着血管壁进展一直到达髂总动脉分叉处，若向外膜破裂可引起大出血，危及生命。

（一）主动脉夹层腔内修复术指征

介入治疗已成为治疗大多数降主动脉夹层的优选方案，其疗效明显优于传统的内科保守治疗和选择性外科手术治疗。以Stanford B型为例介绍血管腔内修复术的指征。

（1）急性期主动脉直径>40mm或慢性期主动脉直径>55mm。

（2）持续或反复的胸背痛。

（3）主动脉破裂征象。

（4）分支血管动脉狭窄。

（5）近端破口距左锁骨下动脉>15mm。

（二）Stanford B型血管腔内修复术

（1）患者在全麻下实施手术，按照要求常规消毒、铺巾，准备手术。

（2）采用经股动脉穿刺，将5F造影导管送至升主动脉或弓部，以20~25ml/s的速度注射造影剂40~50ml，以正、斜位片全面评估AD裂口的数量、分布、大小及与重要分支动脉的关系，结合术前MRA和（或）CTA精确评估破口位置、大小、破口距左锁骨下动脉的距离等，以最终选定腔内移植物和确定隔绝方案。

（3）切开股动脉，沿导丝送入推送器至主动脉弓锚定区，控制收缩压至100mmHg以下水平，近端固定于夹层裂口以远，然后在透视下快速释放覆膜支架（所选择覆膜支架的直径大于锚定区动脉直径的10%~15%）。释放覆膜支架后再次行升主动脉造影，如有内漏，可加用支架或球囊扩张。

（4）术后送入重症监护室。

（5）修复术成功的临床标准为完全封闭破口、无明显内漏和严重并发症，假腔消失或假腔内血栓形成（图12-2）。

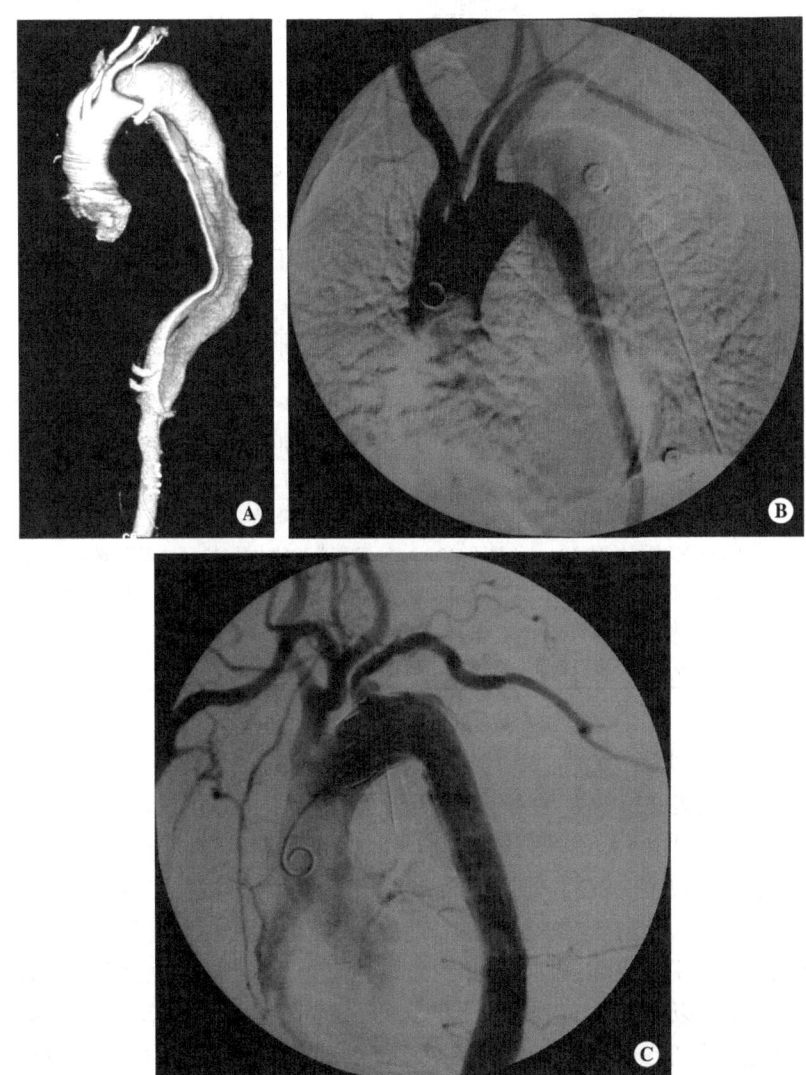

图12-2　Stanford B型主动脉夹层治疗前后
A. 治疗前CTA图像；B. 术中支架植入前DSA见真腔狭窄；C. 支架植入后DSA，对比剂在真腔内流动，无外溢

第三节　腹主动脉瘤腔内修复术

腹主动脉瘤（abdominal aortic aneurysm，AAA）是指腹主动脉中层结构破坏，动脉壁不能承受血流冲击的压力而形成的局部或广泛性的永久性扩张或膨出，主动脉直径大于正常直径50%的病理性改变（图12-3）。

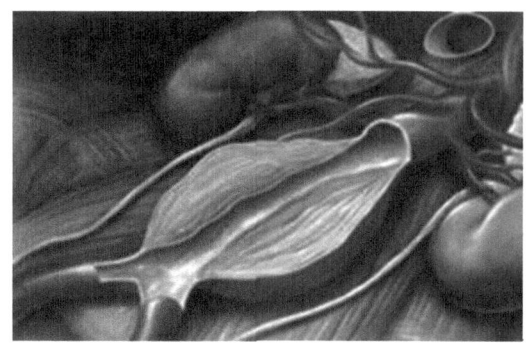

图12-3 腹主动脉瘤

腹主动脉瘤分为：①真性腹主动脉瘤：瘤壁完整，包括内膜、中膜、外膜全层。②假性腹主动脉瘤：多种原因引起的血管壁破裂，在其周围形成的局限性纤维包裹性血肿，与受伤的血管沟通，瘤壁成分为纤维组织。

(一)病理分型

1. Siegfried 分型 Siegfried 根据真性AAA 发生的部位，将其分为以下三型：①肾上型：瘤体累及肾动脉开口或以上者。②肾型：瘤体位于肾动脉以下，近端瘤体长度<15mm。③肾下型：瘤体位于肾动脉下方，近端瘤体长度>15mm。

2. Blum 分型 Blum 根据 AAA 近端瘤颈长度、瘤径及累及动脉，将其分为五型（表12-1）。

表12-1　腹主动脉瘤Blum分型

类型	分型依据
A型	AAA远端、近端瘤颈长度均>10mm，瘤径<25mm，未累及髂总动脉
B型	AAA近端瘤颈长度>10mm，瘤径<25mm，一侧髂总动脉内径<12mm，瘤体累及主动脉分支
C型	AAA近端瘤颈长度>10mm，瘤径<25mm，动脉瘤累及髂总动脉及分支，且髂动脉分支直径<12mm
D型	AAA累及双侧髂内动脉
E型	AAA近端瘤颈长度<10mm，瘤径≥25mm或肠系膜上动脉狭窄或闭塞

(二)适应证和禁忌证

各型血管内支架移植物主要用于治疗肾动脉开口水平以下的AAA，它们的适应证和禁忌证基本相同，主要由AAA解剖形态、累及部位和患者一般状况决定。

1. 适应证　管状形ESG主要用于肾动脉开口水平下方的AAA，瘤体未累及主动脉分叉和髂动脉，AAA远心端瘤颈（即主动脉分叉以上无瘤主动脉段）长度>15mm，直径为20~25mm者。分叉形ESG主要用于累及主动脉分叉和髂总动脉的AAA，远心端瘤颈（即髂动脉分叉以上无瘤动脉段）长度>15mm，直径<13mm者。管状形和分叉形ESG都要求AAA近心端瘤颈（即肾动脉下方无瘤主动脉段）长度>15mm。适应证：①不能承受手术切除术的患者。②无造影剂过敏反应。③肌酐水平<221μmol/L。④医院技术力量较强。

2. 禁忌证

（1）AAA破裂，临床症状不稳定需急诊手术者。

（2）肠系膜上动脉重度狭窄，小肠血供以肠系膜下动脉为主。

（3）双侧髂动脉多处硬化、重度狭窄。

（4）AAA近端瘤颈长度<15mm和直径>28mm，髂总动脉直径>11.5mm，远端瘤颈严重扭曲>60°。

（5）全身感染或双侧腹股沟感染者；凝血功能障碍。

(6)马凡综合征。

(三)操作步骤与方法

腹主动脉瘤腔内修复术是在数字减影血管造影(digital subtraction angiography,DSA)动态监测下,经双侧股动脉的小切口,应用导入系统,将折叠的覆有人工血管薄膜的金属支架送入腹主动脉瘤腔内,利用金属支架的弹性、植入物头端的钩状附件加以球囊扩张作用将腔内植入物固定于动脉瘤近远端的正常动脉壁。利用植入的人工血管在瘤腔内重建新的血流通道,因此隔绝了腹主动脉高压血流对瘤壁的冲击。同时在瘤壁与人工血管之间继发血栓及机化,从而防止了动脉瘤的增大与破裂。

(1)患者仰卧位,常规全麻,消毒,铺巾,于右侧腹股沟部作皮肤纵切口,长约5cm,游离右股动脉。经皮穿刺左侧股动脉,置放10F导管鞘,引入0.89mm(0.035in)Amplatz超滑导丝,并置换带有20cm刻度标记的猪尾导管作腹主动脉造影。

(2)仔细分析DSA造影片,测量动脉瘤瘤体的最大直径、长度,以及两端瘤颈的直径、长度及髂动脉的情况,选择合适的主动脉支架移植物。将猪尾导管留在肾动脉水平上方的腹主动脉。

(3)切开右侧股动脉引入260cm长的0.89 mm(0.035in)Amplatz超硬导丝,导丝头端超过肾动脉开口水平,位于胸主动脉下部。沿Amplatz超硬导丝引入装有ESG的输送装置,经股动脉导入至肾动脉水平的腹主动脉。

(4)经对侧原先保留的猪尾导管手推造影剂行DSA造影,再次确认最下方肾动脉开口的位置。

(5)在透视监视下,固定住主动脉推送杆,缓慢回抽外鞘,使支架的主动脉部分完全释放,退出输送装置。左侧腹股沟部作皮肤纵切口,同法将支架植入(图12-4)。

(四)并发症

1. 支架本身引起的并发症 主要并发症有:①支架扭曲狭窄和阻塞。②支架移位造成的髂动脉阻塞。③支架覆盖肾动脉开口引起肾缺血和功能不全。④支架引起的感染。⑤有连续的血流进入支架移植物外的瘤腔,即形成"内漏"。

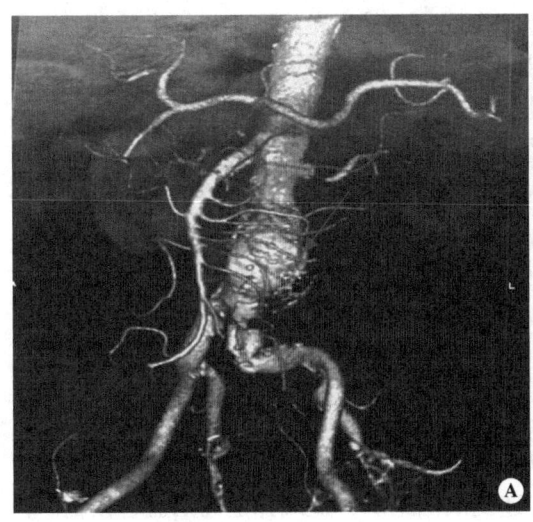
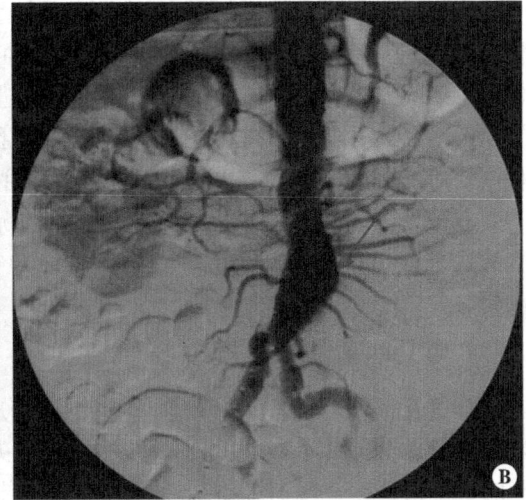

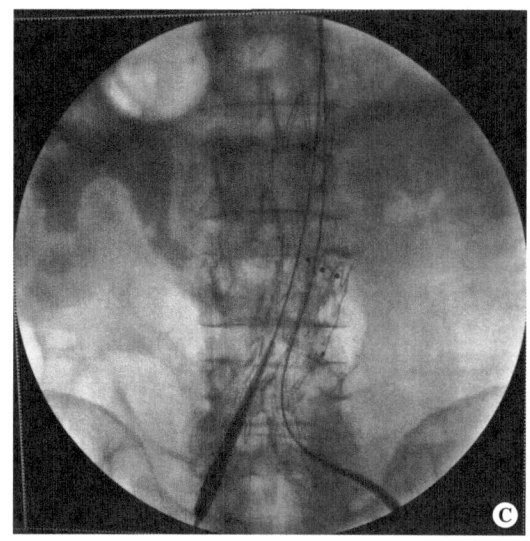
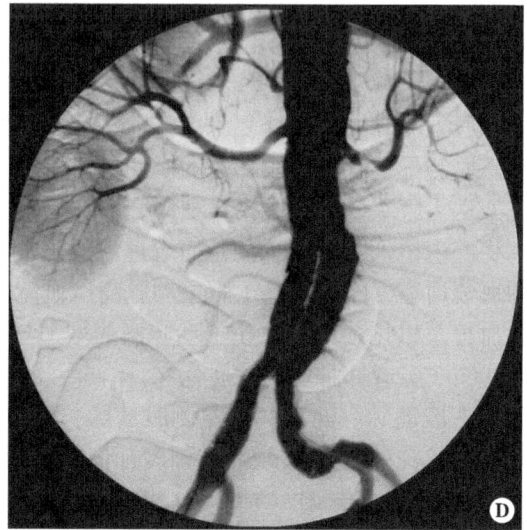

图12-4 主动脉瘤影像
A. 治疗前（CTA）；B. 术中DSA；C. 支架成功植入；D. 支架植入后DSA

2. 全身并发症 全身并发症：①支架置入后综合征，表现为不明原因的发热，体温高于38℃，白细胞和C反应蛋白一过性升高。②心脏疾病：包括心肌梗死、心力衰竭、心律失常等。

第四节 血管创伤的介入治疗

19世纪，对于血管损伤的处理以结扎为主。20世纪初，动物实验奠定了三定点血管缝合的基础。1907年，开始在实验及临床施行动脉吻合术、静脉移植术取得成功。20世纪50年代后，血管损伤才取得合理的治疗，并对其机制及病理生理进行深入的研究。长期以来急诊科医生一直面临着血管创伤导致的出血和继发性缺血的挑战。近50年，血管创伤的处理原则和技术得以确立和持续发展，其中四肢血管损伤诊治技术的发展尤为迅速。目前使用的许多治疗原则是在20世纪的历次战争中逐渐发展完善的。在第二次世界大战期间，血管损伤的主要治疗方法是单纯血管结扎，不可避免地出现大量截肢、感染和死亡。抗美援朝战争期间，损伤动脉修复技术取得了巨大进步，主要动脉损伤后截肢率由第二次世界大战期间的49%下降为13%。近年来，随着血管修复技术的进步、腔内修复技术的发展，血管损伤后的截肢率和死亡率进一步下降。尽管如此，血管损伤特别是大血管损伤病情危急，需要立即处理以挽救生命和肢体。在某些情况下，血管损伤患者无法转运或会诊。因此，急诊医务人员的专业知识、专业技能，以及特殊器材，在急救处理血管损伤就显得非常重要。

（一）病因及发病机制

穿透性损伤可以直接导致血管损伤，刺伤和枪伤时，锐器和子弹可以直接命中血管，导致血管部分或完全断裂。此外，枪伤还可以间接造成血管损伤，当子弹高速进入人体组织时，会形成一个瞬时的空腔，将大量动能传递到周围组织，造成弹道周围血管损伤。钝性损伤可以造成血管挤压、碾挫和撕裂伤，多发生于交通事故、严重挤压和高空坠落。血管减速伤多由于有韧带固定的动脉急速相对移动造成，如主动脉弓降部、靠近小肠系膜根部的肠系膜动脉容易发生减速伤。

动脉血管损伤可以造成动脉破裂或阻塞或两者兼有，动脉破裂造成内出血或外出血。慢性动脉损伤、假性动脉瘤可以造成继发性出血。动脉阻塞无论是血管内因素（内膜挫伤、剥离、动脉横断），还是外部因素（骨折、压迫），均可造成供血区域的组织缺血，缺血的程度与损伤动脉侧支循环的数量有关。血管损伤导致的死亡在很大程度上与损伤的部位和机制有关。胸腹部血管损伤的死亡率为30%~50%，四肢血管损伤的死亡率为5%。

（二）经导管血管栓塞术

经导管血管栓塞术（transcatheter embolization TAE，简称栓塞术），是介入放射学的最重要的基本技术之一，是在X线电视透视下经导管向靶血管内注入或送入栓塞物质，使之闭塞从而到达预期治疗目的的技术，是目前介入治疗非主干动脉损伤主要方式之一。

1. 适应证 栓塞术治疗机制主要是通过直接用栓塞剂堵塞破裂的血管，或将出血动脉近端栓塞，使之压力下降并继发局部血管痉挛性收缩或继发性血栓形成而达到止血的目的。适应证包括：①非主干动脉损伤。②活动性大出血经抗休克治疗后生命体征仍不平稳。③患者有明显增大的血肿。④开放性创口难以止血及持续存在的休克状态等。

2. 栓塞器材及栓塞物质

（1）栓塞器材

1）导管：除常规导管外，现常采用超滑导管：其外层涂有亲水膜，遇水则变得十分光滑，易于随导丝跟进靶血管。微导管：一般外径2.8~3F，配有0.025英寸的微导丝，可由内径0.038英寸的导管送入，用于超选择插入迂曲的或细小的靶动脉。

2）导丝：常用超滑导丝和超硬导丝。前者主要用于进入迂曲的血管，同时可减少血管损伤。超硬导丝可起到良好的支撑作用，可引导导管进入成角较大的血管。

（2）栓塞物质 用于经导管注入并达到血管栓塞的材料称为栓塞物，也可以称为栓塞剂或栓塞材料。栓塞物可为固体、液体物质和一些药物。根据不同标准可将栓塞剂分为几类，按栓塞时间长短分为：短期栓塞剂，如自体血栓等；中期栓塞剂，如明胶海绵颗粒；长期性栓塞剂，如钢圈、医用胶等。按性质分为液态栓塞剂，如无水乙醇等；固态栓塞剂，如泡沫聚乙烯醇等。按栓塞血管直径大小分为大、中、小型栓塞剂等。

3. 操作技术 血管栓塞术的操作技术并不十分复杂，正确合理的操作技术有赖于对血管影像和血流动力学改变的正确判断，准确的靶血管插管，选择适当的栓塞剂，把握栓塞剂的释放方法，随时监测栓塞程度和控制栓塞范围。

（1）血管造影诊断 栓塞术前的血管造影检查是十分必要的，目的：①明确病变的性质 包括损伤出血部位和性质的确定，了解血管本身的解剖位置和变异情况。②明确靶动脉的血流动力学改变，包括血管的走行、直径、动静脉显影的时间和顺序、血流速度、侧支循环以及病变的显影程度和造影剂的排空时间等。③评估术后栓塞程度和范围。

（2）血管插管 原则上要求导管应插入欲被栓塞的血管，尽量避开非靶血管。对于走行迂曲、复杂的靶血管超选择性插管很困难，可改变插管入路，选用不同形状的超滑导管和超硬导丝，可提高超选择性插管的成功率。

（3）选栓塞剂 栓塞剂的选择是栓塞术重要的一环。选择适当的栓塞剂可提高疗效，减少并发症。选择的原则为：①根据靶血管的直径选择适当大小的栓塞剂。②出血一般选择中短期栓塞剂，如明胶海绵颗粒等。

（4）释放栓塞剂　栓塞剂经导管注入靶血管是完成栓塞术的关键步骤，过程中术者始终注视动态影像，手眼协调动作，以控制栓塞剂的准确释放。

1）低压流控法：导管插入靶血管但并不阻断血流，以低压注入栓塞剂，由血流将栓塞剂带到血管远端而形成栓塞的方法。常用于颗粒性和液态性栓塞剂的释放。其技术关键是在DSA监视下低压注入栓塞剂，观察造影剂流速和流向。一旦流速减慢或明显减慢即意味动脉前端部分或大部分栓塞，造影剂停滞或反流时证实前方血管已近全部堵塞。过程中切忌高压快速注入栓塞剂，否则极易造成栓塞剂由靶血管反流而造成非靶血管的误栓。

2）阻控法：以导管端部嵌入靶血管或以球囊导管阻断其血流，然后再注入栓塞剂的方法。多用于液态栓塞剂的释放，有助于减少血流对液态栓塞剂的稀释，亦防止其反流。

3）定位法：准确插入靶动脉的栓塞部位，然后送出栓塞物，完成局部栓塞。常用于大型栓塞物的释放，技术关键是定位准确，选用栓塞物较靶血管直径稍大。透视下经导管将栓塞物送入被栓塞的部位，注射造影剂证实位置正确，方可释放栓塞剂。

（5）栓塞程度的监测和控制　对术中栓塞程度和范围的监测仍缺乏实时量化手段，主要是依靠术者的经验，根据注入造影剂显示靶血管的血流速度来判断栓塞程度。一般认为可见流速变慢时栓塞程度可达30%~50%，明显减慢时可达60%~90%，造影剂成蠕动样前进或停滞则栓塞程度可达90%以上。此种监测方法易受术者经验、血管痉挛等因素影响。分次少量注入栓塞剂并不断造影复查了解栓塞程度是较好的控制方法。

4. 栓塞反应及并发症

（1）栓塞反应　栓塞反应在靶器官栓塞后出现，轻者无明显症状和体征，重者可出现下列反应，称之为栓塞后综合征。

1）疼痛：栓塞后靶器官缺血，造成器官损伤，释放致痛物质或局部肿胀刺激包膜引起。与栓塞程度和栓塞水平有关，栓塞程度越大，越接近毛细血管水平，疼痛越重。无水乙醇等本身亦造成严重疼痛。疼痛可持续1~10天，并逐渐缓解，疼痛剧烈者需用镇痛剂。疼痛较重且持续时间较长者，应注意排除并发症的可能。

2）发热：可能与坏死组织释放的致热物质、坏死组织等的吸收有关。体温常在38℃左右。一般坏死组织越多，体温越高，持续时间越长。此种反应性发热患者的精神状态常较好，可不予以特殊处理。若出现高热，应注意排除合并感染可能。

3）消化道反应：主要有恶心、呕吐、食欲下降和腹胀等。多发生于腹部脏器栓塞治疗后，常持续1~3天，逐渐好转，严重者需要对症处理。

（2）并发症　轻者通过适当的治疗好转，严重者可致残或致死，应引起重视，尽量避免其发生。

1）过度栓塞引起的并发症：过度栓塞是指栓塞程度和范围过大，尤其是在使用液态栓塞剂和过量使用颗粒或微小栓塞剂时，其后果是造成大范围组织坏死，所以术中掌握栓塞程度是十分重要的。

2）误栓：是指非靶血管或器官的意外栓塞，其后果与误栓器官的重要性和误栓程度有关。提高操作技术水平，在有经验的医生指导下进行栓塞可减少或避免其发生。通常有以下两种误栓：①反流性误栓：指栓塞剂由靶动脉反流出来血流冲走，栓塞其他动脉。

常发生于靶动脉前端已被阻塞,再注入栓塞剂时或注入栓塞剂时用力过大过猛。颈外动脉的反流性误栓常造成脑梗死;腹部血管的反流性误栓可造成肠坏死。②顺流性误栓:当靶动脉大部分已被栓塞,原潜在的侧支通道即开放,追加栓塞剂时,由于注射压力较大或导管嵌入靶动脉可使栓塞剂顺行经开放的侧支进入非靶动脉,如过度的颈外动脉栓塞可通过颅内外潜在的侧支造成脑梗死。另一种顺序性误栓的原因是较小的栓子通过已存在的动静脉瘘,进入人体静脉造成肺栓塞。个别情况由于导管内血栓形成,在注射时将其推出亦可造成顺行性误栓。③感染:可发生于所用器材和栓塞剂污染及手术场所消毒不严等。

第五节 消化道出血的介入治疗

消化道急性大量出血,临床表现为呕血、黑便、便血等,并伴有血容量减少引起的急性周围循环障碍,是临床常见急症,病情严重者可危及生命。

(一)病因及发病机制

1. **胃十二指肠溃疡** 大出血的溃疡多为慢性溃疡,一般位于十二指肠球部后壁或胃小弯。出血的严重程度取决于被腐蚀的血管,静脉出血较为缓慢,动脉出血则呈搏动性喷射。

2. **门静脉高压症** 食管胃底静脉曲张破裂出血多是肝硬化门静脉高压的并发症。食管、胃底的黏膜因静脉曲张而变薄,易被粗糙食物损伤,也易被反流的胃液所腐蚀,加之门静脉压力增高,导致曲张静脉破裂。出血常很突然,多表现为大量呕吐鲜血。

3. **急性糜烂出血性胃炎** 病人常因服用非甾体药物、大量饮酒引起,也可发生在休克、脓毒血症、烧伤、颅脑损伤后。表现为表浅、大小不等、多发的胃黏膜糜烂,底部常有活动性出血。

4. **胃癌** 癌组织缺血坏死,表面发生糜烂或溃疡,侵蚀血管引起大出血。

5. **小肠出血** 小肠出血并不常见,常见病因包括:血管发育异常、憩室、良性肿瘤等。

(二)栓塞血管与栓塞剂的选择

血管造影明确出血部位后,根据出血部位、出血血管的大小选择不同的栓塞剂。胃十二指肠动脉出血常选用明胶海绵颗粒或PVC颗粒加弹簧钢圈;胃左动脉出血选用明胶海绵颗粒或PVC;肠系膜上动脉出血需用微导管,超选择选用明胶海绵颗粒。不同血管出血采用不同栓塞剂,可有效控制出血,减少并发症。较大血管出血通常采用弹簧圈,优点是可控性好,弹簧圈在阻塞血流的同时会引起血管和血管外膜及周围组织广泛的炎性改变,但一般不会引起供血区组织坏死。较小血管选择明胶海绵或PVC颗粒行末梢血管栓塞,部分可引起供血组织缺血或坏死,但通过侧支循环可以代偿。

胃食管静脉出血是门静脉高压的严重并发症,严重威胁肝硬化患者生命。目前对于肝硬化胃食管静脉出血有药物治疗、内镜治疗、外科治疗和介入治疗等多种方法。食管胃底静脉栓塞为20世纪80年代广泛应用的能够有效预防肝硬化胃食管静脉出血的治疗方式,该术式利用栓塞剂栓塞胃食管曲张静脉,阻断曲张静脉供血,进而达到预防曲张静脉破裂、出血的目的。过去栓塞剂不具有永久性、栓塞剂体内吸收而影响栓塞持续性的问题,临床应用效果不佳。近年来,无水乙醇-弹簧圈-TH胶栓塞("三明治"灌注技术)的应用有效解决了永久性栓塞曲张静脉的问题，为肝硬化胃食管静脉出血提供了新方法。肝硬化胃食管静脉曲张破裂出血患者常伴有严重脾功能亢进，以往临床预防胃食管静脉出血多行全脾切除术，但全脾切除后患者会出现血液高凝状态和免疫功能的降低，术后感染风险大大提高。因此，近年来临床多采用部分脾动脉栓塞术以改善患者血液状况，同时保留患者脾脏免疫功能。

（三）操作方法

随着导管技术的日益完善和发展，介入栓塞术已成为治疗消化道出血的重要手段。采用改良Seldinger技术，局麻下穿刺股动脉并置入动脉鞘，用5F的RH导管或Cobra导管常规做选择性腹腔动脉和肠系膜上、下动脉造影，明确出血部位和病变部位后行出血动脉选择性插管造影或用微导管超选择性血管造影，仔细观察明确病变性质。对于有明确病变部位的出血，根据超选择插管的程度，决定导管灌药或栓塞治疗方案：①胃十二指肠溃疡选用直径约1mm大小的明胶海绵颗粒或PVC颗粒与造影剂充分混合后在透视下经导管缓慢注入，动态血管造影了解栓塞情况。②较大血管出血，采用微弹簧圈行出血血管栓塞。③出血性胃炎行灌注栓塞治疗（图12-5）。

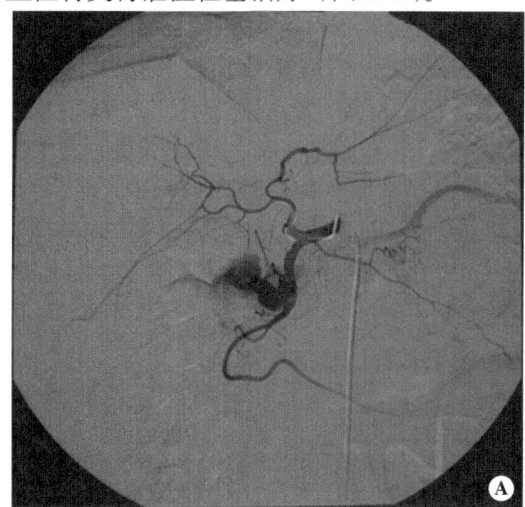 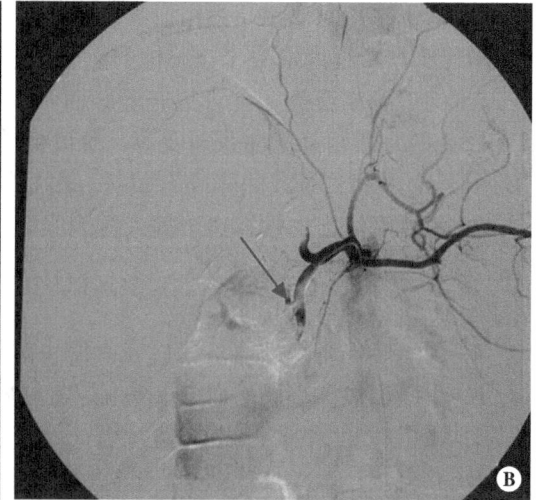

图12-5　胃溃疡出血栓塞治疗DSA图像
A.所示为出血部位；B.明胶海绵颗粒栓塞后，管腔内栓子形成，未见活动性出血，栓塞远端未见显影。

（四）并发症

动脉栓塞术后不良反应主要是栓塞后综合征，表现为疼痛、发热、白细胞升高、恶心、呕吐等，如栓塞区域出现组织缺血、水肿及渗出等非特异性炎性反应。由于胃及十二指肠等存在丰富的侧支动脉供血，经对症处理一般不会发生重要脏器、组织栓塞等严重并发症。

（钟　武　杨　帆）

第十三章 外科急腹症

急腹症（acute abdomen）是指各种原因所致的腹部脏器的急性疾病和以急性腹部症状为突出表现的一组疾病。急腹症具有发病急、病情复杂多变、病情重的特点，常伴有感染、休克等症状，能否及时正确诊断，尽早给予有效的治疗，直接影响治疗效果甚或生命安危。临床上可将急腹症分为外科急腹症、内科急腹症、妇科急腹症、儿科急腹症等。其中外科急腹症最为常见，约占综合性医院外科住院总数的1/3，占普通外科住院人数的50%左右。

第一节 概 述

外科急腹症是指非创伤性、以急性发作腹痛为患者主诉或主要临床表现并需即刻处理的腹部外科疾患，大多需要在诊断时立即给予外科治疗。临床特点：①先腹痛后发热。②起病急骤，剧痛或持续性腹痛伴呕吐6h以上，或呕吐物含粪便。③剧烈腹痛伴血便。④阵发性腹痛且肛门停止排便排气。⑤转移性腹痛。⑥有消化道溃疡病史，突发上腹疼痛，伴休克或消化道出血。⑦腹式呼吸受限或消失，腹部压痛、反跳痛、腹肌紧张等。⑧上腹部膨隆，可见胃型、肠型，腹部可触及包块或索状物。⑨叩诊肝浊音界缩小或消失，或腹部有移动性浊音；腹腔穿刺有血性或脓性液体等。因此，正确的认识和区分各科急腹症，形成规范的、系统的急腹症诊治理念是非常必要的，以免造成误诊误治。

一、病因及发病机制

（一）病因

1. **炎症** 在临床上最多见，如急性阑尾炎，急性胆囊炎等。一般起病比较缓慢，腹痛为持续性，开始较轻，逐渐加重。疼痛区固定在病灶处，白细胞，体温均增高，腹膜刺激症状明显，同时随病变的加重而逐渐扩大。

2. **穿孔** 临床上有胃十二指肠溃疡穿孔，外伤性肠穿孔及病理性（伤寒，痢疾、蛔虫等）肠穿孔。

3. **出血** 此类病变如肝、脾，肠系膜血管破裂，子宫外孕破裂等。发病突然，多有外伤史。病人常有急性贫血和出血性休克表现。腹痛及腹膜刺激症状不如穿孔性急腹症严重。发病后不久腹腔内可叩出移动性浊音。腹膜后严重损伤，包括肾挫伤或破裂以及巨大的腹膜后血肿。

4. **梗阻** 肠梗阻，胆道梗阻（如蛔虫、结石）以及尿路梗阻（结石）。起病急骤，腹痛剧烈，为绞痛性伴有阵发性加剧，病人一般无腹膜刺激征象。由于梗阻的器官不同，病人可有肠蠕动亢进、黄疸、血便等特殊表现。

5. **血管栓塞** 主要是肠系膜动脉栓塞。症状同急性绞窄性病变，但起病突然，绞痛明显，易导致休克。常有明显的腹膜刺激征，肠鸣音减弱或消失，腹胀显著，一般无包块触及。

（二）发病机制

任何形式的刺激达到一定强度，均能引起腹痛。目前认为，炎症、组织坏死、缺血缺氧等情况下，组织可释放一些物质来刺激痛觉感受器而引起疼痛，如乙酰胆碱、5-羟色胺、组胺、缓激肽、前列腺素以及组织损伤时产生的酸性产物等，其中缓激肽是疼痛的强刺激物。此外，还可能继发局部平滑肌的收缩而引起疼痛。

1. 痛觉感受器　痛觉感受器是游离的神经末梢，分布于身体的各个组织器官，在皮肤各层、小血管、毛细血管、腹膜脏层和壁层、黏膜下层、内脏器官等处的游离神经末梢存在着接受刺激而产生痛觉信号的换能装置，称为痛觉感受器。神经末梢与组织液直接接触，接受化学物质的刺激，产生的痛觉信号通过传入神经纤维传到大脑皮质的特定位置，便产生痛感。按部位可以分为表面痛（腹壁皮肤）、壁膜痛（壁层腹膜）、深部躯体痛（骨膜、肌肉、结缔组织）和内脏痛。腹膜内与痛觉有关的受体包括：①空腔脏器壁内受体或称张力受体，主要感受张力、牵拉和肌肉强力收缩。②浆膜、腹膜壁层和腹内实质脏器包膜内受体和系膜受体，感受牵拉、扭曲等机械刺激。③黏膜受体，感受化学物质的刺激，如胃酸、肠液等。

2. 痛觉的传导通路　信号经3个层次的神经元将冲动信号传递至大脑皮质。①Ⅰ级神经元（从腹部器官到脊髓）：腹部组织和器官的痛觉传入神经纤维经局部内脏神经进入交感神经链，上升到一定的脊髓节段，会同来自腹壁的感觉神经纤维将痛觉的信号传导至脊髓背根神经节内的各自神经元。②Ⅱ级神经元（连接脊髓和脑干）：Ⅰ级神经元的突触在脊髓后角的灰质内，经过替换神经元（Ⅱ级神经元）将痛觉信息传入丘脑或脑桥及延髓内网状结构中。③Ⅲ级神经元（连接脑干和皮质）：丘脑内的部分神经元细胞将信息传至大脑皮质的躯体感觉区。网状结构的神经细胞将信息传至额叶及边缘系统。

由于神经传导的特殊性，腹部及盆腔脏器的疼痛反映到体表，常呈一定的脊髓节段性分布。一般来说支配腹部皮肤感觉的脊髓节段为胸5~腰1。这些器官引起的腹痛主要在腹中线剑突至脐周围的范围。另外，腹部多数器官，如胃、小肠、肝、胆、胰的神经分布呈双侧对称性，其疼痛多在腹中线；而肾、输尿管、卵巢的神经分布主要在侧面，其疼痛也多为一侧性。

3. 疼痛的不同层次调节机制

（1）局部刺激的强度需超过感受器的阈值。

（2）脊髓内刺激和抑制因素的交互作用。

在脊髓后角的灰质内，有一个脊髓的调控中心。该处的一种神经细胞称"传送细胞"，传送细胞的活动成为控制痛觉传送的"阀门"，直接影响到痛觉信息传递至灰质内；另有一种细胞称为"中间神经元"，刺激中间神经元细胞可抑制传送细胞的活动而关闭"阀门"，阻止疼痛的传送。

（3）大脑皮质内部因素。

中脑和延髓网状结构内的一些神经元的神经纤维可下传冲动到脊髓后角的灰质内，释放一些神经介质或激素，如释放内啡肽，激活中间神经元抑制疼痛的传导。这类神经元及其下行的神经纤维称为痛觉"下行性抑制系统"，这体现了高级神经中枢在痛觉方面对低级神经中枢的调控。

二、临床表现

(一)症状

1. 腹痛

(1)腹痛发作的缓急　包括诱因、起病缓急、症状出现的先后次序及演变过程。如饱食后腹痛应考虑胃肠道溃疡穿孔、胆囊炎或胰腺炎;剧烈活动后腹痛应疑为肠扭转;炎症疾病开始腹痛多较轻,逐渐加重;而肠道穿孔、梗阻或脏器破裂多是突然发病,且腹痛开始即非常剧烈。炎症病变所致疼痛多局限在病灶周围,而穿孔、出血等多迅速累及全腹,并出现腹膜刺激征。

(2)腹痛性质　分为隐痛、钝痛和绞痛。腹痛的性质在鉴别诊断上有重大意义,往往表示病变的不同性质。①持续性钝痛或隐痛 多为腹内炎症或出血对腹膜刺激所致。②阵发性绞痛 多为空腔脏器梗阻或痉挛。③持续性疼痛伴有阵发性加剧者,多由于梗阻伴有炎症或绞窄。如绞窄性肠梗阻一般先有梗阻的阵发绞痛,发生血运障碍后转为持续疼痛伴阵发行加剧。

(3)腹痛部位　腹痛固定的部位多为病变器官所在处。如右下腹痛多见于阑尾炎;脐周痛多为肠炎、肠梗阻等;右上腹痛多为急性胆囊炎、胆石症及肝破裂等。但是,由于病变器官与邻近脏器的关系和神经分布特点,以及病变发展的不同阶段,疼痛的程度和范围有所差异,腹痛开始的部位不一定反映病变脏器所在部位,如转移性腹痛见于急性阑尾炎,放射到腹股沟的阵发性绞痛可能为输尿管结石。

(4)腹痛程度　一般炎症引起的疼痛多较轻;管腔梗阻的绞痛比较剧烈;胃肠道穿孔、急性胰腺炎等引起腹痛非常剧烈;宫外孕破裂的患者疼痛剧烈同时可伴有休克。

2. 恶心、呕吐　最常见的非特异性消化道症状,常由于消化道受炎症、出血、梗阻等因素影响而出现,也可由严重腹痛本身所致。除胃、十二指肠溃疡穿孔突发剧烈腹痛很少伴恶心、呕吐外,无恶心者均需考虑病变可能在腹部的泌尿、生殖系统等非消化道系统器官,或非腹部器官病变。恶心不伴呕吐或呕吐轻且少提示发病早期、病情较轻或病变不在胃肠道;恶心伴较多呕吐常见于胃肠道疾病所致。

应询问呕吐发生的时间、呕吐物性质和量、呕吐发生周期以及呕吐与其他消化道症状之间的关系。胃肠道梗阻时呕吐是重要的鉴别诊断依据。高位梗阻呕吐出现早,呕吐频繁,呕吐物内见未消化的食物残渣,呕吐后腹痛可暂时缓解。此外,十二指肠乳头以上的完全梗阻呕吐物内无胆汁,乳头以下部位梗阻呕吐物内可见胆汁。低位肠梗阻,腹痛发生早期可无呕吐,晚期出现呕吐量大,呕吐物开始为被消化的食物,后期可见粪水样呕吐物,并有粪臭味。胆石症、急性胆囊炎、阑尾炎、急性胃肠炎、心肌梗死等也可伴呕吐,次数可多可少,呕吐物一般不多。呕吐物含血液时应考虑可有胃肠道出血表现的疾病或胆道出血。

3. 停止排便排气　是否有排便排气,大便性状、量、次数等变化。停止排气排便是完全性肠梗阻的重要标志;频繁多次大量水样便提示急性胃肠炎;排果酱样便是小儿肠套叠的典型表现;排便时肛门下坠或里急后重需要考虑肠炎或痢疾,也可能是盆腔炎症或盆腔积血的表现。

4. 发热　感染性疾病一般都伴有不同程度的发热,应询问发热的时间、最高体温、体温的变化规律,外科急腹症一般发热在腹痛后出现。如急性阑尾炎和急性胆囊炎一般在腹痛 6~8h 后出现，未经有效治疗体温渐高，提示已经出现化脓性感染。

5. 其他 需要注意的是患者有无黄疸、贫血表现、有无泌尿系统结石或感染征象。患者出现胸闷、气短、心慌、心律失常、咳嗽、血痰时需要排除肺炎和心肌梗死等。

（二）体格检查

1. 全身情况 常规检测患者的生命体征，应注意患者有无休克、脱水症状，有无其他疾病的明显症状，对鉴别诊断都有帮助。特别需要注意的是，需要结合病史，重点注意有无特殊体征。如疑有胆道疾病者，应观察皮肤、巩膜有无黄染；疑有肠梗阻者，应观察腹部有无陈旧性手术切口瘢痕等。

2. 腹部检查

（1）视诊 包括腹部皮肤、外形、蠕动波、呼吸形式、有无胃肠型。腹部皮肤手术瘢痕提示既往手术史。全腹膨隆是低位肠梗阻、麻痹性肠梗阻的表现。局部膨隆或不对称膨隆可见于肠扭转、闭襻性肠梗阻、腹腔或腹膜后肿瘤等。胃型和胃蠕动波是幽门梗阻的特征性体征；腹式呼吸减弱或消失是腹膜炎的表现。

（2）听诊 包括不同部位的肠鸣音、振水音和血管杂音。肠鸣音的频率、音调有助于判断胃肠道运动功能的状态。肠鸣音亢进、音调高、有气过水声提示机械性肠梗阻。肠鸣音减弱（<1次/分钟）或消失（多部位检查，<1次/3分钟）多见于急性腹膜炎、绞窄性肠梗阻、肠系膜血管栓塞等，是肠麻痹的表现。

（3）叩诊 包括全腹叩诊、移动性浊音、叩击痛的检查。叩诊应从不痛的部位开始，最后检查疼痛部位。全腹叩诊鼓音见于肠梗阻特别是麻痹性肠梗阻。下腹部耻骨上大片实音区提示急性尿潴留。移动性浊音阳性提示腹腔游离液体，是腹腔内有较大积液或积血的表现。肝脾浊音界消失提示胃肠道穿孔。

（4）触诊 包括腹部压痛、反跳痛、肌紧张的部位、范围和程度；腹部包块部位和性质的检查等。触诊时让患者腹部放松，从怀疑病变所在或疼痛最重处的对侧开始，按顺序逐渐移动到腹部其他位置，最后检查病变所在或最痛的位置，注意与其他部位的对比。

3. 盆腔及直肠、阴道检查 急腹症病人应常规进行直肠指检，注意直肠内有无肿物、粪块、肠壁有无触痛、指套有无血迹和黏液等。诊断不明时要考虑生殖系统检查，男性检查睾丸是否正常，前列腺有无肿大、压痛等。女性检查有无子宫颈、阴道出血或其他液体，双合诊检查有无子宫和附件压痛。

（三）实验与辅助检查

1. 实验室检查

（1）血液检查 如血常规检查发现有白细胞总数和中性粒细胞增多者提示急性炎症；红细胞数和血红蛋白量有明显下降或复查有进行性下降者提示内出血。

（2）尿液检查 肾挫伤和尿道结石病人常有血尿。疑有急性胰腺炎者，血和（或）尿淀粉酶值可有明显升高。

（3）粪便检查 肠道炎症性疾病粪便常规检查时可见红细胞和白细胞。大便隐血试验阳性提示胃肠道或胆道系统出血；血样便多见于急性出血性坏死性肠炎、腹型紫癜、小儿肠套叠、肠系膜血管栓塞、结直肠肿瘤出血等。

2. X线检查 胃肠道穿孔的病人可发现膈下游离气体，但无膈下游离气体者也不能完全排除穿孔。肠梗阻时可见肠腔内有气液平面或充气扩大的肠袢。尿道结石或胆道结石有时可见结石阴影，特别通过尿路静脉造影更可确诊。疑有肠套叠者，应作钡剂灌肠或空气造影，可见典型的杯状充盈缺损。

3. 超声检查 B 超或三维彩超检查是肝、胆、胰、脾、肾、输尿管、阑尾、盆腔内病变迅速评价的首选方法。在鉴定有无结石、腹内有无游离液体、管腔有无扩张或气液平面等情况中具有重要意义。

4. 诊断性腹腔穿刺 可在右下腹或左下腹进行腹腔穿刺，若抽得不凝血或脓性渗液时即可确诊。如穿刺所得为血性渗液，则在急腹症病例一般提示有某种绞窄性或出血性病变存在，在慢性病例则可能为癌肿或结核。疑有宫外孕破裂时可经阴道后穹窿进行穿刺。腹腔穿刺最好在 B 超监视引导下操作，以免穿破肠壁或其他实质脏器。

5. CT CT 在诊断腹腔积血、积液、实质脏器破裂等方面具有一定的优势。CT 扫描对急性腹膜炎有着比腹部 X 线平片明显的优势，可显示增厚的腹膜及脂肪，肠曲间的炎症粘连、肠壁增厚及腹水，对于腹水局限化及合并腹腔脓肿的定位较为准确。CT 能清晰显示动脉瘤的部位、大小、形态、有无钙化等，当动脉瘤破裂时可见高密度血肿影，CT 值为 60~90HU，动脉强化扫描还可显示其血流动力学特征。另外，CT 对尿路结石所致的梗阻性急腹症诊断敏感性、特异性均很高，且能明确显示结石大小、部位及梗阻程度以及合并的尿路扩张、积水等情况。CT 能对异位妊娠破裂的诊断提供有价值的依据，可以显示附近区域有界限模糊的包块或宫体之外的胎位。

6. 磁共振成像（MRI） 是利用人体原子核在磁场内共振所产生的信号经计算机重建成像的一种新技术。由于 MRI 具有软组织分辨率高及定位定性诊断准确可靠等诸多优点，在腹部急症的诊断中已得到广泛认可。虽然，许多急腹症通过普通 X 线、CT、超声检查可得到确诊，但与 MRI 相比，在大多数病变的定性、定位诊断方面（胃肠道穿孔和梗阻除外），MRI 的敏感性和准确性更高。

三、诊　　断

外科急腹症的诊断是一个辩证思维、归纳总结的过程，应遵循"定性、定位、定因"及对症候群"一元化"解释原则，不要过分依赖复杂的检查。因此，急诊诊断思路是：①有无急腹症，是否需要紧急处理。②是哪一类急腹症。③病因是什么。

（一）有无急腹症，是否需要紧急处理

根据病史和临床表现，判断患者是否是急腹症一般不困难，关键是认真询问病史包括性别、年龄、既往史、发病诱因以及腹痛与伴随症状的关系等，仔细观察患者病情的变化。临床上，尚未明确是否存在外科情况，是否需要紧急处理前，应禁用麻醉性镇痛剂，以免掩盖病情，延误诊断和治疗。

（二）是否是外科急腹症

（1）腹痛是最先出现的主要症状，发热等其他症状一般多发生在腹痛之后。

（2）腹痛性质 ①腹痛持续性存在于病程的始终。②腹痛呈突发性或持续性，或短期阵发，或持续伴阵发性加剧。③腹痛程度随病程进展持续加剧。④部位明确而固定，局部压痛并拒按。⑤腹肌强直和反跳痛等腹膜刺激征。⑥其他体征 如肠鸣音亢进或减弱/消失、

气过水声、移动性浊音等。

（3）实验室及辅助检查有阳性发现。

（4）一般性镇痛和解痉治疗无效。

（三）病因诊断

外科急腹症常见病因包括炎症、穿孔、梗阻、出血和血管性因素，通过询问病史、体格检查、实验室及辅助检查可以明确病因。随着科学技术的发展，先进医疗设备的进步，对外科急腹症的定位、定性诊断有了很大帮助。

四、治　疗

外科急腹症的病因繁多，病情变化迅速，腹腔内各脏器多层次紧密毗邻，临床表现复杂，同时病人对疼痛的反应和对腹痛耐受差异很大，致使部分病人难以迅速确诊。因此，首先应确定有无外科急腹症，如确诊为外科急腹症，是否需要急诊手术，或是先采用非手术治疗。手术治疗和非手术治疗两者不是对立的，而是相互联系、相互补充，相互支持的不同治疗方式。

（一）抢救生命第一

对危及患者生命的外科急腹症，必须分秒必争地进行抢救，维持呼吸循环功能的稳定。对腹腔内的大出血、穿孔、破裂或坏死等要首先处理。如同一病人有多种病情存在，应分清主次缓急，首先处理危及生命的疾病。如颅脑腹部多发伤患者出现脑疝时，应先处理颅脑损伤，再处理腹部损伤；如闭合性腹部损伤内出血合并肢体骨折，应先处理腹部损伤，再处理肢体骨折。

（二）诊断未明确的处理

首先评估病人的全身情况，再对腹部情况进行判断，病人是否属于危重情况，是否需要急诊手术等。对于病程较早、腹膜刺激征不明显，或就诊较晚，经治疗腹膜炎局限者，或腹腔内出血，血压稳定，无继续出血征象，或病情危重，全身条件极差，合并有其他脏器严重疾病不能耐受手术者，应采用非手术治疗。严密观察病人症状和体征的变化，对诊断不明的急腹症病人，切忌主观片面，应密切观察，辅以必要的检查。

因此，应动态观察病情变化，并辅以直肠指诊、妇科双合诊/三合诊、腹腔穿刺、血常规、尿常规、生化、X线、B超等检查，特别是对老、幼、孕妇或异位阑尾炎；较轻的肝、脾破裂；不典型的急性胃肠道穿孔；易被忽略的妇女嵌顿性斜疝或股疝；以及肠绞痛后尚可排便的肠梗阻如肠套叠、不全性肠梗阻或高位肠梗阻等更为重要。一般观察24h，如病情不见好转，病情恶化、腹痛腹胀加重、腹膜炎进一步发展，则为急腹症危重情况，应立即外科手术治疗。

（三）确诊外科急腹症的处理

（1）对于全身情况稳定并诊断明确的外科急腹症者，应尽快完成术前检查和准备，施行急诊手术治疗。

（2）对于全身情况较差者应于术前进行重症监护，进行有创或无创的血流动力学及心肺功能监测。给予吸氧，药物和液体治疗以纠正电解质紊乱、扩容、纠正低蛋白血症及抗感染等。在全身情况改善后尽早手术。

（3）对于失血性休克且抗休克治疗无效情况下可边继续抗休克治疗边手术。

（4）对于腹腔出血未得到有效控制情况下，休克常难以纠正，等待血流动力学稳定而延误手术时间可能使患者病情进一步恶化，更增加手术风险，甚至错过手术时机，应当机立断尽早手术止血。

第二节　常见外科急腹症的诊断及治疗原则

由于多数急腹症起病急骤，病变呈进行性，发展非常迅速，一旦延误诊疗将对预后产生严重影响，甚至危及患者生命。因此，正确诊治急腹症是外科医生的基本功。临床上的外科急腹症一般分为急性炎症性疾病、急性出血性疾病、急性梗阻性疾病、急性穿孔性疾病、急性血液循环障碍性疾病五大类。

一、急性炎症性疾病

（一）急性阑尾炎

1. 病因及发病机制

（1）阑尾管腔阻塞　是急性阑尾炎最常见的发病原因。急性阑尾炎发病初期剑突下或脐部绞痛是阑尾管腔梗阻，内压增高所致。阑尾标本剖开后常可见腔内粪石梗阻，远端有明显炎症。

（2）细菌感染　阑尾腔内细菌大量繁殖可直接导致感染。

（3）神经反射及其他　如肠道功能障碍等引起内脏神经反射，导致阑尾肌肉、血管痉挛，可致阑尾管腔狭窄、血供障碍、黏膜受损，细菌可入侵导致炎症。另外，饮食习惯、遗传因素、阑尾过长、管腔狭小等均可导致急性阑尾炎的发生。

2. 病理类型

（1）急性单纯性阑尾炎　阑尾轻度肿胀、黏膜充血，少量纤维蛋白渗出。临床症状和体征轻，如能及时处理，感染可消退，炎症吸收。

（2）急性化脓性阑尾炎　一般由早期炎症加重所致。阑尾肿胀明显，大量炎性细胞浸润，可形成大量微小脓肿；腔内有脓性分泌物，有明显的大肠杆菌及厌氧菌感染征象。化脓性阑尾炎可引起阑尾周围的局限性腹膜炎，也可因穿孔而致弥漫性腹膜炎。

（3）急性坏疽性阑尾炎　可由急性化脓性阑尾炎发展而来。或因阑尾管腔严重阻塞，阑尾血运完全阻断而致。坏疽性阑尾炎是急性阑尾炎最严重的程度，此时阑尾全部或部分全层坏死，呈暗红色或黑紫色，局部可能已穿孔。此时患者局部体征严重，全身反应也十分明显，可出现中毒性休克等。

（4）阑尾周围脓肿与腹膜炎　当感染由急性阑尾炎扩散至周围腹膜，阑尾有坏死、渗出、穿孔等时，附近网膜包裹阑尾可形成阑尾周围脓肿；如阑尾炎发展迅速，当局部尚未形成包裹时，阑尾一旦穿孔，感染会很快蔓延发展为弥漫性腹膜炎。

3. 临床表现

（1）腹痛　为最常见的症状，98%的患者以此为首发症状。典型的急性阑尾炎患者，腹痛开始于上腹部、剑突下或脐周，6~8h后腹痛逐渐下移，最后固定于右下腹，此为转移性右下腹痛。它是急性阑尾炎特有的临床表现，也是与其他急腹症鉴别的主要依据之一。但对于没有典型的转移性右下腹痛患者，不能轻易排除急性阑尾炎。

（2）胃肠道反应　恶心、呕吐最为常见，早期呕吐多为反射性，呕吐物为食物残渣和胃液，晚期呕吐与腹膜炎有关。

（3）全身反应　初期患者自觉乏力、头晕、头痛、发热等；单纯性阑尾炎患者体温多在 37.5~38℃；化脓性和穿孔性阑尾炎体温可达 39℃左右；极少数患者出现寒战、高热，体温可达 40℃以上。

（4）腹部外形与活动度　急性阑尾炎发作数小时后，查体能发现腹式呼吸受限，穿孔后伴弥漫性腹膜炎，全腹活动度可消失，并逐渐出现腹部膨隆。

（5）腹膜刺激症　包括右下腹压痛、反跳痛、肌紧张。右下腹固定压痛对急性阑尾炎的诊断具有重要意义。常见的压痛点为麦氏点（Mc Burney point），处于脐与右髂前上棘连线的中外 1/3 交界点。

（6）其他　如结肠充气试验，腰大肌试验，闭孔内肌试验等对阑尾炎的诊断也有一定价值。

4. 辅助检查

（1）血常规　90%患者有白细胞计数增加，一般在 $10 \times 10^9/L$~$15 \times 10^9/L$。随着炎症加重，白细胞计数可在 $20 \times 10^9/L$ 以上，白细胞增多常伴有核左移。年老体弱或免疫功能抑制者，白细胞计数可不增多，甚至下降。

（2）腹部 X 线片　腹部 X 线片列为常规，无并发症的急性阑尾炎，X 线片可完全正常，无诊断意义。并发局限或弥漫性腹膜炎则可见：①右下腹盲肠和回肠末端肠腔积气和液气平面。②穿孔所致膈下游离气体、横结肠扩张等有助于诊断。

（3）腹部 B 超检查　病程较长者应急诊行腹部 B 超检查，了解右下腹是否有炎性包块存在。B 超可提供脓肿的具体部位、深度及大小，便于选择切口。阑尾充血水肿渗出在 B 超上显示呈低回声管状结构，较僵硬，其横切面呈同心圆似的"靶"样显影，直径>7mm，是急性阑尾炎的典型图像。坏疽性阑尾炎或炎症已扩散为腹膜炎时影响 B 超的显示率，B 超检查也可显示输卵管结石、卵巢囊肿、异位妊娠、肠系膜淋巴结肿大等，尤其对女性急性阑尾炎的诊断和鉴别诊断有重要作用。

5. 诊断及鉴别诊断

（1）诊断　典型的急性阑尾炎诊断多不困难，诊断依据：①转移性右下腹疼痛。②右下腹固定压痛和腹膜刺激症。③辅助检查　如白细胞计数增加，B 超显示右下腹有炎性包块，对判断病程和决定手术有一定价值。④CT 及 MRI 检查可显示阑尾周围软组织及其与临近组织之间的关系，对发现阑尾周围炎性肿块或脓肿较敏感。不典型的阑尾炎从临床表现到体格检查都不明确，诊断常较困难。

（2）鉴别诊断　急性阑尾炎临床误诊率仍较高，国内统计为 4%~5%，国外报道高达 30%，需要认真鉴别，以减少误诊率。

1）急性肠系膜淋巴结炎：临床表现为右下腹痛及压痛，酷似急性阑尾炎。发病前常有喉痛、发热、倦怠不适等前驱症状，后出现脐部和右下腹痛、恶心、呕吐。其发病过程与急性阑尾炎先腹痛后发热正好相反，且发病早期即体温骤升。体检脐部及右下腹均可有压痛，范围较广泛，压痛点不固定。

2）溃疡病急性穿孔：常见急腹症，发病突然，临床表现与急性阑尾炎相似。既往有溃疡病史，突然发生的持续性上腹剧烈疼痛，并很快转为全腹痛，体检有腹膜刺激征，肝浊音界缩小，肠鸣音减弱或消失，溃疡病穿孔后，部分胃内容物沿右侧结肠旁沟流入右髂窝，可误诊为急性阑尾炎。但本病临床症状与周身情况均较阑尾炎重，发病前多有暴饮暴食的诱因，发病突然且腹痛剧烈。查体见腹壁呈木板状，腹膜刺激征以剑突下最明显。通过腹腔穿刺和X线检查即可做出诊断。

3）急性胆囊炎：急性胆囊炎需和高位阑尾炎鉴别，前者多有高脂饮食、饮酒和饱餐等诱因，以持续性右上腹胀痛或绞痛为主，可伴有黄疸、右侧肩背部放射痛。右上腹肌紧张、压痛和反跳痛。B超、CT和MRCP可帮助鉴别。

此外，还需与异位妊娠破裂、卵巢囊肿蒂扭转、卵巢滤泡破裂、急性附件炎相鉴别。

6. 治疗原则

（1）基础治疗 适当休息、抗感染、解痉、止痛、对症支持。

（2）非手术治疗 一般适用于急性单纯性阑尾炎、阑尾脓肿、合并严重器质性病变不能耐受手术者。

（3）急性单纯性阑尾炎 条件允许可先予非手术治疗，但需要严密观察，如病情继续发展，需要及时手术。

（4）化脓性、穿孔性阑尾炎 原则上立即施行手术，切除病变阑尾，术后积极抗感染，预防并发症。

（5）病程较长且合并炎性包裹的阑尾炎 暂行非手术治疗，促进炎症吸收，3~6个月后仍有症状者可考虑手术切除阑尾，观察期间如脓肿扩大可能破溃时应行急诊引流。

（6）高龄患者、小儿、妊娠期急性阑尾炎，原则上和成人阑尾炎一样，需行急诊手术。

（二）急性胆囊炎

急性胆囊炎（acute cholecystitis）是指由于细菌入侵胆囊壁或胆囊管阻塞而引起的胆囊炎症。结石性胆囊炎占92%~96%，非结石性急性胆囊炎仅占4%~8%。

1. 病因及发病机制 急性胆囊炎根据病因分为结石性与非结石性两大类，多与饮食、劳累、创伤等诱因有关。非结石性急性胆囊炎诱因较多，诊断较复杂。结石性急性胆囊炎多由胆囊结石引起，结石阻塞胆囊管，造成胆囊内胆汁淤积，继发细菌感染而引起急性炎症。如仅在胆囊黏膜层产生炎症、充血、水肿，则称为急性单纯性胆囊炎；如炎症波及胆囊全层，胆囊内充满脓液，浆膜面脓性纤维素性渗出，称为急性化脓性胆囊炎；进一步发展，胆囊壁缺血坏疽，称为急性坏疽性胆囊炎；坏死的胆囊壁可继发穿孔，导致胆汁性腹膜炎、内瘘等。

2. 临床表现

（1）右上腹痛、恶心、呕吐、发热等。

（2）体温通常在38~38.5℃，寒战高热少见。病变发展为胆囊坏疽、穿孔时可有明显的腹膜炎症状，可出现寒战、高热。

（3）右上腹压痛、肌紧张，可有右肩胛下区放射痛，墨菲（Murphy）征（+），一部分患者可触及肿大和触痛的胆囊。

3. 辅助检查

（1）腹部B超 B超是诊断急性胆囊炎尤其是结石性胆囊炎最有效、最简单的影像学方法。可见，胆囊体积增大，超声Murphy征（+），胆囊内可见结石或颈部结石嵌顿。而胆囊壁增厚，粗糙，或出现"双环"征，胆汁透声差或胆囊轮廓模糊，不能作为主要的诊断依据。

（2）腹部 CT　诊断主要依据胆囊扩大以及胆囊壁普遍性增厚（增强扫描可见胆囊壁明显强化），两者对确立诊断缺一不可。化脓性胆囊炎胆汁 CT 值可>20HU。胆囊穿孔，胆囊窝部可出现液平的脓肿。

（3）MRCP、ERCP 等　在急性胆囊炎合并胆道阻塞需要排除胆管结石时诊断意义较大。

（4）血常规　白细胞计数增加，一般在 $10\times10^9/L\sim15\times10^9/L$，病变继续发展为穿孔、坏疽时可出现寒战、高热，白细胞计数可超过 $20\times10^9/L$。

4. 诊断及鉴别诊断

（1）急性阑尾炎　高位阑尾炎，症状体征与急性胆囊炎非常相似，容易混淆。但急性阑尾炎时胆囊无增大，胆囊壁正常，可由腹部 B 超加以鉴别。

（2）急性胰腺炎　两者较难鉴别，急性胆囊炎有时可有血尿淀粉酶增高。但急性胰腺炎腹痛更为剧烈，淀粉酶升高更为明显。B 超、CT 等检查如发现胰腺弥漫性增大，周边有渗出，则多为胰腺炎。急性胰腺炎也可与急性胆囊炎共存，如果是胆总管结石发生急性腹痛，又有胆囊增大和胰腺增粗，则往往提示急性胆囊炎和急性胰腺炎共存，多为结石性胆囊炎和胆源性胰腺炎。

（3）胃溃疡、十二指肠溃疡急性穿孔　多数病人有溃疡病史，腹痛程度较剧烈，呈持续刀割样痛，有时可致休克。腹壁强直显著，常呈"板样"，压痛、反跳痛明显；肠鸣音消失；腹部 X 线检查膈下游离气体。但少数病例无典型溃疡病史，穿孔较小或慢性穿孔者症状不典型，可造成诊断上的困难。

（4）急性肠梗阻　肠梗阻的绞痛多位于下腹部，常伴有肠鸣音亢进、"金属音"或气过水声，腹痛无放射性，腹肌不紧张。X 线检查可见腹部有液平面。

（5）右肾结石　发热少见，多伴腰背痛，放射至会阴部，肾区叩击痛，肉眼血尿或显微镜下血尿。X 线腹部平片可显示结石。B 超可见肾结石或伴肾盂扩张。

（6）右侧大叶性肺炎和胸膜炎　患者右上腹痛，压痛与急性胆囊炎易相混淆。X 线胸片有助于诊断。

（7）心绞痛、心肌梗死、冠状动脉病变、急性病毒性肝炎、其他表现为上腹部体征及感染症状的疾病如肝癌、肝脓肿等，这些疾病大多均可根据病史、临床表现及心电图、CT 等辅助检查加以鉴别。

5. 治疗原则　无论是结石性或非结石性急性胆囊炎，手术切除胆囊均为最终、最彻底的治疗方法。

（1）非手术治疗　既能控制炎症，又能作为术前准备。包括：严密观察病情；禁食、胃肠减压、维持水电解质平衡；解痉镇痛；抗感染治疗。对于并存疾病较多、合并妊娠及有先天性重要脏器疾病的患者，非手术治疗中对于全身情况的调整显得尤为重要，治疗的效果直接关系到患者是否能够耐受日后的手术治疗。

（2）经皮胆囊造口术　高龄、危重、孕妇及其他情况无法耐受手术，此法可降低胆囊压力，缓解症状，减轻感染，使其安全度过危险期，为择期手术做好准备。

（3）手术治疗　是急性胆囊炎最终、最有效的治疗方法。手术方法包括：腹腔镜胆囊切除术及开腹胆囊切除术。符合以下情况者需考虑及时手术：①非手术治疗，症状无缓解或病情加重者；②胆囊穿孔、弥漫性腹膜炎、急性化脓性胆管炎、急性坏死性胰腺炎等并发症者；③发病在 48~72h 内者；④其他患者，特别是年老体弱者、反应差、经非手术治疗效果不好时应考虑有胆囊坏疽或穿孔的可能，如无手术禁忌证应早期手术。

（三）急性重症胆管炎

通常，急性胆管炎是由结石、蛔虫等原因阻塞胆道后继发细菌感染所致的胆道急性炎症。如其梗阻未能解除和炎症得不到控制，病情将进一步恶化，则可能发展为急性梗阻性化脓性胆管炎（acute obstructive suppurative cholangitis，AOSC），AOSC 又称急性重症胆管炎（acute cholangitis of severe type，ACST）是由胆道梗阻、胆管内压力增高和胆道急性化脓性感染共同造成肝胆系统损害，进而造成全身多器官功能性和器质性损害的严重全身性感染性疾病。临床症状较重，进展快，并发症多，死亡率高。急性胆管炎和 AOSC 炎症同在胆道，但有其本质上的区别。

1. 病因及发病机制　急性重症胆管炎最重要的病因是胆道梗阻和胆道感染。造成胆道梗阻最多见的原因是胆道结石，其他因素还包括 Oddi 括约肌纤维化、狭窄，胆道肿瘤，胰头肿瘤等。大多数胆道感染的形成一般均有基础病变导致胆道梗阻，正常胆道内有一定数量的细菌，但是只要胆汁引流通畅，细菌可被 Kuppfer 细胞吞噬或冲出胆道，不会导致胆道感染。

2. 临床表现　大多数病人有胆道疾病史，发病急骤；突发性剑突下或右上腹部持续性胀痛，阵发性加重，伴有恶心呕吐；寒战、高热，体温可达 39~40℃；明显的梗阻性黄疸，尿呈浓茶色，大便可呈灰白色；可有感染性休克；可出现嗜睡、表情淡漠或烦躁、谵妄、昏迷等神经精神症状；右上腹腹膜刺激征，肝脏肿大，肝区有叩击痛，有时可以触及肿大的胆囊，若并发胆道穿孔，则出现胆汁性腹膜炎；肝内胆管梗阻引发的急性梗阻性化脓性胆管炎，腹痛较轻，黄疸轻微或无，可无腹膜刺激征，但全身感染情况较为明显，有反复畏寒发热，肝脏呈不对称肿大，肝区有叩击痛。

3. 辅助检查

（1）实验室检查　白细胞计数可高达 15×10^9/L~20×10^9/L，中性粒细胞可达 90%，核左移；血清学检查提示肝功能急剧损害，电解质紊乱、代谢性酸中毒等；血气分析发现血氧分压明显下降；部分患者血培养可有细菌生长。

（2）影像学检查　B 超可发现肝脏、胆囊肿大，肝内外胆管扩张，可见结石光团。另外，CT、MRCP 可提供更加详实的影像学材料。

4. 诊断及鉴别诊断　根据有肝内外胆道结石病史，或胆囊炎反复发作史；有夏科三联症（Charcot）即腹痛、寒战高热、黄疸，部分患者在此基础上出现瑞罗茨（Reynold）五联症等临床表现和体征，结合辅助检查可以做出诊断，急性重症胆管炎需与以下疾病相鉴别：

（1）血源性细菌性肝脓肿　临床表现和体征可以很相似，但是血源性细菌性肝脓肿一般无黄疸、胆囊不大，影像学检查肝内外胆管无扩张，但在肝内可发现一个或多个低密度区。

（2）胆源性急性重症胰腺炎　上腹部持续剧痛，可出现黄疸，早期可发生休克及多器官功能衰竭，腹部可呈弥漫性腹膜炎表现，腹腔穿刺可有血性液体，血、尿淀粉酶升高；B 超 CT 检查示胰腺肿大、密度不均、边界毛糙、胰周积液。

（3）胃十二指肠溃疡穿孔　早期应与本病鉴别，可有溃疡病史，突发上腹持续剧痛，很快波及全腹。肝浊音界消失，肠鸣音减弱或消失，腹腔穿刺可穿出黄绿色浑浊液体，腹部X片可见膈下游离气体。

（4）急性化脓性胆囊炎　右上腹持续性疼痛，可出现黄疸及右上腹局限性腹膜炎，一般不出现休克及精神症状，右上腹可触及肿大胆囊，Murphy（＋），B超及CT显示胆囊肿大，内有结石，周围积液，肝内外胆管无明显扩张。

（5）肝内胆管结石　无黄疸及腹膜炎症状，结合病史、体征、B超、CT检查等可以鉴别。

5. 治疗原则　AOSC十分凶险，特别是老龄患者，常因病情急骤发展而猝死。对于发病后时间较长，由肝外梗阻导致的急性化脓性梗阻性胆管炎应积极术前准备，尽快手术解除梗阻。对于经短时间药物治疗后血压仍不稳定者，应及时中转手术，切不可消极等待，贻误手术时机。

（1）重症监护，禁食，持续胃肠减压，解痉止痛。

（2）抗休克治疗　补液扩容，维持水电解质平衡，必要时给予肾上腺皮质激素、新鲜血浆或升压药等。

（3）抗感染治疗　给予足量有效的抗生素，针对革兰氏阴性杆菌和厌氧菌，常用第三代头孢加甲硝唑。但是，解除胆道梗阻仍然是治疗本病的关键。

（4）手术治疗　目的是切开减压、胆管引流，挽救病人生命。因此，手术应该简单有效，力争尽快解除梗阻。有效的胆道引流有立竿见影的效果，通常术后患者的高热、低血压等状况会明显改善。

（四）急性胰腺炎

急性胰腺炎是常见的疾病，在外科急性腹痛病症中，其发病率一般仅次于急性阑尾炎、急性胆囊炎（包括胆石症）、急性肠梗阻和胃肠道穿孔。急性胰腺炎分为轻型和重症两大类。轻型为水肿型，大约占80%~90%，病情轻，有自限性，预后好，死亡率＜1%。重症为出血坏死型，约占10%~20%左右，因其发病急、发展快、病情凶险、死亡率高达10%~30%。重症急性胰腺炎的诊疗见第七章十一节。

（五）急性继发性腹膜炎

腹腔内空腔脏器穿孔、损伤破裂、腹腔内脏器的炎症或腹部手术后是急性继发性腹膜炎的常见原因。急性继发性腹膜炎是临床上最常见的一种腹膜炎，亦是急腹症中最主要的病症，其发病率占急腹症的38%~45%。

1. 病因及发病机制　继发于腹腔内空腔脏器的穿孔、损伤破裂、炎症和手术污染等，是急性化脓性腹膜炎中常见的类型。主要的病因有急性阑尾炎穿孔和胃十二指肠溃疡急性穿孔，由于胃肠内容物流入腹腔引起化学性刺激和细菌性感染，而导致腹膜炎的发生；急性胆囊炎很少并发穿孔，除非胆囊管完全梗阻，囊内压力过高，才使囊壁坏死穿孔，造成极为严重的胆汁性腹膜炎；回肠伤寒溃疡穿孔目前已少见；肠管因腹部损伤而破裂，可以很快形成腹膜炎，是腹部损伤中常见的并发症。其次是腹内脏器炎症的扩散：如急性阑尾炎、急性胆囊炎、女性生殖器官化脓炎症或产后感染等，含有细菌的渗出液流入腹腔，引起腹膜炎；绞窄性肠梗阻和肠系膜血管血栓形成引起肠坏死，细菌通过坏死肠壁进入腹腔，也可导致腹膜炎；其他如腹部手术中污染腹腔、胃肠道手术吻合口漏，以及前、后腹壁的严重感染等均可继发腹膜炎。

2. 临床表现

（1）腹痛　腹痛程度随病因、炎症程度而异，腹痛多突然发生，少数腹痛缓起，但一般腹痛剧烈、难忍、呈持续性。疼痛多起自原发病变部位，可随炎症扩散蔓延至全腹。

（2）恶心、呕吐　早期出现的常见症状，开始为腹膜受刺激引起的反射性恶心、呕吐；后期为麻痹性肠梗阻所致。

（3）腹胀、便秘　由于腹膜炎症炎性渗液的刺激，引起麻痹性肠梗阻，肠蠕动减弱或消失，故病人腹部呈弥散性膨胀，不排便及不排气。

（4）发热　因导致急性腹膜炎的各种病因引起的严重腹腔内炎症，胃肠功能紊乱，水电解质失衡，细菌毒素移位，所致全身感染中毒炎症反应，患者可因病情迅速变化而致体温发生起伏。

（5）感染中毒　当腹膜炎进入严重阶段时，常出现高热、大汗、口干、脉快、呼吸浅快等全身中毒表现；严重时可致感染性休克。

（6）腹部体征　表现为腹式呼吸减弱或消失，并伴有明显腹胀。腹胀加重常是判断病情发展的一个重要标志。压痛、腹肌紧张及反跳痛是腹膜炎的主要体征，始终存在，通常是遍及全腹而原发病灶部位最为显著。腹部可因胃肠胀气而呈鼓音，胃肠道穿孔时，因腹腔内有大量游离气体，平卧位叩诊时常发现肝浊音界缩小或消失，腹腔内渗出多时，可叩出移动性浊音。听诊常发现肠鸣音减弱或消失。

3. 辅助检查

（1）白细胞计数一般均升高，危重者可不升高，但中性粒细胞的比例增高，多在0.85以上，可含有中毒颗粒。

（2）血、尿淀粉酶升高应考虑急性胰腺炎。

（3）尿胆红素阳性多考虑胆道疾病，血红蛋白下降应想到腹腔出血的可能。

（4）腹部X线透视或平片，发现膈下游离积气，是胃、十二指肠穿孔的特有表现，如显示包括结肠在内的广泛肠管充气扩张，提示麻痹性肠梗阻，支持急性腹膜炎的诊断，如有孤立的扩张肠管，应考虑肠扭转或闭襻性肠梗阻。

（5）B超检查可提示胆囊有无增大，胆管有无扩张，胰腺有无水肿和坏死，肝、脾等实质脏器有无病变，以及腹腔有无肿物、脓肿等。

（6）必要时可做CT、MRI检查，对腹部脏器的某些疾病具有较好的特异性和敏感性。

（7）怀疑盆腔脏器有原发病灶或有里急后重症状或盆腔脓肿时，应做肛门指检。

4. 诊断及鉴别诊断　急性腹膜炎的诊断并不难，重要的问题是要在腹膜炎病情急剧发展之前就做出判断，并给予恰当处理。在腹膜炎的诊断过程中必须明确以下问题：①有无腹膜炎，这根据患者病史特点，症状体征诊断并不困难。②什么原因导致的腹膜炎，即明确引起腹膜炎的原发病灶，追查导致发病原因。如阑尾炎、胃十二指肠溃疡、肠梗阻、胆囊炎等，应及早发现并给予处理，可有效改善病情的发展。但急性继发性腹膜炎尚需与下列疾病仔细鉴别。

（1）原发性腹膜炎　常发生于儿童呼吸道感染期间，或病人有严重的肝、肾疾病。发病时突然持续性腹痛和高热，腹痛部位在脐周或全腹，多有全身中毒表现。

（2）内科疾病　不少内科疾病具有与腹膜炎相似的临床表现。应严加鉴别，以免漏诊。

如大叶性肺炎、胸膜炎等可因肋间神经反射引起腹痛，有时还因上腹部腹肌紧张而被误诊。鉴别之处在于腹痛前先有高热，腹部触痛和腹肌紧张不明显，且症状体征限于一侧，肠鸣音正常，往往腹部体征与全身中毒症状不符，此外还有急性胃肠炎、中毒性疾病等，也有急性腹痛而易误认为腹膜炎，但病人有不洁饮食的病史。

（3）急性胰腺炎 多为饱食油腻食物或过量饮酒后突发上腹部剧烈疼痛，呈束带样，可向肩背部放射，以胰腺部位疼痛最明显。恶心并频繁呕吐，呕吐后疼痛不能缓解。血淀粉酶升高具有重要的鉴别意义。在诊断困难的时候可做胰腺B超、CT检查以及诊断性腹腔穿刺，抽出血性浑浊液，淀粉酶明显升高可确诊。

（4）腹膜后血肿 由腹膜后脏器（胰、肾、十二指肠）损伤，腹膜后血管损伤和骨盆或下段脊椎骨折所致。鉴别要点在于有严重外伤史，有骨盆和下段脊椎骨折的体征和X线征象，但缺乏腹部压痛、反跳痛、腹肌紧张，早期肠鸣音可闻，腹腔诊断性穿刺一般阴性。

5. 治疗原则

（1）非手术治疗对病情较轻，或病程较长超过24h，且腹部体征已减轻或有减轻趋势或伴有严重心肺等脏器疾患不能耐受手术者，可行非手术治疗。非手术治疗也可作为手术前的准备工作。①体位：一般取半卧位，以促使腹腔内渗出液流向盆腔，减少吸收和减轻中毒症状，有利于局限和引流。②禁食、胃肠减压：胃肠道穿孔的病人必须禁食，并留置胃管持续胃肠减压。③纠正水、电解质紊乱。④抗生素：继发性腹膜炎大多为混合感染。在选择抗生素时，应考虑致病菌的种类。现在认为单一广谱抗生素治疗大肠杆菌的效果可能更好。严格地说，根据细菌培养药敏实验结果选用抗生素是比较合理的。⑤热量补充和营养支持。⑥镇痛、镇静、吸氧：但应注意对于诊断尚不明确的病人暂不用镇痛药物，以免掩盖病情。

（2）绝大多数的继发性腹膜炎需要及时手术治疗。手术治疗的原则是：彻底清洁腹腔，充分引流。手术适应证：①经上述非手术治疗6~8h后（一般不超过12h），腹膜炎症状及体征不缓解反而加重者。②腹腔内原发病严重，如胃肠道穿孔或胆囊坏疽、绞窄性肠梗阻、腹腔内脏器损伤破裂、胃肠道手术后短期内吻合口漏所致的腹膜炎。③腹腔内炎症较重，有大量积液，出现严重的肠麻痹或中毒症状，尤其是有休克表现者。④腹膜炎病因不明确，且无局限趋势者。

二、急性出血性疾病

（一）腹腔内实质性脏器损伤出血

腹腔内脏器在各种严重致伤因素作用下都可能发生不同程度的损伤。损伤的严重程度、是否涉及脏器以及涉及哪些脏器等情况，很大程度上决定于致伤暴力的强度、速度、着力部位和作用方向等因素。肝脾组织结构脆弱，血供丰富，位置比较固定，易受到暴力打击而发生破裂。脾破裂是最常见的腹内脏器损伤之一。在穿透性和钝性腹部损伤中分别占6%~10%和46%。肝脏是开放性损伤而致破裂的主要脏器，在各种腹部损伤中占15%~20%。

1. 病因及发病机制 肝脾是腹腔中重要的实质性脏器,所在位置及相对固定的解剖关系决定了其在遭受严重暴力打击时易损伤，出现破裂出血。是临床常见的急需迅速明确诊断并进行外科处理的急腹症。正常的肝脏藏于右侧膈下和季肋部的深面，受胸廓和膈肌的保护，一般不易遭受外伤。但若外力巨大，特别是肝脏因病变而肿大时若受到较强的暴力，常可造成肝脏广泛的损伤，并伴随严重的出血性休克，再加胆汁性腹膜炎和继发性全身感染，如处理不当，则后果非常险恶。正常的脾脏位于左季肋部深处，外有胸廓下端保护，一般外伤时破裂的机会较其他腹腔内脏器为少。当脾脏本身有病变时，也可因外伤出现破裂。

2. **临床表现**

（1）肝破裂 主要为腹腔内出血和腹膜刺激症状，其表现轻重程度不一。真性肝破裂，可短时间内大量出血而引起失血性休克。血液和胆汁流入腹腔，引起剧烈的腹痛和右侧腹肌紧张，压痛、反跳痛，有移动性浊音。血液和胆汁刺激膈肌引起呃逆和右肩部牵扯痛。肝包膜下撕裂一般出血较少，出血局限于被膜下，仅有肝区胀痛和触痛，无腹膜刺激症状及失血性休克的表现，有时可触到肿大的肝脏。少数病人可有明显的右肩部放射性疼痛。较深的肝中央破裂形成的血肿，除压迫肝细胞、胆管外，容易继发感染，形成肝脓肿，使右侧膈肌升高，活动度受限。如同时有肝内胆道破裂，则血液可经胆道排入十二指肠，并表现为上消化道出血。继发胆道系统感染者，可出现严重的脓毒血症。

（2）脾破裂 脾破裂70%发生在20~40岁，男女之比为10：1。患者多有脾肿大史。急性内出血及休克症状：完全性脾破裂，病人可在短期内出现眩晕、口渴、心慌、心悸、耳鸣、四肢乏力、呼吸急促、血压下降、冷汗、神志不清等症状，约有5%的病人，因循环衰竭而死亡。闭合性脾破裂约85%为真性破裂，伤后即出现剧烈的腹痛，表现为强烈的腹膜刺激症状。疼痛开始局限于左上腔，由于血液流入腹腔，继而遍及全腹，但仍以左上腹为重。起病初期，反射性恶心、呕吐，腹胀较常见。

3. **辅助检查**

（1）诊断性腹腔穿刺 对诊断腹腔内脏器破裂，尤其是实质性器官破裂价值很大。一般抽得不凝血可认为有内脏损伤，必要时可在不同部位、不同时间做多次穿刺或做腹腔诊断性灌洗。

（2）动态监测红细胞、血红蛋白和血细胞比容等指标变化，如有进行性血红蛋白下降可以确诊内出血。

（3）B超检查 可发现腹腔积血，而且对肝脾包膜下血肿及肝脾内血肿的诊断也有价值。

（4）CT及MRI 对诊断腹腔脏器出血特异性较高。

4. **诊断及鉴别诊断** 根据外伤史、临床表现、体征及辅助检查结果可以做出诊断，但需与以下疾病鉴别：

（1）消化性溃疡出血合并穿孔 患者有消化性溃疡病史，突发上腹部撕裂样疼痛，可迅速波及全腹。腹部X片可以鉴别。

（2）胃癌、结肠癌等急性出血、穿孔 有肿瘤病史，可以突发以上疾病，诊断过程中需要充分考虑。

（3）肝癌破裂出血 肝癌病史及体征，B超、CT可以鉴别。

（4）食管静脉曲张破裂出血 一般合并肝硬化门脉高压症，突发上消化道出血症状及体征、休克等。

（5）腹膜后出血等 腹痛、休克，较大血肿可出现侧腹部肿块或饱满。一般CT、MRI可以鉴别。

5. 治疗原则 除一部分损伤小、出血量少的包膜下出血可以采取非手术治疗外，一般情况下，肝脾破裂一旦确诊应该争取早期手术。术前抗休克、对症支持处理。

（二）腹内空腔脏器损伤伴出血

腹部损伤普通外科急诊常见，战时多为枪弹、弹片、爆震等的直接或间接损伤，平时多为车祸、暴力、锐器刺伤、医源性损伤等引起。

1. 病因及发病机制

（1）开放性损伤常为锐器伤，如枪弹伤、弹片伤、刀刺伤等，可导致机体组织撕裂、断裂、损毁、挫伤等。

（2）闭合性损伤则多为钝性外力引起，如车祸撞击、挤压、暴力、坠落等。致伤机制包括 突发直接力量导致实质性脏器破裂，突然升高的腹腔内压力导致空腔脏器破裂，突然的加速或减速导致附着点处结构的剪断损伤。

在询问病史过程中，特别需要注意询问患者本人或现场目击者受伤过程，包括时间、经过、姿势、部位、致伤物种类及作用方向。

2. 临床表现

（1）胃肠内容物流入腹腔引起感染，临床表现以急性腹膜炎为主。伤后即出现剧烈、持续性腹痛，伴恶心，呕吐，腹肌紧张，腹部明显压痛和反跳痛，肠鸣音减弱或消失。

（2）腹痛程度和范围，视伤情轻重和胃肠内容物流入腹腔多少，以及受伤至就诊时间长短而不同，数个脏器或同一脏器多处破裂，尤其胃肠内容物或胆汁进入腹腔，伤后超过4h者，往往表现为全腹痛，形成弥漫型腹膜炎；仅单一脏器破裂，且裂口小，伤后至就诊间隔时间短，腹腔污染不严重，则表现为局限性腹膜炎。腹痛、腹肌紧张与压痛仅局限于破裂脏器周围，腹痛程度较轻。

（3）部分病人可因腹腔内游离气体致使肝浊音界缩小或消失，X线检查可明确诊断。

（4）腹腔积液时，腹部有移动性浊音，腹腔穿刺可呈阳性结果。

（5）实验室检查可见白细胞总数，中性粒细胞升高，合并内出血者，血红蛋白，红细胞计数均下降。

腹内空腔脏器损伤临床常见，患者大多症状明显，病情较危急，故在急诊条件下如何准确的诊断腹内空腔脏器的损伤，如何掌握手术指征是治疗的关键。开放性腹部损伤因伤口贯通腹腔，对判断病情及决定手术时机有一定指导作用，而闭合性腹部损伤及非穿透性的开放性腹壁损伤则因难以判断有无腹内空腔脏器的损伤，故难以确定是否具有剖腹探查的手术指征。

3. 辅助检查

（1）实验室检查 血常规检查，受伤初期血红蛋白和血细胞比容多为正常，补液后下降提示有出血，空腔脏器损伤后白细胞明显升高。血、尿淀粉酶的升高多提示胰腺或十二指肠损伤。血尿是泌尿系损伤的标志。

（2）超声检查 简便易行，可在床旁进行，但对腹内空腔脏器损伤、腹膜后组织损伤、膈肌损伤等诊断的准确性较差。超声检查的准确性更取决于超声诊断医师的操作和诊断经验。

（3）放射检查 包括X线胸片，腹部立位X线片或腹部侧卧位X线片，可用于诊断胃肠道破裂、腹腔内异物及除外有无骨折或合并胸部损伤。腹腔内液体使肠襻分离、腰大肌影消失、右肾周围积气或腰大肌边缘积气提示腹内空腔脏器损伤和腹膜后血肿。疑有胃肠道穿孔破裂的患者，可行碘造影剂造影，忌行钡餐透视或钡灌肠，避免加重腹腔内污染。

（4）CT 检查　对腹腔内积液积血可定量诊断，并可发现肝周间隙、脾周间隙、肝肾隐窝，结肠旁沟及盆腔等部位的局部积血，还可以明确枪弹、弹片等金属异物的位置。对于血流动力学不稳定患者及已经明确需行剖腹探查患者不必行 CT 检查。

（5）腹腔穿刺及诊断性腹腔灌洗　肝、脾、胃肠道等脏器损伤可疑者，外伤史不明、伤后昏迷及休克难以用其他部位损伤解释者可行腹腔穿刺。

4. 诊断及鉴别诊断　根据临床表现、体征及特征性的影像学检查可以做出诊断。但需与以下疾病进行鉴别：①消化性溃疡穿孔　消化性溃疡病史，无外伤史等。②腹部实质脏器损伤　多合并大量出血、休克等。③胆囊及肝外胆道损伤　一般合并剧烈腹痛，腹腔穿刺可见胆汁样液体，CT、MRCP 可以鉴别。

5. 治疗原则

（1）权衡全身各部位的伤情，首先处理最有可能威胁生命的损伤。

（2）局部伤口探查　判断腹膜是否穿透。方法：在局麻下分离并延长伤道，探查至伤道底部确认腹膜是否完整，明确腹膜穿透者行剖腹探查。

（3）剖腹探查适应证：①腹部闭合性或开放性损伤后出现明确的腹膜刺激征。②血流动力学持续不稳定，且没有腹部以外原因解释。③伤口出血多，腹腔穿刺或腹腔灌洗引流出胆汁、血液或胃肠道内容物。④腹部立位 X 线片显示膈下游离气体或异物。⑤明确腹膜损伤，腹腔内容物脱出腹壁。⑥发现膈肌损伤。⑦其他有临床需要手术处理的腹腔内脏器损伤证据。

（4）腹部钝性伤非手术治疗指征：①患者血流动力学稳定，无腹膜刺激征。②48h 连续监测，动态血细胞比容检测和反复的 CT 扫描，有随时中转手术条件。③有 ICU 技术和设备支持。④对于所有进行非手术治疗的实质性脏器损伤患者均需进行留院观察。

三、急性梗阻性疾病

（一）粘连性肠梗阻

肠袢之间的粘连或腹腔粘连带，是造成机械性肠梗阻的常见原因之一。其发生率约占各种类型肠梗阻的 35%，国外报道 40% 以上，仅次于外疝。粘连性肠梗阻多发生于小肠，因为小肠形态回曲，活动度大，位于腹腔中部，并且肠腔较小易于受累，而结肠的位置在外周，肠腔较宽，且有很多部分位置固定，不易曲折，故肠梗阻很少见，一般只限于横结肠的肝曲、脾曲和乙状结肠。

1. 病因及发病机制　先天性肠粘连所致的肠梗阻少见，占 2%~3%。后天性粘连性肠梗阻（获得性），多因腹腔内手术、炎症、创伤、出血、异物，肿瘤等刺激而产生。腹膜反应性的渗出液，其中的纤维蛋白机化后变为纤维组织而形成粘连。纤维蛋白有很大的粘合性，在手术后早期六天内，是出现纤维蛋白的主要阶段，以后逐渐被腹膜吸收。若损伤严重，感染持续时间长，手术大而处理不当时，则渗出的纤维蛋白量多，不能被腹膜所吸收，造成肠袢之间，肠袢与腹膜之间，肠袢与系膜之间，肠袢与手术切口或引流口之间，肠袢与手术部位或病灶之间的粘连。粘连轻者呈薄膜状，重者可呈肥厚片状的纤维疤痕。可以为广泛性粘连，也可以呈索条状。一般在化脓性感染，引流后形成的粘连，多紧密坚实。临床上最多见于手术后，尤其是阑尾切除术后，特别是在阑尾炎穿孔予以腹腔引流者，或盆腔手术后，如子宫及其附件切除术并发粘连性肠梗阻的机会最多。术中止血不彻底，腹膜缺损过多，肠浆膜暴露过久，对肠壁的过度牵拉或过热的敷料刺激，滑石粉带入腹腔等，都将引起腹膜反应，产生大量的纤维素，若不能及时地溶解吸收，则将机化变成纤维组织，形成腹腔内粘连。粘连组织的存在，是引起梗阻的根本原因。但并不等于所有肠粘连的病人，都会发生急性肠梗阻。肠粘连只是在一定条件下，才能引起完全性肠道梗阻。广泛性肠粘连可以限制肠管扩张和肠内容的运行，多呈单纯性和部分性梗阻。肠壁与腹壁的点状粘连，将肠管固定于曲位，或因粘连带牵扯使肠管成锐角，或粘连带直接压迫肠管，或粘连带两端固定肠管形成内疝，或肠袢以粘连处为支点发生肠扭转，都可造成绞窄性肠梗阻，多为突然发作，危害较大。

2. 临床表现

（1）急性粘连性肠梗阻主要是机械性肠梗阻的表现，病人多有腹腔手术、创伤或感染的病史，以往有慢性肠梗阻症状和多次急性发作者多为广泛粘连引起的梗阻；长期无症状突然出现急性梗阻症状，腹痛较重，出现腹部局部压痛，甚至腹肌紧张者，即应考虑是粘连带等引起的绞窄性梗阻。手术后近期发生的粘连性肠梗阻应与手术后肠麻痹恢复期的肠蠕动功能失调相鉴别，后者多发生在手术后3~4d，当肛门排气排便后，症状便自行消失。

（2）粘连性肠梗阻与一般性肠梗阻共有的症状腹痛、呕吐、腹胀、停止排气排便等表现无异，惟腹痛多发生在粘连病变附近，腹痛部位相对固定。腹部体征常于切口瘢痕附近出现腹部膨隆，胃肠型及蠕动波。并可闻及肠鸣音亢进或气过水声。有腹膜炎时可出现压痛反跳痛和腹肌紧张，有较多渗出时可出现移动性浊音阳性。晚期患者可出现感染、休克等全身表现。

（3）患者多有腹部手术、创伤或感染等病史；阵发性腹痛、腹胀、呕吐及肛门排气排便停止；检查腹部可见腹部膨隆，肠型和蠕动波。腹部有压痛，肠鸣音亢进或减弱、消失，可闻及气过水声或金属音；严重者胃肠减压出现咖啡色液。

3. 辅助检查

（1）腹部立位X线平片，腹部CT等，4~6h后可发现阶梯状气-液平面，肠管有不同程度的扩张。

（2）实验室检查早期无明显改变，病情进一步发展可出现水电解质紊乱和酸碱平衡失调。

4. 诊断及鉴别诊断

（1）麻痹性肠梗阻　麻痹性肠梗阻常见于腹部大手术后、弥漫性腹膜炎、腹膜后血肿。多发生于手术后3~5d。一般在腹部手术术后2~3d，肠道恢复蠕动，从肛门排气、排便，无恶心和呕吐。若患者诉腹部不适，且仍无排气和排便，具有恶心呕吐者；或病人自行排便后，再次出现腹绞痛、恶心、呕吐且不能在2~3d内恢复其正常的肠蠕动功能者，即很有可能是麻痹性肠梗阻。特别是腹腔内有某种感染病灶存在，高度的肠管膨胀未解除及严重的水电解质紊乱时，更易发生。必须与粘连性肠梗阻相鉴别，因二者治疗原则完全不同。若将麻痹性肠梗阻再度手术，非但不能改善病情，反而使肠麻痹更为严重。

（2）痉挛性肠梗阻　痉挛性肠梗阻突然发生剧烈的腹绞痛、呕吐、腹胀，症状持续时间较短，一般不超过数小时。呕吐物常为胃内容物，从无吐粪症状，症状消失迅速，恢复后无任何不适。X线检查见胃大泡，积气多在结肠，尤以左半结肠为著，但肠腔并不显著扩张，亦无闭合性肠祥症。体温、脉搏、血象无变化。常有同样发作史，止痛、解痉剂有良好效果。营养情况多无明显改变。不警惕可招致多次手术，使诊断更加困难，治疗复杂化。

5. 治疗原则 粘连性肠梗阻主要的治疗是要区别是单纯性还是绞窄性，是完全性还是不完全性。因为手术治疗并不能消除粘连，相反术后必然还要形成新的粘连，所以对单纯性肠梗阻，不完全性梗阻，特别是广泛性粘连者，一般选用非手术治疗。又如手术后早期发生的粘连性肠梗阻，多为新形成的纤维索性粘连，日后可部分或全部吸收，也多采用非手术治疗。如经非手术治疗不见好转甚至病情加重，或怀疑为绞窄性肠梗阻，手术须及早进行，以免发生肠坏死。对反复频繁发作的粘连性肠梗阻也应考虑手术治疗。其关键是手术时机的把握，以及如何手术才能预防二次粘连。

（1）非手术治疗 ①一般治疗：胃肠减压、禁食、补液、纠正酸碱平衡失调及水电解质紊乱、抗感染、生长抑素及激素的使用，必要时输注血浆白蛋白及肠外营养支持。②润肠通便，促进梗阻解除：肛管减压、低压肥皂水或液状石蜡灌肠。③减轻腹胀：应用生长抑素奥曲肽 0.1mg 每 8h 一次，加入液体中静滴，症状缓解后停药。④应用抗生素：可能发展为绞窄性者，常规静脉应用针对革兰阴性菌和厌氧菌的药物，抑制肠道菌群生长，降低并发症和死亡率。

（2）手术治疗 在动态观察的过程中应随时注意下列绞窄征象：①腹痛发作急骤且剧烈，阵发性转为持续性，疼痛间隔缩短。②呕吐物或胃肠减压物呈血性。③腹部压痛明显，出现腹膜刺激征，腹胀不对称，且出现触痛的包块。④病情进展快，发热或体温不升，血压下降，出现休克表现，而且抗休克治疗改善不明显。⑤肠鸣音由高变低或消失者或腹腔穿刺抽出暗红色液体。⑥腹部平片出现气液平面增加、固定不变的孤立胀大的肠襻。非手术治疗 72h 以上仍不见好转者，均应考虑手术治疗。

（二）疝源性肠梗阻

由腹内、外疝引起的肠梗阻称为疝源性肠梗阻。腹外疝引起的肠梗阻最常见，但易发现。腹内疝不易发现，引起的肠梗阻极为危险，多为绞窄性，需特别警惕。

1. 病因及发病机制 先天性疝源性肠梗阻、先天性腹内疝一般具有典型的疝环、疝囊、疝内容物等典型结构。如先天性发育不良所致的小肠系膜裂孔、胃结肠系膜裂孔、阔韧带裂孔、横结肠系膜裂孔、闭孔裂孔等，均为先天性腹内疝的发生基础。

（1）Littre 疝 是指嵌顿性疝的内容物为小肠 Meckel 憩室。引起肠梗阻的原因：①憩室较长，盲端残余索带与肠系膜粘连，形成回肠成角梗阻，或因重力作用致肠扭转梗阻。②憩室顶端的纤维束与脐部相连引起内疝。③反复憩室炎症、渗出，导致周围肠管粘连梗阻。

（2）肠系膜裂孔疝 肠系膜上存在异常裂孔是发生内疝的重要原因之一。可为先天性发育异常，也可由手术失误造成，其中先天性发育异常占绝大多数。而较大的裂孔不易发生内疝，孔径较小的小肠系膜裂孔在系膜较长肠管自然蠕动时，即可进入疝孔。

（3）小网膜囊疝 包括横结肠系膜裂孔疝、肝胃韧带裂孔疝、胃结肠韧带裂孔疝。以上四种小网膜囊内疝的具体原因与肠系膜裂孔疝类似，包括肠系膜过长肠蠕动异常、腹内压增高，突然变化体位等相关。

（4）十二指肠旁疝 十二指肠旁疝又称腹膜后疝，分为左侧十二指肠旁疝和右侧十二指肠旁疝，主要与十二指肠周围的许多不同隐窝及中肠发育过程密切相关。由于与肠系膜上动脉关系密切，因此多伴有血运障碍。

（5）盲肠旁疝　发育过程中回盲部形成三个隐窝，即回盲上隐窝、回盲下隐窝、回盲后隐窝，如果回盲部隐窝过深，在腹内压增高的情况下可使小肠突入其内，形成内疝，并造成不完全性肠梗阻。

后天性疝源性肠梗阻后天性腹内疝多发于腹部手术术后，任何腹部手术后均可导致不同程度的腹腔脏器之间，脏器与腹壁的粘连带而形成间隙，增加了腹内疝的发生率。粘连带是构成疝环的重要成分。

（1）胃大部切除术后形成腹内疝　多见于Billroth Ⅱ式胃大部切除、胃空肠吻合术后，结肠前或结肠后的Billroth Ⅱ式，吻合口后间隙的存在均有可能成为腹内疝肠梗阻的潜在危险因素。

（2）Miles根治术后形成腹内疝　Miles根治术后，盆底支撑力减弱，术后咳嗽引起腹内压增高时，局部压力升高，若缝合不够严密或缝线断裂，则可引起小肠从裂口处疝入，造成小肠梗阻。

（3）胆总管探查T管引流术后腹内疝　由于T管与腹壁、肝脏、胆总管之间形成的空隙，肠管可经此孔隙形成腹内疝。

2. 临床表现　腹外疝引起的肠梗阻，患者一般都有突然发生的下腹痛，并在腹外疝好发部位出现肿块。肿块不易回纳，局部有压痛。因常见外疝在下腹部，嵌顿的肠管多为远段小肠或乙状结肠，呕吐不会很快发生，腹痛也要经过段时间后才出现。若不仔细询问病史，全面体格检查，容易忽略突出的疝，而诊断为原因不明的肠梗阻。只在手术中才发现病因是外疝的病例屡见不鲜。因此，对肠梗阻患者均应认真检查各外疝好发部位，以免误诊。鉴于疝出的肠管可能绞窄坏死，更要及时予以处理，防止其发生。

腹内疝的起病隐匿，临床表现不典型，多在引起肠梗阻后为患者及家属所重视。任何腹内疝都先引起单纯性肠梗阻，甚至进一步发展引起绞窄性肠梗阻。当肠梗阻发生时，腹痛多为突发性，逐渐加重伴恶心、呕吐、腹胀及便秘，肠鸣音亢进，腹部局限性隆起，触及压痛性包块。出现肠绞窄，肠坏死，可有腹膜炎体征，肠鸣音消失，呕吐血性液体及腹腔穿刺为血性液体，严重者可出现感染性休克。对具有上述典型临床表现的病人，尤其是腹痛剧烈难以忍受者应高度警惕本病。

3. 辅助检查

（1）X线　立位腹部X线平片可见典型肠梗阻气-液平面，故往往先诊断为肠梗阻，但术前直接明确为腹内疝源性肠梗阻较为困难，多为术中探查时证实为疝源性肠梗阻。

（2）B超　B超在腹内疝所致肠梗阻的声像图表现以局限性或弥漫性肠管扩张，局限性或弥漫性腹腔积液，梗阻部位肠管壁增厚，肠管返折挤压为特征，对于腹内疝的诊断优于立位腹部X线平片。

4. 诊断及鉴别诊断　对于疝源性肠梗阻的诊断，腹内疝的肠管多往侧腹壁、盆底、腹膜后隐窝等腹腔的隐匿部位疝入，表面为正常肠管所覆盖，早期的腹部体征往往并不明显，而等到出现腹膜炎体征甚至血性腹水的时候，手术指征固然明确，却又失去了最佳的手术时机。因此，对早期肠梗阻的病人应密切观察和细致体检，尤其是对于自觉症状突出而体征轻微或不典型者，应考虑到腹内疝的可能，并采取积极的检查手段进行排查。

5. 治疗原则

（1）非手术治疗　胃肠减压；纠正水、电解质紊乱和酸碱失衡；抗感染。

（2）手术治疗　由腹外疝引起的肠梗阻最常见，临床诊断容易，经非手术治疗无效者应积极的术前准备，争取尽早手术治疗。若有绞窄性肠梗阻的任何临床征象都应急诊手术。腹内疝不易发现，引起的肠梗阻极为危险，多为绞窄性，需特别警惕，因为腹内疝诊断相对较难，容易引起误诊，甚至导致出现严重的大面积的肠坏死，死亡率极高，故应引起高度重视，一旦怀疑就可及早手术探查。

四、急性穿孔性疾病

（一）消化性溃疡急性穿孔

胃、十二指肠溃疡是一种多发病，急性溃疡穿孔又是胃、十二指肠溃疡病患者的严重并发症之一，穿孔的病例绝大多数为十二指肠溃疡，其与胃溃疡穿孔的比例约为 15：1。此病发病急，变化快，如不及时治疗，常因腹膜腔的严重感染而危及病人的生命。既往均以手术治疗为主，近年来国内采用内外科结合的综合方法，治疗胃、十二指肠溃疡穿孔，大部分病人可以免于手术，取得较为良好的效果。

1. 病因及发病机制　胃、十二指肠溃疡在活动期溃疡面可以逐渐加深，由黏膜到肌层，再至浆膜层，终至穿孔。但在少数病例并无溃疡史，而突然发生急性溃疡穿孔。其他如过度疲劳，情绪过分紧张，暴食暴饮，钡餐检查，剧烈的呕吐，洗胃，外伤等常为穿孔的诱因。偶尔也可见到脑部手术或严重烧伤后，因大脑皮质功能紊乱，而致内脏血管营养失调，引起溃疡穿孔。溃疡穿孔后，胃、十二指肠内具有高度酸性的内容物突然流入腹膜腔，引起剧烈的化学性腹膜炎症状。经过数小时后，由于消化液分泌的抑制，胃肠液漏出减少，以及腹膜渗出液的稀释作用，腹膜化学性刺激症状可减轻，但细菌性腹膜炎则逐渐形成，少数病人可感染局限，形成肝下、膈下、升结肠外侧或右髂窝脓肿。

2. 病理类型　溃疡穿孔的类型主要取决于溃疡的部位及溃疡发展的进程，通常将溃疡穿孔分为急性、亚急性和慢性三种类型。

（1）急性穿孔　较常见的类型，大多为溃疡的突然性穿孔。如溃疡位于胃或十二指肠的游离面，前壁或上下缘，急性穿孔后，胃十二指肠内容物流入游离腹腔，引起急性腹膜炎。

（2）亚急性穿孔　微小溃疡的穿孔，或空腹溃疡穿孔、或穿孔处很快被周围网膜组织堵塞，仅有少量的胃、十二指肠液溢出，污染的范围较小，程度较轻，一般仅限于右上腹部、肝下区，个别可被导向右下腹部。

（3）慢性穿孔　多见于胃或十二指肠后壁的溃疡，由于紧贴邻近器官（主要为胰腺）。常常表现为穿透性溃疡或包裹性穿孔。但由于穿透过程很缓慢，加之周围粘连，通常不发生腹膜炎。

3. 临床表现　穿孔发作经常呈突发性，病人常诉上中腹部突发"撕裂样"疼痛并有左侧或右侧肩放射痛，或同时有双侧肩放射痛。疼痛后病人可能干呕，或呕吐 1~2 次，但呕吐不是溃疡病的一个突出征象，合并幽门梗阻时除外。

当在化学性腹膜炎的基础上继发细菌性腹膜炎时，体温上升，并有明显脱水征。随着腹膜炎的进展，最初几小时内，血压在正常范围内，呼吸表浅。腹部压痛和板样肌紧张明显。肝浊音界缩小或消失，证明腹腔内有游离气体。继细菌性腹膜炎后，麻痹性肠梗阻发生，肠鸣消失或明显减少。大量胃液通过穿孔流出向下流入右侧结肠旁沟及右髂窝及直肠膀胱陷凹，右下腹有压痛，直肠指检有触痛。

4. 辅助检查

（1）内镜检查 可在胃、十二指肠发现圆形、椭圆形、线性、不规则形溃疡，活检及细胞组织学检查可排除恶性病变。

（2）X线钡剂检查 气、钡双重造影有确诊价值，尤以看到龛影时为然。溃疡的X线征象分直接和间接两种。龛影是直接征象；局部压痛、激惹、溃疡对侧有痉挛性切迹以及局部变形等是溃疡的间接征象。

（3）实验室检查 水电解质紊乱；白细胞计数明显增加。

5. 诊断及鉴别诊断 典型病例诊断不难,非典型病例诊断存在一定的困难。在穿孔小,腹膜腔污染极微的情况下，可能误诊为急性胆囊炎。急性胆囊炎多为上腹部疼痛，可向肩背部放射，而溃疡病是烧灼痛，穿孔后迅速发生严重腹痛。胃内容物顺右结肠旁沟流入右髂窝，可出现类似急性阑尾炎的症状，胃贲门附近的穿孔或进入裂孔疝的间隙，可误诊为异常严重的胸腔疾患。食管下端自发性破裂与溃疡穿孔较难区分。血淀粉酶增高可误诊为急性胰腺炎，急性胰腺炎是持续发作的，有先兆性疼痛，这种痛与溃疡不适不同，很多胰腺炎病人有饮酒史或胆石史，急性胰腺炎右上腹肌紧张不明显，常有明显背痛，胰腺炎病人血淀粉酶明显升高。X线检查，腹腔无游离气体。下胸部炎症疾病可牵涉到上腹部疼痛而引起误诊。腹腔动脉瘤破裂产生突然疼痛，但出血征象出现快。

6. 治疗原则 胃、十二指肠溃疡穿孔对病人生命的威胁是腹腔感染，而不是溃疡病本身。故治疗的主要措施，首先是消除腹腔感染，其次才兼顾溃疡病的治疗。治疗方法的选择，必须根据病人的具体情况来定。凡无施行手术的必要，用非手术疗法可以治愈者，优先考虑非手术疗法；凡复杂性溃疡穿孔，需要手术治疗者，则优先考虑胃部分切除术，病情重危或腹腔渗液多，污染重，采用非手术疗法不适宜，又无施行胃部分切除术的适应证或条件者，即采用穿孔缝合术。

（二）结肠癌急性穿孔

穿孔是结肠癌三大并发症之一。结肠癌穿孔包括肿瘤本身穿孔继发性腹膜炎，多发生在右半结肠；梗阻性癌肿近端穿孔致粪性腹膜炎，常发生在左半结肠。

1. 病理类型

（1）急性穿孔性腹膜炎型 特点是肿瘤导致的结肠穿孔与腹腔相通，裂口较大，大量结肠内容物流入腹腔造成急性弥漫性腹膜炎。如不及时手术治疗，粪性腹膜炎得不到控制，患者极易发生中毒性休克，甚至死亡。病理上绝大多数患者在穿孔发生前均有明显的肿瘤梗阻征象，结肠发生穿孔的部位往往不是结肠癌原发灶部位，而是结肠癌所致梗阻的近端结肠。穿孔可出现在癌肿邻近肠管，也可发生在远隔癌肿部位的近端结肠。

（2）亚急性穿孔 往往因肿瘤的不断生长，癌中心部营养障碍，发生坏死、破溃、脱落与腹腔相通。因穿孔小，肿瘤近端肠腔无梗阻、肠腔内压力不高，结肠内容物流入腹腔的量少而缓，穿孔局部肿瘤浸润、炎症反应，与周围组织粘连形成局部包裹性脓肿或炎性包块。临床上患者在穿孔早期往往无急腹症的临床表现，待腹腔局部脓肿形成时，可出现局限性腹痛，持续血象升高、腹部触及明显压痛的肿块。如穿孔在右下腹，常被误诊为阑尾周围脓肿。

（3）慢性穿孔　结肠癌的浸润性生长使周围组织和邻近器官受累与原发癌粘连，原发瘤灶中心坏死、脱落。穿孔时穿透邻近受累器官，形成各种类型的结肠内瘘。

2. 临床表现　临床上患者在急性穿孔前常伴发程度不等的低位肠梗阻，有腹痛、腹胀和便秘等前驱症状；腹部不对称，可见肠型，全腹压痛，有肌紧张。一旦结肠穿孔发生，X线立位摄片在双膈下可见新月状游离气体。此型穿孔易发生在盲肠。

临床上常见的脏器内瘘为结回肠瘘、结肠空肠瘘、结肠十二指肠瘘和结肠胃瘘。个别病例出现结肠膀胱瘘、阴道瘘、子宫瘘和穿向体外的结肠皮肤瘘。结肠的绝大多数的瘘无急性临床经过，以慢性进行性消瘦为主，小的结肠内瘘无任何临床表现，仅为X线钡剂检查偶尔发现，尤其是结肠小肠瘘。高位结肠空肠瘘、十二指肠瘘和胃瘘可出现非梗阻性粪样呕吐、严重消瘦和电解质紊乱等。低位结肠膀胱瘘，阴道瘘可出现小便和阴道粪样排泄物或排尿时有气体从尿道排出现象，显微镜下排泄物中可见食物纤维、食物颗粒或肠道寄生虫卵，生化检查可检出胆色素物质即可确诊。

3. 辅助检查

（1）X线　急性穿孔时可出现特征性的膈下"新月形"游离气体影，但亚急性、慢性穿孔可无特殊表现。消化道钡剂或碘造影，可见造影剂溢出肠道。

（2）实验室检查　大便隐血实验阳性；血常规检查可发现贫血表现。

（3）结肠镜检查　可发现结肠肿瘤。

4. 诊断及鉴别诊断　继发性结肠穿孔病因很多，肿瘤性为最主要原因之一。一般认为，所有结肠壁病变均可导致结肠穿孔，如结肠癌、结肠肉瘤、憩室、坏死性结肠炎、溃疡性结肠炎、痢疾、肠结核、结节性动脉周围炎和克罗恩病等。根据以上临床表现，膈下游离气体，消化道钡剂或碘水造影，造影剂溢出肠道外或小肠结肠像比例异常，即可诊断结肠穿孔，但病因诊断原因众多，术前不易确诊。

需要与消化性溃疡等非肿瘤性肠道穿孔疾病相鉴别，当本病表现不典型时，还需要与阑尾炎、慢性胆囊炎等相鉴别。

5. 治疗原则　一般认为结肠癌性穿孔均需手术治疗。手术方式在某种意义上取决于结肠癌性穿孔的类型。

（1）急性穿孔　穿孔时间短，在3~4h经短时间的术前积极准备，应争取行肿瘤和穿孔灶的切除。切除的范围需根据腹腔内肿瘤的扩散和穿孔的情况而定。

（2）结肠癌穿孔脓肿形成　以先引流脓肿，然后Ⅱ期肿瘤切除吻合为宜。右半结肠和近端横结肠穿孔所致的脓肿行Ⅰ期切除吻合是可行的，远端横结肠和左半结肠穿孔所致的脓肿应首选Hartmann术。

（3）结肠癌性内瘘　一般不必急诊手术处理，应在充分的术前准备情况下择期手术，争取Ⅰ期根治术或肿瘤切除术。

五、急性血液循环障碍性疾病

（一）肠系膜血管栓塞

胃肠道的血液供应主要来自腹腔动脉、肠系膜上动脉、肠系膜下动脉以及各动脉终端与其他腹腔内动脉之间的侧支循环，血液回流则主要经各自对应的静脉系统。肠系膜血管栓塞性疾病是一类疾病的总称，是由于各种原因引起肠系膜血管阻塞后，肠道急性或慢性血流灌注不足或回流受阻所致的肠壁缺血坏死和肠管运动功能障碍的一种综合征。临床表现与绞窄性肠梗阻相似，但与一般的绞窄性肠梗阻有所不同，其肠管和血管没有受到机械性压迫，因此，机械性肠梗阻的症状不突出，而血运障碍和肠管缺血坏死的表现更为直接、广泛和快速，预后较一般的绞窄性肠梗阻更为严重。此病可累及全消化道，但以左半结肠较为常见，尤以结肠脾曲多见，原因在于结肠脾曲是由肠系膜上、下动脉末梢吻合部供血，对抗缺血的能力最弱，易于发生供血不足。

1. 病因及发病机制　肠系膜血管栓塞可由下列原因引起：①肠系膜上动脉栓塞，栓子多来自心脏，也可来自主动脉壁上粥样斑块。栓塞可发生在肠系膜上动脉开口处，也可见于动脉远端。②肠系膜上动脉血栓形成，大多在动脉硬化狭窄的基础上发生，常涉及整个肠系膜上动脉，也有较局限者。③肠系膜上静脉血栓形成，可继发于腹腔感染、肝硬化引起的门静脉高压导致血流淤滞、真性红细胞增多症、高凝状态、外伤或手术造成血管损伤等。

2. 临床表现　肠系膜上动脉栓塞的临床表现因栓塞的时间、部位、程度和侧支循环状况而异。有学者认为剧烈急腹痛、器质性心脏病和强烈的胃肠道排空症状（恶心、呕吐或腹泻）为急性肠系膜上动脉栓塞的三联征。

肠系膜上动脉栓塞的临床表现与栓塞时间有关。早期表现为脐周或上腹剧烈绞痛伴频繁呕吐，查体：腹软、轻压痛、肠鸣音增强。6~12小时后出现持续性腹痛、肠鸣音减弱、肠黏膜可发生坏死或溃疡，导致便血或呕咖啡样呕吐物。此时如手术解除血管阻塞，肠缺血尚可恢复。12小时后可出现腹膜刺激征、肠鸣音消失、发热、脉速和中毒性表现，提示病变已不可逆。肠系膜动脉栓塞的部位不同，肠管缺血的范围及临床表现亦不同。栓塞发生在肠系膜上动脉入口处，可引起Treitz韧带以下全部小肠和右半结肠的缺血坏死。较常见的栓塞部位在结肠中动脉入口处以下，可引起大部分小肠坏死。如栓塞发生在肠曲的一个分支动脉而侧支循环又良好时，则该段肠曲可不发生坏死。如栓塞在肠曲的边缘动脉，则该段肠曲也会发生坏死。

3. 辅助检查

（1）白细胞计数明显增高，血液浓缩和代谢性酸中毒表现。

（2）腹部X线平片见肠道充气或有液平，晚期由于肠腔和腹腔内大量积液，腹部普遍密度增高。

（3）腹腔穿刺见血性物有助于诊断。

（4）腹部血管多普勒超声、增强CT对诊断有意义，腹腔血管造影对确诊意义较大，约70%的病例能够发现栓塞部位。

（5）结肠镜　用于观察病变范围、程度、时期等，对于确诊也很有意义。

4. 诊断及鉴别诊断　肠系膜上动脉栓塞的主要诊断依据：50岁以上，有心脏、血管病史者，突然出现急性腹痛，呕吐、腹泻、血便等，结合辅助检查应考虑本病。本病需与急性胰腺炎、肠扭转、肠套叠、卵巢囊肿蒂扭转相鉴别。

5. 治疗原则　确诊的迟早与本病的预后有密切关系。对既往有心血管病史患者，一旦突发腹部剧烈疼痛伴频繁呕吐，并出现腹部压痛与腹痛程度不相符时，即应怀疑本病。应经积极准备后，尽早行肠系膜上动脉造影。若条件不具备时，也可先行超声检查。如发现栓塞和血管痉挛时，可给予溶栓、抗凝治疗。如疗效不显著，应早行手术探查。方法有：肠系膜上动脉取栓术、腹主动脉或髂总动脉与肠系膜上动脉搭桥吻合术，术后用肝素、右旋糖酐等药物行抗凝治疗，如肠曲已坏死，需做肠切除术。对于急性肠系膜血管缺血性疾病，临床常因认识不足而误诊，且该病一旦发生广泛的肠系膜血管梗塞引起相应的肠管坏死，则预后差，病死率很高。

（二）脾蒂扭转

脾蒂扭转是一种少见疾病，是游走脾（wandering spleen）的严重并发症。所谓游走脾是指脾脏脱离正常解剖位置而位于腹腔的其他部位，呈活动或游走状。游走脾的发病率尚无准确统计数据，成年人中以20~40岁的育龄期妇女最常见，占总数的70%~80%。在儿童及青少年患者中游走脾发病率男女比例约为1：1，而在成年患者中男女比例则为1：7。脾蒂扭转临床上容易延误诊断，多需手术才能确诊。脾蒂扭转可分为急性和慢性两型，急性脾蒂扭转病情危重，如不及时手术治疗，将导致休克甚至危及生命。

1. 病因及发病机制 脾蒂扭转最主要的原因是脾脏与周围组织结构的解剖关系发生改变，导致脾脏移动位置，形成游走脾。

（1）先天性因素 一般认为，游走脾是由于发育过程中先天异常造成的。正常脾脏因有脾胃韧带、脾结肠韧带、脾肾韧带以及脾膈韧带的支托和腹肌张力产生的腹内压，而维持在固定的解剖部位。

（2）获得性因素 继发因素如脾大使韧带被牵拉变长，腹部创伤或妇女妊娠期内分泌改变致腹壁肌肉松弛，经产妇产后腹肌软弱无力等均是游走脾的诱发因素。

游走脾在早期常有较大的移动性，至晚期则可因周围组织的粘连而较固定。约20%的游走脾可导致脾蒂扭转，扭转的原因不一。脾脏的上极较大，当其向下移位时，上极容易向中线倾斜，往往为扭转的开始。而腹肌的收缩、肠襻的蠕动、体位的改变以及外力的推移等，均可成为促成扭转的因素。扭转发生的快慢和程度可有很大不同，其产生的病变也随之各异。轻度扭转或仅有半圈（180°）扭转者，其结果多造成脾充血肿大，更甚者可有渗液、出血。扭转至2~3圈者，因脾蒂血运完全被阻，可致脾完全坏死。周围组织也可因渗出液的刺激而有局限性或弥漫性的腹膜炎症状，或者形成慢性的脾周围粘连。如仅有动脉阻塞，则可造成脾萎缩和纤维化改变。

2. 病理类型

（1）急性脾蒂扭转 造成脾蒂内血管的牵拉或扭曲引起脾动静脉血栓形成，致脾脏充血性肿大、渗液、出血和脾脏大块坏死，导致局限性腹膜炎，以至脾脏坏死从而继发感染，形成脾脓肿和弥漫性腹膜炎，出现中毒性休克。个别情况下，因脾动脉完全闭塞，脾脏可呈纤维化萎缩。脾动脉瘤伴脾蒂扭转时，若扭转发生在脾动脉瘤的远端，动脉瘤可因压力聚增而破裂，若扭转发生在动脉的近端或动脉瘤所在部位，常使动脉瘤坏死和破裂出血。

（2）慢性脾蒂扭转 由于解剖上，脾上极宽而重，脾下极窄而轻，因此脾上极如向中线方向倾斜，脾脏多呈180°扭转，致使脾静脉血回流障碍，引起淤血性脾肿大。

3. 临床表现 游走脾的临床表现多样，最常见的表现有以下3种：①无自觉症状，在体检或影像学检查时偶然发现。②非特异性的间断性腹部不适，可能是由于反复脾自发松解导致的脾淤血所致。③脾扭转继发梗死引起急腹症。此外，游走脾可以出现一些少见的伴发症状，如压迫肠管或输尿管，导致便秘、尿潴留等症状；由于脾脏的淤血、肿大、部分患者可出现血小板减少，脾功能亢进等；游走脾还可合并胃肠扭转，胃静脉曲张出血、胰尾扭转等。

游走脾发生脾蒂扭转时，其症状视扭转的程度和速度，可分为急性和慢性。急性脾扭转有典型的急腹症特点，易与急性阑尾炎、卵巢囊肿蒂扭曲、憩室炎、胆囊炎及肠梗阻等混淆。慢性脾扭转形成的腹部包块可以出现在腹部任一象限或者盆腔中，易被误诊为巨大肾或卵巢、子宫及结肠肿瘤等，有文献报道慢性脾扭转可出现如下三联征：①腹部或盆腔可触及的卵圆形包块，一侧边界有凹陷。②向左季肋部推动包块不会引起疼痛，但是向其他方向推动包块则有限制性并会引起疼痛。③左上腹部叩诊鼓音。

4. 辅助检查

（1）血液学和生化检查　常无特异性，部分患者由于脾脏的淤血、肿大，可出现血小板减少等，为诊断提供间接依据。

（2）B超　可发现活动性实性包块及脾脏正常解剖部位的脾缺如，结合脾血管的彩色多普勒超声可以用来评价脾脏的血供情况。

（3）CT　典型CT表现包括正常脾脏解剖位置上的脾缺如，下腹部或骨盆内肿块及漩涡状脾蒂。如果发生脾扭转，局部血供阻断，则静脉注射对比剂后脾脏不强化。慢性脾扭转和脾缺血时，脾脏可出现增厚的假包膜。

（4）MRI　与CT的临床意义相似，也可通过强化显示脾脏功能情况，评价脾脏有效血循环及脾实质存活情况，具有重要意义。

5. 诊断及鉴别诊断　游走脾的诊断：由于游走脾症状多样，易与腹部其他疾病相混淆，因此常常被误诊，需要引起高度重视，细致分析临床表现，结合必要的影像学检查是确诊的关键。

急性脾扭转有典型的急腹症特点，易与急性阑尾炎、卵巢囊肿蒂扭转、胆囊炎及肠梗阻等混淆。慢性脾扭转形成的腹部包块可以出现于腹部任一象限内或者盆腔内，易被误诊为来源于肾脏、卵巢、子宫及结肠的肿瘤。在诊治过程中，需要特别注意鉴别。

6. 治疗原则　脾扭转的治疗应采取手术治疗。手术方式依据脾游走范围和扭转程度的不同而异。

（1）脾固定术　其适应证为脾扭转在180°以内，脾脏未坏死或因某种血液病不能切脾者。

（2）脾切除术　其适应证为脾蒂过长，脾周韧带缺如或脾扭转360°以上者，脾已降至盆腔者更需行脾切除术。

（3）单纯引流术　适用于脾扭转时间已久，缺血的脾脏继发感染而无法切除者。

第三节　常见外科急腹症的鉴别诊断

急腹症是外科常见疾病，但引起急腹症的原因复杂，表现各异。从外科临床的角度来考虑，一般最简单的是将其分为"外科急腹症"和"非外科急腹痛"，前者是指需要外科处理或进行紧急手术，病人需要收入外科病房，而后者一般包括内科急腹症、妇产科急腹症及儿科急腹症三大类。

一、内科急腹症

许多内科疾病均可引起类似外科急腹症的腹痛症状,如急性胃肠炎、肋间神经痛、膈胸膜炎、急性心肌梗死、糖尿病酮症酸中毒、腹型紫癜、腹型风湿热、铅中毒、急性铊中毒、肝性血卟啉病、肺炎球菌肺炎、泌尿系统结石、急性附睾炎、睾丸扭转等均可引起不同程度的腹痛。一般来说,内科急腹症具有下述临床特点:

(1)仔细体检,常可发现引起腹痛的内科疾病本身固有的症状和体征。
(2)经全面检查及动态观察并无外科或妇产科等急腹症的证据。
(3)常先有发热,后有腹痛。
(4)腹痛程度一般较轻,呈一过性或不规则。腹痛部位不局限,常弥散而不固定。
(5)腹痛剧烈,但腹膜刺激征轻微,腹部多柔软,无腹肌紧张,无固定压痛及反跳痛。或腹痛发作时腹部可有压痛及肌紧张,疼痛缓解后则消失或明显减轻。
(6)特殊检查可发现引起腹痛的内科疾病的阳性发现。

二、妇产科急腹症

妇产科常见急腹症有异位妊娠、急性盆腔炎、卵巢及卵巢肿瘤蒂扭转、排卵期卵巢滤泡或黄体破裂、子宫内膜异位症、流产、宫外孕、子宫破裂、输卵管卵巢脓肿及脓肿破裂。妇产科急腹症的临床表现和体征可与一些外科急腹症相似,如急性阑尾炎、溃疡病急性穿孔等,容易发生混淆,造成鉴别上的困难,但妇产科患者多有特殊病史、症状及体征。掌握这些特点有助于我们提高鉴别能力,并做出正确的诊断。

(一)年龄

在诊断妇科疾病时有较大参考价值。生育年龄的妇女,如停经后出现下腹痛,多考虑与妊娠有关的疾病,如流产、异位妊娠等;年轻或未婚妇女以痛经、卵巢蒂扭转可能性大;年龄较大的妇女则多考虑炎症、肿瘤等。

(二)症状、体征

1. **腹痛的特点** 妇产科疾病所致腹痛,多自下腹部开始。如宫外孕破裂开始多为一侧下腹部突然发生撕裂样疼痛,当腹腔内出血较多时,疼痛加剧,并波及到整个下腹部或全腹。

2. **腹痛与月经周期之间的关系** 月经期患过上呼吸道感染或有过性生活者,多为急性盆腔炎发作的诱因。卵巢滤泡破裂多发生在排卵期;黄体破裂多发生在月经周期的最后一个星期;宫外孕有停经史及早孕反应。如患者在短期闭经后,出现阴道不规则流血,并有蜕膜管型排出,可作为诊断宫外孕的重要依据。

3. **腹痛与发热、休克及其他症状的关系** 一般情况下,腹痛伴有发热多以炎症性疾病居多如急性盆腔炎等。腹痛伴有休克症状多以出血性疾病为主如异位妊娠破裂出血。此时,临床表现和体征可与一些外科急腹症相似,需要与相关妇产科急腹症相鉴别。

4. **重视腹部检查及妇科检查结果,可能会发现极具诊断价值的阳性体征** 妇产科疾病的表现可与下腹部器官病变所致临床表现非常相似,所以必须高度重视对急腹症的患者腹部检查及妇产科专科检查。要做到仔细、全面、耐心,在体检过程中可能会收集到极具诊断价值的阳性体征,如进行腹部体检时发现患者出现右下腹疼痛,仔细检查可能会发现患者麦氏点疼痛最明显,可伴有压痛、反跳痛,此时可考虑急性阑尾炎的诊断。

三、儿科急腹症

儿科急腹症起病急骤、变化快、病情复杂、且较严重。儿科急腹症与成人急腹症不同,具有各自的特点。

(一)年龄特点

不同年龄的小儿,其好发急腹症的种类也不同。如新生儿期以先天性消化道畸形常见。8~12月的幼儿,突发哭闹,阵发性发作应考虑肠套叠。4~5岁及学龄儿童则以急性阑尾炎、蛔虫性肠梗阻、胆道蛔虫多见。

(二)小儿急腹症的病理特点

小儿发生急腹症的原发器官和病因,除阑尾炎外,与成人有较大区别。小儿急腹症以小肠为主,如肠套叠、急性坏死性小肠炎、嵌顿性腹股沟疝等。小儿肠壁较薄,通透性高,肠壁炎症易扩散至浆膜,肠内细菌易侵入腹腔。由于大网膜发育不完善,脏器穿孔后大网膜不能现成有效包裹,易使感染扩散发展为弥漫性腹膜炎。

(三)小儿急腹症临床特点

婴幼儿不会诉说腹痛,常表现为哭闹不安、拒动、强迫体位等,因此,对于突然发生的阵发性哭闹或与嗜睡交替出现、哭闹时拒食反抗者,应引起重视。小儿急腹症除大部分以剧烈哭闹为突出表现外,还可伴有恶心、呕吐、排便异常等消化道症状。如成人阑尾炎时常有恶心,很少呕吐,但小儿常有呕吐出现。由于小儿各个系统发育不完善及小儿急腹症的病理特点,全身中毒症状往往比局部症状更为明显,表现为精神萎靡、面色苍白、可无高热等。同是一种急腹症,如用成人发展规律去分析,往往会估计错误。

小儿除在解剖、生理、病理及临床表现等方面与成人不同外,多数患儿不能诉说自己的病情和检查不合作,也是与成人不同的重要特点。由于患儿不会诉说病情,临床医生及家长所获得的资料很难满足诊断需要。因此,尽量掌握各年龄段小儿腹痛特点,仔细观察病情变化,认真查体,并尽力争取患儿合作,以求获得真实可靠的临床资料,尽可能做出正确的诊断,减少漏诊、误诊。

(李敬东)

第十四章 感染急症

第一节 破 伤 风

破伤风（tetanus）是由破伤风梭菌侵入人体伤口后，在厌氧环境下生长繁殖，产生嗜神经外毒素而引起全身肌肉强直性痉挛为特点的急性传染病。重型患者可因喉痉挛或继发严重肺部感染而死亡。新生儿破伤风由脐带感染引起，病死率很高。

破伤风梭菌（*Clostridium tetani*）属厌氧芽孢梭菌属，专性厌氧，革兰染色阳性。破伤风梭菌在厌氧环境下繁殖，形成繁殖体并产生痉挛毒素和溶血毒素两种外毒素，细菌易被消毒剂或煮沸杀死。当环境条件不利时，则形成芽孢。破伤风芽孢对外界环境有很强的抵抗力，在土壤中可存活数年，须采用高压消毒才能将其杀死。破伤风梭菌广泛存在于人、畜粪便和土壤中，不能侵入正常的皮肤和黏膜，故破伤风都发生在外伤后。一切开放性的损伤如战伤，开放性骨折、深刺伤、挤压伤、木刺伤、锈钉刺伤、动物咬伤及产道感染，均有可能发生破伤风。在家庭和卫生条件很差的场所接生，可造成新生儿脐带受染而发生破伤风。人群对破伤风普遍易感，各年龄组均有发病。但以青壮年男性，尤其以农民为多，显然与受伤机会较多和环境受破伤风梭菌污染严重有关。

一、发病机制

破伤风梭菌无侵袭力，不进入血循环，仅在局部伤口生长繁殖。破伤风梭菌芽孢侵入局部伤口后，一般还不会生长繁殖。如同时有需氧菌合并的化脓感染，组织创伤严重造成的局部血循环不良，或有坏死组织及异物存留，形成局部的厌氧微环境，则极有利于破伤风梭菌繁殖。破伤风梭菌繁殖产生大量痉挛毒素，毒素先与神经末梢的神经节苷脂（ganglioside）结合，反向沿神经鞘经脊髓神经根传入脊髓前角神经元，上行达脑干细胞。也可经淋巴液吸收，通过血液到达中枢神经或到达脊髓前角灰质或脑干的运动神经元，一旦与神经细胞相结合，则不能被破伤风抗毒素中和。破伤风痉挛毒素能选择性的封闭抑制性神经元，阻止神经递质抑制物的释放，使伸屈肌间收缩松弛平衡失调而同时强烈收缩。此外，破伤风毒素还能抑制神经肌肉接头处的神经触突的传递活动，使乙酰胆碱聚集于胞突结合部，不断频繁向外周发放冲动，导致持续性的肌张力增高和肌肉痉挛，形成牙关紧闭，角弓反张直至阵发性痉挛等主要症状。破伤风患者的交感神经抑制过程亦同时受到损伤，产生临床上各种交感神经过度兴奋的症状，如心动过速、体温升高、血压上升等。

二、临床表现

潜伏期为1~2周，最长可达数月。潜伏期愈短，常常病情愈重，短于1周的病例，多为重型破伤风。由脐带受染引起的新生儿破伤风，潜伏期通常7d，故亦称"七日风"。

破伤风早期症状为全身不适，肌肉酸痛等，嚼肌痉挛所致的张口困难是最早的典型症状。其他的特征性临床表现为持续性的全身肌张力增高和继后出现的阵发性强直性肌痉挛。身体各部位的肌肉强直引起破伤风患者特征性的苦笑面容、吞咽困难、颈项强直、角弓反张、腹肌强直及四肢僵硬等临床表现。在持续肌张力增高的基础上，任何轻微的刺激如声、光、震动或碰触病人身体，即可引起全身肌群的痉挛和抽搐。每次发作持续数秒到数分钟，病人面色发绀，呼吸急促、口吐白沫、流涎、头频频后仰、四肢抽搐、大汗淋漓，非常痛苦。持续的呼吸肌群和膈肌痉挛可引起窒息而立即死亡。疾病期间，病人始终神志清楚，一般无高热。较重的病例常同时有交感神经过度兴奋的症状，如发热、多汗、心动过速等。

少数病人表现为局部破伤风，仅有受伤部位肌肉的持续性强直。有时可发展为全身性破伤风。局部破伤风预后较好。新生儿患此病时，因肌肉纤弱而症状不典型，表现为不能啼哭和吸乳，少活动，呼吸弱或困难。新生儿破伤风预后差。

三、实验室检查

破伤风患者的实验室检查一般无特异性发现。当有肺部继发感染时，白细胞可明显增高，痰培养可发现相应的病原菌。伤口分泌物常常分离到需氧性化脓性细菌，亦可经厌氧培养分离出破伤风梭菌。

四、诊断和鉴别诊断

（一）诊断

破伤风的诊断依据：①外伤史：患者有确切的外伤史或有感染伤口存在。②典型的临床表现：伤后出现肌紧张，张口困难，颈部发硬，全身肌张力增高，反射亢进等症状。③实验室检查：因破伤风患者的脑脊液可以正常，伤口厌氧菌培养也难发现该菌，实验室检查诊断该病较困难。

（二）鉴别诊断

1. **口腔及咽部疾患** 该类疾病可引起张口困难,如咽后壁脓肿、牙周及颞颌关节病等，除局部可查得炎症表现和病变外，一般没有全身肌张力增高和阵发性肌痉挛。

2. **颅内疾病** 脑膜炎及脑血管意外，可以引起颈项强直及四肢肌张力增高，但没有阵发性肌痉挛和外伤史。颅内病变可有癫痫样发作，但与破伤风的强直性肌痉挛完全不同，且往往有头痛、呕吐等颅内压增高的表现，并伴有神志障碍和瘫痪，脑脊液常有相应改变。

3. **手足搐搦症** 主要表现为发作性手足强直性痉挛，但间歇期无全身肌张力增高。实验室检查血钙水平常明显减低，钙剂治疗有特效。

4. **狂犬病** 有被犬咬伤史，以咽肌抽搐为主，而没有全身持续性肌张力增高。有特征性的恐水怕风症状。

五、治　疗

破伤风的治疗需要采取综合的治疗措施。包括控制和解除痉挛，清除毒素来源，中和游离毒素，防治并发症。

（一）控制和解除痉挛

病人入院后，避免声、光等刺激。根据病情可使用镇静、解痉的药物，以减少病人的痉挛和痛苦。可供选用的药物有：氯丙嗪及异丙嗪，地西泮。剂量应根据病情和患者对药物的反应而随时调整。常用量为氯丙嗪 25~50mg/次，地西泮 10~20mg/次，交替应用。为减少患者刺激，最好加入 250ml 葡萄糖注射液或葡萄糖盐水中持续静脉滴注。病情较重者，可用冬眠 1 号合剂（由氯丙嗪、异丙嗪各 50mg，哌替啶 100mg 加入 5%葡萄糖 250ml）静脉缓慢滴入。镇静剂及肌肉松弛剂随病情改善和稳定可逐渐减量维持，多数病人的疗程约 3~4 周。

（二）处理伤口，清除毒素来源

破伤风的伤口情况直接与患者的病情发展和预后有关。应认真检查伤口，在麻醉和控制痉挛的情况下彻底清除异物和坏死组织，充分引流。局部用 3%过氧化氢溶液冲洗以消除厌氧环境。有时伤口表面已愈合，应仔细检查痂下有无窦道或死腔。临床经验已充分肯定，如能彻底清除引流病灶，将明显加快破伤风病情的控制。青霉素 80 万~100 万 U，肌肉注射，每 4~6 小时一次，或大剂量静脉滴入，可抑制破伤风梭菌，并有助于其他感染的防治，应尽早使用。

（三）破伤风抗毒素中和游离毒素

破伤风抗毒素（tetanus antitoxin，TAT）主要作用为中和游离的破伤风毒素，对已与神经细胞结合的毒素无作用，故应尽早使用。剂量现多主张不必过大，一般用 2 万~10 万 U 肌内注射或静脉滴注，静脉滴入应稀释于 5%葡萄糖溶液中，缓慢滴入，共 3~5 天。用前应先做皮试，以避免异种血清过敏反应。近年推荐用人破伤风免疫球蛋白（human tetanus immunoglobulin，HTIG）。常用量为 3000U，分次多部位肌内注射。

（四）防治并发症

破伤风发作时应注意防止摔伤、骨折、舌咬伤等。除此之外，尚可出现以下并发症，需给予相应处理。

1. 窒息 由于喉头、呼吸肌持续性痉挛和痰液堵塞气管所致。对于抽搐频繁、药物不易控制的严重病人，应尽早做气管切开，以便改善通气、清除呼吸道分泌物，必要时行人工辅助呼吸。气管切开的病人应注意做好呼吸道护理。常规气管切开盘放床旁。

2. 肺部感染 破伤风患者极易并发呼吸道感染，喉头痉挛、呼吸道不畅、支气管分泌物潴留等都是导致肺部感染的常见原因。已并发肺部感染者，给予抗感染治疗。严重的呼吸道感染为破伤风患者主要的死亡原因之一。

（五）支持和营养

由于破伤风患者不能进食，加之持续性肌强直、肌痉挛、出汗，故能量消耗和水分丢失多。因此，应注意补充营养，维持水、电解质平衡。有条件时可给予静脉高营养。

六、预　　防

破伤风是可以预防的疾病。由于破伤风梭菌是厌氧菌，其生长繁殖必须有缺氧的环境。

因此，创伤后彻底清创，改善局部循环，消除厌氧环境是预防破伤风发生的关键。此外，还可进行人工免疫，人工免疫有自动和被动两种方法。我国早已将百日咳菌苗、白喉类毒素和破伤风类毒素混合为三联疫苗"百白破"列入儿童计划免疫，该措施为自动免疫。对于伤前未进行自动免疫者，常进行被动免疫，采用破伤风抗毒素（TAT）1500~3000U，1次肌肉注射。尽早注射有预防作用，维持10天左右。亦可用人破伤风免疫球蛋白HTIG500~1000U肌内注射，可维持保护期3~4周。进行被动免疫后，仍可能有部分人发病，但通常潜伏期长，病情亦较轻。

第二节 气性坏疽

气性坏疽是由梭状芽孢杆菌引起的严重感染，以肌肉坏死和全身毒性反应为特点，起病急，进展快。主要致病菌为产气荚膜杆菌，其他尚有水肿梭菌、腐败梭菌、溶组织杆菌等。感染发生时，往往不是一种而是几种细菌的混合。梭菌为革兰阳性、产芽孢的厌氧（多数为专性厌氧）菌，广泛分布于自然界，常存在于土壤、人和动物的肠道中。在缺氧的环境下，梭菌才能生长繁殖，产生毒素而引起发病，单纯伤口或体表有细菌存在并无重要意义。

一、发病机制

诱使梭菌侵入肌肉产生毒素的主要原因为缺氧。本病较常发生于肌肉厚的部位，如臀部、大腿、肩胛等处。由于大动脉损伤，大片肌肉缺血缺氧坏死，局部伤口中的梭菌生长繁殖。这类细菌可产生多种有害于人体的外毒素和酶。有的酶通过脱氨、发酵、脱氮的作用产生大量不溶性气体如硫化氢、氮等，积聚在组织间；有的酶能溶解组织蛋白，使组织坏死、渗出、产生恶性水肿。由于水、气夹杂，急剧膨胀，局部张力迅速增加，皮肤表面可变得如"木板样"硬，筋膜下张力急剧增加，从而压迫微血管，进一步加重组织的缺血缺氧而使组织失活，有利于细菌繁殖生长，形成恶性循环。该类细菌还可产生多种酶如卵磷脂酶、透明质酸酶等，使细菌易于穿透组织间隙，快速扩散。病变一旦开始，可沿肌束或肌群上下扩展，肌肉转为砖红色，外观如熟肉，失去弹性。如侵犯皮下组织，气肿、水肿与组织坏死可沿筋膜迅速扩散。

二、临床表现

潜伏期最短8~10小时，最长5~6天，通常为1~4天。临床特点为起病急骤，进展迅速，全身情况可在12~24小时全面恶化。

（一）局部症状

最初症状为局部伤口沉重感或突发剧痛，有如胀裂，疼痛进行性加剧，可伴肿胀、水肿，局部肿胀与创伤所能引起的程度不成比例，并迅速向上下蔓延，每小时都能见到加重。伤口可有稀薄的血性渗出液，伴鼠臭或甜臭味。触诊如有捻发感提示软组织中存在气体。水肿区皮肤绷紧、发白而较冷，常有大理石样花纹，随病程进展而加深，皮肤色泽转呈暗淡。暴露的肌肉有如死肉或煮过的肉，切开时无出血。

（二）全身症状

包括低热，脉搏常与体温呈不平行的增快。可有烦躁，焦虑不安，濒死感，但神志清醒，继而患者语无伦次，躁动，出现定向力障碍，极度软弱、虚脱，血压可下降，面色苍白（呈特殊的灰白色），大汗。

（三）并发症

常见的并发症为溶血性贫血、休克、肾衰竭等。

三、诊断及鉴别诊断

（一）诊断

本病的诊断主要依靠临床表现，因该病进展迅速，重在早期诊断。气性坏疽的诊断依据：①病史：有外伤或手术史。②临床表现：外伤或手术伤口处疼痛加剧，伴全身性毒性反应，发热，组织中积气等均支持本病的诊断。③辅助检查：渗出液直接涂片染色镜检可见短而粗大的革兰阳性杆菌，单独或成双排列，同时白细胞很少或变形、破碎。也可用荧光抗体、酶标抗体和酶标 SPA 等染色法进行快速鉴定。定期作 X 线摄片检查有助于早期发现气性坏疽，若气体量增加或呈线性或沿肌肉和筋膜面扩展，则提示为本病。

（二）鉴别诊断

1. **脏器穿孔**　某些脏器如气管、食管因手术、损伤或病变导致破裂溢气，体检也可以发现皮下气肿，但不伴有全身中毒症状；局部的肿胀、疼痛、皮肤的改变不明显，且随时间的推移，气体逐渐吸收。

2. **兼性厌氧菌感染**　兼性厌氧菌感染如大肠杆菌、克雷伯菌的感染也可产生气体，但主要是二氧化碳，属可溶性气体，不易在组织间积聚，无臭味。渗出液涂片检查可发现革兰染色阴性杆菌。

3. **厌氧链球菌蜂窝织炎**　厌氧链球菌感染也可产生气体，其引起的病变主要是链球菌蜂窝织炎，全身中毒症状较轻，发展缓慢。渗出液为浆液脓性，涂片检查有链球菌。经外科引流扩创、青霉素治疗预后良好。

4. **芽孢菌性蜂窝织炎**　一般起病较慢，潜伏期 3~5 天，伤口疼痛及伤口周围有捻发感，但局部疼痛和全身症状较轻，皮肤很少变色，水肿也轻。感染局限于皮下组织，沿筋膜面扩散，不影响健康肌肉。

四、治　　疗

一经诊断，需立即开始积极治疗。越早越好，可以挽救病人生命，减少组织坏死和截肢率。

（一）急诊清创

深部病变往往超过表面显示的范围，应于病变区行广泛多处切开减压和清创术，手术范围包括伤口周围水肿及皮下气肿区。术中应充分显露探查，彻底清除变色、不收缩、不出血的肌肉组织,切除整块肌肉包括肌肉的起止点。如感染限于某一筋膜腔,应切除该筋膜腔的所有肌群。如整个肢体已广泛侵犯,应果断截肢以挽救生命。

(二)抗生素的应用

常见产气荚膜梭菌对青霉素大多敏感,故首选青霉素,但剂量要大,每天需 1000 万~4000 万 U。也可使用大环内酯类、甲硝唑、克林霉素等。

(三)高压氧治疗

提高组织含氧量,造成不适合产气荚膜梭菌生长的环境,可以提高治愈率,降低伤残率。

(四)全身支持和对症治疗

全身支持包括输液、输血,纠正酸中毒和水电解质紊乱,营养支持和对症处理。如果肾功能受损,可根据病情进行血液透析治疗。

五、预 防

彻底清创是预防创伤后气性坏疽最可靠的方法。伤后 6 小时内清创,几乎可以完全防止气性坏疽的发生。即使已超过 6 小时,在大量抗生素的使用下清创仍能起到良好的预防作用。故对一切开放性创伤,特别是有泥土污染伴严重损伤、肌肉无活力者,都应及时进行彻底的清创。战伤伤口清创后,一般应敞开引流,不做缝合。

对疑有气性坏疽的伤口,可用3%的过氧化氢或 1:1000 高锰酸钾等溶液冲洗、湿敷;对已缝合的伤口,应将缝线拆去,敞开伤口。

抗菌药物的预防应用有肯定效果,青霉素为首选。可根据创伤情况在清创前后应用。但不能代替清创术,也不能用来补救不彻底的清创。因为它并不能到达产气荚膜梭菌赖以生存的缺血坏死组织。

为了防止气性坏疽的传播,应将病人隔离,病人用过的一切衣物、器材均应单独收集并进行消毒灭菌处理。引起气性坏疽的细菌都是带有芽孢的细菌,煮沸灭菌应在 1 小时以上,最好用高压蒸汽灭菌。

第三节 狂 犬 病

狂犬病(rabies)是由狂犬病病毒引起的一种人畜共患的中枢神经系统急性传染病。因狂犬病患者有害怕喝水的突出临床表现,本病亦曾叫做"恐水病",但患病动物没有这种特点。主要临床表现为特有的狂躁、恐惧不安、怕风恐水、流涎和咽肌痉挛,最终发生瘫痪而危及生命。狂犬病是所有传染病中最凶险的病毒性疾病,一旦发病,死亡率达100%。

一、病 原 学

狂犬病病毒(rabies virus)形态似子弹,外层为核衣壳和含脂蛋白及糖蛋白的包膜,病毒中心为单股负链 RNA。狂犬病毒含 5 个结构基因分别编码相应的蛋白,其中的糖蛋白能与乙酰胆碱受体结合,决定了狂犬病毒的嗜神经性。狂犬病毒易被紫外线、甲醛、

50%~70%乙醇、氯化汞和季胺类化合物如苯扎溴铵等灭活。加热56℃ 30~60min 或100℃ 2min 即失去活力。从人和动物分离的病毒是存在于自然界中的野毒株,称为"街病毒(street virus)",毒力强,能在涎腺中繁殖。街病毒连续在动物脑内传代(50代以上)后,毒力减低,对人和犬失去致病力,但仍保留其主要抗原性,可用于制备狂犬病减毒活疫苗,供预防接种用。

二、流 行 病 学

除南极洲外,世界上所有大陆均有狂犬病发生。发达国家由于对人和狗进行预防接种而使本病的传播得到控制,主要流行于野生动物中,人群患病较少。国内很多大城市本病也已基本绝迹,但中小城市、农村及边远山区仍有病例发生。由于大力推行各种预防措施,包括捕杀野犬,对家犬进行预防接种等,狂犬病发病率在我国亦大幅度下降,但近年来有回升趋势。

(一)传染源

发展中国家的主要传染源为病犬。而发达国家由于狗的狂犬病已被控制,本病主要由野生动物如狐狸、食血蝙蝠、臭鼬、浣熊等传播。

一般说来,狂犬病患者不是传染源,不形成人与人传播,因其唾液中病毒数量相当少。一些貌似健康的犬或其他动物的唾液中也可带病毒,也能传播狂犬病。

(二)传播途径

病毒主要通过咬伤传播,也可由带病毒的唾液经各种伤口和抓伤、添伤的黏膜和皮肤入侵,少数可在宰杀、剥皮、切割等过程中被感染。蝙蝠群居穴中气溶胶的病毒也可通过呼吸道传播。国外亦有因角膜移植将供体的狂犬病病毒传给受体而引起发病的报道。

(三)人群易感性

人对狂犬病病毒普遍易感,兽医、野生动物捕捉与饲养者尤易遭受感染。人被狂犬咬伤后并不一定发病。人发病与否和下列因素有关:①咬伤部位:头、面、颈、手等咬伤后的发病机会较多。②咬伤程度:创口大而深者,受染发病机会多。③咬伤先后:被同一狂犬先咬伤者较后咬伤的发病机会为多。④衣着厚薄:厚者发病机会少。⑤咬伤后局部处理情况:按要求及时严格处理伤口者的发病率低。⑥与注射疫苗有关:及时、全程、足量注射狂犬病疫苗者,发病率低。

三、发病机制和病理

狂犬病病毒对神经组织有强大的亲和力,主要通过神经逆行,向心性向中枢传播,一般不入血。狂犬病发病过程可分为下列三个阶段。

(一)组织内病毒小量繁殖期

病毒自咬伤部位皮肤或黏膜侵入后,首先在局部伤口的横纹肌细胞内小量繁殖,通过和神经肌肉接头的乙酰胆碱受体结合,侵入附近的末梢神经。从局部伤口至侵入周围神经不短于72h。

（二）从周围神经侵入中枢神经期

病毒沿周围神经的轴索向心性扩散，到达背根神经节后，开始大量繁殖，然后侵入脊髓并到达脑部。主要侵犯脑干和小脑等部位的神经元。

（三）从中枢神经向各器官扩散期

即病毒自中枢神经系统向周围神经离心性扩散，侵入各组织与器官，尤以涎腺、舌部味蕾、嗅神经上皮等处病毒最多。由于迷走神经核、吞咽神经核及舌下神经核的受损，可发生呼吸肌和吞咽肌痉挛，临床上患者出现恐水、呼吸困难、吞咽困难等症状；交感神经受刺激，使唾液分泌和出汗增多；迷走神经节、交感神经节和心脏神经节受损，可引起患者心血管系统功能紊乱，甚至突然死亡。

病理变化主要为急性弥漫性脑脊髓炎，脑膜通常正常。以大脑基底面海马回和脑干部位（中脑、脑桥和延髓）及小脑损害最为明显。外观充血、水肿、微小出血等。镜下脑实质内有非特异性神经细胞变性与炎性细胞浸润。具有特征性的是嗜酸性包涵体，称内基氏小体（Negribody），为病毒的集落。

四、临床表现

潜伏期长短不一，大多在3个月以内，最长可达十年以上，潜伏期长短与年龄、伤口部位、伤口深浅、入侵病毒数量和毒力等有关。典型临床经过分为三期。

（一）前驱期

大多数患者有低热、嗜睡、食欲不振，少数有恶心、呕吐、头痛（多在枕部）、腰背痛、周身不适等；对痛、声、光、风等刺激开始敏感，并有咽喉紧缩感。具有重大诊断意义的早期症候，是已愈合的伤口部位及神经通路上，有麻木、发痒、刺痛或虫爬、蚁走等感觉异常，约发生于80%的病例。本期持续1~2d，很少超过4d以上。

（二）兴奋期

患者逐渐进入高度兴奋状态，其突出表现为极度恐惧，有大难临头的预兆感，并对水、声、光、风等刺激非常敏感，引起发作性咽肌痉挛、呼吸困难等。

恐水是本病的特殊性症状，但不一定每例均有，更不一定在早期出现。典型者饮水、见水、闻流水声或仅提及饮水，均可引起严重咽喉肌痉挛。因此，患者渴极而不敢饮，即使饮也无法下咽，满口流涎，沾污床褥或向四周胡乱喷吐。由于声带痉挛，故吐字不清，声音嘶哑，甚至失音。怕风亦是本病特有的症状，微风、吹风、穿堂风等都可导致咽肌痉挛。其他如音响、光亮、触动等，也可引起同样发作。咽肌痉挛发作使患者极度痛苦，不仅无法饮水和进食，而且常伴有辅助呼吸肌痉挛，导致呼吸困难和缺氧，甚或全身进入疼痛性抽搐状态，每次发作后患者仍烦躁不安，并有大量出汗及脱水现象。

此外，由于自主神经功能亢进，患者出现大汗、流涎、体温升高达38℃以上，心率加快，血压升高，瞳孔扩大。患者表情痛苦、焦急，但神志大多清楚，极少有侵人行为。随着兴奋状态的增长，部分患者可出现精神失常、谵妄、幻视幻听、冲撞嚎叫等症状。病程进展很快，多在发作中死于呼吸衰竭或循环衰竭。本期持续1~3d。

(三)麻痹期

痉挛停止,患者暂趋安静,有时尚可勉强饮水吞食,反应减弱或消失,转为弛缓性瘫痪。可迅速因呼吸和循环衰竭而死亡。本期持续6~18h。

本病全过程一般不超过6天。除上述狂躁型外,还有以脊髓或延髓受损为主的麻痹型。该型患者无兴奋期和典型的恐水表现,常见高热、头痛、呕吐、腱反射消失、肢体软弱无力、共济失调和大、小便失禁,成横断性脊髓炎或上行性麻痹等症状,最终因瘫痪而死亡。

五、实验室检查

(一)血、尿常规及脑脊液

白细胞总数自 $12 \times 10^9/L \sim 30 \times 10^9/L$ 不等,中性粒细胞百分率大多在80%以上。尿常规检查常可发现轻度蛋白尿,偶有透明管型。脑脊液压力正常或稍高,细胞数稍增多,但很少超过 $200 \times 10^6/L$,主要为淋巴细胞,蛋白质轻度增高,糖和氯化物正常。

(二)免疫学试验

(1)抗体测定 存活一周以上者做血清中和实验或补体结合实验检测抗体,对未注射过疫苗、抗狂犬病血清或免疫球蛋白者有诊断价值。近来亦有采用ELISA进行抗体检测。

(2)狂犬病毒抗原检测 可取病人的脑脊液涂片、角膜印片、咬伤部位皮肤组织和脑组织采用免疫荧光法检测病毒抗原,在有经验的实验室中,阳性率可达95%以上。

(三)病毒分离

取患者脑组织、脊髓、涎腺、泪腺、肌肉等进行细胞培养和乳小白鼠接种法分离病毒。

(四)核酸测定

反转录聚合酶链反应(RT-PCR)检测狂犬病毒RNA。

(五)内基小体检查

以死者或咬人动物的脑组织作病理切片或压片检查内基小体,阳性率可达70%。

六、诊断和鉴别诊断

(一)诊断

狂犬病的诊断依据:①流行病学史:患者过去有被狂犬或可疑狂犬或猫、狼、狐等动物咬伤史。如能了解被咬伤情况及该动物的健康状况,则对诊断本病更有价值。如不能确定咬人的犬或猫是否患狂犬病,应将动物关在笼内饲养,如动物在7~10d内不发病,则一般可排除动物有狂犬病。②临床表现:患者出现典型的临床症状如兴奋、狂躁、恐水、怕风、咽喉肌痉挛、大量流涎、瘫痪等,诊断即可初步成立。对症状不明显者特别注意有无恐风、恐水、怕光,必要时用扇风、倒水和亮灯试验。③实验室检查:死后脑组织动物接种及神经元胞质中发现内基氏小体则可确诊。

(二)鉴别诊断

1. **破伤风** 破伤风患者潜伏期较短,多为6~14d,常见症状为牙关紧闭,苦笑面容,全身肌肉持续性痉挛，常伴有角弓反张。而狂犬病肌肉痉挛呈间歇性发作，主要发生在咽肌。破伤风患者无高度兴奋及恐水现象，积极治疗多可治愈。

2. 类狂犬病性癔症 这类患者有被犬且多确定为狂犬咬伤史或与患病动物接触的历史，经数小时或数日即发生类似狂犬病的症状，如咽喉部有紧缩感、精神兴奋等症状，但能饮水，不发热，不流涎，不怕风，或示以饮水可不引起咽喉肌肉痉挛。这类患者经暗示、说服、对症治疗，可很快恢复健康。

3. 其他 某些病例由于咬伤史不明确，早期常被误诊为神经症。发病后症状不典型者，有时易误诊为精神病、病毒性脑膜炎，需注意鉴别。

七、治　疗

狂犬病迄今尚无特效治疗，发病后患者以对症综合治疗为主。

（1）严格隔离患者，防止唾液等污染，尽量保持病人安静，减少光、风、声的刺激。

（2）对症治疗　包括加强监护，镇静，解除痉挛，必要时气管切开，纠正酸中毒，补液，维持水电解质平衡，稳定血压等。

（3）抗病毒治疗　还需进一步研究有效的抗病毒治疗药物。

八、预　防

狂犬病缺乏有效的治疗方法，因此必须大力加强预防工作。包括以下几方面：

1. 做好动物管理，控制传染源 捕杀野犬，管理和免疫家犬。病死犬应予焚烧或深埋。实行进出口动物检疫。

2. 人被咬伤后局部伤口的处理 及时清除伤口中的病毒，是预防狂犬病的最有效手段。处理程序包括：

（1）立即尽力挤压出血，切忌用嘴吮吸伤口，以防口腔黏膜感染。

（2）冲洗伤口　用20%肥皂水或0.1%苯扎溴铵（新洁尔灭）彻底冲洗30分钟，力求去除污血及狗涎，并用大量清水冲洗。如果是穿通伤口，可用插管插入伤口内，用注射器灌水冲洗。

（3）消毒伤口　冲洗后，用5%碘酊反复烧灼伤口。除非伤及大血管需紧急止血外，即使伤口深、大亦不应缝合和包扎。

（4）对于伤口深大及伤口靠近头部的患者，用抗狂犬病免疫血清在伤口内滴注或其周围作浸润注射。

（5）按需要而给予破伤风抗毒素和适宜的抗菌药物。

3. 预防接种 我国目前主要采用地鼠肾细胞疫苗。可用于暴露后预防，也可用于暴露前预防。

（1）暴露后预防　目前主张凡被犬、猫、狼等动物咬、抓伤或舔后，为保证安全，都应注射狂犬病疫苗。共接种5次：每次2ml，于0，3，7，14，30d进行肌肉注射。严重咬伤者（咬伤部位在头、颈等处或伤口大而深）于0~6d，每日注射疫苗1针，以后分别于10，14，30，90d各注射1针。

（2）暴露前预防　主要用于高危人群，如动物管理人员、兽医、岩洞工作人员（潜在与患狂犬病蝙蝠接触）和野外工作者及可能接触狂犬病毒医学科技人员等应作暴露前预防。接种3次，每次2ml，于0，7，21d进行。1~3年加强注射一次。

4. 免疫血清的应用 为一种被动免疫方法。免疫血清应与疫苗联合应用，有可能防止狂犬病发病。常用的制品有抗狂犬病马血清与人抗狂犬病免疫球蛋白两种。应用于咬伤创面深广或发生在头、面、手、颈等处，且咬人动物确有狂犬病存在者，尽早立即注射高效免疫血清一剂。

第四节 细菌性食物中毒

细菌性食物中毒（bacterial food poisoning）是指由于进食被细菌或细菌毒素所污染的食物而引起的急性感染中毒性疾病。根据临床表现的不同，分为胃肠型食物中毒和神经型食物中毒。

一、胃肠型食物中毒

胃肠型食物中毒夏秋季较多见，以恶心、呕吐、腹痛、腹泻等急性胃肠炎症状为主要表现。

（一）病原学

1. 沙门菌属 沙门菌（Salmonella）为革兰阴性杆菌，需氧。对外界的抵抗力较强，在水和土壤中能存活数月，粪便中能存活1~2个月，在冰冻土壤中能越冬。不耐热，55℃ 1小时或60℃ 10~20分钟即被灭活，5%苯酚或1：500升汞5分钟内即可将其杀灭。以鼠伤寒沙门菌、肠炎沙门菌、鸭沙门菌和猪霍乱沙门菌较为多见。多种家畜、家禽、鱼类、飞鸟、鼠类的肠腔中能查到此类细菌。细菌由粪便排出，污染饮水、食物、餐具，尤以新鲜的肉类、蛋品、乳类较易受污染，人进食后造成感染。

2. 副溶血性弧菌 副溶血性弧菌（Vibrio parahaemolyticus）为革兰阴性菌，有荚膜，为多形性球杆菌。本菌嗜盐生长，广泛存在于海水中，我国亦发现近海河中的淡水鱼带菌率也较高。对酸敏感，食醋中1~3分钟即死亡。不耐热，56℃ 5~10分钟、90℃ 1分钟灭活。对低温及高浓度氯化钠抵抗力甚强。本菌按菌体（O）抗原和鞭毛（H）抗原可分25个血清型，其中B、E、H是引起食物中毒的主要血清型。带鱼、黄鱼、乌贼、梭子蟹等海产品带菌率极高。致病因子为该菌产生的耐热溶血素（TDH）和不耐热溶血素（TRH）。

3. 变形杆菌 变形杆菌（Proteus species）为革兰阴性菌，可分为普通变形杆菌（p.vulgaris）、奇异变形杆菌（p.mirabilis）、产黏变形杆菌（p.myocofociens）和潘氏变形杆菌（p.penneri）4种。前三种能引起食物中毒。本菌广泛存在于水、土壤、腐败的有机物及人和家禽、家畜的肠道中。变形杆菌的致病力主要是细菌产生的肠毒素，该菌还可产生组氨脱羧酶，使蛋白质中的组氨酸脱羧成组胺，从而引起过敏反应。

4. 葡萄球菌 葡萄球菌为球形或椭圆形，革兰阳性细菌，典型的排列呈葡萄串状。引起食物中毒仅限于产生肠毒素的金黄色葡萄球菌（Staphylococcus aureus）。在乳类、肉类食物中极易繁殖，在剩饭菜中亦易生长，30℃经1小时后即可产生耐热性很强的外毒素（肠毒素 enterotoxin），此毒素对热的抵抗力很强，经加热煮沸30分钟仍能致病。常因带菌炊事人员的鼻咽部黏膜或手指污染食物致病。

5. 蜡样芽孢杆菌 蜡样芽孢杆菌（Bacillus cereus）为厌氧革兰阳性粗大芽孢杆菌。芽孢体外抵抗力极强，能在110℃存活1~4天。在自然界分布较广，存在于土壤、尘埃、水、草和腐物中，也存在于人和动物肠道中，随粪便排出。能分泌强烈的外毒素。污染的食物主要为含淀粉较多的各类食物。

（二）流行病学

1. 传染源 被致病菌感染的动物如家畜、家禽、鱼类及野生动物和人为本病主要传染源。

2. 传播途径 通过进食被细菌污染的食物传播，其中副溶血弧菌食物中毒主要通过生食海制品传播。发生蜡样芽孢杆菌性食物中毒，半数是进食存放过久的剩米饭所致。

3. 人群易感性 人群普遍易感，病后通常不产生明显的免疫力，且致病菌血清型多，可反复感染发病。

4. 流行特征 本病在5~10月份较多，7~9月份尤易发生，与夏季气温高、细菌易于在食物中大量繁殖有关。常因食物不新鲜、食物保存与烹调不当而引起。病例可散发，有时集体发病。潜伏期短，有进食可疑食物史，病情轻重与进食量有关，未食者不发病，停止食用可疑食物后流行迅速停止。各年龄组均可发病。

（三）发病机制

细菌性食物中毒可分为感染型、毒素型和混合型三类。病原菌在污染的食物中繁殖，并产生毒素（肠毒素类物质或菌体裂解释放的内毒素）。发病与否及病情轻重与摄入食物被细菌和毒素污染的程度、进食量的多少及人体抵抗力强弱等有关。

1. 肠毒素 上述细菌中大多数能产生肠毒素或类似的毒素，可通过cAMP/cGMP的介导而引起分泌性腹泻。而耐热肠毒素是通过激活肠黏膜细胞的鸟苷酸环化酶，提高环磷酸鸟苷（cGMP）水平，引起肠隐窝细胞分泌增强和绒毛顶部细胞吸收能力降低导致腹泻。

2. 侵袭性损害 沙门菌、副溶血弧菌、变形杆菌等进入肠道后繁殖，侵袭肠黏膜上皮细胞及黏膜下层，引起黏膜充血、水肿、上皮细胞变性、坏死、脱落并形成溃疡，大便可见黏液和脓血。

3. 内毒素 细菌菌体裂解后释放的内毒素，能引起发热、胃肠黏膜炎症、消化道蠕动加快，促进呕吐、腹泻等发生。

4. 过敏反应 变形杆菌能使蛋白质中的组氨酸脱羧产生组胺，引起过敏反应。

5. 其他 副溶血弧菌的耐热溶血素有特异性心脏毒性作用，可引起小鼠心肌细胞发生病变，可引起人体心房动颤，期前收缩。由于发病后吐泻症状明显，细菌和毒素大多被迅速排出体外，故较少引起败血症或严重的毒血症，病程较短。

（四）临床表现

潜伏期短，常在进食后数小时发病。临床症状大致相似，以急性胃肠炎症状为主。起病急，有恶心、呕吐、腹痛、腹泻等。腹痛以上、中腹部持续或阵发性绞痛多见，呕吐物多为进食的食物。常先吐后泻，腹泻轻重不一，每天数次至数十次，多为黄色稀便、水样或黏液便。葡萄球菌、蜡样芽孢杆菌食物中毒呕吐较剧烈，呕吐物含胆汁，有时带血和黏液；侵袭性细菌引起的食物中毒，可有发热、腹部阵发性绞痛，里急后重和黏液脓血便。鼠伤寒沙门菌食物中毒的粪便呈水样或糊状，有腥臭味，也可见脓血便。部分副溶血弧菌食物中毒病例大便呈血水样。变形杆菌还可发生颜面潮红、头痛、荨麻疹等过敏症状。病程短，多在1~3天恢复，极少数可达1~2周。腹泻严重者可导致脱水、酸中毒、甚至休克。

（五）实验室检查

1. **血象** 沙门菌感染者血白细胞计数多在正常范围。副溶血弧菌及金黄色葡萄球菌感染者，白细胞数可增高达 $10 \times 10^9/L$ 以上，中性粒细胞比例增高。

2. **粪便检查** 大便呈稀水样镜检可见少量白细胞，血水样便镜检可见多数红细胞，少量白细胞；血性黏液便则可见到多数红细胞及白细胞，与痢疾样便无异。

3. **血清学检查** 患病早期及病后二周的双份血清特异性抗体4倍升高者可明确诊断。由于患病数日即可痊愈，血清检查较少应用。但确诊变形杆菌感染应采患者血清，进行对 OX_{19} 及 OX_k 的凝集反应，效价在 1:80 以上有诊断意义，因变形杆菌极易污染食物及患者的吐泻物，培养阳性亦不足以证明为真正的病原，患者血清凝集效价增高，则可认为由于变形杆菌感染引起。

4. **分子生物学检查** 近年有采用特异性核酸探针进行核酸杂交和特异性引物进行聚合酶链反应以检查病原菌，同时可做分型。

5. **细菌培养** 将患者的呕吐、排泄物以及进食的可疑食物做细菌培养，如能获得相同病原菌有利于确诊。分离出的变形杆菌必须作血凝试验才能确认为变形杆菌性食物中毒。

（六）诊断及鉴别诊断

1. **诊断依据**

（1）流行病学资料 患者有进食变质食物、海产品、腌制食品、未煮熟的肉类、蛋制品等病史。共餐者在短期内集体发病，有重要的参考价值。

（2）临床表现 主要为急性胃肠炎症状，病程较短，恢复较快。

（3）实验室检查 收集吐泻物及可疑的残存食物进行细菌培养，重症患者做血培养，留取早期及病后两周的双份血清与培养分离所得可疑细菌进行血清凝集试验，双份血清凝集效价递增者有诊断价值。怀疑细菌毒素中毒者，可做动物试验，以检测细菌毒素的存在。

2. **鉴别诊断**

（1）非细菌性食物中毒 生物性的食物中毒（毒蕈、河豚、发芽的马铃薯、苍耳子、苦杏仁等）和化学性食物中毒（砷、有机磷农药等），有进食这类毒物史，潜伏期为数分钟到数小时，一般不发热，除胃肠道症状外，有神经系统与肝肾功能损害等表现，可疑的食物及吐泻物可以检出相应的毒物。

（2）霍乱及副霍乱 为无痛性泻吐，先泻后吐为多，且不发热，大便呈米泔水样，因潜伏期可长达6天，故罕见短期内出现大批患者。患者有明显的脱水、酸中毒及周围循环衰竭。大便涂片荧光抗体染色镜检及培养找到霍乱弧菌，可明确诊断。

（3）急性细菌性痢疾 急性起病，全身感染中毒症状较重，恶心、呕吐少见。临床上以发热、腹痛、腹泻、里急后重感及黏液脓血便为特征，每次排便量少，呈黏液脓血样，粪质少，左下腹压痛常见。培养可有痢疾杆菌生长。

（七）治疗

1. **一般治疗** 卧床休息，早期饮食应为易消化的流质或半流质饮食，病情好转后可恢复正常饮食。沙门菌食物中毒应床边隔离。

2. 对症治疗 呕吐、腹痛明显者，可口服丙胺太林（普鲁本辛）15~30mg，或皮下注射阿托品 0.5mg，亦可注射山莨菪碱 10mg。能进食者应给予口服补液盐口服。剧烈呕吐不能进食或腹泻频繁者，给予葡萄糖生理盐水静脉滴注。出现酸中毒酮情补充 5%碳酸氢钠注射液或 11.2%乳酸钠溶液。脱水严重甚至休克者，应积极补充液体，保持电解质平衡及给予抗休克处理。

3. 病原治疗 一般可不用抗菌药物。伴有高热的严重患者，可按不同的病原菌选用抗菌药物。如沙门菌、副溶血弧菌可选用喹诺酮类抗菌药物。

（八）预防

1. 管理传染源 一旦发生可疑食物中毒后，应立即报告当地卫生防疫部门，及时进行调查、分析、制定防疫措施，及早控制疫情。

2. 切断传播途径 认真贯彻《食品卫生法》，加强食品卫生管理。对广大群众进行卫生宣传教育，不吃不洁、腐败、变质食物或未煮熟的肉类食物。

二、神经型食物中毒（肉毒中毒）

神经型食物中毒又称肉毒中毒（botulism），是因进食含有肉毒杆菌外毒素的食物而引起的急性中毒性疾病。临床上以中枢神经系统症状如眼肌及咽肌瘫痪为主要表现，病死率较高。

（一）病原学

肉毒杆菌（*Clostridium botulinum*）亦称腊肠杆菌，属革兰阳性厌氧梭状芽孢杆菌，次极端有大形芽孢，有周鞭毛，能运动。按抗原性不同，肉毒杆菌可分 A、B、C（Ca、Cb）、D、E、F、G 8 种血清型，对人致病者以 A、B、E 型为主，F 型较少见，C、D 型主要见于禽畜感染。各型细菌均能产生一种剧毒的嗜神经外毒素——肉毒素。在已知的化学毒物和生物毒物中，肉毒素的毒性最强，对人的致死量仅为 $0.1~2\mu g$。且此毒素无色、无臭、无味、不易察觉。

肉毒杆菌广泛存在于自然界，以芽孢形式存在于土壤、蔬菜、水果上，可存在动物粪便中。本菌芽孢体外抵抗力极强，干热 180℃ 15 分钟、湿热 100℃ 5 小时、高压灭菌 120℃ 20 分钟才能灭活。5%苯酚、20%甲醛 24 小时才能将其杀灭。肉毒素对胃酸有抵抗力，但不耐热。肉毒素在干燥、密封和阴暗的条件下，可保存多年。故被肉毒梭菌污染的罐头食品中的毒素，可在相当长的时间内保持其毒性。

（二）流行病学

1. 传染源 动物是主要的传染源。肉毒杆菌存在于动物肠道中，排出于土壤中能以芽孢的形式存活较长时间，存在于变质肉食品、豆制品，但仅在缺氧时才能大量繁殖。引起肉毒中毒的食品在我国多为变质的牛、羊肉类和发酵的豆、麦制品，国外主要为罐头食品。

2. 传播途径 主要通过进食被肉毒杆菌外毒素污染的食物传播，如腌肉、腊肉及制作不良的罐头食品，亦可由肉毒梭菌污染的面酱、臭豆腐、豆瓣酱、豆豉等所致。

3. 易感人群 肉毒杆菌外毒素有很高致病力，人群普遍易感。患者无传染性，亦不产生病后免疫力。

（三）发病机制与病理

人摄入肉毒毒素后，胃酸及消化酶均不能将其破坏。毒素由上消化道吸收入血后，主要作用于脑神经核、外周神经、肌肉接头处及自主神经末梢，抑制胆碱能神经传导介质乙酰胆碱的释放，使肌肉收缩运动障碍，发生软瘫。

肉毒中毒病理变化非特异性，病理改变不一定能反映中毒程度。因为中毒越重，死亡越快，组织病变反而越轻。脑及脑膜显著充血、水肿，并有广泛的点状出血和血栓形成。可见脑神经核和脊髓前角退行性变。

（四）临床表现

潜伏期长短与进入毒素量有关，可短至 2 小时，最长可达 8~10 天。潜伏期越短，病情越重。但也可先起病轻，后发展成重型。

临床症状轻重不一，轻型仅有轻微不适，重者可于 24 小时内死亡。一般起病突然，以神经系统症状为主。病初可有头痛、头昏、眩晕、乏力、恶心、呕吐；继而，眼内外肌瘫痪，出现眼部症状，如视力模糊、复视、眼睑下垂、瞳孔散大或两侧瞳孔不等大，光反应迟钝或对光反射消失。当胆碱能神经的传递作用受损时，可出现便秘、尿潴留及唾液和泪液分泌减少，重症者腭、舌、呼吸肌呈对称性弛缓性轻瘫，出现咀嚼困难、吞咽困难、语言困难、呼吸困难等脑神经损害症状。四肢肌肉弛缓性瘫痪表现为深腱反射减弱和消失，但不出现病理反射，肢体瘫痪较少见，感觉正常，意识清楚。

患者不发热。肉毒中毒一旦出现症状，病情进展迅速，变化明显，重者可有呼吸衰竭，心力衰竭，肺部感染，若抢救不及时可于 2~3 天内死亡；经过稳定期后逐渐进入恢复期，大多于 5~9 天内恢复，但全身乏力及眼肌瘫痪持续较久，有时视觉恢复需数月之久。重症患者抢救不及时多数死亡，病死率 30%~60%。4~26 周婴儿食入少量肉毒杆菌芽孢，细菌在肠内繁殖，产生神经毒素出现中毒综合征。首发症状为便秘、拒奶、哭声低沉、颈软不能抬头及脑神经损害。病情进展迅速，可因呼吸衰竭死亡。

（五）实验室检查

1. 细菌培养 将可疑食物、呕吐物或排泄物加热煮沸 20 分钟后，接种血琼脂做厌氧培养，可检出肉毒杆菌。

2. 毒素检查

（1）动物试验 将检查标本浸出液饲喂动物，或作豚鼠、小白鼠腹腔内注射，同时设对照组，以加热 80℃ 30 分钟处理的标本或加注混合型肉毒抗毒素于标本中，如试验组动物肢体麻痹死亡，而对照组无此现象，则本病的诊断可成立。

（2）中和试验 将各型抗毒素血清 0.5ml 注射小白鼠腹腔内，随后接种检查标本 0.5ml，同时设对照组，从而判断毒素和定型。

（3）禽眼睑接种试验 将含有毒素的浸出液，视禽类大小，采用 0.1~0.3ml 不等注入家禽眼内角下方眼睑皮下，出现眼睑闭合、或出现麻痹性瘫痪和呼吸困难，经数十分钟至数小时家禽死亡，可作快速诊断。

（六）诊断及鉴别诊断

1. 诊断

（1）流行病学资料　有特殊饮食史，进食可疑食物，特别是火腿、腊肠、罐头等食品。同餐者集体发病。

（2）临床表现　有特殊的神经系统症状与体征，如复视、斜视、眼睑下垂、吞咽困难、呼吸困难等。

（3）实验室检查　确诊可用动物试验检查患者血清及可疑食物中的肉毒毒素，亦可用可疑食物进行厌氧培养，分离病原菌。

2. 鉴别诊断　应与脊髓灰质炎、白喉后神经麻痹、流行性乙型脑炎、急性多发性神经根炎、毒蕈中毒等相鉴别。

（七）治疗

1. 一般治疗　卧床休息，并予适当镇静剂，以避免瘫痪加重。外毒素在碱性溶液中易被破坏，在氧化剂作用下毒力减弱。故确诊或疑似肉毒中毒时，应尽早（进食可疑食物4小时内）用5%碳酸氢钠或1:4000高锰酸钾溶液洗胃及灌肠，以清除摄入的毒素。对没有肠麻痹者，可服导泻剂或灌肠以清除未吸收的毒素，但不能用镁剂。因镁可以加强肉毒毒素引起神经肌肉阻滞作用。吞咽困难者宜用鼻饲及输液补充每日必需的营养及水分。呼吸困难者应予吸氧，及早气管切开，给予人工呼吸。加强监护、密切观察病情变化，防止肺部感染的发生。继发肺炎时给予抗菌药物治疗。

2. 抗毒素治疗　精制肉毒抗毒血清可中和体液中的毒素。一般主张早期、足量使用。在毒型未能鉴定之前应给予多价抗毒素血清（A、B、E三联抗毒素）5万~10万IU，静脉或肌内注射，在起病后24小时内或瘫痪发生前注射最为有效。必要时6小时后重复给予同样剂量1次。如已知毒素型别，可用单价抗毒素血清，每次1万~2万IU。

3. 其他治疗　盐酸胍啶有促进周围神经释放乙酰胆碱作用，被认为对神经瘫痪和呼吸功能有改进作用，剂量为每日15~50mg/kg，可经鼻饲给予，但可出现胃肠反应、麻木感、肌痉挛、心律不齐等。

为防止肉毒杆菌在肠道内繁殖产生神经毒素，可用青霉素消灭肠道内肉毒杆菌。

（八）预防

1. 管理传染源　一旦发生可疑食物中毒，应立即报告当地卫生防疫部门，及时进行调查、分析、制定防疫措施，及早控制疫情。

2. 切断传播途径　与胃肠型食物中毒相同，尤应注意罐头食品、火腿、腌腊食品、发酵豆的卫生检查。禁止出售变质食品，不食用变质食品。

3. 保护易感人群　如果进食食物已证明有肉毒杆菌或其外毒素存在，或同进食者已发生肉毒中毒时，未发病者应立即注射多价抗毒血清1000~2000U，以防止发病。

第五节　人感染高致病性禽流感

人禽流感（human avian influenza）全称人感染禽类流行性感冒病毒，是由禽甲型流感病毒某些亚型的毒株引起的人急性呼吸道传染病。其中H_5N_1亚型引起的高致病性禽流感

(highly Pathogenic avian influenza),病情严重,可出现毒血症、感染性休克、多脏器功能衰竭以及瑞氏综合征等并发症而致人死亡。

一、病原学

禽流感病毒属正黏病毒科甲型流感病毒属,根据其外膜血凝素(HA)和神经氨酸酶(NA)蛋白抗原性的不同分为许多亚型。其中的 H_5 和 H_7 亚型毒株(以 H_5N_1 和 H_7N_7 为代表)对禽类具有高度的致病力,并可引起禽类重症流感的爆发。目前感染人类的禽流感病毒亚型主要为 H_5N_1、H_9N_2、H_7N_7、H_7N_2、H_7N_3、H_7N_9,其中 1997 年出现的 H_5N_1 禽流感和 2013 年初出现的 H_7N_9 禽流感的患者病情较重。

禽流感病毒对乙醚、氯仿等有机溶剂敏感。常用消毒剂如氧化剂、稀酸、卤素化合物(如漂白粉和碘剂)容易将其灭活。禽类流感病毒对热敏感,56℃加热 30 分钟,65~70℃加热数分钟或煮沸 2 分钟,可以灭活。阳光直射 40~48h 或紫外线直接照射,可迅速破坏其传染性。

二、流行病学

(一)传染源

传染源主要为患禽流感或携带禽流感病毒的鸡、鸭、鹅等家禽。其他禽类、野禽或猪也有可能成为传染源。患者是否为人禽流感的传染源尚待进一步确定。

(二)传播途径

主要通过呼吸道传播,也可通过密切接触感染的禽类及其分泌物、排泄物,病毒污染的水等,以及直接接触病毒毒株被感染。目前尚缺乏人与人之间传播的确切证据。

(三)人群易感性

人群普遍易感。12 岁以下儿童发病率较高,病情较重。与不明原因病死家禽或感染、疑似感染禽流感家禽密切接触人员为高危人群。

三、临床表现

潜伏期一般在 7 天以内,通常为 2~4 天。重症患者一般均为 H_5N_1 及 H_7N_9 亚型病毒感染。患者呈急性起病,早期酷似普通型流感,主要为发热,可伴有流涕、鼻塞、咳嗽、咽痛、头痛、肌肉酸痛和全身不适。重症患者病情进展迅速,发病 5~7 天内出现重症肺炎,体温大多持续在 39℃以上,呼吸困难,可伴有血痰。可快速进展为急性呼吸窘迫综合征、脓毒症、感染性休克甚至多器官功能障碍。部分患者可出现纵隔气肿、胸腔积液等。

其余亚型病毒感染表现较轻,如感染 H_9N_2 亚型的患者通常仅有轻微的上呼吸道感染症状。感染 H_7N_7 亚型的患者常表现为结膜炎。

四、实验室检查

（一）血常规检查

外周血白细胞总数一般正常或降低，重症患者多有白细胞总数及淋巴细胞下降。

（二）病毒抗原及基因检测

取患者呼吸道标本，采用免疫荧光法或酶联免疫法，检测甲型流感病毒核蛋白（nucleo protein, NP）抗原及禽流感病毒 H 亚型抗原，抗原检测仅作为初筛试验。也可采用 RT-PCR 法，检测相应核酸。

（三）病毒分离

从患者呼吸道标本（如鼻咽分泌物、口腔含漱液、气管吸出物或呼吸道上皮细胞）中分离禽流感病毒。

（四）血清学检查

采集发病初期和恢复期双份血清，采用血凝抑制试验、补体结合试验或酶联免疫吸附试验，检测禽流感病毒抗体，前后滴度上升≥4倍，可作为回顾性诊断的参考指标。

（五）影像学检查

X 线胸片可见肺内斑片状、弥漫性或多灶性浸润，但缺乏特异性。重症患者肺内病变进展迅速，呈大片毛玻璃状或肺实变影像，少数可伴有胸腔积液。

五、诊断及鉴别诊断

（一）诊断

1. 人禽流感的诊断依据

（1）流行病学史　在禽流感流行时，发病前一周内曾到过疫点，有明确的病、死禽及其分泌物、排泄物接触史，或与人禽流感患者有密切接触者。

（2）临床表现　早期酷似普通型流感，重症患者迅速出现呼吸窘迫综合征、感染性休克甚至多器官功能障碍。

（3）辅助检查　需结合患者实验室及影像学检查。注意从患者呼吸道分泌物中分离出特定病毒或采用 RT-PCR 检测到禽流感 H 亚型病毒基因，且双份血清抗禽流感病毒抗体滴度恢复期较发病初期有 4 倍或以上升高是本病确诊的重要依据。

2. 诊断标准

（1）疑似病例　符合临床表现，病毒抗原阳性或有流行病学接触史。

（2）确诊病例　符合临床表现，或有流行病学接触史，并且呼吸道分泌物标本中分离出禽流感病毒或禽流感病毒核酸检测阳性或动态检测双份血清病毒特异性抗体水平呈 4 倍或以上升高。

（3）重症病例　肺炎合并呼吸功能衰竭或其他器官功能衰竭者为重症病例。

（二）鉴别诊断

该病应与流感、普通感冒、细菌性肺炎、严重急性呼吸综合征（SARS）、传染性单核细胞增多症、巨细胞病毒感染、衣原体肺炎、支原体肺炎等疾病进行鉴别。

六、治 疗

（一）隔离

对疑似病例和确诊病例均应进行隔离治疗。

（二）一般治疗

可应用解热镇痛药、缓解鼻黏膜充血药、止咳祛痰药等。儿童避免使用阿司匹林等水杨酸制剂，以免引起瑞氏综合征。注意多饮水，进清淡饮食，适当补充营养及静脉补液。

（三）抗病毒治疗

1. 神经氨酸酶抑制剂 奥司他韦（oseltamivir），商品名达菲（Tamifu）。能特异性抑制流感病毒的神经氨酸酶而抑制病毒复制。成人剂量 75mg，每天 2 次，重症者剂量可加倍，疗程 5~7 天。1 岁及以上年龄的儿童患者应根据体重给药：体重不足 15 kg 者，予 30mg 每日 2 次；体重 15~23kg 者，予 45mg 每日 2 次；体重 23~40kg 者，予 60mg 每日 2 次；体重大于 40kg 者，予 75mg 每日 2 次。对于吞咽胶囊有困难的儿童，可选用奥司他韦混悬液。同类药物还有扎那米韦和帕拉米韦。

2. 离子通道阻滞剂 目前实验室结果显示金刚烷胺和金刚乙胺耐药，不建议单独使用。

（四）重症患者的治疗

处理要点：①营养支持。②加强血氧监测和呼吸支持。③防治继发细菌感染。④防治其他并发症，如短期给予肾上腺皮质激素改善毒血症状及呼吸窘迫。

七、预 防

（一）监测及控制传染源

加强禽类疾病的监测，一旦发现禽流感疫情，立即封锁疫区，将高致病性禽流感疫点周围半径 3km 范围划为疫区，捕杀疫区内的全部家禽，并对疫区 5km 范围内的易感禽类进行强制性疫苗紧急免疫接种。此外，应加强对密切接触禽类人员的检疫。

（二）切断传播途径

发生禽流感疫情后，彻底消毒禽类养殖场、市售禽类摊档以及屠宰场，销毁或深埋死禽及禽类废弃物；彻底消毒患者排泄物、用于患者的医疗用品及诊室；医护人员做好个人防护。检测患者标本和禽流感病毒分离严格按照生物安全标准进行。保持病室内空气清新流通；做好手卫生，杜绝院内感染。

（三）保护易感人群

目前，尚无人用 H_5N_1 及 H_7N_9 疫苗。对密切接触者试用抗流感病毒药物或按中医药辨证施治。

（刘凤君 蒋 智）

第十五章 灾害救援

人类的历史就是与大自然抗争的历史，各种灾害威胁着人类的生存。自有文字记载以来，中国可谓灾难深重，大禹治水的故事正是中华民族抗灾救灾的生动写照，灾害救援医学的历史也几乎贯穿了社会发展的各个阶段。当前，我国灾害形势依然严峻，特别是随着经济发展伴随着环境的破坏，灾害发生频数日益增加，但迄今人类还没有完全掌握其发生的规律，传统的救护活动已经无法满足当今世界的急救需求。学习掌握灾害救援的基本理论，服务社会民众是21世纪医学生不可或缺的基本技能。

灾害（disaster）是指任何能引起设施破坏、经济严重损失、人员伤亡、健康状况及卫生服务条件恶化的事件，当其破坏力超过了所发生地区所能承受的程度而不得不向该地区以外的地区求援时，就可称之为灾害事件。联合国"国际减灾十年"专家组的定义为：灾害是一种超出受影响社区现有资源承受能力的人类生态环境的破坏。灾害和灾难是常被混用的同义词。一般来说，灾害的程度较轻，严重时称为灾难。

灾害分为突然公共事件（包括自然灾害、事故灾难、公共卫生事件、社会安全事件）和战争（二战时期广岛、长崎原子弹爆炸事件）。根据发生方式不同分为突发性灾难和渐变性（潜在性）灾难；根据发生的时间不同分为原生灾难、次生灾难和衍生灾难。灾害发生的原因主要有自然变异和人为影响两种因素。通常把以自然变异为主因的灾害称为自然灾害，如地震、洪水、风暴潮、海啸、火山喷发等；将以人为影响为主因的灾害称为人为灾害，如火灾、交通事故、空难、海难、核化学事故等。公共卫生事件包括群体性不明原因疾病、食品安全和职业危害、动物疫情、烈性传染病（鼠疫、霍乱等）。社会安全事件如恐怖袭击事件、经济安全事件、涉外突发事件。

灾害救援（disaster rescue）是指灾害发生后，政府、社会团体、个人组织等各级各界力量参与救灾，以减轻人员伤亡和财产损失为目标的行动。它可以利用便捷的通讯手段，及时组织救护力量，在现场对个体、群体实施及时有效的救助和医学处理，挽救生命，减轻伤残，并在医疗监护下，采用现代交通手段将患者送抵医院，接受进一步救治，从而降低灾害伤的发生率、伤残率和病死率。不同的灾害有不同的伤害特点和规律，对医疗救援系统及灾害预防准备的要求也各不相同。如地震、严重交通事故引起的伤害以多发伤等外科创伤为主；洪水以溺水、胃肠道传染病等内科疾病为主；火灾以体表和呼吸道烧伤、缺氧、中毒、休克和感染为主。为研究灾害条件下进行医学救援的科学规律、方式、方法、组织，灾害救援医学（disaster rescue medicine，DRM）应运而生。灾害救援医学的整体防御可分为预警、防范、检测、诊断、防护、消除污染、现场救治与后送、院内进一步救治、康复、心理、基础研究等内容。

第一节 灾害急救

无论何种场合，首先使伤病员迅速脱离险境是抢救的先决条件。只要现场存在危险因素，就可能危及伤病员及抢救者的生命，使抢救者无法完成急救任务，甚至危及到自身的安全。灾害急救的原则：①先救命，再治伤。②先重伤，后轻伤。③先抢后救，抢中有救。④先分类，再后送（尽可能使重伤员尽快脱离事故现场）。⑤转运与监护一致。⑥防治创伤应激。

一、灾害急救的特点

1. **时间性强** 时间就是生命，必须争分夺秒，尽快赶赴现场实施救援。
2. **任务繁重** 急救人员必须在短时间内对大批的伤员做出伤情判断及采取抢救。
3. **伤情复杂** 灾害往往造成人体多器官、系统的损害，常合并有大出血、窒息、休克等严重病情。
4. **工作条件差** 灾害现场多缺乏必要的条件和医疗设备，加上环境（水、电等）受到不同程度破坏，给灾害急救带来更多的困难。

二、基本要求

（一）组织要求

我国发布的《灾害事故医疗救援管理办法》卫生部令（第 39 号）要求各级卫生行政部门主要领导亲自挂帅，联合医政、药政、防疫等有关单位参加，并成立永久性领导组织，以便一旦发生灾情就能立即行动。街道卫生站、村卫生室应备有基本的急救物品，城乡卫生院应有相应的急救药品和器材；县以上医院开设具有一定急救能力的急诊科；大、中城市至少有一个急救中心，负责辖区内的急救和灾害救援工作。建立国家级、省级、地市级应急医疗救治专家库，成立各级应急救护队。应急救护队的业务骨干平时是医院各有关专业的技术骨干，不定时进行应急专业培训和演习，使应急救援队常备不懈、训练有素、机动性强。我国是一个自然灾害频发的国家，既要教育全民树立防灾救灾意识，又要普及自救互救的基本知识，电视广播、报纸杂志应多开展灾害急救科普宣传。

（二）技术要求

要求急救人员具有多学科知识和多种急救技能，急救医师在难以获得确切病史，缺乏辅助检查，时间紧迫的情况下，要具备熟练的技术和果断的作风，对伤情做出迅速准确的判断。要在尽可能早的时间内开始心肺复苏，建立静脉通道，以及骨折、脱位的复位、固定等。尽可能减少并发症、后遗症和致残率。

（三）设备要求

先进的通讯设备和通讯技术是灾害急救的基本保障，要求快速、平稳、安全、便于途中救护的运输设备。应有体积小、重量轻、便于携带等优点的医疗设备，同时还应有性能广泛、一机多用、便于操作等特点。

三、灾害急救流程

（一）现场急救、分检与运送

1. **脱离危险区域** 事故发生后首先要将患者从事故现场脱险，安全移出，以避免进一步伤害。移动患者时要轻柔,特别注意避免发生脊髓损伤或使原有的损伤加重。对可疑脊髓损伤患者要由 2 名以上急救人员同时搬动,移动前先固定头颈部,移动过程中保持头颈脊柱成一轴面。要注意判断现场的危险程度,注意有无可能导致施救者伤亡的情况,如着火、爆炸、触电等。

2. 检伤分类　检伤分类的目的在于区分患者的轻重缓急,使危重而有救治希望的患者得到优先处理。检伤分类由医务人员或经专门训练的急救员施行,通过看、问、听及简单的体格检查将危重患者筛选出来,推荐应用简明检伤分类程序(图 15-1)。伤病员要以醒目的检伤标志卡表示,多数国家采用红、黄、绿、黑四色系统。红色表示即刻优先,患者有生命危险需立即进行紧急处理;黄色表示紧急优先,伤情严重但相对稳定,允许在一定时间内进行处理;绿色表示延期优先,指病情较轻的患者不需紧急处理;黑色表示无救治希望或死亡者。此分类系统的优点是按处理的紧急程度进行救治,使救护者根据检伤卡颜色即知救治顺序(表 15-1)。

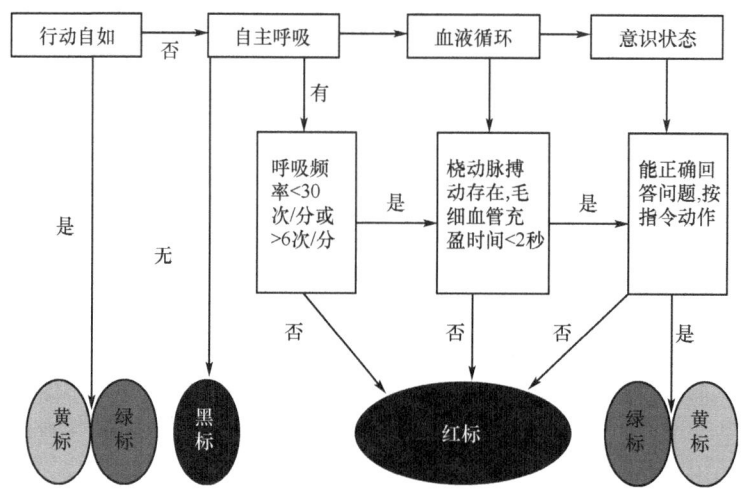

图 15-1　简明检伤分类法

表 15-1　伤病员检伤分类等级

类别	程度	标志	伤情
I	危重伤	红色	严重头部伤、大出血、昏迷、各类休克、严重挤压伤、内脏伤、张力性气胸、颌面部伤、颈部伤、呼吸道烧伤、大面积烧伤(30%以上)
II	中重伤	黄色	胸部伤、开放性骨折、小面积烧伤(30%以下)、长骨闭合性骨折
III	轻伤	绿色	无昏迷、休克的头颅损伤和软组织伤
IV	致命伤	黑色	按有关规定对死者进行处理

3. 现场急救　现代救援医学要求对威胁生命的损伤立即进行现场处理,保持呼吸道通畅是现场急救的首要任务,及时清除口腔异物,对窒息、昏迷患者应行气管插管或环甲膜穿刺或切开。创伤后大出血直接威胁患者生命,对四肢的外出血应及时用止血带止血,伤口包扎,下肢损伤可用抗休克裤。对张力性气胸患者应在现场进行胸腔穿刺排气或留置闭式引流管,然后再后送。对四肢骨折患者进行妥善固定,可采用木板、树枝或其他材料将整个肢体固定。疑有脊柱或脊髓损伤应立即进行固定。颈椎有损伤时要用颈托限制颈椎活动,胸腰椎损伤者平卧保持躯体直线位。对休克患者现场可先输入高渗氯化钠或 HHS 溶液,然后输等渗晶体溶液,有条件可现场输血,危重患者应予吸氧,心跳呼吸停止患者应

立即心肺复苏，自主循环未恢复者不得后送。

4. 转运 经过现场分检和急救处理，部分患者需要送到医院进行治疗。能否将伤者快速安全地转运到医院接受确定性治疗，是评价一个地区急救系统是否完善的重要标志。运送危重伤者，应该选择监护型救护车以便转送途中保持监护与治疗同步的原则如抗休克、呼吸支持、复苏等。普通型救护车配备供氧、输液装置及急救药品，用于运送轻伤者。医疗直升机速度快，机动性好，配备同于监护型救护车。直升机运送伤者在发达国家已很普及，但国内也有少数地区开始尝试，已取得较好效果。

（二）院内急救

1. 抢救室处置 急诊抢救室应配备供氧设施、气管插管、心电监护、除颤仪、呼吸机和静脉输注的各种液体和药品；移动的X光机、CT、B超、血常规、生化、POCT等仪器设备。创伤手术间应在创伤抢救室内或与其相邻，应配备全套麻醉监护设备和手术器械。

2. 及时评估与诊断 创伤患者进入抢救室后，立即建立静脉通道、氧疗、心电监护、置导尿管等。医生从护送者和患者本人获得受伤史及伤后处理情况，认真仔细的体格检查，注意有无多发伤的可能，不可满足于发现一处损伤，而忽略其他部位的检查。经过采集受伤史，损伤机制分析和全面体格检查后作出评估：患者全身情况是否稳定，损伤的部位和严重程度如何，是否需要和允许进一步的辅助检查，如超声、X线、CT扫描等。

3. 多发伤救治 治疗与诊断同步进行，避免延误救治病人。给氧、呼吸支持、静脉补液、备血、留置导尿管等初步处理必须在患者进入抢救室时立即进行。以颅脑损伤为主的多发伤患者应首先降低颅压，再行X线、CT等检查；以失血为主的多发伤患者，要立即快速补液，患者至少应建立两条大静脉通道，保证液体和血液的快速输入。补液首先考虑补液速度，其次考虑液体种类，同时尽快完成配血和输血。首选等渗氯化钠溶液，其次选用乳酸林格液或其他晶体液，尽量少用含糖溶液。

4. 损伤控制原则 传统创伤外科手术的原则是暴露、探查、止血和重建。多脏器损伤患者多处于休克状态，持续出血，并发凝血功能障碍，如采用传统复杂、耗时的修补重建手术会加重患者的生理紊乱。对有低体温、酸中毒、凝血功能障碍的患者，在凝血功能障碍发生之前结束手术可以改善预后。对严重肝后血管损伤、复杂骨盆骨折、肠管破裂严重水肿而缝合困难等，必须恰当应用损伤控制理论，手术方式要求简单有效。手术后的首要任务是积极复温，纠正酸中毒和凝血功能紊乱，经过手术后监护治疗，待其生理紊乱趋于稳定后再对损伤脏器行确定性手术治疗。

第二节 自然灾害

自然灾害（natural disaster）是人类依赖的自然界发生了异常现象，具有消极或破坏作用，是人类过去、现在和将来所面临的严峻挑战之一。中国是世界上自然灾害最严重的国家之一，呈现灾害种类多、分布地域广、发生频率高、造成损失重等四大特点。自然灾害主要包括气象灾害、海洋灾害、洪水灾害、地质灾害、地震灾害、农作物生物灾害、森林生物灾害和森林火灾七大类，其中地震灾害对人类构成威胁最大。

如何科学地认识灾害的发生、发展以及尽可能减小灾害造成的危害，已是国际社会共同关注的一个话题。灾害面前人类并非束手无策，运用人类现有的智慧、知识和科学技术，确实可以防范和减轻灾害的破坏和损失。更重要的是政府、社会、科学家和公众，如果在灾害发生之前采取有效对策，建立预警系统，制订应急预案，设置避难设施，进行安全评估，划定危险地段等等，完全有可能减少损失。新中国成立以来，我国政府极为重视减灾事业，先后成立了七大类的减灾管理部门。此外，全国防汛抗旱工作由国家防汛抗旱总指挥部负责，通过40余年的努力，我国的减灾能力已经有了很大的进步。尽管减灾工作取得了显著的成绩，但我国每年的灾害损失还在逐年上升，说明自然灾害已成为社会经济发展的最大制约因素之一，减灾已成为一个重大的社会问题。要想更好地搞好减灾工作，必须强调由单项减灾走向综合减灾，建立全国统一的减灾系统工程。减轻自然灾害的各种措施，包括监测、预报、评估、防灾、抗灾、救灾、安置与新建、教育与立法、保险与基金、规划与指挥，都可以作为减灾系统工程的一部分统筹考虑、综合实施（图15-2）。

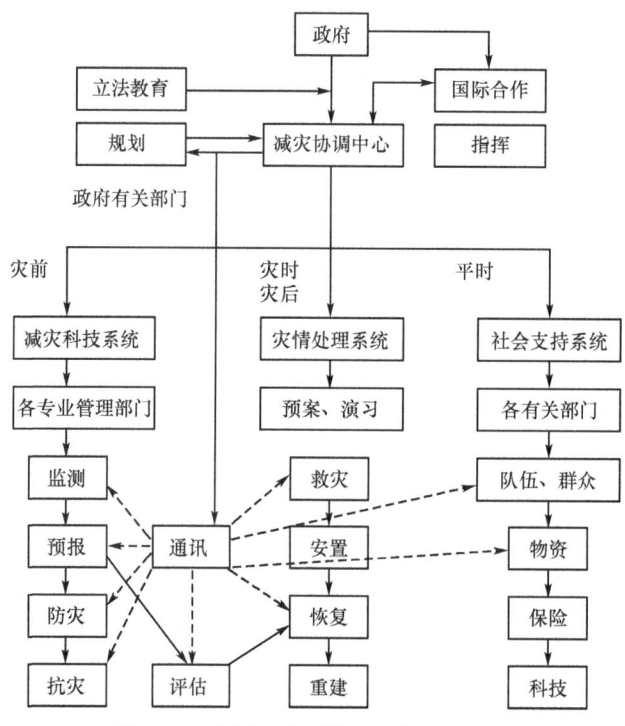

图15-2 中国减灾系统工程的基本框架

一、分　　类

许多自然灾害，特别是等级高、强度大的自然灾害发生以后，常常诱发出一连串的其他灾害接连发生，即一种灾害启动另一种灾害的现象称为灾害链。根据自然灾害在灾害链中所起的作用及发生时间分为：①原生灾害：灾害链中最早发生，起主要作用的灾害。②次生灾害：由原生灾害所诱导出来的灾害。③衍生灾害：自然灾害发生之后，破坏了人类生存的和谐条件，由此还可以引起一系列其他灾害。如大旱之后，地表与浅部淡水极度匮缺，迫使人们饮用深层含氟量较高的地下水，从而导致了氟病，就是衍生灾害。

二、常见自然灾害的急救

（一）地震

地震（earthquake）是以巨大的能量，瞬息间使建筑物倒塌，公共设施瘫痪，成千上万乃至数十万生灵惨遭伤亡，使人类劳动的成果毁于一旦的自然灾害。据统计，20世纪以来，全球因地震造成死亡的人数约达260万人，占各种自然灾害死亡人数的58%。在世界近代史上，地震死亡人数最多的一次是1976年唐山地震，死亡24.2万人，直接经济损失达百亿元，震后恢复重建耗资又近百亿元。从某种意义上讲，地震灾害不是一种单纯的自然灾害，而是自然作用与人类行为共同引起的综合致灾过程。人类正确的主观能动性可以大大减轻地震造成的人员伤亡和社会物质财富损失，而人类防灾减灾或应变行为的失当则会加重地震灾害，从而带来不应有的灾难。

如何能有效地减轻人为灾害，在地震发生的一瞬间，真正做到临震不乱，随机应变，审时度势，保命求生。为减轻地震灾难，要广泛开展宣传教育，普及地震、抗震科普知识，提高公民的抗震意识和震时的应急应变能力。同时，积极组织抗震防灾演习和专业队伍的培训教育，提高技术素质和快速反应能力。

1. 地震损伤特点及现场救护 地震伤害的特点是伤员数量多、伤势重、伤情复杂，伤员常为复合伤、多发伤、挤压伤和挤压综合征，常合并休克或心肺功能衰竭。开放性骨折可以导致继发性感染，尤其是破伤风杆菌和气性坏疽菌对病人的威胁最大，死亡率很高。脊柱损伤可以引起截瘫，致残率较高。也可因地震造成伤员完全性饥饿、淹溺，增加救治难度。

救护工作的重要环节是帮助伤员迅速脱离危险环境。在保证救护者安全前提下，现场采取先救命后治伤，先救治有存活希望的重伤员，后救治轻伤员的原则，即开展对震区现场人员的搜寻、脱险、救护医疗一体化的大救援观念。地震灾区的医疗救护工作，是一项多部门配合协同作战的艰巨工作，它需要交通运输、通讯联络、水电供应、工程技术等各方面的密切配合，才能取得医疗救护工作的高效率，完成救灾的医疗保障任务。地震现场救护的首要问题是处理威胁生命的窒息、心脏骤停和大出血等情况，注意处理挤压伤所致的挤压综合征和严重感染。开放性创伤、外出血应首先止血，抬高患肢，同时急救。对开放性骨折，不应作现场复位，以防止组织再度受伤，一般用清洁纱布覆盖创面，作简单固定后再进行转运。挤压伤时，应设法尽快解除重压，遇到大面积创伤者，要保持创面清洁，用干净纱布包扎创面。为了保证紧张有序地工作，根据不同的伤情进行检伤分类，认真做好转运标志的登记佩戴工作，注明编号、姓名、性别、单位、诊断、已处理情况，是否注射过破伤风抗毒素等。

（1）自救互救 在外援力量未到达之前，灾区人民抢救被压埋人员或伤员的应急行动。幸存者或伤势较轻者应主动承担起自救互救的责任，帮助其他伤者迅速脱离险情，能够最大限度地减少伤员现场死亡，为后续治疗创造有利条件。

（2）检伤分类 地震创伤以骨折发病率最高，其次为挤压伤及挤压综合征、多发伤等。在现场急救中，根据伤员的伤情，按轻、中、重、死亡分类，以红、黄、绿、黑颜色卡置于伤员的显要位置，便于有序的抢救治疗。

2. 院内抢救 积极治疗原发性致病因素（如对严重肿胀肢体切开减压,清除坏死组织,排除积血等），迅速纠正低血容量，维持水、电解质和酸碱平衡，补充营养，防治 MODS 等。特别注意的是对挤压综合征合并急性肾功能障碍需强调尽早开始透析疗法，改善体内环境，纠正高钾血症等。

（二）洪灾

洪涝灾害（flood disaster）是指由于过量的降水造成江河湖水泛滥，使人民生命财产遭受严重损失的灾难。我国受洪涝灾害威胁的地区总面积达 73.8 万平方公里，耕地 5 亿亩。长江、黄河、淮河、海河、珠江、松花江、嫩江、辽河等八大江河的周边地区均受洪涝灾害的严重威胁。洪灾的发生可导致人淹溺死亡，主要原因可能为呼吸道阻塞造成窒息，或电解质变化引起心室纤颤，或急性肺水肿等。现场第一目击者（first responder）首先开始急救或互救，切不可因为等待医务人员而贻误抢救时机。急救人员要坚持不懈地进行人工呼吸和胸外按压，不能轻易放弃。

洪涝灾害带来的更严重问题是传染病的流行，为预防肠道传染病（痢疾、伤寒等）、血吸虫病及钩端螺旋体病的传播流行，必须认真做好水源消毒和粪便处理工作；积极进行预防性服药，做好对发病患者隔离治疗等卫生防疫、食品卫生、饮水卫生、环境卫生的管理工作。

第三节 人为灾害

人为灾害（man-made disaster）指主要由人为因素引发的灾害，如火灾和交通事故。灾害的过程往往很复杂，有时候一种灾害可由几种因素引起，或者一种因素会同时引起几种不同的灾害。人为灾害主要包括：①交通事故：公路或铁路交通事故、民航事故、海事灾害等。②爆炸：锅炉爆炸、火药爆炸、石油化工制品爆炸、工业粉尘爆炸等。③火灾：城市火灾、工矿火灾、农村火灾、森林火灾、其他火灾等。④建筑物事故：房屋倒塌、桥梁断裂、隧道崩塌等。⑤工伤事故：电伤、烧伤、跌伤、撞伤等。⑥卫生灾害：医疗事故、中毒事故、职业病、地方病、传染病、其他疫病等。⑦矿山灾害：矿井崩塌、瓦斯爆炸等。⑧科技事故：航天事故、核事故、生物工程事故等。⑨战争及恐怖爆炸等。社会经济和政治因素，诸如大量移民、城市化、持续战争，都是造成灾害损失增加的原因。

一、交通事故

交通事故（traffic accident）伤亡已成为"世界第一公害"，中国是世界上交通事故死亡人数最多的国家之一，也是 44 岁以下青壮年死亡的主要原因。从 20 世纪 80 年代末中国交通事故死亡人数首次超过五万人，至今已经多年居世界第一，我国因车祸死亡的人数每年约 10 万人。交通事故急救管理原则是先抢后救、先非医疗工程救险后现场医疗救护。在发生车祸事故后，首先是尽快将伤员从车内救出，因燃烧或毒气等因素都会进一步继续威胁伤员；其次是现场急救，着重处理伤员的窒息、出血、休克等严重威胁生命的紧急情况；三是医疗运输，要在保护生命和减轻伤残的原则下尽快转运，应用救护车或直升机运送。

（一）致伤因素

交通事故的致伤因素包括碰撞、挤压、碾挫、减速、烧烫等，可单独发生，也可几个因素同时作用于伤员。

（二）交通伤的特点

交通伤的特点有：①暴力大，伤情严重。②多脏器损伤，如脊柱骨折、脱位、截瘫、颅脑损伤、血气胸、肝脾破裂、开放性骨折。③致残、死亡率高。

（三）严重程度的判断

交通伤伤员可能是一个或多个，同一个伤员可能同时有多处受伤，现场急救要按照"CRASHPLAN"原则进行检伤分类。

1. 判断生命体征变化

（1）意识障碍表明可能有颅脑损伤或休克，病情危重。

（2）呼吸不规则、呼吸困难、呼吸停止表明有呼吸道梗阻、胸部外伤、高位颈椎损伤或颅脑损伤。

（3）脉搏弱或未扪及，表明失血多，损伤严重，处于休克状态。

（4）瞳孔不等大或扩大，表明有严重颅脑损伤。

2. 判断重要脏器的损伤

（1）颅脑损伤：头部出血或血肿，意识障碍，瞳孔改变。

（2）胸部损伤：胸部有伤口或擦伤，胸廓变形，呼吸困难。

（3）腹部损伤：腹痛、腹部压痛，肝区、脾区叩击痛，休克。

（4）脊柱骨折：脊柱畸形，四肢瘫痪（颈椎）或双下肢瘫痪（胸腰椎）。

（5）四肢骨折：肢体肿胀、畸形、活动受限。

（四）现场急救

1. 检伤和急救 交通事故一旦发生，常有许多人受伤，其中必有不少伤势严重或处于濒死状态的伤员急需抢救。能在现场进行及时正确的救护，对于减少事故受害者的伤残或死亡至关重要。

2. 心肺复苏 当发生呼吸、心跳骤停的时候，要及时对伤员进行心肺复苏，以挽救伤员的生命，如能在 4 分钟内开始 BLS，成活率最高。

3. 控制出血 外出血的止血方法有：①直接加压法：用手掌或手指直接按在伤口上，并保持压力 15 分钟以上。②高举法：举起伤员出血的肢体，使之高于心脏部位，以减缓出血部位的血液流动。有条件的，可在伤口敷一块消毒纱布或垫干净的衣物包扎。③压迫止血法：当四肢有严重出血时，可压迫肢体大动脉。在有条件的前提下，急救医师与护士可以采用 DCS 技术控制严重的内出血，为后续治疗提供有利条件。

4. 搬运伤员 对重伤员就地检查伤势和初步处理后再搬运。搬运方法根据伤员的伤势情况、伤员的体质和搬运的远近及道路情况而定。

（五）院内急救

1. 创伤抢救室 危重患者立即进入创伤抢救室进行抢救。由护士进行给氧，建立静脉通道，心电监护，置导尿管等，积极进行创伤性休克的早期干预与治疗，避免休克恶化而导致 MODS 的发生。

2. 采集病史和检查 在抢救治疗的同时,从护送者和患者本人获得受伤史及伤后处理情况的同时,认真仔细进行全身体格检查是伤情评估的基础,要注意有无多发伤的可能,不可满足发现一处损伤而忽略其他部位的检查。要注意询问事故汽车的类型、撞击的方向、速度、车辆有无翻滚、患者是否抛出、车内患者的位置、身体与撞击处的位置、撞击方向等,可帮助判断伤员受伤类型和程度。治疗与诊断同步进行,不可等诊断结束后才开始治疗。

对严重伤员的急诊检查务求简单扼要,突出重点,即首先依靠望、触、叩、听等物理检查,切忌盲目进行过多繁琐复杂的检查和其他需要搬动和费时的检查。在接诊严重伤员的过程中必须树立抢救生命第一的观点,不能再"循序渐进"地做常规检查处理。

3. 基本原则 对危重伤员的急救处置应遵循损伤控制原则,积极处理创伤,控制休克,纠正水电解质、酸碱平衡紊乱,维护器官功能等,手术后应立即送入 EICU 进行监护治疗。

二、火 灾 急 救

火灾(fire)是指在时间和空间上失去控制的燃烧所造成的灾害。在各种灾害中,火灾是最经常、最普遍地威胁公众安全和社会发展的主要灾害之一。人类能够对火进行利用和控制,是文明进步的一个重要标志。所以说人类使用火的历史与同火灾作斗争的历史是相伴相生的,人们在用火的同时,不断总结火灾发生的规律,尽可能地减少火灾及其对人类造成的危害。火灾最大的危害是导致烟雾中毒窒息死亡,火灾急救的首要任务是使受伤人员尽早脱离危险区,因为如果险情不控制,仍会继续发生伤害。

(一)脱离环境

保持镇定,必须将人员迅速脱离火区,扑灭伤员着火的外衣。逃离火场时不要大声叫喊,容易灼烧呼吸道,应朝出口指示牌方向及朝火源相反方向逃生或利用走火通道(即楼梯)逃生。

(二)初步评估与治疗

根据烧、烫伤部位皮肤呈现的状态,初步判断损害程度。皮肤发红为Ⅰ°度,有水疱或水疱已破Ⅱ°,发白或焦黑为Ⅲ°。判断烧伤面积大小可用简单的手掌测量方法,一般手掌面积相当于本人体表面积的 1%。

1. 镇静止痛 ①安慰受伤者,使其情绪稳定,勿惊恐、烦躁。②酌情使用安定、哌替啶(杜冷丁)等。重伤者可能发生休克,须经静脉用药,但要注意防止呼吸中枢抑制。③手足烧伤所致的剧痛,可用冷浸法减轻疼痛。

2. 液体补给 轻度烧伤者可饮 1000ml 水,水中加 3g 盐、50g 白糖,有条件再加入碳酸氢钠 1.5g。严重者按体重进行静脉补液。

(三)保持呼吸道通畅

烧伤后呼吸道受烟雾、热力等损害,须保持呼吸道通畅,给予吸氧。必要时行气管切开,昏迷的烧伤者更须注意保持呼吸道通畅。

（四）心肺复苏

患者如出现窒息，发生心脏骤停，立即进行心肺复苏。

三、矿难急救

矿难（mine disaster）频繁发生，全国每年死亡人数仅煤炭行业就接近6000人。瓦斯爆炸、矿井透水、矿井塌方和煤矿井下烧伤是矿难的主要形式。

（一）瓦斯爆炸

瓦斯，又名沼气，化学名称为甲烷。它是一种无色、无臭、无味、易燃、易爆的气体。如果空气中瓦斯的浓度在5.5%~16%时，有明火的情况下就能发生爆炸。瓦斯爆炸会产生高温、高压、冲击波，并释放出有毒气体一氧化碳。当听到或看到瓦斯爆炸时，应背向爆炸地点迅速卧倒，如眼前有水，应俯卧或侧卧于水中，并用湿毛巾捂住口鼻。距离爆炸中心较近的作业人员，在采取上述自救措施后，迅速撤离现场，防止二次爆炸的发生。同时，应立即切断通往事故地点的一切电源，马上恢复通风，设法扑灭各种明火和残留火，以防再次引起爆炸。所有生存人员在事故发生后，应统一、迅速地撤离危险区。遇有一氧化碳中毒者，应及时将其转移到通风良好的安全地区。如有心跳、呼吸停止，立即在安全处进行人工心肺复苏，不要延误抢救时机。据统计，瓦斯爆炸事故后，80%~90%的遇难人员是由于一氧化碳中毒死亡，特别是远离爆炸源地点的人员的主要死因。

（二）矿井透水

矿井透水事故是一种危害程度较高、伤亡人数较大的事故。透水发生后，短时间汇集大量水流，将人员困在井下。判断井下有无幸存者，主要从透水量大小、位置、井下巷道标高、被困时间等因素考虑。透水事故救护步骤为：

（1）尽快弄清井下人员数量和工作地点。

（2）搜集图纸、资料，准确判断透水位置及水量大小。

（3）立即调集水泵，加快排水进度，并从水位变化情况判断矿井有无水源联系，适时调整抢险方案。

（4）保持通风，防止有害气体使抢险人员中毒。

（5）备足必要的材料，用来维修因水浸泡损坏的巷道。

（三）矿井塌方

（1）立即挖出伤员，注意不要再度受伤，动作要轻、准、快，不要强行拉拽。如全部被埋应尽快将伤者的头部优先暴露出来，清理口鼻泥土砂石、血块，松解衣带，以利呼吸。

（2）使伤员平卧，头偏向一侧，以免误吸呕吐物。

（3）伤口出血时应用净水冲洗伤口，用干净毛巾加压包扎以防感染。

（4）骨折时要用夹板或代用品固定。

（5）心脏骤停者，行口对口人工呼吸和胸外心脏按压。

（6）搬运伤员要稳，避免颠簸和扭曲。

（7）有条件时及早输血、输液。

(四) 井下烧伤

井下烧伤，多为瓦斯燃烧、爆炸的火焰以及电流等引起，也有因酸碱引起的化学性烧伤。当煤矿井下发生烧伤事故后，救护人员应迅速将伤员救出现场，并注意在抢救过程中保护伤员的创面，不要忙于将伤员的衣服脱去或剪开去除，以免损伤和污染创面。对于受爆炸冲击烧伤的伤员，须检查颅脑、胸腹腔内脏以及呼吸道是否烧伤。对于化学性烧伤的伤员，应首先用大量的清水持续冲洗，但对其他烧伤则一般不作处理，也不得弄破水疱，同时还须重视伤员全身中毒的救治。在伤员的急救过程中，若发现伤员因疼痛和恐惧而休克，应用止痛药或口服止痛药。若发生急性喉头梗阻窒息时，可用粗针头从环甲膜处刺入气管内，以保证通气，暂时缓解窒息的威胁。若伤者发生呼吸心跳停止，应就地进行心肺复苏。另外，现场急救处理完毕，救护人员在将伤员送往医院抢救前，应对伤者进行一次全身检查，查看是否有合并损伤，随时观察伤员的伤情，不可大意。

第四节 急性放射性损伤急救

急性放射性损伤（acute radiation injury）是由于核放射物泄漏、核爆炸时电离辐射作用造成人体组织和功能的损伤，又称为急性放射病。临床上，进行全身照射（TBl）或全淋巴照射（TLl）等放射治疗时，也可能造成医源性急性放射性损伤。一般情况下，人体受到一次照射25cGy时不会发生明显损伤；50~100cGy可能引起一些功能变化（放射反应），100cGy以上即可引起急性放射性损伤。损伤的严重程度、症状特点和预后，主要与患者所遭受放射剂量的大小有关。

人体组织细胞对电离辐射的敏感性与其分化程度和增殖能力有关。分化程度低、增殖活跃的细胞对放射敏感性较高。

一、放射性损伤的特点

急性放射性损伤根据受照射剂量（指均匀全身照射剂量）、临床特点和受损器官病变不同分为骨髓型、肠型、脑型三型。典型病程呈阶段性发展，可分为初期、假愈期、极期和恢复期。

(一) 骨髓型

以骨髓造血组织损伤为基本病变，以白细胞数减少、感染、出血等为主要临床表现。可有典型阶段性的病程。在核辐射事故病例中，以骨髓型急性放射病居多。按严重程度可分为：

1. **轻度** 照射剂量100~200cGy，造血系统损伤轻，症状较轻。
2. **中度** 照射剂量200~400cGy，骨髓造血功能障碍。病程中出现脱发、发热、感染、出血、精神萎靡、明显乏力。
3. **重度** 照射剂量400~600cGy，为半数致死剂量范围，严重者常死于出血、感染。
4. **极重度** 照射剂量600~1000cGy，为绝对致死剂量。常因严重感染、出血而死亡。

(二) 肠型

以胃肠道损伤为基本病变，以频繁呕吐、严重腹泻以及水电解质代谢紊乱为主要临床表现，造血系统损伤较骨髓型急性放射病更为严重。发病急、病程短、病情重。照射剂量在 1000~5000cGy，为超致死辐射剂量。经积极的支持治疗幸免于死亡者，可主要表现为骨髓型放射病的造血障碍症状。

（三）脑型

以脑组织损伤为基本病变，以意识障碍、定向力丧失、共济失调、肌张力增强、抽搐、震颤等中枢神经系统症状为特殊临床表现。照射剂量在 5000cGy 以上。脑型急性放射病发生于罕见的特大核事故及核战争条件下瞬时受到特大剂量核辐射的人员。病情发展快，病程短。如受照剂量>10 000cGy，则受照后即昏迷、休克，很快死亡。

（四）其他

照射剂量在 2000~5000cGy，以心血管损伤为基本病变，以急性循环衰竭症状为主要表现时，亦称为心血管型或毒血症型急性放射病，多死于心源性休克。大剂量电离辐射照射后，受照皮肤可发生急性皮肤放射性损伤。

二、生命指征评估

（1）评估放射损伤的途径。

（2）根据骨髓造血、胃肠道、神经功能损伤表现以及受照剂量，评估临床分型、病情严重程度。

（3）及时评估治疗效果。

三、诊断与鉴别诊断

对接受放射治疗或在事故中受射线照射后出现症状者，即应怀疑有放射性损伤。遵照国家《GBZ 104-2002 外照射急性放射病诊断标准》的诊断原则，必须依据受照史、现场受照个人剂量调查及放射剂量的结果（个人剂量档案）、临床表现和实验室检查所见，并结合健康档案加以综合分析，确定是否为急性放射性损伤，估算或测定放射剂量，正确判断伤情的严重程度。

确定病情分型和分度是合理实施救治的前提。估算受照放射剂量和受照后临床表现特点是临床上确定病情分型和分度的主要依据。受照剂量的确定主要依据物理方法和生物学方法测定和估算的结果。其中，除初期症状、外周血象（白细胞总数和淋巴细胞绝对值）外，淋巴细胞染色体畸变率、淋巴细胞微核率分析是目前常用的估算指标。需请相关的专业人员协助估算放射剂量。

四、治　疗

（一）骨髓型急性放射病

对轻度患者可采取对症处理，加强营养、休息、严密观察。骨髓型中、重度和极重度急性放射病是急性放射病的主要治疗对象，应采取严格的防感染隔离措施，应入住层流洁净病房。

中度和重度患者，以保护和促进造血功能恢复、预防感染和出血为主，应针对不同阶段临床特点，予以综合治疗。包括镇静、止吐，静脉输液，纠正水、电解质紊乱，应用肾上腺糖皮质激素、维生素、细胞保护剂氨磷汀（amifostine）、细胞因子（G-CSF、GM-CSF）、抗生素等，如需输注血小板或红细胞，理想的血液用品应先去除白细胞和经过γ线1500~2500cGy照射。

对极重度患者，应加强防治感染、出血，注意防治真菌和病毒感染，及早使用细胞因子，积极缓解胃肠和神经系统症状。一般对受照900cGy以上的患者，应考虑同种造血干细胞移植。

在1000~5000cGy，为超致死辐射剂量。经积极的支持治疗幸免于死亡者，可主要表现为骨髓型放射病的造血障碍症状。

（二）肠型急性放射病

对轻度患者须无菌隔离，积极纠正水、电解质、酸碱失衡，改善微循环障碍，调节自主神经系统功能，抗感染，减少出血，及时实施造血干细胞移植。对重度患者给予对症治疗措施减轻患者痛苦，延长生命。

（三）脑型急性放射病

以综合对症治疗为主。可积极采用镇静剂控制惊厥，快速给予脱水剂保护大脑，抗休克，使用肾上腺糖皮质激素等。

第五节 突发公共卫生事件

突发公共卫生事件（public health emergency）是指突然发生，造成或可能造成社会公众健康严重损害的重大传染病疫情、群体性不明原因疾病、重大食物和职业中毒以及其他严重影响公众健康的事件。

突发公共卫生事件发生后，根据应急处理的需要，应急处理指挥部有权紧急调集人员、储备的物资、交通工具以及相关设施、设备；必要时，对人员进行疏散或者隔离，并可以依法对传染病疫区实行封锁。参加突发公共卫生事件应急处理的工作人员，应当按照预案的规定，采取卫生防护措施，并在专业人员的指导下进行工作。

一、特征及分类

（一）特征

突发公共卫生事件的发生和应急处理往往会涉及社会诸多方面。因此，在采取应急措施方面不仅应由卫生部门负责，而且需要在政府领导下，各有关部门协作处理。

1. **突发性** 突发公共卫生事件都是突然发生、突如其来的。一般讲，突发公共卫生事件的发生是不易预测的，但突发公共卫生事件的发生和转归也具有一定的规律性。

2. **公共属性** 突发公共卫生事件所危及的对象，不是特定的人，而是不特定的社会群体。所有事件发生时在事件影响范围内的人都有可能受到伤害。

3. **危害的严重性** 突发公共卫生事件可能对公众健康和生命安全、社会经济发展、生态环境等造成不同程度的危害，这种危害既可以是对社会造成的即时性严重损害，也可以是从发展趋势看对社会造成严重影响的事件。

4. 处理的综合性和系统性 许多突发公共卫生事件不仅仅是一个公共卫生问题,还是一个社会问题,需要各有关部门共同努力,甚至全社会都要动员起来参与这项工作。突发公共卫生事件的处理涉及多系统、多部门,政策性很强,因此,必须在政府的领导下,才能最终恰当应对,将其危害降低到最低程度。

突发公共卫生事件对公众健康的影响表现为直接危害和间接危害两类。直接危害一般为事件直接导致的即时性损害。间接危害一般为事件的继发性损害或危害,例如,事件引发公众恐惧、焦虑情绪等对社会、政治、经济产生影响。

(二) 分类

突发公共卫生事件的分类有按事件的表现形式和按事件的成因、性质两种方法。

1. 按事件的表现形式分类

(1) 在一定时间、一定范围、一定人群中,当病例数累计达到规定预警值时所形成的事件。例如:传染病、不明原因疾病、中毒(食物中毒、职业中毒)、预防接种反应、菌种和毒株丢失等,以及县以上卫生行政部门认定的其他突发公共卫生事件。

(2) 在一定时间、一定范围,当环境危害因素达到规定预警值时形成的事件,病例为事后发生,也可能无病例。例如:生物、化学、核和辐射事件(发生事件时尚未出现病例),包括传染病菌种、毒株丢失;病媒、生物、宿主相关事件;化学物泄漏事件、放射源丢失、受照、核污染辐射及其他严重影响公众健康事件(尚未出现病例或病例事后发生)。

2. 按事件的成因和性质分类

(1) 重大传染病疫情 是指传染病在集中的时间、地点发生,导致大量的传染病病人出现,其发病率远远超过平常的发病水平。包括《传染病防治法》规定的 3 类 37 种法定传染病;卫生部根据需要决定并公布列入乙类、丙类传染病的其他传染病;省、自治区、直辖市人民政府决定并公布的按照乙类、丙类传染病管理的其他传染病(1988 年,在上海发生的甲型肝炎暴发;2004 年,青海鼠疫疫情等)。

(2) 群体性不明原因的疾病 是指在一定时间内,某个相对集中的区域内同时或者相继出现多个共同临床表现患者,又暂时不能明确诊断的疾病。如传染性非典型肺炎疫情发生之初,由于对病原方面认识不清,虽然知道这是一组同一症状的疾病,但对其发病机制、诊断标准、流行途径等认识不清,这便是群体性不明原因疾病的典型案例。随着科学研究的深入,才逐步认识到其病原体是由冠状病毒的一种变种所引起。

(3) 重大食物和职业中毒 是指由于食物和职业的原因而发生的人数众多或者伤亡较重的中毒事件。如 2002 年 9 月 14 日,南京市汤山镇发生一起特大投毒案,造成 395 人因食用有毒食品而中毒,死亡 42 人。2002 年初,保定市白沟镇苯中毒事件,箱包生产企业数名外地务工人员中,陆续出现中毒症状,并有 6 名工人死亡。

(4) 新发传染性疾病 狭义是指全球首次发现的传染病。广义是指一个国家或地区新发生的、新变异的或新传入的传染病。世界上新发现的 32 种新传染病中,有半数左右已经在我国出现,新出现的肠道传染病对人类健康构成的潜在危险十分严重,处理的难度及复杂程度进一步加大。

(5) 群体性预防接种反应和群体性药物反应 是指在实施疾病预防控制时,出现疫苗接种人群或预防性服药人群的异常反应。

(6) 重大环境污染事故 是指在化学品的生产、运输、储存、使用和废弃处置过程中,由于各种原因引起化学品从其包装容器、运送管道、生产和使用环节中泄漏，造成空气、水源和土壤等周围环境的污染，严重危害或影响公众健康的事件。

（7）核事故和放射事故 是指由于放射性物质或其他放射源造成或可能造成公众健康严重影响或严重损害的突发事件。

（8）生物、化学、核辐射恐怖事件 是指恐怖组织或恐怖分子为了达到其政治、经济、宗教、民族等目的，通过实际使用或威胁使用放射性物质、化学毒剂或生物战剂，或通过袭击或威胁袭击化工（核）设施（包括化工厂、核设施、化学品仓库、实验室、运输槽车等）引起有毒有害物质或致病性生物释放，导致人员伤亡，或造成公众心理恐慌，从而破坏国家和谐安定，妨碍经济发展的事件。如 1995 年，发生在日本东京地铁的沙林毒气事件，造成 5510 人中毒，12 人死亡。

（9）自然灾害 是指自然力引起的设施破坏、经济严重损失、人员伤亡、人的健康状况及社会卫生服务条件恶化超过了所发生地区的所能承受能力的状况。主要有水灾、旱灾、地震、火灾等。如 1976 年，唐山地震造成 24.2 万人死亡。

（10）其他严重影响公众健康的事件 是指针对不特定的社会群体，造成或可能造成社会公众健康严重损害，影响正常社会秩序的重大事件。

二、突发公共卫生事件分级

根据突发公共卫生事件的性质、危害程度、涉及范围，突发事件划分为特别重大（Ⅰ级）、重大（Ⅱ级）、较大（Ⅲ级）和一般（Ⅳ级）四级，依次用红色、橙色、黄色、蓝色进行预警标识。

（一）特别重大突发公共卫生事件（Ⅰ级）

（1）肺鼠疫、肺炭疽在大、中城市发生并有扩散趋势，或肺鼠疫、肺炭疽疫情波及两个以上省份，并有进一步扩散趋势。

（2）发生传染性非典型肺炎、人感染高致病性禽流感病例，并有扩散趋势。

（3）涉及多个省份的群体性不明原因疾病，并有扩散趋势。

（4）发生新传染病或我国尚未发现的传染病发生或传入，并有扩散趋势，或发现我国已消灭的传染病重新流行。

（5）发生烈性病菌株、毒株、致病因子等丢失事件。

（6）周边以及与我国通航的国家和地区发生特大传染病疫情、并出现输入性病例，严重危及我国公共卫生安全的事件。

（7）国务院卫生行政部门认定的其他特别重大突发公共卫生事件。

（二）重大突发公共卫生事件（Ⅱ级）

（1）在一个县（市）行政区域内，一个平均潜伏期内（6天）发生 5 例以上肺鼠疫、肺炭疽病例，或者相关联的疫情波及 2 个以上县（市）。

（2）发生传染性非典型肺炎、人感染高致病性禽流感疑似病例。

（3）腺鼠疫发生流行，在一个市（地）行政区域内，一个平均潜伏期内多点连续发病 20 例以上，或流行范围波及 2 个以上市（地）。

（4）霍乱在一个市（地）行政区域内流行，一周内发病 30 例以上，或波及 2 个以上市（地），有扩散趋势。

（5）乙类、丙类传染病波及2个以上县（市），一周内发病水平超过前5年同期平均发病水平2倍以上。

（6）我国尚未发现的传染病发生或传入，尚未造成扩散。

（7）发生群体性不明原因疾病，扩散到县（市）以外的地区。

（8）发生重大医源性感染事件。

（9）预防接种或群体预防性服药出现人员死亡。

（10）一次食物中毒人数超过100人并出现死亡病例，或出现10例以上死亡病例。

（11）一次性发生急性职业中毒50人以上，或死亡5人以上。

（12）境内外隐匿运输、邮寄烈性生物病原体、生物毒素造成我境内人员感染或死亡的。

（13）省级以上人民政府卫生行政部门认定的其他重大突发公共卫生事件。

（三）较大突发公共卫生事件（Ⅲ级）

（1）发生肺鼠疫、肺炭疽病例，一个平均潜伏期内病例数未超过5例，流行范围在一个县（市）行政区域内。

（2）腺鼠疫发生流行，在一个县（市）行政区域内，一个平均潜伏期内连续发病10例以上，或波及2个以上县（市）。

（3）霍乱在一个县（市）行政区域内一周内发病10~29例。或波及2个以上县（市），或市（地）级以上城市的市区首次发生。

（4）一周内在一个县（市）行政区域内，乙、丙类传染病发病水平超过前5年同期平均发病水平1倍以上。

（5）一个县（市）行政区域内发现群体性不明原因疾病。

（6）一次性食物中毒100人，或出现死亡病例。

（7）预防接种或群体预防性服药出现群体心因性反应或不良反应。

（8）一次发生急性职业中毒10~49人，或死亡4人以下。

（9）市（地）级以上人民政府卫生行政部门认定的其他较大突发公共卫生事件。

（四）一般突发公共卫生事件（Ⅳ级）

（1）肺鼠疫在一个县（市）行政区域内发生，一个平均潜伏期内病例数未超过10例。

（2）霍乱在一个县（市）行政区域内，一周内发病9例以下。

（3）一次食物中毒人数30~99人，未出现死亡病例。

（4）一次性发生急性职业中毒9人以下，未出现死亡病例。

（5）县级以上人民政府卫生行政部门认定的其他一般突发公共卫生事件。

三、突发公共卫生事件处理原则

（一）预防为主，常备不懈

预防为主是我国卫生工作的基本方针。在突发公共卫生事件的预防中，主要是提高突发公共卫生事件发生的全社会防范意识，落实各项防范措施，有针对性地制定应急处理预案，对各种可能引发突发公共卫生事件的情况进行及时分析、预警、报告，做到早发现、早报告、早处理，有效应对和处理各种突发事件。

（二）统一领导，分级负责

在突发公共卫生事件应急处理的各项工作中，必须坚持由各级人民政府统一领导，成立应急指挥部，对处理工作实行统一指挥。各有关部门在应急指挥部的领导下，根据部署和分工，开展各项应急处理工作。

（三）反应及时，措施果断

反应及时，措施果断是有效控制突发公共卫生事件事态的前提。在突发公共卫生事件发生后，有关人民政府及其有关部门应当及时作出反应，决定是否启动应急预案，及时搜集、报告疫情，组织调查，积极开展救治工作，提出处理建议，有效控制事态发展。

（四）依靠科学，加强合作

处理突发公共卫生事件要尊重科学、依靠科学，开展防治突发公共卫生事件相关科学研究。各有关部门、学校、科研单位等要通力合作，实现资源共享。

四、突发公共卫生事件的监测、预警与报告

突发公共卫生事件具有高度不确定性，发生时间、范围、强度等不可完全预测，而且事件一旦发生，发展演变迅速，不仅对人们身心健康造成极大伤害，还会给当地的社会经济、政治等方面带来不利影响。在应对突发公共卫生事件中，若决策者缺少有价值的信息支持，无法做出正确的决策，不利于对突发公共卫生事件开展科学、有效地处置。因此，开展突发公共卫生事件监测预警工作，对阐明已知疾病流行状况、发现新的疾病、明确未知疾病的病因、帮助政府决策和有针对性地对公众进行防范突发公共卫生事件的宣传，及时控制突发公共卫生事件的发生和发展，都有着重要的意义。

（一）突发公共卫生事件监测

突发公共卫生事件监测是指持续地、系统地收集、汇总、分析和解释资料，并将结果反馈给需要的人，进而指导公共卫生实践的活动。监测应贯穿着突发公共卫生事件应急管理和处置的全过程，预警是监测的目的之一，只有科学、有效的对"苗头"突发公共卫生事件进行监测，为突发公共卫生事件的预测、预报及制定应急对策与控制措施提供信息保障及科学依据，才能做出及时、有效的应对，把突发公共卫生事件控制在萌芽状态，或不致造成更大的危机，最大限度地降低危害程度。

按照《突发公共卫生事件应急条例》、《突发公共卫生事件与传染病疫情监测信息报告管理办法》、《国家突发公共卫生事件及其相关信息报告管理工作规范》、《不明原因肺炎病例监测实施方案（试行）》等法律法规及工作方案，开展日常传染病及突发公共卫生事件的监测和报告。

（二）突发公共卫生事件的预警

预防和控制突发公共卫生事件的关键是及时发现突发事件发生的先兆，迅速采取相应措施，将突发事件控制在萌芽状态。建立突发公共卫生事件的预警机制就是以监测为基础，以数据库为条件，采取综合评估手段，建立信息交换和发布机制，及时发现事件的苗头，

发布预警,快速作出反应,达到控制事件蔓延的目的。各级人民政府卫生行政部门根据医疗、疾病预防控制、卫生监督机构提供的监测信息,按照突发公共卫生事件的发生、发展规律和特点,分析其对公众身心健康的危害程度、可能的发展趋势,及时作出相应级别的预警,依次用红色、橙色、黄色和蓝色表示特别重大、重大、较大和一般四个级别的预警。

(三)突发公共卫生事件的报告

突发公共卫生事件信息报告,是保障突发公共卫生事件监测系统有效运行的主要手段,也是各级政府和卫生行政部门及时掌握突发公共卫生事件信息、提高处置速度和效能的保证。

1. 责任报告单位和责任报告人

(1)责任报告单位 县以上各级人民政府卫生行政部门指定的突发公共卫生事件监测机构;各级、各类医疗卫生机构;卫生行政部门;县级以上地方人民政府;其他有关单位,主要包括发生突发公共卫生事件的单位、与群众健康和卫生保健工作密切相关的机构,如检验、检疫机构、食品、药品监督管理机构、环境保护、监测机构、教育机构等。

(2)责任报告人 执行职务的各级、各类医疗卫生机构的工作人员、个体开业医生。

2. 报告时限和程序 突发公共卫生事件监测机构、医疗卫生机构及有关单位发现突发公共卫生事件,应在2小时内向所在地区县(区)级人民政府的卫生行政部门报告。卫生行政部门在接到突发公共卫生事件报告后,应在2小时内向同级人民政府报告;同时,向上级人民政府卫生行政部门报告,并应立即组织进行现场调查,确认事件的性质,及时采取措施,随时报告事件的进展态势。

各级人民政府应在接到事件报告后的2小时内向上一级人民政府报告。对可能造成重大社会影响的突发公共卫生事件,省级以下地方人民政府卫生行政部门可直接上报国务院卫生行政部门。省级人民政府在接到报告的1小时内,应向国务院卫生行政部门报告。国务院卫生行政部门接到报告后应当立即向国务院报告。发生突发公共卫生事件的省、地、市、县级卫生行政部门,应视事件性质、波及范围等情况,及时与临近省、地、市、县之间互通信息。

3. 报告内容 突发公共卫生事件报告分为首次报告、进程报告和结案报告。应根据事件的严重程度、事态发展、控制情况,及时报告事件的进程,内容包括事件基本信息和事件分类信息两部分。不同类别的突发公共卫生事件应分别填写基本信息报表和相应类别的事件分类信息报表。

首次报告尚未调查确认的突发公共卫生事件或可能存在隐患的事件相关信息,应说明信息来源、波及范围、事件性质的初步判定及拟采取的措施。经调查确认的突发公共卫生事件报告应包括事件性质、波及范围(分布)、危害程度、势态评估、控制措施等内容。

4. 突发公共卫生事件的网络直报 各级、各类医疗卫生机构可通过《中国突发公共卫生事件信息报告管理系统》网上直接报告突发公共卫生事件,以提高报告的及时性。县及县以上各级疾病预防控制机构接到事件报告后,应逐级及时审核信息、确保信息的准确性,并汇总、统计、分析,按照有关规定向同级人民政府卫生行政部门报告。

5. 信息监控、分析与反馈

(1)各级信息归口部门对突发事件的分析结果应以定期简报或专题报告等形式,向上级信息归口部门及同级卫生行政部门报告。较大级以上的突发公共卫生事件应随时进行专题分析,并上报同级卫生行政部门及上一级信息归口部门,同时反馈到下一级卫生行政部门和信息归口部门,必要时,应通报周边地区的相关部门和机构。

(2)各级卫生行政部门应加强与各级突发公共卫生事件监测机构的信息反馈与交流,充分利用信息资源为突发公共卫生事件的处置服务。

(3)发生突发公共卫生事件的相邻地区卫生行政部门应定期交换相关事件信息,较大级以上的突发公共卫生事件应随时互相进行通报。

五、突发公共卫生事件的分级响应

各级人民政府卫生行政部门在本级人民政府统一领导下,负责组织、协调本行政区域内突发公共卫生事件应急处理工作,并根据突发公共卫生事件应急处理工作的实际需要,向本级人民政府提出成立突发公共卫生事件应急指挥部的建议。国务院或地方各级人民政府根据本级人民政府卫生行政部门的建议和实际工作需要,决定是否成立国家或地方应急指挥部,统一指挥和协调突发公共卫生事件应急处置工作。地方各级人民政府要按照上级人民政府或突发公共卫生事件应急指挥部的统一部署和安排,结合本地区实际情况,组织协调开展突发公共卫生事件的应急处理工作。

(一)特别重大突发公共卫生事件应急响应

国务院卫生行政部门接到特别重大突发公共卫生事件报告后,应立即组织专家调查确认,并对疫情进行综合评估,必要时,向国务院提出成立全国突发公共卫生事件应急指挥部的建议。同时,负责组织和协调专业技术机构开展现场调查和处理;指导和协调落实医疗救治和预防控制等措施;做好突发公共卫生事件信息的发布和通报等工作。地方各级人民政府卫生行政部门在本级人民政府的统一领导下,按照上级卫生行政部门的统一部署做好本行政区域内的应急处理工作。

(二)重大突发公共卫生事件的应急响应

省级人民政府卫生行政部门接到重大突发公共卫生事件报告后,应立即组织专家调查确认,并对疫情进行综合评估,必要时,向省级人民政府提出成立应急指挥部的建议。同时,迅速组织应急卫生救治队伍和有关人员到达突发公共卫生事件现场,进行采样与检测、流行病学调查与分析,组织开展医疗救治、病人隔离、人员疏散等疫情控制措施,同时分析突发公共卫生事件的发展趋势,提出应急处理工作建议,按照规定报告有关情况;及时向其他有关部门、毗邻和可能波及的省、自治区、直辖市人民政府卫生行政部门通报有关情况;向社会发布本行政区域内突发公共卫生事件的信息。国务院卫生行政部门应加强对省级人民政府卫生行政部门突发公共卫生事件应急处理工作的督导,并根据需要组织国家应急卫生救治队伍和有关专家迅速赶赴现场,协助疫情控制并开展救治工作;及时向有关省份通报情况。

(三)较大突发公共卫生事件的应急响应

市(地)级人民政府卫生行政部门接到较大突发公共卫生事件报告后,应立即组织专家调查确认,并对疫情进行综合评估。同时,迅速与事件发生地县级卫生行政部门共同组织开展现场流行病学调查、致病致残人员的隔离救治、密切接触者的隔离、环境生物样品采集和消毒处理等紧急控制措施，并按照规定向当地人民政府、省级人民政府卫生行政部门和国务院卫生行政部门报告调查处理情况。省级人民政府卫生行政部门接到较大突发公共卫生事件报告后，要加强对事件发生地区突发公共卫生事件应急处理的督导，及时组织专家对地方卫生行政部门突发公共卫生事件应急处理工作提供技术指导和支持，并适时向本省有关地区发出通报，及时采取预防控制措施，防止事件进一步发展。国务院卫生行政部门根据工作需要及时提供技术支持和指导。

（四）一般突发公共卫生事件的应急响应

一般突发公共卫生事件发生后，县级人民政府卫生行政部门应立即组织专家进行调查确认，并对疫情进行综合评估。同时，迅速组织医疗、疾病预防控制和卫生监督机构开展突发公共卫生事件的现场处理工作，并按照规定向当地人民政府和上一级人民政府卫生行政部门报告。市（地）级人民政府卫生行政部门应当快速组织专家对突发公共卫生事件应急处理进行技术指导。省级人民政府卫生行政部门应根据工作需要提供技术支持。

六、现场应急处理

（一）现场标识和现场分区

1. 现场标识

（1）警示线　警示线是界定和分隔危险区域的标识线，分黄色、红色和绿色警示线三种。红色警示线设在紧邻事件危害源的周边，将危害源与其以外的区域分隔开来，只限佩戴相应防护用具的专业人员可以进入该区域。黄色警示线设在危害区域的周边，其内和外分别是危害区和洁净区，该区域内的人员应佩戴适当的防护用具，出入该区域的人员必须进行洗消处理。绿色警示线设在救援区域的周边，将救援人员与公众分隔开来，患者的抢救治疗、指挥机构均设在该区内。

（2）警示标识　警示标识分为图形标识和警示语句，其主要包括禁止标识、警告标识、指令标识及提示标识四类。①禁止标识为禁止不安全行为的图形，如"禁止入内"标识。②警告标识为提醒人们对周围环境引起注意、以避免可能发生危险的图形，如"当心中毒"标识。③指令标识为强制作出某种动作或采用防范措施的图形，如"戴防毒面具"标识。④提示标识为提供相关安全信息的图形，如"救援电话"标识。

2. 现场分区　根据引起突发事件的危害源性质、现场周边环境、气象条件及人口分布等等因素，事件现场危险区域一般可分为热区、温区和冷区三类。

（1）热区（hot zone）　是紧邻事件现场危害源的地域，一般用红色警示线将其与外界区域分隔开来，在该区域内从事救援工作的人员必须配备防护装置以免受污染或物理伤害。

（2）温区（warm zone）　是紧挨热区外的地域。在该区域工作的人员应穿戴适宜的个体防护装置避免二次污染。一般以黄色警示线将其与外面的地域分隔开来，该警示线也称洗消线，所有离开此区域的人必须在该线处进行洗消处理。

（3）冷区（cold zone）　是洗消线以外的地域。患者的抢救治疗、应急支持、指挥机构设在此区。

（二）现场医疗救援

突发事件发生后常有大批伤病员需立即进行救治，最先到达现场的医护人员及急救车应立即自动担负起早期医疗救治任务，并协助指挥，尽快设法启动当地急救服务系统（EMS），待当地医疗应急指挥或卫生主管部门负责人员到达后，最先到达的医护人员应主动向他们报告事件情况、伤病员的伤情并服从他们的统一指挥。事故现场高效、正确的指挥及有条不紊的抢救秩序比少数医护人员埋头治疗个别伤病员更为重要。

现场专业医疗救援的任务主要有：①迅速对伤病员进行检伤分类，找出生命受到威胁的危重伤病员并紧急处置其致命伤。②保持危重伤病员的气道通畅、供氧、维持其血液循环，满足基本生命需要。③迅速安全地将所有伤病员疏散、转运到具有救治能力的医院。

七、现场调查和处理方法

现场调查是指针对疾病暴发或流行等突发公共卫生事件所开展的流行病学或卫生学调查。现场调查的根本目的是为了尽快明确病因（包括传染源或危害源、传播途径或危害途径、高危人群及主要危险因素），以便及时采取针对性的措施、控制事件危害的进一步发展。现场调查的目的：①查明病因或寻找病因线索及危险（危害）因素，为进一步调查研究提供依据。②控制疾病及危害的进一步发展，终止疾病暴发或流行。③预测疾病暴发或流行的发展趋势。④评价控制措施的效果。⑤进一步加强已有监测系统或为建立新的监测系统提供依据。

现场调查和处理方法主要包括组织准备、建立病例定义、核实病例诊断、核实病例数、确定暴发或流行的存在、描述性"三间分布"、建立假设并验证假设、采取控制措施、完善现场调查和书面报告等十个步骤来完成。

（曹小平）

第十六章 急诊常用技术

第一节 心脏电复律

心脏电复律（cardio version）是用电复律器瞬间释放较强的脉冲电流通过心脏，使心肌各部分同时除极，以消除异位心律，使窦房结重新控制心搏，从而恢复窦性心律的一种方法。心脏电复律最早用于消除心室纤颤，故称为电除颤（defibrillation）。1788年，Kite在英格兰皇家援救溺水协会年鉴上发表了一篇题名为"关于目击下死亡的复苏"的论文，其中描述了当时意外死亡的主要原因——溺水，也描述了首次成功的电除颤。1961年，最早出现同步的电复律，应用100J的同步放电可以终止多种心律失常的发作，后来该方法进一步用于纠正房颤、房扑、室上速和室速等，称为电复律。此法与药物复律比较，具有作用快、疗效高、简便安全和副作用小等优点，是目前治疗快速型心律失常的重要方法之一。

一、类　　型

电复律分同步和非同步电复律。前者是通过同步触发装置，利用患者心电图的R波触发放电，使电流落在R波降支上，从而避开心室的易损期，以免诱发室颤。此法适用于除室扑、室颤、无脉性室速以外的异位快速心律失常。非同步电复律是指可在心动周期的任何部位放电，仅适用于室颤、室扑及无脉性室速。

二、机　　制

（一）异位快速心律失常

（1）引起异位快速心律失常的机制最常见是环行或折返现象所致，低能量脉冲电流或适量的电流通过心脏，能使折返环路中的一部分心肌除极，不再接受从折返环传递过来的冲动，从而中断这一折返环而终止心动过速。

（2）若是因异位兴奋灶的自律性增高所致的心律失常，在短时间内给心肌通过以高能量脉冲电流，可使心肌各部分在瞬间同时除极，暂时使各处兴奋灶失去自律功能，此时心脏起搏传导系统中具有最高自律性的窦房结可以恢复其主导功能再行控制整个心动和心律。

（二）心室颤动

心室颤动时，各心室肌所处激动位相不一致，一部分心肌尚在不应期，而另一部分心肌已经复极，故在任何时候通过高压脉冲电流都足以使心肌纤维同时除极，称为非同步电复律（nonsynchronized cardioversion）或非同步电除颤。

三、影响电复律成功的因素

(一) 电能大小

电能过小不足以使心肌整体除极以消除异位兴奋灶或中断折返环路等机制,故电复律需要一定大小的电能,不同心律失常可选用不同电能。

(二) 异位起搏点兴奋性高低

如异位起搏点兴奋性过高,尽管瞬间心肌同时除极,但此后心搏仍可能再为异位起搏点所控制,故电复律前应适当使用抑制心肌的药物,有利于电复律成功。

(三) 窦房结起搏功能

如窦房结功能低下,虽心肌整体除极,但窦房结仍无控制心搏的能力,故病态窦房结综合征者不宜电复律。

四、适 应 证

(一) 室扑、室颤/无脉性室速

室扑、室颤和无脉性室速是非同步电复律的绝对适应证,一旦发生,应立即采用非同步电复律。功率直接给予360J(单相波除颤仪)或200J(双相波除颤仪)。自动体表除颤器(AED)在临床上逐渐广泛使用,它的除颤波形也分为单向波和双向波两种。AED可使未经过识别心脏节律培训的人员进行除颤变得切实可行,并且能够提高患者生存率。若室颤为细颤波形,可静注肾上腺素1mg,使细颤转为粗颤后再行电击。多次电击无效时可选用胺碘酮300mg静脉给药,第二次剂量150mg,静脉维持量1mg/min 6小时后改为0.5mg/min,日剂量不超过2g;若无胺碘酮可选用二线药物利多卡因50~100mg,静注后再行电击。

(二) 室速

室速一般情况下可用胺碘酮或利多卡因治疗。如药物治疗无效或患者已有严重血流动力学障碍、心力衰竭等情况时,则应立即进行同步电击复律,所选能量一般100~200J,成功率可达97%左右。

(三) 房扑

房扑药物转律效果不理想,而电复律成功率高达90%~95%,且所需能量小(50~100J),可作为首选方法,特别是对1:1房室传导、血流动力障碍明显者。

(四) 预激综合征

预激综合征并发房颤有快速心室率者,电复律是首选治疗方法。慢性房颤的电复律则需权衡利弊,恢复窦性心律能改善心功能,电复律的即时成功率可高达90%,但复律后即使用药物维持,亦不到50%的患者能在1年内保持窦性心律;同时,房颤发生时间愈长、心脏愈大,则成功率及维持窦性心律的机会都会愈小。慢性房颤如有以下情况者,可考虑电复律治疗:①房颤在半年以内、心脏病变较轻或已行二尖瓣手术,效果满意者。②二尖瓣狭窄,在术后发生房颤,经过2~3周仍未消失。③甲状腺功能亢进或其他诱因,经治疗控制后房颤继续存在。④经足量洋地黄及其他药物治疗后心室率仍无法控制。⑤经复律后能维持3~6个月以上，并有明显症状改善的复发病例。房颤电复律所需能量一般为100J~150J。

（五）室上速

室上速电复律的成功率仅75%~85%。一般应考虑先用兴奋迷走神经方法及药物治疗，上述治疗无效或情况紧急者如出现明显血流动力学障碍，才考虑电复律，复律能量常选用100~150J。若已用洋地黄类药者，则宜考虑经食管快速心房起搏治疗。

五、禁 忌 证

（一）绝对禁忌证

（1）洋地黄中毒所致的心律失常。
（2）病态窦房结综合征伴发的快-慢综合征。
（3）室上性心动过速伴高度或完全性房室传导阻滞。
（4）房颤反复发作，不能耐受奎尼丁或胺碘酮患者。
（5）在奎尼丁或胺碘酮维持下，复律后又复发房颤或其他心律失常。
（6）频繁发作的阵发性心动过速。
（7）近期有动脉血栓或心房内存在血栓而未接受抗凝治疗的患者。

（二）相对禁忌证

（1）洋地黄过量或低钾血症患者需纠正后进行复律。
（2）心脏明显增大，心胸比例大于0.6。
（3）房颤持续时间大于2~3年，或房颤伴有风湿活动或甲状腺功能亢进症状未控制。
（4）心力衰竭未纠正或急性心肌炎患者。
（5）拟进行心脏瓣膜外科手术治疗的患者。

六、操作方法与步骤

（一）复律前准备

（1）做好患者及家属的思想解释工作，签手术同意书。
（2）电击前24~48h停用洋地黄（地高辛停用24h，洋地黄叶片及洋地黄毒苷48h）。若一直服用洋地黄，又需紧急复律者，可在复律前用利多卡因或苯妥英钠静注。
（3）术前1日测血钾，低钾者应补钾。
（4）术前2日开始口服胺碘酮，每次0.2g，每日3次。也可口服奎尼丁，先服0.1g作过敏试验，如无反应，可每次0.2g，每日3~4次。
（5）过去有栓塞史或超声心动图发现左心房内有血栓者，术前抗凝治疗2周，复律后继续1周。常用华法林，使患者凝血酶原时间保持在正常值的2~2.5倍。
（6）复律当日上午禁食。
（7）准备好有关的复苏设备，包括急救药物、吸痰器、气管插管设备等，相关人员亦应在场，以备万一。

（二）操作步骤

（1）患者应仰卧于绝缘硬板床上。

（2）建立必要的静脉输液通路，心电监护。

（3）记录常规心电图，测量血压。

（4）检查除颤器同步性能，并选择同步或非同步（仅用于室颤、室扑和无脉性室速患者）。

（5）除室颤、室扑患者丧失意识外，其余患者均需镇静。临床上常规缓慢静注地西泮0.3~0.5mg/kg或咪唑安定0.2~0.4mg/kg，直至患者嗜睡、睫毛反射消失。但注意此药较易引起呼吸抑制，术前、术后均应保持患者呼吸道通畅并吸氧。

（6）安置电极板　将电极板涂上导电糊或包裹上浸润生理盐水的纱布，分别放置在胸骨右缘第二肋间与心尖部（或左腋前线第5肋间隙），相距大于10cm（图16-1）。

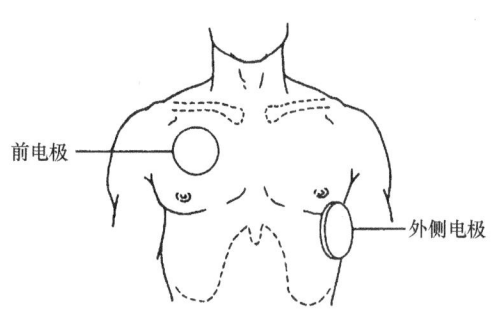

图 16-1　电极片摆放部位

（7）充电　按充电按钮，充电至所选能量。

（8）复律　按放电按钮，放电进行电复律。室颤、室扑患者在放电后应立即进行胸外心脏按压继续心肺复苏，待按压-通气5个循环后再检查心律；其余患者应密切观察放电后10s左右的心律情况：即使只出现1~2次窦性心律，也应认为复律是有效的，此时再现心律失常，只能说明是窦性心律不稳定或异位兴奋灶兴奋性极高。

（9）如需再次复律，需适当增加能量，间隔2~3min后进行，使用地西泮镇静的患者，应追加原剂量的1/2~2/3。反复电击3次或使用能量达300J以上，则应停止电复律治疗。

（10）复律成功后应继续观察心电图变化，同时观察血压、呼吸，直至清醒为止。卧床休息1d，根据患者复律前的心律失常类型选用抗心律失常药物维持或考虑抗凝等相关治疗。住院观察7~10d无复发时可出院。

（三）AED使用方法

（1）打开AED的电源　操作AED的第一步是打开电源开关。这可以启动声音提示，指导操作者后续的步骤。

（2）安放电极片　将自贴式监护-除颤电极片直接贴在患者胸壁皮肤上。如果患者出汗多，应在贴电极之前用布或毛巾擦干胸壁，如果患者胸壁多毛，应进行必要的皮肤准备或彻底清除胸壁的毛发。

（3）自动分析心律　让救援者和旁观者都离开患者，并确保没有人接触，避免任何影响患者的移动以防止人为错误。根据不同的品牌，心律分析需要的时间为5~15秒。如果出现心室纤颤，AED就通过显示的信息，可视或可听的警报，或合成的声音提示应该除颤。

（4）与患者脱离接触并按键除颤　在按键之前，应确保没有人接触患者。常常有提示"离开患者"声音信息。

影响AED效果的因素　如患者的活动（手抓或濒死呼吸等）、重新摆体位以及人工信号等。只有当确实证明患者发生了心脏骤停，而且所有的活动尤其是搬动患者都已停止的状态下，才可使AED处于分析模式。如果患者持续呈喘息样呼吸，仪器可能无法完成心律分析（图16-2）。

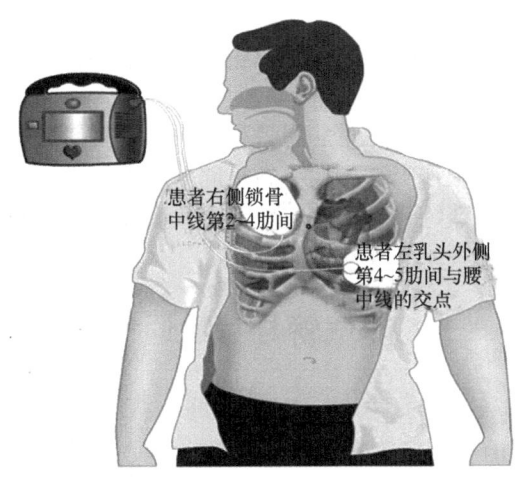

图16-2 AED操作

七、防治并发症

1. **电击伤** 电极板置放局部皮肤可出现红斑、灼痛，3~5d自行消退，不必治疗。

2. **短暂心律失常** 电击常见有窦性心动过缓伴逸搏。心率低于50次/min时，可用阿托品1~2mg静注。房性早搏、交界区心律失常持续时间短暂，可自行消失，不需治疗。频发室性早搏呈二联律或短暂室速时，可予利多卡因50~100mg静注，继以静滴维持。电复律偶尔出现室颤，即用非同步电除颤；也可偶尔发生心脏停搏，应立即按心脏骤停治疗。发生心脏停搏以服用普萘洛尔（心得安）者多见，故术前3d应停用此药。

3. **心肌损伤** 多见于高能量电击者，表现为血清酶升高[肌酸磷酸激酶（CPK）、乳酸脱氢酶（LDH）、血清门冬氨酸氨基转移酶（AST），ST~T改变，可历时数小时或数日。操作时应尽量避免选用高能量，两电极板不能距离过近。

4. **血栓栓塞** 1%~6%慢性房颤患者可出现栓塞，故对术前有血栓史者应给予抗凝治疗。

5. **呼吸抑制** 多见于镇静药使用过量或静脉给药速度过快所致，应作好面罩给氧、正压通气或气管插管等准备工作。

6. **肺水肿** 发生率约为3%，可能原因包括：一是缺氧情况下，心肌损伤明显，此时电击能量过大，电击次数过多，可引起肺水肿。二是左、右心房或左、右心室功能恢复不一，左心房或左心室功能较差，以致右心室到肺循环的血液超过左心室搏出量，此外，也可由肺栓塞所致。肺水肿多在电击后1~3h内发生。如发生肺水肿，应按肺水肿常规治疗。

7. **低血压** 发生率为1%~3%。当使用高能电击或硫喷妥钠麻醉时易出现，多在数小时内自行恢复，但需密切观察患者。

8. **起搏器失灵** 对安置起搏器的患者,电复律可引起起搏阈值升高,感知灵敏度降低,导致起搏器失灵。这与起搏器质量（抗干扰能力）及复律所用电能有关。对应用体外临时起搏器的患者，电击时宜关闭起搏器电源，电击后再接上。对安装埋藏起搏器的患者，进行电复律时，应尽可能用较小的有效电能，电极板最好采用一前一后位，以减少进入起搏系统的电能。如电击后起搏阈值升高和感知灵敏度降低，可试用泼尼松龙治疗。

（邱 里）

第二节 气道开放技术

心脏骤停和气道阻塞是急诊和危重病患者早期死亡的主要原因之一,及时识别、判断并立即建立通畅的气道,提供呼吸复苏是提高急危重病抢救成功率的关键。为保证呼吸道通畅与施行呼吸管理,必须熟练掌握有关应用理论知识和技术,熟悉保持呼吸道通畅的各种器械用具以及正确的操作技术。

一、非气管导管性通气道

(一)手法开放气道

当患者意识障碍时,由于舌后坠和颈部肌肉松弛使气道发生阻塞,颈部前屈使之加重,检查呼吸前需要开放气道。头部后仰使颈前部肌肉伸展,将舌从咽后壁脱离而抬起,气道开放。由于单独仰头不能充分开放气道,需采取进一步的措施。当病人有自主呼吸时,可单独采用此法,暂时维持气道通畅;病人无自主呼吸时,应配合人工呼吸或面罩控制呼吸。

1. **仰头提颏法** 解除舌后坠效果最佳。如患者无明显头、颈部受伤可使用此法。先清除口腔异物,去掉假牙。急救者一手置于患者前额,向后加压使头仰;另一手的食指和中指置于靠近颏部的下颌骨下方,将颏部向前抬起,使下颌尖、耳垂连线与地面垂直(图16-3A)。

2. **仰头抬颈法** 患者仰卧,急救者一手抬起患者颈部,另一手以小鱼际侧下压患者前额,使其头后仰,气道开放。忌头部后仰及转动(图16-3B)。

3. **托颌法** 急救者位于患者头侧,将其拇指(单手或双手)置于患者颧骨上作支点,用同一手的食指或中指放在患者耳垂下方的下颌角处作力点,将下颌向前向上托起,尽量使下颌牙向前超过上颌牙,此时舌根离开咽后壁从而解除气道梗阻(图16-3C)。此法特别适用于疑有颈椎损伤、骨折或脱位者,不宜将病人头部过度后仰及旋转,以避免颈脊髓继发性损伤。

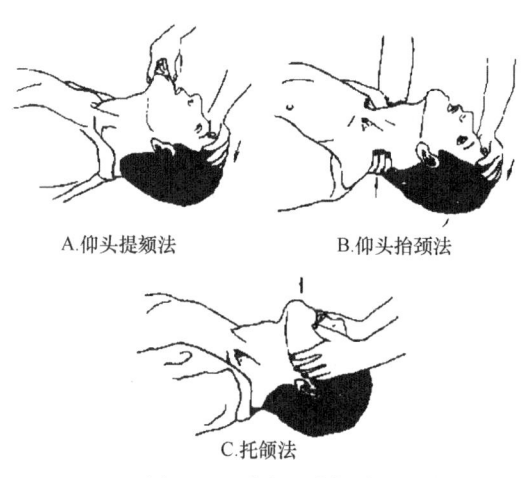

图16-3 手法开放气道

(二)口咽通气管与鼻咽通气管

在病人昏迷或麻醉诱导期等情况下,病人极易舌根后坠而陷入咽腔,这是急性呼吸道阻塞最常见的原因。一般采取托下颌法即可解除呼吸道阻塞，如需较长时间解除阻塞，可以插入口咽或鼻咽通气管，通气管的作用是使舌根与咽后壁分隔开，从而恢复呼吸道通畅。

1. 口咽通气管 口咽通气管由金属、硬橡胶或硬塑料制成，外形呈S状，设计有不同型号，根据病人年龄大小选择适宜型号的通气管。插入方法：①直接放置 对意识障碍、牙关紧闭、抽搐、躁动者，可用开口器开启上下颌，压舌板从臼齿处压住舌体，口咽通气管凹面向下对准咽喉部迅速置入。②反向插入法 取平卧位，抬起病人下颌角，将通气管的咽弯曲部分向腭部（凹面向上）插入口腔，再旋转180°使其凹面向下，并顺势推进，前端置于舌根之后。此法较直接放置法简单，特别适用于院前急救（图16-4）。

注意事项：①口咽通气管的插入操作较容易，但对清醒或浅麻醉病人可能出现恶心、呕吐、呛咳、喉痉挛和支气管痉挛等反射。因此，只适用于非清醒病人、麻醉深度恰当的病人或昏迷病人。②不恰当的安置通气管，反而会将舌根推至咽腔而加重阻塞或引起喉痉挛、牙、舌体和咽腔损伤，特别对长时间安置通气管病人，需定时检查其位置是否正确。③如果病人不能开口，又不宜插用鼻咽通气管时，可先用两个压舌板置入后臼齿之间，利用杠杆作用橇开口腔，然后再置入口咽通气管。

2. 鼻咽通气管 鼻咽通气管常用橡胶或塑料制成，外形如同气管导管，但质地较软，长约15cm左右，前端斜口较短且钝圆，不带套囊。选择合适型号的鼻咽通气管，长度大约相当鼻尖到耳垂的距离。鼻腔黏膜表面采用枪式喷雾器喷洒血管收缩药和实施表面麻醉，用液状石蜡棉球润滑鼻咽通气管，将通气管与面部表面呈垂直的方向经一侧鼻孔置入咽腔。这对清醒病人较易耐受，适用于口咽通气管放置有困难或有禁忌证（如牙关紧闭、严重口腔损伤、颌颏部有钢丝固定线等）时、或患者处于浅昏迷无法耐受口咽通气管的病人（图16-5）。

注意事项：①选择通畅的一侧鼻孔置入。对鼻中隔移位的病人，选用外鼻孔较小的一侧插入，因移位一侧鼻孔一般都较大。②插入动作应轻巧、柔和、缓慢，遇有阻力不应强行插入，可稍稍轻柔旋转导管直至无阻力感后再继续推进。③鼻咽通气管的并发症包括鼻出血和鼻咽部损伤、或胃内容物误吸，可在通气管管腔内置入细吸引管，保持随时吸引以作预防。④疑有颅底骨折的病人禁用鼻咽通气管，有可能插入颅腔或引起颅内感染。

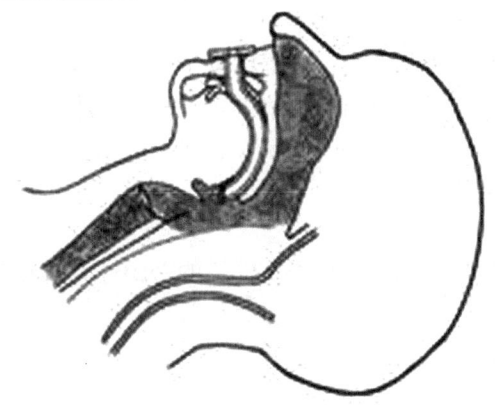

图16-4 口咽通气管

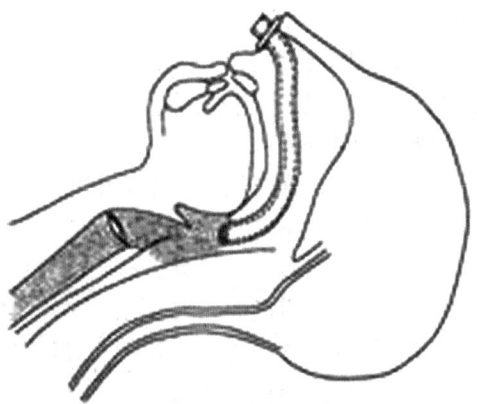

图16-5 鼻咽通气管

（三）喉罩

喉罩通气道（laryngeal mask airway，LMA），简称喉罩，是一种特殊型的通气管，由通气导管和通气罩两部分组成，通气罩大小恰好能罩住喉头，故有"喉罩"通气管之称。喉罩是介于气管内插管与面罩之间的通气工具，其插入咽喉部罩在声门上方，气囊充气后在喉周围形成密封圈，由通气导管开口连接呼吸机或麻醉机，可让病人自主呼吸，也可施行正压通气。喉罩系在盲探下插入，不需要使用喉镜显露声门，故使用较为方便，优点较多。喉罩分为普通型、加强型和可插管型，因普通型喉罩操作简单、易于急诊医护人员在临床急救工作中使用，特介绍普通型喉罩。普通型喉罩目前使用的型号有7种：新生儿，婴儿，幼儿，少年，成人小、中、大号（图16-6）。

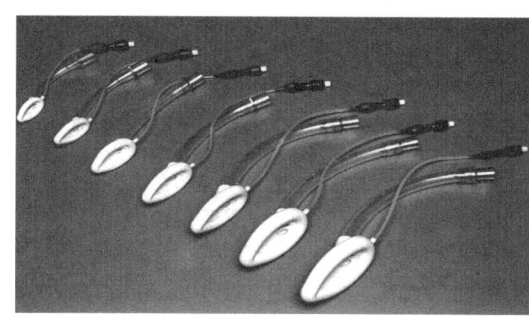

图16-6 喉罩的7种型号

1号，新生儿或体重小于5kg婴儿（4ml）；1.5号，婴儿体重5~10kg（7ml）；2号，体重10~20kg的婴儿或儿童（10ml）；2.5号，体重20~30kg的儿童（14ml）；3号，体重30~50kg的儿童或成人（20ml）；4号，体重50~70kg的成人（30ml）；5号，体重大于70kg的成人（40ml）。括号内为不同型号喉罩气囊的最大充气量

1. 适应证

（1）院前急救与复苏　普通型喉罩操作简单，病人无张口困难或颌面部严重损伤，便能顺利置入喉罩，且容易固定不易脱出。急救复苏时置入喉罩效果可靠，能争取宝贵的抢救时间。

（2）颈椎不稳定　喉罩的置入不需颈部运动，因此适用于颈椎不稳定的病人。

（3）面罩通气困难　在抢救急危重症病人或心肺复苏时，应用标准面罩呼吸囊不能维持有效通气的情况下，可用LMA作为紧急而有效的通气管使用。

（4）引导气管插管　当困难插管而被迫使用喉罩以后，喉罩可用作为气管内插管的向导，即先将一根气管导管导引管、纤维光束或支气管镜插入喉罩进入气管内，然后再套入气管导管引导气管内插管。

（5）其他，如应用于手术麻醉中或辅助检查等。

2. 禁忌证

（1）饱胃、腹内压过高、有呕吐反流误吸高度危险的病人。气道的密闭性有时较差，气体有可能进入胃内。

（2）咽喉部存在感染或其他病理改变的病人。

（3）呼吸道出血的病人。

（4）通气压力需大于25cmH_2O的慢性呼吸道疾病病人。

（5）小口、大舌或扁桃腺异常肿大的病人。

3. 喉罩置入法　对无意识的病人，选择大小合适的喉罩，润滑气囊后可直接置入；对意识清楚的病人，应先实施适度麻醉。喉罩置入常采用盲探法：①常规法　头轻度后仰，操作者左手牵引下颌使口张开，右手持喉罩，罩口朝向下颌，沿口腔正中线向下置入，贴咽后壁继续插入，直至不能再推进为止，充气气囊（图16-7）。②逆转法　置入方法与常规法基本相同，只是先将喉罩口朝向硬腭置入口腔至咽喉底部后，顺时针旋转180°，再继续往下推置喉罩，直至不能再推进为止。置入喉罩后，首先给喉罩气囊充气到适当容量，可见LMA有"退缩"现象，表示LMA放置位置正确，再用呼吸囊或连接呼吸机手控呼吸，观察胸廓起伏，听诊两侧呼吸音是否清晰，并听诊颈前区是否有漏气杂音，确定位置正确后固定。

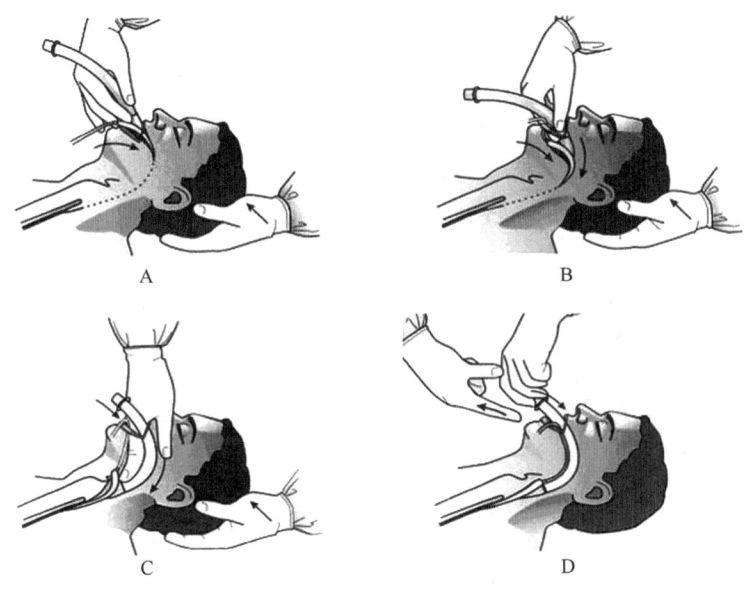

图16-7　喉罩的置入

A.中指开放口腔，食指引导气囊顶端抵住硬腭；B.左手使头后倾，右手使喉罩向后下方移动；C.直至感到阻力；D.左手固定喉罩，右手撤出。充满喉罩，此时喉罩可有轻度外滑

（四）食管气管联合导管

食管气管联合导管（esophageal-tracheal combitube，ETC）简称联合导管，是一种双腔、双囊导管。适用于需要快速建立气道的病人，尤其是在喉镜暴露不佳、插管困难的情况下。在院前急救、心肺复苏和困难插管时比老式的食管堵塞式通气管（esophageal obturator airway，EOA）、喉罩（LMA）能更迅速有效地开放气道，并且减少返流误吸等致命性并发症的发生。

食管气管联合导管有两个管腔，导管的一腔远端是开放的，像常规的气管导管一样，可称之为气管腔；另一腔远端是圆钝闭合的，而在其中段（两个套囊之间）有多个通气的侧孔，插入后的位置正好对着喉的入口，可称之为食管腔。导管近端的两腔分开，像两个独立的气管导管的近端，都分别与通气管道的接头相连。联合导管表面有两个气囊，近端套囊为蓝色，体积较大，可充气100ml，充气后压迫舌根和软腭，从下咽部封闭口、鼻呼吸道并有助于固定导管；远端套囊为白色，体积小，可充气10~15ml，用来封闭食管或气管及气管壁，达到密闭。导管近端套囊上方约8cm处有一蓝色环形标记，表示插入的合适深度，在正常使用的情况下，此标志应正对上下门齿之间。由于独特的设计，使联合导管在紧急情况下徒手经口向咽下盲插到预定深度并充起两个套囊，不管它是放入了气管或食管（大多数是进入食管），通过肺部和胃部的听诊或通过监测$P_{ET}CO_2$鉴别出一个正确的通气管腔，如果导管在食管内，则通过食管腔进行通气，如果导管在气管腔内，则通过气管腔进行通气（图16-8）。该导管的插管技术简单易学，且插管成功率高，被美国麻醉医师协会（american sociation of analgesist，ASA）推荐为在插管和通气都发生困难的紧急情况下可选用的方法之一。

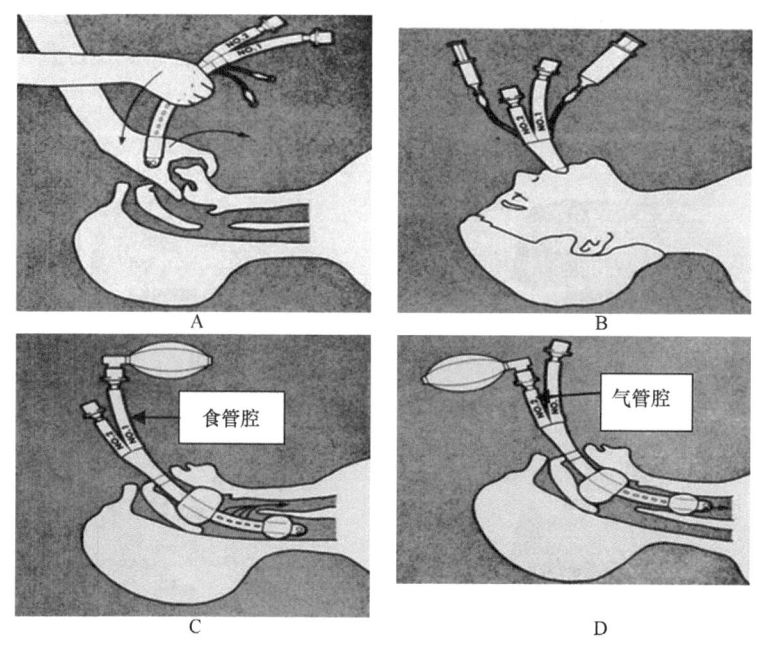

图16-8 食管气管联合导管的插入

A. 一手抬起舌和下颌，另一手沿着咽部自然弯曲送入导管，咬合环位于门齿处；B. 咽气囊充入100 ml空气，远端气囊充入15 ml空气；C. 因导管通常置入食管，先通过1号管通气；D. 如果出现胃胀气则通过2号管通气

二、气管内插管

气管内插管是建立人工通气道的最可靠方法，可以在任何体位下均保持呼吸道通畅，便于清除气管支气管内分泌物、血液或脓痰，防止误吸和便于气管内给药等。气管内插管方法根据径路可以分为经口腔或经鼻腔插管，按插管时是否显露声门又可分为明视或盲探插管法。经口或经鼻均可采用明视或盲探插管法。急诊最常用为经口明视插管法。

（一）经口明视气管内插管

经口明视插管法是利用喉镜显露声门，在明视下把气管导管插入气管内，是最确切、迅速而普遍应用的方法。

1. **适应证**

（1）呼吸心脏骤停或窒息。

（2）各种原因所致的呼吸困难、低氧血症及二氧化碳潴留。

（3）各种原因造成的上呼吸道梗阻，需建立人工气道者。

（4）防止呕吐物流入气道或分泌物不易排出者。

2. 禁忌证

（1）明显喉头水肿、急性喉炎、喉头黏膜下血肿或声门及声门下狭窄者。除非紧急气管插管抢救病人，应禁忌气管内插管，且不能反复试插，防止加重气道梗阻或延误其它抢救措施。

（2）胸主动脉瘤压迫气管者。如需插管应动作轻柔、熟练，避免呛咳挣扎，可能造成动脉瘤破裂出血。

（3）严重出血倾向。

3. 准备物品 喉镜、气管导管、牙垫、导管芯、吸引器与吸痰管、注射器、面罩与呼吸囊、听诊器等。

4. 操作方法 直型与弯型喉镜的操作法有所不同（图16-9），下列常用的弯型喉镜操作步骤：

（1）病人仰卧位、头后仰，操作者立于病人头侧，右手拇指推下唇及下颌，使口腔张开，左手持喉镜，将镜片从口腔右侧伸入、渐进、渐移向中线，把舌体推向左侧，暴露腭垂。

（2）镜片沿舌根再深入，同时提起镜柄，暴露会厌的上缘，镜片顶端伸至会厌根部，向前上方向提镜柄，挑起会厌暴露声门。

（3）右手持气管导管，由口腔右侧伸入，导管斜面开口对准声门，当斜面开口已进入声门时，拔出管芯，继续推进导管使气囊过声门，放入牙垫，退出喉镜，向气管导管套囊注入适量空气（3~5ml），使导管与气管壁密闭。

（4）控制通气，观察胸廓运动，听诊双肺呼吸音，连接呼气末二氧化碳分压监测仪，确定导管已插入气管，且位置适当，妥善固定导管与牙垫。

5. 注意事项

（1）显露声门是气管内插管术的关键，必须根据解剖标志循序推进喉镜片，防止顶端推进过深或太浅。

（2）应将喉镜的着力点始终放在喉镜片的顶端，并采用上提喉镜的手法，严禁将上门齿作为支点，利用"翘"的手法，否则极易碰落门齿。

（3）导管插入声门必须轻柔，最好采用旋转导管作推进的手法，避免使用暴力；如遇阻挡，可能为声门下狭窄（漏斗喉）或导管过粗所致，应更换较细的导管，切忌勉强硬插管。

（4）体肥、颈短、或喉结过高的病人，有时喉头虽已显露，但无法看清声门，此时可由助手按压喉结部位，可能有助于看清声门，或利用导管芯将导管变成L形，用导管前端挑起会厌，施行盲探插管。

（5）插管完成后，要核对导管的插入深度，并要及时判断是否有误插入食管的可能性。导管外端有温热气流呼出，能听到呼吸气流声，两肺呼吸音左、右、上、下均匀一致，挤压贮气囊两侧胸廓同时均匀抬起，无上腹部膨隆，提示导管位置合适，否则表示导管已经进入一侧总支气管或误入食管，必须立即调整或重插。

（6）插管困难时，可使用纤维支气管镜引导下气管内插管。

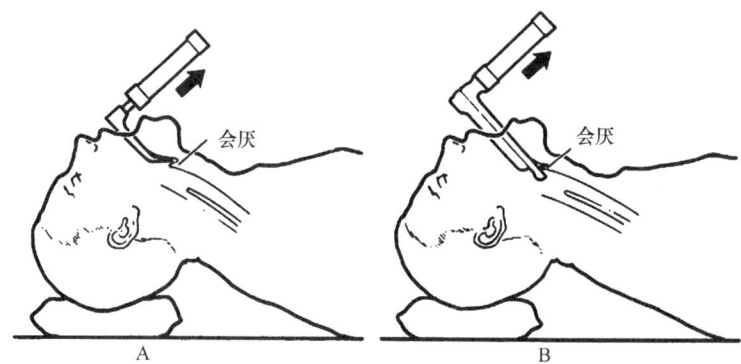

图16-9 直视喉镜暴露声门的正确位置

A.弯喉镜片远端置入会厌谷；B. 直喉镜片远端置于会厌喉面之下或压住会厌

（二）经鼻气管内插管

1. 适应证 适用于某些场合，如颈椎不稳定；下颌骨折；颈部异常；颞颌关节病变；口咽感染；拟行口腔或颌面手术的病人。本法操作较费事，比经口插管的创伤较大，常会引起鼻出血。

2. 禁忌证 经鼻插管禁用于颅底骨折、出血缺血、正在使用抗凝药、鼻腔闭锁、鼻骨骨折、菌血症倾向（如心脏置换或瓣膜病）等病人。

3. 操作方法 本法可盲探插管，也可在喉镜或纤支镜明视下插管，基本上与明视经口插管法相同，但有下列几点不同之处。

（1）插管前先滴液状石蜡入鼻腔，导管前端外涂以滑润剂。清醒插管者还需用表面麻醉（如1%丁卡因）喷雾鼻腔。

（2）掌握导管沿下鼻道推进的操作要领，即必须将导管与面部作垂直的方向插入鼻孔，沿鼻底部出鼻后孔至咽腔，切忌将导管向头顶方向推进否则极易引起严重出血。

（3）鼻翼至耳垂的距离相当于鼻孔至咽后腔的距离。当导管推进至上述距离后，用左手持

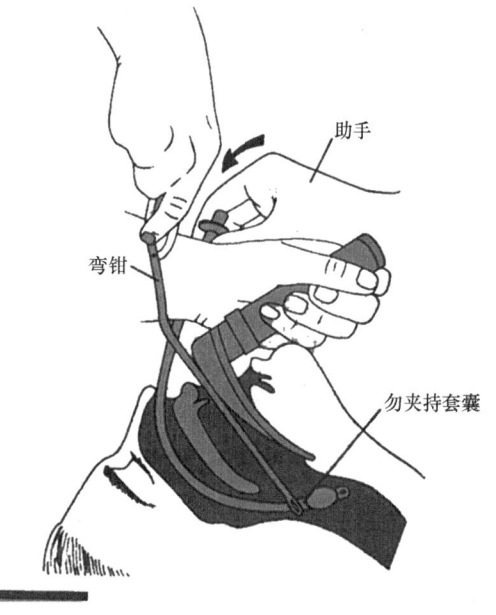

图 16-10 明视经鼻气管插管示意图

喉镜显露声门。右手继续推进导管入声门，如有困难，可用插管钳夹持导管前端送入声门（图16-10）。

（4）经鼻导管容易在鼻后孔位置出现屈折不通，处理困难。为此，对导管的质地应事先检查，选用坚韧而有弹性、不易折屈和压扁的导管。

三、有创气道

(一)环甲膜穿刺术

环甲膜穿刺是临床上对于有急性呼吸道梗阻、严重呼吸困难的病人采用的急救方法之一。它可为气管切开术赢得时间,是现场急救的重要组成部分。同时具有简便、快捷、有效的优点,而且简单易学,容易掌握。

1. 适应证

(1)急性上呼吸道梗阻。

(2)喉源性呼吸困难,如白喉、严重的喉头水肿等。

(3)头面部严重外伤。

(4)气管插管有禁忌或困难,病情紧急而需快速开放气道时。

2. 禁忌证 出凝血功能紊乱有出血倾向者。

3. 操作步骤

(1)患者平卧位,头后仰。穿刺部位在环状软骨与甲状软骨之间(图16-11),正中线上的柔软处。

(2)常规消毒,左手食指与拇指固定环甲膜处的皮肤,右手持针垂直刺入环甲膜,到达喉腔时有落空感,用注射器回抽有空气。

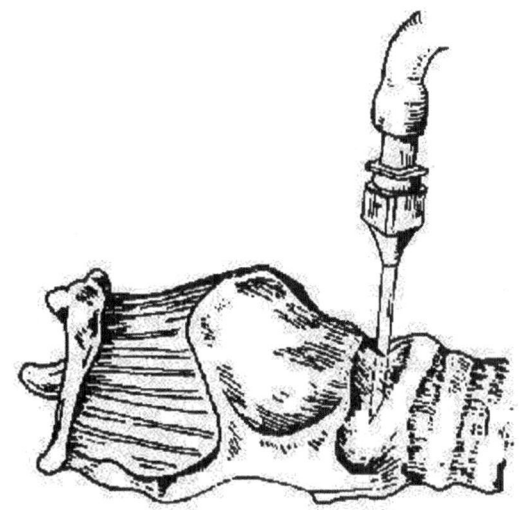

图16-11 环甲膜穿刺位置

(3)注射药物(多为麻醉药物或抢救用药)或进行喷射通气(注射针头为粗针头)。

4. 注意事项

(1)穿刺时进针不要过深,避免损伤喉后壁黏膜。

(2)必须回抽有空气,确定针尖在喉腔内才能注射药物。

(3)注射药物时嘱患者勿吞咽及呛咳,防止喉部上下运动,注射速度要快,注射完毕后迅速拔出针头。

5. 并发症 出血、皮下或纵隔气肿、食管穿孔等。

(二)环甲膜切开术

对于病情危重,需紧急抢救的喉阻塞病人,可先行环甲膜切开术,待呼吸困难缓解后,再行正规气管切开术。

1. 适应证

(1)上呼吸道完全梗阻,无法施行气管内插管的成年患者。

(2)突发严重呼吸困难或窒息,无气管切开器械或短时间内无法完成气管切开。

(3)呼吸困难伴不稳定颈椎骨折或脱位,用常规气管切开术可能加重病情者。

2. 禁忌证

(1)10岁以下儿童应慎行。

(2)喉部急性疾病,如喉部损伤或感染。

（3）声门下有炎症或新生物。
（4）气管内插管时间过长者。

3. 操作步骤

（1）快速将病人放平，头部尽量后伸，喉头充分向前突出。情况十分急迫时可不考虑消毒和麻醉问题。

（2）术者左手食指摸出甲状软骨下缘和环状软骨上缘，再用食指和拇指固定甲状软骨侧板，右手持小刀或其他锋利的金属片，稍用力插入环甲膜中部横行切开约1cm，用气管钩提起环状软骨或用刀柄或止血钳撑开伤口，使空气进入，随即将气管导管或其他代用品插入气管。

（3）止血，固定气管导管。

4. 注意事项

（1）切口过宽可损伤两侧环甲动脉，有时需扩大切口方能结扎止血。

（2）切开环甲膜进入声门下腔即可，不可刺入过深，以免损伤环甲关节后方的喉返神经及血管。

（3）术后密切观察病人呼吸道及切口的情况。

（4）保持套内通畅，一般每隔4~6小时清洗内套管1次。

（5）防止套管阻塞或脱出。

（6）保持伤口清洁，防止感染。

（7）切开时间不宜长于48小时，若病人脱离危险，即行正规气管切开术，以防喉狭窄。

（三）传统气管切开术

气管切开术（tracheostomy）是切开颈段气管前壁，放入气管导管，以解除喉源性呼吸困难、呼吸机能失常、下呼吸道分泌物潴留或防止误吸的一种常见手术。

1. 适应证

（1）各种原因引起的喉梗阻和颈段气管阻塞。如急性喉炎、喉水肿、咽后壁脓肿、喉部肿瘤、外伤、声带麻痹、颈深部感染、甲状腺肿瘤压迫等。

（2）各种原因引起的下呼吸道分泌物阻塞。见于颅脑外伤、药物中毒、重症肌无力等，出现昏迷、咳嗽反射消失或呼吸肌麻痹，呼吸道分泌物不能排出者；肺部感染或其他疾病合并肺部感染，特别是老年患者。

（3）各种原因所致的呼吸功能衰弱、血氧饱和度下降、二氧化碳潴留，需长期行人工辅助呼吸而短期不能拔管者。

（4）口腔、颌面、咽、喉、颈部手术的病人，为了便于麻醉和维持手术前后呼吸道通畅，可预防性气管切开。

2. 术前准备 手术所需器械包括：①切皮刀和气管切开弯刀片。②甲状腺拉钩。③气管撑开器。④气管套管。⑤吸引器和吸引管。气管套管多用合金制成，亦有塑料制品，由外管、内管和管芯三部分组成。根据病人年龄选择不同内径的套管，一般小儿用6~7mm，13~18岁用8mm，成年女性用9mm，成年男性用10mm。

3. 手术方法

（1）体位　仰卧位，肩下垫高，头后仰，使气管向前突出。助手固定头部，使头颈保持中线位。常规消毒铺巾。

（2）麻醉　一般采用局部浸润麻醉。昏迷、窒息或其他危重病人，因病人已失去知觉，或为争取时间解除呼吸道梗阻，可以不用麻醉。如果要在气管切开前先放入气管插管或气管镜以保证呼吸道通畅，且病人有此需要时，也可采用全身麻醉。

（3）切口　多采用直切口，术者用左手拇指和食指固定喉部，自甲状软骨下缘至胸骨上窝处，沿颈前正中线切开皮肤和皮下组织。

（4）分离气管前组织　用止血钳或剪，沿白线上下向深部分离两侧颈前肌，并用拉钩将分离的肌肉牵向两侧，以显露气管前壁、甲状腺峡部及甲状腺下静脉丛。如遇甲状腺下静脉丛的横支，应将其结扎切断。如甲状腺峡部妨碍手术进行，可用两把止血钳将峡部钳夹切断，断端贯穿缝合结扎。在分离过程中，切口两侧拉钩的力量应均匀，并经常用手指触摸环状软骨和气管环，以便手术始终沿气管前中线进行。

（5）切开气管　气管前壁充分显露后，用弯刀在预计切开的气管环下方，刀刃向下刺入气管，然后将刀柄立起，刀刃转向上，用刀尖挑开第2、3或第4气管环，不得低于第5气管环。刀尖切勿插入过深，以免刺伤气管后壁和食管前壁。

（6）插入气管套管　切开气管后，用气管撑开器或弯止血钳伸入并撑开气管切口，插入大小合适、带有管芯的气管套管外管，立即取出管芯，放入内管。如有分泌物咯出，可用吸引器吸除分泌物。气管套管放后，在尚未系带之前，必须一直用手固定，否则病人用力咳嗽，套管有可能被咳出。

（7）创口处理　气管套管插入后，用带子将其牢固地系于颈部，松紧适度，以防脱出。根据切口大小，可在切口上端缝合1~2针。最后，用一块剪开一半的纱布垫入伤口和套管之间，再用一块单层的无菌湿纱布盖在气管套管口外，手术即告完成。

4. 并发症

（1）皮下气肿　是术后最常见的并发症，常与软组织分离过多、气管切口过长或皮肤切口缝合过紧有关。自气管切口逸出的气体可沿切口进入皮下组织间隙，多发生于颈部，出现颈部增粗，触之有捻发感。皮下气肿多在一周内消失，不需特殊处理。

（2）气胸及纵隔气肿　暴露气管时过于向下分离，损伤胸膜后引起气胸。右侧胸膜顶位置较高，遇胸膜向上膨出时，应以钝拉钩保护之。气胸明显，伴呼吸困难者，应行胸腔穿刺抽除积气，必要时作胸腔闭式引流。过多分离气管前筋膜，气体自气管切口沿气管前筋膜进入纵隔，形成纵隔气肿。纵隔气肿轻者可自行吸收，积气较多时，可于胸骨上方沿气管前壁向下分离，使空气向上逸出。

（3）出血　伤口少量出血，可在伤口内放置明胶海绵，并于气管套管周围填入碘仿纱条压迫止血，或酌情加用止血药物。若出血较多，应在充分准备下检查伤口，结扎出血点。

（4）气管导管脱出，呼吸骤停。

（5）伤口感染。

（6）气管食管瘘。

（7）拔管困难等。

（四）经皮扩张气管切开术

经皮气管切开术（percutaneous tracheostomy）是在Seldinger经皮穿刺插管术基础之上发展起来的一种新的气管切开术，具有简便、快捷、安全、微侵袭等优点，已部分取代传统气管切开术。经皮气管切开术的手术器械和操作方法有几种，仅介绍导丝扩张钳法（guide wire dilating forceps），所用器械为一次性Portex成套器械，内有手术刀片、穿刺套管针、注射器、导丝、扩张器、特制的尖端带孔的气管扩张钳及气管套管（图16-12）。

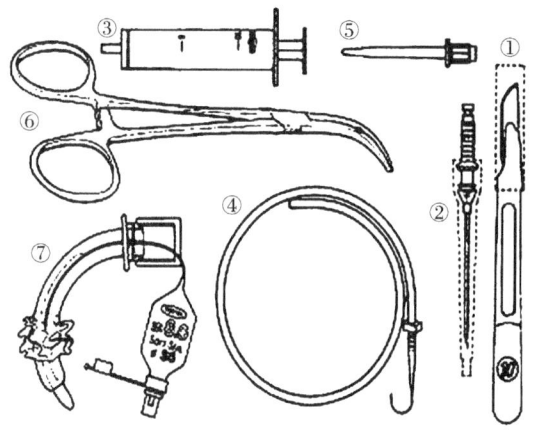

图16-12　Portex成套器械

1. 手术方法

（1）体位及麻醉　同正规气管切开术。

（2）切口　在第一和第三气管环之间的正前方皮肤作一长约1.5cm的横行或纵行直切口，皮下组织可用小指或气管扩张钳钝性分离。

（3）穿刺　注射器接穿刺套管针并抽吸生理盐水或2%利多卡因5ml，经切口于第一与第二或第二与第三气管环之间进行穿刺，回抽见气泡，即证实穿刺针在气管内。拔出针芯，送入穿刺套管。

（4）置入导丝　用注射器再次证实穿刺套管位于气管内后，沿穿刺套管送入导丝，抽出穿刺套管。此时病人多有反射性咳嗽。

（5）扩张气管前壁　先用扩张器沿导丝扩开气管前组织及气管前壁，再用气管扩张钳顺导丝分别扩张气管前组织及气管前壁，拔出扩张钳。气管前壁扩张后气体可从皮肤切口溢出。

（6）放置气管套管　沿导丝将气管套管送入气管，拔出管芯和导丝，吸引管插入气管套管，证实气道通畅后，将球囊充气，最后固定气管套管，包扎伤口，手术完毕。

2. 缺点及并发症

（1）术中气管位置偏差，手术失败，有改传统气管切开的可能。

（2）甲状腺、气管、食管损伤的可能。

（3）术中一旦出血较多，止血较困难。

（左友波）

第三节　机 械 通 气

机械通气（mechanical ventilation）是指呼吸衰竭时应用呼吸机进行人工通气，代替或辅助人体呼吸肌工作，维持机体正常通气功能的一种治疗方法。其主要作用是增加肺泡通气，减少病人呼吸作功和改善氧合。按病人是否存在自主呼吸的情况，可分为完全机械通气和部分呼吸支持两类。在临床应用时，一般先用完全机械通气，选择最佳通气方式，在最小潮气量和最低气道压力条件下，最大限度地增加呼气末容量，达到良好氧合和通气的效果，并逐步过渡到部分机械通气，最后给予呼吸支持并恢复自主呼吸，减少呼吸作功，促进病人早日脱机。此外，应该引起重视的是机械通气和呼吸管理不当也会给病人带来不利影响，并产生一些并发症。因此，必须掌握适应证，正确实施机械通气，防治并发症，才能达到有效治疗危重病人的目的。

一、机械通气的目的

目的：①纠正低氧血症，缓解组织缺氧。②纠正呼吸性酸中毒。③降低呼吸肌作功，缓解呼吸肌疲劳。④防止肺不张。⑤为安全使用镇静剂和肌松剂提供通气保障。⑥稳定胸壁等。

二、适应证与禁忌证

（一）适应证

凡是通气不足或（和）氧合欠佳，面罩吸氧后$PaO_2<60mmHg$和（或）$PaO_2/FiO_2<300$，呼吸频率大于（30~35）次/min或小于5次/min，肺活量小于15ml/kg，潮气量小于5ml/kg，生理无效腔/潮气量大于0.6，结合临床病人需要应用机械通气。

（1）任何通气、换气功能障碍，除未经处理的张力性气胸外都可使用机械通气。

（2）中枢神经系统衰竭、神经肌肉病变、药物中毒。

（3）严重肺部疾病，如COPD、ARDS、重症哮喘等。

（4）严重脑缺氧或水肿引起的呼吸功能不全。

（二）禁忌证

有创机械通气只有相对禁忌证，没有绝对禁忌证。在出现致命性通气和氧合障碍时，应积极处理原发病（如尽快行胸腔闭式引流，积极补充血容量等），同时不失时机地应用机械通气。此时可以采用小潮气量、快频率通气策略。

（1）张力性气胸　原则上气胸病人能进行自主呼吸、临床症状不严重者皆不主张进行有创机械通气。若必须行机械通气，则先必须行胸腔闭式引流，尤其是张力性气胸、纵隔气肿，避免使用PEEP等呼气末正压的呼吸模式。否则机械通气会加重气胸，导致胸腔内及纵隔内压力升高，影响静脉血液回流从而导致心输出量下降。

（2）肺大疱　严重肺大疱患者，因机械通气为正压通气，易引起肺大疱的破裂，出现气胸、纵隔气肿等并发症。

（3）其他　休克未补充血容量、急性心肌梗死合并呼吸衰竭、咯血、气管食管瘘等。

三、基本原理

目前临床上主要应用正压通气（positive-pressure ventilation）支持肺功能。正压通气是指由呼吸机提供高于肺泡内压的正压气流，使气道口与肺泡之间产生压力差，从而建立人工通气。与自主呼吸不同，自主呼吸是在吸气时，胸内负压增加，肺泡内压低于气道口压，气体进入气管、支气管和肺泡内。任何正压通气方式均应有3个必备的机械功能：启动、限定和切换。

（一）启动

启动（initiating）是指呼吸机开始送气的驱动方式，包括时间启动、压力启动和流量启动。

1. 时间启动　时间启动是指呼吸机按固定频率进行通气，用于控制通气。当呼气期达到预定的时间后，呼吸机开始送气，即进入吸气期，不受患者自主呼吸的影响。

2. 压力启动　压力启动是当患者存在自主呼吸时，吸气时气道内压降低为负压，触发呼吸机送气，而完成同步呼吸。用于辅助呼吸。呼吸机的负压触发范围（灵敏度，sensitivity）为$-1 \sim 5 cmH_2O$，一般成人设置在$-1cmH_2O$，小儿设置$0.5cmH_2O$以上。

3. 流量启动　流量启动是指在患者吸气开始前，呼吸机输送慢而恒定的持续气流，并在呼吸回路入口和出口装有流速传感器，由微机测量两端的流速差值，当差值达到预定的水平，即触发呼吸机送气。用于辅助呼吸。持续气流一般设定为10L/min，预定触发流速为3L/min。流量触发较压力触发灵敏度高，患者呼吸做功较小。

（二）限定

限定（limited）是正压通气时，为避免对患者和机械回路产生损害作用，对呼吸机输送气体的量的限定。一般有3种方式：①容量限定　预设潮气量，通过改变流量、压力和时间三个变量来输送潮气量；②压力限定　预设气道压力，通过改变流量、容量和时间三个变量来维持回路压力；③流速限定　预设流速，通过改变压力、容量和时间三个变量来达到预设的流速。

（三）切换

切换（cycling）指呼吸机由吸气期转换为呼吸期的方式，有4种切换方式：①时间切换　达到预设的吸气时间停止送气，转向呼气。②容量切换　当预设的潮气量送入肺后，即转向呼气。③流速切换　当吸气流速降低到一定程度后，即转向呼气　④压力切换　当吸气压力达到预定值后，即转向呼气。

四、呼吸机的分类

（一）按控制方式分类

1. 气动电控型呼吸机　是多数现代化呼吸机的驱动和调节方式，如Evita、Servo900C、Bennett7200、Adult star、鸟牌8400及纽邦E-200等。

2. 气动气控型呼吸机　该呼吸机需$4kg/cm^2$以上氧源和空气源，由逻辑元件控制和调节呼吸机参数。

3. 电动电控型呼吸机　驱动和参数调节均由电源控制，如SC5及EV800电动电控呼吸机等，其吸入氧浓度（FiO_2）由氧流量调节，缺少精确数字显示，最好另装氧浓度分析仪。

（二）按用途分类

成人呼吸机、婴儿和新生儿呼吸机、辅助呼吸或治疗用呼吸机。携带式急救呼吸机、高频正压呼吸机和麻醉呼吸机。

五、机械通气的模式

随着对各种类型呼吸衰竭发病机制、病理生理认识的不断深化，以及呼吸机技术的进步，机械通气模式越来越多。应用呼吸机时应根据病人的自主呼吸情况及肺部病理生理改变，选择合适的通气方式，合理调节呼吸机才能保证既达到治疗目的，又减少对病人的生理干扰和肺部损伤。常见的正压通气方式的压力曲线见图16-13。

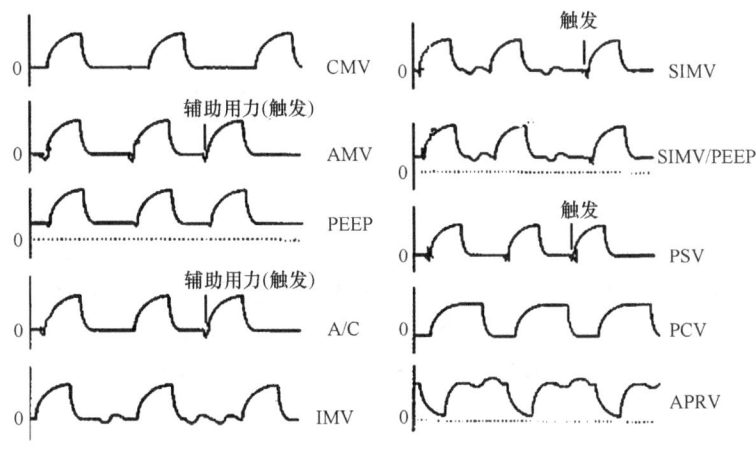

图16-13 几种常用通气方式的压力曲线

（一）容量预置模式

1. 控制通气 机械控制通气（control mechanical ventilation，CMV）是临床出现最早、应用最普遍的通气模式，也是目前机械通气最基本的通气模式。CMV是时间起动、容量限定、容量切换的通气方式，CMV的潮气量和频率完全由呼吸机产生。在吸气时由呼吸机产生正压，将预设容量的气体送入肺内，气道压力升高；呼气时肺内气体靠胸肺弹性回缩，排出体外，气道压力回复至零。CMV时若PEEP=0，又称为间歇正压通气（intermittent positive pressure ventilation，IPPV）。若PEEP>0，则称为持续正压通气（continuous positive pressure ventilation，CPPV）。CMV的适应证包括呼吸停止、神经肌肉疾病引起的通气不足、麻醉和手术过程中应用肌肉松弛药后作控制呼吸等。

2. 辅助呼吸 机械辅助呼吸（assisted mechanical ventilation，AMV）即辅助/控制呼吸（assist/control ventilation，A/C），是一种压力或流量起动、容量限定、容量切换的通气方式。AMV可保持呼吸机工作与病人吸气同步，以利于病人呼吸恢复，并减少病人作功。辅助/控制呼吸可自动转换，当病人自主呼吸触发呼吸机时，进行辅助呼吸。当病人无自主呼吸或自主呼吸负压较小，不能触发呼吸机时，呼吸机自动转换到控制呼吸。辅助控制呼吸通气方式适用于需完全呼吸支持的病人。

CMV和AMV通气时，可应用吸气平台方式。此时，CMV、AMV即转变为时间切换方式。吸气平台又称吸气末停顿（end-inspiratory pause，EIP），其含义为：CMV时，于吸气末呼气前，呼气活瓣通过呼吸机的控制装置再继续停留一定时间（0.3~3s），一般不超过吸气时间的15%，在此期间不再供给气流，但肺内的气体可发生再分布，使不易扩张的肺泡充气，气道压下降，形成一个平台压。吸气平台的时间为吸气时间的一部分。主要用于肺顺应性较差的病人。

3. 间歇指令通气和同步间歇指令通气 间歇指令通气（intermittent mandatory ventilation，IMV）指在病人自主呼吸的同时，间断给予CMV。自主呼吸的气流由呼吸机持续恒流输送（70~90L/min），CMV由呼吸机按预调的频率和潮气量供给，与病人自主呼吸无关。由于CMV与自主呼吸不同步可能出现人机对抗，故IMV不常应用。

同步间歇指令通气（synchronized intermittent mandatory ventilation，SIMV）为IMV的改良方式。在病人自主呼吸的同时，间隔一定时间行A/C。正压通气与病人自主呼吸同步。在同步触发窗内，若病人自主呼吸触发呼吸机，则行AMV；若无自主呼吸或自主呼吸较弱不能触发时，在触发窗结束时呼吸机自动给予CMV，这样可以避免人机对抗。触发窗一般为CMV呼吸周期的25%，位于CMV前。若预调CMV为10次/min，其呼吸周期为6s，触发窗为1.5s。若在6s后1.5s内有自主呼吸触发呼吸机，则给予一次AMV。若在此期间内无自主呼吸或自主呼吸弱而不能触发呼吸机，在6s结束时则给予一次CMV。SIMV时自主呼吸的气流为按需气流，若使用连续气流则会影响自主呼吸触发呼吸机。SIMV的优点是保证了机械通气与病人自主呼吸同步，又不干扰病人的自主呼吸。临床上根据病人自主呼吸V_T、RR和V_E的变化，适当调节SIMV、RR和V_T有利于呼吸肌的锻炼。除调节SIMV的机械通气频率外，还必须调节同步呼吸的触发灵敏度，在有规律的触发时间内（触发窗），通过吸气努力使SIMV与自主呼吸同步。

SIMV主要用于脱机前的训练和过渡，也可用于一般的常规通气。应用于脱机前准备时，可将SIMV的通气频率由正常水平逐渐减少，直到完全脱机。一般当指令呼吸次数降至4~5次/min，病人仍可保持较好氧合状态时，即可考虑脱机。

4. 分钟指令通气 撤离呼吸机过程中，自主呼吸不稳定的患者，IMV、SIMV不能保证其获得恒定的通气，从而可能发生缺氧或二氧化碳潴留。分钟指令通气（minute mandatory ventilation，MMV）可根据病人需要，自动根据预设通气量来控制和调节指令通气的频率，当分钟通气量达到预先设定的通气量时，仍依靠病人的自主呼吸；但当自主呼吸所产生的分钟通气量低于预定值时，呼吸机可自动提高指令通气的频率以补足分钟通气量。MMV避免了IMV、SIMV的缺点，无需操作者调节呼吸机，同时不干扰病人的自主呼吸，更易从机械通气过渡到自主呼吸。对呼吸不稳定和通气量不恒定的病人，用MMV通气方式作脱机前的准备或从机械通气的形式过渡到自主呼吸，可能较IMV/SIMV更安全。

（二）压力预置模式

1. 压力支持通气 压力支持通气（pressure support ventilation，PSV）是一种压力启动、压力限定、流速切换的通气方式。自主呼吸期间，病人吸气相一开始，呼吸机即开始送气，使气道压力迅速上升到预置的压力值，并维持气道压这一水平；当自主吸气流速降低到最高流速的25%时，送气停止，病人开始呼气。PSV开始送气和停止送气都是以自主触发气流敏感度来启动的。PSV时，自主呼吸的周期、流速及幅度不变，潮气量取决于病人的吸气用力、预置压力水平和呼吸回路的阻力以及顺应性。PSV的主要优点是减少膈肌的疲劳和呼吸作功，当潮气量达到10~20 ml/kg时的PSV水平可消除呼吸作功，称为PSVmax。PSV开始可设置5~7cmH$_2$O，逐渐升高到15~20cmH$_2$O左右。当降低到3~5cmH$_2$O时，PSV可与SIMV或CPAP联合应用，有利于撤离呼吸机。PSV是一种辅助通气方式，预置压力水平较困难，可能发生通气不足或过度。呼吸运动或肺功能不稳定者不宜单独使用。

2. 压力控制通气 压力控制通气（pressure controlled ventilation，PCV）是一种时间启动、压力限定、时间切换的通气方式。预先设置气道压和吸气时间，吸气开始，流速起初很快，使压力很快达到预置水平，接着流速下降，保持这一压力水平于整个吸气期，然后呼气。因此，压力波形上升支较陡，而平台时间较长，吸气峰压较低，使气体分布均匀，氧合及通气良好，使V/Q值适当、PaO_2升高，并减少病人的呼吸作功，病人感到舒适。PCV的优点是：①降低气道峰压，减少气道压发生的危险性。②气体分布更加均匀。③改善气体交换。④适用于儿童、不带套囊的气管导管及有瘘道的病人，因为通过增加流量可维持预设的压力。PCV时，若肺顺应性或气道阻力发生改变时，潮气量即会改变。所以，使用该通气模式时应严密监测，并保持报警系统工作正常。

3. 压力限制通气 压力限制通气（pressure limited ventilation，PLV）是Evita呼吸机的特有功能，通过限定气道压力，可"削减"气道峰压而不减少潮气量，与PCV相比，它是容量限定的。通常设置的吸气峰压（PIP）=平台压（EIP）+3cmH_2O。最高报警压设置为PIP+10cmH_2O。当气道压力达到设置的PIP值时，流量减慢，延长供气时间，将剩余潮气量慢慢送入。采用PLV，有两个优点：①降低气道峰压，减少气压伤和气管损伤的危险。②递减流量减少了在不等量分配通气期间通气良好的肺组织过度通气的现象。

4. 双水平气道正压通气 双水平气道正压通气（Bi-level positive airway pressure，Bi-PAP）是一种时间启动、压力限定、时间切换的通气方式。该通气方式允许在通气周期的任何时间进行不受限制的自主呼吸。Bi-PAP也可视为一种对所用CPAP压力值采用时间切换的连续气道正压通气。每相的持续时间（T_1、T_2）及相应的压力值（P_{high}、P_{low}）均可进行调整。P_{high}相当吸气压力0~90 cmH_2O可调节，T_1相当于吸气时间；P_{low}相当呼气压力0~90cmH_2O可调节，T_2相当于呼气时间。在自主呼吸和控制呼吸时均可应用，在两个压力水平上都可有自主呼吸出现。若未使用过容量控制通气，建议按下述方法进行：按照所需要的PEEP值，调整P_{low}，根据所估计的病人肺顺应性，在超出P_{low}之上的12~16cmH_2O之间选择P_{high}。通过提高或降低P_{high}可增加或减少所获得的潮气量。要改变Bi-PAP的调整值，必须按血气分析进行，并需区分通气欠佳和氧合功能障碍。若通气紊乱（通气不足或过度通气），提高或降低通气是必需的。而在氧合障碍时，提高平均气道压力则可增加气体交换面积。

Bi-PAP的优点：①比目前所用的大多数通气方式损伤要小，是一种真正的压力调节通气方式。②在整个通气周期，均可进行不受限制的自主呼吸，不需要用较多的镇静药和肌松药来抑制自主呼吸。③吸气和呼气促发灵敏，压力上升时间和流量触发灵敏度可调，使得病人呼吸较舒适。④是一种通用型的通气方式，中断时无需转换。⑤临床用途广泛，可根据不同要求灵活调节出多种通气方式。

5. 反比通气 反比通气（inverse ratio ventilation，IRV）是延长吸气时间的一种通气方式。常规通气CMV的I/E为1:2或1:3，而反比通气I/E一般在1.1:1~1.7:1之间，最高可达4:1，并可同时使用EIP或低水平PEEP/CPAP。反比通气的特点是吸气时间延长，气体在肺内停留时间长，产生类似PEEP的作用。由于FRC的增加，可防止肺泡萎陷，减少Q_s/Q_t，肺顺应性增加和通气阻力降低，因而改变时间常数。常与限压型通气方式同时应用于治疗严重ARDS病人。反比通气的缺点，可使平均气道压力升高，心输出量减少和肺气压伤机会增多，二氧化碳排出受到影响，使用时还需监测氧输送，一般只限于自主呼吸消失的病人。

6. 自动导管补偿（automatic tube compensation，ATC） 气管插管病人在自主呼吸时，需克服人工气道阻力而做功。因此，与不插管病人相比，呼吸更加费力。以前所有的辅助通气模式（PSV等），由于其本身的设计缺陷，只能进行固定的呼吸补偿。呼吸机参数一经设定，就不会改变，除非再次人工设定。ATC就是对这些通气模式的一种新的补充。它可以对人工气道阻力进行精确的补偿，从而减少病人的呼吸附加功，使病人感觉更加舒适。

7. 压力调节容量控制 压力调节容量控制（pressure regulated volume control，PRVC）为Servo300特有的通气方式，PRVC设预置潮气量，先给第一次控制呼吸（吸气压为$5cmH_2O$），后根据呼吸机自动连续测定胸肺顺应性和容量/压力关系，调节第二次呼吸的潮气量和通气压力，依次类推，直至第四次呼吸后，通气压力峰值达到100%，使实际潮气量与预置潮气量相同。吸气峰压在预置下$5\ cmH_2O$时，可自动调节，两个相邻吸气峰压超过预置压力50%时，可自动转换为呼气，以防发生气肺气压伤。PRVC主要用于无自主呼吸的病人，如支气管哮喘病人的呼吸支持，可加用PEEP。

8. 容量支持 容量支持（volume support ventilation，VSV）是Servo300特有的通气方式，工作原理与PRVC基本相同，不同的是VSV仅用于自主呼吸的病人，需调节吸气负压灵敏度才能启动。呼吸频率和吸/呼比率也由病人自主呼吸控制，当吸气减慢至流速50%，吸气时间超过预置呼吸周期80%时，吸气停止，转换为呼气。吸气压力支持也可随自主呼吸增强而自动降低，而且当呼吸暂停时间成人超过20s，儿童超过15s，新生儿超达10s时呼吸机可自动将VSV转换为PRVC。VSV主要用于存在自主呼吸而尚不完善的病人，麻醉和手术后呼吸支持、COPD伴呼吸功能不全及撤离呼吸机时，并可与其他通气方式联合使用。

9. 气道压力释放通气 气道压力释放通气（airway pressure release ventilation，APRV）是一种时间切换或病人触发、压力调节的通气模式。它采用将气道压力从预置（高）CPAP压力值瞬变到较低的CPAP值的方法来达到让自主呼吸的病人更多的呼气。APRV允许病人在整个呼吸周期自主呼吸。由于从CPAP的较高压力降低到较低压力，也方便了气体交换，且无需病人自主努力。预置的CPAP值决不会被任何峰压值超过。APRV被认为是一种比目前所用大多数通气方法损伤性小的通气模式。

六、通气治疗和呼吸参数的设置

通气治疗的目标是SaO_2和$PaCO_2$正常；病人安静，没有出汗和烦躁不安；由完全机械通气和部分机械通气转变为自主呼吸；血流动力学稳定。而正确制订通气目标和策略，有赖于医生对病人基础疾病的病理生理、呼吸力学改变、病情及各脏器功能、动脉血气检测结果等的全面了解，以及对患者的氧合状态、通气能力和通气需要进行恰当评估，然后进行呼吸参数的合理设置和恰当的呼吸管理。

（一）呼吸参数设置

1. 潮气量（tidal volume，V_T） 潮气量与呼吸频率有一定关系，首次V_T设置，应掌握一定规律，减少设置盲目性。一般先以6~8 ml/kg设置，以后根据动脉血气分析调整；特殊状况下，如有肺大疱、可疑气胸、血容量减少尚未纠正、血压下降等，先将V_T设置在较低水平，将呼吸频率适当提高，以预防通气不足；自主呼吸频率过快时，为减少对抗，呼吸频率设置应与自主呼吸频率接近，此时应适当降低V_T水平。

2. 呼吸频率（RR） 依据自主呼吸频率，如自主呼吸频率正常、减弱、停止时，按正常呼吸频率设置（16~20次/min）；自主呼吸频率快（>28次/min）时，初始呼吸频率不易设置过低，否则易出现呼吸机对抗，随着引起自主呼吸频率增快原因的去除，再将呼吸频率逐减下调。还可以依据呼吸衰竭病理生理，对气道阻力增高患者选择慢而深的呼吸频率，对限制性肺部疾病选择稍快的呼吸频率（18~24次/min）。

3. 通气压力 通气压力的高低由胸肺顺应性，气道通畅程度及潮气量多少及吸气流速等因素决定。力求以最低通气压力获得适当潮气量，同时不影响循环功能为原则。气道压力（Paw）成人一般维持在15~20 cmH$_2$O和小儿12~15 cmH$_2$O。下列情况下通气压力升高：①胸肺顺应性降低，如COPD，体位改变及肺受压（机械性或血气胸）等。②呼吸道不通畅，包括导管扭曲或分泌物过多等。③病人自主呼吸与呼吸机对抗，发现上述Paw升高应迅速处理和调节。

4. 吸呼比（I：E） 吸呼比是吸气时间与呼气时间之比，吸气时间有助于吸入气（氧气）分布，呼气时间有助于CO$_2$排出。呼吸功能正常者的I：E为1：（1.5~2.0）；COPD及高碳酸血症病人的呼气时间宜长，用1：（2.5~4）以利于二氧化碳的排出；限制性通气功能障碍及呼吸性碱中毒的病人，用1：（1~1.5），使吸气时间适当延长。EIP可使潮气量分布均匀，改善V/Q比值，但也可使气道内压升高。EIP占吸气时间的5%~15%，或呼吸周期的30%左右。

5. 吸入氧浓度（FiO$_2$） 长期机械通气的病人应使FiO$_2$<0.6，如果FiO$_2$>0.7，并超过24h易致氧中毒。如果FiO$_2$已达0.6，低氧血症仍不改善，不要盲目提高吸入氧浓度，可试用：① PEEP或CPAP。②加用EIP。③延长吸气时间。低氧血症改善明显时，将FiO$_2$设置在40%~50%水平为最佳，FiO$_2$设置原则是使PaO$_2$维持在60mmHg前提下的最低FiO$_2$水平。

6. 吸气触发灵敏度 吸气触发有压力触发和流量触发两种。压力触发时，患者吸气开始使管道内压力降至一定水平，呼吸机即触发呼吸并形成吸气流量，吸气时管道中所形成的压力必须低于基线压力。流量触发是患者吸气开始的流速达到设置值，吸气即开始。与压力触发相比，采用流量触发能够降低患者触发吸气所做的功，且反应时间快。一般情况下，压力触发常为-0.5~-2.0cmH$_2$O，流量触发常为1~5L/min，合适的触发灵敏度设置将明显使患者更舒适，促进人机协调。若触发敏感度过高，会引起与患者用力无关的误触发，若设置触发敏感度过低，将显著增加患者的吸气负荷，消耗额外呼吸功。

（二）自主呼吸与呼吸机对抗的处理

当呼吸机送气时，病人屏气或呼气，从而发生人机对抗，可导致Paw升高，胸内压升高，静脉回流减少及通气效果欠佳。呼吸对抗的原因有：①病人不习惯，吸气时负压启动呼吸机，呼气时又有阻力感，均不同于正常呼吸，以致产生自主呼吸与机械呼吸对抗。②呼吸机有轻微漏气或压力调节太高，以致吸气与呼气费劲。③通气量不足。④严重缺氧，神经系统兴奋，患者烦躁不安，难以合作。⑤疼痛。⑥存在其他引起用力呼吸的疾患，如气胸、呼吸道阻塞、心力衰竭、肺水肿、代谢性酸中毒等。

处理呼吸对抗可用以下措施：①用手法过度通气，使二氧化碳分压降低，自主呼吸变弱，然后接上呼吸机，并保持合适的潮气量。②将呼吸机频率调到与病人自主呼吸合拍，适应后再将呼吸机频率逐渐调到正常范围。如果病人呼吸太快，可间隔辅助呼吸。③微弱的自主呼吸，不干扰呼吸机的工作，也不影响病人的呼吸或循环功能，如果没有大汗、烦躁等表现，可不予处理。严重的不合拍，经上述处理仍不改善，应注意是否有张力性气胸、大片肺不张、肺部感染等合并症，应及时处理。④谨慎应用辅助药物，成人用吗啡5~10mg，以少量分次注射为好，同时注意血压，其他如安定、咪达唑仑、丙泊酚和芬太尼等，也有助于消除自主呼吸和烦躁。有些病人经上述处理仍不合拍，只能用肌松药来消除自主呼吸。

（三）气道的湿化

长期使用呼吸机必须装有湿化器。湿化器有两种，其一为冷凝湿化器，用电容器加热，可增加吸入气体的热量和含水量，湿化液须用消毒蒸馏水，不可用生理盐水，以免氯化钠沉积在气管壁上，影响纤毛活动。要求吸入气体温度控制在28℃~32℃时，相对湿度小于70%，吸入气体的温度和湿度均可按需调节。其二是超声雾化发生器，雾滴直径要求为1~5μm，有较高穿透性能到达小气道，并可同时给予药物雾化吸入。此外，一次性的呼吸机的湿化器俗称人工鼻，可装在气管切开套管或气管插管的接口处，小巧轻便，经化学反应加热产生湿化和滤过作用。32℃时相对湿度为95%，37℃时可达100%，人工鼻的无效腔量仅90ml，阻力1.4cmH$_2$O（L/S），使用安全方便，效果良好。

七、PEEP/CPAP的合理应用

呼气末正压（positive expiratory end pressure，PEEP）指在控制呼吸呼气末，气道压力不降低到零，而仍保持一定的正压水平。其产生原理是借助PEEP阀，在呼气相使气道仍保持一定的正压。持续气道正压（continuous positive airway pressure，CPAP）是指在病人有自主呼吸的情况下，在整个呼吸周期，由呼吸机向气道内输送一个恒定的新鲜正压气流，正压气流大于吸气气流。呼气活瓣系统对呼出气流给予一定的阻力，使吸气期和呼气期气道压均高于大气压。呼吸机内装有灵敏的气道压测量和调节系统，随时调整正压气流的流速，维持气道压基本恒定在预调的CPAP水平。

（一）PEEP和CPAP的作用

PEEP和CPAP是目前用于治疗低氧血症的主要手段之一。PEEP可使萎陷的肺泡重新扩张，增加FRC和肺顺应性，改善通气和氧合，减少肺内分流，提高PaO$_2$，使FiO$_2$<0.5，有效地预防氧中毒带来的肺损害。但PEEP增加了胸内压力，可影响心血管功能，临床上应用时需选择最佳PEEP，以减轻循环功能的影响。

CPAP只能用于呼吸中枢功能正常，有自主呼吸的病人。凡是用肺内分流量增加引起的低氧血症都可应用CPAP。CPAP可用于插管病人，也可经面罩或鼻塞使用。CPAP可和SIMV、PSV等方式合用。应用CPAP时，吸气期由于正压气流大于吸气气流，病人吸气省力，自觉舒服；呼气期气道内正压，起到PEEP的作用。CPAP与PEEP的比较见表16-1。

表16-1 PEEP和CPAP的区别

PEEP	CPAP
控制呼吸时应用	自主呼吸时应用
呼气末正压	吸气和呼气时加入持续气流产生正压
静态正压	动态正压
FRC增加较少	FRC增加较多
对血流动力学影响大	对血流动力学影响小

（二）PEEP和CPAP的适应证

1. 急性呼吸窘迫综合征（ARDS） ARDS可引起严重的低氧血症和顺应性降低，PEEP治疗虽可能增加FRC和改善氧合，但不能减少肺毛细血管渗出和血管外肺水。目前对PEEP有否预防ARDS的作用仍有争论。

2. 新生儿透明膜病 早期和近年研究都证明了CPAP治疗新生儿透明膜病的优越性，如FiO_2为0.3~0.4，PaO_2小于50mmHg时，用CPAP可缩短病程和减少发病率。

3. 术后呼吸支持 麻醉和大手术后，FRC减少，Qs/Qt增加，可导致低氧血症，用PEEP有一定的治疗作用。用CPAP可使FRC恢复至正常，非发绀型心脏病的婴儿用CPAP可增加肺血管阻力，应谨慎使用。

4. 预防性应用PEEP/CPAP ①有自主呼吸而没有气管插管的病人，由于会厌作用，提供呼气滞后，可防止气道完全关闭。预防性应用低水平PEEP，会引起与自主呼吸相似的生理作用。所以气管插管病人用低水平的PEEP/CPAP是有益的。近年不少学者提出婴儿或成人在撤离呼吸机前，患者已恢复自主呼吸，可用CPAP 2~5cmH$_2$O对减低FiO_2和提高PaO_2是十分可取和非常有效的；②应用PEEP可以预防肺泡表面活性物质灭活，并使其连续释放，防止在较低肺容量时肺泡萎陷。PEEP可能防止急性呼吸衰竭的发展，但是否可减少ARDS发病率等尚有争议。

5. 左心室衰竭和肺水肿 PEEP也常用于治疗心源性或非心源性肺水肿，增加FRC和肺顺应性，因而降低Qs/Qt和改善氧合。但近年来研究指出，PEEP只是一种呼吸支持方式，并不能减少血管外肺水。然而，PEEP时胸内压升高，左心室前负荷降低，以改善左心功能，可部分解释对肺水肿的治疗作用。

6. 其他疾病的治疗 ①肺炎：发生低氧血症时可用PEEP/CPAP治疗。②呼吸道烧伤 PEEP/CPAP可改善气体交换。③哮喘：CPAP能使肺过度膨胀，PEEP有利于气体交换，都可用于治疗哮喘。④支气管炎：婴儿支气管炎有2%~5%可并发呼吸衰竭，通过鼻导管或气管内插管使用CPAP 5cmH$_2$O，由于经肺压升高，尤其是痉挛性支气管炎，可明显减少呼吸频率、心率和降低$PaCO_2$等。

（三）PEEP和CPAP的使用方法

1. 最佳PEEP/CPAP的概念 最佳PEEP的概念是肺顺应性最好，萎陷的肺泡膨胀，氧分压达最高，肺内分流降至最低及氧输送最多，而对心输出量影响最小时的PEEP水平。1975年，Suter提出最佳的PEEP为5~10cmH$_2$O，如大于15cmH$_2$O易发生低血压。

2. CPAP的使用方法 ①气管内插管使用CPAP：是对危重病人常用的方法，并精确控制吸入氧浓度。但病人需耐受气管导管，同时也可能产生与插管有关的并发症。②鼻导管使用CPAP：常用于婴幼儿，将鼻导管插到鼻咽部，CPAP调节到10~20cmH$_2$O，但应注意选择口径适当大小的鼻导管，并经常吸引，注意湿化，不然导管被分泌物堵塞；③面罩使用CPAP：用于清醒合作的病人。但有些病人不能耐受面罩紧扣在口鼻部，并有面部皮肤压伤的可能，还有托头带引起早产婴儿小脑内出血的报告。④鼻罩使用CPAP：常用于治疗睡眠时阻塞性呼吸停止，鼻罩较口罩易于耐受和安全，口腔呼吸可影响治疗效果。⑤氧罩使用CPAP：为治疗婴儿透明膜病而设计，乳胶模拟面部的形状制成，紧密围绕在面部周围，可不用头带，不会引起皮肤损伤等。

(四)内源性PEEP

内源性PEEP（Intrinsic PEEP）与外源性PEEP不同，其产生有两方面因素，其一是由于正压通气过度，据报道分钟通气量大于10L/min时，内源性PEEP发生率达39%，在呼吸频率太快时，呼气时间不充分使肺泡过度膨胀，呼气时肺泡由气体不能完全排空而形成呼气末压力升高。其二是决定疾病因素，如哮喘和慢性阻塞性肺部疾病（COPD），在常规通气时可普遍存在，内源性PEEP水平可高至2.5~15cmH$_2$O，此外也见于ARDS病人。

内源性PEEP可使心输出量减少，甚至可发生容量伤（肺泡破裂）和形成气胸。内源性PEEP使吸气峰压和平台压升高，这样可低估胸肺顺应性，所以在测定平台压时应减去内源性PEEP，然后计算胸肺顺应性。此外，内源性PEEP时，肺膨胀过度，吸入潮气量也较多，同时横膈运动幅度增加，以便产生较高胸腔负压，而达到吸入足够潮气量，因此，呼吸功增加。

八、机械通气的撤离

机械通气的撤离过程是一个重要的临床问题。呼吸和（或）循环功能不全应用呼吸机支持呼吸的病人，其脱机往往需要一个过程，一般讲病人原发疾病和全身情况好转，就应考虑逐渐停用机械通气。延迟脱机将增加机械通气的并发症和医疗费用，而过早撤离呼吸机又可导致脱机失败，增加再插管率和病死率。

(一)脱机指征

（1）血流动力学平稳，心输出量、血容量正常，无严重心律失常。
（2）病人全身情况好转，神智清楚、安静、无出汗，呼吸平稳。
（3）FiO$_2$≤0.6，CPAP<5cmH$_2$O，PaO$_2$>70~90mmHg，PaCO$_2$<45mmHg和Ph>7.35。
（4）呼吸功能参数达到以下要求（表16-2），可考虑逐步停机。

表16-2 脱机的呼吸参数

呼吸参数	脱机标准	正常值
氧合指数（PaO$_2$/FiO$_2$）	>200mmHg	大于400
潮气量（V$_T$）	>6ml/kg	5~8ml/kg
肺活量（Vc）	>15ml/kg	65~75ml/kg
呼吸频率（RR）	<25次/min	14~18次/min
最大吸气负压（P$_{Imax}$）	>-25cmH$_2$O	>-90cmH$_2$O（女）
		>-120cmH$_2$O（男）

(二)脱机方法

1. T形管脱机法 用T形管呼吸囊作辅助呼吸，氧气气流相对较高，防止空气吸入或重复呼吸，可保持较高吸气氧浓度，一般用于短期机械通气病人而较快速脱机。也可以间断使用，如用T形管呼吸囊4h和机械通气4h，以后逐渐减少呼吸机支持时间，逐渐脱机。

2. SIMV脱机 设定SIMV从12次/min开始，逐渐减少至2~4次/min，如符合上述脱机指标，则可停用机械通气。在应用SIMV时，可与PSV合用，如V$_T$逐渐增大，呼吸频率减慢，则更易脱机。同时存在低氧血症病人，最后可单纯用CPAP，维持一段时间，待PaO$_2$上升后，再脱机，脱机后继续吸氧。

3. **Bi-PAP脱机** Bi-PAP的脱机程序为：①使$F_iO_2<0.5$。②减少Thigh至$I:E<1:1$。③逐步调整P_{low}和P_{high}，使平均气道压力降低，使气道压差降至$8\sim12cmH_2O$。④减少呼吸频率至8~9次/min，进一步降低P_{high}和P_{low}至平均气道压，即CPAP模式，再降低CPAP至理想水平。

4. **PSV脱机** 逐步降低压力支持，当压力支持小于$5cmH_2O$时，可停用呼吸机。

（三）脱机困难的原因和注意事项

1. **脱机困难** 脱机困难的原因包括：①患者因素为主要原因：严重肺部疾病，呼吸肌疲劳及胸壁功能紊乱，循环功能不全，营养不良及全身情况衰弱等。②呼吸机调节不当，通气不足和缺氧。③气道因素：气管导管口径较细、分泌物多、气道不畅等。

2. **脱机时的注意事项** 应在上午医护人员较多时进行；镇静、镇痛药和肌松药的作用已消失；呼吸和循环功能指标符合脱机要求；在严密观察和监测下脱机；脱离呼吸机时继续吸氧。

九、机械通气常见并发症

由于施行机械通气的患者常伴意识丧失或不能说话，因此很难表述病情变化，而且有些患者本已处于重危状态，若进一步受到并发症的威胁，则有造成死亡的危险。机械通气时发生的并发症，大多表现为呼吸困难、烦躁不安、意识障碍等。所以在出现上述症状时，如不能立即解决，应暂停使用呼吸机，改用高浓度氧气手控呼吸，再分析原因，根据患者体检发现，结合动脉血气分析和血流动力学变化，作出综合判断，争取早期诊断和及时处理，才能避免发生危险。

（一）气管插管、导管产生的并发症

1. **导管管理不当**

（1）导管插入支气管 导管插入过深或外固定不牢而移动位置，可进入一侧支气管，使对侧肺不张而导致缺氧。

（2）导管或套管阻塞 分泌物多而稠厚是引起导管或套管阻塞的常见原因，分泌物常积聚和黏附在导管的尖端，阻碍气流，影响有效的机械通气，严重时会引起气道完全阻塞。因此，在机械通气期间应定期和及时吸引清除分泌物，如不能彻底清除，气管内套管可清洗，气管导管在必要时重新更换。此外，还应注意雾化器湿化气体的效果，同时适当补液，防止分泌物浓缩黏稠。

（3）导管脱出或自动拔管 可造成急性呼吸道梗阻而窒息，必须立即重新插管。

2. **导管相关并发症**

（1）气管黏膜缺血坏死、出血 由于套囊长期过度充气或压力过高，压迫气管壁，造成气管黏膜缺血坏死，糜烂而形成溃疡，损伤血管引起出血，甚至有报告发生气管食管瘘和无名动脉破裂而造成死亡。长期施行机械通气时，尽量采用低压高容量套囊，避免充气过多，检查套囊压力。

（2）气管狭窄 常发生在气管拔除后数天或数周以后。

（二）呼吸机故障引起的并发症

常见的呼吸机故障包括漏气、接头脱开、管道接错，气源或电源中断及警报系统失灵等。虽然各型呼吸机的结构不同，但通气功能的原理相似，发生问题时应依次检测下述原因。

1. 漏气 机械通气时表现为达不到预置潮气量，可观察到胸部活动幅度减少，呼吸机压力指标表上呼吸道峰值降低，低容量报警器发生警报。发现漏气时，应先排除套囊充气不足或破裂，接着寻找常见的呼吸机漏气的原因，如雾化器贮水瓶是否旋紧，吸气等管道系统的接头是否松脱等。若一时仍找不出原因，则应用手控呼吸或更换呼吸机，然后进行彻底检查。

2. 气道环路故障

（1）接管脱落 呼吸机与气管导管的接头及本身的管道完全脱开或扭曲，可使机械通气完全停止或呼吸道阻塞，气源或电源中断也会有致命危险。

（2）管道接错 如把吸气端和呼气端管道倒接，就没有气体输出，患者可能发生呼吸困难或窒息，应暂停使用呼吸机，按说明书图纸详细检查重装。

3. 报警装置失灵 病人通气良好时，报警器可发出声音，这是假报警，而有时病人通气不足而报警器又不响，常提示报警装置失灵，所以使用呼吸机时也不能完全依赖报警装置。

（三）长期机械通气的并发症

1. 通气不足和通气过度 通气不足可由呼吸管道漏气和阻塞、呼吸机参数调节不当等因素造成。通气不足时，如供氧充分则低氧血症不明显，但表现二氧化碳潴留征象，$PaCO_2$升高。呼吸频率过快或潮气量太大，可引起通气过度，使$PaCO_2$下降，发生呼吸性碱中毒。

2. 低血压 机械通气需要用正压，PEEP和CPAP也加入正压，跨肺压和胸内压升高，影响静脉回流，继发心输出量降低，而发生低血压。低血压的程度与正压高低和持续时间长短呈正比。为防止低血压，可采取以下具体措施：选用最佳PEEP、补充血容量和应用增强心肌收缩药物。

3. 肺气压伤 机械通气时，由于气道内压过高或潮气量太大，或病人肺顺应性差，或原有肺气肿、肺大泡、哮喘和肺脓疡等慢性肺部病变，易致肺泡破裂，产生气压伤。

机械通气时气胸的发生率为10%~20%，婴儿可高达30%。防止方法包括：①正确调节呼吸机各项参数，避免气道内压过高，尤其是有慢性肺部病变者。②加强生命体征监测，经常听呼吸音。③病情危急时可先用粗针插入锁骨中线第二肋间外侧紧急放气，然后放置胸腔导管接水封引流可继续进行机械通气。

4. 呼吸道感染和肺部感染 由于气管插管和气管切开，使上呼吸道滤过器失去作用，气管和支气管的纤毛活动减退或消失，破坏了肺免受感染的保护机制，再加上分泌物排除困难，病人原有某些疾病，抵抗力减弱，故呼吸道极易感染。呼吸机相关性肺炎（ventilator associated pneumonia，VAP）是急性呼吸衰竭时机械通气治疗中医源性感染的常见原因，是机械通气48h后，或停用机械通气、拔除人工气道后48h内发生、新的感染性肺实质炎症。加强气道管理是预防气道感染和肺部感染的主要措施。

5. 缺氧与氧中毒 机械性意外，分泌物潴留及气管内吸引时间过长等可引起急性严重缺氧。长期机械通气的病人，吸入氧浓度过高，可发生氧中毒。吸入氧浓度应维持在60%以下，如必须用100%的氧，不可超过24h，若氧浓度必须高于60%，应采取措施，加用PEEP

在短期内尽可能降低氧浓度。

6. 其他 消化系统可发生胃肠胀气、应激性溃疡而致上消化道出血和肝功能损害,也可发生少尿和水钠潴留、颅内压升高、肺水肿和肺栓塞等其他系统并发症。

(左友波)

第四节 血液净化技术

血液净化技术(hemopurification)是利用人体或人工合成半透膜,通过体外血液或液体循环技术,模拟肾脏的功能清除体内代谢产物、毒物、药物、细胞因子、炎性介质、免疫复合物、内源性抗体等有害物质,以维持体液、电解质和酸碱平衡等内环境稳定的一种治疗方法。

血液净化技术包括:血液透析、血液灌流、血液滤过、血液透析滤过、血浆置换、血浆吸附、腹膜透析、结肠透析、连续肾脏替代治疗及人工肝治疗技术等,最早仅用于肾衰竭治疗或药物、毒物中毒的治疗。近年来,随着血液净化机器和净化装置的改进,血液净化治疗范围不断拓展,已涉及许多学科特别是对重症胰腺炎、多脏器功能衰竭等急危重症患者,床旁血液净化技术已成为急诊危重病领域的重要治疗手段之一。

一、概 述

(一)血液净化基本原理

1. 弥散(diffusion) 任何溶质总是从高浓度处向低浓度处运动,这种依靠浓度差进行的转运称弥散。影响弥散的因素主要是溶质分子质量和分子体积、浓度差、半透膜的阻力等。血液透析是以弥散原理为主清除溶质(图16-14)。

2. 对流(convection) 溶质随溶剂(水)移动的方向通过半透膜,跨膜的动力是膜两侧的水压差,清除溶质速度比弥散快。血液滤过是以对流原理为主清除溶质(图16-15)。

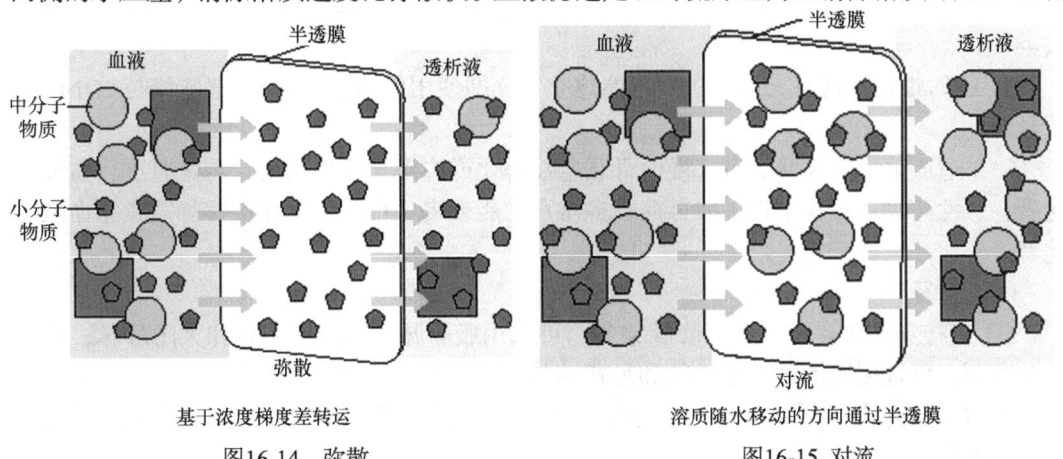

图16-14 弥散　　　　　　　图16-15 对流

3. 超滤(uhtrafiltration) 人为加大一侧(透析液侧)负压或增大另一侧(膜内血压)正压来增加跨膜压,使水分从血液向透析液方向移动称为超滤。跨膜压是超滤的动力,由静脉压和渗透压组成，利用增加渗透压（透析液或置换液）产生的超滤作用又称渗透超滤（图16-16）。

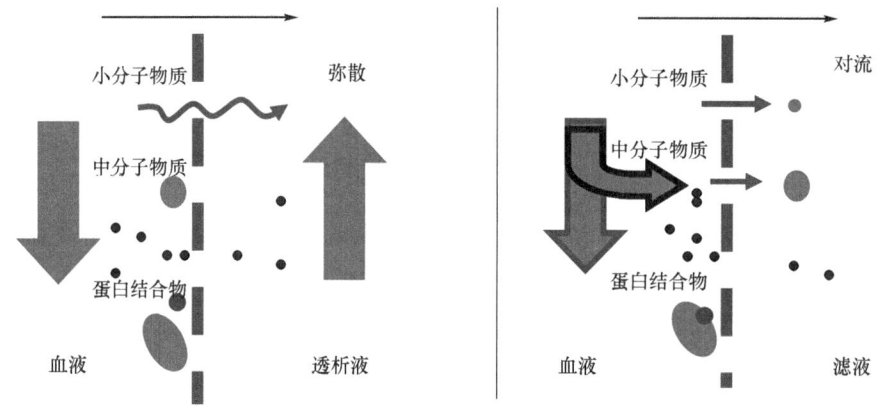

图16-16 超滤

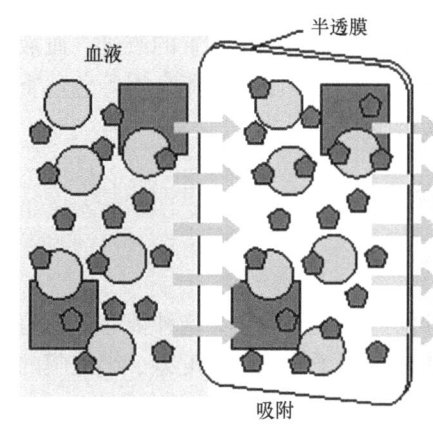

某些物质吸附至半透膜而被清除

图16-17 吸附

4. **吸附（absorption）** 使患者血液与固态吸附剂接触，以清除体内某些代谢产物、毒物或过量药物，目前多选用半透膜、活性炭、树脂等作为吸附剂。血液灌流是以吸附的原理清除溶质（图16-17）。

（二）血管通路的建立

所谓血管通路是指把血液从体内引出，进行血液净化治疗后再输回到体内的途径。血管通路是血液净化治疗的先决条件，根据临床患者的需要，血管通路可分为临时性血管通路和永久性血管通路两大类。

1. **临时性血管通路** 指在短期内能建立并立即使用的血管通路，一般能维持数小时至数月。

（1）适应证 急性肾衰者；慢性肾衰急性恶化或内瘘条件成熟前，需紧急进行血液净化者；急性药物或毒物中毒、脓毒症、多器官功能衰竭、自身免疫性疾病等需紧急血液净化者。

（2）途径

1）直接穿刺法：包括直接静脉穿刺，可选用股静脉、肘正中静脉和大隐静脉；直接动脉穿刺，可选用股动脉、肱动脉和足背动脉。

2）血管插管法：采用Seldinger技术，插入单针双腔导管，多采用锁骨下静脉、颈内静脉、股静脉。

3）动-静脉外瘘：对穿刺或插管有困难又急需血液净化的患者可选择桡动脉与邻近的头静脉，结扎动、静脉远心端，在近心端分别插入外瘘管，将外瘘管从皮下引出，用连接头连接动-静脉外瘘管以备用。

2. 永久性血管通路 指在血液透析中能使用数月至数年的血管通路。

（1）适应证 慢性肾衰需长期进行血液净化者多采用永久性血管通路。

（2）途径 ①动-静脉瘘：四肢任何动脉与静脉接近的部位均可作内瘘，首选桡动脉与头静脉。②血管插管法：采用Seldinger技术，插入长期双腔导管，多在选瘘困难者采用。

（三）血液净化设备

1. 血液透析机 包括三大系统。①将浓缩液与水混合稀释后送往透析器的透析液供给系统。②将血液引出体外，流经透析器后返回体内的血液循环控制系统。③将血液中的水分滤出的超滤控制系统，需要水处理系统配套。血液透析滤过机无单独专用的机器，多是在透析机的基础上增加血液透析滤过（hemodiafiltration，HDF）功能，有两个血泵，能进行碳酸氢盐透析，有较强的超滤功能。有置换液平衡系统及置换液加热装置，需有水处理系统配置。

2. 连续性肾脏替代治疗（continuous renal replacement therapy，CRRT）机器 CRRT机器是在透析机和血滤机的基础上发展的，包括3~4个内置泵（血泵、透析液泵、置换液泵及废液泵）、抗凝剂注射泵及称重装置等。目前已多采用容量平衡系统/血泵系统一体化型及高容量血液滤过机器型，无需水处理系统配套，可移动，可在床旁使用。

3. 水处理系统 透析用水要求清除所有对人体有害的物质，如重金属汞、硒、铬、砷、铅、银、铝、铜、钡、锌等；同时还要能调整与人体有关的电解质浓度如钙、镁、钾、钠、氯等，另外尚能清除水中的氯胺、硝酸盐及细菌等有害物质。主要包括砂滤、软化、药用炭吸附、纱芯滤过和反渗机等部分。

4. 透析液或置换液 除单纯超滤模式外，其他净化模式均需用透析液和（或）置换液。

（1）透析液 血液净化时所用透析液的成分和浓度要根据净化过程中患者的血浆电解质、酸碱度等水平及临床表现去调整，不是固定的，常用的透析液主要有醋酸盐透析液和碳酸氢盐透析液。

（2）置换液 在血液滤过或血液透析滤过，以及CRRT治疗时由于要超滤体内大量水分或要滤出较多溶质，所以为维持体内的体液平衡，需使用大量的置换液。由于置换液和透析液（除腹膜透析和结肠透析外）均与血液存在直接的接触，所以在生产和配制过程中都必须达到无菌要求。置换液的配方原则上与正常人的pH、渗透压及电解质浓度甚至微量元素含量相近，且要根据患者的具体情况随时调整。常用的置换液配方有Port配方、南京军区南京总医院配方，除自行配制外，目前临床还使用商品置换液。置换液存在的问题是不含磷，长期净化会导致低磷血症，应予注意，需另外加入复方磷酸盐注射液。

（3）腹膜透析液 腹透的原理为半透膜，借透析液与血液中溶质浓度差及渗透压差而导致水分和溶质的移动，故透析液是完成这一作用的基础。腹膜透析液渗透压是依靠透析液中葡萄糖的浓度来调节，如为了加强脱水则可配制高渗腹透液，即葡萄糖浓度可在2.5%~4.25%，CRRT治疗时的透析液则用腹膜透析液来代替。

5. 净化器 包括透析器、血滤器、灌流器、血浆分离器等。

（1）透析器 ①按照其构型，透析器可分为管型、平板型和空心纤维型。前两种现已淘汰，目前最常用的是空心纤维型。②根据膜材料，透析器又可分为再生纤维素膜透析器、醋酸纤维膜透析器、替代纤维素膜透析器和合成纤维膜透析器等。③根据超滤系数，又分为低超滤系数透析器、高通量及高效透析器。

（2）血滤器按其构型分为小平板型与中空纤维型，目前常用的滤过膜材料为纤维素、聚丙烯腈、聚酰胺、聚砜、聚碳酸酯、聚甲基丙烯酸甲酯和醋酸纤维素等。

（3）灌流器　血液灌流器形式有多种，有圆柱形、腰鼓形和梭形等。材料为不锈钢或塑料，使用的吸附剂为药用炭或树脂，药用炭罐中的药用炭采用了微囊包膜技术，以防止碳颗粒脱落和提高血液相容性。包膜材料可选择火棉胶、白蛋白、醋酸纤维素膜、交联聚乙烯醇、丙烯酸水凝胶等。

（4）血浆分离器系指膜式血浆分离器，为高分子聚合物制成，有空心纤维型及小平板型，只允许血浆通过，可阻止所有细胞成分。

（四）血液净化的抗凝

血液净化时需要使用抗凝剂来预防体外循环管路的凝血，抗凝的方法包括：

1. 肝素抗凝　①常规肝素抗凝。②小剂量肝素抗凝，用于轻中度出血危险的患者。③局部肝素化（体外肝素化）抗凝，即在血液回路中应用等量鱼精蛋白中和肝素的方法。

2. 无抗凝剂净化法　采用肝素预先冲洗，高血流量和定时生理盐水冲洗。多用于有活动性出血、有出血危险或禁忌使用肝素的患者。

（五）血液净化的并发症

1. 即刻并发症　是指在血液净化过程中或血液净化结束后数小时内出现的与净化治疗本身有关的并发症。常见的并发症包括：失衡综合征、高血压、低血压、心力衰竭、心律失常、心包填塞、出血（消化道出血、颅内出血等）、溶血、空气栓塞、发热及过敏反应等。

2. 远期并发症　是指长期血液净化后出现的并发症，常见的并发症包括：高血压、左心功能不全、心包炎（尿毒症性心包炎、透析相关心包炎）、心律失常、肺水肿、出血（胃肠道或颅内出血）、肝炎（丙肝、乙肝）、肝功能不全、贫血、电解质紊乱、脑病、继发甲状旁腺功能亢进、骨病、周围神经病变、铝中毒、透析相关性肌病、低蛋白血症、感染及脓毒症等。

二、血液透析

（一）基本原理

血液透析疗法（hemodialysis，HD）是根据膜平衡原理，利用半透膜两侧的溶质浓度梯度差，将血液通过半透膜与透析液接触，以弥散、对流等方式清除体内溶质和水分的一种净化方式。可以清除体内潴留的水分、电解质及代谢产物如尿素、肌酐等小分子物质、部分中分子物质如胍类等，并同时补充需要的物质，纠正电解质和酸碱平衡紊乱，维持内环境稳定，但不允许大分子（分子量超过35 000）的物质如蛋白质、致热原、病毒、细菌以及血细胞等通过。血液透析疗法替代了正常肾脏的部分排泄及调节功能，延长了患者的生命，是抢救急、慢性肾衰竭、严重电解质紊乱等疾病的最有效措施之一（图16-18）。

（二）血液透析系统

1973年，HD在我国正式启用，20世纪90年代获得巨大进步，在尿毒症患者维持治疗中占有重要地位。血液透析是血液与透析液之间进行溶质交换的过程，由透析器、透析液供给装置、血泵、监护装置和水处理设备系统完成。血液透析的血管通路包括：①暂时性血管通路：直接动静脉置管和经皮中心静脉置管。②永久性血管通路两部分：动静脉内瘘和移植性动静脉内瘘，前者最常用。

（三）适应证

1. 急性肾衰竭 急性肾衰竭确诊后，如存在下列临床表现或各项生化指标达下述水平时，应予血液透析治疗。

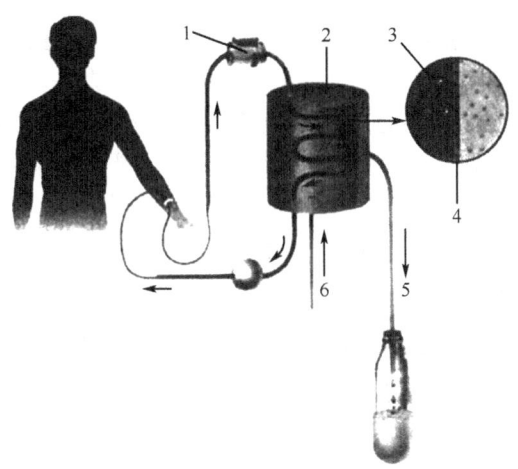

图16-18 血液透析基本原理
1.血液泵；2.透析液；3.血液；4.半透膜；5.用过的透析液；6.新鲜透析液

（1）少尿3天或无尿2天。

（2）每日体重增加2.0kg以上。

（3）水肿、胸腔积液、急性肺水肿。

（4）有尿毒症症状如恶心、呕吐、出血倾向、神经精神症状等。

（5）血清钾>6mmol/L、心电图出现明显异位心律伴QRS波增宽等。

（6）血清肌酐>440μmol/L、血清尿素氮>18mmol/L。

（7）存在高分解代谢状态，每日血清尿素氮上升>7mmol/L、血清肌酐上升>176μmol/L、钾上升≥1mmol/L、血清HCO_3^-下降≥2mmol/L。

（8）急性溶血反应致急性肾衰竭者，游离血红蛋白≥800mg/L。

（9）血pH<7.25、血清实际碳酸氢根<15mmol/L。

2. 慢性肾衰竭 ①目前主张当慢性肾衰竭患者内生肌酐清除率（Ccr）为10~15ml/min时即可开始血液透析治疗，糖尿病肾病致慢性肾衰患者内生肌酐清除率降至15ml/min以下时即可开始血液透析。其他参考指标为：血尿素氮>28.8mmol/L、血肌酐≥704μmol/L；出现严重的电解质紊乱及酸碱失衡；出现药物难以控制的水超负荷表现；尿毒症症状明显；肾移植前准备；肾移植后急性排异导致急性肾衰竭或慢性排异导致移植肾失去功能。②慢性肾衰竭急性加重患者血液透析指征同急性肾衰竭。

3. 急性药物或毒物中毒 主要适用于引发中毒的物质，分子量小于透析膜截留分子量，蛋白结合率低、水溶性高、血中游离浓度较高者。主要适用于经常规治疗无明显效果，病情恶化；原有重要脏器功能不全；血中毒物浓度或毒物摄入量已达致死剂量；出现急性肾衰竭等患者。可经血液透析清除的毒物包括：①镇静、催眠药物，如地西泮、巴比妥、氯丙嗪、水合氯醛等。②解热镇痛类药物，如对乙酰氨基酚、阿司匹林等。③三环类抗抑郁药，如苯丙胺、甲基苯丙胺、三环仲胺类、反苯环丙胺等。④心血管药物，如洋地黄类、硝普钠等。⑤化疗药物，如环磷酰胺、5-FU等。⑥毒物，如有机磷、三氯乙烯、砷、汞、酒精、铜、钙、铁、铝、镁、钾、锂、铋、卤化物、溴化钠、氯化物、碘化物、氟化物、硫氰酸盐、苯胺等。⑦具有耳或肾毒性药物，如万古霉素、氨基糖苷类抗生素等。⑧内源性毒素，如氨、尿酸、乳酸、胆红素等。

4. 其他疾病 包括难治性充血性心力衰竭、急性肺水肿、肝性脑病、高胆红素血症、肝硬化顽固腹水、肝肾综合征、严重电解质紊乱及酸碱失衡、肾病综合征、高尿酸血症、牛皮癣、精神分裂症等，行血液透析治疗均有一定疗效。

（四）相对禁忌证

随着血液净化技术的提高和净化方法的增多，严格意义上血液净化均无绝对的禁忌证，相对禁忌证包括：休克或收缩压低于10.7kPa（80mmHg）；大手术后3天内或有严重出血或出血倾向者；未控制的严重糖尿病；严重心律失常、心功能不全不能耐受体外循环者；严重高血压，收缩压>26.7kPa（200mmHg），舒张压>17.3kPa（130mmHg）或脑血管意外者；严重感染如脓毒症；恶性肿瘤晚期；极度衰竭、临终患者；精神病及不合作者，或家属不同意透析者。

（五）临床实施

（1）透析前的准备 包括透析室的消毒，透析液供给装置和透析器的消毒、冲洗，以及对患者进行全面检查等。

（2）透析开始 包括动-静脉外瘘或内瘘和透析器的动-静脉管道连接，抗凝，开动血泵进行血液透析。

（3）在每次透析过程中，应记录患者的血压、心率、呼吸和体温。监测透析液流量、温度、负压、导管中血液流量、注意有无漏血、溶血及凝血现象，严防透析导管脱出而引起大出血。

（4）终止透析 包括透析器内血液还归患者，结束透析。

（5）透析后处理 透析后须对患者监测生命体征、体重、抽血查肌酐、尿素氮、K^+、Na^+、Cl^-、血气分析、血常规、必要时查Ca^{2+}、P^{3+}，以判定透析效果，有无电解质紊乱，并做相应调整，同时为下一次制订透析方案做准备。透析结束后尚需透析器处理，动-静脉管道处理，透析液供给装置的处理。

（六）抗凝技术

血液透析过程中，肝素为临床常用抗凝剂。能阻止凝血酶原变为凝血酶，并抑制Ⅻ、Ⅸ、Ⅱa等凝血因子，可防止血液在透析器等体外管道中凝集。目前在血液透析中常用抗凝方法有五种。

1. 全身肝素化法 透析前按每公斤体重0.5~1.0mg计算，一次静脉注入。透析开始后每小时于动脉端追加肝素5~10mg，每小时监测1次凝血时间，透析结束前0.5~1小时停用肝素。此法适用于一般无出血倾向、无手术创面的患者，对急性肾衰竭及贫血不严重的患者，用量应略增大。如透析过程中静脉压增高，气泡驱除器中气泡增多，提示肝素用量不足，即将出现凝血的征象，应立即追加肝素10mg；慢性肾衰伴严重贫血的患者，肝素量应适当减少。

2. 小剂量肝素化法 对于有出血倾向、曾有过出血病史、出血性心包炎、手术后3天内、活动性出血刚获控制的透析患者，是一种安全、有效的肝素化方法。透析前给予肝素首剂6mg静推，透析开始后持续给予肝素5mg/h，透析结束前30分钟停用或不停用肝素均可。

3. 低分子量肝素（LMWH）抗凝法 低分子量肝素较普通肝素出血机会少，具体使用方法为：血细胞比容<30%时，剂量为60U/kg，血细胞比容≥30%时，剂量为80U/kg；血液透析4小时以内时，以上剂量于透析前一次性静注不需再追加剂量；透析时间5小时以上时，则以上剂量的2/3于透析前给药，1/3于透析2.5小时后给药。

4. 枸橼酸盐抗凝法　存在活动性出血或高危出血倾向患者，可用1.6mmol/L枸橼酸钠于动脉端持续泵入，速度35~40ml/h。

5. 无肝素透析　存在活动性出血或高危出血倾向患者亦可采用无肝素透析。目前有两种方法：①预先用含肝素3000U/L的生理盐水冲洗动、静脉管路和透析器并灌满30分钟。开始透析时放弃预充液，并以生理盐水冲洗，透析时血流量至少在250~300ml/min，每15~30分钟用100~250ml生理盐水快速冲洗透析器一次，选用性能较好的透析膜如聚丙烯腈膜，有凝血倾向时及时更换透析器。②采用纤维素血仿膜，极少激活补体，维持血液透析4小时，不用抗凝剂。

（七）并发症

1. 急性并发症

（1）首次使用综合征　由于使用新透析器所产生的一组征候群，为严重的过敏现象和胸痛、背痛等非特异性症状。根据临床表现分为A、B两型。

1）A型：为严重过敏反应（Ⅰ型反应），发生率约5/10万，多发生于透析开始20~30分钟，而以前5分钟多见，症状包括呼吸困难、内瘘部位灼热感、荨麻疹、流涕、流泪、腹部痉挛性疼痛、腹泻，严重者可有濒死感甚至心脏骤停。发生后应立即停止透析，丢弃透析器内血液，并使用异丙嗪、糖皮质激素、肾上腺素等。预防其发生主要应预冲透析器、避免使用环氧乙烷消毒透析器等。

2）B型：为与透析器有关的非特异性反应（Ⅱ型反应），发生率约3%~5%，多发生于透析开始60分钟内，症状包括胸痛或背痛，原因不明，一般不必停止透析，予以吸氧及对症处理后可缓解。

（2）透析失衡综合征　发生在透析结束前或透析后。系以神经系统症状为主的一组综合征，症状有头痛、烦躁不安、恶心、呕吐、血压升高，严重者可出现视力模糊、震颤，甚至癫痫样大发作、惊厥、昏迷而导致死亡。目前认为其主要发生机制是血透后患者血中代谢产物下降速度快，而肌酐、尿素氮等通过血脑屏障较缓慢，导致脑实质及脑脊液与血浆渗透压差，引起脑水肿，颅压升高。常见于体液潴留、氮质血症及酸中毒较明显，行高效透析患者。充分合理的诱导透析、提高透析液钠浓度、降低初次透析血流量及超滤量可预防其发生。症状较轻患者可静推高渗葡萄糖和应用镇静剂，症状严重者应中止透析，静推甘露醇、地西泮等，注意呼吸道通畅、生命体征支持等。

（3）心血管并发症

1）高血压：因透析中超滤脱水使血容量减少而引起，血浆肾素活性增高有关，对降压药物反应较差。

2）低血压：透析中发生率为20%~40%，与透析中有效血容量减少、血浆渗透压下降、透析膜生物相容性差、透析液污染等因素有关，临床表现为恶心、呕吐、出汗、便意、面色苍白、呼吸困难、晕厥等。可适当提高透析液钠浓度，减少超滤量，透析前停用降压药来预防，必要时可改用血液滤过或腹膜透析。

3）严重心律失常：可有高度窦房或房室传导阻滞、持续交界性或室性异位节律等表现，常与血钾水平异常，基础心脏病，酸碱失衡，缺氧等因素有关。

4）心力衰竭：与基础心脏病及透析过程中的寒战、发热、过敏反应等有关，已较少见。

5）心包炎：常由原有尿毒症性心包炎或透析时肝素化引起，如在透析过程中出现心包填塞征象，应疑及此并发症并中止透析，必要时行心包穿刺引流，改用其他血液净化方式。

6）心绞痛及心肌梗死：与原有冠心病、严重贫血、高龄及透析时血流动力学改变等有关，出现后应及时处理并中止透析。

7）心脏骤停：与患者存在严重基础疾病、酸碱失衡、电解质紊乱、心力衰竭、超滤致血压突然下降、心包填塞、出血、快速输入含钙液、严重失衡综合征等有关。

（4）发热　常见原因包括透析管路细菌感染或毒素残留等感染性因素、透析管路消毒剂残留、输液反应、过敏等非感染因素。除予以对症处理外，应仔细查找原因，严重者须中止透析。

（5）肌肉痉挛疼痛　常见于足部及下肢，亦见于上肢及背部，与低血压、超滤过多或低钠等有关，应降低超滤速度，静脉点滴生理盐水或高渗盐水、调整透析液钠浓度。

（6）出血　体内肝素化常是出血的直接诱因，应注意监测。

（7）血液透析过程中技术事故造成的并发症

1）透析液异常导致的并发症：透析液配比、温度及透析液成分异常，可能引发急性溶血、严重电解质紊乱等严重后果，甚至生命危险。

2）空气栓塞：常由透析管路损坏及操作不当引起，可栓塞于颅内、肺血管、心房等不同部位，严重者可致死亡。

2. 血管通路相关并发症　常见有局部感染、出血、假性血管瘤、血栓形成等，个别可引发心内膜炎。

3. 远期并发症

（1）贫血　尿毒症原已有不易纠正的贫血，加上透析中需反复抽血检查以及透析器中残留血液的丢失，可加重贫血。因此，应减少种种原因的失血，补充铁剂、叶酸及适量输血。

（2）透析性骨病　主要与继发性甲状旁腺功能亢进、透析性骨软化症、淀粉样变及腕管综合征有关。

（3）透析性脑病　即透析痴呆，起病呈亚急性，进行性发展，表现为表达能力减退、言语迟钝、肌阵挛、行为失常、癫痫、甚至痴呆，每于透析后加重。

（4）血源性传染病　与长期多次输血或接触血液污染的医疗器械有关，以病毒性肝炎（乙型、丙型、庚型）多见。

三、腹膜透析

（一）基本原理

腹膜透析（peritoneal dialysis，PD）是利用腹膜作为透析膜，腹膜是具有半透膜性质的生物膜，具有良好的渗透和扩散功能，还有吸收和分泌功能，成人腹膜面积2.0~$2.2m^2$。向腹腔内注入透析液，由于位于腹膜两侧的毛细血管内血浆和腹膜腔内透析液的溶质和渗透浓度不同，可使小分子溶质从浓度高的一侧向浓度低的一侧移动，而水分则从渗透浓度低的一侧向高的一侧移动，达到动态平衡，大分子物质则不能通过。腹膜透析时，通过向腹腔内反复灌入和放出透析液，可达到清除毒素、脱水、纠正酸中毒和电解质紊乱的目的。

腹膜透析过程中溶质通过弥散和超滤进行转运。影响腹膜透析效率的因素有：透析物质的浓度梯度差；透析液容量和流速；透析液在腹腔内停留时间；腹膜与透析液接触面积；透析液温度；透析液葡萄糖浓度和腹膜的血液循环等。

（二）适应证

1. 慢性肾衰竭　内生肌酐清除率（Ccr）<10ml/min，血肌酐≥704μmol/L，并伴尿毒症症状时即可开始腹膜透析治疗。尿毒症症状明显者，如有消化道症状、明显水钠潴留症状、严重电解质紊乱、酸碱失衡等患者可行腹膜透析。不宜行血液透析者包括糖尿病患者、儿童、伴急性心梗或血流动力学不稳定、基础情况差无法耐受血液透析者，血管条件差无法造瘘、明显出血倾向、经济条件差等患者也可考虑行腹膜透析。

2. 急性肾衰竭　对急性肾衰竭应提倡早期透析，主要适用于非高分解代谢型，如存在下列临床表现或各项生化指标达下述水平时，应行腹膜透析治疗：①少尿3天或无尿2天。②存在弥散性血管内凝血。③明显水钠潴留。④严重水肿、脑水肿、急性肺水肿。⑤尿毒症症状明显。⑥严重电解质紊乱、酸碱失衡如高血钾、代谢性酸中毒等。⑦血清肌酐>528μmol/L、血清尿素氮>28.8mmol/L。

3. 其他　急性药物或毒物中毒无血液净化设备时、重症急性胰腺炎、广泛化脓性腹膜炎、肝性脑病、高胆红素血症、顽固心力衰竭、多发性骨髓瘤、牛皮癣等。

（三）相对禁忌证

腹膜透析无绝对禁忌证，相对禁忌证：①广泛腹膜粘连、肠粘连。②腹腔内脏外伤。③腹部大手术3日以内，腹部有外科引流管。④结肠造瘘或粪瘘。⑤疝未修补者。⑥腹部皮肤广泛感染无法置管者。⑦腹腔内弥散性恶性肿瘤、多囊肾等。⑧盆腔内有局限性炎症或脓肿。⑨妊娠、不合作者或有精神病者。⑩肠麻痹、严重肠胀气等。

（四）临床实施

随透析液交换周期不同，分为不卧床持续性腹膜透析（CAPD）、全自动腹膜透析（APD）、连续循环腹膜透析（CCPD）、间歇性腹膜透析（IPD），目前以CAPD应用最为广泛。

1. 不卧床持续性腹膜透析（CAPD）　其原理为依靠重力及虹吸作用使腹膜透析液进出腹腔，每次注入透析液2000ml左右，透析液腹腔内保留时间为日间4小时，夜间8小时，废液弃去，每日4次，24小时连续进行，每周累计透析时间达168小时。故CAPD累计清除率高，对中分子物质清除作用强，患者自我感觉良好，血液各项指标稳定，症状改善较明显。

2. 全自动腹膜透析（APD）　是借助于腹膜透析机自动控制透析液进出腹腔的腹膜透析方式。腹透机由电脑控制，可监测各项相关指标，如灌入量、引流量、透析液温度、交换次数等，出现异常情况时透析机可报警并自动停止透析。主要工作方式有夜间间歇腹膜透析（NIPD）、潮式腹膜透析（TPD）、持续循环腹膜透析（CCPD）等。

（五）并发症

1. 腹膜炎　为腹膜透析中最常见并发症，其发生与无菌操作不严格、切口及隧道感染、免疫力低下、透析液污染、高龄等因素有关。感染来源多为透析管路，偶来源于血液、肠壁及女性生殖系统，可分为细菌性、真菌性、化学性腹膜炎等。

2. 代谢性并发症　①水电解质紊乱，可出现肺水肿、脑水肿等水钠潴留症状，也可出现低钾血症等。②高血糖、反应性低血糖。③高张性脱水。④营养缺失综合征，由蛋白质、氨基酸、水溶性维生素丢失引起，表现为虚弱、食欲缺乏、嗜睡，严重时可有昏迷，故腹透患者应注意营养补充。

3. **肺部感染** 发生率约25%，与膈肌抬高、卧床等因素有关。

4. **机械性并发症** 表现为透析液引流不畅、透析管堵塞、腹痛腹胀、透析液渗漏、出血、内脏损伤等，常与透析液及透析管致局部刺激、位置不当、缝合不严等因素有关。

四、血液滤过

血液滤过（Hemofiltration，HF）是通过模仿正常肾小球的滤过原理，以对流的方式清除血液中的水分和有毒物质的血液净化技术。

（一）基本原理

血液滤过技术是通过血泵或患者自身的血压，使血液流经体外回路中的高通透性膜制成的滤器，在滤过压的作用下滤出大量液体和溶质，即超滤液（ultrafiltrate），同时，补充与血浆液体成分相似的电解质溶液，即置换液（substitute）来防止容量缺失，从而达到血液净化的目的。

血液滤过与血液透析的原理不同。血液滤过整个过程模拟肾小球的滤过功能，其水和溶质清除方式主要为等渗性对流，但并未模仿肾小管的重吸收及排泄功能，而是通过补充置换液来完成肾小管的部分功能；其滤过膜通透性较高，不同分子量溶质的清除率基本相似，其溶质清除率取决于超滤量及滤过膜的通透性，故血液滤过对中分子物质有较高的清除率，但是大量滤过液的滤出可引起氨基酸、小分子蛋白质、生长激素和其他一些低分子量激素的丢失。血液透析则主要通过弥散作用清除溶质，其溶质清除率与溶质的当量成正比，因此血液透析比血液滤过有更高的小分子物质清除效率。影响血液滤过溶质清除率的因素主要有：滤器性能及流体力学特征，包括滤器的膜材料、长短、口径等；跨膜压，包括受滤器内静水压、血液侧正压、滤液侧负压、血浆胶体渗透压因素等共同影响，其中滤液侧负压是主要因素，血浆胶体渗透压则是对抗跨膜压的主要力量，受血浆蛋白的影响；血流量、血流速度、血液黏滞度等均与超滤率相关。

血管通路与血液透析相同，目前以置入中心静脉的双腔导管最为常用。血液滤过设备包括血液滤过器、血泵、血管通路、置换液。血液滤过器基本结构和透析器一样，多是用高分子聚合材料制成的非对称膜，膜上各孔径大小和长度都相等，如聚矾膜、聚丙烯膜、聚丙烯酸甲脂膜等。

（二）适应证

（1）高血容量所致心力衰竭、急性肺水肿。

（2）高肾素型顽固性高血压。

（3）严重水、电解质紊乱、酸碱失衡，严重代谢性酸中毒、严重代谢性碱中毒、高钠或低钠血症、严重高血钾或低血钾等。

（4）药物或毒物中毒，尤其适于多种药物或毒物复合中毒。

（5）尿毒症性心包炎、皮肤瘙痒、周围神经病变等中分子毒素所致症状。

（6）急、慢性肾衰竭伴以下症状时：低血压或血液透析时循环不稳定者；需实施全静脉营养；伴多脏器功能衰竭；病情危重的老年患者；透析时易发失衡综合征者；伴明显高磷血症、严重继发性甲状旁腺亢进症。

（7）感染性休克、急性呼吸窘迫综合征、多脏器功能衰竭。

（8）昏迷、肝肾综合征。

（三）相对禁忌证

严重血容量不足或休克、严重出血倾向、心脏疾病等。

（四）临床实施

（1）建立动-静脉血管通道，抗凝。

（2）将患者的动-静脉端分别与血液滤过器动-静脉管道连接，依靠血压及血泵产生的血流动力使血液引入滤过器进行持续滤过，血流量90~150ml/min。

（3）与此同时补充置换液，置换液输入量由液体出入平衡决定，根据患者实际情况及病情需要确定置换液摄入量后，由输液泵匀速泵入。置换液补充量（ml/h）=同期超滤量-补液量+其他途径液体丢失量（引流液、皮肤蒸发、呼吸等）。

（4）抗凝技术　为确保有效的溶质清除率及滤器的使用寿命，血液滤过过程中应行抗凝，目前有多种抗凝剂可供选择，以肝素最为常用，其他方法包括非肝素抗凝、低分子量肝素抗凝等，具体抗凝方式应根据患者病情决定。为防止滤器及管路中形成血栓，延长滤器使用寿命，应定期使用生理盐水冲洗滤器，以下征象提示滤器凝血：①滤液尿素值/血尿素值<0.7，表示滤液与血液溶质不平衡。②最大超滤量<100ml/h。③滤器前压力过高，管道搏动。

（五）并发症

1. 全身并发症

（1）超滤过多、过快，置换液补充不足，可致血容量不足、低血压。

（2）补液不当，可致电解质、酸碱失衡。

（3）长期血液滤过治疗患者可致氨基酸与蛋白质丢失，每次血滤治疗平均丢失3~6g氨基酸。

（4）长期血液滤过尚可使部分中分子激素丢失，引起内分泌紊乱。

（5）由于置换液输入量大，污染机会多，故有可能发生血液感染。

2. 抗凝相关并发症　肝素用量过大或敏感体质患者可致全身多部位出血，严重者可危及生命。

3. 滤器及管道相关并发症　滤器及管道血栓堵塞、管道破裂、滤器内漏血、气体栓塞等。

4. 导管相关并发症。

五、血液灌流

（一）基本原理

血液灌流（hemoperfusion，HP）是将患者血液引入含固态吸附材料的灌流器内，通过吸附剂的作用清除外源性和内源性毒物，并将处理后血液回输至体内，以净化血液的一种治疗方法。血液灌流是一种非选择性的血液净化技术，只能清除血液内毒物，不能纠正毒物已经引起的病理生理改变,所以在灌流同时应根据病情采取相应治疗措施。具有良好的生物相容性,目前临床上主要用于抢救药物和毒物中毒,吸附材料以药用炭及树脂常用(图16-19)。

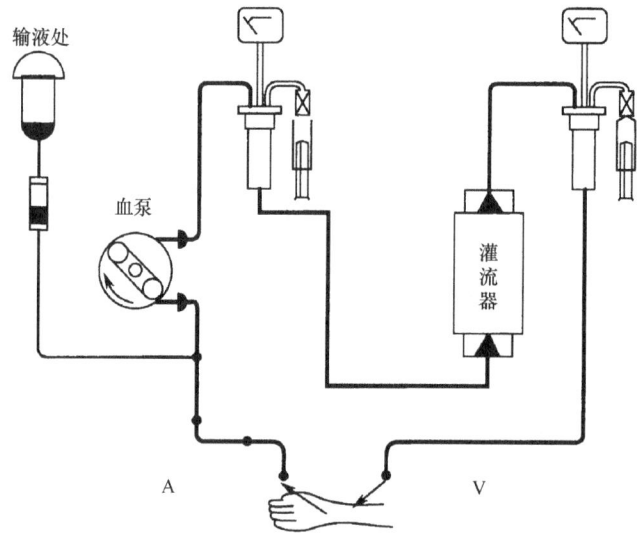

图16-19 血液灌流原理

血液灌流血管通路同血液透析。血液灌流一般使用血液透析机的体外循环部分,血液灌流装置核心为灌流器,由灌流罐、吸附剂、微囊膜组成,可分为一次性使用式和复用式,临床使用的吸附剂主要有以下类型:

1. 药用炭 药用炭是一种多孔性,高表面积的颗粒型无机吸附剂。由椰子壳等坚果壳类材料在有控制的氧化条件下高温炭化而成,属于广谱型吸附剂。药用炭对中、小分子的外源性药物和毒物清除率很高,但对尿素、钠、钾、氯、磷和水无清除作用。药用炭直接与血液接触,对血液的有形成分,特别是血小板破坏严重,且不可避免有颗粒脱落进入血液形成血栓。在炭粒表面涂上一层半透膜,可以防止炭微粒脱落,又可以使血细胞成分不直接接触药用炭,大大减少了血小板和白细胞的破坏,血液中的毒物则可以通过膜被药用炭所吸附。

2. 合成树脂 合成树脂是另外一类应用较广的医用吸附剂。临床以吸附树脂常用,吸附性能和药用炭相似,且化学稳定性好,机械强度高,微粒不易脱落,血液相容性亦较好,但近年来亦主张包囊包裹后再行血液灌流。

3. 免疫吸附剂 近年来出现的一种特殊血液灌流技术,将高度特异性的抗原或抗体或有特定物理化学亲和力的物质与吸附材料制成吸附剂,称为免疫吸附剂。通过免疫吸附剂从血液中有选择性或特异性地吸附并去除与免疫有关的致病因子。与被吸附对象之间具有特异性亲和力的物质,称为配体,免疫吸附材料必须能够固定上述配体,目前的应用尚不广泛。

4. 含有药用炭的透析膜 在常规的透析膜中加入药用炭,制成含药用炭的透析膜,在透析的同时行吸附作用,目前临床应用较少。

(二)适应证

1. 急性药物和毒物中毒 是血液灌流在临床上的主要用途。镇静安眠类药物中毒、分子量较大、脂溶性较高、蛋白结合率高的药物和毒物中毒的治疗,首选血液灌流,其他药物和毒物中毒如解热镇痛类药物中毒亦有效。血液灌流清除较差的药物和毒物包括卡那霉素、青霉素C、甲醇、乙醇、硼酸、草酸、樟脑、溴化物等。对于药物或毒物中毒伴以下指征时应行血液灌流治疗：①摄入上述毒物或药物出现昏迷、低血压、低体温、脏器衰竭等严重临床症状者。②如摄取未知成分和数量的药物或毒物，出现深度昏迷，经一般治疗无效者。③药物或毒物的血浓度已达致死量者，或虽未达到致死量，但估计毒物会继续被吸收者。④药物或毒物摄入量已达致死量者。⑤原有肝肾疾病的毒物或药物中毒者。

2. 急、慢性肾衰竭　血液灌流可以清除很多与尿毒症有关的物质，如肌酐、尿酸等，且对中分子物质的清除优于血透，多与血液透析联合应用治疗肾衰竭。

3. 其他　血液灌流对于治疗肝性脑病、甲状腺危象、精神分裂症、牛皮癣等疾病也有一定疗效。

（三）相对禁忌证

除了已知不能由血液灌流清除的药物和毒物外，血液灌流没有绝对适应证。但患者如出现出血倾向，血小板低于70×10^9/L，休克或严重心功能不全时需提高警惕，严密监护。

（四）临床实施

血液灌流的临床实施与血液透析相同，使用血液透析机的体外循环部分或血泵，在装透析器的部分换装血液灌流器。如与血液透析联合治疗，则灌流器装在透析器之前。灌流器应垂直固定在同心脏水平的位置，动脉端在下，静脉端在上。灌流器在连接到动-静脉管道之前，应先用大量生理盐水冲洗，以除去吸附剂可能脱落的微粒，使吸附剂充分湿化并驱除灌流器内空气。血液灌流的血流量从50ml/min开始，注意监护，若血压、脉搏和心律稳定，灌流器及管道内预充液已完全为血液代替时，可逐渐提高到150~250ml/min。灌流结束时把灌流器倒置，用空气回血，不能用生理盐水，以免被吸附的物质重新释放入血。血液灌流时间为2~3小时，因为目前大部分灌流器的吸附能力在2~3小时内已接近饱和。对于脂溶性高，分布容积大的部分药物及毒物中毒，可多次灌流以预防反跳现象，直至病情好转。

因吸附剂表面较透析膜粗糙，故血液灌流抗凝所需肝素剂量较血液透析时多，肝素首剂1.5~2.0mg/kg，然后每半小时追加5~6mg，给肝素后至少3分钟才能开始血液灌流系统的体外循环。如患者有出血倾向，灌流结束时须应用鱼精蛋白中和肝素，用量是与肝素之比为1∶1。

（五）并发症

血液灌流由于技术操作与血液透析相似，故血液透析中的很多并发症在血液灌流中亦同样可见到，但如出现下列并发症时，要予以重视。

1. 血小板减少　是血液灌流最典型的并发症，其程度与吸附剂材料有关，血小板下降在灌流开始后半小时至1小时最显著，减少可达40%~50%，此后渐回升，灌流2~3小时结束后，血小板的下降一般在10%~30%，个别患者可出现血小板缺乏。血液灌流对其他血液有形成分、凝血因子亦有影响，需注意与此相关的出血倾向。

2. 低血压、心功能不全　由于血容量波动可导致低血压、心功能不全等。

3. 其他　血液灌流能够吸附氨基酸，尤以对芳香族氨基酸吸附量最大，对甲状腺激素T_3、T_4，生长激素及胰岛素等激素亦有吸附作用，如长期使用应引起警惕，及时补充或纠正。由吸附材料引起的其他不良反应因灌流器洗涤不良、残存醛以及气泡过多，可引起溶血、头痛，甚至空气栓塞等。

六、血浆置换

(一)基本原理

人体循环中的致病因子如自身免疫性疾病中的自身抗体、免疫复合物、过量的低密度脂蛋白、各种副蛋白、循环毒素(包括过量的药物以及外源性和内源性毒性物质)等,在一些疾病发病机制中起着重要作用,可导致器官功能的损害,但不能用药物抑制或排出。

血浆置换(plasma exchange,PE)是将血液引入血浆交换装置,将全部或部分病理血浆分离并弃去,从而清除上述致病因子及与蛋白结合的毒物,同时将分离后的血液有形成分加入正常血浆或其他替代品的置换液中回输至体内的治疗方法。目前血浆置换装置包括非选择性及选择性两类,选择性血浆置换通过双重过滤、冷滤过等方式,保留白蛋白而将含大分子蛋白的病理性血浆分离弃去,较非选择性血浆置换治疗费用及置换液用量均明显减少。通过上述血浆置换过程可以及时迅速有效地清除致病因子,同时有助于补体、凝血因子、调理素等血浆因子功能的恢复,通过增加吞噬细胞的吞噬功能和单核-吞噬细胞系统清除功能起到调节免疫系统功能的作用,还可从置换液中补充机体所需物质。血浆置换属于对症治疗而非病因治疗,不影响疾病的基本病理过程。因此,在进行血浆置换时针对病因的治疗不可忽视。

血浆置换的血管通路同血液透析,外周及中心静脉均可选用。血浆分离装置是血浆置换的设备基础,目前主要使用膜式血浆分离器,由通透性高,生物相容性好的高分子材料膜制成,利用不同孔径的滤过膜将不同分子量的物质分离,通过双重滤过及冷滤过等方法可进行选择性血浆分离,常须使用血泵。血浆置换过程中应确保患者电解质、胶体渗透压的稳定,应选用类似血浆成分的等容量和等渗透浓度的置换液,常用置换液有新鲜血浆、4%人血白蛋白、血浆代用品等。

(二)适应证

(1)急进性肾小球肾炎、IgA肾病、Wegener肉芽肿及多发性动脉炎所致肾损害等。

(2)多种免疫性疾病 如重症肌无力危象、吉兰-巴雷综合征、类风湿关节炎、系统性红斑狼疮、硬皮病、天疱疮、多发性神经根炎等。

(3)自身免疫性溶血性贫血、妊娠中Rh溶血、血栓性血小板减少性紫癜、溶血性尿毒症。

(4)甲状腺危象(甲亢危象)、肝性脑病等疾病。

(5)肾移植后急、慢性排异性反应、移植肾复发肾小球疾病等。

(6)急性药物或毒物中毒。

(7)其他 恶性黑色素瘤、结肠癌、雷诺综合征、冷巨球蛋白血症、高黏滞综合征、肺出血肾炎综合征等。

(三)临床实施

建立血管通道、抗凝,并将管道与血浆分离器连接,确保血流量达50~80ml/min,置换液回输率要同血浆排除率平行,一般不超过30~50ml/min,以避免过快输入置换液引发的副作用。根据病情需要可使用双重滤过、冷滤过等方法。

常用肝素或枸橼酸钠抗凝。肝素首剂2000~5000U,后以300~1200U/h持续泵入,严重出血倾向及存在出血风险患者肝素应减量，并注意监测APTT，枸橼酸钠用量与血液量比例为1∶15~1∶30。

（四）并发症

血浆置换严重并发症及不良反应较少。其并发症主要与应用新鲜血浆、抗凝剂、体外循环等因素有关，常见并发症包括过敏反应、低血压、感染、出血、低血钙、发热反应、心功能不全、血栓、心律失常、恶心、呕吐等。

七、连续性肾脏替代治疗

连续性肾脏替代治疗（continuous renal replacement therapy，CRRT），又称连续性血液净化（continuous blood purification，CBP），是指模拟人体正常肾小球滤过的方式，通过特殊的装置清除体内的代谢产物、毒物，补充相近体积的置换液，达到缓慢、连续清除水和溶质的血液净化治疗方法。目的是替代受损的肾脏功能，其治疗持续时间较长，每天应用或计划应用24小时，以清除毒素、炎症介质、细胞因子及血管活性物质，调节水、电解质及酸碱平衡。CRRT基本克服了血液透析或血液滤过的不足，简便易行，疗效确切，成为抢救急危重症患者的主要措施之一，是20世纪末开展的一种新的血液净化方法，亦是近年来危重病治疗中最重要的进展之一。

（一）基本原理

CRRT机制是模仿肾小球的滤过原理，将动脉血或静脉血引入具有高通透性及良好生物相容性的半透膜滤过器中，通过弥散、对流等方式清除毒素、炎症介质、细胞因子等；通过超滤脱水清除体内多余的水分；通过调节输入置换液中钾、钠、氯、碳酸氢根等离子的浓度，来纠正电解质紊乱和代谢性酸中毒，维持内环境稳定；对高热、中暑患者，可进行物理降温。

（二）主要类型

1. 连续动-静脉血液滤过（continuous arterio-venous hemofiltration，CAVH） 是将导管插入动脉将血引出，经体外循环径路进入血滤过器后由静脉径路流回体内的方法。从血滤过器的动脉侧管道持续输入肝素液，置换液可从动脉侧或静脉侧管道输入，由输液泵控制流速。滤过液收集器应低于血滤器水平，其位置的高低可调节滤出液速度。该技术利用人体动脉和静脉之间的压力差作为驱动力，不需要血泵，但股动静脉置管的并发症发生率高，休克状态的病人不能够形成足够的驱动压，目前临床已少用。

2. 连续动-静脉血液滤过透析（continuous arterio-venous hemodiafiltra-tion，CAVHDF） CAVHDF的路径同CAVH，透析液流动方向与血流方向相反，即从血滤过器静脉端出口流入，经动脉端出口流出，可同时补充置换液。由于其弥散作用较强，对尿素氮、肌酐等小分子溶质清除作用大于CAVH，清除中分子物质能力较透析明显提高。与CAVH相同，目前临床极少应用。

3. 缓慢连续超滤（slow continuous ultrafiltration，SCUF） 是在血滤器的输出管道中装入输液泵，调整泵流速使超滤速率接近于静脉输入液速率的方法。主要用于少尿和无尿且需要输液的患者，保证了药物的输入，且不会发生一过性水负荷过多。该技术主要是以对流的方式清除溶质，血管通路可以采用动静脉或双腔静脉置管。

4. 连续静-静脉血液滤过（continuous veno-venous hemofiltration，CVVH） 是将血滤器的两端连接到同一条静脉（用双腔静脉管）或分别连接到两条静脉上，并在静脉管道上连接一血泵驱动血液流动的方法。清除原理同CAVH，血管通路并发症少，设备简单，易于管理，可床边连续使用，现已广泛用于临床。

5. 连续静-静脉血液滤过透析（continuous veno-venous hemodiafiltration，CVVHDF） CVVHDF的原理同CAVHDF，血管通路同CVVH，可避免动-静脉短路引起的分流，使血管通路并发症降至最低，能良好的清除水分及溶质，维持内环境稳定。

6. 高容量血液滤过（high volume hemofiltration，HVHF） 如果持续进行CVVH，超滤量维持在3~6L/h，持续24小时或24小时输入置换液量>50L，称之为HVHF。多用于感染性休克、急性重症胰腺炎，可以清除细胞因子，减少血管活性药物使用，维持血流动力学稳定。

7. 连续性血浆滤过吸附（continuous plasma filtration and absorption，CPFA） 是使用血浆分离器持续进行血浆分离，分离的血浆再进入包裹的碳或树脂吸附装置，经过吸附与净化的血浆再经静脉回到体内，如此可以从循环血液中排出更多的炎症介质、细胞因子、内毒素和活化的补体等成分。

（三）CRRT适应证

1. 肾性适应证 重症患者发生急性肾衰竭合并下列情况时包括血流动力学不稳定、液体负荷过重、高分解代谢状态、脑水肿、需要大量输液等；慢性肾衰竭合并严重并发症包括尿毒症脑病、尿毒症心包炎、尿毒症性神经病变等。

2. 非肾性适应证 系统性炎症反应综合征（SIRS）或全身性感染；急性呼吸窘迫综合征（ARDS）；重症急性胰腺炎（SAP）；多脏器功能不全综合征（MODS）；难治性心力衰竭；肝功能衰竭与肝移植术后的替代治疗；严重的水、电解质、酸碱失衡如严重水钠潴留、重度血钠异常（<115mmol/L或>160mmol/L）、高钾血症（>6.5mmol/L）、重度酸中毒（pH<7.1）等；挤压综合征与横纹肌溶解综合征；肿瘤溶解综合征；药物、毒物中毒；高热等。

（四）临床实施

建立股动-静脉血管通路，最好选用大孔径（10~14F）的短导管、短滤器并缩短血管通路的长度，血流速度一般控制在50~150ml/min，部分患者需要通过手术建立动静脉瘘。静脉-静脉血管通路需要置入两个单腔静脉导管或一个双腔静脉导管（11.5~13.5F），双腔静脉导管血流量为100~200ml/min。目前多采用空心纤维型滤器，置换液配置必须用净化水，不含杂质、无菌、无离子和无致热源。置换液补充量的计算方法：同期超滤液量-补液量+其他丢失量，电解质成分接近血浆的成分。目前以使用市场销售的置换液为主，根据病情或个体差异调整置换液配方。置换液的输入在CVVH时常用前稀释法，而后稀释法多用于CAVH。抗凝技术与血液透析相同，常用全身肝素抗凝法并监测部分活化凝血酶原时间（APTT），维持APTT在正常的1.5~2.0倍。

（五）并发症

1. 导管相关并发症 穿刺置管引起的出血、局部血肿、感染、气胸、血胸、血栓等。

2. 抗凝相关并发症 出血、血小板减低和体外循环凝血。

3. 全身并发症　低血压、酸碱平衡及电解质紊乱、营养物质丢失、内分泌失调等。

（曹小平）

第五节　急诊洗胃技术

急诊洗胃术（emergency gastric lavage）是指通过胃管向胃腔内反复注入液体与胃内容物混合后再吸出，对胃腔进行反复冲洗并排出胃内容物的一种方法。其目的是为了清除胃内未被吸收的毒物或清洁胃腔，临床上还可用于胃部手术、检查前准备。对于急性中毒如短时间内吞服有机磷、无机磷、生物碱、巴比妥类药物等，洗胃是一项重要的抢救措施。一般在服毒后6小时内洗胃效果最好，但服毒量大或所服毒物吸收后可经胃黏膜重析出，服毒6小时以上仍需洗胃。因此，急诊洗胃术是急救中经常使用的一种重要抢救措施。

一、洗 胃 方 法

洗胃的方法包括催吐洗胃术、胃管洗胃术和剖腹洗胃术等。目前临床上最常采用的是催吐洗胃术和胃管洗胃术。利用催吐或插入胃管进行洗胃来达到排空胃部内容物的目的。但是二者的效力并无明显的分别，且二者均无法使胃内容物达到完全的排空。因此，应根据患者的年龄、意识程度、合作的程度以及医院内设备和人力等条件而定。对于大多数昏迷或者合作良好的患者，胃管洗胃是一种合适的方法。对于年龄较小的儿童，催吐较为适当，而且催吐所造成的心理伤害远比插入胃管的心理伤害小。对于拒绝进行胃管洗胃的成年患者，催吐也不失为一种促进胃内容物排空较好的选择。

（一）催吐洗胃术

催吐洗胃术是指将大量洗胃溶液由患者自己饮入，通过刺激刺激咽喉壁或舌根处诱发呕吐，达到排除胃内容物的目的。催吐洗胃术优点：对患者刺激小、无创、操作简单，对于口服毒物不久，且意识清醒的急性中毒患者（除外服腐蚀性毒物、石油制品及食管静脉曲张、上消化道出血等）是一种现场抢救最简便有效的自救、互救措施。适用于口服中毒、神志清楚合作者。但是，某些情况下不适于催吐洗胃术：①昏迷、惊厥状态患者。②无呕吐反射患者。③原有食管胃底静脉曲张、主动脉瘤、消化性溃疡患者。④年老体弱、妊娠、高血压、冠心病。⑤处于休克状态或摄入腐蚀性毒物的患者。因此，口服毒物的患者，只要神志清醒，无催吐禁忌证者均应做催吐处理，这是尽早排出胃内毒物的最好方法，可将胃内大部分的毒物排出，达到减少毒物吸收的目的。此方法简单易行，奏效迅速，在任何环境下均可立即实行。如果食入的毒物过于黏稠，可让病人饮适量微温清水（不可用热水）、盐水或选用其他解毒液，然后再进行催吐。如此反复进行，直到吐出液体无色、无异味、无渣、清亮为止。

（二）胃管洗胃术

胃管洗胃术是指将胃管从鼻腔或口腔插入胃内，先吸出毒物后再注入洗胃液，用大量溶液进行冲洗、排除胃内容物，以达到减轻或避免吸收中毒或其他目的的操作方法。口服毒物的患者有条件时应尽早插胃管洗胃，不受时间限制。但是，下列情况属于禁忌证：①强酸强碱类的腐蚀性毒物中毒者。②中毒后伴有惊厥或癫痫发作者。③肝硬化伴发食管胃底静脉曲张者。④昏迷及伴有高血压、冠心病、妊娠等情况，应慎行胃管洗胃术。

1. **胃管洗胃术分类** 胃管洗胃术根据使用动力不同可分为胃管抽吸洗胃术、漏斗胃管洗胃术、电动吸引洗胃术和自动洗胃机洗胃术。

（1）胃管抽吸洗胃术 胃管抽吸洗胃术是将胃管经患者的口（或鼻）腔插入胃腔内，用空针注入洗胃液，然后再抽出，如此反复，直至彻底清除胃内毒物或使胃排空。常用于儿童洗胃，压力小，对胃黏膜刺激小；另外在应急状态下，当无其他洗胃条件时胃管抽吸洗胃术可作为选择的方法之一。

（2）漏斗胃管洗胃术 漏斗胃管洗胃术是利用虹吸原理，将洗胃液灌入胃内后再引出的方法（图16-20），基层医院急诊抢救病人时也不乏是一种可行的手段。

（3）电动吸引洗胃术 电动吸引洗胃术是利用负压吸引的原理进行洗胃（图16-21）。

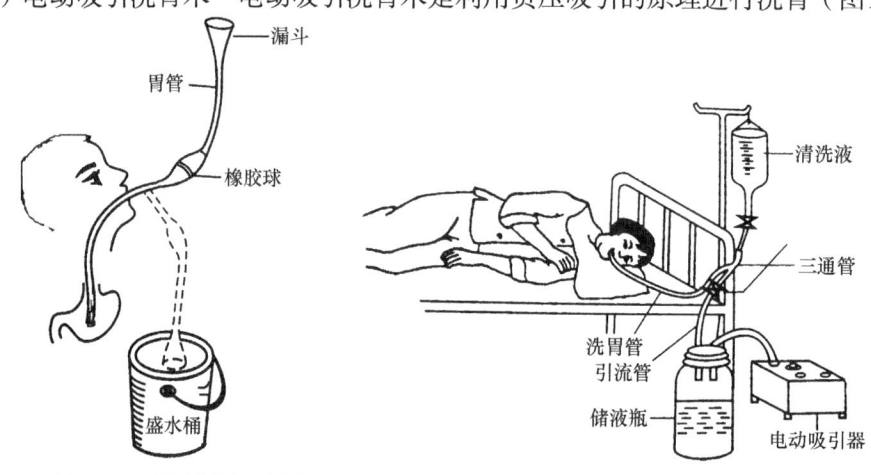

图16-20　漏斗胃管洗胃术　　　　　图16-21　电动吸引洗胃术

（4）自动洗胃机洗胃术 自动洗胃机洗胃术是目前临床上最常用的洗胃技术。它的工作原理是通过自控电路的控制，使电磁阀自动转换动作，分别完成向胃内冲洗药液和吸出胃内容物的洗胃过程，能达到自动、快速、彻底清除胃内容物的目的（图16-22）。

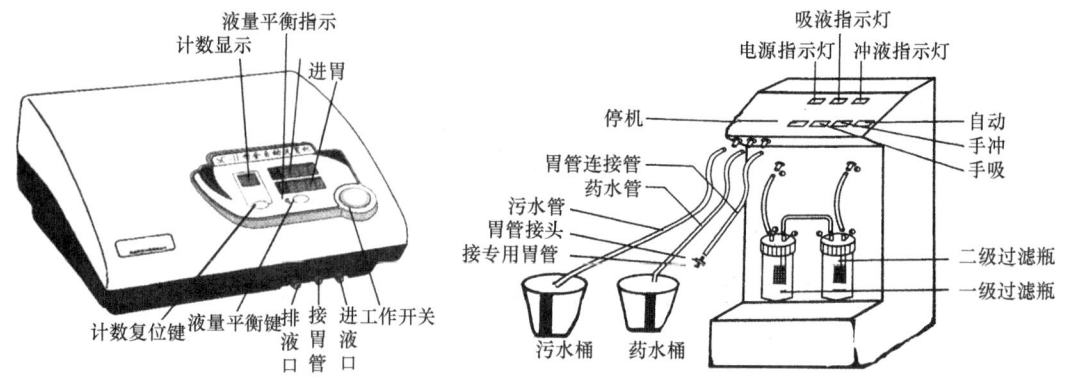

图16-22　自动洗胃机洗胃术

二、洗胃液的选择

洗胃液可根据毒物的种类不同，选用适当的解毒物质（表16-3）。临床常用的有：①保护剂：适用于吞服腐蚀性毒物者，可选用牛奶、蛋清、米汤、植物油等保护胃肠黏膜。②溶剂：适用于饮入脂溶性毒物者，如饮入汽油、煤油等有机溶剂时，可先用液状石蜡150~200ml，使其溶解而不被吸收，然后进行洗胃。③吸附剂：活性炭是强有力的吸附剂，可吸附很多种毒物，一般可用20g至30g加入水200ml，由胃管注入。④解毒剂：可通过与体内存留的毒物进行中和、氧化、沉淀等化学作用，改变毒物的理化性质，使其失去毒性。根据毒物不同，可选用1：5000高锰酸钾或2%碳酸氢钠溶液。⑤中和剂：吞服强酸时可用弱碱，如镁乳、氢氧化铝凝胶等中和，不可用碳酸氢钠，因其遇酸时可生成二氧化碳，使胃肠膨胀，有造成穿孔的危险。强碱可用弱酸性物资（如食醋、果汁）中和。⑥沉淀剂 有些化学物可与毒物作用，生成溶解度低、毒性小的物质，因而可作洗胃剂。乳酸钙或葡萄糖酸钙与氟化物或草酸盐作用，生成氟化钙或草酸钙沉淀；生理盐水与硝酸银作用生成氯化银。

表16-3 常用洗胃液及其适应证

洗胃液	适应证	注意事项
清水或生理盐水	砷、硝酸银、溴化物及不明原因的中毒	儿童宜用生理盐水
1：5000高锰酸钾	安眠药、砷化物、氰化物、无机磷	1605中毒禁用
0.3%过氧化氢溶液	阿片类、士的宁、氰化物、高锰酸钾	
鸡蛋清、牛奶	腐蚀性毒物、硫酸铜	
10%活性炭	河豚毒、生物碱	
液状石蜡	硫磺	口服液状石蜡后再用清水洗胃
1%~3%鞣酸	吗啡类、辛可芬、洋地黄、阿托品、颠茄、草酸、发芽马铃薯、毒蕈	
0.3%氧化镁	阿司匹林、草酸	
5%硫化钠	氯化钡、碳酸钡	
5%~10%硫代硫酸钠	氯化物、碘、汞、铬、砷	

三、临床实施

（一）催吐洗胃术

1. 机械性催吐 用手指、筷子、压舌板等刺激咽喉壁或舌根处，诱发呕吐，若不易呕出时，饮清水200~300ml，再次催吐，如此反复，直至呕出液体清亮为止。注意动作要轻柔，避免损伤咽部。此方法简单易行，奏效迅速，在任何环境下均可立即实行。如果食入的毒物过于黏稠，可让病人饮适量微温清水、盐水或选用其他解毒液，然后再进行催吐。如此反复进行，直到吐出液体变清为止。

2. 药物催吐 可用吐根糖浆、阿朴吗啡等进行催吐。给予患者服用15~30ml的吐根糖浆和200ml的水，一般情况有70%的患者在20min内将会有呕吐现象。若此法首次无效时，再给予相同的剂量时，另外会有20%的患者会达到催吐的目的。但是依米丁往往只有在中毒后30min内效果才明显，所以目前应用较少。注意事项：①严格掌握禁忌证。②催吐洗胃时注意动作要轻柔，避免损伤咽部。③空腹服毒者应饮水500ml，以利催吐。④呕吐时注意体位，以防误吸，当患者出现剧烈呛咳、颜面、口唇发绀时，是胃内容物误入呼吸道，此时应立即嘱患者用力咳嗽，以排出气管内异物；或使用海姆立克手法帮助患者清理呼吸道，若出现大量吸入时则应立即给予气管插管，采用气管内吸出异物，建立人工气道以保持呼吸道通畅。

（二）胃管洗胃术

1. 胃管抽吸洗胃术　根据患者的年龄选择适宜大小型号的胃管，一般可经鼻插入，确认导管入胃内后即可用注射器注入洗胃液，每次300~500ml，如此反复进行，直至毒物洗净。

2. 漏斗胃管洗胃术　洗胃器尾端有一漏斗，中段装备一橡皮球，前段为胃导管。评估患者，核对患者的姓名，携用物至床旁，向患者说明洗胃的目的，指导配合插管的技巧和方法，取得患者的配合。安置患者的体位，插管洗胃，将漏斗放置于低于胃部水平的位置，挤压橡胶球，抽尽胃内容物，然后提高洗胃器漏斗距口腔30~50cm高度（坐位时），经漏斗缓缓灌入洗胃液，一次300~500ml，当漏斗内尚余少量液体时，迅速将漏斗降低于胃部水平的位置，并倒置漏斗于污水桶中，利用虹吸作用将胃内液体引出，如此反复灌洗至流出液澄清无味。如引流不畅可用手捏橡皮球以加强虹吸向外引流，灌注时如速度太慢，也可手捏皮球加快灌注速度，上述操作宜反复多次，以清洗彻底为止。

3. 电动吸引器洗胃术　接通电源，检查吸引器功能。夹闭导管，输液瓶内倒入灌洗液，将瓶挂于输液架上。患者准备，插管（操作同漏斗洗胃术）。连接胃管和输液瓶，打开吸引器吸出胃内容物，打开输液器导管，使液体流入胃内300~500ml，夹闭导管，打开吸引器，（负压保持在100mmHg左右）吸出灌洗液，如此反复至洗出液澄清无味为止。

4. 自动洗胃机洗胃术　自动洗胃机洗胃是通过自控电路的控制，使电磁阀自动转换动作，分别完成向胃内冲洗药液和吸出胃内容物的洗胃过程，能达到自动、快速、彻底清除胃内容物的目的。洗胃前应评估患者全身情况和局部情况，调节心理状态，进行健康知识宣教。

（三）剖腹洗胃术

将患者的胃部切开进行清洗，适用于早期严重中毒的患者。优点是洗胃彻底，但是对患者造成的伤害较大，而且可能导致毒物直接进入血液循环，目前已较少应用。

四、并　发　症

（一）上消化道出血

上消化道出血是洗胃最常见的并发症，导致上消化道出血主要原因：①操作粗暴损伤食管、胃黏膜。②胃管管径过大损伤食管、胃黏膜。③操作者洗胃技术欠熟练，反复插管等。④洗胃机负压吸引时，负压过大导致胃黏膜的机械性损伤。⑤胃黏膜原有的慢性病变。⑥剧烈呕吐。

防治：①插管前认真评估，患者是否有消化性溃疡疾病存在。②选择胃管时注意材质，一般选择弹性好、质地柔软、流通好的硅乳胶性胃管。③插管时规范操作。④插管时充分润滑胃管前端，插管动作要轻柔。⑤插管深度恰当（胃管长度距门齿45~55cm）。⑥机器洗胃时，正确调节洗胃机的正负压力（±45~55kPa）。⑦洗胃过程中严密观察洗出液的量、性状，一旦发现有出血征象应立即停止洗胃，并采取必要的止血措施。⑧经过胃管洗胃时避免剧烈呕吐，以防食管黏膜撕裂。

（二）急性胃扩张、胃穿孔

主要原因：①患者既往有消化性溃疡病史。②洗胃进液量大于出液量，胃内液体滞留，胃容积增大，引起胃高度扩张，使胃内压上升，导致胃扩张，甚至引起胃破裂。③反复插管。④自杀患者拒绝洗胃，强行拔管。

表现为患者在洗胃过程中突然发生病情变化，脉搏细弱，面色苍白，腹部隆起，腹肌紧张，肠鸣音消失，洗胃液中出现鲜红色液体。防治：①洗胃前详细询问病史，若有溃疡病史者，洗胃液的量要减少，一般300ml每次，洗胃机的压力应适当调节，必要时采取空针抽吸法或漏斗洗胃法，而不用自动洗胃机洗胃法。②洗胃是一种高风险的技术操作，操作者应具有高度的责任心不要离开现场，必须二人以上参与洗胃，分工明确，各负其责，并且要密切配合，置管后应专人用手指固定在患者鼻尖部，另一人专管操作洗胃机。③在洗胃过程中同时密切观察患者的反应，及时发现异常情况，如病人腹痛、腹胀或躁动不安、洗胃液出入量不平衡，应立即停止洗胃，检查其原因。④立即施行必要的急救措施，做好手术前准备。

（三）吸入性肺炎

导致吸入性肺炎的主要原因有：①中、重度昏迷的患者，由于昏迷患者呼吸道保护性反射消失，呼吸道存在异物或分泌物，插管前未准确评估呼吸道，未作有效的异物吸引。②洗胃液一次性灌入过量，从患者的口鼻涌出或引起反流。③患者饮食过于饱胀食物反流。④拔管方法不正确，在患者吸气时拔管时，导致胃管残留液进入气管内等。

防治：①为昏迷患者插管洗胃前，应先作气管插管，以保证有效通气，气管导管气囊充气足量以保证气道处于密闭状态防止分泌物进入呼吸道。②插管前应吸尽口咽气管异物或分泌物。③洗胃液灌入不宜过多，每次灌入300~500ml即可。④洗胃前应先行吸引，尽量吸出胃内容物。⑤掌握正确的拔管方法，拔管时反折胃管，在患者呼气末快速拔出。

（四）脑水肿

导致脑水肿的主要原因：①洗胃导致失钠，发生水中毒。②毒物直接作用于中枢神经系统。

防治：对洗胃液量大的患者，常规使用利尿剂和脱水剂，以加快毒物的排泄，降低脑水肿的发生。

（五）水电解质紊乱

水电解质紊乱的主要原因：胃液大量丢失、脱水治疗及应用激素和输入过多的葡萄糖等，均可引起或加重低钾血症。故应常规检查血清电解质，严密观察病情变化。

五、注 意 事 项

（一）洗胃时间的选择

1. 洗胃时间愈早愈好，尽快实施　一般原则服毒后4~6个小时内洗胃为最佳时间窗。但有些患者就诊时已超过6小时，但如存在以下因素仍可考虑洗胃：①患者胃肠功能差，使毒物滞留胃内时间长。②毒物吸收后的再吸收。③毒物进入胃内较多。④有的毒物吸收慢，如毒物本身带有胶囊外壳等。

2. 胃管保留的时间　洗胃完毕，胃管可保留一定时间，不宜立即拔出，以利再次洗胃，保留胃管的时间应根据患者病情轻重而定，尤其是有机磷中毒者，胃管应保留24小时以上，每隔1~2小时需重复洗胃。

（二）胃管置入长度

大约为从鼻尖至耳垂至剑突的距离，或者剑突至前额发髻的距离，约为45~55cm。胃管插入太深易打结或插入十二指肠，达不到洗胃的确切效果。

（三）规范操作

向胃内置入导管应轻柔敏捷熟练，并确认导管已进入胃内（以抽出胃液最可靠）后开始灌洗，切忌将导管误入呼吸道而进行灌洗。置管时如出现剧咳、呼吸急促或发绀挣扎表明误入气道应迅速拔出重新插管。昏迷患者插管时或伴呕吐者易发生吸入性肺炎，应予以警惕预防。

（四）洗胃液的温度

以温开水最常用且安全有效，2%碳酸氢钠液常用于有机磷农药等中毒，但应注意不宜用作敌百虫、水杨酸盐和强酸类中毒；1：5000高锰酸钾溶液对生物碱、毒蕈碱类有氧化解毒作用，但禁用于对硫磷中毒者洗胃。故洗胃液的选择应根据不同的毒物考虑，唯有清水最广泛。

（五）洗胃液的量

洗胃时每次灌注量不宜过多，一般每次灌入300~500ml即应进行抽吸。尤其是应用电动机正压送入洗胃液时应严密观察，当达到500ml时即关闭正压及改为负压吸引，切忌开机后操作者离开现场，以防灌注量过大引起急性胃扩张甚至胃穿孔，一次灌注量过多还易造成多量毒物进入肠内、致毒物吸收增多。幽门梗阻的患者适宜在饭后4~6小时或者空腹时进行洗胃；胃溃疡病合并幽门梗阻洗胃时，一次灌洗量应少，压力应低，防治出现穿孔或出血。

（六）强腐蚀性毒物洗胃

如为强腐蚀性毒物洗胃会造成一定损害，插管时可能引起穿孔，一般不宜进行洗胃，且当大量液体进入时极易造成胃穿孔、撕裂。惊厥患者进行插管时可能诱发惊厥。昏迷患者插管易导致吸入性肺炎，洗胃应慎重，必须洗胃时应去枕平卧，头偏向一侧，防止因误吸而引起窒息。食管静脉曲张患者不宜洗胃。

（七）心脏骤停患者的洗胃

凡呼吸停止、心脏停搏患者应先行心肺复苏，再行洗胃术。洗胃前应监测生命体征，如有缺氧或呼吸道分泌过多，应先吸引呼吸道分泌物，保持呼吸道通畅，再行洗胃术。在洗胃过程中应随时观察病人生命体征的变化，如病人感觉腹痛、流出血性灌洗液或出现休克现象，应立即停止洗胃。

（八）不明性质毒物的洗胃

中毒物质性质不明时，应在洗胃前抽取少量胃内容物送检，洗胃溶液可选用温开水和等渗生理盐水，待毒物性质明确后，再选用拮抗剂进行洗胃。

（尹　钰）

第六节　急诊三腔管压迫止血技术

三腔二囊管压迫止血技术是将三腔二囊管经过鼻腔或口腔插入食管由气囊及牵拉的

力量，压迫胃贲门侧以及食管静脉丛以达到控制食管静脉破裂出血为目的的止血技术。1950年，Sengstaken和Blakemore创用了三腔二囊管。半个多世纪以来，三腔二囊管压迫止血技术一直是治疗食管静脉曲张破裂出血的首选方法之一，止血率高达95%。但是，三腔二囊管压迫牵引是一项侵入性操作，患者痛苦大，插管成功率低、并发症多（如吸入性肺炎、窒息、食管炎、食管黏膜坏死、心律失常等）。由于不能长期压迫，停用后早期再出血率高，临床常用于紧急时暂时性止血，并作为其他介入治疗的术前应用。近年来，随着药物治疗和内镜治疗的进步，已不推荐气囊压迫作为首选止血措施，其应用宜限于药物不能控制出血时作为暂时止血用，以赢得时间去准备其他更有效的治疗措施。

一、概　　述

（一）食管胃底静脉侧支循环的血流动力学特点

在正常情况下，食管胸部下段和腹部为门静脉及腔静脉系的分水岭，当门静脉高压时，血流通过门静脉受阻，胃冠状静脉和食管的静脉丛便成为门静脉侧支循环的主要路径-胃底、食管下段交通支。在临床上胃冠状静脉最为重要，分为三支：即胃支、食管支和高位食管支。胃支较细，与胃右动脉伴行；紧靠胃小弯行走的是胃右静脉，一端注入门静脉，一端在贲门下方进入胃底，食管支较粗，伴行胃左动脉，是胃左静脉，一端注入脾静脉，一端在贲门下方和胃支汇合而进入胃底和食管下端。胃支和食管支汇合进入胃部位，多在贲门下方小弯下侧5cm范围内。胃短静脉4~5支，在胃大弯侧将胃底部血液引流入脾静脉，有时在胃底部黏膜下层和胃冠状静脉吻合，胃冠状静脉和胃短静脉因为距离门静脉、腔静脉主干都很近，压力差大，经受门静脉的作用最早，故静脉曲张发生较早且严重，与上消化道出血密切相关，给胃底、贲门实施恰当的压迫，一是给静脉曲张丛起到"加固"的作用，二是阻止门静脉血液的"逆流"。三腔管牵引在压迫门静脉的同时也相应压迫伴随的动脉，能使出血明显减少，胃管牵引的目的关键在于牵引的力度是否合适，既要达到压迫止血，又要规避黏膜组织缺血与坏死的风险。

（二）食管胃底静脉曲张破裂出血

近年来，研究发现门脉高压食管静脉曲张出血部位位于食管下段，临床内窥镜下可见"樱红点"或"红斑"是即将出血的征兆或曾有出血的依据。静脉曲张出血是由于门脉压力增高所致，当压力高于12mmHg即可能导致出血，更有甚者高达32mmHg。因此，食管气囊压力应在35~40mmHg才可以起到压迫止血的作用。

食管胃底静脉曲张破裂出血是肝硬化门脉高压严重的并发症之一，其死亡率高达35%~50%。三腔二囊管压迫止血一直是食管胃底静脉曲张破裂出血的首选方法，但是应用此方法止血的病人大多难以耐受气囊压迫引起的胸骨后极度的不适，尤其是要求利用滑车装置在管端悬挂重量约0.5kg物品，作牵引压迫引起鼻咽部导管所产生的条索状压力。很多病人难以接受，常常自行拔管。少数病例有发生鼻翼软骨坏死的现象，虽然每间隔8~12h，将气囊放气15~30min，但仍有个别病例发生食管黏膜坏死，形成狭窄，故实际上的应用已逐渐减少。

（三）三腔二囊管的构造及原理

三腔二囊管由三部分组成，它包括三腔管、胃气囊和食管气囊，胃气囊和食管气囊附在三腔管的一端,三腔管由一个截面是半圆的腔道和两个截面是四分之一圆的腔道构成,胃气囊导管和食管气囊导管分别装在四分之一圆腔道内,胃导管装在半圆腔道内,胃导管截面呈半圆形,其外壁与半圆腔道的内壁密封配合,胃导管可在半圆腔道中活动(图16-23)。一般是用于食管下端静脉曲张破裂出血或是胃底静脉曲张破裂出血的止血。其原理就是根据出血的部位,插入三腔二囊管后,将相应的气囊充气后并在口腔外进行一定力量的牵拉,而起到压迫曲张破裂的血管,使血管闭合,达到止血作用。使用此方法止血,时间不能持续的过长,否则有可能造成局部缺血坏死。

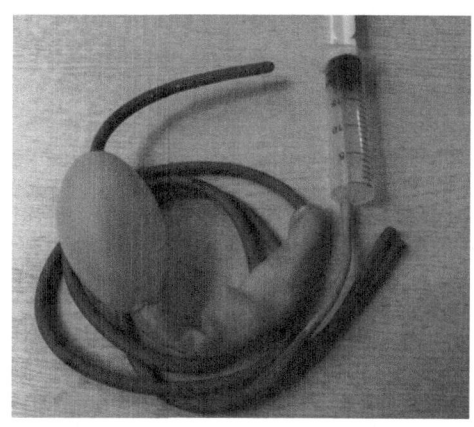 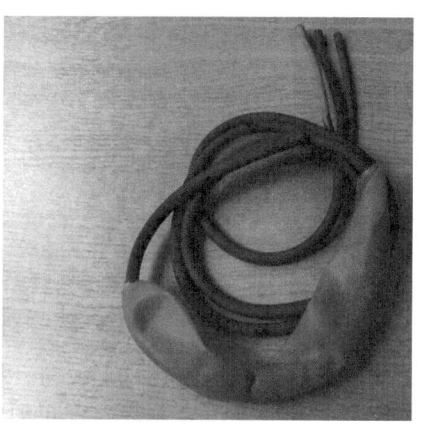

图16-23 三腔二囊管

二、临床实施

（一）操作程序

1. 评估患者

（1）全身情况 评估患者的意识状态和生命体征。有无禁忌证存在；了解、熟悉病人情况、出血量、性质、时间等。

（2）局部情况 评估患者口、鼻腔黏膜有无损伤、炎症,有无假牙等。

（3）心理状态 评估患者有无紧张、焦虑、恐惧等负性心理因素存在,对插入胃管洗胃的态度,是否合作。

（4）健康知识 评估患者对疾病危害的知晓度以及对插管等相关知识的了解情况。

（5）履行告知,签手术同意书。与病人或家属认真沟通,用通俗的语言简略讲清楚应用三腔二囊管止血的意义作用及如何配合,也讲清楚操作过程中的风险及意外,争取清醒病人及家属的配合,并签好同意书。

2. 操作准备

（1）环境 室内安静、安全、整洁、光线充足。遮挡患者。

（2）施术者 仪表端庄,衣帽整洁,洗手、戴手套、口罩。

（3）患者 清醒患者作好解释工作,缓解患者紧张情绪,详细指导患者配合插管的技巧,以取得患者的配合,提高插管成功率；有活动性义齿、项链、耳环应取下交由患者家属保管；给患者围治疗巾于下颌,置弯盘于口角旁,胸前垫橡胶单或治疗巾,并固定。

（4）用物准备 ①心电监护仪、电动吸引器1台。②治疗盘内盛放下列物品：三腔二囊管两根、治疗巾2块、弯盘1个、血管钳或镊子1把、纱布数块、压舌板2根、听诊器1个、血压计1台、50ml注射器1个、液状石蜡、棉签、胶布、记录单。③牵引用物：牵引架、滑轮、绷带、牵引物0.5kg重沙袋（或盐水瓶）。④拔管用物：治疗盘、小药杯内备液状石蜡20~30ml、松节油、75%酒精、棉签、纱布、弯盘。

3. 操作流程

（1）核对患者　备齐用物至床旁，核对患者床号、姓名，清醒患者作好心理护理，签手术同意书，意识不清者向家属交代签手术同意书。

（2）安置体位　清醒患者取坐位或半坐位，休克患者取中凹位，昏迷患者取去枕平卧，头偏向一侧，保持呼吸道通畅。

（3）置管流程　施术者洗手、戴手套、戴口罩、帽子。①仔细检查三腔二囊管是否在有效期内，三腔二囊管气囊有无松脱、漏气、变形；通向食管囊、胃囊和胃腔的管道是否通畅。找到管壁上45cm、60cm、65cm三处的标记及三腔通道的外口。②试测气囊容量及承受压力：胃囊注气量要有300ml，压力为40~50mmHg，食管囊容量为200~300ml，压力为50~60mmHg，气囊在注气后要有足够大小，均匀膨胀，弹性良好。③检查有无鼻息肉、鼻甲肥厚，有无鼻中隔偏曲等，选择鼻腔较大侧准备插管，清除鼻腔内的结痂及分泌物。用棉签清洗患者的鼻腔。④对躁动不安或不合作病人，可肌肉注射安定5~10mg。再清除鼻腔内的结痂及分泌物，清洗鼻腔。⑤将气囊内空气抽尽，用液状石蜡充分润滑三腔二囊管及气囊。⑥插管：施术者左手用镊子（或纱布包裹）持三腔二囊管，右手用无菌纱布包裹三腔二囊管，自患者鼻腔轻柔地插入，当三腔二囊管插入咽喉部（10~15cm）时，清醒患者嘱其做吞咽动作，随着患者的吞咽动作快速将三腔二囊管送入胃部，昏迷患者由于吞咽和咳嗽反射均消失，胃管插入时将患者头后仰，当插入会厌部（约15cm）时，左手置于患者后枕部将患者头托起，使其下颌靠近胸骨柄，以增大自咽喉部进入胃内的通道，缓慢插入60cm左右时再送入1~2cm。⑦检查插管位置：用注射器抽吸，有无胃液。如能由胃管腔抽出胃内容物，确认胃气囊已达到胃腔。向胃气囊注气200ml，使压力保持在6.67kPa（50mmHg）。⑧夹住三腔二囊管外端，轻轻将三腔二囊管向外提拉，直到感有弹性阻力，使胃囊紧压胃底静脉、拉紧三腔管，退出注射器封闭管口，轻轻提拉导管感到微有阻力即可。

4. 牵引固定

（1）确定胃管在胃内后，调整三腔二囊管在适当的位置。

（2）管端连接牵引绳，以0.25kg重力锤通过滑轮作悬吊，下方2~3cm处添加防滑装置，牵引方向与患者身体纵轴成45℃，利用反作用力机制压迫胃底，达到止血目的。

（3）在靠鼻孔处擦净管壁液状石蜡，用胶布条紧绕管壁，使成为直径略大于鼻孔的胶皮卷，以防三腔管滑入鼻内。胶布卷近鼻端可填棉花，以免摩擦。如因压力不够，仍有出血或考虑胃底静脉破裂出血者可拉紧三腔管，用胶布固定在面颊部，亦可用输液瓶加水200~300ml，通过滑轮牵拉三腔管。胃囊充气不足，牵拉不紧，压迫固定不好，是止血失败的常见原因。

5. 充气与放气

（1）向食管囊注气100~150ml，压力保持在30~40mmHg。如为胃底曲张静脉破裂出血，胃囊充气拉紧压迫后即可止血，食管曲张静脉破裂出血，胃囊压迫胃底静脉阻断食管静脉血源，大多数病例也可达止血目的。若胃囊压迫不能止血，食管囊可少量充气压迫，充气量以病人能耐受为度。

（2）气囊压迫持续时间以8~12h为妥，8~12h后应放气15~30min再充气。放气时应将胶布条撕掉,再充气时先将胃囊插入65cm处,其操作过程同前。应注意,如胃囊滑入食管,充气时可造成食管下段破裂。放气前应先测压检查有无漏气,解除牵拉后缓慢放气,不可突然放尽,以免气囊内压骤降,静脉霎时充盈,再度引起出血。放气时应先放食管囊,随后放胃囊。如果先放胃囊则充盈的食管囊向外滑出易擦伤食管黏膜,如囊壁有血液与食管黏膜黏附时也易撕破出血,所以放气后要常规吞咽液状石蜡20ml,以防囊壁与黏膜粘住。

(3)利用胃管抽吸可以判断出血部位。当胃囊充气拉紧后食管囊暂不充气,如仍有呕血表明为食管静脉出血;如无呕血,又未抽出新鲜血液,可能是胃底静脉出血;如仍有鲜血抽出,可能是肝硬化伴发消化性溃疡出血或胃囊压迫以外部位的胃底静脉曲张出血,可补充胃囊注气量,扩大压迫面压迫止血后,应由胃管抽出胃内血液,并用冰盐水洗胃,以减少氨的吸收。压迫止血期间无需禁食,可以由胃管注入流体食物、抑菌药和止血药。也可在胃囊充气后,一次吞服1~2种止血药混悬液20ml,待药液达到食管下端及胃底时,拉紧及固定三腔管,并将食管囊充气,使止血药在局部发挥作用。也可将三七粉涂在三腔管的气囊表面随同压迫出血创面,或先将胃囊充气,随后口服中药粉剂或糊剂,再将食管气囊充气使药物与出血创面紧密接触。

6. 拔管

(1)三腔管存放时间视出血是否停止而定 根据病人的一般状态、血压、脉搏及胃内容含血的情况,可以了解出血是否停止。存放时间以3~5日较妥。3天内拔管者多数发生再出血,因此不要急于拔管。

(2)拔管前放尽囊内气体,观察24h,如不再出血,再吞服液状石蜡30ml以润滑管壁,5min后缓慢抽出三腔管。拔管后禁食1天,随后给凉流体饮食1~2天,再过渡到半流质和软食。食物避免过硬、过热和辛辣,药片亦须研碎后吞服。

7. 观察指标

(1)置管效率 观察插管全程时间、置管时间与置管成功率。

(2)止血效果观察 包括患者出血控制程度、平均止血时间、止血总有效率。出血控制标准:呕血、便血停止,围观内未抽出鲜红及咖啡色液体,生命体征趋于稳定,肠鸣音无亢进。评价标准:12小时内控制出血为显效,12~24小时内控制出血为有效;48小时以后仍有出血为无效。

(3)不良反应的观察 三腔二囊管在置管、牵引、放松过程中不同时期出现恶心呕吐、胸闷、胸痛、鼻黏膜出血、再出血。

(4)加强护理,密切观察病情变化 注意病人的一般状态,血压、脉搏、呼吸、体温及尿量的变化。出血患者常有烦躁不安、情绪紧张,如屏气时极易发生窒息,一旦患者突然出现胸闷、呼吸不畅、烦躁、挣扎坐起、神色紧张、气急和发绀,甚至牙关紧闭、神志不清等,表示有血块阻塞喉头或气管,应迅速取出血块,并作好气管插管或气管切开的准备。患者应取平卧位,禁用吗啡、杜冷丁。

(二)常见不良反应及并发症的防治

1. 上消化道黏膜损伤 上消化道黏膜损伤是三腔二囊管插管过程中常见的并发症,主要有鼻、咽喉部、食管黏膜损伤,发生上消化道黏膜损伤主要原因:患者紧张、恐惧、不合作;操作者技术欠熟练、插管动作粗暴或反复插管;食管的生理狭窄本来会致使插管困难,三腔二囊管带气囊体积增大再加上三腔二囊管质地较软导致插入困难,这些因素均可以导致上消化道黏膜因机械性损伤出血。预防：①插管前，对于清醒患者应反复解释，讲解插管的意义、方法、配合插管的技巧；对于烦躁不合作者给予适当的镇静剂，对于轻度昏迷的患者可肌内注射阿托品0.5mg。②插管前充分润滑三腔二囊管，减少摩擦力。③操作时动作尽量轻柔、缓慢地将三腔二囊管送入，争取一次性插管成功；切不可盲目粗暴地插入，在插至咽喉部（15cm）时，让患者用吸管连续吸服去甲肾上腺素盐水25~50ml，在其自然吞咽时迅速将三腔二囊管推进以顺利通过咽喉部。④尽量抽尽气囊的空气，减少食管气囊与食管黏膜的有效接触面积，⑤注意正确安置患者的体位，使患者的口（鼻）、咽、食管保持在一条轴线上，保持插管通道在最大管径水平。

2. 呼吸困难　发生呼吸困难的主要原因是插管时三腔二囊管未完全通过贲门，使胃囊嵌顿于贲门口或食管下段即予充气，其次是患者由于剧烈的恶心、呕吐导致胃囊破裂，或胃囊漏气、胃囊充气不足，三腔二囊管由于牵引而从胃内滑出，食管囊压迫咽喉部或气管出现呼吸困难或窒息。预防：操作前应按照插胃管法量好长度、做好标记，插管时尽量将置管长度超过标记处，将胃囊充气后慢慢往后拉，直到有阻力感为止，如为插管深度不够，出现呼吸困难，立即将气囊放气，如为胃囊破裂或漏气导致的食管囊压迫咽喉部或气管引起的窒息，立即剪断导管，放尽囊内气体，拔管解除堵塞，如病情需要可更换导管重新插入。如为胃囊充气不足引起的三腔二囊管外滑，致使食管囊压迫咽喉部或气管，应将囊内气体放尽，将三腔二囊管送入胃内，长度超过管身标记处，再重新充气，胃囊内注气 200ml，压力60mmHg，食管囊内注气不超过120ml，压力40mmHg。

3. 食管穿孔　引起食管穿孔的主要原因为患者不合作，操作者插管操作用力不当或动作粗暴，三腔二囊管刺破食管；使用三腔二囊管压迫时间过长，压力过大，易造成食管黏膜缺血、坏死、穿孔，即食管静脉曲张破裂出血患者的食管黏膜对缺血、缺氧的耐受力明显降低。临床主要表现为置管过程中出现剧烈胸痛伴呼吸困难，置管时未抽出血性液体；置管后发热、咳嗽、咳白色黏痰，继而出现痰中带血，进食、饮水呛咳等症状。因此，插管前做好患者心理护理，给予精神安慰与鼓励，使其主动配合操作，操作者操作时动作应轻柔、敏捷，避免过度刺激。在三腔二囊管压迫初期，每12~24h放气1次，时间15~30min，以后每4~6 h放气1次，牵引重量为0.5kg左右。食管囊内充气要严格控制，三腔二囊管放置时间一般以不超过72h为宜。发生食管穿孔时，立即拔除三腔二囊管，行外科手术治疗。

4. 心律失常　置管时，胃囊嵌顿在贲门或食管下端，通过胃迷走神经反射而引起心律失常。胃气囊漏气或充气不足，三腔二囊管向外滑出，进入食管下段挤压心脏。插管后患者感胸骨后不适、胸痛、憋闷、恶心或频繁早搏，严重者出现心跳骤停。因此，置管时，由胃管抽到胃内容物后再将管插至 65cm处，使气囊完全通过贲门，以免胃囊嵌顿在贲门或食管下端。如患者出现胸骨后不适、恶心或频繁早搏等症状时，立即调整三腔二囊管的位置，必要时，放气拔管后重新置管。置管后，在导管上做标记，定期测压了解有无气体外漏。在病床边放置一把剪刀，如出现心跳骤停，立即剪断三腔二囊管放出气体，开放气道，使用肾上腺素、阿托品等药物，必要时实施人工呼吸和心脏按压。

5. 窒息　导致患者窒息的原因主要是由于口咽部分泌物误入气管；患者大量呕血阻塞气道；气囊放置的位置过高，充气时压迫气道等。预防措施：①操作前吸引患者口（鼻）咽部分泌物及异物，彻底清洁口腔、鼻腔，保持呼吸道通畅。②呕血的患者平卧位，头偏向一侧，彻底清理口咽部的血块。③操作前备好吸引器，并保持100%的功能状态。

6. 恶心呕吐 三腔二囊管的胃囊、食管囊处有皱襞、隆起，插管顺应性差，不易通过鼻道及食管生理狭窄处，常会引起患者剧烈的恶心呕吐。预防措施：①向清醒患者操作前详细讲解和沟通，让其了解食管的生理狭窄和弯曲，并指导患者配合插入到管的技巧和方法，在插入咽喉部时嘱患者做吞咽动作，如同插普通胃管一样，借助患者协调的吸吮吞咽动作，使导管插入更迅速、有效。②操作前充分润滑导管和气囊以减少食管气囊自身与管壁的摩擦力从而顺利插入三腔二囊管，提高插管的成功率。③必要时给予患者口咽局部麻醉剂。

7. 拔管困难 拔管困难的主要原因是三腔二囊管留置时，管腔被塑料颗粒、胃内食物残渣、血凝块、坏死组织、分泌物形成的栓子所堵塞，管壁与血液结成凝块，造成气囊与黏膜粘连；其次是拔管操作不当。因此，置管后要及时抽吸、冲洗管腔。如为气囊通道流出受阻，气体能进不能出，考虑有"活瓣"存在，可向气囊内注气使气囊破裂；如用空针无法抽出气体，而X线下提示气囊存在，则考虑为气囊通道流出受阻，最常见部位在夹管处或牵引绳结处，可剪开该处气体自然流出，再行拔管。如为管腔堵塞，气囊内气体不能抽出，造成不能拔管，可用内镜活检针刺破气囊，使气体放出，顺利拔管。如气囊与黏膜粘连，不可强行拔管，可每隔15min让患者口服液体石蜡30ml，一般2~3次即可，将三腔二囊管稍微往下推送，粘连松解后再拔出。

三、注意事项

（1）操作最好在呕血的间歇进行，向清醒病人说明操作目的，取得病人配合，以免引起胃液反流进入气管引起窒息。

（2）压迫8小时至12小时后宜放气15分钟至30分钟减压，以防气囊压迫过久可能引起黏膜糜烂。

（3）牵引沙袋不宜过重，以防压迫太重，引起黏膜糜烂。牵引角度40°~50°，牵引物距离地面30cm左右，滑轮需固定在牵引架或床架上。

（4）注意检查气囊是否漏气，以免达不到压迫止血目的。

（5）加强护理，防止窒息的发生，如充气后病人出现呼吸困难，必须及时放气。

（6）防止鼻翼压迫性坏死，最好用牵引装置，鼻孔用棉花等柔软东西垫加，以免压迫摩擦。

（7）如需经胃管灌注药物或者流质食物，必须先确认胃管在胃腔内方可注入，避免误入气囊发生意外。

（8）气囊压迫一般为3~4天，如继续出血可适当延长，出血停止12~24小时后，放气再观察12~24小时，如无出血可拔管。

（9）拔管时尽量将两气囊内的气体抽出，先服液状石蜡20~30ml，然后拔管。

（尹　钰）

第七节　高压氧治疗

高压氧治疗指在高气压下吸入纯氧或氧分压超过100kPa高浓度的、有特殊治疗作用的氧气以治疗某些疾病的方法。高压氧治疗在临床各科多种疾病的治疗中均具有良好的疗效，已经成为临床各学科治疗疾病的一种有效手段之一。高压氧治疗的机制包括：①增加体内物理溶解氧，可以实现无血生存，高压氧下较高的物理溶解氧可在无血细胞的情况下为机体提供足够的氧。CO中毒时红细胞失去携氧能力，全身缺氧，高压氧下氧直接溶解于血浆中，迅速满足全身氧的需要。②高压氧有较强的穿透力，可以使水肿的组织细胞得到氧，切断缺氧-水肿的恶性循环。可使缺血半暗带组织复活，缩小梗死范围。③高压氧下机体对氧的储蓄能力增加，从而在高压氧下可以进行心脏直视手术。④高压氧对厌氧菌有较强的抑制作用，并可增强白细胞对细菌的吞噬作用，还可增加某些抗菌药的作用。⑤高压氧治疗对禁锢在体内的气体有压缩溶解作用，对减压病、气栓症具有独特的治疗作用。⑥高压氧对全身各系统具有调节作用而用于多种疾病，如收缩血管、升高血压，扩张椎动脉和肝动脉、降低心肌耗氧量，调节内分泌功能、调节免疫功能，改善肝、肾功能，抑制胃酸、促进胃、肠蠕动等。⑦高压氧可增强化、放疗对肿瘤的杀伤作用，并减轻化、放疗的副作用。⑧高压氧对损伤组织有修复作用。

一、治 疗 原 则

人体对高压氧的反应与药物不同，个体差异相对较小，异病同治是常事。高压氧的应用原则是：严禁延误，尽量适量，合理试用，权衡利弊。

（一）治疗作用

高压氧有病因治疗、对症治疗和康复治疗三种治疗作用。如解除缺氧、压缩禁锢在体内的气体、抑制厌氧菌是高压氧的病因治疗作用。消除水肿、收缩血管、升高血压、止痛、消炎等是高压氧的对症治疗作用。促进细胞生长、促进组织修复和促进功能恢复是高压氧的康复治疗作用。

（二）影响高压氧疗效的主要因素

1. 治疗时机 在临床多种急危重症的抢救中，高压氧治疗是关键抢救措施。只有抓住时机才会获得理想的效果，否则就不能发挥高压氧的治疗作用。高压氧治疗在病因作用于人体时，迅速进行高压氧治疗就能获得病因治疗作用，在疾病发生过程中及时地应用高压氧治疗可以发挥对症治疗作用，而不及时的高压氧治疗只会产生康复治疗作用。

2. 高压氧剂量 高压氧剂量分为处方剂量和操作相关剂量。处方剂量包括稳压压力，稳压时间，加、减压时间，治疗频率和疗程。操作相关剂量包括：洗舱方法与氧浓度、加压和减压方法及时间、治疗各阶段气体吸入的安排。剂量不够或过量不仅影响疗效，而且可能产生不良后果。

3. 辅助治疗 高压氧的作用具有调节性或单向性。因此，为提高疗效必须采用其他辅助措施 如治疗局部缺血性疾病（冠心病、脑梗死）、眼科疾病、耳及鼻科疾病等，必须应用血管扩张剂才可获得理想的疗效。

二、适应证和禁忌证

高压氧治疗是运用基础医学、临床医学及其相关基础理论，不断探索与掌握高压氧治疗的原理，研究并提出高气压性疾病的诊断与防治措施，并应用其作用机制不断扩大和完善高压氧治疗的各种适应证，严格掌握其禁忌证（表16-4）。

表16-4 高压氧治疗的适应证和禁忌证

适应证	禁忌证
一氧化碳中毒及其他有害气体中毒	绝对禁忌证
气性坏疽、破伤风及其他厌氧菌感染	未经处理的气胸、纵隔气肿
减压病	活动性内出血及出血性疾病
气栓症	氧中毒史
各种原因引起的心肺复苏后急性脑功能障碍（电击伤、溺水、缢伤、窒息、麻醉意外等）	结核性空洞形成并咯血
	相对禁忌证
休克的辅助治疗	重症上呼吸道感染
脑水肿、肺水肿	重度肺气肿、肺大疱、支气管扩张症
挤压伤及挤压综合征	重度鼻窦炎
断肢（指、趾）及皮肤移植术后血运障碍	高碳酸血症
药物及化学物中毒	II度以上心脏传导阻滞
急性缺血缺氧性脑病	脑血管瘤、脑血管畸形
	妊娠3~4个月的孕妇高压氧治疗应慎重

三、高压氧的毒、副作用

（一）氧中毒

氧中毒指高压或常压下，吸入高浓度的氧达一定时程后，氧对机体产生的功能性或器质性损害。氧中毒可分为中枢型、肺型、溶血型和眼型。无论发生哪一型氧中毒，整个机体均同时受害。临床上，在高于0.3MPa压力下吸氧，常规治疗时随意延长吸氧时间，常压下长时间吸入浓度高于50%的氧是氧中毒的常见原因。其机制：①氧对中枢代谢的毒性作用。②氧对酶的毒性作用。③自由基的过量产生。氧中毒一发生，立即停止吸氧，一般可以缓解症状。维生素E、维生素C、维生素K、Mg^{2+}离子制剂等可以预防氧中毒。

（二）气压伤

常见的有中耳气压伤、鼻窦气压伤和肺气压伤。另外，减压中气胸患者未及时发现和处理，可使胸腔内气体过度膨胀，肺和心脏受压，纵隔摆动，可致患者突然死亡。

（三）减压病

减压速度过快，幅度过大，使气体在组织中的溶解度降低，在血液和组织中游离形成气泡，造成血管气栓和组织受压的一种高压状况。

四、治 疗 程 序

高压氧治疗程序包括高压氧治疗前准备、加压、稳压、减压、出舱后监护五个步骤。其中加压、稳压和减压属于高压氧治疗操作程序。

（一）高压氧治疗前准备

高压氧治疗前准备也称入舱前准备，是高压氧治疗十分重要的步骤之一。

1. 伤病员的选择

（1）伤病员在接受高压氧治疗前均需经高压氧科医师诊查。

（2）详细询问病史、给伤病员做系统的体检，必要时做特殊检查。

（3）医生对患者作出诊断，排除禁忌证，明确为适应证后做出进行高压氧治疗的决定。

（4）如果进行高压氧治疗则应书写高压氧治疗病历，制定治疗方案，开出治疗处方和告知注意事项。

（5）具体实施高压氧治疗前　①每次进舱治疗前还需询问病情变化及作必要的体检。②排除新出现禁忌证、评估疗效并再次决定是否需要继续治疗。

2. 设备检查　①主要检查：舱体设备、观察窗、递物筒、配套设施、气源容器；控制台总电源打开后应检查仪器、仪表、通讯对讲、照明、测氧、温度、湿度；舱内辅助设施如供氧装具、急救药品和器械；空调机运转情况；舱内、外紧急排气阀门、紧急呼救装置等是否正常。②管道、阀门、舱门、储气容器、空气压缩机等均应定期检查。严禁设备"带病"运转。③氧气储量和压缩空气储备是否足够。

3. 进舱人员的准备

（1）给入舱人员详细介绍"舱内须知"　①杜绝明火或火种进舱：入舱人员入舱前自动交出火柴、打火机、电动玩具、收音机、移动通讯设备等电子产品，一切易燃、易爆的物品以及手表、助听器、钢笔等物让工作人员保管。工作人员应反复强调并认真检查。②禁止穿着尼龙、化纤类能引起静电火花的服装进舱。进入纯氧加压舱者一律换穿全棉质服装后进舱，且不准擦头油及化妆品。③严格遵守氧舱的一切安全制度，密切配合。未经本科工作人员许可，舱内所有设备不得擅自启动，以免发生意外。

（2）指导患者掌握配合治疗方法　①让初进舱者掌握中耳调压动作和告知可能出现的有关异常感觉。②加压时感到耳闷、胀、痛时作捏鼻鼓气动作。③吸氧时应戴紧面罩，不得泄露。④减压时不得屏气，带气囊一级供氧者不得拍击或挤压气囊。⑤治疗中若感到头昏、恶心、心慌、出汗、指趾末端麻木和呼吸困难时应立即摘下面罩，并向舱外报告，以便采取安全措施。⑥告知舱内紧急减压阀的使用方法等。

（3）对进舱工作的医护人员要求　①具有高度的安全意识和责任心。②熟练掌握舱内各种设施的使用方法。③能指导和观察伤病员正确做中耳调压动作和正确戴面罩吸氧。能准确观察和判断危重病患者的生命体征，有熟练的呼吸管理能力。④熟练掌握舱内治疗与护理技术，如输液、抽血、注射，测血压等技术。⑤非高压科室的医护人员临时进舱前，应作必要的询诊和体检，排除禁忌证后方能入舱工作。⑥对首次进舱者可向鼻腔内滴入1%麻黄碱液，以利收缩鼻黏膜血管，改善鼻腔通气，疏通耳咽管，防止中耳气压伤的发生。

（二）高压氧治疗操作程序

1. 加压　入舱完毕后向舱内灌输高压气体使舱内压增高，称为加压。空气加压治疗舱向舱内输注的是压缩空气，氧气加压治疗舱是向舱内灌输的医用高压氧气。加压，即向舱内送气直至达到设定的压力为止。一般临床高压氧治疗的设定压力为2~2.5绝对大气压（atmosphere absolute，ATA），婴儿最低可用1.5ATA，治疗减压病时可达10ATA以上。加压的最终目的是使舱内压力达到设定的高压氧治疗压力。从加压开始至加压结束即稳压开始的一段时间称为加压阶段。加压过程中容易发生的并发症是中耳和鼻窦气压伤。加压过程应注意以下几点：①加压阶段中应嘱舱内人员及时做咽鼓管开张动作或做吞咽动作。②注意加压速度　一般按设定的加压时间操作，特殊情况放慢速度延长加压时间。采用曲线连续加压，即当表压从0升至0.03MPa时段速度较慢，通常不得超过0.002~0.004MPa/min。在加压过程中如患者发生耳痛等气压伤症状时应暂停加压，必要时应将压力适当减低，待患者耳痛恢复后再予加压。③严禁在患者有耳痛症状时强行加压，以免鼓膜穿孔。如患者不能耐受加压过程，必要时可减压让患者出舱。④加压开始前应夹闭患者身上的各种引流管。

2. 稳压 当加压至预定压力后，停止向舱内供气，或供气与排气相等以保持舱内压力不变称为稳压，也称为"高压下停留"。从稳压开始至减压开始的一段时间，称为"稳压阶段"。稳压阶段主要是要指导患者有效吸氧和注意观察病情变化。稳压阶段应注意以下事项。①保证患者有效吸氧：空气加压舱应指导患者正确使用吸氧装置，要观察供氧流量保证有效吸氧。②密切观察患者各种反应：稳压阶段患者体内氧分压很高，可达常压下吸空气的10倍，所以应密切注意氧中毒症状，特别是神经型氧中毒的发生。为预防氧中毒，应嘱患者保持平稳呼吸，避免深呼吸动作。空气加压舱可采取间歇吸氧的方法，并应严格控制吸氧时限。③密切注意舱内氧浓度：空气加压舱内氧浓度必须严格控制在23%以下，如超过此值，应采取通风换气的方法降低舱内氧浓度。氧气加压舱内氧浓度应力争达到85%左右，如氧浓度过低，应采取换气的方法（洗舱）使氧浓度提高。

3. 减压 达到预定的稳压时间后即开始减压，减压即打开排气开关，或排气大于供气，从而使舱内压力逐渐下降即为减压。从减压开始至减压结束的一段时间，称为"减压阶段"。减压方法：①间断停留法。②连续曲线法。③连续直线法。潜水减压采用间断停留法，常规高压氧治疗可选用后两种。减压时应注意以下事项。①通知舱内开始减压：减压时要通知舱内人员，让舱内人员知道以得到配合。②开放引流管：减压前应开放患者身体上的各种引流管。气管切开患者的气管导管如带有气囊，气囊充气者应予开放，充水者可不必开放。减压前应调整输液设备，使墨菲滴管内的液平面保持在较高位置，防止气体进入血管。③预防减压病：必须按照治疗方案规定的时限减压和停留。④预防肺气压伤：减压时应保持呼吸道通畅，防止气管阻塞或痉挛，并嘱患者不要做"闭气"动作和避免剧烈咳嗽。⑤保温：减压时舱内温度降低，患者应注意保暖。舱内温度下降至露点时舱内可出现"雾气"，应予防止。出现"雾气"时，暂停减压或略予升压，"雾气"将很快消失。

4. 出舱后的监护 患者刚从高压环境中出来，体内存在气体过饱和，体内血流减慢，血压有所下降。脑梗死患者可以因血流减慢而加重。所有患者出舱后不取静止站立姿势，以免发生直立性低血压，使脑缺血加重。出舱后脑水肿或肺水肿可能会发生"反跳"现象，为防止反跳可静脉给予激素和脱水药物。3ATA以上压力治疗出舱的患者，应予舱旁留观2小时以上，注意是否有减压病征候出现。

五、治 疗 方 案

（一）基本原则

为保证有效的治疗剂量，应选择适当的治疗频率、稳压压力、稳压时间、疗程。根据治疗压力决定吸氧方案，防止氧中毒。选择适当减压方案，预防减压病。选择正确的加、减压方法及速率，防止各类气压伤。正确选择辅助用药，保证治疗及时和治疗安全。

（二）舱型的选择

危重病患者抢救应选择大型空气加压舱，以保证舱内陪护和监护。不需陪护的患者可选用氧气加压舱，烧伤、皮肤溃烂者等亦可选用氧气加压舱。婴幼儿根据身高可选用不同大小的婴儿氧舱，身高超过婴儿舱的儿童可选用成人舱或空气加压舱，治疗时常需成人陪护。

（三）治疗压力的选择

1. 根据病种选择压力 高压氧治疗压力的选择应根据疾病不同而略有差异，如减压病、气栓症的治疗压力一般>2.8ATA，气性坏疽为2.5~3ATA；呼吸系统疾病一般不超过2ATA。婴儿可略低于成人的压力，但儿童与成人的治疗压力不应有太大的差异。体质衰弱或处于疲劳状态的患者宜选用偏低的压力。

2. 根据当地的实际大气压选择压力 不同海拔高度地区应根据当地的实际大气压选择正确的治疗压力。应首先确定高压氧治疗的附加压（表压），然后再加上当地大气压，即为应选定的治疗压力。例如西藏某地区实际大气压为0.4ATA，选定的治疗附加压为1ATA，治疗压力应为1.4ATA，其治疗作用应略相当于常压地区2ATA高压氧治疗作用。

（四）疗次与疗程的选择

1. 治疗频率 在疾病的急性期或亚急性期时，临床期望高压氧产生对因治疗或对症治疗作用，如断肢再植术后、整形术后、严重创伤后、气性坏疽、各种中毒的早期等，常需每天治疗1~4次。病程已进入慢性康复期，则可每天治疗一次。

2. 疗程 高压氧一般以7~10天为一疗程，总疗程不受限制。两个疗程之间可酌情休息1~2日，必要时可连续治疗20~30次。某些疾病需要长期治疗，如婴幼儿缺氧性脑病、持续性植物状态至少需治疗50~100次以上。为预防重度一氧化碳中毒患者发生继发性脑病，总疗程不应少于60次。

（五）治疗方案的选择

成人空气加压舱（多人舱）、氧气加压舱以及新生儿及婴幼儿治疗方案（表16-5，表16-6，表16-7）。氧气加压舱常规治疗时多选用2.2ATA以下的治疗压力，仅在治疗气性坏疽、气栓症时才选用较高压力，并减少稳压吸氧时间。

由于新生儿及婴幼儿不能配合使用一般的吸氧面罩，也不能提供主诉，高压氧对婴幼儿引起的毒副作用也较难于判断，故治疗时常需有人陪伴护理。学龄及青少年儿童的高压氧治疗一般可按成人高压氧常规治疗进行。

高压氧治疗对未成熟儿可能造成眼部损害，动物实验中发现高压氧使畸胎发生率增加，提出妊娠4个月以内的孕妇应尽量避免高压氧治疗。但是，国内许多临床报告证实，高压氧治疗对胎儿宫内发育不全及胎儿宫内窒息等有较好疗效，并未见有特殊副作用发生。大量临床资料提示有昏迷病史的一氧化碳中毒孕妇，应积极进行高压氧治疗。目前，高压氧治疗可否用于孕妇的焦点是高压氧剂量大小的问题，有待进一步研究。

表16-5 空气加压舱常规治疗方案

加压阶段	舱压（ATA）		加压时间（分钟）	稳压时间（分钟）	吸氧方法（分钟）		减压时间（分钟）
					吸氧	间歇	
吸空气	1	1.7	10	110	30×3	10×2	<20
	2	2.0	10~15	90	40×2	10	20
	3	2.5	10~20	70	30×2	10	25~30
	4	3.0	20	70	30×2	10	45~60
吸氧法			15~20	70	40×2	5	15~20

表16-6 氧气加压舱（单/双人舱）治疗方案

供氧方式	舱压（ATA）	加压时间（分钟）	稳压时间（分钟）	减压时间（分钟）
氧气加压	2.0	10~15	40~80	15~20
	2.5	10~20	40~60	20~25
	3.0	20	40~50	45~60

表16-7 婴幼儿治疗方案

年龄	治疗压力（ATA）	加压时间（分钟）	稳压时间（分钟）	减压时间（分钟）
新生儿（1~28天）	1.5	10~15	30	15
婴儿（28天至1岁）	1.6~1.8	15	30	15
幼儿（1~3岁）	1.8~2	15~20	35~40	15~20

六、高压氧治疗与急诊应用

（一）毒物中毒

高压氧对各种毒物中毒均有一定的治疗作用，不仅有同性治疗作用，而且有特殊治疗作用（表16-8）。

表16-8 高压氧对毒物中毒的治疗作用

	毒类	毒物	共同作用	特殊作用
1	刺激性气体	氨气、光气、氯气、二氧化氮	纠正缺氧、改善肝、肾功能、增强解毒和排毒功能、防治脑水肿和肺水肿	缩小气道内泡沫，通畅气道
2	亲HB毒	一氧化碳、亚硝酸盐、苯		置换出与高铁HB结合的亚硝酸盐
3	抑制呼吸酶	一氧化碳、硫化氢、氰化物		恢复细胞呼吸
4	窒息性气体	天然气、甲烷、油田气、沼气、一氧化碳、二氧化碳		纠正缺氧，改善大脑皮质功能
5	亲神经毒	汽油、有机磷		纠正缺氧损害，防止细胞水肿
6	嗜肝毒	四氯化碳		使有害基团CCl_3成为可以被清除的Cl_3OO，抑制肝细胞内生成$CHCl_3$
7	其他	安眠药、镇静剂、酒精、霉变甘蔗、强心剂、奎宁		纠正缺氧损害、扩张椎动脉，促进苏醒、防止感染

1. 一氧化碳中毒 一氧化碳俗称煤气或瓦斯，是含碳物质燃烧不完全而产生的有毒气体，是属于抑制呼吸酶、亲血红蛋白的窒息性气体。机体因吸入一定量的一氧化碳后危及人的健康，呈现特异的症状与体征，甚至危及生命时，称一氧化碳中毒。一氧化碳中毒导致的智残和死亡居各种意外中毒的首位，严重危害人类健康。

CO中毒时，红细胞已经失去携氧能力，并且CO还阻止氧的解离，从而导致组织细胞缺氧。CO中毒主要是造成全身缺氧，全身性氧化代谢障碍，缺氧性损伤发展迅速，治疗措施必须及时实施。高压氧治疗的基本原理：①提高机体含氧量，使组织得到足够的溶解氧，迅速纠正低氧血症。②加速HbCO的解离，促进CO的清除，使血红蛋白恢复携氧功能。③提高SOD活性，减少自由基的损害。④高压氧使颅内血管收缩和高压氧具有较强的穿透能力，可使水肿的脑细胞恢复能量代谢和钠钾泵的功能，促进细胞内水钠的排出，消除水肿，并打断脑缺氧与脑水肿之间恶性循环。⑤防治CO迟发性脑病等各种并发症。⑥改善中枢神经细胞呼吸障碍。

高压氧治疗的具体方案应根据病情而定。首次治疗压力可采用2.5~2.8ATA，或达3.0ATA。开始治疗的1~3天，每天治疗次数不少于2~3次，以后改为每天1次，压力低于首次治疗压力。治疗时程应以病情及压力而定，一般是重者时程宜长，轻度时程可短。注意事项：①CO中毒应争取尽快进行高压氧治疗。②重视综合治疗，但其他抢救措施不要延误高压氧治疗。③对于脱离中毒现场较久而未能进行高压氧治疗者，为减轻病情，防止中毒性脑病，仍须积极采用高压氧治疗，不要轻易放弃高压氧治疗机会。④掺杂其他有害气体的混合气体中毒者，应充分估计到病情的严重性、复杂性，采取相应的救治措施，并进行高压氧治疗。⑤对于重症、昏迷时间长、HbCO>40%、有明显的代谢性酸中毒（pH<7.25，BE<-10）、年老体弱等患者，应予以充分高压氧治疗（50次以上），以防止中毒性脑病的发生。⑥老年患者多伴有潜在性心肺功能不全，在治疗脑水肿时，慎用甘露醇脱水，以免引起心衰、肺水肿或休克。⑦多个并发症同时存在而处理上又相互矛盾时，应抓主要矛盾如休克、脑水肿、呼吸道阻塞等。

2. 天然气和液化石油气中毒 天然气和液化石油气的化学成分因产地而异，主要化学成分见表16-9。国内所见的天然气和液化石油气中毒，绝大多数在冬季用其取暖，由于泄露所造成。临床主要表现有头晕、头痛、注意力不集中、恶心、心悸、血压偏高、心动过速、四肢麻木、乏力、感觉障碍等。严重可发生肺水肿、脑水肿、昏迷及死亡。净化天然气中毒与二氧化碳中毒相似，液化石油气中毒表现类似一氧化碳中毒症状。常规治疗与一氧化碳中毒相同，窒息性气体中毒采用高压氧治疗的效果比急性一氧化碳中毒的疗效好。

表16-9 天然气和液化石油气主要化学成分

	天然气	液化石油气
成分	丙烷（0.3%~0.5%）	丙烷
	甲烷（97%）	丙烯
	乙烷（1%~2%）	丁烷
	少量氮	丁烯等饱和、非饱和脂肪烃类
	二氧化碳	
	一氧化碳	
物理特性	比空气低	
	无色	

3. 氰化物中毒 高压氧可迅速纠正机体缺氧状态，加速氰化物解毒。治疗方法：①压力选择采用2~2.5ATA。②舱型选择：病情重者应选用医务人员可进舱抢救的大型舱，舱内继续常规治疗和抢救。③疗程：可适当延长治疗时间。对病情危重，缺氧改善不理想、肺水肿和脑水肿明显者每日2次，病情稳定后改为每日1次。

4. 硫化氢中毒 高压氧治疗是抢救硫化氢中毒的重要措施，应争取在中毒后及早应用。高压氧作用机制：①促进细胞色素氧化酶与硫化氢结合物解离。②激活细胞色素氧化酶以外的途径传递电子，恢复组织氧化代谢。③提高组织氧化分压，迅速纠正机体的缺氧状态，防止肺水肿和脑水肿。治疗方法：①压力选择：采用2~2.5ATA。②舱型选择：病情重者应选用医务人员可进舱抢救的大型舱，舱内继续常规治疗和抢救。③疗程：可适当延长治疗时间。对病情危重，缺氧改善不理想、肺水肿和脑水肿明显者每日2次，病情稳定后改为每日1次。

(二) 气栓症

气栓症是指空气进入动脉或静脉血管，随血液循环而堵塞小血管并造成相应的病理损害。气栓塞的严重性与气体栓塞的部位有关，如脑气栓、冠状动脉气栓等可造成严重后果。因此，在抢救气栓症时最重要的是体位和高压氧治疗。

1. **病因**

(1) 潜水和潜艇逃生中迅速上升出水面（快速减压），造成肺气压伤即"肺撕裂"，气体进入肺血管。

(2) 医疗诊治并发症　①诊断：如中心静脉压测定，血管造影。②治疗：如治疗性的血管插管，静脉或动脉输液，血液透析等操作中空气进入血管。外科手术如心脏手术、血管手术、脑部手术、纵隔手术以及分娩的过程中，空气均有进入血管的可能。另外，非法流产、用气囊耳镜吹气、鼻窦炎采用的穿刺抽脓冲氧治疗等。

(3) 其他　高空事故等情形下亦可发生本病。

2. **发病机制**

(1) 气泡对血管的机械阻塞　在医疗过程中发生的气体栓塞的病例中，空气被负压吸入静脉，或在压力下被挤入静脉或动脉。空气进入血管内是否造成严重后果与气体的量和速度及气体栓塞的部位有关。气体如果从静脉系统进入，在卵圆孔未闭的情况下，静脉中的气泡很容易引起脑动脉栓塞；若卵圆孔已闭合，则静脉中的气泡必须先通过肺血管才能进入脑循环。当从静脉进入的气体多于1.5~3ml/kg时则超过了肺的过滤能力，气体便可经左心进入动脉循环而造成空气栓塞，直至阻塞直径为30~60μm的小动脉。动脉中气体栓子的气泡-血液界面有很大的表面张力，以致气泡难以被破坏而沿毛细血管运行造成局部组织缺血梗死。在肺气压伤时，空气被挤入肺毛细血管中，通过左心进入主动脉，沿颈动脉上升至脑循环。进入脑循环的气泡可引起脑部小动脉的阻塞，局部动脉血流量减少，受累区脑电活动停止，并可发生脑水肿和梗死。

(2) 血管对气泡的应激反应　血管内气泡除产生机械阻塞外还可引起血管内皮创伤，导致血小板激活和白细胞变化，血流淤积，从而使局部循环更加恶化。

3. **诊断要点**

(1) 空气栓塞的临床表现取决于气泡栓塞的部位。脑动脉栓塞时，感觉中枢可突然变化，出现定向力消失，局部神经障碍如偏瘫、单瘫，偶见呼吸停止和惊厥甚至昏迷等；若冠状动脉栓塞，可出现心肌缺血症状，并可出现舌面苍白区（Liebermei征）。

(2) 多普勒超声仪可早期探测出空气栓塞。

(3) 诊断性治疗　在有疑问时，应假定有空气栓塞存在并应尽快实施高压氧治疗。因为高气压或高压氧治疗是绝对的适应证，只有经高气压治疗好转，诊断才被证实。

4. **高压氧治疗**

(1) 治疗原理　①高压氧下气泡被压缩，可解除气泡对血管的机械阻塞；同时，高压氧对血管壁的应激反应也有效（表16-10）。②高压氧下，血氧含量增加，血氧分压增高，血氧弥散能力增强，可减轻气泡栓塞区域的缺氧状态，同时高压氧可置换出气泡中的氮气，最后气泡内的氧气可供组织利用，从而促进气泡消失。③高压氧可减轻脑血管空气栓塞所致的脑水肿，降低血糖，加速脑代谢恢复正常。④高压氧对气栓症导致的血液有形成分淤积有效,因高压氧可明显减少缺血所致静脉内白细胞黏附和减轻血小板聚集与释放反应。

表16-10 加压时气泡的相对体积和表面积

压力(MPa)	相对体积(%)	相对表面积(%)
0.1	100	100
0.28	35	50
0.6	17	30

(2)治疗方案 立即让患者进入高压氧舱并置头低脚高的左侧卧位,然后加压。先用空气加压至6ATA,然后减压至2.8ATA,吸入纯氧,再按减压方案施治。如果患者病情不允许使用或者现有的氧舱不能提供条件压力,则可应用2.8ATA氧压治疗,可使大多数病例痊愈。

(三)心肺复苏后脑功能障碍

1. 治疗机制 ①纠正缺氧:高压氧下血中的物理溶解量明显增加,血氧含量增加。②改善微循环:高压氧可改变血液流变性和微循环功能。③氧的穿透能力增强,使水肿区恢复有氧代谢,切断缺氧-水肿恶性循环。④脑血管床减少,使颅内压降低。⑤高压氧可以增加细胞能量代谢和信使系统的调控作用。⑥减轻缺血再灌注损伤。

2. 治疗方案 一般采用1.5~2ATA,50~60分钟×2吸氧,10~15分钟吸空气。CO中毒所致的脑损伤,应开始采用2.8AT吸氧30~40分钟,减压至2.5ATA,再吸氧30~40分钟,第二次吸氧减压后,病情稳定可减压出仓。病情不稳定的患者,可在高压氧条件下连续停留,并积极抢救,直至病情稳定。

(四)休克

1. 治疗机制

(1)升高血液及组织内的氧分压 高压氧下血浆物理溶解氧增加、组织内的氧分压提高后使组织内氧的穿透力增强和氧的储备增加。及时改善心、脑、肾等重要器官供氧和微循环,避免缺氧性损害如无氧代谢所致酸中毒。由于组织内氧储备量增加从而增强患者对缺氧的耐受性。由于氧的穿透力增加后可切断缺氧损伤之间的恶性循环,阻止休克的病理进展。

(2)高压氧下血管收缩,对抗因缺氧肥大细胞释放组胺所引起的毛细血管床扩张,降低了毛细血管的通透性,减轻了血容量的损失及血液浓缩,减少了弥散性血管内凝血的发生。由于血管收缩、血压升高,可增加组织血液灌注,改善微循环产生抗休克作用。

2. 治疗方案 休克患者采用高压氧治疗宜选用便于医护人员陪护的大型舱,压力宜选用常规治疗压力的较大值,一般用2.5ATA,根据病情,减压时间在安全范围内适当延长。

(五)肺水肿

1. 治疗机制 ①高压氧可使肺泡内压及肺组织间压力升高,并可超过肺毛细血管-静脉内的压力,从而阻止液体渗出。②高气压可使呼吸道内气泡的体积缩小或破碎,通畅呼吸道。③高压氧下可纠正肺水肿时的严重缺氧,改善肾功能,促进体内多余水分排出。

2. 治疗方案 宜选用允许医护人员入舱抢救的大中型舱。压力可用2~2.3ATA,稳定时间可根据病情控制情况而定。

（六）脑水肿

脑水肿（brain edema）是由各种原因所致脑组织间液和脑细胞内液体增多使脑体积增加，脑功能障碍的常见并发症。脑水肿超过生理调节的限度时可导致颅内压增高，而后者由于影响脑血液循环和代谢，又加重脑水肿，两者互相影响，互为因果，使颅内压愈来愈高。脑水肿并非独立的疾病，而是脑组织对各种有害刺激产生的一种非特异性反应，也是血脑屏障通透性障碍所致的一种主要病理状态，常是颅内高压症的主要原因。高压氧治疗对急性脑缺氧、脑水肿有确切的治疗效果。

1. 治疗机制 ①高压氧能迅速大幅度增加脑组织及脑脊液的氧含量，提高氧的弥散量及弥散距离，改善脑组织的缺氧状态。②高压氧能阻断脑缺氧-脑水肿-颅内高压的恶性循环，增强脑组织对氧的利用，在高压氧环境中能使颅内动脉血管收缩，血管阻力增加，血流量减少，血管通透性较低，因而使脑水肿得以控制。③高压氧能促进脑血管的修复，促进侧支循环的形成和重建，改善脑微循环，使缺氧的神经组织重新获得氧气供给，使脑水肿减轻。

2. 治疗方案 ①稳压压力：一般选用2~2.5ATA。②每次吸氧时间：吸氧40分钟×2，中间休息换气10分钟。③治疗次数：一般未清醒前每日治疗2次，清醒后每日1次，治疗次数不少于20次，长者可达60次以上。

（七）气性坏疽

气性坏疽（gas gangrene）是由厌氧的革兰阳性梭状芽孢杆菌引起的特殊感染。致病菌产生的外毒素能破坏机体组织，引起组织坏死和全身严重中毒，多见于战伤和严重创伤后，偶见于手术后患者。本病是高压氧治疗的绝对适应证，疗效突出。

1. 治疗机制 抑制厌氧菌生长。$PaO_2 > 90mmHg$时梭状芽孢杆菌即不能生长。改善病灶局部缺血缺氧，消除气体，消肿，改善局部循环。

2. 治疗方案 3日7次疗法，即第一日治疗3次，第二日和第三日每日治疗2次，以后改为常规方法治疗。治疗压力：2.5~3ATA。

（唐晓平）

第八节 动静脉穿刺技术

在急危重症、复苏等患者的抢救治疗过程中，常常需要应用动静脉穿刺技术以建立静脉通路和血流动力学监测。动静脉穿刺术是指经体表某部位穿刺进入动脉或静脉血管腔内的一种方法。血流动力学监测则通过插入血管内的管道连接特殊的监护仪或监测装置直接测定各项生理参数。通过对所测得的数据进行分析和演算就可获得数量的概念，从而可深入、全面地了解病情，有利于对疾病的诊治和预后的评价。动静脉穿刺技术是临床医师对急危重患者的抢救和重大手术所必须具备的基本技能之一。

一、动脉穿刺技术

动脉穿刺术主要用于有创动脉血压监测、紧急动脉输血及部分危急重患者抢救经动脉给药,方法简单,便于急救,在临床医疗中的应用日益增多。有创动脉血压监测可测量血管内整个心动周期的压力变化,通过换能器把机械性的压力波转变为电子信号,经放大由示波屏直接显示动脉压力波形和由数字标出SBP、DBP、MAP的数值,并可连续记录、储存,为临床分析研究病情提供依据。

(一)适应证

(1)急危重症患者、严重低血压或休克、心肺复苏术后、血流动力学不稳定的病人。

(2)需经动脉输血、输液、药物治疗进行抢救的患者。

(3)需反复采取动脉血样的病人 如血气分析,为减少采取动脉血样本的困难,以及频繁的动脉穿刺引起的不适和损伤,可作动脉内插管,既可对血流动力学进行监测,又可在病人稳定状态下采样,提高测量数据的准确性。

(4)行选择性动脉造影或介入治疗等,也需根据具体状况行动脉穿刺。

(5)心内直视手术,血管外科及颅内手术,心、肝等重要器官移植手术,术中血流动力学波动大的手术病人。

(6)术中需进行血液稀释、控制性降压的病人。

(二)插管途径

有创动脉穿刺主要集中周围浅表动脉,部分手术可根据需要选择大动脉穿刺。周围浅表动脉只要内径够大、可扪及搏动,均可穿刺插管。具体选用何处动脉要结合患者治疗需要、局部动脉通畅情况、预计留置导管的时间等因素综合考虑,如系急诊手术,尚需结合手术部位、麻醉和手术时病人体位等因素来决定穿刺部位。一般选择桡动脉、肱动脉、股动脉、足背动脉和腋动脉为穿刺部位。

由于左侧桡动脉位置浅表,相对固定,穿刺置管比较容易,临床最常选用。桡动脉插管可引起局部动脉阻塞,为避免其远端发生缺血性损害,桡动脉穿刺插管前必须行Allen试验,操作步骤如下。

(1)病人若手部寒冷颜色改变,应先将手浸于温水中,使动脉搏动更清楚,且便于察看手掌部的颜色。

(2)测试者用手指压迫尺桡动脉,终止血流;嘱病人将手举过头部并作握拳、放松动作数次,然后紧紧握拳(图16-24A)。

(3)保持对桡动脉的压迫,松开对尺动脉的压迫,嘱病人将手下垂(图16-24B),并自然伸开(图16-24C)。

(4)观察手、掌部颜色由苍白转红的时间。若尺动脉畅通和掌浅弓完好,转红时间多在3秒钟左右,最长也不超过6秒钟。若颜色恢复延迟至7~15秒为可疑,说明尺动脉充盈延迟、不畅。当手部颜色在15秒以上仍未变红,说明尺动脉血供有障碍。

(5)测定桡动脉通畅情况可重复以上试验,用压迫尺动脉代替对桡动脉的压迫。Allen试验阳性者不能行该侧桡动脉穿刺。

(三)插管技术

动脉穿刺置管分为经皮动脉穿刺和直视动脉穿刺置管两种方法,经皮动脉穿刺分为直入法和贯穿法两种,本节介绍左桡动脉穿刺置管术。

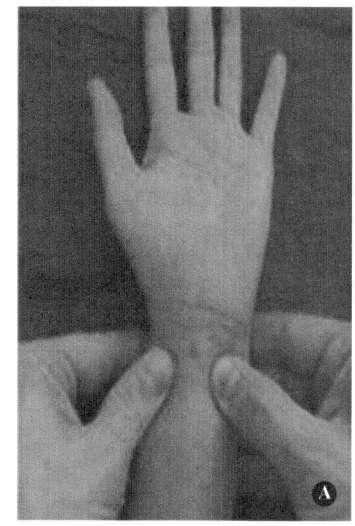 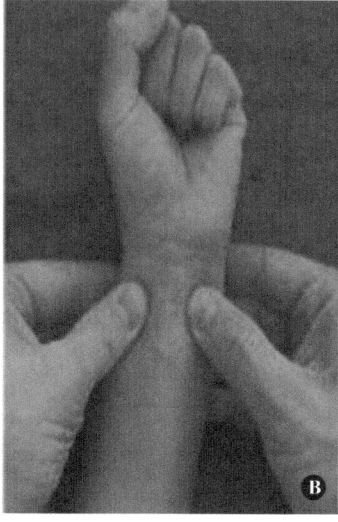 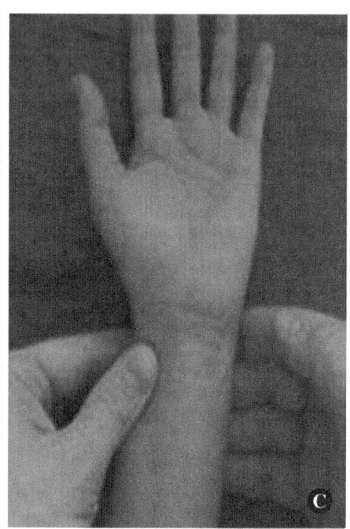

图16-24 桡动脉插管准备

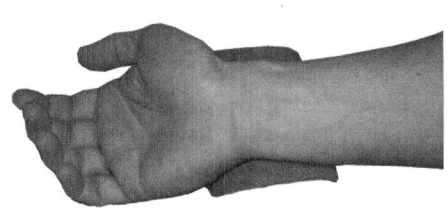

图 16-25 桡动脉插管体位

1. 经皮穿刺插管 常选用左侧桡动脉，Allen试验阴性。选用成人或小儿外套管穿刺针。穿刺时病人仰卧，左上肢外展平直于托手架上，腕部垫高使腕背伸，拇指保持外展（图16-25），消毒铺巾，保持无菌技术。局部麻醉（最好只行皮内麻醉）。

直入法：穿刺者右手持针，于腕横线桡骨茎突旁桡动脉搏动最明显处进针。在左手食、中指摸清桡动脉搏动行踪的引导下向着动脉进针（图16-26）。一般针干与皮肤呈30°~45°，针尖抵达动脉表面时略带冲击的力量将针尖刺入动脉，此时有鲜红的血液喷射至针蒂，表明内针已进入动脉。再进针少许，使外套管进入动脉内，此时一手固定内针，另一手捻转并推进外套管，在无阻力的情况下将外套管送入动脉腔内。拔除内针，有搏动性血流自导管喷出，证实导管位置良好，即可连接测压装置。贯穿法：穿刺针在左手食、中指摸清桡动脉搏动行踪的引导下向着动脉进针，直接穿透动脉，拔除内针，针套尾端连接有肝素水的注射器，边回抽边缓慢拔退外套管，当见有血液喷出时，保持导管与血管行向一致，捻转推进外导管，成功后即可连接测压装置。固定穿刺针及测压装置。经皮桡动脉穿刺成功率当与动脉搏动强弱，以及技术熟练程度有关。

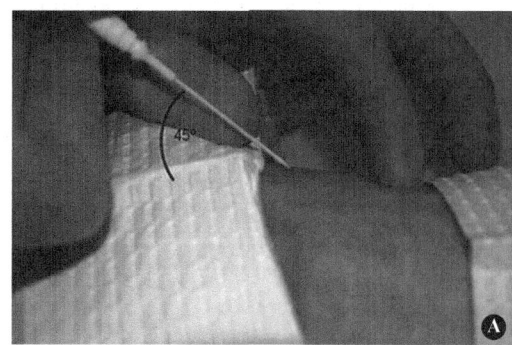 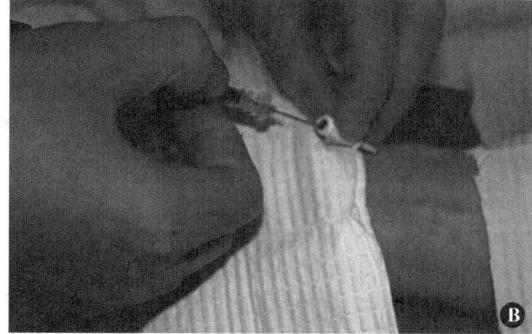

图16-26 桡动脉插管操作

2. 直视穿刺插管　遇有桡动脉搏动微弱、休克、低心输出量和经皮穿刺失败的病人，则切开皮肤，显露桡动脉，直接明视穿刺插管。方法是在上述穿刺部位作约1cm长纵切口，显露动脉后在桡动脉深面放置一根4#丝线，不结扎，仅作远端血流阻断和牵引用，直接用外套管针进行穿刺均能成功。

（四）测压装置的连接

目前有创动脉压力监测装置均为成套的压力换能器。动脉内插管成功后，直接连接即可测压，具体连接如下：

（1）穿刺前打开成套装置，拧紧各接口，用肝素生理盐水预充排气。
（2）动脉穿刺成功后，连接套管与装置塑料管末端。
（3）固定测压装置，换能器应固定平心脏位置。
（4）连接测压装置和监护仪。
（5）旋转三通，使换能器与大气相通，进行较零。
（6）旋转三通，使换能器与血管相通，进行测压。

二、中心静脉穿刺技术

中心静脉穿刺技术主要用于中心静脉压的测定和建立静脉通路。中心静脉压的监测可给危急重患者的液体治疗提供可靠的依据，在急诊患者具有重要的临床意义。中心静脉液体通路的建立提供了快速液体和药物进入通路，在急诊抢救和重大手术治疗中具有重要的地位。其操作简单方便，在临床中的应用非常广泛。常用于穿刺置管的部位有颈内静脉、锁骨下静脉和股静脉。

（一）中心静脉穿刺的指征

（1）各种原因导致大出血、休克等需要快速大量容量复苏的病患。
（2）需长期输液或静脉抗生素治疗以及静脉营养的患者。
（3）血流动力学不稳定，须通过测定中心静脉压来指导输血、输液的量和速度的患者。
（4）外周静脉开放失败或难以成功。
（5）临床研究收集对血流动力学影响的资料。
（6）需要输注对外周静脉有较强刺激的药物，如抗癌药物等。
（7）经导管安置心脏临时起搏器。

（二）中心静脉穿刺的途径

1. 穿刺部位的选择

（1）通过颈内静脉、锁骨下静脉、股静脉及肘外周静脉等均可插入导管至中心静脉部位。
（2）股静脉穿刺有引起血栓性静脉炎和败血症的危险，如导管尖端未越过膈肌平面，实际测得的压力可能受腹腔内压干扰而影响中心静脉压的准确性。
（3）锁骨下静脉穿刺有较高的血气胸危险发生。
（4）部分体位受限或烦躁患者，如仅需建立液体通路，股静脉是较好的选择。
（5）肘外周静脉又称PICC管穿刺留管，术后需确定导管位置。

2. 颈内静脉 右颈内静脉与无名静脉和上腔静脉几成直线，且左侧穿刺有损伤胸导管的可能，所以临床较多选择右颈内静脉穿刺（图16-27）。根据颈内静脉与胸锁乳突肌之间的相互关系，可分别在胸锁乳突肌的前、中、后三个方向进针而分为前路、中路、后路三种穿刺方法（图16-28）。颈内静脉与动脉伴行，穿刺困难时可采用动脉搏动点外侧0.5~1cm进针穿刺。

（1）前路　平卧，头略转向对侧，平甲状软骨上缘、胸锁乳突肌前缘中点进针，针干与颈内静脉走行方向一致，针干与皮肤（冠状面）呈30°~45°角，针尖指向同侧乳头或锁骨中、内1/3交界处前进，常在胸锁乳突肌中段后面进入静脉。由此路进针很少发生气胸，但容易误伤颈总动脉，因此，穿刺时一定先用小针头试容探，确认静脉后再行穿刺针穿刺。

（2）中路　平环状软骨、胸锁乳突肌三角顶端处作为进针点，针干与皮肤呈30°角，针尖指向锁骨中点略偏内。遇穿刺困难时，可在锁骨内侧端上缘的小切迹上方1~1.5cm进针，针干与中线平行，与皮肤呈30°~45°角，指向尾端方向穿刺。

（3）后路　此路穿刺，位置较低，容易损伤动脉和发生血气胸，穿刺需谨慎，并一定需先试探性穿刺。常在前路和中路均穿刺失败后采用。穿刺时肩部垫高，头尽量转向对侧，在胸锁乳突肌的外侧缘中、下1/3交点或锁骨上2~3横指处作为进针点。针干保持水平方向，在胸锁乳突肌的深部指向胸骨柄上窝方向前进。

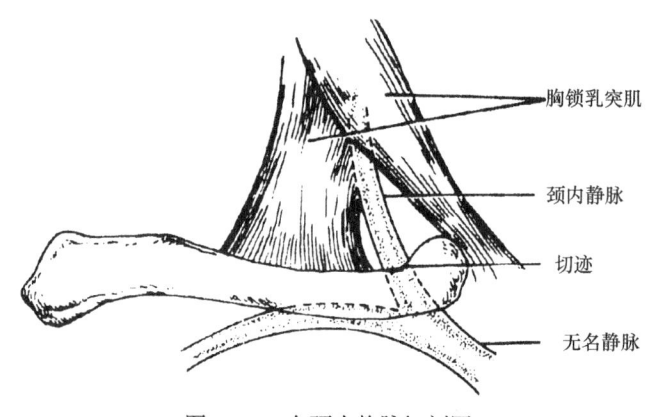

图16-27　右颈内静脉解剖图

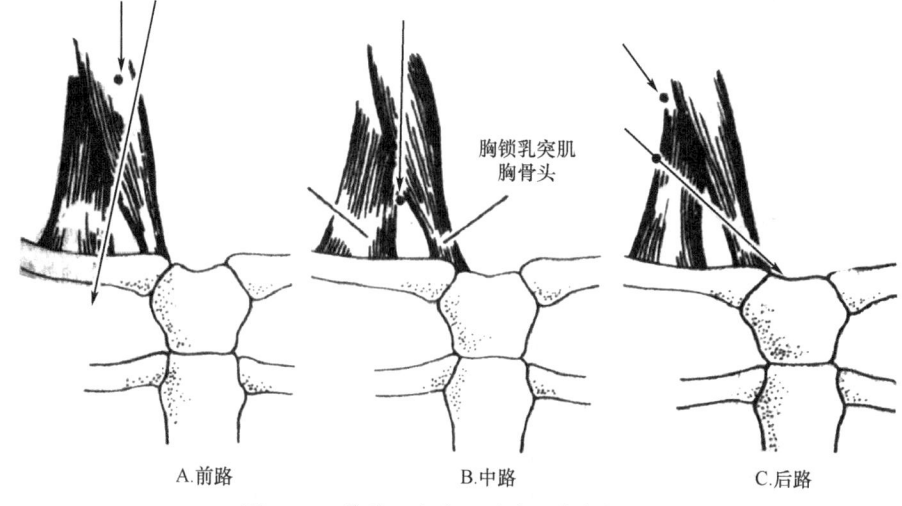

A. 前路　　　　B. 中路　　　　C. 后路

图16-28　前路、中路、后路三种穿刺方法

3. 锁骨下静脉

（1）锁骨下入路　穿刺时病人头转向对侧，上肢自然垂于体侧并略外展，保持锁骨略向前，使锁肋间隙张开以便于进针。在锁骨中、外1/3交界处，锁骨下方约1~1.5cm为进针点，针尖向锁骨胸骨端的后上缘前进。若未刺得静脉，可退针至皮下，针尖再向头端逐渐偏移穿刺（图16-29）。在穿刺过程中，穿刺针应与胸壁呈水平位、尽量贴近锁骨后缘。此路穿刺容易穿破胸膜及肺，产生血气胸。穿刺者应根据自身技术掌握情况采用。

（2）锁骨上入路　穿刺时病人肩部垫高，头尽量转向对侧。在胸锁乳突肌锁骨头的外侧缘、锁骨上约1cm处为进针点。针干与锁骨呈45°角，在锁骨后方向胸锁关节进针，通常进针1.5~2.0cm即可进入静脉。此入路通常是针尖在胸锁乳突肌锁骨头的深部肌膜中行进，离开锁骨下动脉与胸膜，因此安全性可有保证（图16-30）。

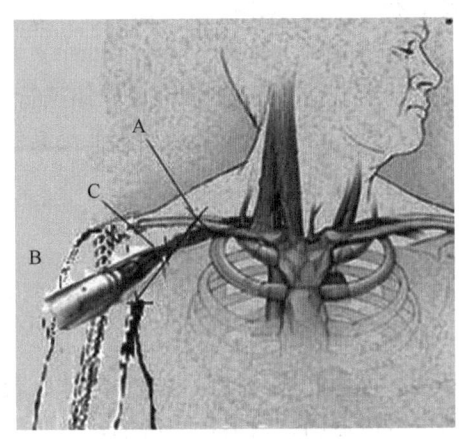
图16-29　锁骨下静脉穿刺

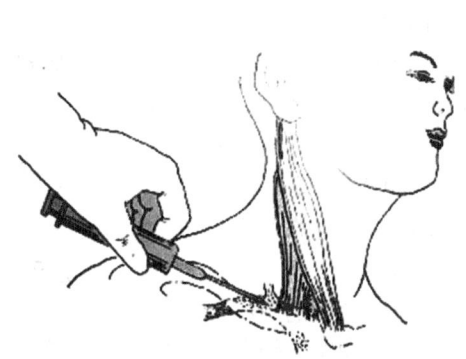
图16-30　锁骨上静脉穿刺

4. 股静脉　股静脉穿刺可在左右两侧进行，穿刺时穿刺侧下肢外展45°角，小腿弯曲。在腹股沟韧带中点下方1.5~2cm，内侧1.5~2cm进针，也可在动脉搏动内侧0.5~1cm进针，针尖指向肚脐方向（图16-31）。此处穿刺较易，且并发症较少，在急诊外周静脉开放困难，

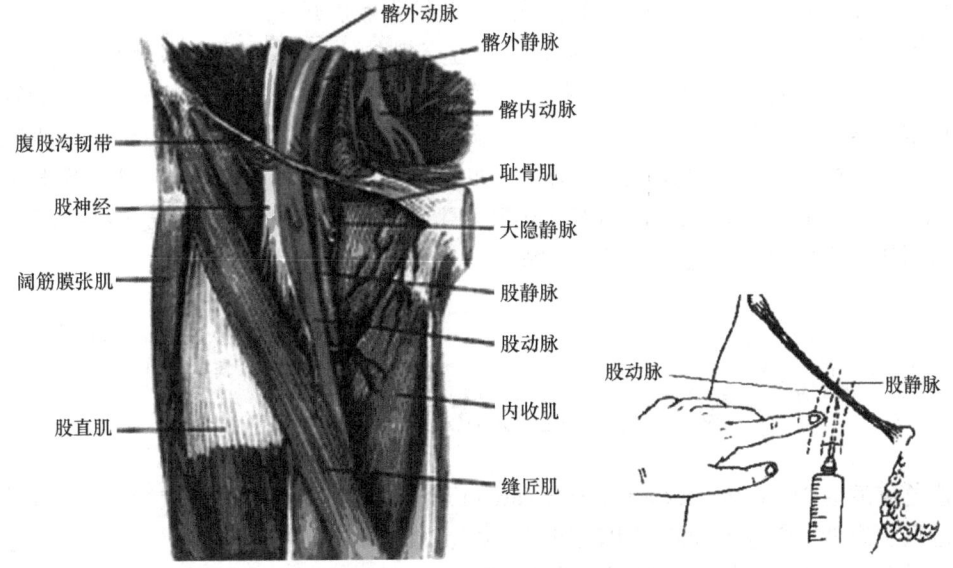
图16-31　A、B股静脉解剖及穿刺示意图

又需紧急开放静脉通路时可首选。但对长期卧床患者不适宜。

5. 颈外静脉 颈外静脉可作为临床观察静脉充盈程度和静脉压高低的部位。其穿刺点常选用静脉显露较明显的地方进行，但因有静脉瓣，在入锁骨下静脉处呈锐角，常需要钢丝引导。

6. 其他静脉 大隐静脉、贵要静脉、肘静脉穿刺插管，在技术上容易掌握，安全性也较好。主要问题是导管端末端位置较难判断，常需要借助影像来进行确定。目前多采用留置PICC导管。

（三）操作方法

1. 穿刺插管工具 中心静脉穿刺目前主要采用成套的专门的中心静脉穿刺包，根据需要选择成人或婴幼儿型号及单腔、双腔或三腔穿刺包。器材主要包括：套管针、穿刺针、导引钢丝、深静脉套管等。

2. 插管技术 不同入路静脉穿刺，其插管技术基本上是一致的。现简单介绍插管技术。

（1）根据不同入路放置体位，显露穿刺点，如行颈内静脉穿刺可适当头低足高位，便于颈内静脉扩张，有利穿刺。

（2）戴消毒手套，消毒皮肤、铺巾。消毒范围为穿刺点周围15cm。

（3）穿刺点局部麻醉。

（4）根据不同的入路不同的穿刺点小针试探性穿刺，确认静脉，并认准穿刺点、角度、深度及方向。

（5）按试穿针的角度、方向用穿刺针进行穿刺，边进针边回抽血，抽到静脉血表示针尖位于静脉。如穿入较深，针尖已穿破静脉，则可慢慢退出，边退针边回抽，当血液回抽十分通畅时，固定好穿刺针位置，不可移动。

（6）经穿刺针钢丝放置入口放置引导钢丝，颈内静脉穿刺一般放置25cm处，或基本确定钢丝留置于血管内约10~15cm。股静脉穿刺时钢丝可适当留置较深。退出穿刺针，压迫穿刺点，同时擦净钢丝上的血迹。退穿刺针时应防止钢丝同时退出，一般在穿刺针退至皮肤时，可用左手固定钢丝。然后根据需要插入皮肤扩张器扩开皮肤。

（7）将导管套在引导钢丝外面，导管尖端靠近穿刺点时，导引钢丝必须伸出导管尾端，用手拿住，右手将导管与钢丝一起部分插入，待导管进入静脉后，边退钢丝，边插导管，插入深度根据病人及穿刺点部位不同而不同，颈内静脉穿刺时深度为穿刺点到第二肋骨间的直线距离，股静脉穿刺时深度可适当增加，如股静脉需测中心静脉压力，其导管末端必须超过膈肌。退出钢丝，回抽血液通畅，用肝素生理盐水冲洗1次，即可接上CVP测压或输液，最后用导管固定夹固定好，覆盖敷贴。

（张玉龙　胡建萍）

第九节　急诊危重症监护

急诊危重症监护（emergency intensive care unit，EICU）是指对急危重病、急性中毒、创伤等危重病患者，通过各种监护手段和方法对患者的病情变化适时进行生命和器官功能监测，及时评估病情、提供生命和器官功能支持以及精心细致护理的系列医疗活动。受目前医疗条件和监护设备的限制，无法在医院各种环境和病床旁对所有危重病进行监护，通常将危重患者集中于ICU实现监护、挽救患者生命和器官功能的目的。ICU的分类方法尚无定论，可以按照设立专科区域称为心脏病监护室（cardiac care unit，CCU）、外科重症监护病房（surgery intensive care unit，SICU）、儿科监护病房（pediatric intensive care unit，PICU）等。设立在急诊的ICU即称为急诊重症监护室（EICU）。

随着急诊医学的发展，对急危重症的抢救提出了更高的要求，EICU先后出现在各大医院的急诊科。国内一些大型综合医院建立EICU后明显降低了急危重症患者的死亡率。但是，国内外对EICU的定位和发展前景都存在较大争议。欧美发达国家的急诊医疗体系通常是以设备齐全的抢救分区来实现抢救和重症监护功能，该区每一张床单位都具备完善的监护和生命支持、危重症抢救功能。我国通常是设立专门的EICU，以监护为手段，具备救治紧急情况和处置各种突发事件、挽救生命和对各种器官功能支持的能力，强调急诊重症监护重在紧急抢救生命的观念，但在急诊是否能建立符合ICU标准和要求的规范化EICU，尚需积极建设。

一、EICU基本设置

国内EICU的建设尚无统一标准和规范，急诊医护人员缺乏急诊相关危重监护的规范化系统培训，EICU目前大多数称为"抢救性"重症监护。

（一）结构

EICU承担着急诊危重症治疗、监护和观察等任务，其选址、监护设施和功能配备都要适合急诊危重症救治要求。EICU应该位于急诊的红色区域，与急诊抢救区相连接，相对安静和独立。EICU内部环境的设计和布局应该兼顾患者和工作人员的需要，常常划分为监护区、护士站、治疗室和医生工作室，留置一定空间安置备用的抢救监护设备。床单位间用透气移动隔帘，床位之间留有足够间距，以便于床位移动和抢救操作，一般采用可以升降和四轮制动的病床，便于医护人员抢救和推送。

（二）设施

EICU的主要设备可分为监测和治疗两类。常用的监测设备有各种监护仪、心电图仪、快速血气和生化分析仪以及心脏血流动力学监测设备、便携超声检查仪等。常用治疗设备有输液泵、注射泵、呼吸机（无创和有创）、除颤器、抢救药品和各种护理用具等。

（三）功能

EICU不同于急诊抢救室，国内对EICU的功能、收治范围还没有统一完善的标准。主要收治急性中毒、急性危重病、严重慢性病急性发作、创伤以及未能确诊但存在高危因素等几类患者。有时EICU还会接受部分不能立即入院的危重患者，先对其进行抢救和部分专科治疗。

（四）人员

EICU的工作人员包括：医师、护士、护工以及其他辅助人员。由于EICU属于封闭式病房，不需家属陪伴，每日定时探视，护理工作任务繁重。由于EICU医师工作繁忙，强度大，最好采用12小时或8小时值班制度，必须建立三级查房制度，科学管理病房。EICU患者病情变化快，随时有生命危险，护士常常是病情变化的最早接触者，应配备一批技术全面，应变能力强的优秀护士。同时，应保证24小时有数名值班护工，可随时对患者进行生活护理、转送患者、取药送标本等，以提高抢救工作效率。

（五）管理

EICU的医护人员应注重学习各种危重症的救治指南，并尽可能形成以国际国内指南为基础的、与循证医疗实践和本单位EICU的实际情况紧密结合的救治方案和流程，以提高医护人员对危重症和病情骤变患者的应急处理能力，增加患者在EICU救治过程中的安全性，确保EICU标准化和规范化的治疗水平，从技术层面规避医疗风险。

二、循环系统功能监护

常用的血流动力学监测指标包括心率、血压、中心静脉压、心输出量、肺动脉压（PAP）、肺动脉楔压（PAWP）和肺循环阻力（PVR）、尿量和肢体温度等。主要目的是及时发现各种循环功能异常，合理指导治疗，防止严重并发症，提高急诊危重症救治成功率。EICU循环功能监测方法，除意识状态、皮肤色泽、心率、尿量、肢端温度、毛细血管充盈时间等传统方法外，目前常用的方法按照监测途径的不同可分为无创性监测和有创性监测。

（一）无创性监测

1. 心电监护 心电监护是临床上常用的最基本床旁监测手段，及时发现和识别各种心律失常，指导抗心律失常的治疗（特别是各种致命性心律失常的救治），监测电解质紊乱，确保急诊手术、特殊检查和治疗的安全。常用心电监护仪都具有连续监测心电图变化的功能，可以显示多导联心电图波形变化，分析心律失常和ST段改变。

2. 无创血压 血压监测能了解患者的循环情况和血流动力学状态，临床上使用心电监护仪进行间断袖带测压。无创监测法易受外界因素影响，血压<50mmHg时便难以精确测量。血压变化可衡量循环功能，在血容量及小动脉状态正常时，动脉血压能可靠反映左心功能。但当小动脉状态不正常时，血压的作用仅相当于血管内径改变对组织灌流影响的1/16。

3. 脉搏血氧饱和度（SpO_2） SpO_2通常由脉搏氧饱和度指夹（pulse oximetry）经皮测得，具有非侵入性及连续监测的优点，已成重症监护的必备设备。SpO_2可以反映血红蛋白及氧合血红蛋白间的关系，受末端血循环情况、外来光线、血红蛋白量、肤色差异、肢端位置或脉搏等因素影响。

4. 无创性心功能监测

（1）超声心动图检测 是目前临床应用较为普遍的心脏功能检测方法，可动态观察不同超声轴面心脏结构变化，心脏各房室心肌收缩活动状态，各瓣膜、大血管的形态变化；亦可测定心脏收缩/舒张末容积比，即心脏射血分数（EF）；并能判断心功能不全患者的预后。Doppler血流探测可监测血流变化及血管内压力。超声心动图便于床旁使用，可重复检测，应作为一种心血管循环监测方法。

（2）胸腔阻抗法循环检测 利用电阻抗方法对主动脉血流容积变化监测，可以了解相关的血流动力学变化指标，以判断心脏及循环的变化。间接测定心脏射血间期、肺毛细血管压、心输出量、心排指数以及周围血管阻力等，可动态观察血流动力学变化，其主要检测指标与有创血流动力学检测有较好的相关性。

无创性监测方法具有操作简单、方便快捷、无创伤及费用较低等优点,但是由于相关技术的限制以及外界影响因素,在测量准确度方面与有创监测存在一定差异。

(二)有创性监测

1. 中心静脉压(central venous pressure,CVP) 指血液流经右心房及上、下腔静脉胸腔段时产生的压力,是右心室前负荷与右心功能状态的指标。左心功能良好时,中心静脉压能提示机体血容量的多少和能够耐受输血、输液速度和容量的程度。中心静脉导管置入途径是经颈内静脉、锁骨下静脉和股静脉插入上下腔静脉近右心房入口测得。中心静脉置入导管亦可用于危重患者静脉输入营养和提供静脉通路等。

中心静脉压(CVP)正常值为5~12cmH$_2$O。测定中心静脉压对评估血容量和心功能非常有意义。当右心功能正常时,升高CVP,回心血量减少,降低CVP则回心血量增加;右心功能不良时,会造成CVP升高,从而导致回心血量减少。还可以帮助判断急性循环衰竭与少尿或无尿的病因。中心静脉压受到多种因素的影响,同时监测血压值,共同分析判断两者可以指导临床(表16-11)。

表16-11 中心静脉压与血压的关系

中心静脉压	血压	临床意义
↓	↓	有效循环血容量不足
↑	↓	心功能不全
↑	正常	容量负荷过重
进行性↑	进行性↓	严重心功能不全或心包压塞
正常	↓	心功能不全或血容量不足,可予补液试验

备注:↑表示升高,↓表示下降

2. 有创动脉压(intro-blood pressure,IBP) 许多心电监护仪都具有监测有创动脉压功能,可与ECG同步显示动脉压曲线,两者联合分析可以评估心脏的电活动和机械功能状况以及外周循环状态。正常的动脉压波形包括收缩压、舒张压和平均压。对于急危重症或无创血压监测困难者,如休克状态或应用血管活性药物时,均需动脉置管直接测量血压。常用穿刺部位有桡动脉、肱动脉、股动脉、足背动脉,穿刺困难者可外科切开置管。

3. 肺毛细血管楔压(PCWP) PCWP是指用Swan-Ganz导管监测左心室的充盈压力。临床常用于:①心肌梗死、心力衰竭、心血管手术。②肺栓塞、呼吸衰竭。③严重创伤、灼伤。④各种类型休克。⑤嗜铬细胞瘤等。

通过漂浮导管可直接监测右心房压力(RAP)、肺动脉压力(PAP)、肺动脉楔压(PCWP),并计算心输出量(CO)、心脏指数(CI)等指标。肺毛细血管楔压(PCWP)是左心室前负荷与左心功能状态的指标,反映左房压及左室充盈压。PCWP升高表示左心室功能不全,强心药治疗会收到良好治疗作用,但心肌缺血引起的心功能不全除外。

4. 混合静脉血氧饱和度(SvO$_2$) SvO$_2$是组织氧摄取情况的指标,可用以评估心输出量、动脉血氧饱和度、血红蛋白和机体氧耗的变化。通过测定混合静脉血氧饱和度来计算动静脉血氧含量差,能较准确反映心输出量。动脉血氧饱和度和耗氧量正常时,SvO$_2$下降提示心输出量降低。

（三）其他

1. 尿量 尿量是衡量心功能和心输出量是否正常的重要临床标志之一。通过记录单位时间内的尿量来评价循环功能：尿量<30ml/h，提示血容量不足或心功能不全；尿量极少或无尿，提示血压<60mmHg，肾动脉极度痉挛。

2. 体温 正常人皮肤温度主要由血液循环状态决定，肢体温度和色泽反映末梢灌注情况。患者四肢温暖、皮肤干燥、轻压指甲或口唇红润，表明组织灌注好；四肢冰凉、皮肤苍白表明组织灌注差。

三、呼吸系统功能监护

急诊患者呼吸功能的监护在于对患者呼吸运动和功能做出正确的评价，及时发现病情变化和并发危险情况，尽早给予适当的支持和预防。呼吸功能监测主要包括：临床症状、体征、呼吸基本参数、影像学表现、血气分析和肺功能监测。

（一）呼吸基本参数的监测

1. 呼吸运动 呼吸频率（RR）、节律、幅度是最基本的呼吸参数，可以反映肺通气功能和呼吸中枢的兴奋性。通过视、触、叩、听可了解肺通气、肺舒张以及气道分泌物的情况。

2. 胸肺顺应性 监测静态肺顺应性反映肺组织弹性，动态顺应性除反映肺组织弹性外，还反映气道阻力。肺充血、肺水肿和肺泡表面活性物质减少，肺顺应性下降。

3. 氧合指数（PaO_2/FiO_2） 氧合指数是监测肺换气功能的主要指标，当$PaO_2/FiO_2<300$时，为急性肺损伤（ALI）；当$PaO_2/FiO_2<200$时，为ARDS。

4. 呼气末二氧化碳分压（$P_{ET}CO_2$） $P_{ET}CO_2$可反映肺泡内CO_2分压（$PaCO_2$），当通气/血流（V/Q）比例正常时，$PaCO_2$接近于$PaCO_2$，可用$P_{ET}CO_2$替代$PaCO_2$了解肺通气功能情况。监测$P_{ET}CO_2$能够反映患者通气功能及循环和肺血流情况，确定气管插管位置，及时发现呼吸机故障，调整呼吸机参数及指导撤机，了解肺泡无效腔和肺血流情况，评价患者循环情况。

5. 呼吸力学与呼吸功 包括气道压力、气道阻力、肺顺应性、最大吸气压和最大呼气压、跨膈压、呼吸波形、呼吸功监测等。呼吸波形常用的有流速-时间波形、压力-时间波形、容积-时间波形、压力-容积环、流速-容积环。监测和分析呼吸波形，有利于临床医生判断患者的呼吸功能，及时调整呼吸参数。根据压力-容积环能够辅助了解呼吸机做功、患者呼吸功、机械附加功、生理呼吸功，指导和调整呼吸支持参数，为成功脱机提供帮助。

（二）影像学检查

1. 胸部X线 床旁胸部X线操作方便，无需搬动患者，可以获得检查结果，以便了解人工气道位置、肺内有无感染、肺不张和气胸等病变，及时采取相应的治疗措施。胸部X线能直接获得肺部病变的性状，连续对比能反映病变和临床处理后的变化。

2. 床旁超声检查 床旁便携式B超机操作简单，通过简单培训可由急诊科医生掌握操作方法，这样可以随时在床旁进行胸腔探查和心脏功能判定，还可以在超声引导下进行胸腔穿刺等有创操作。

（三）血气分析

血气分析是监测呼吸功能的重要手段，能够综合反映呼吸功能情况，间接了解循环功能。同时，能够判断酸碱平衡失调类型、指导治疗以及判断预后。血气分析主要参数正常值及临床意义见表16-12。

表16-12 血气分析主要参数的临床意义

项目	正常值	临床意义
pH	7.35~7.45	pH < 7.35 失代偿性酸中毒 pH > 7.45 失代偿性碱中毒 pH正常 无酸碱失衡或代偿范围内的酸碱紊乱
$PaCO_2$	35~45mmHg	判断肺泡通气量；判断呼吸性酸碱失衡；判断代谢性酸碱失衡有否代偿及复合型酸碱失衡
PaO_2	90~100mmHg	轻度缺氧：60~90 mmHg；中度缺氧40~60 mmHg；重度缺氧20~40 mmHg
BE	-3~+3	BE值+增大为代谢性碱中毒；BE值-增大为代谢性酸中毒

（四）肺功能监测

肺功能的监测主要指肺容量、通气功能、换气功能的监测，主要的监测指标正常值及临床意义见表16-13。

表16-13 肺功能监护主要指标的临床意义

项目	正常值	临床意义
潮气量（VT）	6~12ml/kg	<5ml/kg 人工通气指征
肺活量（VC）	30~70ml/kg	<15ml/kg 人工通气指征 >15ml/kg 撤机指标之一
分钟通气量（MV）	男：6.6L/min 女：4.2L/min	>10L/min 过度通气 <3L/min 通气不足
功能残气量（FRC）	20%~30%	严重降低可致V/Q失调，QS/QT增加，导致低氧血症，如不及时纠正，可发生肺不张
通气/血流比值（V/Q）	0.8	>0.8 肺灌注不足 <0.8 通气不足

四、肾功能监护

肾脏是调节人体体液平衡的重要器官，在创伤、严重感染、休克、毒物、药物中毒等情况下，可导致肾脏功能性或器质性变化，出现尿量减少、水电解质代谢紊乱、酸中毒等急性肾功能衰竭表现。肾脏功能监测不仅可以有效预防急性肾功能衰竭，而且可以观察治疗效果和反应。肾脏功能监测主要有：尿量、尿液常规检查、生化检查。

（一）尿量与尿液

1. 尿量 尿量是监测肾功能最基本、最直接的指标，记录每小时及24小时尿量，多数情况下需要安置尿管以进行准确计量。尿量是肾小球滤过率的直接反映，因此少尿是急性肾功能衰竭最明显的临床表现。正常的最低尿量是基于两个基本前提，即稳定的代谢产物和良好的肾浓缩功能。在肾浓缩功能损害时，虽有较多的尿量，但并不足以排泄正常的代谢产物，如非少尿型肾功能衰竭。

2. 尿比重 尿比重在肾功能监测中具有重要的意义。由于浓缩尿液是肾脏最重要的功能之一，而肾性肾功能衰竭恰恰又常是肾小管受损，因此尿比重测量的诊断价值也较大。

无论是肾前性或肾性肾功能衰竭，真正完全无尿是少见的。一旦发生，应首先排除尿路梗阻或损伤。

3. 尿常规 临床上常见的尿液颜色异常，主要包括血尿、血红蛋白尿、脓尿、乳糜尿和胆红素尿等。血尿和蛋白尿不是急性肾损伤的特征，而更多见于尿路损伤或肾小球疾患。相反，肾前性肾功能衰竭镜下常无重要发现；而所谓"肾衰管型"是肾小管坏死和确立肾性肾功能衰竭诊断的有力依据。

4. 尿生化 评价肾小球滤过功能通常用单位时间内净化某物质的血浆毫升数表示，肌酐清除率（Ccr）是目前临床评价肾滤过功能最常用的方法。评价肾小管重吸收功能的主要方法有：

（1）尿钠浓度和钠排泄分数 采用（$FENa^+$/血钠）/（尿肌酐/血肌酐）×100%测定，是目前常用的肾功能检测中特异性、准确性和敏感性都较高的指标。

（2）尿/血渗透压比值 是反映肾小管浓缩功能的重要指标。尿渗透压的正常范围为600~1000mmol/L，血渗透压范围为280~310mmol/L，尿/血渗透压比值为2.50±0.8。功能性肾衰时尿渗透压>正常，急性肾衰时尿渗透压接近血浆渗透压，两者比值<1.1。

（3）尿蛋白 正常人的尿蛋白含量为40~80mg/d，尿常规检查为阴性。如>150mg/d即为尿蛋白阳性，称为蛋白尿。<1.0g/d为轻度蛋白尿，1.0~3.5g/d为中度蛋白尿，>3.5g/d为重度蛋白尿。蛋白尿可分为肾小管性蛋白尿、肾小球性蛋白尿、溢出性蛋白尿和分泌性蛋白尿等类型。

（4）尿糖 正常人尿液中虽然含有微量葡萄糖，但定性检查应为阴性。当血糖水平升高超过肾小管的重吸收能力（300mg/min），葡萄糖从肾脏滤出形成糖尿，此时定性实验为阳性。糖尿分为血糖升高性糖尿、血糖正常性糖尿和暂时性糖尿。

（二）血肾功能检测

1. 血尿素（BUN） 尿素主要经肾脏排出，小部分经皮肤由汗液排出，肠道内尿素分解成氨。肾排出尿素约10~30g/d。血中尿素的测定虽可反映肾小球的滤过功能，但肾小球滤过功能必须降至正常的1/2以下时，BUN才会升高。BUN受感染、高热、脱水、消化道出血、进食高蛋白饮食等因素影响，并非是反映肾小球滤过功能的敏感指标。

2. 血肌酐（SCr） 血肌酐是监测肾功能的有效方法。当肾小球滤过功能下降时，血肌酐即上升。当肾小球滤过率降至正常人的1/3时，血肌酐才明显上升。

3. BUN/SCr BUN/SCr可帮助鉴别肾前性及肾性氮质血症。当BUN>8.9mmol/L时，即为氮质血症。氮质血症伴有BUN/SCr增高，常为肾前性因素所致。氮质血症伴BUN/SCr下降，常为肾脏本身实质性病变所致，如稳定的慢性肾功能不全患者。

（曹小平）